U0685214

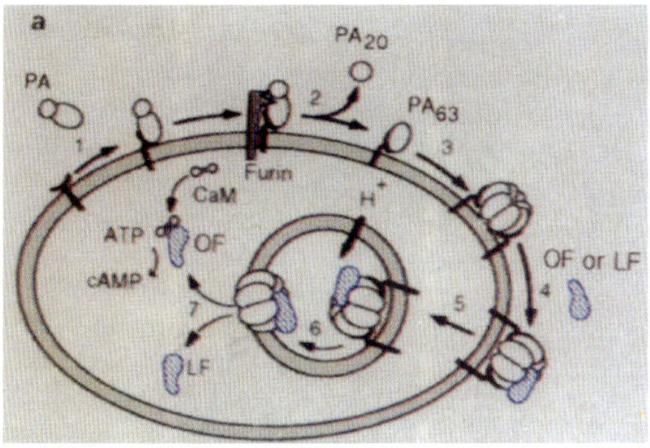

(a)

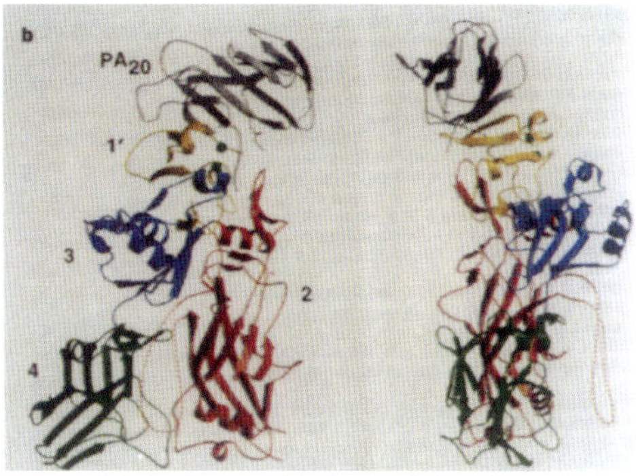

(b)

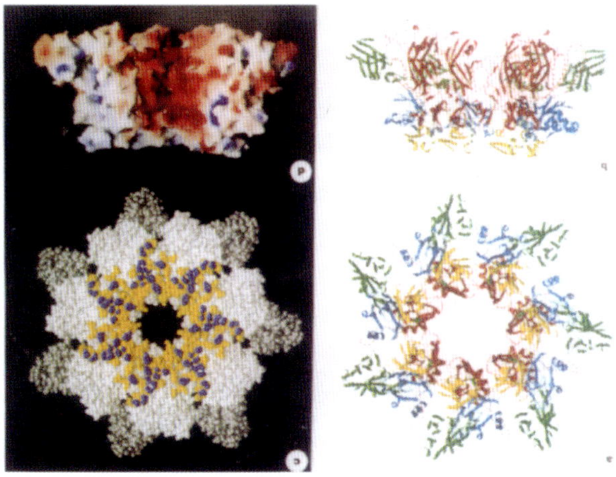

(c)

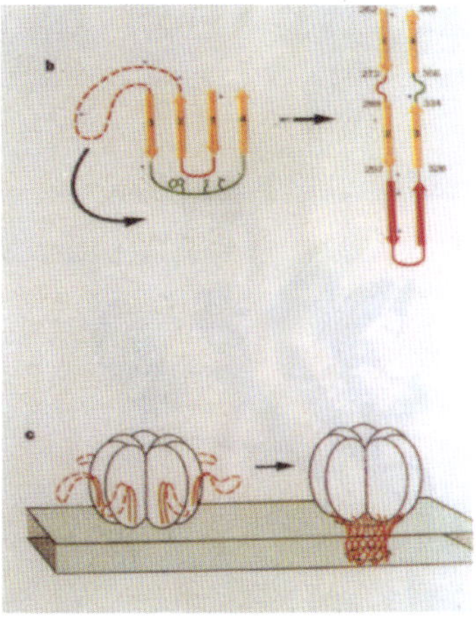

(d)

图 13-2　炭疽毒素中毒机理图

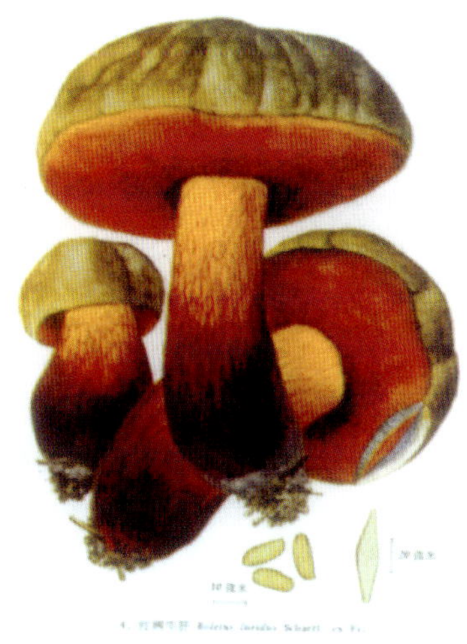

图 24-8　红网牛肝
(*Boletus luridus Schaeff.ex Fr.*)

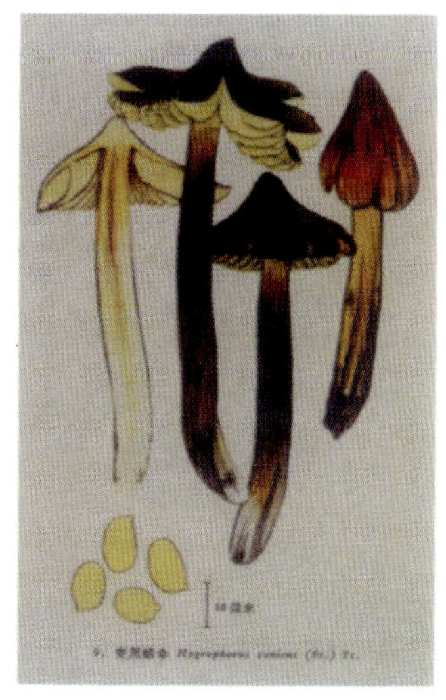

图 24-9　变黑蜡伞
(*Hygrophorus conicus*)

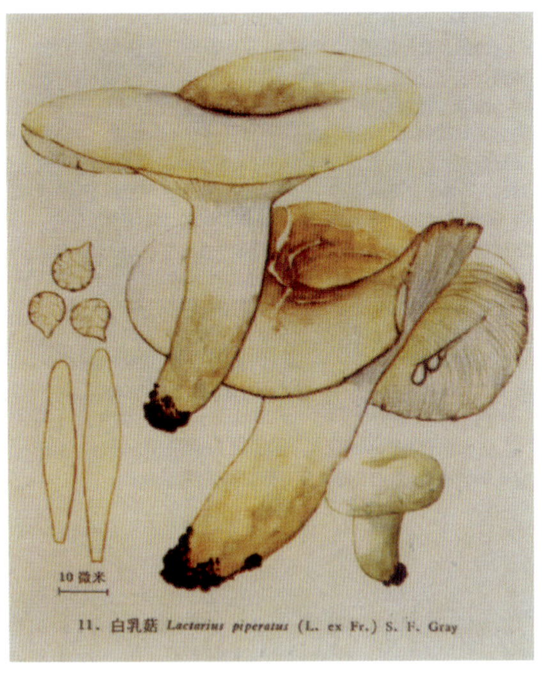

图 24-10　白乳菇(*Lactarius piperatus*)

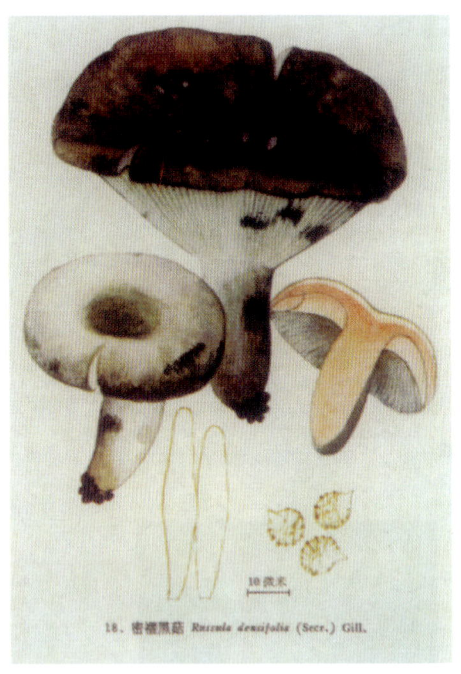

图 24-11　密褶黑菇(*Russula densifolia*)

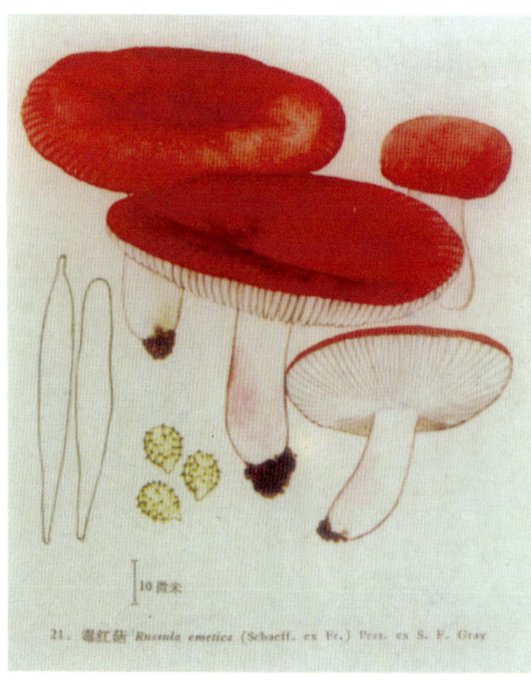

图 24-12　毒红菇(*Russula emetica*)

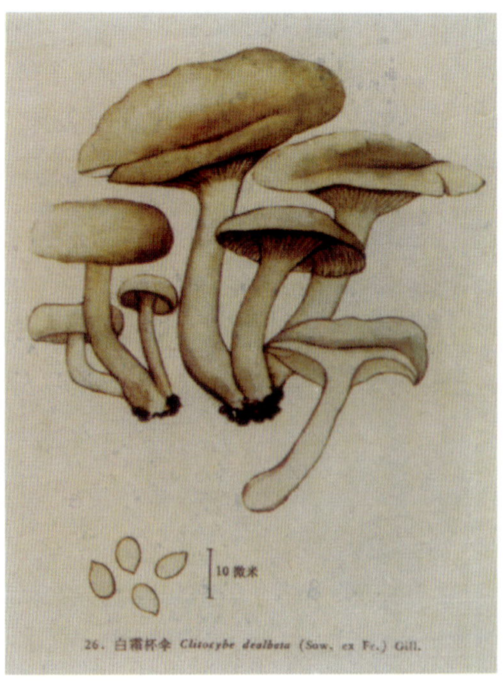

图 24-13　白霜杯伞(*Clitocybe dealbata*)

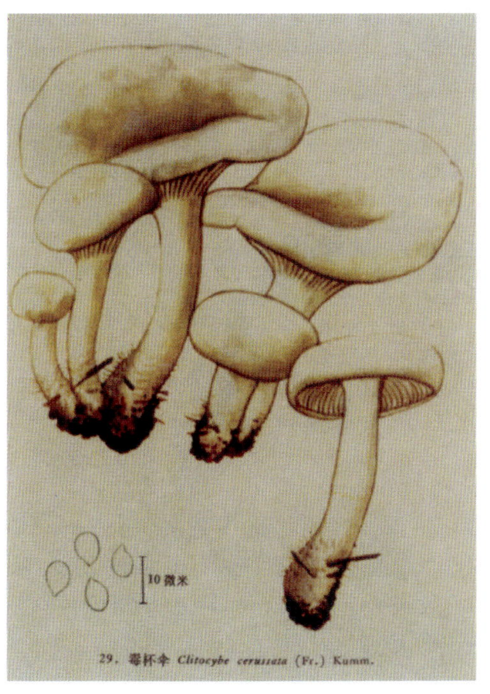

图 24-14　毒杯伞（*Clitocybe cerussata*）

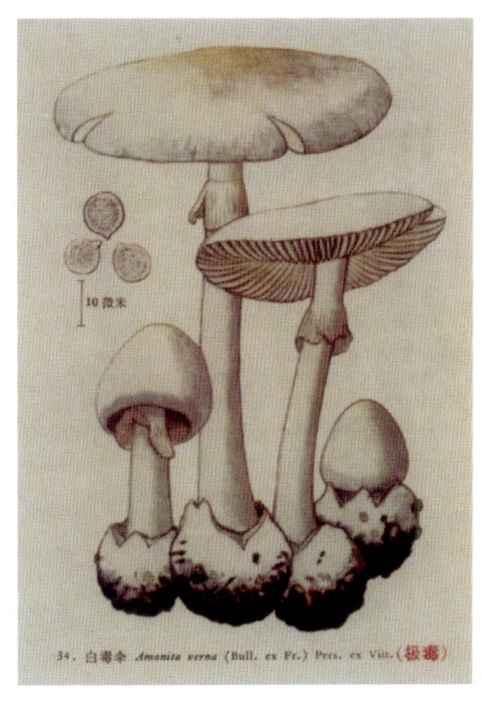

图 24-15　白毒伞（*Amanita verna*）

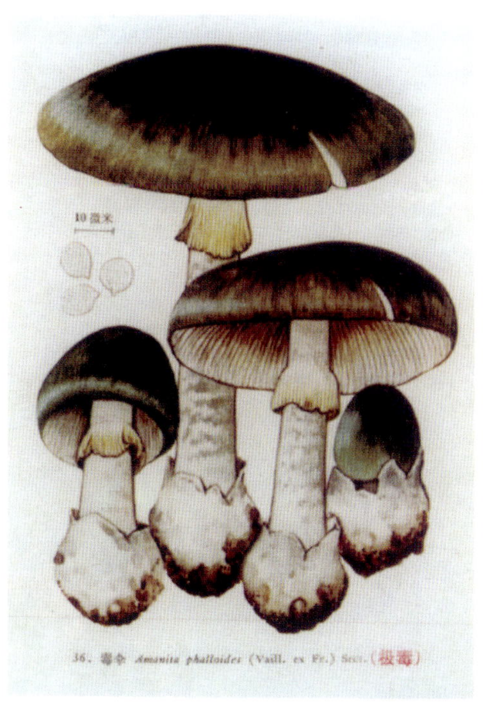

图 24-16　毒伞（*Amanita phalloides*）

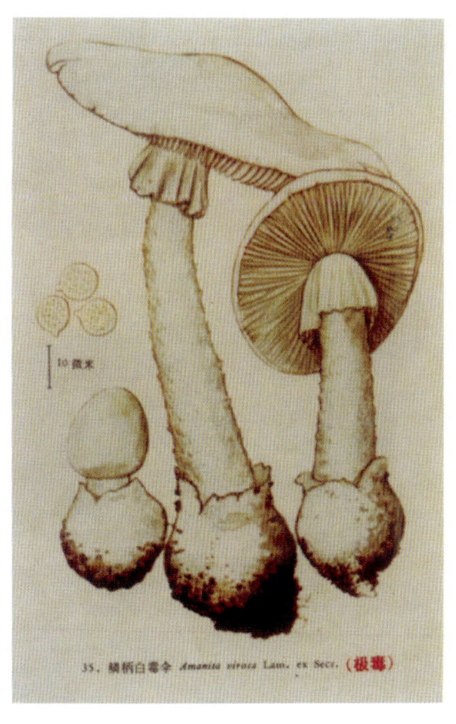

图 24-17　鳞柄白毒伞（*Amanita virosa*）

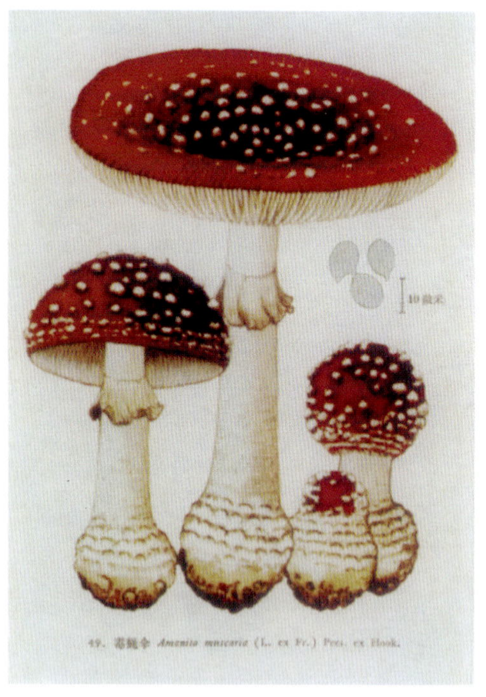

图 24-18　毒蝇伞（*Amanita muscaria*）

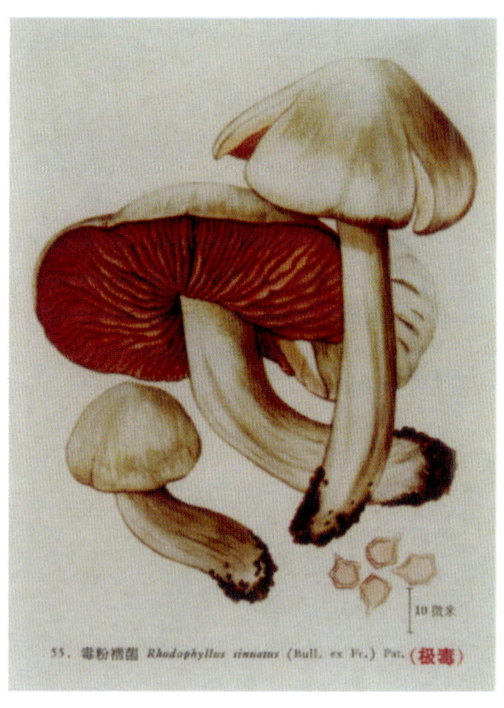

图 24-19　毒粉褶菌（*Rhodophyllus sinuatus*）

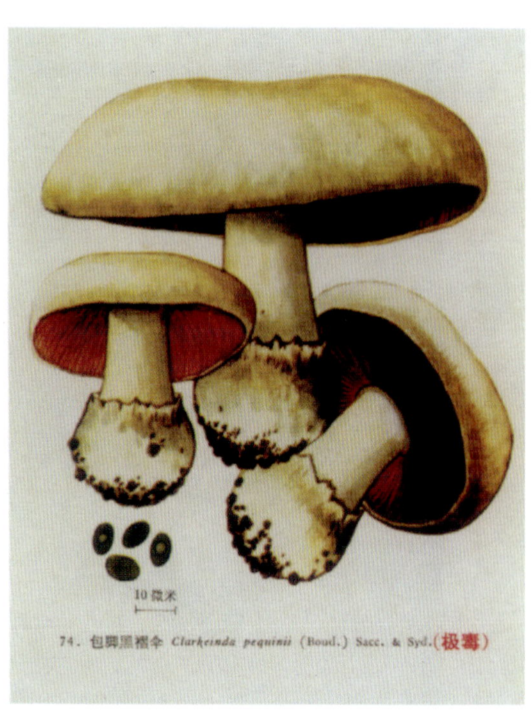

图 24-20　包脚黑褶伞（*Clarkeinda pequinii*）

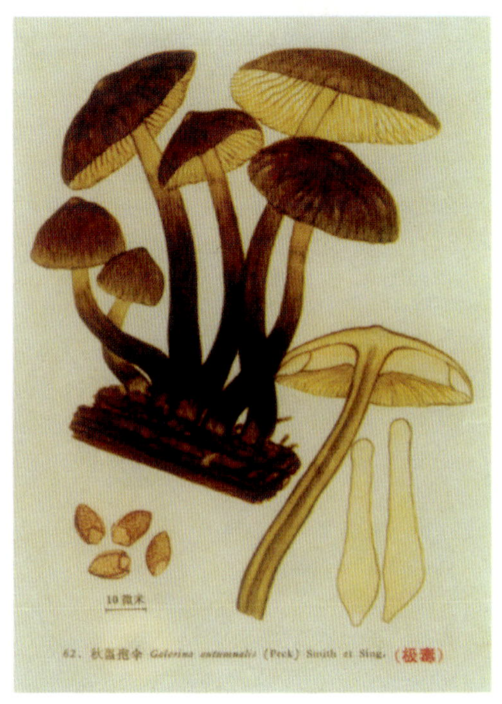

图 24-21　秋盔孢伞（*Galerina autumnalis*）

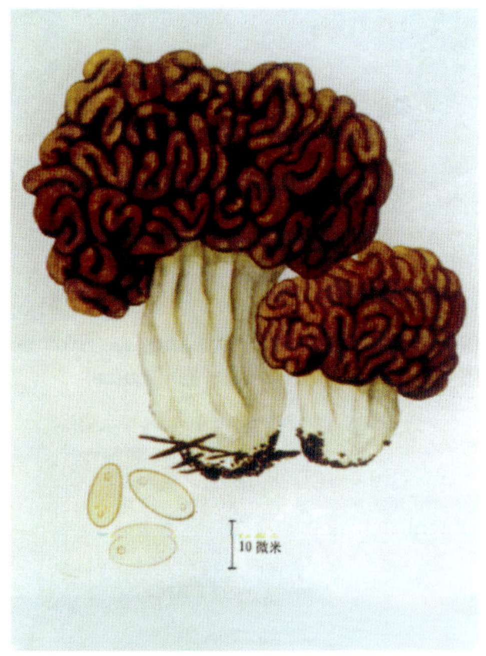

图 24-22　鹿花菌(*Gyromitra esculenta*)

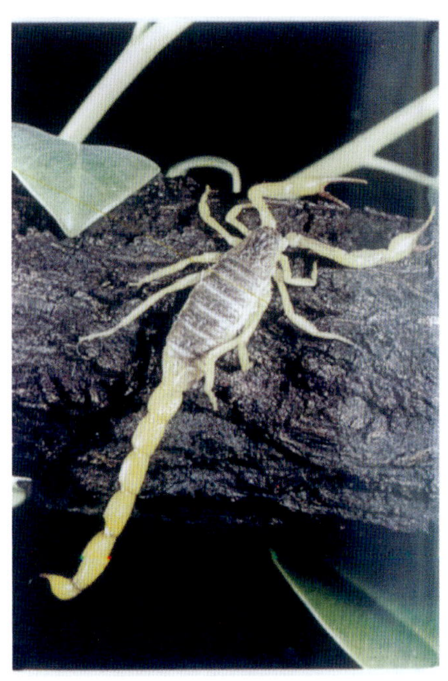

图 37-1　蝎(*Scorpion*)

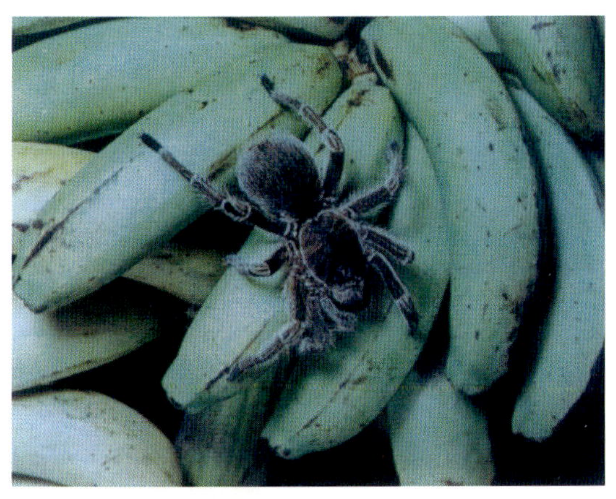

图 38-1　跳蛛(*Salticidae*)

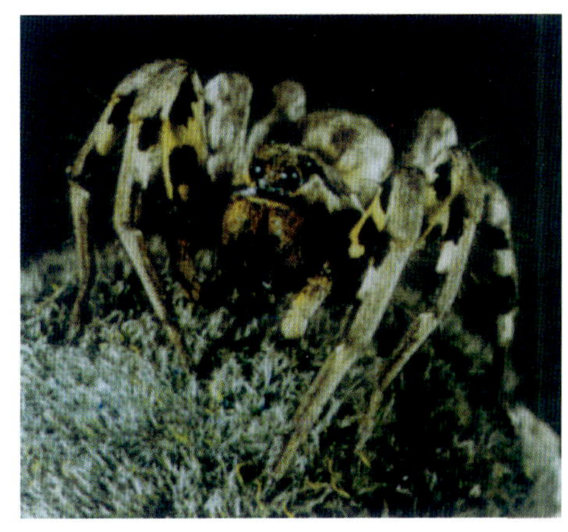

图 38-2　塔兰泰拉狼蛛(*Lycosa tarautala*)

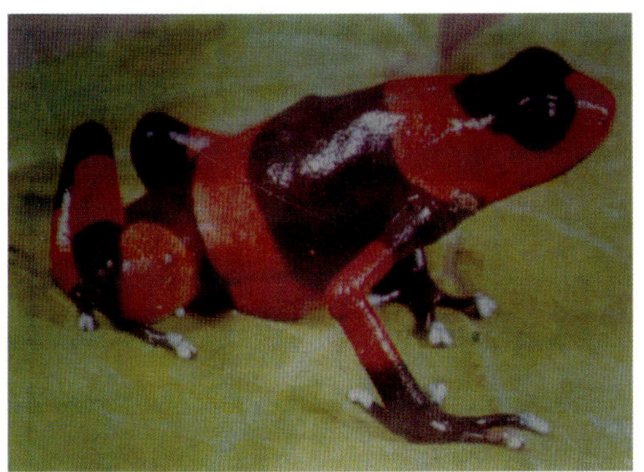

图 41-1　南美箭毒蛙(*Dendrobatidae phyllobates*)

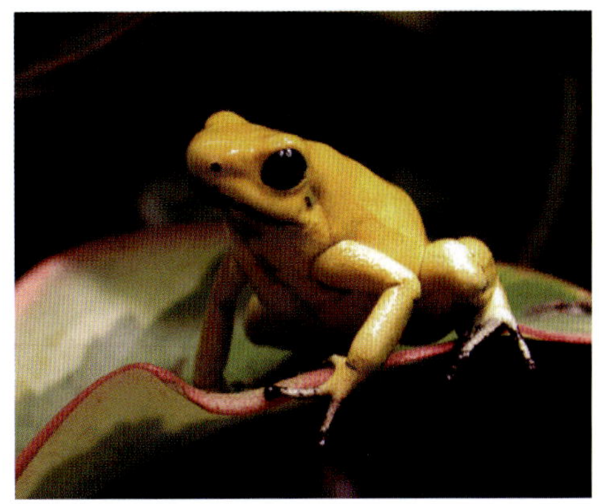

图 41-2　南美金毒蛙

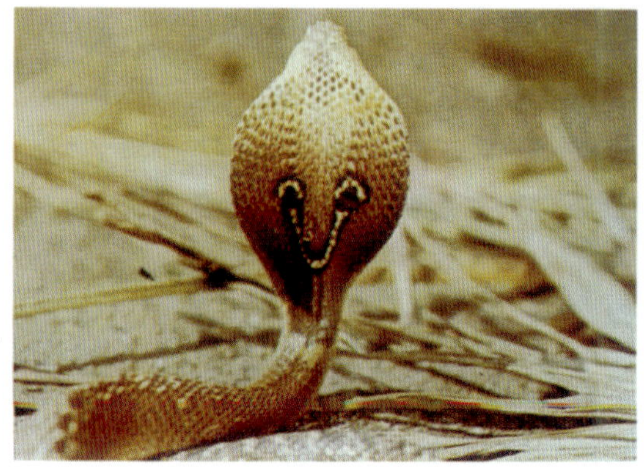

图 42-1　眼镜蛇(*Naja naja*)

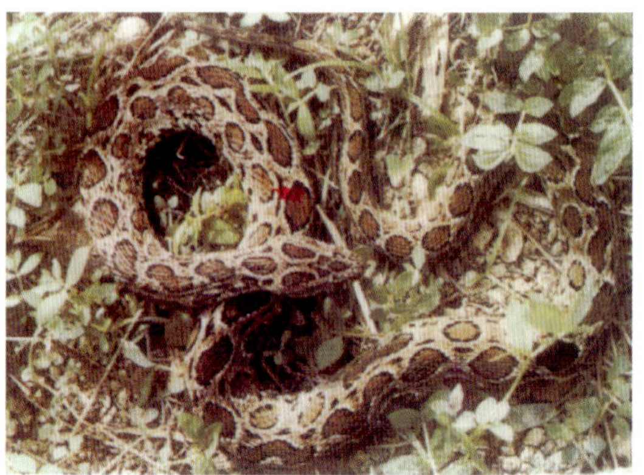

图 42-2　圆斑蝰(*Viperidae russelli*)

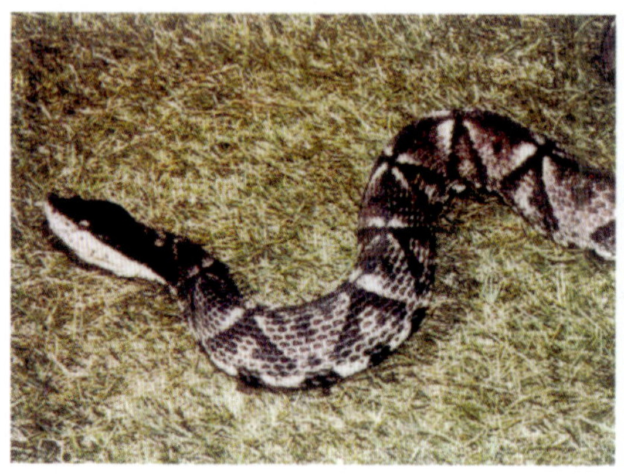

图 42-3　五步蛇(*Agkistrodon acutus*)

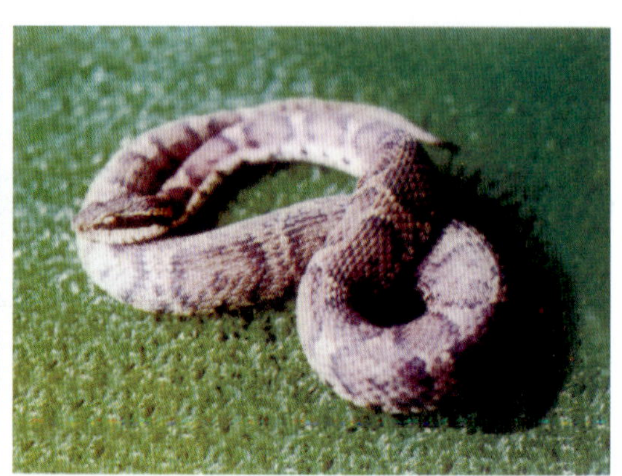

图 42-4　蝮蛇(*Agkistrodon halys*)

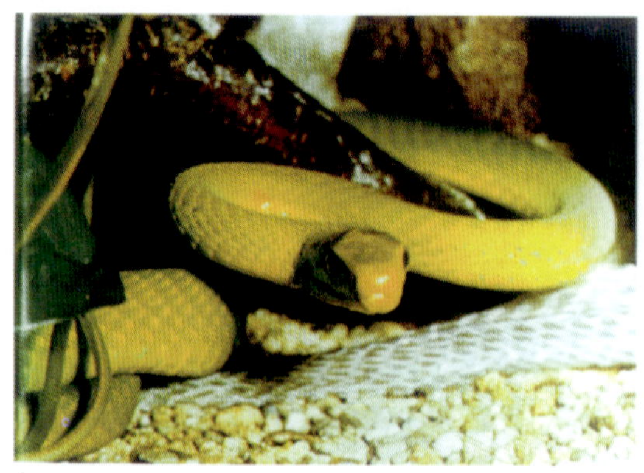

图 42-5　竹叶青(*Trimeresurus stejnegeri*)

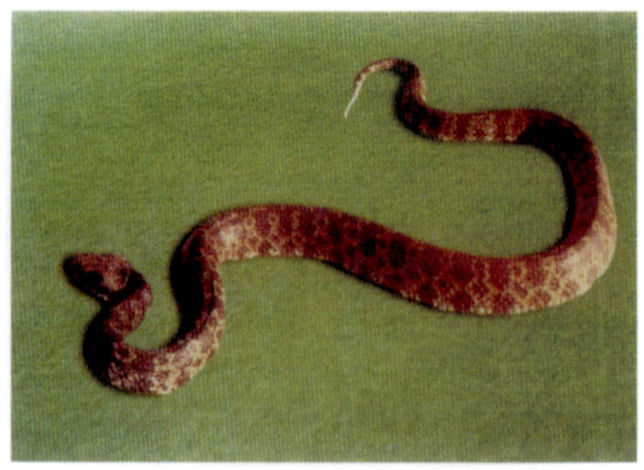

图 42-6　莽山烙铁头(*Trimeresurus maingshanensis*)

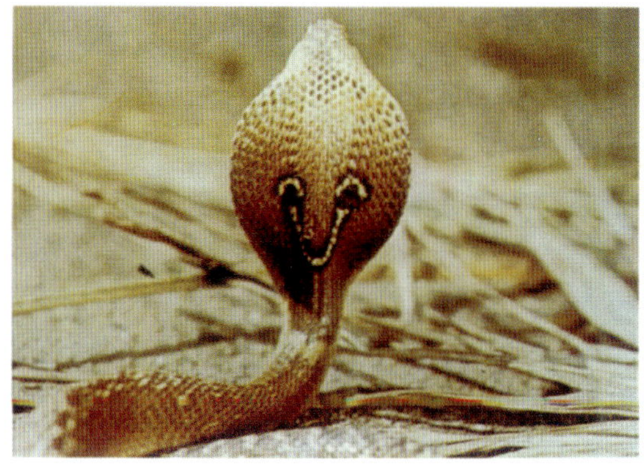

图 42-1 眼镜蛇(*Naja naja*)

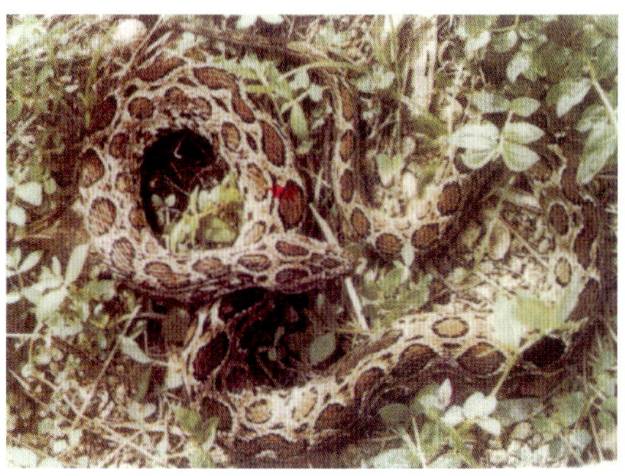

图 42-2 圆斑蝰(*Viperidae russelli*)

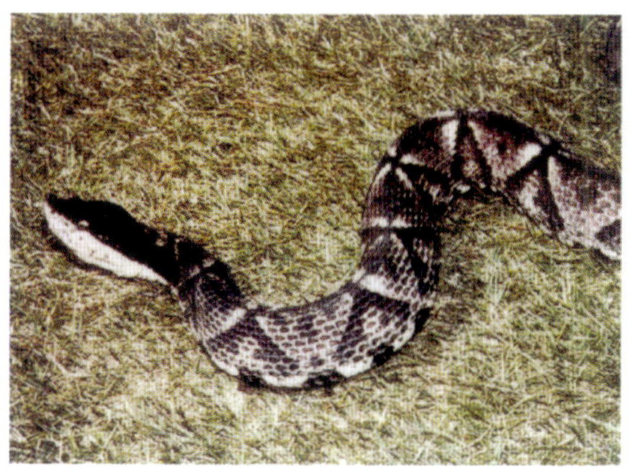

图 42-3 五步蛇(*Agkistrodon acutus*)

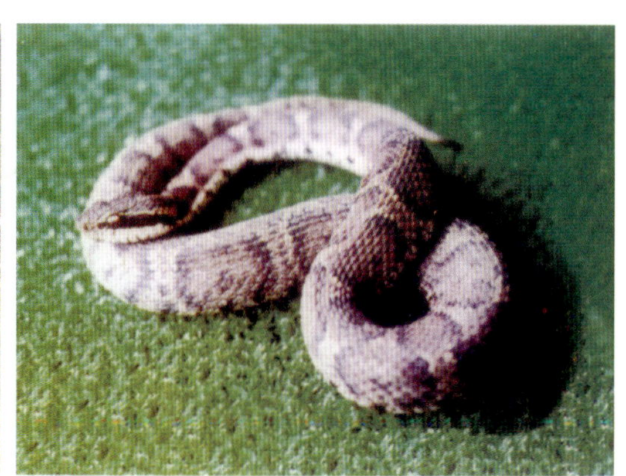

图 42-4 蝮蛇(*Agkistrodon halys*)

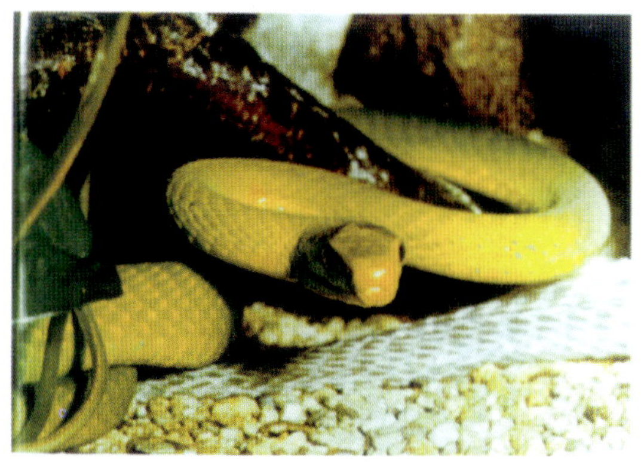

图 42-5 竹叶青(*Trimeresurus stejnegeri*)

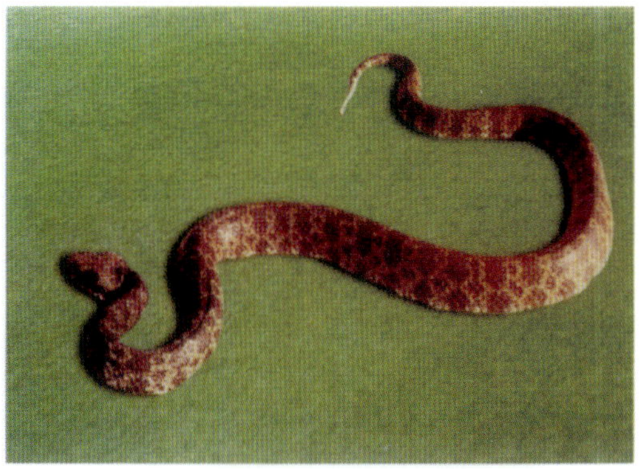

图 42-6 莽山烙铁头(*Trimeresurus maingshanensis*)

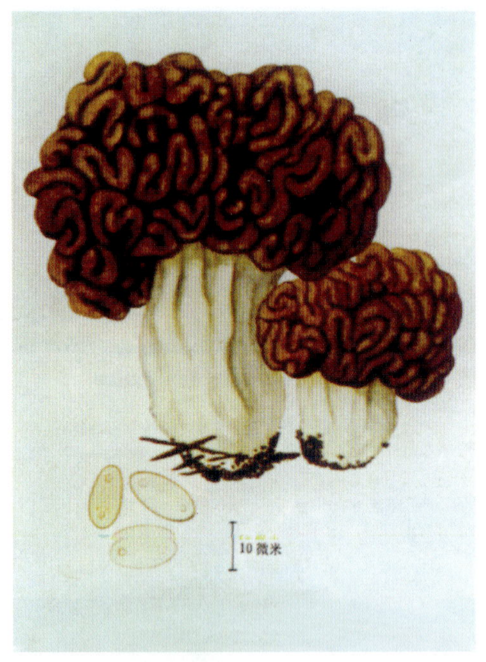

图 24-22　鹿花菌(*Gyromitra esculenta*)

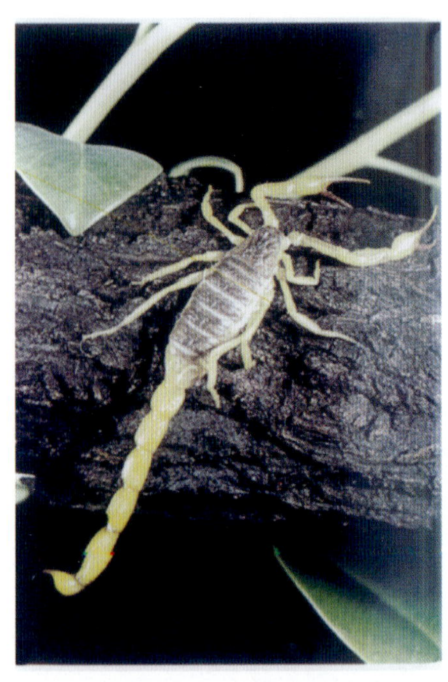

图 37-1　蝎(*Scorpion*)

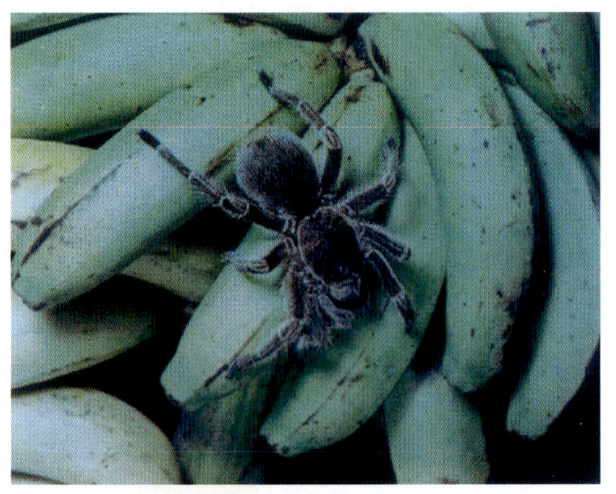

图 38-1　跳蛛(*Salticidae*)

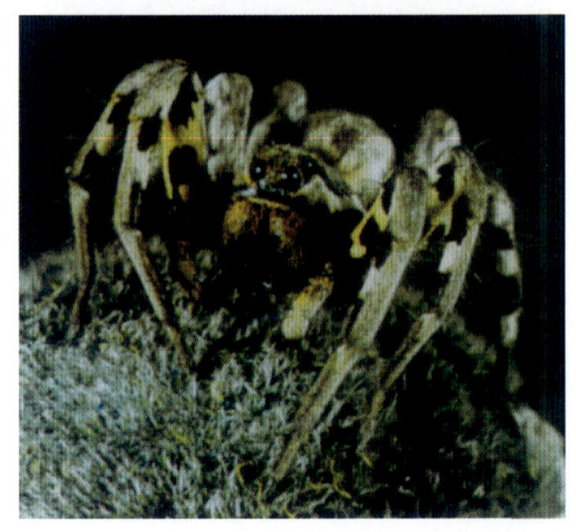

图 38-2　塔兰泰拉狼蛛(*Lycosa tarautala*)

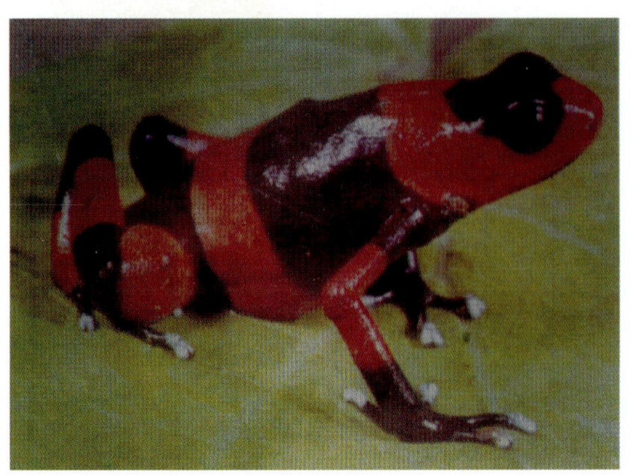

图 41-1　南美箭毒蛙(*Dendrobatidae phyllobates*)

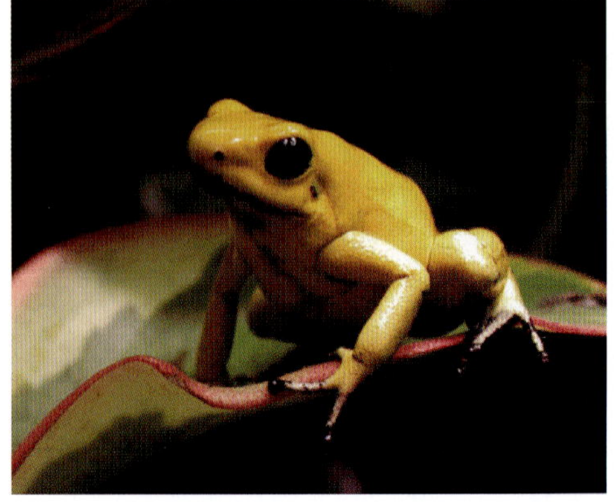

图 41-2　南美金毒蛙

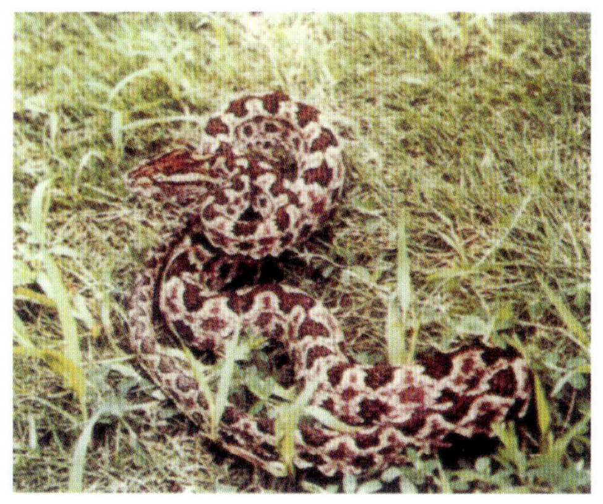

图 42-7　烙铁头(*Trimeresurus mucrosquamatus*)

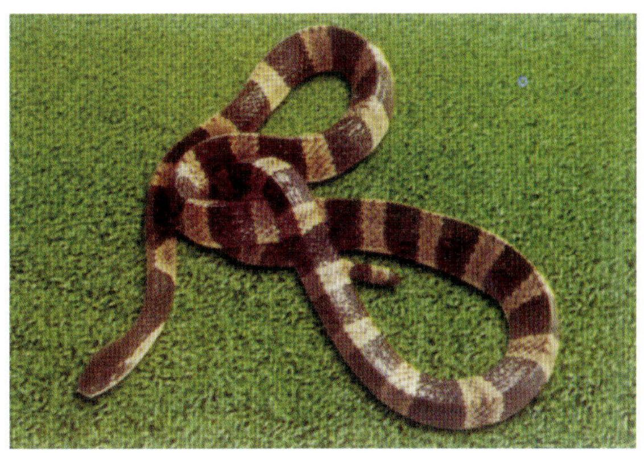

图 42-8　金环蛇(*Bungarus fasciatus*)

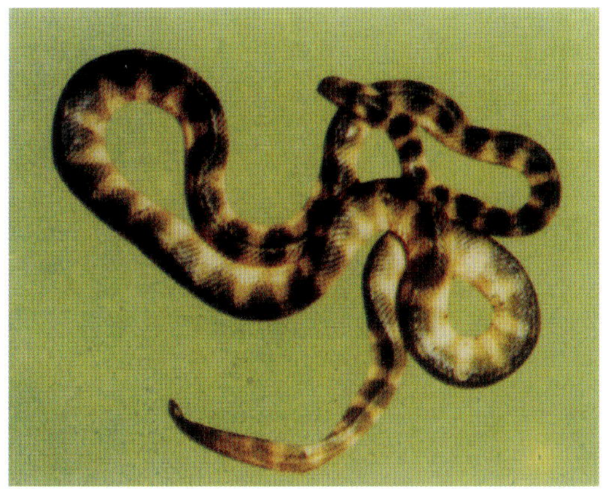

图 42-9　青环海蛇(*Hydrophis cyanocincfus*)

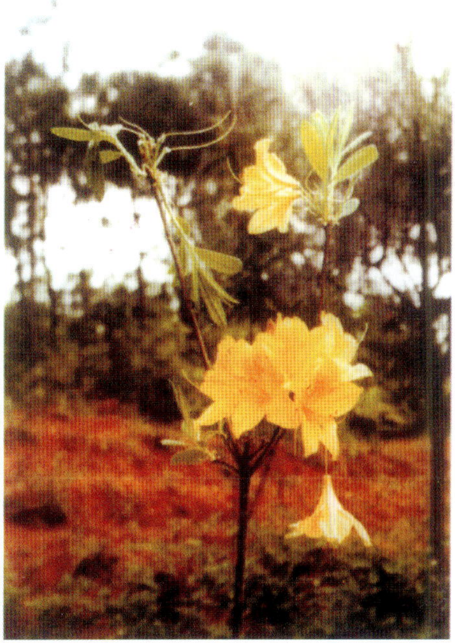

图 52-1　闹羊花(*Rhododendrom molle. G.Den*)

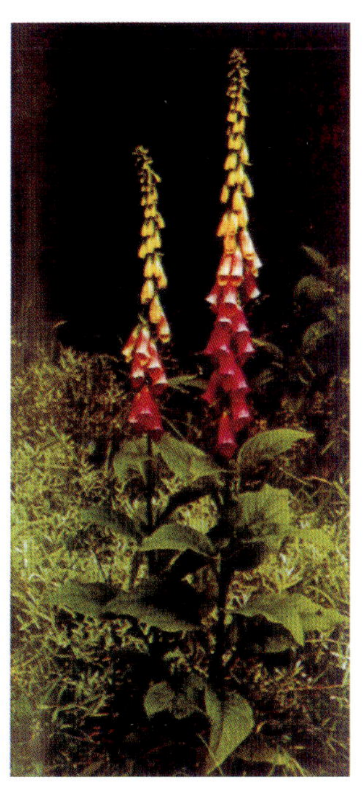

图 52-2　毛地黄(*Digitalis purpurea*)

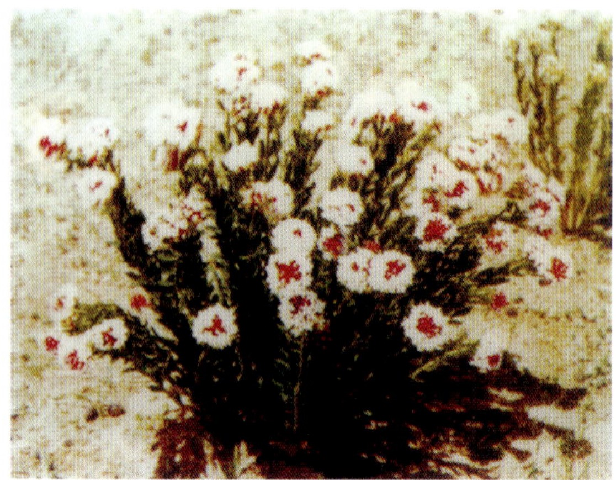

图 52-3　狼毒(*Stellera chamiae-jasme Linn*)

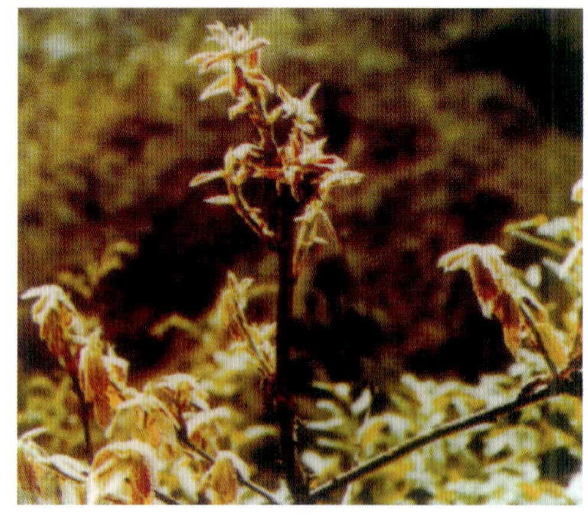

图 52-4　栓皮栎(*Q.variabilis Bl.*)

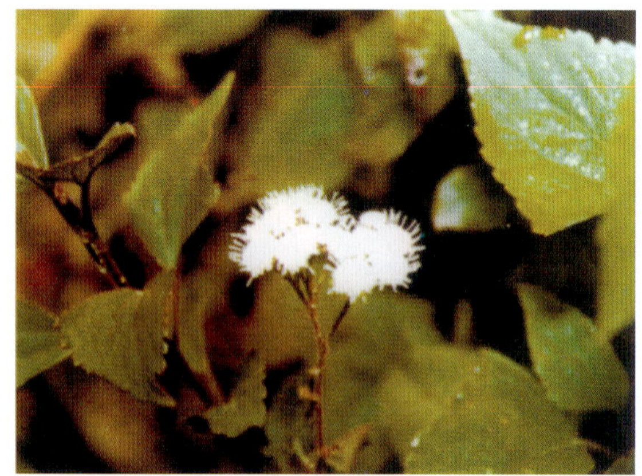

图 52-5　紫茎泽兰(*E.adenophorum Sprong*)

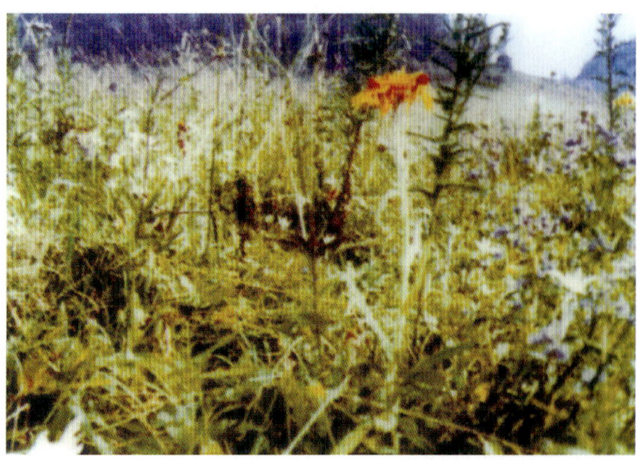

图 52-6　狗舌草(*S.compostris Retz*)

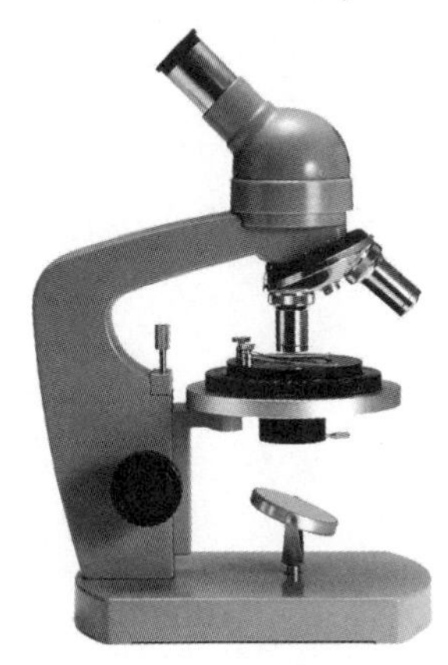

实用生物毒素学

陈宁庆　主编

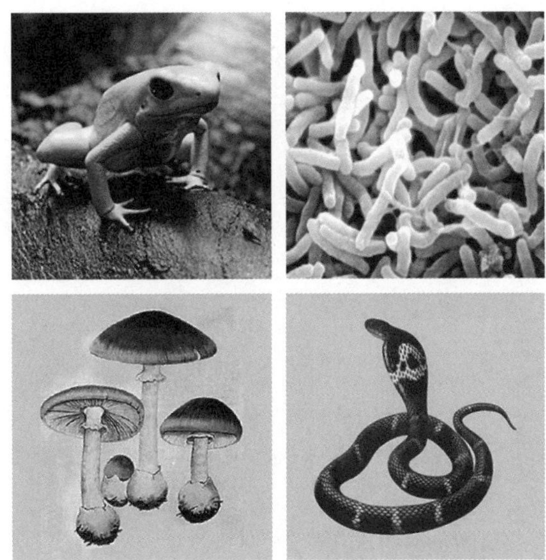

中国科学技术出版社

·北　京·

图书在版编目(CIP)数据

实用生物毒素学/陈宁庆主编. —2版. —北京：中国科学技术出版社，2010
ISBN 978-7-5046-2847-3

Ⅰ. 实… Ⅱ. 陈… Ⅲ. 生物-毒素-研究 Ⅳ. R996

中国版本图书馆CIP数据核字(2009)第229292号

中国科学技术出版社出版
北京市海淀区中关村南大街16号　邮政编码：100081
电话：010-62173865　传真：010-62179148
http://www.kjpbooks.com.cn
科学普及出版社发行部发行
北京盛通印刷股份有限公司印刷
*
开本：787毫米×1092毫米　1/16　彩插：4页　印张：45.50　字数：1100千字
2010年3月第2版　2010年3月第1次印刷
ISBN 978-7-5046-2847-3/R・856
印数：1—3000册　定价：138.00元

内容提要

这是一部全面介绍生物毒素的专著。全书分生物毒素学概论、细菌毒素、真菌毒素、动物毒素、海洋生物毒素和植物毒素6篇，附有数十幅黑白和彩色插图、最新参考文献，以及生物毒素名词英汉对照表。本书不但全面介绍生物毒素学国际研究的新进展，而且更着重介绍我国特有的生物毒素的研究进展、检验方法、临床表现、急救和治疗经验等实用技术。本书可供科研、医疗、卫生防疫、食品卫生、商品检验、畜牧兽医等领域工作者参考，也可供医药、农牧院校、公共卫生学、微生物学和药学专业的教师、研究生和本科生参考。

编委会名单

主　编　陈宁庆　军事医学科学院副院长　微生物流行病研究所研究员

副主编　孟昭赫　中国预防医学科学院营养与食品研究所研究员

主　审　黄翠芬　中国工程院院士　军事医学科学院生物工程研究所研究员

编　委(按姓氏笔画排序)

尹伊伟　暨南大学水生生物研究所研究员

史志诚　陕西省农业厅研究员

刘秀梅　中国预防医学科学院营养与食品研究所研究员

庄汉澜　军事医学科学院微生物流行病研究所研究员

唐守亭　辽宁省商检局工程师

策划编辑　肖　叶

责任编辑　肖　叶　胡　萍　郭　璟

封面设计　杨　虹

责任校对　王勤杰

责任印制　安利平

法律顾问　宋润君

作者名单

（按姓氏笔画排序）

王忠泽	中国人民解放军军事医学科学院微生物流行病研究所
尹伊伟	暨南大学水生生物研究所
史志诚	陕西省农业厅
刘　江	中国预防医学科学院营养与食品卫生研究所
刘兴介	中国预防医学科学院营养与食品卫生研究所
刘秀梅	中国预防医学科学院营养与食品卫生研究所
朱彤霞	北京农业大学
朱繁生	美国威斯康辛大学
庄汉澜	中国人民解放军军事医学科学院微生物流行病研究所
严共华	中国人民解放军军事医学科学院微生物流行病研究所
李凤琴	中国预防医学科学院营养与食品卫生研究所
李秀芳	中国预防医学科学院营养与食品卫生研究所
李爱峰	中国海洋大学
杨进生	中国人民解放军军事医学科学院药理学毒理学研究所
杨仲亚	四川省食品卫生监督检验所
汪昭贤	陕西省畜牧兽医研究所
陈本洲	辽宁省商检局
陈宁庆	中国人民解放军军事医学科学院微生物流行病研究所
林　玲	四川省食品卫生监督检验所
尚继栋	中国人民解放军军事医学科学院微生物流行病研究所
房维堂	山东省地方病防治研究所
孟　光	中国预防医学科学院营养与食品卫生研究所
孟昭赫	中国预防医学科学院营养与食品卫生研究所
孟洪德	中国进出口商品检验技术研究所
俞世荣	中国预防医学科学院营养与食品卫生研究所
姜永强	中国人民解放军军事医学科学院微生物流行病研究所
高志贤	中国人民解放军军事医学科学院卫生学环境医学研究所
郭　浩	国家海洋环境检测中心
唐守亭	辽宁省商检局
曹际娟	辽宁省商检局
焦振泉	中国预防医学科学院营养与食品卫生研究所
谢毓芬	陕西省畜牧兽医研究所
楼建龙	北京大学生命科学院
雷祚荣	中国人民解放军军事医学科学院微生物流行病研究所
甄应中	河南医科大学
魏润蕴	卫生部食品检验所

第一版序言

近阅陈宁庆、孟昭赫主编的《实用生物毒素学》，深感是一部很有特色的著作。其特点是：

一曰，内容丰富。

涉及的毒素包括：细菌毒素、真菌毒素、陆生动物毒素、海洋生物毒素和植物毒素等，对昆虫毒素也有所述及。据我所知，这样系统地介绍生物毒素的著作，目前国内尚未见出版。

二曰，有中国特色。

书中所阐述的每一种毒素，都尽量介绍中国资料，如针对蛇毒介绍了中国常见的10种毒蛇的毒素。个别毒素是中国学者新发现的生物毒素。在毒素的应用方面也着重介绍了中国学者的新的研究进展。

三曰，读者范围广。

本书内容不仅适用于临床医生和卫生防疫医生阅读，也适合一切野外工作者——军队成员、石油工作者、地矿工作者、林业工作者以及旅游者阅读。此外，还可供生物学研究和教学工作者参考。

总之，这是一部有中国特色的、系统论述生物毒素的专著，可供多方面人员参考。故乐于为之作序。

中国科学院生物学部院士

陈宝麟

2001年元月

第二版序言

生物毒素听起来很陌生，实际上人们是经常遇到的。吃了不清洁的食物常引起食物中毒，发生呕吐、腹泻等症状。吃了未经充分除毒的河豚鱼和一些海产生物，甚至可能导致死亡。生物毒素种类繁多，分布广泛，危害严重。在我国，食物中毒发病率居高不下，应该引起政府和全社会的广泛关注。

生物毒素对农牧业的危害很严重。牛、羊吃了有毒的草和树叶常导致中毒或死亡。真菌毒素侵袭农作物常导致农业减产。“民以食为天”，农作物减产对国民经济的危害十分严重。

细菌毒素常被认为是制造生物战剂的重要毒剂。因为它对人畜都能导致中毒或死亡，而且对外界自然因素的抵抗力较强，不易消除。

生物毒素是研发新药的重要来源。自古以来，我国就有“以毒攻毒”的战略思想。我国已将蛇毒改造成能溶解血栓的新药。蝎毒已被用作止痛药物。专家们预测，生物制药将是21世纪八大重要科研攻关项目之一。

日常生活中以及野外工作中，人们经常会受到有毒生物的攻击，如毒虫、毒蛇的叮咬，不但引起剧烈疼痛，有时甚至能导致死亡。

生物毒素已受到发达国家的密切关注。美国已出版了多达十卷的生物毒素学丛书。但我国却尚未见到全面介绍生物毒素的专著。本书的出版我想能弥补这方面的缺陷。

本书的读者范围比较广泛，农牧业工作者、各种野外工作者、卫生医务工作者、军方有关人员、药物研究和生产工作人员、基础研究人员、食品工业有关工作人员、商品检验部门工作人员等都有需要。本书第二版的内容比第一版更为丰富，并注意结合我国特点和经验介绍。它的出版必将推动我国生物毒素学的进一步发展。为此，我感到很高兴，特为之作序。

中国工程院院士

沈倍奋

2010年元月

第一版前言

1997年9月12日，中国微生物学会成立微生物毒素专业委员会以后，我们就考虑要为社会做一点有益的事。后来，我们决定编写《实用生物毒素学》以普及毒素学知识。1998年8月在大连召开全国首届生物毒素研讨会时，提出了这一建议，得到许多同志的赞同，并于会议期间确定了编写人员。经过全体编委和作者的努力，今天终于付梓。在此，特别要感谢中国预防医学科学院营养与食品卫生研究所、军事医学科学院科技部和微生物流行病研究所等单位领导为本书出版给予的多方面的支持。

很庆幸的是，美国威斯康辛大学朱繁生教授在百忙中为本书写了“真菌毒素最新研究进展”（已列为第十八章）。朱教授是国际知名的生物毒素专家，而且对国内生物毒素学的发展极为关心。国际交流是发展科技和生产的重要条件，该文的发表必将为推动我国生物毒素学的发展作出贡献。同时，对朱教授的热心支持，我们表示诚挚的感谢。

我们还要感谢三位学术秘书：姜永强、郭云昌和焦振泉同志。他们在繁重的科研工作以外，为本书出版作了大量的准备工作。

微生物毒素专业委员会主任雷祚荣教授，虽身患重病，但仍能以革命的乐观精神关心本书的编写工作，而且不顾疲劳提前完成了她承担的书稿。不幸，雷祚荣教授因病逝世，在此，我们表示深切的哀悼。

很遗憾的是，海洋生物毒素中的海葵毒素一章未能编入，由于种种原因作者未能完成，只好待将来再版时补入，特此致歉。

为了便于读阅外文资料，特编辑了生物毒素有关名词对照表。虽然费了很大气力，但数量和质量上仍不满意，而且有些汉语译名不够准确，希望读者提出意见，并补充新名词，以便将来出版一本生物毒素方面的小词典。

生物毒素涉及国防、工农业、医药卫生、食品卫生、畜牧兽医、商检和地矿等多个行业，发展前景广阔。希望本书的出版，能为发展我国的生物毒素事业做一点贡献。但由于编者能力所限，疏漏和不妥之处在所难免，希望读者提出批评和修改意见，让我们共同为发展我国的生物毒素事业作出贡献。

编者

2001年元月

第二版前言

本书第一版自2001年出版以来，已经过去了九个年头。国际上生物毒素学发展很快。新的毒素不断发现，毒素研究不断深入，很多毒素的分子结构已经确定，有些小分子毒素已经能够人工合成。生物毒素对环境污染日益严重，如2007年太湖水受到蓝藻的严重污染，自来水停止供应，影响到广大人民的生活和健康。引起政府和人民的极大关切。在恐怖活动猖獗的今天，生物毒素被用作生物恐怖的可能性日益受到重视。尤其是一些结构比较简单，容易生产，毒力较强，性质比较稳定的生物毒素，更应予以重视。因此，出版第二版已成为时代的需要。

第二版除了在原有内容和文字上作了一些修改和增补以外，特别增加了原多甲藻酸毒素一章。这种毒素，是近年来新发现的一种海洋生物毒素，在爱尔兰、英国、挪威、荷兰、法国、西班牙和意大利等国已多次报道因进食染毒贝类而中毒的事件。它是一种化学结构特殊的生物毒素，煮沸100℃仍能保持毒性，且耐储存，故平时除对水产贝类应加强检毒工作外，更应警惕有可能用作生物恐怖活动。应加强监测方法的研究和中毒病人的治疗研究。此外，被广泛认为是首选的生物战剂——炭疽杆菌毒素，特请庄汉澜教授增加了新的内容。

遗憾的是一直关心本书并为本书写了第一版序言的中国科学院陆宝麟院士在此期间不幸去世，未能见到本书第二版的出版，为此我们深感遗憾。为纪念陆宝麟院士对本书的关怀，特将它为本书第一版所写序言继续列入第二版，以表怀念之情。

生物毒素学在我国尚属一门很年轻的学科，需要老一代科学家的积极关爱和扶持，更希望年轻一代专家积极参与生物毒素学的开拓工作，为我国食品卫生和广大人民的健康，为全世界的反恐斗争作出更大的贡献。本书的出版如能对此略尽绵薄之力，则幸甚，幸甚。

编者

2010年元月

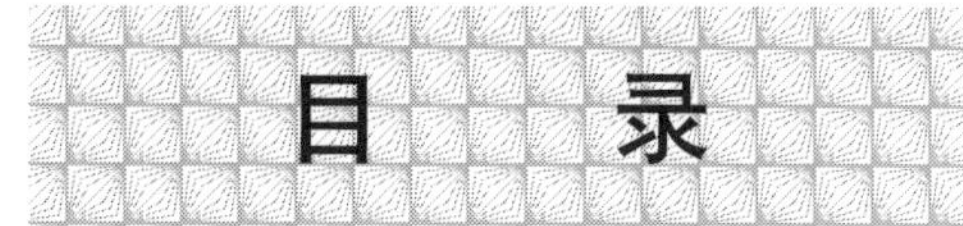

目　录

第一篇　生物毒素学概论

第二篇　细 菌 毒 素

第三篇　真 菌 毒 素

第四篇　动 物 毒 素

第五篇　海洋生物毒素

第六篇　植 物 毒 素

第一篇
生物毒素学概论

一、生物毒素的发展史

（一）原始阶段

上古时代，地球上到处都存在有毒的动物、植物和致病微生物。人类为了生存，每天到处寻找可食的野菜、野果，猎捕动物。人类经常受到有毒动物、植物的危害，中毒事件经常发生。公元前 600 年，亚洲西部的亚述人在泥砖上就记载有人们因食用裸麦而发生麦角中毒的事件。

在这一阶段，人类对生物毒性的认识是很肤浅的，有时把中毒当作鬼神的惩罚。后来，人们在实践中，逐渐认识到哪些生物是有毒的，哪些生物是无毒的。但他们还不能总结提高到理性认识，由于文字发展的局限性，也不能把这些直接经验完整地传授给后人。

（二）经验积累阶段

在这一阶段，人类在生产实践中对毒素的认识积累了丰富的经验，不但学会了鉴别毒物，而且学会了应用毒素来为自己服务。生物毒素一方面用于生产或战争中作为武器，如：南美的印地安人用热带植物防己科的谷树箭毒或马钱子属的提取物涂布在箭头上，使射中的人或动物不能活动。古代印度人也学会利用毒蛙皮肤分泌的毒素涂布在箭头上，作为毒箭。另一方面，生物毒素还常被人们用作自杀或他杀的工具。据史料记载，中世纪罗马教皇中有 5 人被毒死，中东地区的君主中有 7 人被毒死。至今，非洲仍有人用有毒植物自杀。

中国文字中的“蛊”字，就是指毒物使人致死而不自知的意思。我国传说中的神农尝百草，实际上是我国人民在长期实践中对植物药用价值的认识过程。早在 4 000 年前，中国和日本人民已经知道用干燥的蟾蜍皮粉做强心剂。公元前 200 年我国的《诗经》、《山海经》和《尔雅》等书中已记载了近 200 种药物。汉代刘安所著《淮南子》中有“神农乃始教民，尝百草之滋味，当时一日而遇七十毒”，可见在尝百草过程中也常遇到毒物。公元 1578 年，我国药物学家李时珍所著《本草纲目》中记载的 892 种药物中也包含许多毒物，而且还记载了许多治病和制药的方法。《本草纲目》被达尔文誉为中国古代的百科全书。

18 世纪西班牙医生 Joseph Boniven Orfila（1787～1850）是公认的毒理学之父。他著有《毒理学》一书，强调分析化学在毒理学研究中的重要性。他发现牛奶、蛋清、五倍子和镁乳有解毒作用。

人类在实践过程中对有毒动物、植物，从感性认识提高到理性认识经历了漫长的时间。而这些宝贵的知识普及到广大群众中去就更加困难。由于自然灾害和战争常迫使人们“饥不择食”，故食物中毒事件经常发生。1770～1780 年，英国人移民到美国东北的新英格兰地区后，人丁不兴旺，有人认识到是由于吃了真菌毒素污染的裸麦面包所致。后来改吃小麦面包，并加强了食品卫生监督以后，麦角中毒就不再成为公共卫生问题了。

但 1926 年在俄罗斯、1929 年在爱尔兰、1953 年在法国、1979 年在埃塞俄比亚仍不断发生麦角中毒事件。历史上，最严重的真菌毒素中毒事件发生在俄罗斯的西伯利亚。当时正值第二次世界大战，劳动力非常缺乏，田间粮食不能及时收割，次年春天，饥民食用了田间被污染的麦子，出现了大量真菌毒素中毒病人。其中，阿木尔州 10 万居民中死亡 1 万多人。

（三）学科成熟阶段

一般认为，学科成熟必须符合的条件有：①成立了本学科的国际学术组织，定期召开国际学术会议；②出版发行本学科的专业杂志；③有本学科明确的研究对象和方法。毒素学(Toxinology)完全符合上述条件。1962 年成立了国际毒素学学会；出版有专业杂志 *Toxicon*；自 1962 年以来每隔 3 年举行一次国际学术会议。特别值得一提的是由美籍华裔毒素学家 Anthony T. Tu 主编的 8 卷本《天然毒素学手册》已于 1998 年出齐。这部洋洋大观的毒素学可谓是当今世界上有关天然毒素问题最新、最全、最权威的著作。它本身就是毒素学成熟的标志之一。该书第一卷论述植物和真菌毒素；第二卷论述昆虫毒素、过敏原和其他无脊椎动物毒素；第三卷论述海洋生物毒素；第四卷论述细菌毒素；第五卷论述爬虫类毒素；第六卷论述植物和真菌化合物的毒理学；第七卷论述食物中毒；第八卷论述细菌毒素。

目前，毒素学虽已进入成熟阶段，但尚未解决的问题还很多。有些毒素至今尚未获得纯品，很多毒素的结构尚未弄清，有些毒素中毒的机理尚不清楚，很多毒素中毒的特异性预防和治疗的方法还没有解决。总之，毒素学还面临着许多严重的问题等待着我们去解决。现在，全世界每年还有几万人因中毒而死亡，因此毒素学的研究将对预防保健和国民经济作出重大贡献。

二、生物毒素的分类

分类学在毒素研究上具有重要作用，它本身便代表着学科发展的水平。

（一）根据毒素来源分类

1. 细菌毒素

2. 真菌毒素

3. 植物毒素

4. 动物毒素

5. 海洋生物毒素

（二）根据病理学作用分类

1. 引起光敏和过敏反应的毒素

1898 年，德国慕尼黑大学的一名学生在做实验时发现吖啶可使草履虫对光过敏而死亡。20 世纪 60 年代以后又发现一些化合物可使人产生光敏，如植物中的补骨脂素。

2. 引起精神和神经系统病变的毒素

蜂毒明肽（apamin）对中枢神经系统有特异性作用。生长在热带的苏铁属植物，牛羊吃了产生共济失调和麻痹。棘豆和黄芪属植物，动物采食后可引起以神经症状为主的慢性中毒，因此把这一类植物统称为疯草（locoweed）。中国疯草中危害最大的是茎直黄芪（Astragalus strictus Grah. exBonth）和变异黄芪（Astragalus Variabilis Bange）。根据西藏自治区农牧厅报告，1976～1979 年共发生中毒牲畜 116 752 头，死亡 26 630 头。印度大麻能引起一系列精神病变，已成为世界性的毒品。

3. 引起胃肠道和肝脏病变的毒素

夹竹桃（Nerium indicum Mill）的叶、茎和根有剧毒，动物或人吃十几片叶子即能中毒。早期有恶心、呕吐、腹泻，最后累及心脏而死亡。千里光属（Senecin）植物，如我国的狗舌草［*S. compostris* (Retz)］能引起马的肝病，其中毒症状为黄胆、腹泻、肝区疼痛。

4. 致畸、致癌的毒素

一些真菌毒素具有致畸或致癌作用，如：棒曲霉素(Palulin)小剂量注入鸡胚可引起畸变，国际癌症中心(ICRC)已将黄曲霉素定为人类的致癌剂。

5. 引起呼吸系统病变的毒素

白苏［*Perilla frutescens*（L）Brit.］是一种野生香料植物，全国各地都有分布。茎叶中含有的芳香油可引起水牛的急性肺水肿。

（三）根据作用机理分类

1. 细胞溶解毒素

这一类毒素直接作用于细胞膜，从而破坏靶细胞的功能。有的具有酶的功能，如从毒蕈中分离得到的 Pallolysin 能溶解多种动物的红细胞。

2. 抑制蛋白质合成的毒素

基因毒素就具有这种功能。

3. 作用于细胞骨架的毒素

如多种神经毒素。

4. 作用于离子通道的毒素

如河豚毒素、乌头碱等作用于钠离子通道，芋螺毒素作用于钙离子通道。

5. 作用于神经突触的毒素

如肉毒毒素、破伤风毒素，作用于突触。

6. 凝血和抗凝血的毒素

如蛇毒中同时含有凝血和抗凝血两种毒素。

（四）根据化学成分分类

1. 蛋白质类毒素

2. 多肽类毒素

3. 糖蛋白类毒素

4. 生物碱类毒素

三、生物毒素的重要性

（一）深入探讨病因学的重要途径

1. 致病机理

许多传染病目前还不能预防和治疗，这与对多种细菌的内毒素和外毒素的作用机理不清有关。

2. 世界各国食物中毒的发病率长期居高不下的原因探讨

根据美国 1938～1987 年 50 年的统计，虽然卫生教育和食品卫生监督不断加强，但食物中毒在美国并未明显降低。平均每年发生 400～600 起，病人 1 万～3 万，主要病原体是细菌。这可能与现代化大规模食品生产和连锁快餐店的营销方式有关。至于间接中毒就更难控制，如美国第 16 届总统林肯的母亲，死因就是喝了吃过白蛇根草而中毒的母牛的奶。我国 1987 年全国共发生食物中毒 3 241 起，中毒者 89 827 人，死亡 501 人。动物性食物引起的占 51%，植物性食物引起的占 33.6%。全世界每年约有 2 万人由于吃了有毒的鱼类或贝类而死亡。

3. 阐明癌症发生机理

癌症目前已成为人类死亡的重要原因，也是我国城市居民第一位死因。但癌症的发病机理至今尚未完全弄清。不少学者认为，食物中的微量生物毒素与癌症有关。Ames 估计，人类暴露于天然致癌物(主要来自植物)比暴露于杀虫剂、工业污染和其他化学致癌物大1万倍。有的毒素本身并不致癌，但和其他促癌物共同作用就能致癌，这种“两阶段”致癌理论有一定实验根据，但如何预防微量毒素进入食物仍未解决。

(二) 生物毒素是开发新药的重要资源库

有些生物毒素本身就是很好的药物，如肉毒毒素治疗重症肌无力。蜂毒用于治疗类风湿关节炎。我国学者发现鬼臼毒素可用于治疗尖锐湿疣，蝎毒可制成有效的止痛药。

天然毒素经过人工改造结构有可能获得很多新药。从芋螺毒素中分离到的睡眠肽(sleeper peptide)有可能开发成新的安眠药。有些生物毒素中的多肽有很好的消炎作用。蛇毒制剂 Bafroxobin、Ancrod 等药已作为溶栓新药上市。

(三) 生物毒素是生命科学的重要研究工具

生物毒素可以作用于不同的细胞受体和不同的离子通道，也作用于神经突触的前后，因此成为神经生物学、生物化学、生理学和免疫学的重要研究工具。

(四) 生物毒素是开发新杀虫剂的来源

有些生物毒素本身就具有杀虫作用，如羊踯躅 (*Rhododendron molle* G. Don) 毒性很大，我国南方农村常用它作为杀虫剂。有些动物毒素也有杀虫作用。

(五) 生物毒素是制作疫苗和抗血清的基本原料

为了制作高效疫苗和抗血清必须有高纯度的毒素，但目前有些毒素尚未获得纯品，这是生物毒素学的科研工作者们必须努力解决的问题。

(六) 侵略者或恐怖分子有可能利用生物毒素制造生物武器

1986年，英国牛津大学出版的《今日生物与毒素武器》一书中指出：“毒素在军事上的重要性将变得越来越重要，许多毒素作为致死或失能剂远比化学毒剂更为有效。”因为，生物毒素可以用遗传工程大规模生产，造价较低，工艺也比较简单，所以，研究生物毒素的中毒机理和防治方法，不但对日常生活很重要，对提高国防力量也大有必要。

四、生物毒素研究的新进展

(一) 毒素的分子结构和功能的关系取得进展

Banks 等对比研究了蜂毒中的两种结构类似的多肽——蜂毒明肽和多肽 401——虽然表面上相似，但功能却完全不同。蜂毒明肽能通过血脑屏障直接作于中枢，抑制肠道平滑肌，而多肽 401 的功能却是矛盾的，既在注射局部产生炎症，又对整体有消炎作用。作者发现，两种多肽的侧链稍有改变，功能就不一样。

(二) 改造毒素制备新药取得进展

美国陆军传染病研究所的研究人员，利用南美一种蛙毒经过结构改造，获得一种高效镇痛剂，据说其效果比吗啡强，而且没有依赖性。我国河北省沙河市绿链药用生物研究所所长霍岐祥应用蝎毒制成“岐祥痛宁液”治疗晚期癌症疼痛及中风偏瘫有明显效果。

(三) 动物毒素的形成和毒腺发育史的研究

以色列学者 E. Kochva 等通过比较解剖学、器官发生学、胚胎学、组织化学、组织免疫学等手段对毒蛇和非毒蛇的颌下腺结构和功能进行对比研究后发现，毒腺在进化上是消化系统的异化。他提出，毒腺是由能分泌多种酶的胰腺进化而来的这种假说。这一论点受到很多学者的关注。

（四）生物毒素的致畸和致癌作用受到广泛的关注

据估计，大约有10万种低分子量的有机化合物是由植物、动物和单细胞生物合成的。通过家畜中毒事件发现，多种植物具有致癌和促癌作用。流行病学调查也发现某些癌症的地理分布与致癌植物的分布相关。东南亚地区居民的口腔癌发病率高，与他们经常嚼食槟榔的习惯有关。某些地区食道癌高发，与他们喜欢喝加有巴豆油的橙香酒有关。有人从这种植物中分离到致癌物二萜脂。有人发现，单独使用槟榔不能致癌，可能与同时混入槟榔制剂中的烟草和石灰有促癌作用（cocarcinogenic action）。更有趣的是有些生物毒素在一定情况下有致癌性，而在另一种情况下却有抑癌作用。弄清致癌作用和抑癌作用的机理将对癌症的预防和治疗具有重要的推动作用。

（五）新的分析仪器日新月异，大大促进了毒素学研究的进展

生物毒素研究，首先需要获得高纯度的毒素，因此，分离、纯化、鉴定的方法和工具就成为重要的条件。色谱法由于应用最广，发展也最快。特别是毛细管电泳仪的出现，大大改变了研究现状。毛细管电泳是以毛细管为分离室，以高压直流电场为动力的一类新型电泳技术。它的特点是：①高效（10^5～10^7 TP/m）；②快速（几十秒到几十分钟）；③分离模式多，选择自由度大；④分析对象广，小到无机离子大到整个细胞；⑤可高度自动化操作；⑥样品和试剂消耗量小。目前，该类仪器已有20多种型号上市。相信这种仪器的出现，必将大大推动生物毒素研究的深入发展。

（陈宁庆）

参考文献

[1] 姒元翼，龚纯. 医学史. 武汉：湖北科学技术出版社，1988：11～12.

[2] 罗迪安译. 有毒动物和动物毒素. 北京：科学出版社，1981：28～31.

[3] 孟昭赫等. 真菌毒素研究进展. 北京：人民卫生出版社，1979：85～89.

[4] 陈远聪. 中国生物化学专题讨论会文集. 北京：科学出版社，1988：159～165.

[5] 陈远聪等. 毒素的研究和利用. 北京：科学出版社，1988：145～156.

[6] Minton S. A. A book review of Survey of Contemporary Toxicology. Am. J. Trop. Med. Hyg.，1988，31：1299.

[7] Leikin J. D. Poisoning & Toxicology Handbook. 2nd. ed. LEXI－COMP Inc. 1995：118～205.

[8] Hanrakan J. P. 蘑菇中毒病例报告和治疗回忆. 美国医学杂志中文版，1984，3(5)：280～294.

[9] Mirocha C. J. Appl. Microbiol. 1968，16：797～798.

[10] Duellman. W. R. Enemies and defence in Biology of Amphibia us. New York：Mc Graw-Hill，1986：241～260.

[11] Sims. J. K. A theorical discussion on phaymacology of toxic marine ingeskous. Ann Emerg. Med.，1987，(16)：1006～1015.

[12] 陈冀胜，郑硕. 中国有毒药物. 北京：科学出版社，1987.

第二篇

细菌毒素

第一章　细菌毒素的研究历史和分类

一、历史

1888 年人类发现第一个细菌毒素——白喉毒素，从此开拓了微生物学的一个新领域。一百多年来毒素的研究逐步展开，获得惊人发展。

尽管毒素的深入研究是随着弄清细菌致病性和传染病病原以及对人及动物免疫预防等的研究一起发展起来的，但战争的爆发大大促进和推动了毒素学科的拓展。1940 年第二次世界大战爆发后，在英国剑桥立即召开了战伤厌氧菌会议，会议中心议题是预防战伤中的气性坏疽。战争时期的医药问题是人命关天的问题。当时在英国避难的一位德国生物学家发现某些钴化合物能够杀死厌氧梭菌。当德国伞兵在荷兰和比利时登陆时，英国政府监禁了这位生物学家，因此这位生物学家拒绝公开他的发现。但这方面的课题吸引了一些其他学者转向该领域。例如 Khight 和 Heyningen（1943）借鉴白喉类毒素免疫原理，研制出气性坏疽——破伤风类毒素苗，经伦敦警察部队志愿者注射，保护效果好，后送英军前线 21 军团使用。第二次世界大战结束后有更多的学者从事毒素研究，当时微生物学家研究的目的有两个：其一，从另一些致病菌中寻找新的毒素；其二，弄清传染病病原及致病机理和人及动物的免疫意义。在英国和美国，Pappenheimer（1993）集中研究气性坏疽、白喉毒素，Pickett（1945）报告获得极高纯度破伤风毒素。此外，美军的两个研究组 Abrams 和 Lamanna（1946）报道制备出结晶 A 型肉毒毒素，Bernheimer（1944～1948）研究了败毒梭菌、链球菌和葡萄球菌溶血素，Bergdoll 从 1948 年后对葡萄球菌肠毒素做了全面深入的研究。20 世纪 70～80 年代毒素研究得到飞速发展，毒素的生化、免疫和遗传学方面的研究十分活跃。

毒素的研究在 1888～1987 年的 100 年间可概括为三个时期：其一，1900～1945 年继白喉毒素后肉毒毒素、破伤风毒素、绿脓杆菌外毒素 A 等的发现，以及在第一次世界大战期间观察到气性坏疽病例的病原菌也产生毒素，由于战争需要，抗毒素治疗开始了应用研究。与此同时还鉴定出各种产毒细菌株。梭菌毒素在致病中的作用和血清学治疗研究也开展了起来。第二次世界大战爆发，促进了厌氧菌的研究，发现了产气荚膜梭菌 α 毒素是一种磷脂酶 c，这是第一个从分子水平认识的生化作用模型，因此称作毒素研究的第一个里程碑。其二，1950～1975 年，在美、英、法、日等国形成了专门从事细菌毒素研究的小组。Smith（1953）发现炭疽毒素由 3 个不同部分（水肿因子、保护性抗原和致死因子）组成，这一成就看作是毒素研究的第二个里程碑。接着，英、美、法等国学者对炭疽毒素开展了多方向的研究。第三个里程碑则是 De 等（1953）在印度发现注入活霍乱菌或除菌滤液于结扎的兔回肠，引起了大量液体潴留与霍乱症状。1959 年证实霍乱的致病因子是不耐热肠毒素。Finkelstein 等（1969）在 De 等工作发表约 17 年后，分离和提纯出了霍乱肠毒素（CT），证实 CT 由 1 个 A 亚单位和 5 个 B 亚单位组成。从此，许多对人畜致病的重要毒素相继分离出来，例如：大肠、非 01 群霍乱、空肠弯曲菌和嗜水气单孢菌肠毒素等。其三，1975～1987 年，这一时期是毒素研究的新世纪，各个领域例如生物合成、免疫学、细胞和分子生物学等方面的大量科学家被吸引到该领域工作，其结果对现代生物学的四个方面做出了重要贡献：①基因工程；②现代细胞生物学和真核细胞摄粒机理；③单克隆抗体和细胞免疫；④蛋白质分离纯化新技术。过去 15 年间出版了许多专著和综述。到 1986 年止，已发现 220 种细菌毒素，由革兰氏阳性菌产生者 105 种，阴性菌为 115 种，其中，1970～1979 年发现 50 余种，1979～1987 年发现 100 种。现有毒素中 50 种的结构基因已经克隆和表达，13 种制成结晶品，个别毒素如绿脓杆菌外毒素 A 的三级结构也分析弄清。从这一时期开始，美国每两年举行一次天然毒素会议；1983 年后，欧洲每两年也召开一次毒素会议。国际毒素学会也定期召开植物、动物和微生物毒素会议。

1987 年后的毒素研究更是突飞猛进，在诸多领域研究成绩卓著，例如许多革兰氏阳性和阴性菌基因克隆表达和结构基因序列分析，包括气单胞菌毒素、葡萄球菌 α、β、γ 毒素和肠毒素；大肠杆菌溶血素合成和分泌的 4 种顺反子基因发现；细菌毒素合成、转膜运送和分泌；A—B 型毒素的内吞作用和胞内运输；毒素靶膜受体特征和毒素同受体关系；各种产毒细菌致病性问题；肠道致病菌细胞毒及细胞紧张毒素问题；葡萄球菌中毒性休克毒素（TSST-1）和各种弧菌毒素；毒素与寄主特异和非特异防御相互关系；细菌毒素菌苗（免疫毒素）。尤其近十多年发现的细菌毒素超抗原对生物医学的发展已产生重大影响，帮助弄清了许多疾病的致病机理，在分子水平上解释了受体、超抗原和组织相溶性等之间的关系，促进了细胞和分子免疫学的发展，为自身免疫和疑难病症治疗开辟了一条新路。

二、细菌毒素的分类和命名

细菌毒素种类多，而且，科学家们还在以相当快的速度陆续发现新的毒素。随着生物医学技术的发展，许多毒素的致病性及致病机理逐步弄清。毒素相互之间还有复杂的关系。这些都为毒素的分类增添了难度。为了有助于同行研究和学习，依照时间先后介绍几种分类方法。

（一）Salyers 和 Whitt 的分类

Salyers 和 Whitt（1994）根据毒素特征、结构和功能以及超抗原性质分为两类。

1. 按照毒素作用的寄主细胞和靶器官类型而命名

例如：细胞毒素、作用于神经细胞和器官的神经毒素和白细胞毒素；也有根据产生毒素菌或所致疾病名命名的，像霍乱毒素、痢疾毒素和破伤风毒素等；还有简单命名的，如绿脓杆菌产生的毒素就叫绿脓外毒素 A。某些毒素还有 1 个以上名字，例如大肠杆菌产生的痢疾样毒素，又叫 verotoxin。

2. 以外毒素的结构和功能命名

其中又分为 3 种类型：A—B 毒素、膜损伤毒素和超抗原毒素。

（1）A—B 毒素：毒素由 A、B 两个部分构成，多数细菌毒素属于此类。A 部分介导有毒性酶活性，B 部分与寄主细胞受体结合。简单 A—B 毒素是单一多肽，A 部分具酶活性，B 部分起结合作用，A—B 部分之间的结合可用酶切开，但两部分仍以二硫键（—S—S—）连接。A 部分进入到寄主细胞时，—S—S— 键打断，A 部分与 B 部分脱离，B 部分进入胞质。

（2）膜损伤毒素：该类毒素也有两种不同作用机理，一种为蛋白质毒素插入到寄主细胞质膜，形成腔或孔直接同细胞质连接。水可直接进入细胞质，因细胞质渗透压比外环境高，则水能突然涌入寄主细胞，使细胞膨胀，甚至破裂。另一种损伤膜的毒素主要是酶类，例如磷脂酶，可以去除磷脂部分的电荷，使寄主细胞的磷脂双层结构破坏，造成细胞裂解。这类膜损伤毒素有时也叫溶血素。

(3) 超抗原(SAg)毒素：1989 年以来，发现某些细菌毒素主要是葡萄球菌肠毒素、链球菌致热性外毒素。它们与常规抗原不同，SAg 不需要常规抗原(APCs)，而直接结合到 APC 表面和组织相溶性Ⅱ型分子(MHCⅡ)结合，也结合于 T 细胞受体，形成许多 APC－T 辅助细胞对，比 APC 刺激频率高 1 000 倍，每 5 个 T 细胞就可激活 1 个，因而引起IL－2高水平分泌。IL－2 大量分泌也引起其他细胞因子分泌，导致休克等等。

（二）Semjen 的分类

Semjen (1997) 将细菌蛋白质毒素分为三组。第 1 组毒素结合到寄主细胞表面蛋白质，引发一系列信号；第 2 组毒素包括两种成分，一种起转运作用，另一种在胞质中由受体分子修饰，ADP－核糖基化毒素属于该组；第 3 组毒素作用于细胞膜，搅乱胞膜脂双层或整个细胞，或形成脂，或酯酶活性受影响。下面分别阐述 3 组分类具体内容：

1. 结合类毒素

列为第一组的毒素通过结合细胞表面蛋白质起作用。诱导分子转膜信号，有时类似于生长因子。大肠杆菌的热稳定毒素（ST）和葡萄球菌中毒性休克毒素（TSST-1）属于此类。

2. 转运-受体分子修饰类

大量的细菌毒素或细菌胞外酶属于第二组。此组毒素具有 ADP－核糖基化酶活性，有两个功能区，一是毒性部分（toxic），另一为载体（vector）。整个毒素的 A 区（活力区）是一稳定构型，由 B 结合区携带。B 区可结合到真核细胞表面，胞吞作用后转送 A 区通过膜，从而达到细胞质靶位。在此过程中，A 区和 B 区是分离的，A 区得到激活变为有活性构型。已知所有 ADP 糖基化毒素（C_2 型肉毒毒素除外），都有与 G 蛋白相同的作用。G 蛋白为一种结合 GTP 蛋白质，在蛋白质合成中是一种延伸因子，在真核骨架装配中是一组介导转膜信号的调控蛋白质，负责胞外转运及细胞生长等。该组也包括破伤风和 7 种与肉毒毒素有关的毒素。这些神经毒素是以单肽链形式表达的金属蛋白酶，细菌分泌的毒素蛋白质由酶激活变为由－S－S－键连接的两个部分有活性形式“nicked”。设想毒素通过它们的重链（对应于 B 部分）与细胞表面受体结合由内吞作用进入细胞，而轻链（对应于 A 部分）转运到细胞质，在那里特异地将神经胞吐作用装置分离为 3 种 SNARE 蛋白质成分。该作用影响到含小泡的神经传导融合，结果阻断胞外细胞增加，接着不能分泌乙酰胆碱，使肌肉麻痹。

3. 膜损伤毒素

它们入侵靶细胞，使细胞膜的通透性提高。这一点对于细胞是致死性的。细胞往往不能修复其损伤，或不能对转运漏出物进行补偿。该组毒素包括腔形成毒素和磷脂酶、鞘磷脂酶等酶激活毒素。腔形成毒素有 15 种以上巯基激活毒素，由革兰氏阳性菌产生。在含有胆固醇的毒素中，往往形成大环或弧状而构成各种亚单位结构。RTX 或“Repeat toxins”是革兰氏阳性菌产生的毒素，含有重复的 8 肽结构，参与结合 Ca^{2+} 。这些毒素也可能形成单体或多聚体转膜腔。革兰氏阳性和阴性菌都可产生这类毒素。研究得比较清楚的是葡萄球菌 α 毒素，最具特征的由酶激活的膜损伤毒素是气性坏疽。外源凝集素酶或韦氏梭菌 α 毒素的底物是卵磷脂。葡萄球菌 α 溶血素和嗜水气单胞菌溶素是腔形成毒素，为一种水溶性蛋白质，可以从完全水溶性蛋白质转化为转膜孔。多数多肽类结构例如线粒体、细菌膜蛋白或某些内质网蛋白质需要其他蛋白质像伴侣蛋白或转运装置插入或穿过膜转运到转运位点。与此相反，有些毒素在多区结构中就具有其所需要的全部构型，酶激活毒素或A－B毒素是这方面的最好例子。根据腔形成毒素结构，A－B毒素转运区和膜穿入机理的现有资料，可将这型毒素分为两个亚型：按毒素激活或激活位点即细胞质膜或细胞质分类，第一亚型毒素α－螺旋很长，能够穿越脂双层，第二亚型毒素是完全的β－折叠一级亲水序列。

腔形成毒素可以由水溶性产生构象变化，而到膜插入位点，共同的步骤和装配途径为：水溶状态结合膜—插入和形成腔。对于β－结构毒素的构象变化基本步骤也是寡聚作用，而使几个单体装配为含插入成分的环状结构。腔形成毒素独特之处是，所有前述步骤都能重建，用人工合成方式分别研究，也就是说，所有构型需要由水溶状态转化为腔形成包括有信号肽链。虽然腔形成可用人工膜重建，但受体作为发生中毒的靶细胞是需要的。有效地结合靶细胞是很关键的，因为毒素是细菌在其生活环境中分泌的，同时分泌浓度还很低，随时有可能被消化道及时清除。毒素与靶细胞相互作用使其有机会选择同它们结合亲和力最高的分子表面。到目前为止只鉴定出少数受体，但已经看出，不同毒素与不同受体分子结合，如霍乱毒素结合的受体是神经节苷酯，白喉毒素则是EGF（类似生长因子的前体，为Ⅰ型膜蛋白）。苏云金杆菌的结晶δ－内毒素及气溶素的受体是GPI－锚蛋白，绿脓杆菌细胞毒素的受体为水通道蛋白质。细胞表面受体在低活性寡聚作用下和在插入膜的装备过程中起浓缩作用。

三、展望

（一）毒素在致病中的作用

1. 引起食物中毒

细菌在食品中产生毒素，人和动物因摄入这种食品而中毒。毒素病不是由细菌感染产生的，它们也不能寄生于消化道，因此使用抗生素治疗无效。

2. 细菌在寄主局部或黏膜表面产生毒素

毒素在局部吸附于敏感细胞和器官或进入血液，引起疾病。像这样的疾病有霍乱，霍乱菌粘附到寄主小肠细胞，在那里产生毒素，作用于小肠黏膜细胞而引起水泻。还有白喉，细菌寄生喉部产生毒素，进入血液，损害心脏。

3. 细菌在寄主伤口或脓肿处生长

细菌分泌的毒素使寄主组织局部损伤，或者杀死感染区内的吞噬细胞，毒素帮助细菌在寄主组织生长和扩散。这类的疾病有气性坏疽，其毒力因子是α－毒素。它使人和动物组织解构、损伤，有时进入寄主血液。

（二）毒素在生物医学中的应用

1. 作为新药导向和寻找新药的重要途径

根据毒素结构进展，借助计算机辅助设计系统，用以发现新药。

2. 以毒素研制治疗癌症、受体症和免疫病的新药

例如，利用白喉毒素的A链与多种癌症细胞抗体连接研制出导向抗癌药物等。

3. 用于研究多种疾病动物模型

像肾病及休克症模型，观察蜂毒同膜的结构功能等。

4. 强有丝分裂原

有助于试验、园艺及育种等。

5. 直接用毒素作为治疗剂

例如，用结晶肉毒毒素等治疗功能性失明的眼睑痉挛及内斜视等。

6. 用于治疗癌症

1989 年发现某些毒素是超抗原（SAg），它们有几个主要特点：SAg 是多克隆有丝分裂原，激活淋巴细胞增殖的能力比植物血凝素（PHA）高 10～100 倍；SAg 同 MHCⅡ型分子结合不需要提呈细胞预先加工；SAg 刺激频率高，每 4 个 T 细胞中就可激活 1 个；与 T 细胞 CD_4^+、CD_8^+ 两个亚群都能反应。根据其特点，科学工作者利用它们作为非特异免疫调节剂，用以治疗自身免疫性疾病，已取得初步成果。在试图治疗某些癌症的研究上也显示出好的前景，在黑色素瘤、乳腺癌等治疗上已有报道。SAg 作为肿瘤免疫治疗的一个新途径、新思路来研究，无疑有着良好前景。

7. 外毒素菌苗

绝大多数外毒素是蛋白质，注射于人和动物体内后能产生相应的抗体。这些抗体可有效地同毒素结合，干扰毒素与其靶细胞的结合，抑制其转运。这类菌苗有白喉类毒素、肉毒类毒素等。近年来根据某些细菌寄生于寄主黏膜细胞表面，并在其上分泌 IgA，而 IgA 又能阻止毒素同寄主细胞的结合原理，研制出一种新的霍乱口服菌苗，既含有细菌粘附素，又有霍乱毒素 B 亚单位，效果较好。此外，毒素基因工程苗的研究也相当活跃。

（三）毒素研究所面临的任务

1. 不断发现新毒素，加强研究

毒素作为一门专门学科的研究已有 100 多年的历史了，在这期间吸引了众多的科学家从事该领域研究，使毒素领域的研究蓬勃发展。以毒素研究的发现来解释和揭示某些疾病的致病机理，发展致病机理模型和新药设计等等，推动了生物医学的前进。但是由于毒素种类繁多，据不完全统计，现已知道的毒素(细菌类)就有近 300 种，而且每年都有新的毒素被发现。因此，不断地发现新毒素，研究它们的特点和用途，是一个长期持久的任务。

2. 应用多种学科多种技术手段研究毒素

毒素的研究范围包括生物化学、免疫学、病理学、药理学、细胞学和分子生物学等方面。实际上，毒素研究所取得的一些新成就都推动了一些主要学科的发展：基因工程技术、现代细胞生物学和真核细胞摄粒机理、单克隆抗体和细胞免疫及蛋白质分离纯化新技术等。此外，产生毒素病原体的范围也在不断扩大，立克次氏体和病毒等是否也分泌毒素，有待于深入研究和揭示。

3. 设计与寻找新药

毒素结构和功能特别对其三维结构的揭示，有助于用计算机有效设计和寻找新药。

4. 基因工程毒素疫苗的研究

这对保障人民健康以及在现代高新技术战争中提高士兵战斗力等方面，都有着非常重要的意义。

5. 毒素致病机理和作用模型研究

在这方面要做的工作太多。关于毒素同寄主防御体系关系的研究，涉及的毒素面还小，还需大力开展。

6. 新的生物治疗

免疫治疗剂，例如超抗原疫苗等的深入研究，将为疫苗领域研究揭开新的一页。

（雷祚荣）

参考文献

[1] 雷祚荣．细菌毒素分子生物学．北京：中国科学技术出版社，1993. 223～231.

[2] Bhakdi S，Bayley H，Valeva I，*et al*. Staphylo coc (a) alpha－toxin，strptolysin－0，and Escherichia coli hemolysin：prototypes of pore－forming bacterial cytolysins. Arch. Microbiol，1996，165：73.

[3] Bhakdi S，Grimminger F，Suttorp N，*et al*. Proteinaceous bacterial toxins and pathogenesis of sepsis syndrome and septic shock：the unknown connection. Med. Microbiol. Immunol，1994，183：119.

[4] Elkins P A，Song H Y，Cramer W A，*et al*. Crystallization and characterization of colicin El Channe－forming polypeptides. Proteins，1994，19：150.

[5] 姜永强，雷祚荣．食品中单核细胞增多性李斯特氏菌及其检测方法的研究进展．中华流行病学杂志，1997，18 (3－A)：12.

[6] 雷祚荣，严共华．细菌毒素超抗原研究．中华流行病学杂志，1997，18 (3－A)：22.

[7] 雷祚荣，严共华．细菌毒素研究历史和分类．中华流行病学杂志，1998，27 (增刊)：3.

[8] Fleischer B. Bacterial Superantigens. Rev. Medical. Microbiol，1995 (6)：49.

[9] Semjén B. V. Conformational changes in staphylococcus aureus'α－toxin：from water－soluble monomer to a transmembrane channel. stockholm：Microbiolo，giskt och Tumörbiologiskt centrum (MTC)，Karolinska Institutet Box 280，S－17177，1997，10.

[10] Krueger K. M，Barbieri J. T. The family of bacterial ADP－ribosylating exotoxins. Clin Microbiol Rev，1995，8：34.

[11] Schad E. M，Zaitseva I，Zaitsev V. N. *et al*. Crystal structure of the superantigen staphylococcal enterotoxin A. EMBOJ，1995，14：3292.

[12] Pappenheimer A. M. The story of a toxic protein，1888－1992. Protein Sci，1993，2：292.

第二章 葡萄球菌毒素

第一节 葡萄球菌肠毒素

一、毒素的发现和来源

1. A 型原型株 196E ATCC

1940 年美国食品药品监督管理局（FDA）从 1 份致 14 人中毒的火腿里分离出的 196 变异株。100 号株 1932 年由 1 次中毒蛋糕中分离出。还有产毒高的 13N－2909 人工变异株。

2. B 型原型株（243）（ATCC）

系 1954 年从 1 名患腹泻儿童粪便中分离出。S－6 株从整块冻大虾中分离出。

3. C 型原型株 137（ATCC 19 095）

1933 年从英国一次致食物中毒的熟鸡中分离出。

4. D 型原型株 494（ATCC 23 235）

1964 年从华盛顿 150 名小学生中毒的火鸡色拉分离出。315 株系 1963 年从一家六口人中毒熟火鸡中分离出。293 株 1962 年从英国航空公司乘客中毒火鸡中分离出，1967 年鉴定。

5. E 型原型株 FRI326

1960 年芝加哥卫生局从一次食物中毒患者体内中分离出，1971 年鉴定。

6. TSST-1 株

1981 年从中毒性休克综合征病人体内分离出，曾经被叫做 F 型肠毒素，因该菌株开始于猴灌胃时出现呕吐反应，但实验未重现，因此 1984 年在一次中毒性休克征专题会议上定名为 TSST-1，预计还会有 TSST-2 等菌株被发现。

7. FRI913 产 SEC3

由英国公共卫生实验室 Gil－bert 分离。

8. FRI572

又称 MJB801，产 SEG，由美国威斯康辛大学 Betley 于 1991 年发现。

9. FRI569

产 SEH。由美国威斯康辛大学 Wang 发现并鉴定。

二、毒素的结构和理化性质

（一）葡萄球菌肠毒素的结构分析

金葡萄肠毒素是单肽链蛋白质，分子量（M）为 26～30kD，但不同型肠毒素分子量大小稍有差异。等电点（pI）7～8.6，多数偏碱性，个别型例如 SEH 偏酸性，为 5.7。分析研究这些毒素的结构，利于了解结构和功能关系，弄清毒素与疾病关系、毒素的致病机理，以便更有效地开展毒素病的防治。

所有肠毒素（SES），例如 SEA、SEB、SEC_1、SEC_2、SEC_3、SED、SEE 和 TSST-1 的氨基酸序列都已分析清楚。SEA、SED 和 SEE 的氨基酸序列同源性高。SEA 和 SEE 的

同源性大于90%。SEB、SEC_1、SEC_2 和 SEC_3 之间的同源性虽然不如SEA、SED和SEE高，但彼此之间存在一定同源性。SEA和SEE由257个氨基酸组成；SEB、SEC_1 和 SEC_2 为239，SEC_3 为238，而SED为258。研究发现，SES和链球菌致热性外毒素（SPEC）、金葡菌剥脱毒素A和B（ETA，ETB）有很高的氨基酸同源性。虽然TSST-1和SES、SPE和ET几乎没有同源性氨基酸序列，但与SES的一段保守性残基有相同序列。各型SES的C-末端和N-末端氨基酸残基都不完全相同。

关于肠毒素的二级和三级结构的研究，早期工作利用的是圆二色谱（CD）和旋光光谱（ORD）技术。该技术主要用于测定蛋白质的α螺旋、β结构和非周期构型含量。这些技术测定结果表明：在SEB、SEC和SEA之间的α螺旋、β结构等明显不同；SEB与 SEC_1 的CD光谱基本相同，与SEA不同；SEA与SEEβ结构含量高；而SEAα螺旋比SEE高。这些区别有人认为是和这些毒素之间存在的同源性序列程度差异有关。但是TSST-1和SE几乎没有同源序列，但和SES一样有低α螺旋和高β结构。同时在245～290nm观察SEA、SEB和SEC的吸收光谱的类似性时看出，这3种毒素的芳香族残基处在类似微环境，因而设想存在共同的三级结构。近来，学者们又用高分辨率远红外CD、计算机辅助预测技术和荧光光度计测定SEB和 SEC_1 等结构，看出这3种毒素的色氨酸残基微环境是不同的，因此提出SEB和 SEC_1 的三级结构存在基本的不同。因此，肠毒素的二三级结构问题，还需进一步研究。现在该项工作进展较快，已经弄清楚三级结构的毒素是SEB（Swaminathan等，1992）、TSST-1（Prasad等，1993）和SEA（Schad等，1995）。这对于认识肠毒素的结构功能关系和它们的超抗原作用都十分有意义。

（二）葡萄球菌肠毒素的理化性质

肠毒素是单肽链蛋白质，分子量(M)26～30kD，但不同型毒素不同。等电点(pI)7～8.6，多数偏碱性，个别SEH偏酸为5.7。最大吸收波长277nm左右，消光系数 $E_{1cm}^{1\%}$ 10～15。蛋白质C-和N-末端氨基酸不同型毒素不同。纯肠毒素不含核酸和糖类。现将肠毒素的主要化学特性列于表2-1。肠毒素含有大量的赖氨酸、天冬氨酸、谷氨酸和酪氨酸，但SEA与SEE的蛋氨酸、亮氨酸及精氨酸含量一样，而与SEB、SEC_1 和 SEC_2 的含量不一样（表2-2）。所有肠毒素都只含有2个半胱氨酸残基，1～2个色氨酸残基。肠毒素的氨基酸组成，SEA和SEE相同，而SEB和SEC类似。新发现的SEH氨基酸组成含量以Pmol表示，分别为：组氨酸9.1、天冬氨酸26.6、丝氨酸13.9、谷氨酸32.3、甘氨酸25.0、亮氨酸45.1和苯丙氨酸20.2。

表2-1　金葡萄肠毒素的物理化学性质

性　质	肠	毒	素					
	A	B	C_1	C_2	C_3	D	E	H
猴呕吐剂量（μg）	5	5	5	5～10	10	20	10	30
氮含量（%）	16.2	16.1	16.2	16.0				
沉淀系数（S_{20}·W）	3.03	2.89	3.0	2.9			2.6	
分子量	27 800	28 366	26 000	34 100	26 900	27 300	29 600	28 500
等电点	7.26	8.6	8.6	7.0	8.15	7.4	7.0	5.7
最大吸收波长（nm）	277	277	277	277	277	278	277	
消光系数（$E_{1cm}^{1\%}$）	14.6	14.4	12.1	12.1		10.8	12.5	
C－末端残基	丝氨酸	赖氨酸	甘氨酸	甘氨酸		赖氨酸	苏氨酸	
N－末端残基	丙氨酸	谷氨酸	谷氨酸	谷氨酸	丝氨酸	丝氨酸	丝氨酸	谷氨酸

表 2-2 肠毒素的氨基酸组成（g/100g 蛋白质）

氨基酸	肠	毒	素				
	A	B	C_1	C_2	C_3	E	D
赖氨酸	11.2	14.85	14.43	13.99	13.7	10.83	12.93
组氨酸	3.16	2.34	2.91	2.87	3.0	3.04	2.66
精氨酸	4.02	2.69	1.71	1.75	1.6	4.50	3.38
天冬氨酸	15.53	18.13	17.85	18.38	18.3	15.10	16.67
苏氨酸	5.96	4.50	5.31	5.8	6.1	6.36	4.51
丝氨酸	2.99	4.05	4.58	4.81	5.6	4.72	5.09
谷氨酸	12.36	9.45	8.95	8.93	7.9	12.15	13.15
脯氨酸	1.35	2.11	2.16	2.23	2.3	1.93	1.41
甘氨酸	2.96	1.78	2.99	2.90	3.3	4.10	2.69
丙氨酸	1.94	1.32	1.85	1.61	1.7	2.38	2.00
半胱氨酸	0.66	0.68	0.79	0.74	0.77	0.81	0.74
缬氨酸	4.93	5.66	6.50	5.87	5.6	4.36	4.13
蛋氨酸	0.96	3.52	3.20	3.60	3.7	0.45	1.07
异亮氨酸	4.11	3.53	4.09	4.02	3.4	4.30	6.00
亮氨酸	9.78	6.85	6.54	6.13	6.6	10.08	9.25
酪氨酸	10.63	11.50	9.80	10.27	10.3	9.79	7.23
苯丙氨酸	4.31	6.23	5.35	5.25	5.4	4.47	4.76
色氨酸	1.46	0.95	0.99	0.84	1.5	1.51	0.62
酰胺 NH_3	1.80	1.66	1.71	1.62	1.1	1.66	1.71
总数	98.37	100.15	100.00	99.99	100.87	100.88	100.00

（三）葡萄球菌肠毒素的稳定性

葡萄球菌肠毒素比许多其他菌产生的毒素蛋白质稳定，能抵抗许多蛋白酶消化，例如胰蛋白酶、凝乳酶、木瓜酶和蛋白酶等，只是在 pH＝2 条件下蛋白酶才能消化 SEB，使其失活，pH 高时 SEB 不失活。高浓度 SEB（31μg/mL）时，γ-照射不能使其失活，只有浓度降至 0.7μg/mL 射线作用才有效。巴斯德消毒不能破坏食品中的肠毒素。肠毒素十分耐热，粗肠毒素即使煮沸 30min，也不能完全破坏其毒性。有人报告，经过热处理的罐头仍然含有肠毒素，人食后发生食物中毒。粗肠毒素只有在 121℃加热 11min 后才被破坏；100℃煮沸加热需要 130min，且以醋酸缓冲液作溶剂，肠毒素容易丢失免疫学活性。

三、葡萄球菌毒素病的临床症状和毒素病诊断

食物中毒发病较急，通常在进食含毒素食品 1～6h 之内发作，平均 2～3h。受进食量及病人易感性影响，偶尔也有 1h 之内或 6h 以后发作的。进食毒素量大或病人易感则潜伏期短。第一个症状是恶心，接着有呕吐、腹部痉挛及腹泻等症状。虽然呕吐是中毒的主要特征，也不是所有病人都有。重症患者有时呕血、便血，甚至虚脱、休克。中度病人时有头疼、抽搐、出汗等。大多数病人体温低于正常，个别可能发热。一般在 24～72h 内恢复正常，偶尔也有死亡病例，或恢复较慢，身体无力达一周者。

临床诊断，一旦发病人数超过 1 人，且为食同一来源食品的人群，可对可疑食品进行细菌培养。如发现葡萄球菌生长，随后要进行产毒试验。如果在可疑食品中培养出葡萄球菌，又测出毒素，即能明确诊断为葡萄球菌食物中毒。可疑中毒食物也可用免疫学方法直

接测定肠毒素，检测到阳性结果，就可诊断为肠毒素食物中毒。判断是否葡萄球菌肠毒素中毒，应考虑几点：①食品中存在产毒菌株；②细菌通过媒介达到食品中；③每克食品必须含有上千个细菌；④食品微生物检查，应有葡萄球菌生长；⑤污染的食品放置足够时间，利于肠毒素产生。

四、致病机理

葡萄球菌肠毒素中毒机理至今还不完全清楚，大体有几种分析。

一是 Kent 等研究了大剂量 B 型毒素（150μg）处理后引起的猴急性胃肠炎，在 4～8h 空肠黏膜表面显出很长的腺管和短绒毛。电镜观察看出，绒毛线粒体和腺管细胞变性。

二是 Shemano 等（1967）认为，肠毒素引起腹泻至少可以归因于抑制了肠腔中水分的吸收或增加了经黏膜流入肠液中的水分或系两者的共同作用。

三是 Grawley 等（1966）报告恒河猴按每千克体重注入 25μgB 型肠毒素，则血中酶浓度发生改变，谷氨酸草酰乙酸转氨酶（GOT）迅速增高，升高原因部分归因于胃肠道广泛的组织损伤。另一改变是给予肠毒素 30min 内出现毒性反应——白细胞增多。

四是 Beery 等（1984）利用过氧化物酶标染色技术研究了 SEA 的作用机理，观察到的结果是：十二指肠中主要是中性白细胞和巨噬细胞；口服 SEA 后它们能进入胃黏膜及肾，口服 180min 后，小肠及肾可清除 SEA。由此说明，肠毒素的机理可能不涉及腺苷酸环化酶——单磷酸腺苷系统。

五是近年发现肠毒素为超抗原，因此有人根据超抗原特点分析肠毒素的中毒机理。认为肠毒素介导食物中毒能力与它们诱导 T 细胞分裂有关。该中毒使肠肥大细胞分泌组氨酸，诱导炎性因子分泌，加重中毒症状。

五、毒素病免疫和治疗

（一）葡萄球菌肠毒素的免疫

关于肠毒素的预防免疫问题已经进行了许多研究，最初研究证明肠毒素有被动免疫保护现象。例如给志愿者皮下注射几次用福尔马林处理的肠毒素，则志愿者对毒素的攻击有抵抗力，同时发现，反复多次给猴口服或皮下注射 SEB 可以产生抗体，并对攻毒有保护力。

最近十多年对于菌苗的佐剂系统，以及如何提高微生物抗原非肠道或黏膜免疫原性的研究兴趣增加。不同佐剂系统对免疫起增强作用，例如多聚丙交酯乙交酯复合物、蛋白体、明矾等。

Lowell 等（1996）对含蛋白体佐剂 SEB 类毒素，采用不同免疫途径免疫动物，得到了较好结果。SEB 类毒素蛋白体经鼻内或肌肉免疫小鼠和肌肉途径免疫兔，结果在小鼠和兔的血清中都测出高滴度 IgG 抗体。此外小鼠经鼻内免疫后，在肺及肠道都分泌高水平抗 SEB IgA 抗体，如果 SEB 类毒素中不含蛋白体，则没有上述作用。类毒素和蛋白体以及明矾混合在一起，肌肉途径免疫小鼠，则小鼠产生的抗体滴度比类毒素加明矾者高。进一步研究发现类毒素和蛋白体混合，用鼻内或肌肉注射后的小鼠对 D-半乳糖胺致敏的小鼠模型有明显保护作用，如果免疫类毒素中不含蛋白体，则没有明显保护作用。实验证明，在通过肌肉和鼻内途径免疫动物时，蛋白体可以提高 SEB 类毒素的免疫原性，同时也看到，蛋白体类毒素菌苗对经 SEB 气溶胶攻击的灵长类动物有保护力，从而推断这种类毒素菌苗用于人免疫也是可行的。上述实验也可证明。蛋白体菌苗可以提高黏膜和系统免疫力，从而增强对毒素中毒和传染病的抵抗力。

（二）葡萄球菌肠毒素中毒的治疗

治疗应根据病情及初步检验，尽量早期控制症状，缩短病程，使患者早日恢复健康。对肠毒素食物中毒者，可用四环素、黄连素和磺胺等，必要时进行输液。

六、葡萄球菌肠毒素的检测

金葡菌肠毒素是引起食物中毒的主要致病因子，食物中检测不出金葡萄球菌，不能证明食物中不含有毒素。肠毒素非常耐热，在食品加工过程中虽然细菌都杀死了，而肠毒素仍然存在。因此经常性监测食品中是否存在肠毒素，是保证食品安全的关键。检测肠毒素的方法大体可归为四类：生物学试验、免疫学试验、核酸诊断和自动化。关于肠毒素的检测已有不少文章，这里不再赘述，仅就近年来发展趋势作一介绍。

（一）酶联免疫吸附试验（ELISA）

Patel 等（1984 和 1988）将免疫磁球技术与 ELISA 相结合，获得良好结果。他们利用的磁球 ACA44 是直径为 140μm 的聚丙烯酰胺琼脂糖球，内含氧化铁，无论是夹心法 ELISA 或竞争性的 ELISA 都可与免疫磁球技术相结合。食物样品先处理，含有 1～10μg SE 的 100g 食品，与等体积蒸馏水混合，制成匀浆，离心，上清液中含有毒素，如需要可用氯仿进一步提取或浓缩后进行试验。灵敏度达到 100g 食品中含 1μgSEB 可测出。作者相信利用免疫磁球和 ELISA 结合的固相 ELISA 可大大缩短食品中 SES 的检验时间，在 1h 之内完成试验也是可能的。

（二）乳胶凝集试验（LAT）

乳胶凝集试验检测 SES 主要采用反向乳胶凝集试验（RPLA），主要将 SES 抗体致敏于乳胶颗粒上，检查相应的 SES。现已有商品检测试剂盒出售，其主要优点是操作简便，价格低廉和反应快速，可在 1h 之内得出结果。Haines 等（1987）应用商品乳凝试剂盒对人工污染 SEA、SEB、SEC 和 SED 的奶酪、火腿、明虾、鸡肝和奶粉进行了检测，检出灵敏度可达到 1ng/g 样品，没有非特异性反应。Rose 等（1989）观察到，应用乳凝试验检测某些日常用品时有时遇见非特异反应，但在检验样品中加入 10m mol/L 六偏磷酸盐时，可以避免。

（三）基因探针（gene probe）**和 PCR 扩增技术**

从食品中分离和鉴定微生物，传统的方法是需要纯培养、增菌和选择性培养基以及生化鉴定，一般需要几天时间，不能适应对食物中毒爆发样品的监测。DNA 探针已在分子生物学实验室应用，用于检测 SES 产毒基因的文章也已发表（1990、1991）。1985 年发现的聚合酶链反应（PCR），分析某些食品可在 3～4h 之内完成。细菌 DNA 核苷酸序列能用计算机从基因库中找到，一些公司及某些单位都可迅速合成寡核苷酸引物，同时 1988 年发现了耐热 DNA 聚合酶，使 PCR 反应自动化。因此，PCR 技术应用得到惊人发展，截至 2000 年统计，在这方面已发表了 18 000 篇文章，平均每月有 500 篇。PCR 的飞速发展除上述优点外，还有一个原因是过去微生物学家鉴定食品中微生物主要是分离培养形态学观察，现在他们要了解的主要是微生物的致病机理，即是决定致病性的遗传因子，致病基因，而知道某些微生物的种和株的名字就显得不重要了。尤其近年来关于微生物 rRNA

基因核苷酸序列知识增加了，用基因探针和 PCR 试验已能测定种、属特异性、分类群和病原性菌株了。PCR 还可根据需要采用不同形式的 PCR 试验，例如复合 PCR、巢式 PCR、反转录 PCR、酶联反应（LCR）、固相扩增核酸测定和免疫磁性分离 PCR 等。PCR 也存在不足，有些食物样品对 Taq 酶有抑制作用。

对于检测 SES 而言，即使热加工食品中查不出细菌，但仍然存在有 SES，鉴定细菌编码基因和产毒素型调控基因，对于流行病学调查是很重要的。Johnson 等（1991）设计了 5 对引物，用以扩增分别产 SEA－E 的 5 型 SES 基因。Wilson 等（1991）用 PCR 扩增检测污染牛奶中 SEC 产毒基因，灵敏度达到 10^3～10^4 细菌。我们于 1993 年已发表了用简并引物检出产 SEA、SED 和 SEE 基因金葡菌的文章，操作方便，可同时检出产上述 3 型毒素金葡菌。许多金葡菌也能分泌 DNA 酶，针对检测 DNA 酶的 PCR 特异引物也研究出来了。在用 PCR 检验金葡菌时灵敏度不如其他菌高，因金葡菌为革兰氏阳性菌，故 DNA 产量较低。

（四）传感器等自动化检测

Gatto－Menking 等（1995）报道研制出了检测生物毒素和细菌牙孢的传感器。仪器原理是先将抗体吸附于小磁球，接着通过钌哒嗪类螯合剂［ruthenium（Ⅱ）trisbipyridal chelate（Ru（bpy）$\frac{2^+}{3}$］标记所需抗体，利用电势使靶抗体上的钌 Ru（bpy）$\frac{2^+}{3}$ 产生电化学发光（ECL）。测定肉毒 A 型毒素、霍乱毒素 β 亚单位、蓖麻毒素和 SEB 的灵敏度可达到 fg 水平，而炭疽杆菌芽孢能到 100 个。ECL 虽可以定性，但因是抗原抗体反应，使定量不可能，但定性测定较好，反应快速，所有试验在 40min 内完成。

七、关于葡萄球菌超抗原

（一）超抗原（Superantigen）概念及特点

有些细菌毒素主要是金葡球菌肠毒素（SES）、中毒性休克毒素（TSST-1）、链球菌致热性外毒素（Spe）等。它们激活淋巴细胞增殖能力比血凝素高 10～100 倍，介导的 T 细胞激活作用与自身超抗原类似，因此 Marrack 和 Kappler 等（1989）首先提出了这类毒素是超抗原［Superantigen（SAg）］，该术语得到广泛应用。SAg 和常规抗原不同，能直接与 T 细胞受体（TCR）V_β 链反应，不需要提呈细胞加工；刺激频率高，每 4 个 T 细胞就可激活 1 个；能和 T 细胞的 CD_4^+、CD_8^+ 两个亚群反应。

（二）超抗原和某些疾病的关系

自发现 SAg 作用以来，从 SAg 角度对许多疾病的病因及致病机理的认识和了解更进了一步。关于食物中毒的机理虽然尚不清楚，但 SAg 诱导 T 细胞分裂，使肠肥大细胞分泌组氨酸等。对葡萄球菌和链球菌休克症（TSS）的认识，TSST-1 和 Spe SAg 可刺激 T 细胞等分泌过量 TFN-γ、IL-1、b 和 TNF，过量细胞因子使人发生 TSS。细菌内毒素（LPS）不能刺激 T 细胞分泌 IFN-γ 和 TNF-β，因而可以区别革兰氏阳性或阴性菌感染，以对症治疗。某些自身免疫疾病因为 SAg 激活自身反应性细胞毒 T 细胞，而抑制自身免疫 T 细胞使其无反应性，分泌的 INF-α、IFN-γ 使白细胞粘附能力提高，造成 MHCⅡ型分子表达失控，产生自身抗体。

（三）超抗原在自身免疫性疾病治疗上的研究

免疫系统中通常存在有自身反应性 T 细胞缺失或叫耐受或阴性选择，这是有益的，但是往往自身反应性 T 细胞脱离监控机理。而 SAg 可以复制人的不需要自身识别的约 20%T 细胞，某些 V_β 型 T 细胞参与各种自身免疫病的形成，例如关节炎和多发性硬化症。这些损伤可能被 SAg 激活，而结合于相同 V_β 型 T 细胞，导致疾病。近来不少研究者发现，用各种技术部分限制或抑制 T 细胞可以改善某些病人状况。目前研究得较好的是对多发性硬化症治疗动物模型研究。多发性硬化（MS）是一种因麻痹而影响语言、运动及视觉功能的中枢神经系统的炎性脱髓鞘自身免疫病。用大鼠髓鞘碱性蛋白（MBP）免疫 PL/J 鼠会诱发急性脱髓鞘病。如果用对 V_β 型特异刺激的 SEB 处理 PL/J 小鼠，1 周后鼠 V_β 型 T 细胞在体外对 SEB 刺激失去反应，在 PL/J 小鼠用 MBP 加 CF1A 和白喉毒素免疫前注射 SEB，结果能保护小鼠不发生急性脱髓鞘病。最近研究还发现，IFN-γ 也能降低小鼠 T 细胞对 MBP 的增殖反应，阻止 MS 发生 IFN-β1b 最近已经为 FDA 批准为人 MS 治疗药物，IFN-γ 没有 IFN-β1b 治疗 MS 病人时的毒副作用。MRL/1pt 鼠已作为系统性红斑狼疮的实验模型，在其 DNA 自身抗体产生和免疫复合物形成前给予动物 SEB，则疾病出现时间及严重性均推迟和降低，因为 SEB 能诱导 T 细胞耐受及死亡，从而避免某些自身免疫病发作。

（四）超抗原在癌症生物医学防治上的应用

Dohlsten（1990）发现 SAg 依赖细胞介导的细胞毒作用（SDCC）：SAg 激活 T 细胞之后可对表达 MHCⅡ类分子的靶细胞产生强有力的细胞毒作用。这种作用特点是高效和快速，仅 10^{-13}mol/L SAg 即可产生 SDCC，激活的 T 细胞能分泌多种细胞因子，并诱导 NK 细胞发挥非特异性的杀伤作用，这种作用可维持数天。动物实验模型治疗有效的是乳腺癌和淋巴瘤等，有效率达到 80%以上。近来 Dohlsten 等（1994）提出了 SAg 抗体依赖细胞毒作用（SADCC)，即将肿瘤单抗的特异性与 SAg 活性结合的融合蛋白制剂，治疗动物肺癌可使一半以上动物癌消失。此外还有金葡萄球菌 A 蛋白加 SAg 和细胞因子加 SAg 等的复合物制剂的应用等等，都在不同程度上呈现出良好的治疗效果。

八、葡萄球菌肠毒素的分子生物学

（一）肠毒素产生的遗传学分析

Shafer 等（1978）通过对两株产 SEA 的金葡萄球菌野生株的分析证明，产 SEA 的基因位于染色体上，ERI-S-6 株虽然消除了其带有质粒，仍然产生 SEA。Pattee 等（1980）对 29 株金葡萄球菌产 SEA 的试验中看到，有 24 株基因位于染色体，有 5 株产 SEA 菌株不能证明染色体上含有此基因，其中至少有 4 株也不能证明基因存在质粒上。Betley 等（1984）通过克隆基因的杂交分析，SEA 基因在染色体上至少有两个位点。

Casman（1965）在 1 株产 SEA 金葡萄球菌 PS42-D1 中发现含有前噬菌体，后来证明，该菌株噬菌体能转化不产肠毒素株为产毒株，并发现在所有观察的产毒株中产毒基因都与噬菌体有关，由 PS42-D 和其寄主细菌 DNA 杂交分析看出，噬菌体通过传递和互换进入细菌染色体。

较早实验(1969)证明,金葡萄球菌株青霉素抗性 MerR 和产 SEB 特性有关,因此提出产 SEB 基因在质粒上。后来 Shalita 等(1977)证明,一个叫做 PSN2 小质粒分子量 1.15×10^6 在 Dornbusch 株中与毒素产生特别有关。但是 Shafer 等（1978）观察到，约有 71% 产 SEB 金葡萄球菌不含有这种小质粒，遗传学分析这些菌株的产毒基因在染色体上。近来对质粒 DNA 的转化与转导试验没有证明耐药及 SEB 之间的物理连锁，表明某些 Mer R 株产 SEB 菌株与存在 PSN2 质粒有关，但多数菌株 SEB 基因是在染色体上。

Betley 等（1981）报告，产 SEC 的基因与染色体 DNA 有关系，分析了 5 株产 SEC 菌的质粒 DNA，2 株镉敏感菌没有检测出质粒，而 3 株镉抗性菌每 1 株都含有一个质粒，但质粒彼此有不同迁移率，用吖啶碱消除这些质粒，而这些菌株不受影响，仍然产生 SEC。SED 的基因在质粒上，其遗传学控制与已研究的其他几个血清型不同。

（二）金葡菌肠毒素的核苷酸序列分析

现有五型肠毒素的核苷酸序列分析已经完成。根据 SEA 基因由 771 对碱基组成，负责编码 SEA257 氨基酸残基 N-末端 24 个亲水先导序列，加工完成 SEA 完全氨基酸序列。通过氨基酸序列分析发现，SEA 分别有 82%、72%、74%和 34%氨基酸残基序列和 SEB、SEC_1、链球菌外毒素 A 以及 TSST-1 同源。SEB 的核苷酸含有 1 709 碱基对，起始密码 ATG 在 244 核苷酸处，起始框架阅读为 798，TGA 终止密码在 1 042。SEB 和 SEC_1 之间的同源性和血清学交叉反应是由于两者在 239 个氨基酸中就有 151 个序列相同的缘故。SEC_1 的编码基因为 1 095 碱基对，从核苷酸序列推算出含有 266 氨基酸，计算其分子量是 30 511，而通过蛋白质化学技术测定，天然 SEC_1 为 239 个氨基酸，分子量为 27 496。SEC_3 结构基因含有 798 对碱基，编码 266 氨基酸残基蛋白质，SEC_3 基因核苷酸序列同 SEC_1 型十分相似，约有 98%核苷酸序列相同。由 SEC_3、SEC_1 和 SEB 基因分析比较，SEC_1 基因祖先是由 SEC_3 和 SEB 基因重组形成的。SED 结构基因含有 775 对碱基，编码 258 氨基酸蛋白质，通过核苷酸序列分析推断其分子量为 26 360，与电泳测定 27 300 非常接近。SEE 的结构基因含有 774 对碱基，编码 258 密码子，包括转译和终止密码子。根据 SEE 结构基因编码的氨基酸残基数，推算其分子量为 29 358，这一数字与用蛋白质化学技术的分析结果 26 425 基本相同。

（三）各型肠毒素的基因克隆和表达

各型肠毒素的编码基因都已经克隆于大肠杆菌并已得到表达。SEA 编码基因位于染色体上，应用 HinodⅢ内切酶酶切，获得 2.5kbp 片段，以此重组于 E. coli PBR 322，转化于受体菌大肠 AB259，构建出了工程株。SEA 基因克隆 Betley（1988）获得成功，Ranelli 等（1985）报告了 SEB 基因在不产毒葡萄球菌及大肠杆菌中的成功表达结果。SEC_1 基因在大肠杆菌中表达由 Bohach（1987）报告。SED 基因克隆与表达较其他几型晚，由 Bayles（1989）报告。SEE 与 SEA 基因核苷酸序列同源性高，SEE 基因在大肠杆菌中克隆和表达成功是 Coach 等（1988）报道的。

（雷祚荣）

第二节　葡萄球菌剥脱毒素

1971 年，Kapral 等发现噬菌体Ⅱ组金黄色葡萄球菌能产生一种不同于 α 和 β 毒素的蛋白质。该蛋白质存在于培养上清液中，能使人发生剥脱性皮炎，故称为剥脱素。Arbuthnott 等将其称为表皮溶解毒素，Melish（1972）将其称为剥脱毒素（Exfoliatin，ET），Dimond（1976）又将其称为表皮溶解素。这种外毒素可引起人类的葡萄球菌性烫伤样皮肤综合征（SSSS）。该综合征主要发生于儿童，尤其是新生儿和婴幼儿，偶见于成人。

一、葡萄球菌剥脱毒素的理化性质

葡萄球菌剥脱毒素是蛋白质，分子量 24～33kD，等电点 7.0。对酸不稳定，pH 4.0 时立即失活。60℃可耐 1h，100℃20min 丢失部分活性，40min 完全失活。胰蛋白酶（0.01mg/mL）或链霉蛋白酶（0.33mg/mL）处理 3h 以上可将其破坏。Johnson 等（1975）报道，根据 Eveleigh 自动系统测定 ET 中氨基酸成分，证实其中含有 17 种氨基酸，其中以天冬氨酸、谷氨酸和甘氨酸含量最高，C-末端氨基酸为赖氨酸，不含半胱氨酸。应用 Kjeldahl 法测定含氮量为 16%，最大吸收波长 278nm，消光值 8.4。

根据血清学和遗传学性质，可将 ET 分为 ETA 和 ETB 两型。TA 菌株产 ETA，DI 菌株产 ETB。两者理化性质的差异（表 2-3）为：①分子量分别为 30kD 和 29.5kD；②等电点 pI 分别为 7.0 和 6.0；③SDS-PAGE 电泳图谱不同；④ETA 可耐 60℃30min，此条件下 ETB 失活；⑤两型的氨基酸组成基本类似，但氨基酸序列水平上差异很大。Baily 等（1980）对两型的氨基酸分析表明，两型的 C 端都是赖氨酸，但 N 端氨基酸却不同（表 2-4）。胰酶消化肽图谱分析表明，两者分别有 30 多个肽点，但只有 4 个相同。

表 2-3 ETA 与 ETB 的性质比较

性质	ETA	ETB
分子量(kD)	30*	29.5*
	26.5**	26**
等电点	7.0	6.0
热敏感性	热稳定，120℃ 20min 稳定	不耐热，60℃ 30min 失活
EDTA 4℃2～3 天灭活	+	－
N－末端氨基酸	谷氨酸	赖氨酸
C－末端氨基酸	赖氨酸	赖氨酸
遗传学控制	染色体	质粒

注 * Bailey 等(1980)；

** Johnson 等(1979)。

表 2-4 金葡菌 ET 的氨基酸组成

氨基酸	残基数/分子	
	TA 菌株(ETA)	DI 菌株(ETB)
赖氨酸	22	22
组氨酸	7	5
精氨酸	9	5
天冬氨酸	34	29
苏氨酸	12	12
丝氨酸	17	17
谷氨酸	27	26
脯氨酸	10	12
甘氨酸	24	21
丙氨酸	8	13
胱氨酸	0	0
缬氨酸	13	9
甲硫氨酸	1	1
异亮氨酸	15	16
亮氨酸	17	17
酪氨酸	11	13
苯丙氨酸	9	9
色氨酸	1	1

二、动物模型与致病机理

SSSS 的新生小鼠动物模型由 Melish 等（1974）首创，以噬菌体Ⅱ群金葡菌培养滤液或从滤液中分离提纯的 ET 都可以使新生小鼠产生极典型的皮肤剥脱现象，重复率几乎达 100%。动物模型的临床特征、组织学及电镜检查均与人类类同。Fritsch 等用鼠科的其他品种——仓鼠及家鼠做 ET 敏感性实验，结果发现除家鼠及金仓鼠外，对 ET 都不敏感。许多学者用动物实验证明，幼鼠对葡萄球菌感染或 ET 的皮肤反应随鼠龄而异。6 日龄以内对 ET 敏感；较大龄小鼠的皮肤对 ET 无明显反应，甚至对 2 500 剥脱单位 ET 有耐受性，成年小鼠对 25 000 剥脱单位 ET 都无反应。这种年龄差异在人类也很明显。SSSS 多半发生在 10 岁以下儿童。

ET 的确切致病机理目前了解不多，近来发表的资料均以 ET 对实验动物敏感的上皮组织学改变作为依据，主要表现为上皮细胞坏死。ETA 和 ETB 在敏感皮肤上引起同样的组织学改变。

Lillibridge 等（1972）将 ET 注入新生小鼠皮内 20min，细胞间水泡增大；25min 后颗粒细胞层与棘细胞层间的桥粒开始撕裂；2.5h 后颗粒细胞层形成明显裂隙，沿裂隙的全部桥粒发生严重撕裂。Lillibridge 认为发生撕裂原因是细胞间水泡中可能含有被 ET 激活的酶或酶前体，被激活的酶导致桥粒撕裂。

Elias 等（1975）发现桥粒不是 ET 作用的原始靶细胞，而是作用于桥粒间隙。Mclay 等（1975）证明，当表皮分裂时桥粒的撕裂为继发作用，而不是原发作用。ET 开始时作用于黏多糖，由于黏多糖的破坏，使液体迅速进入细胞间形成的裂隙中，从而表明 ET 影响正常细胞间的粘附力。

但 Mclay 等（1975）、Wenpper（1975）、Elias（1977）的实验表明 ET 不能激活酶或酶前体。

现将三种可能的机理总结如下：

（1）ET 可能与敏感细胞的细胞膜中的某些成分微弱结合，这种结合是可逆的，结合后的相互作用能激发液体分泌至细胞间隙。

（2）ET 可能对附近敏感细胞的主要成分发挥酶的作用。

（3）细胞间隙的小泡破裂能引起细胞间粘附力的改变，可能是由于表面成分的间接改变所致。

总之，对 ET 的作用机理还没有完全弄清楚，现在提出的任何作用机理都需要进一步在分子水平上进行更广泛、更深入的研究。

三、分子生物学研究

ETA 和 ETB 的基因 DNA 序列已分析。ETA 的核苷酸序列为单一的大的开放阅读框架，G+C 含量为 31%，是典型的金葡菌染色体。甲硫氨酸起始密码子上游 150bp 序列的 G+C含量为 19%，提示该区可能为 RNA 聚合酶起始转录结合位点。序列 35～10 是启动子区，ATG 上游先导序列 6bp 为 GGATGA。

由 DNA 序列推断的 ETA 氨基酸序列与用化学法测定的相同，由 242 个氨基酸组成，分子量约为 27kD，与报道的非常接近。由 ETB 序列推断 ETB 分子由 246 个氨基酸组成，无色氨酸，与化学法测定的完全一致，分子量约27kD，与以前报道的非常接近。

ETA和ETB DNA序列50%以上同源，两者明显的同源区位于毒素N端、中间和C端，其一位于46～70位置，其二位于105～134中点，其三位于201～221附近。两者有相同活性，因为它们的生物学活性位点集中于同源序列。

四、有丝分裂原活性

1980年，Morlock等证明金葡菌ET对小鼠脾细胞具有促有丝分裂活性，首先激活小鼠淋巴细胞，对B细胞也有明显刺激作用。ETA是非特异的有丝分裂原，但其刺激淋巴细胞的作用与SEB不同。实验表明，ETA的有丝分裂原性比SEA和LPS强，在高浓度能明显抑制DNA的合成。ETA对无胸腺裸鼠脾细胞有强刺激作用，500μg的培养液即有明显有丝分裂原活性。

近来研究发现，ETA氨基酸序列中，195丝氨酸对其生物学活性十分重要，如以半胱氨酸代替丝氨酸则丧失生物学活性。

（尚继栋）

第三节　中毒性休克毒素-1

一、概述

葡萄球菌中毒性休克综合征（toxic shock syndrome，TSS）是1978年由美国学者Todd首先报道的。流行病学观察表明，90%以上病例发生在妇女月经期或临近月经期。美国疾病控制中心（CDC）1983年报告在美国已发现2 204例病人，其中多为青少年，病死率高达13%。近几年在内科、外科、儿科发生的与月经期无关的TSS也逐年增多。TSS是一种急性发作的多系统疾病，其临床特征为发热、皮疹、扩散红斑，发病1～2周后脱皮，出现低血压或眩晕、3种或以上的器官系统受损。

研究证明，TSS的病原是金黄色葡萄球菌产生的一种毒素。1981年Schlievert等和Bergdoll等分别从TSS相关的金葡菌株中分离到与发病机理密切相关的致热性外毒素C和肠毒素F。两者在产生菌株、生化特性、生物学活性及免疫学上极为相似，现已明确两者为同一物质，1984年上半年在美国威斯康辛大学召开的TSS专题讨论会上，将其统一称为中毒性休克毒素-1（TSST-1）。该毒素是引起大多数TSS临床症状的主要毒力因子。

自1978年报道TSS以来，其发病率逐年增多。美国疾病控制中心1983年报告了2 204例病人，病死率高达13%。另外在法国、英国、加拿大等国都发现了病例。1987年以后，我国也陆续报告了TSS病例。对临床分离的金葡菌的产毒情况进行分析后发现，有16%的产毒金葡菌可产生TSST-1。近年来TSS在内科、外科、儿科的发生逐渐增多，并成为烧伤、皮肤移植、牙矫形术和细菌性气管炎等的并发症。

二、TSST-1的氨基酸序列与生物化学性质

Schlievert等（1981）和Bergdoll（1981）等分别将从TSS病人分离的葡萄球菌在培养基中产毒培养，用乙醇沉淀、薄层等电点聚焦、离子交换、凝胶过滤等方法提纯TSST-1。其他实验室同样也报道了分离TSST-1的方法。主要的方法和获得的毒素的生

物化学分析见表2-5。

表 2-5 提纯 TSST-1 的方法

研究者	方法	分子量	等电点
Schlievert 等(1981)	培养液用乙醇沉淀,等电点聚焦(pI3～10)	22 000	7.2
Bergdoll 等(1981)	培养液吸附至 CG-50 树脂,CM-Sepharose CL-6B 层析,Sephacryl S-200 过滤	20 000	6.8
Notermans 等(1981)	培养液用 CM-Sephadex C-25 层析,Sephadex G-75 过滤	23 000	7.2
Igarashi 等(1984)	Sp-Sephadex C-24 层析分离培养液,冷冻干燥浓缩,PBE_{90} 层析,Sephadex G-75 过滤	24 000	7.0
Bloster-Hautamaa 等(1986)	酒精沉淀培养液,连续等电点聚焦(pI3～10,6～8,6.5～8.5 梯度)	22 000	7.08 a 7.08 b

TSST-1 是单纯蛋白质，冷冻干燥品是白色绒毛状物质，极易溶于水。TSST-1 能抵抗胰蛋白酶消化，在 pH5.0 条件下对胃酶消化敏感。TSST-1 溶于灭菌中性 pH 溶液，可存放几个月，冷冻干燥后保存一年以上其血清学活性不降低。提纯的 TSST-1 在 SDS-凝胶电泳上只看见一条沉淀带，看不见其他沉淀带。

1986 年，Blomster-Hautamaa 等报告了 TSST-1 结构基因的核苷酸序列，并据此推测出 TSST-1 的氨基酸序列。其 DNA 序列有 708bp 的开放阅读框，起始密码子 ATG 位于 SD 序列下游的 7 个 bp 处，末端为终止密码子 UAA。毒素分子氨基端带有 40 个氨基酸的典型的细菌信号肽，切除信号肽的成熟蛋白由 194 个氨基酸组成，其编码基因为 585bp。氨基酸序列分析显示 TSST-1 与葡萄球菌肠毒素等生物活性相关的毒素几乎没有序列同源性。

表 2-6 从金黄色葡萄球菌 MN8 分离的 TSST-1a 和 TSST-1b 氨基酸组成与从 TSST-1 结构基因推断的氨基酸组成比较

氨基酸	TSST-1a 氨基酸组成(mol/per)	TSST-1b 氨基酸组成(mol/per)	TSST-1 克隆子氨基酸组成
天冬氨酸	26	27	25
苏氨酸	21	20	21
丝氨酸	20	20	19
谷氨酸	20	20	17
脯氨酸	10	8	10
甘氨酸	13	14	11
丙氨酸	4	5	2
H-胱氨酸	0	0	0
缬氨酸	5	5	5
蛋氨酸	0	0	2
异亮氨酸	15	15	17
亮氨酸	14	16	15
酪氨酸	10	8	9
苯丙氨酸	7	7	7
组氨酸	5	5	5
赖氨酸	23	24	21
色氨酸	ND	ND	3
精氨酸	4	5	

对完整毒素的氨基酸分析表明，开读框架中最初的 40 个氨基酸组成信号肽，成熟蛋白的氨基端为 Ser-Thr-Asn-Asp-Asn-Ile-Lys，信号多肽的分裂点为 Ala/Ser。成熟蛋白的编码序列长度为 585bp（194 个氨基酸），推断其分子量为 22 049，等电点 6.8～7.2，也有学者报告为 7.08，7.22，产生这些差异是由于 TSST-1 在等电点聚焦时存在异质性的原因，异质性产生的原因可能是蛋白质的脱氨基或磷酸化。TSST-1 的氨基酸序列中没有半胱氨酸残基，由 18 种氨基酸组成（表 2-6）。提纯的 TSST-1 和已知型肠毒素 A～E 以及热原性外毒素（SPE A 或 B）没有免疫学交叉反应。

Blomster-Hautamaa 等(1986)在提纯 TSST-1 后，经 SDS-PAGE 电泳、银染色，发现 TSST-1 的多样性，将毒素在 pI6.5～7.5 梯度进行等电点聚焦，有两个免疫学和功能相同但等电点不同的蛋白质：TSST-1a(等电点 7.08)和 TSST-1b(等电点 7.02)。两种毒素分子量相同，生物学性质也相同，如诱导发热、提高对内毒素致死性休克的感应性、刺激 T 淋巴细胞分裂和抑制 IgM 合成。TSST-1、TSST-1a 和 TSST-1b 的迁移率相同，都为单一沉淀带，分子质量 22kD。TSST-1a 和 TSST-1b 的氨基酸组成几乎完全相同，它们的氨基酸序列和组成与 TSST-1 也基本一致(表 2-6)，没有半胱氨酸残基，因此缺少催吐活性。

三、TSST-1 的生物学活性

1. 致热原性

TSST-1 能诱导发热。动物注射 TSST-1 后体温升高，4h 后达到高峰，然后恢复到正常。TSST-1 诱导发热的最小剂量为 0.15μg，诱导能力直接与接触剂量成正比。毒素诱导发热情况与注射途径有关，皮下注射致热作用强，皮内注射较差。TSST-1 注射后 4h 产生发热峰，这是典型的内源性热原的特征。这些资料说明，TSST-1 可以穿过血脑屏障，直接诱导发热，其他研究者也观察到 TSST-1 刺激人单核细胞产生 IL-1，毒素也能通过 IL-1 的作用间接诱导发热。

2. 提高对内毒素的敏感性

TSST-1 能提高宿主对内毒素的敏感性，这是 TSST-1 最重要的性质之一。已经详细研究了 TSST-1 提高家兔对内毒素敏感性的作用，给兔静脉注射 1/500 LD_{50} 内毒素，4h 后再静脉注射 1μg/kg，观察到体温上升然后接着下降，血管萎陷，呼吸困难，尿道闭塞，肝改变，大量水泻和最后死亡。单独给予相同剂量的外毒素，也提高了兔对内毒素的敏感性。TSST-1 和内毒素剂量之间的关系是线性的。TSST-1 对数对内毒素 LD_{50} 对数是线性的，斜率约－1。Keane 等（1986）证明，用 TSST-1 处理鼠肾肾小管细胞也提高了对内毒素的敏感性，这个作用与过氧化氢的增加有关。

3. 免疫抑制和网状内皮系统阻滞

TSST-1 在 0.01ng/mL 培养液的低剂量时，可抑制鼠 IgM 抗体对绵羊红细胞的反应，毫微克水平毒素能引起所有免疫球蛋白抑制。有些研究发现，抑制作用是由于激活了分泌可溶性因子的细胞，这些细胞介导抑制。TSST-1 特异性地结合到 T 淋巴细胞上，因此抑制作用是由于毒素作用于 T 淋巴细胞。毒素抑制免疫使人体不易产生对 TSST-1 的抗体，从而对 TSS 的发病没有保护作用。静脉注射 TSST-1 和内毒素引起网状内皮系统功能明显地受抑制，使兔显著地降低了清除胶体碳的能力。Schlievert（1987）发现，TSST-1 对兔的致死性取决于内毒素。动物用多黏菌素 B 处理，结合和灭活内毒素，则动物对

TSST-1 的敏感性显著降低。

4. 促有丝分裂原性和诱导细胞因子的产生

TSST-1 是非特异性的有丝分裂原，作用于 T 淋巴细胞，可激活 CD_4 和 CD_8 亚群。甚至在低至 0.01ng/mL 培养液的浓度，也引起人外周细胞的明显分裂。在全鼠脾细胞中 1pg/mL 的 TSST-1 即可诱导淋巴细胞的多克隆增殖，有丝分裂原反应的高峰多发生在培养后的4～5d。产生最大刺激需要巨噬细胞参加。TSST-1 不能刺激 B 细胞分裂，即使在存在不分裂的 T 细胞时，非特异 T 细胞分裂作用也可以通过非特异刺激延迟超敏细胞发生红疹。

TSST-1 是产生 IL-1 的强有力的诱导剂，只需 0.1ng/mL 即可刺激巨噬细胞分泌 IL-1，而提纯的 TSST-1 在 1ng/mL 时可使单核细胞大量产生 IL-1。TSST-1 也能刺激人外周血单核细胞、鼠脾细胞产生 IL-2，其诱导鼠脾细胞产生 IL-2 的最小剂量为 1pg/mL，而只需 100fg/mL～1pg/mL 的量就可有效地刺激人淋巴细胞产生 IL-2。TSST-1 刺激细胞的动力学研究表明，毒素和鼠脾细胞结合 24h、48h 后 IL-2 产生最高量，维持 96h 不降低。而对人外周血单核细胞，8h 后就得到 IL-2 的高产量，12～48h 达到最高峰，48h 后下降。TSST-1同样是较强的 IFN-γ 的诱导剂，在 1～100ng/mL 的浓度就可刺激单核细胞产生高水平的 IFN-γ，1μg/mL 的 TSST-1 比 5μg/mL 的 PHA 诱导 TNF-γ 的能力还要强。人外周血淋巴细胞与各种浓度的 TSST-1 结合、孵育，则培养液中能检测出高水平的 TNF，其用量可低至 10～100pg/mL。

四、TSST-1 的结构功能分析

对 TSST-1 进行的 DNA 序列分析确定了一个 708bp 的开放阅读框架，成熟蛋白的编码序列长度为 585bp（194 个氨基酸）。TSST-1 氨基酸总数约 25%为疏水残基，氨基酸 48～56，95～101，112～117 和 179～180 四个区域包含脯氨酸残基簇。Chou-Fasman 方法估计在残基 35～39，47～50 处形成两个 β—转折。

1. TSST-1 分子的二级结构

TSST-1 是一个由两个区域紧密堆积而成的大约 55·×40·×35·的肾形分子。A 区由残基 1～15 和 79～194 组成。此区的主要特征是 17 个残基组成的长 α 螺旋（螺旋 B）及其下面的五个链（β7、β8、β10、β11、β13）组成的高度扭曲的 β 片层。β10、β11 和 β13 相邻且反平行，β7 和 β8 也是如此，但 β7 和 β10 是平行的。β 片层的拓扑学是＋1，－3x，－1,＋2x，均为右手交换。在 β 片层和 B 螺旋 C 末端的上面是分子氨基端的 12 个残基组成的螺旋 A。另一个较小的 B 区是由五个链（β1～β5）构成的 β 折叠桶，包含残基 18～89。除 β3 和 β5 外，所有的相邻链都是反平行的。β 折叠桶的拓扑学是－1，－1，－2，＋1。β1β2β3 的凹面有一个明显的溶剂可及的疏水残基簇。尽管 β-折叠桶的结构与其他细菌毒素相似，但分子 C 端的整体拓扑结构在微生物超抗原中至今仍是唯一的。

在 TSST-1 分子中部的表面上有两个深沟。大沟在 TSST-1 后部，位于螺旋 B 之上，螺旋 A、螺旋 A 与 β1 之间的环、β9 以及它之前的环组成了大沟的壁。另一个沟则小得多，位于 TSST-1 的前部，它由上述的相同氨基末端片段、B 区、螺旋 D 和它之前的环围绕而成。螺旋 B 也位于此沟的底部。

TSST-1 分子表面分布有大量的带电氨基酸，但在 B 区中有两个例外。一个是由 β4

构成的折叠桶的上表面，包括四个碱性残基（Lys67，Arg68，Lys71，His74）。第二个是B区前部的约300Å^{2}的区域，不含带电残基，由β1、β3、β5的C端、β2的N端和螺旋D包围而成，包括残基Ser29、Leu30、Ser32、Leu44、Ile46、Pro48、Pro50、Thr69、Asn175和Tyr174。

与SEB相比，TSST-1有相同的核心拓扑结构，都有两个功能区和高比例的β结构、低比例的α螺旋。但在几个环区，包括一些合并的二级结构成分，存在广泛缩短的现象。其氨基端区与SEB结构不同，没有SEB的α1螺旋。SEB中位于β3β4之间的螺旋α3在TSST-1中丢失，β10β11之间的螺旋α5在TSST-1中缩短为β10螺旋的单一转角（螺旋D），而β2β3和β4β5之间的环则显著缩短。

2. TSST-1裂解片段的功能分析

TSST-1经CNBr作用后，分子在两个Met（33，158）处裂解，可产生5个不同大小的多肽片段：CN1（34～194）、CN2（1～158）、CN3（34～158）、CN4（159～194）、CN5（1～33），分子量分别为18 246、17 777、14 172、4 123、3 605。利用抗TSST-1单克隆抗体对各片段进行生物学功能定位，证明TSST-1的主要抗原区位于CN3片段上，促有丝分裂原性和抑制免疫球蛋白合成的功能也位于CN3上。

若以木瓜蛋白酶分解TSST-1，可产生三个不同片段，分子量分别为16 300，12 400和9 700。对毒素片段进行氨基酸序列分析后，发现毒素分子上第52位Tyr与53位Ser之间的肽键以及Gly87和Val88间的肽键发生断裂。第一肽键的断裂产生了16k片段，第二肽键的断裂产生了12k和10k片段。10k片段占据了毒素的N端，而12k片段和16k片段位于毒素C端。16k片段构成了毒素分子的75%，并且包括完整的12k片段。10k与12k片段互补，组成完整的毒素分子。

16k和12k片段具有血清学和生物学活性，10k片段无有丝分裂原性及任何血清学和抑制活性。将提纯的活性片段与多克隆或单克隆抗体进行固相酶联免疫试验，表明16k与12k片段之间存在相同及不同的抗原决定簇。对人外周血单核细胞的刺激试验证明，12k片段的非特异性促有丝分裂作用与完整的毒素相同，且明显高于16k片段。16k片段有丝分裂原性的抑制可能是因为构象的改变减弱了其刺激作用。12k代表的残基88～194之间的分子区域还与诱导IL-1的产生有关。超抗原/MHCⅡ结合是随后TCR结合和有丝分裂原活性的前提，因此表明12k片段除TCR结合外还有一些MHCⅡ结合亲和力。

对应于58～78残基的肽可以与中和完整TSST-1的单克隆抗体反应，具有整个分子的许多免疫调节特性，已被应用于结合MHCⅡ分子。相似的，39～68和155～194肽，也可与完整TSST-1竞争结合MHCⅡ分子。因此，与MHCⅡ分子特异性结合的功能区以N端β折叠桶的39～78残基为中心。

3. 利用位点突变分析TSST-1的结构功能关系

为了研究TSST-1分子的详细特征，进行了大量突变分析。主要集中于TSST-1的两个特性：对宿主的毒性和刺激T细胞增殖的能力。主要用以下几种方法来测定突变的结果：突变对与中和毒素致死性、超抗原性的单克隆抗体结合能力的影响；直接测定突变TSST-1的致死水平；直接测定突变毒素的有丝分裂原性。

TSST-1分子有9个Tyr和5个His，将Tyr51、52、80、153及His74、82用Ala代替，不能改变其生物学活性和抗体结合特性。因此这些氨基酸不位于有丝分裂原性位点上。Tyr51 和 Tyr52 位于分子底部 A、B 两区的界面，在链 3、链 4 连接的环中，Tyr51 暴露而 Tyr52 埋于界面内部。H74 位于 B 区折叠桶顶部的链 4 上，它的侧链高度暴露。Y80A、H82A 对分子的生物功能也没有显著影响。Tyr80、His82 在折叠桶内表面的链 5 上，与 His74 靠近。Y153A 位于链 10 的外表面上。这说明 B 区上表面不可能参与致死性和有丝分裂原性。

有几个位点的突变可导致 TSST-1 特性的显著改变。Y115A 保留了原毒素一半的有丝分裂原性，具有不同的剂量反应关系，不能被中和 TSST-1 的单克隆抗体 8-5-7 识别。Tyr115 可能是组成了单抗 8-5-7 结合位点的一部分，或者是稳定了野生型 TSST-1 的构象。H141A 导致有丝分裂原性的丢失，但保留了与单抗 8-5-7 及多克隆抗体的结合特性。Tyr141 可能是毒素与细胞受体相互作用所必需的。H141、Y144 双位点突变使有丝分裂原性、结合抗体能力均丢失，这说明 Tyr144 是这两个功能的相关位点。这几个残基位于 TSST-1 分子的 A 区顶部。Tyr115 位于 TSST-1 后部的环的顶端，侧链最大暴露。Tyr144 在 B 螺旋的 C 端，有较大的溶剂可及区。His141 位于 B 螺旋 C 端，只有侧链的一面暴露。突变引起的超抗原性减少可能是由于构象微小的改变引起的。Y115A 改变了与中和抗体的结合能力，说明抗体识别部位也位于 A 区顶部。

I140T 和 [E132K，I140T] 双位点突变也可使超抗原性降低，但并未完全消除有丝分裂原性。因此与 TCR 和 MHCⅡ分子结合的能力一定是得到了保留，这是 T 细胞激活的前提。Ile140 位于 B 螺旋的 C 端，Glu132 在 B 螺旋上与 Ile140 相距两个转角，均暴露于溶剂。这些结果说明，B 螺旋的 C 端和 A 区顶部残基形成了对超抗原性非常重要的表面。

另一个明显影响毒素超抗原活性的是 H135A 突变。它不能导致兔和 D 半乳糖敏感鼠的致死性休克，对鼠脾细胞、人外周血单核细胞无有丝分裂原性。同时也失去了诱导细胞因子产生的能力。H135A 在 1000ng/mL 时诱导 IL-2 的水平低于 1ng/mL 的野生型毒素，诱导 IFN 的能力也降低了 99%，同样不能诱导 TNF-βmRNA 的表达和 TNF-α 的转录。

H135A 消除了部分生物学活性，但并未显著改变其构象特征，可结合阻断野生型 TSST-1 超抗原性的抗体。另外在结合 A20 细胞方面也与野生型 TSST-1 一致，因此突变没有显著影响到毒素与 MHCⅡ受体分子的结合，所以不能用结合 MHCⅡ能力的丢失说明其有丝分裂原性的丢失。最可能的解释是突变导致毒素分子的局部改变，从而阻止了毒素与 TCR 的相互作用。在 TSST-1 诱导细胞因子产生中，T 细胞是必需的，因此缺乏激活 T 细胞能力的 H135A 不能诱导细胞因子的产生。

H135 位于螺旋 B 上，在 Tyr144 之下两个转折处。氨基酸 115、132、135、140、141 在三维结构上紧密靠近，并且都是溶剂可及的，因此它们构成了 TCR 结合区域的一部分。其他位点突变部分保留而 H135A 完全消除了有丝分裂原性，说明 His135 在毒素与 TCR 结合中起更重要的作用。保留部分 T 细胞激活能力的 TSST-1 突变可引起 TSS 兔模型的死亡，而 135 突变毒性丢失，这可能是因为其无法激活 T 细胞或其他细胞产生细胞因子所致。

还有一部分突变也表现出对 TSST-1 致死性的影响。TSST-O 在 7 个位点与 TSST-1 不同，其中 6 个是分布于分子表面的保守性改变。另一个改变 E132K 使分子等电点从 7.2 变为 8.5。TSST-O 只有微弱的有丝分裂原性，长期、连续的注射在兔模型中也不能导致中毒性休克综合征，并且不能增强内毒素休克。[E132K，I140T] 突变也导致致死性的丢失，而 I140T 致死性正常，因此 E132K 突变与致死性的改变有关。B 螺旋的 N 端部分对控制 TSST-1 的致死性是非常重要的。

与 SEB 一样，TSST-1 分子的超抗原性与围绕中心螺旋 C 端的区域有关，而致死性与超抗原性是分离的。数据显示有两个焦集的位点：N 端 β 折叠桶的凹面、紧密堆积于 N 端 β 折叠桶凹面对面的残基 170～180 形成了位点 A；位点 B 包括 C 端区的 α2、β7β8 和 α2β9 环。位点 A 与 MHC Ⅱ结合相关。有关的数据无法确定位点 B 是与 MHC Ⅱ还是与 TCR 结合，但这个与位点 A 完全相对着的区更可能是 TCR 的作用位点。

五、中毒性休克综合征的诊断与治疗

（一）TSS 的临床表现

TSS 潜伏期短暂，起病急，发展迅速，不同个体病情差异较大。月经期病例发病时间多为月经后第五天，非月经期的潜伏期各有不同，经外科手术感染者多于术后 48h 内发病。

1. 一般症状

发热为必然症状，常为突发性高热，体温一般高于 38.9℃，伴寒战，病人常有头痛、咽痛、恶心、呕吐、全身不适及肌痛等。

2. 皮肤黏膜表现

皮肤和黏膜受累为本病突出特点。可见日灼样弥漫性皮肤发红，或伴点状红疹，不痒，压之褪色，可为全身性或下腹及股部等局限性分布，重者出现斑疹及淤点。眼结膜、口咽及阴道黏膜等充血，约半数病人可见杨梅舌。发病 1～2 周后手足部可发生全厚层手套状脱皮，躯干和四肢也可见糠秕样脱屑。少数病人出现脱发及指甲脱落，偶见足趾及皮肤坏死。

3. 低血压及直立性晕厥

低血压及直立性晕厥也是本病突出症状。常发生于发热后 72h 内，成人收缩压低于 12.0kPa，或出现直立性晕厥，从卧位到坐位时舒张压下降幅度大于 2.0kPa。

4. 累及下列三个以上器官系统

（1）胃肠道：发病时出现呕吐、腹泻、弥漫性腹痛；

（2）肌肉：严重肌痛，血肌酸磷酸激酶增高 1 倍以上；

（3）黏膜：口腔、结膜及阴道黏膜充血；

（4）血小板：减少，可低于 100×10^9/L；

（5）肾脏：少尿或无尿，血尿素氮及肌酐增高 1 倍以上，尿蛋白阳性，或出现脓尿；

（6）肝脏：可有黄疸，血清胆红素、丙氨酸转氨酶及天冬氨酸转氨酶高于正常值的两倍以上；

（7）中枢神经系统：可出现头痛、眩晕、嗜睡、颈强直、神经错乱、定向力障碍及幻觉等，但无局灶性病变，脑脊液检查偶见白细胞增加，可伴有脑水肿，死亡病例常见的有脑水肿；

（8）肺：发病早期肺部症状多不明显，输液治疗后多因血管内血浆成分外渗而致成人呼吸窘迫综合征及胸腔积液；

(9) 心脏：可出现心衰、心肌炎、心包炎和Ⅱ-Ⅲ度房室传导阻滞；

(10) 月经相关性 TSS 病人的阴道常有恶臭性排出物，宫颈充血、糜烂，双侧附件压痛。

(二) 诊断

TSS 诊断一般遵循美国疾病控制中心制定的标准。

(1) 发热，达 38.9℃以上；

(2) 皮肤弥漫性红斑疹；

(3) 发病后 1～2 周内皮肤特别是手足皮肤脱屑；

(4) 低血压或直立性低血压；

(5) 多系统器官损害，即全身有 3 个或 3 个以上的系统器官受累；

(6) 血、咽拭子或脑脊液细菌培养阳性。

(三) 治疗

主要是对症抗休克和针对病因抗菌治疗。

1. 对症治疗

(1) 低血压、休克病人立即吸氧；

(2) 补充大量胶体液和晶体液，以扩充血容量；

(3) 积极防治 ARDS、心功能不全、急性肾衰、脑水肿、低钙血症、代谢性酸中毒、弥漫性血管内凝血及水电解质异常；

(4) 严重病例胰岛素、肾上腺皮质激素治疗。

2. 病原治疗

(1) 月经相关性 TSS：取出月经棉栓并作阴道清洗；应用抗生素以减少菌血症及复发；血清 TSST-1 抗体缺如者可静脉注射免疫球蛋白；有人认为口服避孕药可预防复发，但尚待进一步观察；

(2) 非经期 TSS：对可能感染的创口进行清洗和引流；应用抗生素以减少菌血症及复发，使用的药物同月经期病例。

(尚继栋)

参考文献

[1] 雷祚荣. 葡萄球菌毒素和葡萄球菌毒素病. 北京：中国科学技术出版社，1992.

[2] Bergdoll M S. Staphylococcus Aureus, In Doyle, M. P(ed), Foodborne Bacterial Pathogens. New York: Marcel Dekker, 1989, 463～523.

[3] Betley M J, Borst D W, Regassa L B. Staphylococcal Enterotoxins, Toxic Shock Syndrome Toxin and Streptococcal Pyrogenic Exotoxins: a Comparative Study of Their Molecular Biology. Chem. Immunol., 1992, 55: 1～35.

[4] Munson S H, Tremaine M T, Betley M J, *et al*. Identification and Characterization of Staphylococcal Enterotoxin Types G and I from Staphylococcus Aureus. Infect. Immun., 1998, 66: 3337.

[5] 雷祚荣，约瑟·伯格多尔. 层析等电点聚焦提纯葡萄球菌 D 型肠毒素. 生物化学杂志，1990(6): 117.

[6] 姜永强，雷祚荣，郑玉玲，等. 葡萄球菌中毒性休克毒素的分离纯化与性质分析. 卫生研究，1998, 27: 7.

[7] Bohach G A, Fast D J, Nelson R D, *et al*. Staphylococcal and Streptococcal Pyrogenic Toxin Involved in Toxic Shock Syndorme and Related Illnesses. Crit. Rew Microbiol, 1990, 17: 251.

[8] Lei Z, Reiser R F, Bergdoll M S. Chromatofo cusing in the purification of staphylococcal entero-toxin D. J. Clin Microbiol, 1988, 26: 1236

[9] Bohach G A, Stauffacher C V, Ohlendorf D H, *et al*. The Staphylococcal and Streptococcal Pyrogenic Toxin Family. AdV. ExP. Med. Biol., 1996, 391: 131.

[10] Moseley A B, Huston D P. Mechanism of Staphylococcus Aureus Exotoxin A Inhibition of Ig Production by Human B Cells. J. Immunol., 1991, 146: 826.

[11] Schad E M, Zaitseva I, zaitsev V N, *et al*. Crystal Structure of the Superantigen Staphylococcal Enterotoxin Type A. EMBOJ, 1995, 14: 3292.

[12] Swaminathan S, Furey W, Pletcher J, *et al*. Crystal Structure of Staphylococcal Enterotoxin B, a Superantigen. Nature(London), 1992, 359: 801.

[13] Hamad A R A, Herman A, Marrack P, *et al*. Monoclonal Antibodies Defining Functional Sites on the Toxin Superantigen Staphylococcal Enterotoxin B. J. Exp. Med., 1994(8): 615.

[14] Marrack P, Keppler J. The Staphylococcal Enterotoxins and their Relatives. Science(Wash. DC), 1990, 248: 705.

[15] Marrack P, Blackman M and Kushnir E, *et al*. The Toxicity of Staphylococcal Enterotoxin B in Mice is Mediated by T Cells. J. ExP. Med., 1990, 171: 455.

[16] Johnson W M, Tyler S D and Ewan E P, *et al*. Detection of Genes for Enterotoxins, Exfoliative Toxins, and Toxic Shock Syndrome Toxin 1 in Staphylococcus Aureus by the Polymerase Chain Reaction, J. Clin. Microbiol., 1991, 29: 426.

[17] Wilson, I. G., Cooper, J. E. and Gilmour, A. Detection of Enterotoxigenic Staphylococcus Aureus in Dried Skimmed Milk: Use of the Polymerase Chain Reaction for Amplification and Detection of Staphylococcal Enterotoxin Genes Ent B and Ent C and the Thermonuclease Gene. Nuc. Appl. Environ. Microbiol., 1991, 57: 1793.

[18] Wieneke A A, Roberts D and Gilbert R J. Staphylococcal Food Poisoning in the United Kingdom, 1969～1990. Epidemiol, Infect., 1993, 110: 519.

[19] Wieneke A A. Comparison of Four Kits for the Detection of Staphylococcal Enterotoxin in Foods from Outbreaks of Food－poisoning. Int, J. Food Microbiol., 1991, 14: 305.

[20] Hedlund G, Dohlsten M, Peterson C, *et al*. Superantigen-based Tumor Therapy: in Vivo Activation of Cytotoxic T Cells. Cancer Immuno1. Immunother., 1993, 36: 89.

[21] Kapper J W, Herman A, Clements J, *et al*. Mutations Defining Functional Regions of the Superantigen Staphylococcal Enterotoxin. Br J. Exp. Med., 1992, 175: 387.

[22] Drake C G, kotzin B L. Superantigen: Biology, Immunolgy and Potential Role in Disease. J. Clin. Immunol., 1992, 12: 149.

[23] Trante H S, Brehm R D. Production, Purification and Identification of the Staphylococcal Enterotoxins. Soc. Appl. Bacteriol. Symp Ser., 1990, 19: 1095.

[24] Harvey A L. From Venoms to Toxins to Drugs. Chimistry. Industry, 1995, 20: 914.

[25] Lowell G H, Kaminski R W and Grate S, *et al*. Intranasal and Intramuscular Proteosome-staphylococcal Enterotoxin B(SEB) Toxid Vaccines: Immunogenicity and Efficacy Against Lethal SEB Intoxication in Mice. Infect. Immun., 1996, 64: 1706.

[26] Tseng J, Komisar R, Trout R, *et al*. Homoral Immunity to Aerosolized Staphylococcal Enterotoxin B (SEB), a Superantigen, in Monkeys Vaccinated with SEB Toxoid-containing Microspheres. Infect. Immun., 1995, 63: 2880.

[27] Murray D L, Ohlendorf D H and Schlievert P M. Staphylococcal and Streptococcal Superantigens: their

Role in Human Diseases. ASM News,1995,61:229.
[28] 雷祚荣.葡萄球菌毒素和葡萄球菌毒素病.北京:中国科学技术出版社,1993.
[29] 雷祚荣.细菌毒素分子生物学.北京:中国科学技术出版社,1993.
[30] 罗海波,杨景云,鲍行豪.细菌毒素.北京:北京医科大学中国协和医科大学联合出版社,1993.
[31] 张习坦.新传染病的发现与防治.北京:军事医学科学出版社,1998.
[32] Blomster-Hautamaa D A, *et al*. J bio Chem. ,1986,261(33):15783.
[33] Prasad G S, *et al*. Biochemistry, 1993,32(50):13761.
[34] Acharya K R, *et al*. Nature. , 1994,367(6):94.
[35] Kokan-Moore N P and Bergdoll M S. Rev Infect Dis. ,1989,11(sl):s125.
[36] Edwin C. Rev Infect Dis. , 1989,11(sl):s137.
[37] Edwin C, *et al*. J Infect Dis. ,1991,163(3):524.
[38] Soos J M, *et al*. Biochem biophys Res Commun. , 1993,191(3):1211.
[39] Blanco L, *et al*. Infect Immunol. ,1990,58(9):3020.
[40] Bonventre P F, *et al*. Infect Immunol. ,1993,61:793.
[41] Cullen C M, *et al*. Infect Immunol. , 1995,63(6):141.
[42] Bonventre P F, *et al*. Infect Immunol. , 1995,63:509.
[43] Murray D L, *et al*. J Immunol. ,1994,152:87.
[44] Ho G, *et al*. J Clin Microbiol. , 1989,27(1):210.
[45] Lee P K, *et al*. J Infect Dis. ,1992,165(6):1056.
[46] Schlievert PM. Lancet. ,1986,1:1149.
[47] Bergdoll MS, *et al*. Lancet. ,1984,2:59.
[48] Todd JK. Ann Intern Med. ,1982,96:839.

第三章 链球菌外毒素

早在20世纪80年代以前，由于抗生素的广泛使用，A族链球菌（GAS）感染的发病率急剧降低。但近年来，侵袭性A族链球菌的感染呈上升趋势，如北美和欧洲相继报道GAS引起的多例毒性休克综合征（TSS）病例。国外许多媒体将引起坏死性筋膜炎的GAS称为“食肉细菌”（the flesh-eating bacterium），反映了人们对GAS所致疾病的一种恐惧。GAS可以分泌多种毒性蛋白，引起多种疾病，如咽炎、脓胞炎甚至危及生命的毒性休克样的综合症状（TSLS）以及自身免疫病，如风湿热、急性肾小球肾炎等。这些致病的蛋白主要是溶血素、链球菌致热性外毒素（streptococcal pyrogenic exotoxin，SPE）等。其中溶血素又分为对氧敏感的链球菌溶血素O（streptolysin-O，SLO）和对氧稳定的链球菌溶血素S（streptolysin-S，SLS）。

一、链球菌溶血素O

SLO是一种溶细胞性蛋白毒素，由乙型溶血性链球菌A群大多数菌株和C群、G群的某些菌株产生，对所有真核细胞均有毒性作用。

1. SLO的产生和提纯

SLO释放前主要位于细菌细胞壁和细胞膜之间的周围胞浆，与胞浆内含量的比例为10∶1，在细菌的对数生长期和稳定期释放。A、C和G群链球菌营养要求苛刻，某些合成、半合成培养基能促进细菌生长，却很少或不能使其产生毒素，这种情况与产毒素培养基中蛋白水解后生成的部分寡肽和多肽所构成的毒素生成因子的缺乏有关。但Dasry等发现，在仅含氨基酸、嘧啶、无机盐和葡萄糖的合成培养基中，SLO产生的速率及最大释放量均与常规培养基相同，在前者中加入毒素生成的刺激物如胰蛋白胨或酵母提取物并无促进作用，故认为SLO的合成和释放不需要特殊的刺激或诱导因子。葡萄糖在培养基中的最终浓度对细菌生长和毒素生成有明显影响，无葡萄糖时SLO效价较低，随葡萄糖浓度逐渐增至1%，SLO溶血活性呈线性上升，培养基中补充稳定剂葡聚糖可使培养上清液中最大毒素量明显增加。但用于检测乙型溶血现象的血琼脂平板必须不含可发酵的糖类，如含葡萄糖可因产酸而抑制乙型溶血现象。含有葡萄糖及缓冲剂的Todd-Hewitt肉汤为理想的培养基，培养6～12h出现高峰。培养基的pH值必须保持在6.8～7.4，若低于6.7，链球菌生长中产生的蛋白酶可释入培养基致毒素破坏。

SLO提取和纯化的方法，各实验室略有不同。一般是将培养上清液用75%饱和硫酸铵沉淀，沉淀物用蒸馏水溶解后对缓冲液透析，再过DEAE纤维素柱吸除大部分无关成分，然后流穿Sephacryl S-200或Sephadex G-200柱，收集蛋白峰作电泳，即可获得较纯的具高度溶血活性的SLO。要制备极纯的SLO是困难的，烟酰胺腺嘌呤二核苷酸糖苷水解酶（NADase）常在培养基滤液中与SLO共存，且在纯化过程中难以与SLO分离，原因可能是两者的分子量相近，但可用等电点聚焦电泳将两者分离。

2. SLO 的理化性质

SLO 对氧不稳定，在空气中或用氧化剂处理可快速失去溶细胞和其他生物学活性。活化型 SLO 可因其巯基被氧化形成二硫键而变为失活型，在还原剂存在时则可重新活化。SLO 的另一基本特征是其致死性、心脏毒性和溶细胞活性可被胆固醇（ch）或甾核 A 环上的 3β-OH 基以及碳 17 位上有足够长疏水侧链的其他固醇类特异、不可逆地抑制，0.08～0.1μg 外源性 ch 能完全抑制 1 个溶血单位（HU）SLO；此外，经热灭活或用相应抗体作用后，SLO 亦可失去生物学活性。SLO 被归于巯醇活化毒素，这组毒素至少包括 15 种革兰氏阳性菌产生的外毒素。

3. SLO 细胞毒作用

SLO 是强烈的真核细胞膜损伤物质，亦可造成胞浆和细胞器的形态学改变，影响细胞膜的物质转运过程，使靶细胞释放胞内成分并致溶解，在链球菌感染的炎症中起重要作用。

（1）SLO 对粒细胞的毒性作用。Hirsh 等用兔粒细胞悬液与稀释的 SLO 混合制成薄片进行观察，发现 SLO 所致损害的最早表现是粒细胞快速而明显的脱颗粒，继而细胞变圆，核叶肿胀、融合，成为一种胞浆透明、带有一卵圆形奇特核结构的圆形细胞。在三种粒细胞中，以嗜酸性粒细胞对 SLO 的抗力最强。Burton 证实 SLO 能抑制人中性粒细胞对趋化因子的反应，用小至 0.03HU 的 SLO 即可使粒细胞的趋化值降至正常对照的 64%。SLO 对粒细胞的上述效应对链球菌的存活极为有利，很可能是后者的重要致病因素。低浓度 SLO 可阻止远离病灶的白细胞向原发感染部位移动，高浓度的 SLO 则致细胞损伤或溶解，释出的各种水解酶在炎性反应中起重要作用。

（2）SLO 对淋巴细胞转化作用。Gotoff 等报道 SLO 能在 95%（19/20）的正常个体中刺激淋巴细胞产生巨噬细胞集聚因子，用 ^{3}H-TdR 掺入试验证实能促进 DNA 合成，认为正常人群对 SLO 有极高的反应性，可作为一种非常有效的抗原刺激物，检出机体免疫系统的缺陷。Lea 等证实 SLO 能在体外诱导人外周血淋巴细胞转化，反应高峰发生于 SLO 与淋巴细胞作用后的 4～5d，用丝裂霉素 C 使试验系统中的 B 淋巴细胞和单核细胞失活，表明起增殖反应的主要是 T 淋巴细胞。但此增殖反应绝对依赖于单核细胞的存在，后者起处理与传递抗原的作用。淋巴细胞与亚溶血浓度的 SLO 共育亦可抑制 E 花环形成，表明 SLO 改变了 T 细胞表面的羊红细胞受体位点。

（3）SLO 对人成纤维细胞的作用。预先用同位素标记人胚肺二倍体成纤维细胞的核糖核苷酸，和 SLO 共育后，见细胞核肿胀，胞浆颗粒化，6h 后细胞内标记物的释放量可达 90%，且发现在标记物尚未释出之前，40%细胞对 2-脱氧-D 葡萄糖的吸收已经被抑制。SLO 对人成纤维细胞的膜损害作用可被 Zn^{2+} 和 Ca^{2+} 阻断，前者作用大于后者，Zn^{2+} 和 Ca^{2+} 可能通过与 SLO 的巯基反应而发挥作用，它们对成纤维细胞的浆膜亦起稳定作用。

（4）SLO 对血小板的损伤。豚鼠或人血小板与活化型 SLO 于 37 ℃作用，随保温时间延长，血小板悬液逐渐变清，计数减少，胞内物质如乳酸脱氢酶逸出。SLO 不能使血小板聚集或发生形态改变，但血小板溶解后形成的影细胞仍保持有天然膜的重要功能特性，如吸收 5-羟色胺、遇 ADP 发生聚集等，提示血小板的聚集性并不一定依赖完整细胞的代谢。

（5）SLO 溶红细胞机理。溶红细胞活性是 SLO 最具特征的生物学特性，以 HU 来表示，HU的定义是经标化的红细胞悬液对 5mL 发生 50%溶血时所需要的 SLO 量。1 个 HU SLO 相当于 1ng 天然蛋白，在 37℃能溶解 7.5×10^7 兔红细胞。依据分子量推算，大约100个SLO分子足以溶解一个红细胞。红细胞悬液中加入SLO后1～2min，细胞膜即可发生损害。SLO溶细胞效应具高度的ch依赖性，细胞膜上的ch是SLO的结合位点，也是其攻击的靶子。抑制细胞合成ch可增加细胞对SLO的抗力，实验发现人工脂质体膜中ch含量＜33%时，SLO不能使其溶解，当ch和卵磷脂的克分子比率为1∶1时可达最佳效应。37℃条件下各种红细胞对SLO的抗力由大到小依次为：鼠、绵羊、人。红细胞随保存时间延长对SLO敏感性下降，可能与ch量减少或进入更为隐蔽的位置，不易与SLO结合有关。

SLO分子中有两个位点即结合位点和溶血位点。溶血过程：先由SLO的结合位点与细胞膜受体ch结合，使SLO固定在细胞膜表面，继而溶血位点使细胞膜损害，血红蛋白非线性释放，整个溶血过程呈S型曲线。Fehrenbach等用活化型SLO处理红细胞，使红细胞发生“肿胀”，平均体积比处理前增加15%。在含SLO的等渗溶液中，红细胞内低分子量的ATP和高分子量的Hb几乎同时释放；增加该溶液的渗透压时，Hb释放的$t_{\frac{1}{2}}$明显延长，而ATP的释放则不受影响，认为SLO所致溶血系一种“胶体渗透性溶解”。

许多实验发现，红细胞用SLO处理后可在细胞膜上形成一种环形或弧形的结构。环有一直径为24nm的电子密度中心，整个结构直径38nm。这种环、弧状结构很稳定，长时间用胰蛋白酶处理亦不被消化。以往一直认为这些结构是SLO与细胞膜上的ch相互作用，集聚而成的SLO-ch复合物。但近年有学者报道在几乎不含ch的SLO溶液中也可见到典型的环、弧状结构，提出尽管ch对SLO的结合是必需的，但ch并不参与环、弧状结构的形成。同年Niedermeyer用SH-活化的毒素处理红细胞后，在红细胞外膜上形成的环、弧状结构中也未能测到ch，认为这些结构是SLO-SH复合物而非SLO-ch复合物。电镜观察发现，SLO分子可自行装配成弯曲的杆状寡体，杆状结构的凹面平滑，轮廓清晰，具亲水性；凸面不光滑，常可见不规则的小簇状物，具疏水性。杆状物沿末端或凸面相互黏着形成环、弧状或小聚合物，估计环状结构含70～80个SLO单体分子。SLO寡体可嵌入细胞膜，凸面与脂类结合，凹面则以其亲水区排斥脂类致细胞膜出现漏隙；SLO环状结构的嵌入则可形成内径为25～30nm内衬蛋白的膜转运通道，此为SLO所致膜损害的分子基础。此外，Bhakdi报道SLO可刺激30%～90%C_3发生转化，C_5活性亦下降，SLO聚合体与靶细胞膜结合后可加速在自身细胞上形成C_5～C_9终末复合物，使组织或细胞发生损伤。

SLO的溶红细胞活性可被相应的抗体ASLO特异地抑制，根据对SLO溶血活性的抑制程度测定ASLO的效价是临床上广为应用的一种血清学检测方法，对链球菌感染具有重要的辅助诊断价值。

4. SLO的心脏毒性作用

在许多种链球菌细胞外产物中SLO可能是唯一具明显心肌毒性的物质。0.2μg活化型SLO可在2min内杀死一只小鼠，致死的主要原因是对心脏的毒性作用。大剂量SLO可使心跳停止在收缩期，心电图常出现特征性改变，包括心律失常、心脏传导阻滞和低电压。在含活的哺乳动物心肌细胞培养液中加入低浓度SLO可使心肌细胞立即停搏，继而细胞膜上形成多种空泡，胞浆颗粒化，核膜变厚，内质网肿胀并内容物致密，但心肌纤维结构尚完整。对SLO心脏毒性作用的机理作了探讨：胆碱能阻断剂阿托品不能阻断SLO的毒性作用，表明这些改变不是由于胆碱能神经受刺激所致，抗组织胺药物吡拉明无抗

SLO 的心脏毒性作用，表明这种作用亦非由组织胺释放所致，地塞米松、氯丙嗪和普吗嗪对细胞膜有稳定作用，能有效地抵抗 SLO 的心肌毒性。SLO 对心脏的快速毒性作用及其毒性能为细胞膜稳定剂所阻断，均提示 SLO 对心肌和心脏内传导过程有直接的毒性作用。

5. 抗链球菌溶血素 O 抗体的测定方法及临床评价

众所周知，SLO 具有很强的抗原性，能刺激机体产生 ASLO。ASLO 的测定有助于溶链菌感染及风湿热等疾病的诊断。SLO 还可作为特异性刺激原测定机体的细胞免疫功能，如 Pineiro 等证实 SLO 可使巨噬细胞移动抑制 66%。早在 20 世纪 30 年代 Todd 已发现 ASLO 马血清不仅能中和 SLO 的溶血活性，尚能中和肺炎球菌溶血毒素与破伤风溶血毒素，Cowell 等又证明 SLO 与破伤风溶血毒素、产气荚膜杆菌溶血毒素及其相应抗血清之间有交叉的毒性中和作用，双向琼脂扩散试验中沉淀线发生融合和部分融合。以上均说明在-SH激活的细菌毒素之间，抗原有密切的相关性。

溶链菌感染后 2～3 周可产生特异性抗体-ASLO，直至病愈后数月至年余才消失。因此，凡是血清内 ASLO 效价显著增高的，可认为最近受过溶链菌感染。血清中 ASLO 主要为7S IgG，可以通过胎盘转移给胎儿，人乳特别是初乳也有少量 ASLO。

抗链球菌溶血毒素 O 抗体试验（简称抗“O”试验）广泛应用于测定链球菌抗体。通常应用的抗“O”试验为毒素中和试验，但往往归属于溶血试验。其原理为：还原型 SLO 具有溶解红细胞的能力。据此，以红细胞作为指示剂，指示 SLO 的溶血能力是否被 ASLO 中和而消失，抑或因缺乏 ASLO 而呈现溶血。试验时，在不同稀释度的病人血清中加入相同量的还原型 SLO，37℃孵育，使抗原（SLO）与抗体（ASLO）结合，然后加入相同量的红细胞悬液，37℃孵育，如血清中有足够量的 ASLO，就能中和 SLO 的溶血能力。以不显溶血的血清最高标释倍数为 ASLO 效价（或 ASLO 单位）。本试验的最大缺点是非特异性抑制物也可中和 SLO 的溶血能力而导致假阳性。

另一类型的抗“O”试验为颗粒凝集试验。将 SLO 包被于乳胶、红细胞或其他颗粒表面，颗粒与病人血清在玻片上混匀，如血清中有 ASLO 存在，则颗粒于数分钟内凝集。本法的主要优点为血清脂蛋白、细菌污染血清及氧化型 SLO 均不引起假阳性反应。

ASLO 效价升高，表示最近有 A 族溶链菌感染，可以作为风湿热和急性肾炎的辅助诊断手段之一。

关于 ASLO 与风湿热发病的关系，Stetson 20 世纪 50 年代已有记载，溶链菌感染后 ASLO 效价很低的 856 例中，仅 0.8%的患者发展为风湿热；ASLO 效价明显升高的 545 例中，5.5%的患者发展为风湿热；而 ASLO 效价中度增加的 553 例中，风湿热的发生率亦居中（3.6%）。ASLO 效价升高与风湿热复发亦密切相关。Taranta 发现，溶链菌感染后 ASLO 明显升高的 26 例风湿热患者中，有 9 例复发；而在溶链菌感染后 ASLO 阴性的 79 例风湿热患者中，仅 1 例复发。以上临床材料充分证明溶血性链球菌感染后，风湿热发病率和复发率与机体的 ASLO 反应有密切关系。

二、链球菌溶血素 S (SLS)

A、C、G 族链球菌绝大多数菌株，B、E、H、L 族链球菌部分菌株都产 SLS 或类似的溶血素。A 族链球菌产 SLS 的量高于其他族链球菌。溶血型 A 族链球菌产 SLS 的遗传决定子，可以转导给非溶血型链球菌，SLS 由几种互不相关的物质诱导并释放，这些诱导物质包括血清或血清成分、RNA、清洁剂及各种不同的苯胺染料，并且是 SLS 的载体。由不同诱导物诱导可以得到不同的 SLS，如血清溶血素、RNA 溶血素、表面活性剂溶血素等。

1. SLS 的纯化

SLS 与 SLO 不同，它结合在细胞上，游离的 SLS 或者说独立于载体之外的活性结构还没有分离出来，至今得到的纯化产物都是 SLS-载体复合物。随载体的不同，得到的复合物的分子量差距很大，SLS 的溶血活性测定，不同实验室采取不同的方法，缺乏统一的标准。

Herbert 等首先应用 CO_2 和饱和硫酸铵沉淀而获得的纯化血清溶血素制品，呈乳白发光，其中含氮 12.1%、磷 9.4%、碳水化合物如葡萄糖 0.1%。双缩脲反应阳性。用酒精乙醚提取含脂类 20%。血清溶血素能完全被乙醇-乙醚（3∶1）或乙基醋酸盐破坏。低氮和高磷含量提示血清溶血素和脂蛋白有关。

Bernheimer 首先使用静止期链球菌 C203s 株加入 RNA 核心和 Mg^{2+}，获得强效溶血性产物，经低压冻干、干燥，获得部分纯化 RNA 溶血素。该制品无链激酶、透明质酸酶和蛋白酶活性而具有一定的 DNA 酶活性。其后，Cinader 等用甲醇分层层析纯化，Koyama 等用淀粉块区带电泳和 DEAE-纤维素柱层析纯化 RNA 溶血素，Ginsberg 以 DEAE—Sephadex 层析纯化也获得满意结果。

2. 作用方式

有关 SLS 的作用方式，是通过它与红细胞的互相作用了解到的，前一步依赖于温度，而后一步与温度无关；SLS 裂解细胞膜的渗透屏障，随着细胞肿胀，有离子流出，如果细胞膜裂解，则有血红蛋白释放。SLS 与细胞膜一些结构互相作用才能产生裂解作用，这些膜结构可能是磷脂。

3. 抑制剂

SLS 的溶血活性受低浓度的磷脂抑制，卵磷脂的抑制作用很强，这是 SLS 与 SLO 的区别点。人类血清也可抑制 SLS，主要是含有卵磷脂的脂蛋白复合物起作用。酚蓝能结合 SLS，根据不同的浓度，可作为抑制剂或载体。

SLS 没有抗原活性，动物免疫及人类感染链球菌后并没发现中和性抗体，这可能是由于具有溶血活性的多肽部分的分子量太小，或者是在红细胞和其他细胞膜作用下迅速失活所致。

4. 病理作用

用致死剂量的 SLS 静脉注射小鼠，出现溶血和实质性器官变性，肾小管坏死，注射 SLS 到动物骨骼肌或心肌，可引起动物细胞浸润性严重坏死。SLS 对组织培养的各种细胞都有毒性作用，对各种不同的动物细胞和细胞内有膜的细胞器以及原质型和 L 型细菌都可产生裂解或细胞毒性作用。白细胞的变化包括脱颗粒、细胞肿胀和表面大疱。多核白细胞可显示变形和失去运动活力。细胞核和细胞质也有变化。白细胞在吞噬某些链球菌后也可能死亡，这种现象称为毒害白细胞作用。人和小鼠的淋巴细胞对 SLS 更敏感。对 T 细胞影响包括抑制 T 细胞玫瑰花环形成，抑制 T 细胞依赖性抗体反应，抑制辅助性 T 细胞。血小板可被 SLS 破坏，由于细胞肿胀和释放苹果酸盐脱氢酶，线粒体受到损害，并降低细胞色素氧化酶的活性。

人体感染链球菌后，由于SLS没有抗原活性，所以经过反复的链球菌感染后，仍有可能再次感染，这一特性可能导致风湿热形成。

三、链球菌致热外毒素(SPE)

Dick等（1924）首先发现A族链球菌某些菌株培养物的滤液中含有使人皮肤产生红疹反应的毒素，称为红疹毒素和猩红热毒素，又称Dick毒素。Watson报道Dick毒素在家兔中引起发热反应，此后许多学者证明该毒素的致热性比红疹反应更重要，故称为链球菌致热外毒素（Streptococcal pyrogenic exotoxin，SPE）。SPE具有型的特异性，根据相应抗毒素中和致热性的能力以及免疫扩散试验，可将其分为A、B、C三型。这些毒素和葡萄球菌肠毒素(A-E)、中毒性休克毒素(TSST-1)等同属一类结构和功能相关的致热外毒素（pyrogenic exotoxin）家族。该家族的所有成员均能诱导高热、增强宿主对其他因子的易感性和非特异的刺激T淋巴细胞增殖。

1. 纯化和理化性质

Dick首先提出A族链球菌培养滤膜上存在SPE，Hooker和Follensby证明SPE在血清学可分为A和B两型，Watson证实存在SPE的第三个型，定为C型。现已证实，大约有95%的A族链球菌产生SPE。

SPE B的纯化可以用硫酸铵沉淀法，SPE A的纯化是将链球菌置于牛心浸液培养基里，毒素用乙醇沉淀，沉淀物用醋酸盐缓冲液溶解，重复几次乙醇沉淀，醋酸缓冲液溶解，可得到较纯的SPE A毒素，分子量大约为27kD，含有蛋白质为80%，透明质酸为20%，根据作用不同，SPE A有两种分子形式，它们有相同的分子量和免疫反应，在EDTA和2-巯基乙醇的作用下可变为一种形式。这种毒素和其他小的蛋白质互相作用或单个半胱氨酸残基自身结合产生不同的作用。

Cunningham等用酒精沉淀链球菌致热外毒素A和B，然后在pH 4.5条件下溶于醋酸盐缓冲液中，接着用阳离子交换色谱法提纯。

Schlievert等用薄层等电聚焦法以乙醇沉淀毒素，一些分离的毒素在等电聚焦前先用透明质酸酶处理一下，可降低其黏度，提高毒素的回收率。

Johnson等已弄清了SPE A结构基因的核苷酸序列，并在大肠杆菌中克隆成功。从得出的核苷酸序列，推断出氨基酸序列，其分子量约为26kD。

SPE A被克隆到微小杆菌中，毒素在微小杆菌中得到很好的表达，毒素产量比原来提高30～50倍。由微小杆菌（受体菌）产生的SPE A与链球菌产生的SPE A在生物化学、生理学和免疫学上都相同，两者仅有的区别是，链球菌产生的毒素是水溶性的，而微小杆菌产生的毒素则不溶于水，而溶于盐，提示链球菌产生的SPE A含有一个溶于水的辅助因子，但本身并不影响其活性。

2. 遗传学

SPE的产生与A族链球菌携带温和噬菌体有关。从A族链球菌猩红热菌株分离到的可过滤的因子，能诱导非猩红热菌株的产毒性，SPE A、SPE B和SPE C的产生都可受噬菌体调控。A、B、C三型毒素都可通过溶原性的转换而产生。转换型噬菌体也可能出现有毒性的突变，假溶原状态也可导致毒素产生。虽然许多产毒菌株是通过溶原性转换而获得产 SPE 能力的，但不是所有的产 SPE 的菌株都经过溶原性转移。

对 SPE 进行分子遗传学实验主要的困难是难以获得足够的噬菌体，Johnson 等用菌株 T253 作为研究菌株，先将其内源性噬菌体去除，然后再用噬菌体 T12 感染 T253 或用丝裂霉素 C 诱导菌株 T253，结果噬菌体滴定度达 10^{10}/mL。噬菌体 DNA 分子量约为 23.5×10^6Da，并呈环形排列。

Johnson 和 Schlievert 从噬菌体 T12 中克隆链球菌致热外毒素 A 到大肠杆菌中，以质粒 pBR322 作为载体。基因片段为 Sal Ⅰ、Hind Ⅲ限制性内切酶酶切，分子量为 1.75kB 的片段，通过生物化学、生理学和免疫学方面的检验为链球菌致热外毒素 A。

Week 和 Ferrettl 已弄清链球菌致热外毒素 A 结构基因序列，并推断出氨基酸序列。其分子量约为 25 787kD，SPE A 的基因序列与葡萄球菌肠毒素 B、C 有约 50%的同源性，研究表明它们都是超抗原，生物学活性类似。在这类结构和功能相关的致热外毒素中，它们属于同一个亚族，在进化上有着共同的祖先，这个祖先很可能是源于葡萄球菌的。

SPE B 编码 SPE B 的基因从链球菌菌株 86-858 中分离并被测序。这个 1194 的开放阅读框架编码包括 27 个信号肽在内的 398 个氨基酸的蛋白。去除信号肽的 371 个残基的成熟蛋白(分子量为 40 314)很容易被蛋白酶降解成为 253 个残基的多肽(分子量 27 580)。

SPE C 编码 SPE C 的基因从链球菌 T18P 中克隆并被测序。SPE C 基因全长 705 个核苷酸，编码 235 氨基酸残基的蛋白。去除 27 个氨基酸的信号肽后得到分子量为 24 534 的成熟蛋白。SPE C 的序列与 SPE A 有着较高的同源性，但却低于 SPE A 与葡萄球菌肠毒素 B、C 的同源性。

3. 链球菌致热外毒素的生物学活性

(1) 致红疹性。Dick 提出皮下注射猩红热有关菌株的培养液，引起猩红热斑疹和局部红斑及水肿，他认为主要是由于生红细胞毒素的直接毒性作用。也有人认为猩红热斑疹和皮肤阳性试验主要是毒素对宿主的过敏反应，猩红热不发生于婴幼儿，常发生于来自低发区的人身上，都支持后一种观点。

1979 年 Schlievert 重新解释 Dick 反应，断定机体在接触各种过敏性链球菌抗原之前，一定接触过一种或多种 SPE，当机体再次接触这种抗原时，导致放大作用。用牛血清白蛋白、纯化的蛋白衍生物或者 SPE 致敏家兔，发现未经 SPE 致敏的家兔用 SPE 皮内注射均不出现 Dick 反应，经 SPE 致敏的家兔用同型或异型 SPE 攻击出现明显的 Dick 反应。

致热物质的结合性质和强化皮肤反应可解释为人体对链球菌感染的应答。有些人感染 SPE 阳性菌株，可出现发热但并不发疹，也不出现皮肤过敏反应，这可能是由于患有链球菌感染的病人，多数用青霉素治疗的缘故。

(2) 致热性。此为 SPE 的基本特性。家兔注射 SPE 后，体温呈直线上升，大约 4h 后，体温达高峰，然后下降至正常。

SPE 诱导发热的能力曾一度认为是白细胞释放内源性致热物质引起的，由细胞释放的内源性致热物质的特征是：发热物质 1h 达最高峰，可是，当用高纯度的 SPE 进行试验时，并未检测到 1h 的高峰，揭示 SPE 并非是通过内源性致热物质的释放诱导发热的。

SPE A 可改变脑膜的通透性，SPE C 能穿过血脑屏障，直接刺激下丘脑的发热反应控制中心引起发热，而不是通过内源性致热物质引起发热的。用 SPE C 静脉注入正常家兔，注射 3h 后，家兔的脑脊液可诱导正常家兔发热。但是，用 SPE C 静脉注入免疫后的家兔则不能引起发热。并且，在实验中，未检测到有白细胞释放的内源性致热物质。

SPE C 有很高的扩散率，静脉、肌肉、皮内、皮下注射外毒素，都可诱发相似的发热反应，高峰都是在注射 4h 后；动物脑内注射外毒素，也出现典型的 4h 发热反应，但剂量比以上给药途径低 1/1000。

家兔对 SPE 的发热反应可以被皮质类固醇、消炎痛、水杨酸盐以及用 α 甲基酪氨酸和苯氧基优卡因预处理等中和掉。SPE 引起发热反应的机理以及阻断发热反应的药物作用部位见图 3-1。

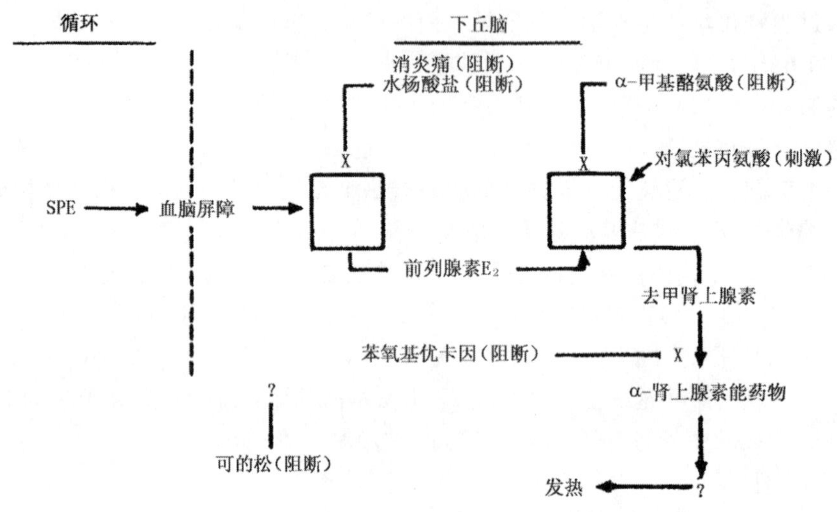

图 3-1　SPE 引起发热反应的作用机理

（3）增强内毒素的敏感性。SPE 最重要的特性是能增强宿主对其他因素如内毒素或 SLO 的敏感性。Schwab 等证明，A 族链球菌在家兔皮肤病变组织浸出液中存在着可溶性因子，有强化 SLO 和内毒素敏感性作用，幸存者显示心肌和 SLO 肝脏损害。Kim 等研究表明 SPE A 能强化家兔、猴和鼠对沙门氏菌属伤寒杆菌内毒素的敏感性，家兔对内毒素的 LD_{50} 大约为 500μg/kg，如果预先注射 SPE，可使内毒素休克的活性增强 10 万倍。幸存动物显示重要的心脏和肝脏灶性损害。Schlievert 等研究表明，SPE 还可强化家兔对过敏性休克的敏感性。

对增强内毒素和其他因子活性的作用机理有大量研究。Hanna 等研究表明，SPE 能抑制网状内皮细胞的清除作用，延长抑制肝脏网状内皮细胞的功能，可导致机体不能处理其他毒性物质。Schlievert 等研究表明，SPE 能加强内毒素的敏感性，是通过作用于宿主而发挥作用，而不像其他致热物质要通过脑部发挥作用。

（4）淋巴细胞致有丝分裂性。高度纯化的 SPE A、B、C 可刺激人、家兔、珍珠猪的淋巴细胞非特异性增殖，鼠灰色淋巴细胞表现明显抑制。SPE 的作用类似刀豆蛋白 A（Con A），但又有显著差别，Con A 刺激淋巴细胞反应的高峰是 2～3d，而 SPE 的作用在 4d 或 4d 后。Schlievert 等证实，T 细胞是 SPE 的非特异性促分裂作用的靶细胞，而对巨噬细胞无作用，这种活性可被神经节苷酯所抑制。另外，半乳糖能降低 SPE C 的促分裂性，唾液酸也能抑制 SPE B 的促分裂性。

4. 链球菌毒性休克样综合征

链球菌毒性休克样综合征（toxic shock-like syndrome，TSLS），指侵袭性 A 族链球菌所致急性严重症候群，临床表现为发热、昏迷、血压降低呈休克状；多数有组织急性炎症，皮肤损害发展为水疱、脓疱，深层发展为坏死性筋膜炎和肌炎；累及多系统器官，造成多器官衰竭。通常经皮肤和黏膜感染，可发展为菌血症和败血症，即使经积极救治，病死率仍较高。引起 TSLS 的链球菌的 M 蛋白多为 M1、M3、M12、M18 型，产生 SPE A 、SPE B 或两种以上的 SPE。研究表明，链球菌致热外毒素是引起 TSLS 的主要病原。

（1）临床表现

A. 潜伏期短，发病突然：仅约 20%病人有发热、寒战、肌痛和腹泻等前驱症状。85%的病人以突发局部剧烈疼痛起病，常局限于某一肢体，但也可位于胸腹部，酷似腹膜炎、盆腔炎、急性心肌梗死或心包炎，但无局部压痛等阳性体征。

B. 发热：最为常见，以高热多见，少数病人因严重休克而不发热，甚至体温降低。

C. 急性炎症表现：80%的病人可见局部红肿和红斑，少数发展为水疱和紫色或蓝色大疱。有软组织感染的病人中 70%发展为坏死性筋膜炎。无软组织感染的病人可有多种临床表现，如内眼炎、肌炎、肝周炎、腹膜炎和严重脓毒血症。

D. 低血压休克：早期为低血压，数小时发展为休克。经使用抗生素、白蛋白、电解质溶液及升压药，约 10%病人血压回升，部分病人处于持续性休克状态，持续达 2～3d。

E. 多器官受累症状：其中以肾功能不全最常见，多随休克持续 2～3d，严重者需行透析治疗 10～20d，少数病人肾功能不全可先于休克，部分病人出现神志恍惚，重者可能出现狂躁或昏迷；出现 ARDS，一般发生于低血压之后，大多数病人早期有心动过速症状。

F. 猩红热样皮疹及恢复期脱皮：国外病例中少见，且一般无咽红、草莓舌及眼结膜充血，但在国内报道的病例中猩红热样皮疹及恢复期脱皮十分常见。

（2）诊断。本病的主要依据是：

A. 病前有局部皮肤或黏膜感染灶。

B. 起病急，表现为局部疼痛、发热、低血压及多系统器官受累，常见肾功能不全及 ARDS，部分病例有猩红热样疹及恢复期脱皮。

C. 实验室检查有血象高、肾功能不全等多器官受累症状。局部感染灶或血培养发现链球菌为确诊依据。

D. 本病应与葡萄球菌所致毒性休克综合征（TSS）分开。

（3）治疗

A. 对症治疗：GAS 所致 TSLS 的对症治疗与葡萄球菌所致的 TSS 大致相同。对低血压休克病人应立即输氧；补充大量胶体液和晶体液，以扩充血容量；积极防治 ARDS、心功能不全、急性肾衰、脑水肿、低钙（低磷）血症、代谢性酸中毒、弥漫性血管内凝血（DIC）及水、电解质异常；严重病例胰岛素、肾上腺皮质激素治疗。

B. 病原治疗：局部感染，应根据情况及时引流、清创、切开筋膜及其他必要的外科处理。

C. 抗生素治疗：常用青霉素、红霉素或氯林可霉素等，但青霉素对严重感染如筋膜炎或肌炎等疗效不佳，可使用比青霉素更为有效的头孢三嗪（certriaxone）、氯林可霉素、红霉素。

目前主张对 TSLS 分期治疗：Ⅰ期为局部感染期，应使用能抑制毒素生成的抗菌药物；Ⅱ为循环毒素期，宜用特殊毒素的单克隆抗体及γ-球蛋白；Ⅲ期为循环细胞因子期，需中和循环中的各种细胞因子。

（姜永强　高志贤）

参考文献

[1] Fast D J, *et al*. Infect Immun，1989，57：291.

[2] Hauser A R, *et al*. J Clin Microbiol，1991，29：1562.

[3] 雷祚荣. 细菌毒素分子生物学. 北京：中国科学技术出版社，1993. 106～108.

[4] Manders S M，*et al*. J Am Acad Dermatol，1998，39：383.

[5] M C Hardegree，A T Tu (ed.). Bacterial toxins. New York：Marcel Dekker，Inc.，267～296.

[6] Weeks C R，*et al*. Infect Immun，1986，52：144.

[7] 张习坦. 新传染病的发现和防治. 北京：军事医学科学出版社，1998：141～147.

第四章　肺炎链球菌毒素

肺炎链球菌是一种主要的黏膜病原体，常常无症状地聚集于人体上呼吸道中，但在某些宿主中可引起局部的呼吸道感染，如鼻窦炎和支气管炎，虽然不严重，但发病率高，在许多不发达国家对人们健康具有影响。更重要的是，肺炎链球菌具有明显的侵袭性能力，可引起肺炎、菌血症和脑膜炎等威胁生命的疾病，在全世界范围内有很高的发病率和死亡率。儿童与老人为易感人群。在发展中国家，每年有 500 万 5 岁以下的儿童死于肺炎，美国每年的肺炎发病人数为 100 万，病死率为 5%～7%，大多数为老人。

从健康人鼻腔中经常能分离到肺炎球菌，携带率高于 70%。儿童携带率较高。肺炎球菌携带率与肺炎的发病率密切相关，在美国的儿科研究中发现，由鼻咽带菌者入侵引起的疾病约占 15%。从健康人分离出的肺炎球菌具有多种血清型的荚膜多糖，由不同荚膜多糖引起的发病率高低相差很大。

20 世纪对肺炎链球菌的生物学特性进行了大量研究，特别是 Averg 等研究了荚膜多糖的结构、免疫原性、抗荚膜多糖抗体的保护作用以及荚膜多糖的转化现象等等。

多年来，认为肺炎球菌的毒力因子是荚膜多糖，这是因为所有从临床上新分离出的肺炎球菌都有荚膜，而没有荚膜的粗糙型菌几乎完全无毒性。用酶降解聚肺炎球菌 3 型荚膜可使其 LD_{50} 提高约 10^6 倍。近来利用转座子使产荚膜菌基因发生变异，看出具荚膜菌虽有较强的抗吞噬作用，但未观察到它对寄主的免疫性。不同荚膜多糖血清型差别较大，有些型经常引起人类致病，有的型则致病力较低，某些使人致病频率高的多糖产生菌株能够分泌较多的多糖。用荚膜多糖免疫过的寄主因产生抗体，在调理作用和清除侵入的肺炎球菌方面有较好的作用。提纯的荚膜多糖对寄主完全没有毒性，不能造成寄主死亡。造成寄主产生炎性反应是由于组织损伤的结果。

越来越多的证据表明，某些肺炎球菌蛋白质在致病中可起有效的作用。已知这些毒力因子能干扰宿主对侵袭性感染的炎症和免疫防御（表 4-1）。肺炎球菌分泌的不同的蛋白酶能切割荚膜特异的人 IgA 和补体成分，其他的细胞壁成分诱导炎症反应，其中肺炎球菌溶血素是迄今唯一鉴定的主要肺炎球菌细胞毒素。

表 4-1　肺炎链球菌毒力因子

因子	功能
具有已知毒力功能的因子	
荚膜多糖	防止调理吞噬细胞溶解
细胞壁多糖	促炎性 对内皮细胞的直接细胞毒性
肺炎球菌溶血素	破坏组织屏障 抑制免疫细胞和补体应答
自溶素	细胞壁和胞质因子的释放
具有可能的毒性功能的因子	
表面蛋白（PspA、PsaA）	可能的粘附
神经酰胺酶	可暴露细胞表面结合受体
透明质酸酶	可增强细胞基质屏障
IgA1 蛋白酶	可防止 IgA 介导的免疫排除 Fab 片段可防止 IgG 结合

一、肺炎球菌溶血素（Pneumolysin）

1．性质和作用模式

1905 年 Libman 首先报道了肺炎球菌产生的溶血素（hemolysin）。20 世纪中期，几位研究者制备出了粗制溶血素，发现溶血素有毒性、易氧化、具有抗原性，经胆固醇处理后不可逆地失活。由此 Shumway（1958）提出，溶血素可能参与致病。他观察到患肺炎球菌菌血症的兔中有球形红细胞症和红细胞增加的渗透脆性。对兔静脉注射无细胞的肺炎球菌提取物也观察到相似的作用。经蛋白层析一次纯化后，溶血素成为均质的，称为肺炎球菌溶血素（PLY）。

PLY 由 53kD 的多肽单链组成，所有临床分离的肺炎链球菌实际上都产生 PLY。它属于巯基活化的溶细胞素家族的一个成员。该家族由四个不同属的革兰氏阳性菌产生。PLY 不同于本家族的其他成员，它停留于细胞质内而不是分泌于胞外，这是因为它缺少 N 端信号肽序列。巯基活化的细胞溶血素具有共同的作用模型，包括两个步骤：第一步毒素分子与靶细胞膜中的胆固醇结合，导致毒素以温度依赖的方式插入脂双层中；第二步包括侧向扩散和 20～80 个毒素分子的寡聚作用，形成直径 20～35mm 的穿膜孔，是电子显微镜下可见的弧形或环形结构。通过胞质蛋白的逸出引起细胞溶解。诱导红细胞的溶解或许仅需要少量的这种孔，也许每个靶细胞只需要一个。红细胞特别敏感，但 PLY 可与任何质膜中有胆固醇的动物细胞作用。

PLY 参与发病机理的第一个直接证据是，用高纯度的毒素免疫显著提高了用毒性肺炎球菌攻击的小鼠的存活期。Johnson 和 Allen（1975）报道，向兔眼结膜滴入或向角膜注射 PLY，再对这些兔接种肺炎球菌，观察到兔白细胞减少不多。只需要 lng/mL 剂量的高纯度的 PLY，就能抑制人呼吸道多形核白细胞（PMN）裂解，并使 PMN 吞食和杀死肺炎球菌的能力降低，此外还抑制 PMN 趋化性和随意性。当 PLY 预先同胆固醇反应时，则上述的有害作用反应消失。也有报告表明 PLY 对呼吸道细胞裂解脱粒。人淋巴细胞与等量低剂量 PLY 预先反应，然后测其对淋巴组织增殖的有丝分裂原活性，发现刺激淋巴细胞分泌细胞因子和产生 3 类免疫球蛋白的能力等全部丧失。胆固醇同 PLY 反应也可使其活性丧失。近来报告，感染李斯特氏菌（亚致死剂量）的依赖和不依赖鼠 T 淋巴细胞的免疫反应都受到抑制，但是这种反应在感染类似剂量李斯特氏菌溶素“O”基因的小鼠中未观察到类似反应。在不含特异性抗体时，人血清与高纯度 PLY 作用，能激活经典补体途径，并伴随着血清调理活性的丧失，这是由于毒素同免疫球蛋白 IgGFc 片段结合的能力。肺炎球菌溶素能直接干扰寄主的调理活性、吞食细胞的能力、杀死入侵肺炎球菌以及阻断对感染的体液免疫等作用。

近来发现，PLY 对肺内皮细胞有细胞毒作用，这可能是造成肺炎球菌感染肺泡而出血的原因。向小鼠肺尖叶注射纯化的 PLY，结果引起严重的肺炎，发生的肺组织学变化与注射活肺炎球菌相同。PLY 是人肺部感染肺炎球菌后在体内产生的，将毒性肺炎球菌接种于小鼠鼻内，从小鼠肺、脾、肝等部位检测到 PLY，也检测到一定滴度的抗 PLY 抗体或 PLY 免疫复合物。1 岁以下儿童和 70 岁以上老人抗 PLY 抗体滴度最低，在急性期的肺炎病人血清中抗 PLY 滴度明显低于同年龄健康组，低滴度抗 PLY 抗体人群是易感人群。

2. 基因克隆、序列分析和结构-功能研究

Paton 等（1993）和 Walker 等（1987）将编码 1 型和 2 型 PLY 的基因克隆至大肠杆菌，并进行 DNA 序列分析。对比两者的 471 个氨基酸序列后发现，两种转化子分泌的蛋白质只有一个氨基酸残基不同。从 PLY 和其他 6 种巯基激活毒素的氨基酸序列分析中看出，它们大多数没有疏水基，以前发现的疏水性可能是因为一级序列折叠中形成了疏水区。与其他巯基激活毒素相比，PLY 氨基酸序列中缺少典型的疏水性 N 末端信号肽。

以前认为毒素的激活是由于分子内二硫键的还原，但序列分析发现，毒素中每分子只有一个半胱氨酸残基。它（氨基酸 428）位于靠近 C 端的 11 个氨基酸的高度保守区中(Glu-Cys-Thr-Leu-Ala-Trp-Glu-Trp-Trp-Arg)。这个保守区对于细胞毒性似乎是特别关键的。分子内只存在一个半胱氨酸，排除了分子内二硫键的形成。以前的实验研究推断，半胱氨酸残基对于维持毒素的生物学活性特别有用，无论对于胆固醇结合还是维持毒素的正确构型都不可少。但通过定点诱变将 PLY 中 Cys 残基替换为 Ala，其体外活性没有明显改变，因此 Cys 至少对于毒素的体外活性不是必需的。尽管如此，定点诱变显示半胱氨酸周围的保守序列对于生物学活性是重要的。当 Cys 变为 Gly 或 Ser，其溶细胞活性和细胞毒性降低，替换保守序列中的其他氨基酸也能获得相似的结果。这些突变体活性的降低似乎不是因为膜中形成寡聚体的能力或结合的缺陷。

组氨酸残基在毒性中也是很重要的，因为用焦碳酸二乙酯将组氨酸修饰后，导致毒素活性的丧失。对比各种巯基激活毒素的氨基酸序列发现，只存在一个保守的组氨酸残基(PLY 在位点 367)，将其替换为精氨酸后，毒素的溶细胞活性丧失 99.9%，但结合细胞的能力正常。该毒素不能在红细胞膜中形成寡聚体，因此 His367 对于 PLY 的成孔作用是重要的。应用中和单克隆抗体的结构研究表明，N 端的 142 个残基对于功能孔的形成也是重要的。图 4-1 显示了利用定点诱变鉴定的 PLY 参与细胞毒性的关键区。

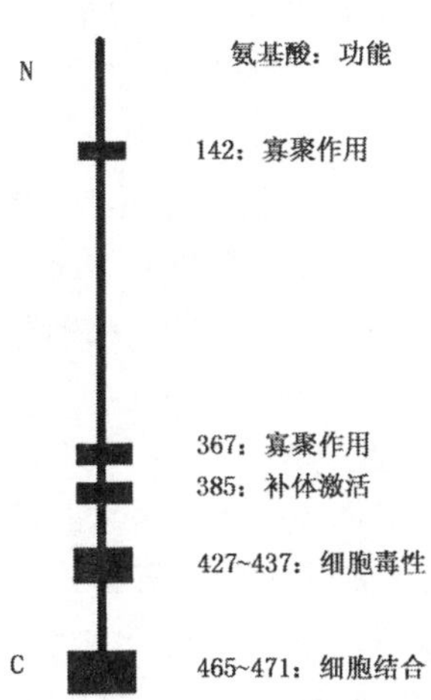

图 4-1 定点诱变鉴定的 PLY 的功能区

PLY 与细胞结合的精确机理还不清楚。多数研究证明，胆固醇可能是其受体；膜内胆固醇的不可及性可阻止在完整细胞中的这种作用。游离和膜结合的胆固醇作用于毒素的不同区，毒素 C 端的 6 个氨基酸参与了与膜胆固醇的结合。另外，在毒素与细胞结合中

还有除胆固醇之外的其他受体。

PLY 激活补体途径的能力与它结合 IgG Fc 片段的能力有关。PLY 与 Fc 结合蛋白之间没有任何序列同源性，但与 C 反应蛋白（CRP）之间具有有限的同源性，这说明这个区可能参与了补体激活。CRP 的 C 端区与 PLY 分子的两个非相邻序列部分同源。单抗分析也证明，PLY 与 CRP 至少有一个交叉反应表位。定点诱变 PLY 与 CRP 的一个同源区，特别是残基 Tyr384 和 Asp385，PLY 结合抗体和激活补体途径的能力同时降低，但溶细胞活性未受影响。Asp385 的氨基酸替换使激活补体的能力丧失，但仅减少了 70%的抗体结合能力。因此，PLY 激活补体和结合抗体的能力是明显相关的，初步实验显示 PLY 也能像 CRP 一样结合 C1q，从而在体内作为 CRP 的类似物起作用。

3. PLY 毒力因子的分子遗传学分析

使用克隆的 PLY 基因能够实现 PLY 阴性 2 型肺炎球菌的插入复制突变的构建。将该株菌的毒力与其同系的亲本同时在鼻内和腹腔接种小鼠进行比较，失活的 PLY 基因 LD_{50} 提高约 100 倍。静脉接种野生型菌株，在动物血液中细菌数达到 10^8～10^9 个/mL 血，在 24h 之内死亡，而用突变体注射动物，则该细菌数为 10^5～10^6 个/mL 血。用带有 PLY 基因完整拷贝数的 DNA 片段回复转化 PLY 阴性的肺炎球菌，则其全部毒力恢复，3 型 PLY 基因的插入失活证明相似的毒力降低。上述实验证明，PLY 直接参与肺炎球菌感染的致病机理。迄今为止，尚不能明确知道 PLY 的结构上不同的细胞毒性和补体激活性质对致病机理的作用。用具有 Trp433-Phe 突变的克隆 PLY 基因使 2 型 PLY 阴性肺炎球菌（PLN-A）回复转化，则溶血活性降低 99.9%。该株的毒力介于 PLN-A 与野生型之间。除非剩余的 0.1%溶血活性足以支持毒力，否则该毒素的其他活性必定也在体内起作用。当向鼠肺叶注射缺乏溶细胞或补体激活活性的 PLY 衍生物时，其诱导的炎症变化降低。

4. PLY 的毒力功能

PLY 具有多种不同的功能，在侵袭性肺炎感染的早期病理阶段能增强肺炎链球菌的毒力（图 4-2）。PLY 主要是一种成孔毒素，能破坏在呼吸道内形成机械屏障的上皮组织。降低呼吸道感染的主要机械屏障是支气管上皮纤毛从上呼吸道中清除呼吸物质。PLY 在体内对有纤毛的支气管上皮细胞有毒性，在组织培养物中减慢了人呼吸道上皮纤毛的摆动，并破坏了支气管上皮单层的紧密结合和完整性。因此 PLY 损害了近端下呼吸道的纤毛清除机理，也增强了肺炎链球菌对损伤的支气管上皮细胞间适当部位的粘附，促进了细菌在下呼吸道中的繁殖。

另外，PLY 也损伤下呼吸道的肺泡-毛细血管屏障。紧密结合的肺泡上皮细胞形成了主要的屏障，防止溶质和液体流入肺泡，并防止细菌从空隙进入肺间隙和血流。在组织学上，肺炎球菌开始阶段的特征是肺泡水肿和出血及肺泡内细菌增殖，但有最少数量的炎症细胞，提示肺炎球菌毒素的作用能破坏正常的肺泡-毛细血管屏障。PLY 在体外对肺泡上皮细胞和肺内皮细胞有毒性并破坏肺泡-毛细血管屏障。因此，PLY 可直接引起肺泡出血，这提供了必要的细菌营养，同时抑制肺泡内的免疫细胞，使肺炎球菌通过上皮进入肺间隙，利于向血流的扩散。

另外，PLY 通过破坏宿主炎症和免疫防御便于细菌在肺中的增殖和向血液中扩散。PLY 通过对吞噬细胞和免疫细胞的直接毒性作用能直接抑制这些细胞的功能。另外，亚溶解浓度的 PLY 直接抑制人嗜中性粒细胞和单核细胞的呼吸暴发、趋化性和杀菌活性，以及淋巴增殖反应和淋巴细胞产生淋巴因子和免疫球蛋白。如果用有丝分裂原刺激淋巴细胞后加入PLY，则不能影响淋巴增殖反应，提示PLY可通过阻断信号传导抑制这些免疫细胞。

PLY也可直接激活人补体，保护机体免受补体介导的调理吞噬作用。纯化的PLY通过与IgG Fc结合而在人血清中激活经典补体途径，与抗体的结合区在结构上不同于参与毒性作用的区。该补体激活区的定点诱变产生的PLY在鼠肺和兔角膜内模型中诱导显著低的炎症反应，这可能是因为C5a和C3a释放的减少。用纯化的重组PLY预处理血清降低了肺炎球菌在体外的依赖补体的调理吞噬作用。研究证实，PLY激活补体抑制了人吞噬细胞对肺炎球菌的依赖补体的杀伤作用。

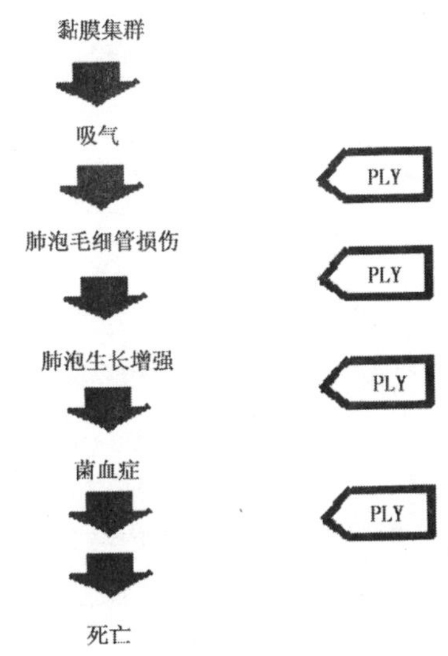

图4-2 PLY对侵袭性肺炎球菌性肺炎致病机理的可能的作用

5. PLY的生物活性

(1) 抑制淋巴细胞增殖：有丝分裂原能促进淋巴细胞增殖，而PLY则抑制增殖。过去曾认为PLY对淋巴细胞的作用是通过阻止有丝分裂原与单个核细胞结合实现的，但近来采用荧光素异硫氰酸盐标记的ConA和^{125}I标记的A蛋白实验证明，两者对未经PLY处理的和经过溶血素处理的单个核淋巴细胞的亲和力相似。

进一步研究发现，PLY对淋巴细胞的抑制作用与其对细胞膜上胆固醇的亲和性有关。PLY可与单个核淋巴细胞膜上的胆固醇结合导致膜结构发生不可逆的改变。

淋巴细胞触发时，质膜的脂双层处于流动状态，胆固醇在维持质膜的流动性方面起重要作用。PLY通过与胆固醇作用改变质膜的流动性，从而干扰淋巴细胞的触发。PLY的作用可以抑制各种免疫球蛋白的产生，当PLY浓度为1HU/mg时，明显抑制免疫球蛋白的合成，5 HU/mg时可分别抑制99.3%、97%、96%的IgM、IgA和IgG合成。

(2) 激活人补体系统：Paton等（1993）将正常人血清与PLY于37℃作用60min，发现约17.8%的补体C_3发生转化，如果用胆固醇预先处理PLY，使之丧失溶血活性，仍可观察到较高的C_3转化，这表明C_3的转化作用与PLY的溶血活性无关。当用EDTA或EGTA预处理PLY，然后再与血清作用，检测不到C_3转化。上述实验证明，PLY是通过经典途径激活补体系统。检测 PLY 对患有 C_2 遗传缺陷病人血浆的作用进一步证实 PLY 能够激活经典杀伤途径。

(3) 抑制多形核白细胞（PMN）的杀菌活性：酵母聚糖是磷酸己糖旁路的一种激活剂，在有酵母聚糖存在时，PMN 的磷酸己糖旁路代谢活性比无酵母聚糖时高 7 倍。PLY 可以降低这种活性。

PLY 对 PMN 呼吸暴发的抑制可能损伤依赖氧的杀菌系统，从而影响 PMN 的杀菌活性。为证明 PLY 对 PMN 杀菌活性的影响，Johnson 等控制肺炎链球菌与 PMN 的比值为 5∶1，分别用 0，0.25，0.5，1.25，2.5HU/10^6 细胞浓度的溶血素处理 PMN60min，测得肺炎链球菌的存活率分别为 40.6%、44.8%、49.5%、60.3%、80.3%。如肺炎链球菌与 PMN 的比值为 7.5∶1，其他条件不变，得到肺炎链球菌的存活率分别为 86.6%、82.5%、101.0%、123.5%、129.1%。

已经证明，当 PLY 的浓度为 0.5HU/10^6 细胞时，能抑制 PMN43%的趋化性和 59%的随机迁移能力。

二、神经氨酸酶（Neuraminidase）

许多间接证据表明肺炎球菌神经氨酸酶在发病机理中也起一定作用。神经氨酸酶可从细胞表面或体液中的糖脂、糖蛋白和寡糖中切除末端唾液酸残基，引起对宿主的损伤。神经氨酸酶也可以暴露细胞表面受体，便于肺炎球菌粘附。对临床分离的肺炎链球菌的研究显示，所有菌株都有神经氨酸酶活性。对小鼠腹膜内注射部分纯化的神经氨酸酶，对其器官进行组化研究，发现肾和肝中唾液酸的含量比正常对照显著降低。同样，如果肺炎球菌脑膜炎患者的脑脊液中 N-乙酰神经氨酸浓度升高的话，则非常易于发生昏迷和菌血症。

神经氨酸酶有多种形式。Lock 等提出这些形式是由亲代酶的蛋白酶降解产生的。用蛋白酶抑制剂处理后，从肺炎链球菌裂解物中可纯化单一的 107kD 的神经氨酸酶，但如果不用蛋白酶抑制剂，则可分离出几个较小的有完全活性的形式。纯化的神经氨酸酶对小鼠有毒性，用蛋白质免疫后小鼠对毒力肺炎链球菌的攻击有部分的保护作用。但是，这种保护作用不如用 PLY 免疫的作用。同时用两种蛋白质免疫小鼠，没有叠加的保护效果。

编码神经氨酸酶的肺炎链球菌基因已克隆于大肠杆菌中，根据分解合成的荧光源神经氨酸酶底物的能力筛选克隆子。从杂交分析看出，这些神经氨酸酶的基因是不同的。M. Camara等对其中一个克隆进行了序列分析，发现基因中包括四个拷贝的天冬氨酸盒：Ser-X-Asp-X-Gly-X-Thr-Trp。这是在许多细菌神经氨酸酶中存在的特征。此外，在肺炎球菌蛋白中，这些天冬氨酸盒之间的距离是保守的。存在三个框架内的 ATG 起始密码子，其中两个在 SD 序列之后，并且有两个可能的启动子序列上游，因此神经氨酸酶的精确翻译起始位点是不确定的，可以产生两个翻译产物（110 和 114kD），但只有一个包括 N 端的疏水信号肽。神经氨酸的 C 端具有革兰氏阳性球菌表面蛋白的典型特征，由 4～7 个带电荷残基组成，紧接于疏水区和 Leu-Pro-X-Thr-Gly-X 序列之后。它使蛋白锚定于细胞膜上。Leu-Pro-X-Thr-Gly-X 序列是翻译后修饰的识别位点，从细胞表面释放蛋白质。

三、自溶素（Autolysin）

1. 性质

大多数肺炎球菌自溶素是 36kD N-乙酸胞酸、L-丙氨酸酸胺酶，位于细胞外膜中。自溶素与脂磷壁酸的胆碱部分结合，随后锚定于细胞膜上，使自溶作用丧失，可能是因为缺少可接触底物所致。此外，在体内自溶素如与脂磷壁酸结合可能导致自溶作用。当细胞壁生物合成中止时，或者由于营养饥饿，或用抗生素如青霉素处理，则打破了上述的结合作用，自溶素能切割含胆碱的细胞壁的聚糖链与肽侧链间的共价键，由此使细胞自溶。用去垢剂如脱氧胆盐处理也可使酶释放和激活。

编码自溶素的肺炎链球菌基因已经克隆于大肠杆菌中，并测定出了基因的完全核苷酸序列，也得到了几株自溶素缺陷变异的肺炎球菌。该工作是用化学突变成功的，所有这些菌在稳定生长期不能分泌自溶素，用青霉素或脱氧胆盐处理可阻止分解。变异体菌正常生长，但趋向于形成短链细胞而不是分散的双球菌，由此推断自溶素可能在子细胞分裂中起作用。转化变异体菌使其携带野生型基因重组质粒，则变异体恢复正常表型。

2. 在致病中作用的分析

现在认为自溶素在肺炎球菌感染中也起一定作用，自溶素可使细胞壁中高分子量肽聚糖变为可溶性。已经证明肺炎球菌细胞壁的磷壁酸和肽聚糖成分能使兔产生脑膜炎，由自溶素分解的肺炎球菌细胞壁降解产物不完全是有害物质。在致病中起作用的 PLY 缺少 N 端信号肽序列，因此不能在细菌生长中被主动分泌。它位于细胞质中，与自溶素相结合。自溶素在有丝分裂中降解细菌细胞壁，并在自发的、抗生素或去污剂诱导的自溶中完全破坏细胞壁。自溶素通过释放促炎细胞壁和胞质组分如 PLY，可在肺炎球菌感染中引起宿主损伤。似乎神经氨酸酶也是位于细胞质，与细胞有较强的联系。因此，自溶素诱导部分入侵肺炎球菌分解可能对寄主有害，因为释放高浓度蛋白质毒素、水解酶和炎性细胞壁降解产物。

为了观察自溶素在肺炎球菌致病力中的作用，应用基因克隆技术构建了自溶素阴性 2 或 3 型肺炎球菌。这些变异菌不含自溶素，也不分泌 PLY 或神经氨酸酶，即使在培养基中加入去氧胆盐。自溶素阴性 2 或 3 型肺炎球菌的毒力显著低于其他异源亲本型菌。

从基因克隆技术获得产自溶素重组子提纯的自溶血素免疫小鼠，结果小鼠产生的抗体可以抑制粗糙和荚膜肺炎球菌。该试验证明，外源性抗体能透过荚膜多糖而与肺炎球菌细胞壁自溶素反应。肺炎球菌生长于含自溶素血清培养基中，则在培养物中没有大量 PLY 可检测到。实验也证明，用有毒的 2 型肺炎球菌接种以自溶血素免疫过的小鼠，观察到明显的保护作用。此种免疫保护作用大小与 PLY 相同。自溶素腹腔注射小鼠后，其在致病中的主要功能是促进细胞释放 PLY。自溶素介导 PLY 分泌和对细胞壁降解产物的致病性相关性还有待动物模型实验评价。

四、表面蛋白质（Surface Proteins）

1. 肺炎球菌表面蛋白 A（PspA）

McDaniel 等用单克隆抗体研究证明肺炎球菌细胞壁中存在肺炎球菌保护性蛋白质，称为 PspA。所有肺炎球菌都产生 PspA，但它在免疫学和分子大小上（从 60～200kD）

变化较大。用粗糙型菌免疫鼠对有毒菌接种有保护作用，但如果粗糙型菌中的 PspA 基因已经通过插入复制诱变而失活，则用该菌不提供保护作用。另外，在静脉接种小鼠的前 1h，PspA 缺陷 2 型肺炎球菌比等基因的野生型菌更易于从血液中清除。PspA 的致病机理随菌株而不同，有两株肺炎球菌（属于血清型 3 和 5）PspA 基因被灭活时毒力显著降低。

PspA 在毒力方面的精确功能还不清楚。分析基因的 DNA 和推断的氨基酸序列以及 PspA 的各种截短形式的性质，表明该蛋白质的 N-末端部分可能是一个 α-螺旋卷曲螺旋，含有保护性单抗识别的表位。该区的序列变化说明了已知的抗原变异性。PspA 的 C-末端部分参与蛋白质对细胞的吸附，因此该区与自溶素的 C-末端区之间同源性的显著程度可反映相似的吸附模式。

Talkington 等（1991）从肺炎球菌培养物中纯化出 PspA 的截短的衍生物（43kD N 端部分），其中基因已通过插入复制诱变而破坏。用这种抗原免疫小鼠，可对产生 PspA 型的肺炎球菌毒性菌株有保护作用。这种保护能力有待进一步确定，但对于肺炎疫苗的发展有重要作用。

2. 37kD 蛋白质

Russell 等利用 Western blot 和单抗分析证明，所有检测的肺炎球菌都能产生 37kD 表面抗原。该抗原对肺炎球菌特异，因此提出这种抗原可以用作肺炎球菌疾病免疫诊断的靶。编码 37kD 抗原的基因也已克隆于大肠杆菌中。目前关于这种蛋白质的结构和功能所知甚少，但初步研究显示用纯化的 37kD 抗原免疫可保护小鼠被 3 型肺炎球菌攻击。

3. 肺炎球菌粘附素（Pneumococcal Adhesin）

细菌粘附于表皮细胞的能力对于集群是重要的。有些研究建议，从带菌者鼻腔或中耳炎病例中分离的肺炎球菌比从血液或脑脊液分离的菌更趋向于吸附至无纤毛表皮细胞。同样，前耳炎儿童的无纤毛表皮细胞比健康个体更可能粘附肺炎球菌。

对于肺炎球菌假定有两种宿主细胞受体，某些研究建议包含二糖的糖脂、GlcNAcβ 1-3Gal 是靶，而其他研究报告肺炎球菌粘附含 GalNAcβl-4Gal 的糖脂，它广泛存在于呼吸道中。至今对介导粘附的肺炎球菌因子所知甚少，Andersson 等提出肺炎球菌细胞表面存在一种蛋白质的热提取夹心粘附素，它对前述的二糖受体有特异性。也有人报告，肺炎球菌能与层黏连蛋白和Ⅳ型胶原蛋白结合。这些蛋白质是基膜的组分，当呼吸道上皮细胞被病毒感染损伤时暴露。已知肺炎球菌也产生能降解这些细胞外基质蛋白的丝氨酸蛋白酶。

五、其他蛋白质

1. 透明质酸酶(Hyaluronidase)

透明质酸酶是由多种伤口及黏膜病原体如肺炎球菌产生的酶，其底物是透明质酸。透明质酸与哺乳动物的结缔组织和细胞外基质有关，因此透明质酸酶可以使大量微生物进入寄主组织并集群，从而在肺炎球菌致病机理中起作用。它也在组织之间的生物体迁移中起作用，例如从肺转移至血管系统。从临床分离的肺炎球菌 99％都产生透明质酸酶，在体外培养的对数生长期分泌活跃。最近分离了两个表达肺炎球菌透明质酸酶基因的转化子，对后一克隆的序列分析表明，ORF 的存在足以编码 80kD 蛋白质，纯化的重组透明质酸酶可以产生相应抗体。来源于化脓性链球菌噬菌体 H448A 的透明质酸酶基因也已克隆和测序，但是与推断的肺炎球菌序列的氨基酸同源性可以忽略不计。通过构建确定的透明质酸酶阴性肺炎球菌用于感染的动物模型，可用克隆的肺炎球菌基因进行体内透明质酸酶作用的研究。

2. IgA1 蛋白酶（IgAl Protease）

像其他一些集群于黏膜表面的细菌一样，肺炎球菌能产生一种蛋白酶。这种酶在铰链区内的特异位点裂解人的 IgA1，产生完整的 Fab 和 Fc 片段。迄今没有确定的证据表明这些酶在致病机理中的作用，主要是因为该酶高度特异，不能裂解来源于通常用作疾病模型的任何动物的 IgA。然而 IgA1 蛋白酶裂解产生的 Fab 片段保留了对抗原的特异性，这种片段结合到细菌表面能阻断与完整免疫球蛋白接触，而保护它逃避免疫系统。

已经克隆了编码几株细菌的 IgA1 蛋白酶的基因，但还没有证明与各自的肺炎球菌基因的广泛序列同源性。也已克隆了编码 IgA1 蛋白酶的肺炎球菌基因，但不稳定性阻止了进一步的特性描述。最近分离到更稳定的克隆，但仍待进一步分析。弄清克隆基因将能构建确定的 IgA1 蛋白酶阴性肺炎球菌，但是评价这种突变对致病机理的影响，取决于能产生人 IgA1 的转基因动物的可用性。

六、在疫苗发展中的潜在作用

现在的肺炎球菌疫苗由 84 个荚膜血清型肺炎球菌荚膜多糖混合形成。这种疫苗有两个不足：其一，保护作用是型特异的，对于相应血清型菌感染疫苗预防是有效的。如果流行的菌血清型与疫苗血清型不同，则没有保护作用。其二，即使对所包括的型特异血清型的保护作用也不完全，因为高危人群对多糖疫苗的抗体反应比健康者低得多，儿童要特别引起注意，2 岁以下儿童对多数荚膜型疫苗的抗体反应性低，同时也观察到，对几种重要的儿科肺炎球菌型疫苗的反应也比 5 岁儿童低。

加有一定量的肺炎球菌蛋白质抗原的疫苗可以解决上述问题，因为儿童对含蛋白质抗原疫苗反应较好。细菌多糖与蛋白质载体的结合不仅大大提高其免疫原性，而且也使它们从不依赖胸腺的抗原转变为依赖胸腺的抗原，能促进免疫记忆。此种方法已成功用于发展有效的溶血性流感 B 型疫苗。肺炎球菌 6B、12F 多糖与破伤风或白喉类毒素结合的疫苗也证明能提高多糖组分的免疫原性。也可将肺炎球菌多糖与其保护性蛋白质结合制备改进疫苗，提高多糖成分的免疫原性，以及对非特异性血清型的保护作用。

在肺炎球菌疫苗中加入 PLY 也是特别有效的。由于 PLY 具有在肺炎球菌感染和免疫原性中作为毒素力因子的功能，因此 PLY 可加入肺炎球菌疫苗，以改善免疫原性并提供对局部和侵袭性肺炎球菌感染的更广泛的保护性。天然 PLY 不宜结合于人用疫苗中，因它有毒性。但是经过点突变获得的突变体的衍生物丧失细胞毒性或补体活性，对人没有毒性却有保护作用。通过基因工程获得的 PLY 蛋白质同 19F 型多糖结合制备疫苗，免疫小鼠获得很高抗体滴度，比仅用 19F 型多糖免疫小鼠抗体滴度高很多。这种疫苗能有效地引起明显的抗荚膜反应，以及抗毒力蛋白质反应，由此提供了对肺炎球菌疾病多种形式的广泛保护作用。

表面蛋白质作为疫苗抗原的应用不会由于毒性副作用而复杂化，用纯化的 PspA 衍生物免疫小鼠证明，该小鼠对产生相似表面蛋白的肺炎球菌感染具有显著保护作用。不过菌株之间表面蛋白质 PspA 变化大，使制备疫苗复杂化。经过多克隆抗体研究证明，多数肺炎球菌的相同 PspA 抗原决定基是保守的，它们是否具有保护效果有待证实。

对肺炎球菌表面蛋白质抗体例如抗荚膜抗体，在体内或许有调理和清除体内入侵细菌作用。对 PLY 抗体的保护作用是中和游离毒素。因此制备 PLY 衍生物加 1 种以上表面蛋白质的结合疫苗，能够提供一个较宽范围的保护作用。PLY 衍生物与 PspA 结合疫苗的免疫保护作用效果正在研究中。

发展疫苗的最后问题是黏膜免疫，肺炎球菌引起的耳窦炎都是在黏膜的疾病，肺炎球菌寄居于鼻腔黏膜而导致肺炎和脑膜炎。纯多糖疫苗免疫在黏膜表面分泌 IgA 抗体很少，对肺炎球菌携带者益处不大。肺炎球疫苗结合 b 型嗜血流感疫苗免疫在芬兰儿童试用，效果很好。经口服或鼻内滴注的黏膜免疫能诱导对保护性肺炎球菌抗原的分泌型 IgA 反应，可阻断肺炎球菌感染的开始步骤。最近的研究集中于对表达外源抗原的沙门氏菌活减毒疫苗的研究，这些疫苗能限制肠道黏膜的侵入和向肠道相关淋巴组织如淋巴集结直接运送外源抗原。这引起强烈的体液免疫反应，特别是在肠道和其他黏膜位置都在黏膜表面诱导特异抗体的产生。目前正在观察利用像这种活载体携带肺炎球菌抗原的可能性，已经构建出能够稳定表达 PLY 类毒素的沙门氏菌减毒疫苗，用它口服免疫小鼠可诱导抗 PLY 的 IgG 和 IgA 抗体。

（尚继栋）

参 考 文 献

[1] Rubins J B，Janoff E N. J Lab Clin Med，1998，131（1）：21.
[2] Walker J A，*et al*. J Immun，1987，55：1184.
[3] Avery O T，*et al*. J Exp Med，l944，79：137.
[4] Berry A M，*et al*. Infect Immun，1995，63：1969.
[5] De los Toyos J R，*et al*. Infect Immun，1996，64：480.
[6] Jaoobs M R，*et al*. New Engl J Med，1978，229：735.
[7] Musher D M. Clin Infect Dis，1992，14：801.
[8] Shumway C N. J Lab Clin Med，1958，51：240.
[9] Shumway C N，Pollock D. J Lab Clin Med，1965，65：432.
[10] Bhakdi S，Tranum－Jensen J. Microb Pathogen，1986，1：5.
[11] Paton J C，*et al*. Infect Immunol，1983，40：548.
[12] Canvin J R，*et al*. J Infect Dis，1995，172：119.
[13] Berry A M，*et al*. Infect Immunol，1989，57：2037.
[14] Johnson R BJc. Rev Infect Dis，1991，13（suppl. 6）：5509.
[15] Camara M，*et al*. Infect Immunol，1991，59：2856.
[16] Yother J，Briles D E. J Bacteriol，1992，174：601.
[17] Paton J C，*et al*. Annu Rev Microbiol，1993，47：89.
[18] Morgan P J，*et al*. Biochem J，1993，296：176.

第五章 肉毒毒素

肉毒梭状芽孢杆菌在厌氧环境中能产生强烈的外毒素——肉毒毒素。肉毒毒素是神经毒素，一旦作用于神经肌肉接头的特殊感受器时，首先阻碍乙酰胆碱的正常释放，影响副交感神经系统和其他胆碱能神经支配的生理功能，引起肌肉弛缓，呼吸麻痹。肉毒神经毒素是目前化学和生物毒素中毒性最强烈的一种，Arnon（1978）报道，肉毒毒素对人的致死量为 10^{-9}mg/mL。根据抗原性的不同，将肉毒毒素分为 A、B、C（C1、C2）、D、E、F 和 G 7 个血清型。人类肉毒毒素中毒主要由 A、B 和 E 型毒素引起，C、D 型毒素引起禽、畜的中毒，C 型对人的致病性没有被确认，D 型毒素是在引起人中毒的火腿中被证明的，F 型和 G 型毒素引起人中毒的病例很少见。

肉毒梭菌（*Clostridium botulinum*）是一类厌氧产芽孢的革兰氏阳性细菌。根据生物化学、生理学、血清学和 DNA 同源性可分为几个生物学组：第 1 组为蛋白和蔗糖分解型，包括产 A 型肉毒毒素的菌株和某些产 B 和 F 型或 AB、AF、BA 及 BF 等结合型神经毒素的菌株。第 2 组为非蛋白和蔗糖分解型，包括所有产 E 型毒素株和部分产 B 和 F 型毒素菌株。第 3 组也是非蛋白非蔗糖分解型，包括所有产 C 型和 D 型毒素菌株。第 4 组为非蔗糖分解型产 G 型毒素菌株。近来发现 *Clostridium butyricum* 和 *C. baratii* 的某些株分别产生 E 型和 F 型毒素，故将这些株分别归入第 5 组和第 6 组。A、B、E、F、G 几个菌型都只产生单一型的毒素，但 Cα 株在合适的培养基中可产生 C1、C2 和 D 型毒素，D 型菌也相继被证明可以产生 D 型和 C1、C2 毒素，Cβ 菌主要产生 C2 型毒素（表 5-1）。

表 5-1 肉毒杆菌及其所产生的毒素

毒素名称	肉毒杆菌的型别							
	A	B	Cα	Cβ	D	E	F	G
A	+++	−	−	−	−	−	−	−
B	−	+++	−	−	−	−	−	−
C1	−	−	+++	−	+	−	−	−
C2	−	−	+	+++	+	−	−	−
D	−	−	+	−	+++	−	−	−
E	−	−	−	−	−	+++	+	−
F	−	−	−	−	−	+	+++	−
G	−	−	−	−	−	−	−	+

一、肉毒前体毒素的结构和功能

在食品和培养基中产生的肉毒毒素是 12S，由毒性成分（7S）和不同分子量的非毒性成分（7S 或 7S 以上）组成的复合物，称为“前体毒素”（progenitor toxin）。在大于等于 pH7.2 条件下处理前体毒素，游离出的毒性成分叫衍生毒素（derivative toxin），也叫神经毒素（neurotoxin）。前体毒素的分子分离是可逆的。当毒性成分与非毒性成分以等分子比例混合，而混合物在 pH6.0 缓冲液中透析时，两者以非共价键重新聚合，形成的毒素与前体毒素相同。用胰酶和蛋白酶处理前体毒素可提高毒性，这个作用叫做“激活”（Activation）。胰酶处理后前体毒素分子不裂开，称为“激活前体毒素”（Activated progenitor toxin）。

已发现前体毒素有 4 种不同分子量，12S（300kD）毒素称为中等大小毒素，以 M 表示。16S（500kD）毒素为大分子量毒素，以 L 表示。19S（900kD）毒素是超大分子量毒素，以 LL 表示。7S 毒素衍化物有时叫小分子量毒素，以 S 表示。

A 型毒素是最早制成结晶的毒素（1946 年），它是仅由 19 种氨基酸组成的简单蛋白质，分子量约 900kD。A 型前体毒素由神经毒素和非神经毒素性的血凝素非共价键连接而成。用 DEAE 纤维素在 pH8.0 条件下层析，可分离出神经毒素，该毒性成分分子量约为 150kD。

A 型前体毒素包括三种不同大小的形式：19S（900kD）、16S（500kD）和 12S（300kD），或 LL、L 和 M。B、C 和 D 型前体毒素为两种形式：16S（500kD）和 12S（300kD），或 L 和 M。E 型和 F 型前体毒素只有一种形式：12S（300kD）或 M。G 型前体毒素也只有一种形式：16S（500kD）或 L。利用 DEAE-Sephadex 层析或糖密度梯度离心，在 pH7.5～8.0，从任何免疫型或分子形式的前体毒素可分离出分子量约 7S 或 150kD 的神经毒素，以及非毒性成分，它们彼此通过非共价键连接和结合。900kD 和 500kD 的前体毒素显示血凝素活性，而 300kD（12S）的毒素无血凝素活性，由此假定 300kD 前体毒素是神经毒素与无血凝素活性的无毒性成分结合而成，此无毒性成分被称为无毒性非 HA，而 500kD 和 900kD 前体毒素是 300kD 毒素与血凝素结合而成。肉毒 A-F 型前体毒素的分子结构见图 5-1。

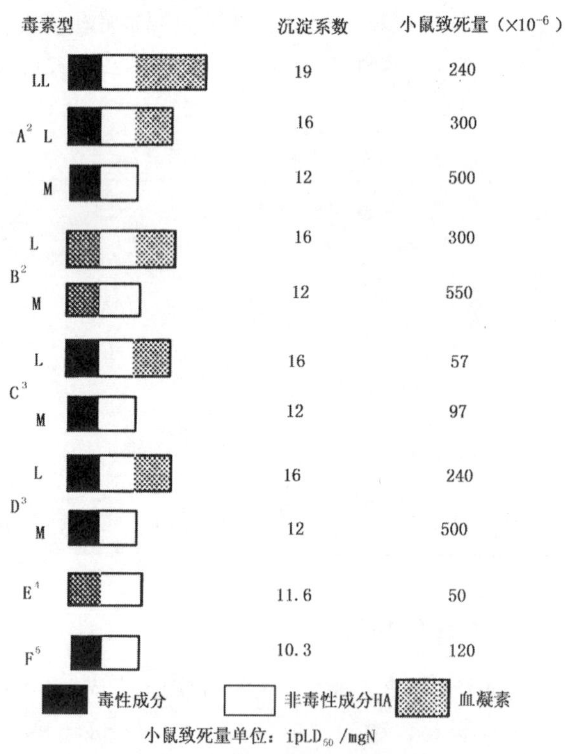

图 5-1　肉毒毒素前体毒素的分子结构和腹膜内注射的毒力

经 SDS-PAGE 分析，对于所有型的前体毒素，其无毒性非 HA 的分子量都是大约 140kD。由于神经毒素的分子量是 150kD，假定 900kD 和 500kD 前体毒素的血凝素的分子量分别是大约 600kD 和 200kD。因为至今还没有人从前体毒素中成功地分离纯化出血凝素，所以对血凝素的分子量还不清楚。

在 SDS-PAGE 中，纯化的 A、B 和 C 型 500kD 前体毒素除了神经毒素和无毒性非 HA 带外，还有几条其他的条带，表明血凝素由几种亚组分所构成。Fujinaga 等用 4%～20%丙烯酰胺梯度凝胶的 SDS-PAGE 分析了 C 型 500kD 前体毒素血凝素的结构，结果证明，像 A 型和 B 型前体毒素一样，血凝素是由 53kD、33kD、22～23kD 和 17kD 的亚组分构成的，22～23kD亚组分包括至少四种分子量略微不同的蛋白质。

遗传分析也证实了这些发现。在 C 型和 D 型菌株中毒素和血凝素由特异的细菌噬菌体所控制，Oguma 等从噬菌体 DNA 中克隆了神经毒素基因（ctx）、无毒性非 HA 基因（cnt）和血凝素基因（cha），cha 是由三种分别被称为 cha-33、cha-17 和 cha-70 的可读框组成的，据计算它们所编码的产物的分子量分别为 149.0，138.8，33.8，16.7 和 70.6kD（表 5-2）。

根据 HA 每种亚组分的 N 末端分析结果，推断出 cha-70 基因的 70.6kD 产物在 Lys192 和 N 末端的不同位点被切割，产生 48.5kD 和 20.4～22.5kD 的蛋白质，分别对应于 HA-53 和 HA-22～23。蛋白质的切割位点是 Lys 或 Tyr 的羧基侧链。由此推测这些蛋白质的加工是由具有胰蛋白酶和胰凝乳蛋白酶样活性的蛋白酶所介导的。

也对 E 型和 F 型毒素进行了遗传分析。E 型和 F 型菌株只产生 300kD 的毒素，无血凝素活性。如预期的一样，可鉴定出神经毒素和无毒性非 HA 的基因，但检测不出 HA 基因（表 5-2）。C 型神经毒素和无毒性非 HA 的基因似乎在一个单转录单位中。C、E、F 型无毒性非 HA 的氨基酸序列比神经毒素更加高度保守，具有 58%～71%的同一性和 75%～84%的相似性。

前体毒素的非毒性成分可保护神经毒素免于胃中酸和蛋白酶的攻击，因此前体毒素的口服毒性大大高于单独的神经毒素。通过胃后，前体毒素被吸收，然后在小肠中解离为神经毒素和非毒性成分，因为在碱性环境下神经毒素和无毒性非 HA 之间的结合被解离，但无毒性非 HA 与 HA 间不解离。随后，神经毒素通过淋巴和血管与靶器官反应。HA-22 到 HA-23 和 HA-53 的一个区与产气荚膜梭菌 A 型肠毒素的相同区具有显著的氨基酸序列同源性，而后者对于毒素插入靶细胞是非常重要的；HA-22 到 23 具有 Arg-Gly-Asp（RGD）序列，在蛋白中也发现此序列，它对于同细胞表面受体——整联蛋白的相互作用是十分关键的。这些发现提示，在前体毒素解离为神经毒素和非毒性成分之前，HA 参与了前体毒素对小肠组织的粘附，其详细情况有待进一步阐明。

二、肉毒神经毒素的结构

1. 肉毒神经毒素的分子结构

A-G 型肉毒神经毒素由一条单一的多肽链所组成，分子量大约 150kD。经细菌本身的内源蛋白酶或外源蛋白酶（胰酶）水解，在距 N-末端或 C-末端的 1/3 处形成缺口，产生双链形式，两条链通过一个二硫键连接在一起。缺口的形成不改变单链蛋白质的分子量。还原后，裂解为两个不同的片段：分子量 100kD 的重链（H 链）和分子量 50kD 的轻链（L 链），半胱氨酸残基非常靠近 H 链和 L 链。另一个二硫键靠近 C-末端处，该二硫环的大小不知道。

表 5-2 肉毒神经毒素和非毒性成分的结构基因

	基因起源	菌　　株	氨基酸残基数	分子量（kD）
神经毒素				
破伤风毒素	质粒	*Massa chusetts* 的 E88 变种	1315	150.0
		CN3911	1315	150.5
A	染色体	NCTC2916	1296	149.4
		62A	1296	149.4
B	染色体	Danish（蛋白水解）	1291	N. D.
		Eklund17B（非蛋白水解）	1291	N. D.
C	噬菌体	Stockholm	1291	148.8
		N. D.	1291	148.7
D	噬菌体	N. D.	1276	146.9
		CB16	1275	146.8
E	染色体	NCTC11219	1252	N. D.
		Beluga	1251	143.8
F	染色体	202F	1274	146.7
G	质粒	NCFB3012	1297	N. D.
无毒性非 HA				
C	噬菌体	Stockholm 468	1196	138.7
E	染色体	Mashike	1162	136.8
F	染色体	202F（非蛋白水解）	1165	136.5
HA				
C，HA-33			286	33.8
C，HA-17	噬菌体	Stockholm 468	146	16.7
C，HA-70			623	70.6
（HA-53，HA-22～23）				（48.5，20.4～22.5）

当用 SDS-PAGE 分析第一组肉毒梭菌产生的 A、B 和 F 型的 7S 神经毒素时，每型毒素都有分子量 100kD 和 50kD 的两条沉淀带。第三组肉毒梭菌是非蛋白分解型，但 C 型毒性成分往往是双链分子，而 D 型则往往是单链分子。蛋白分解型菌株产生的 B 型毒性成分仅是部分产生缺口。在多数第一组和第三组梭菌培养物里这样的单肽链转化为双肽链，两条多肽链至少有 1 个-S-S-键使两者彼此连接。在第二组菌培养物里产生的毒素不形成缺口，缺口的产生需要胰酶和其他外源性酶处理。

已经证明，B 型神经毒素的 L 链和 H 链片段不仅具有毒性，而且还有独特的抗原特性，刺激产生抗体。用 H 链产生的抗体在中和作用上比 L 链抗体重要。H 链抗体可以单独抑制与突触体结合的神经毒素。从 A 型毒素毒性成分在各种脂膜上的灭活试验看出，A 型毒性成分同几种神经节苷脂反应，这种反应由 H 链而不是由 L 链起作用。

H 链可能有第二个蛋白酶敏感点，如用限制性胰酶或胰凝乳蛋白酶消化 A、B 型神经毒素，则H链在中点被切开，生成H-1及H-2两个片段。H-1片段及全部L链组成B片段，分子量100kD；H链的其余50kD单链片段（SCF）为C片段。Shone等报告，C段具有微弱的毒性或无毒性。毒素与受体结合主要依靠H-2片段。如果在SCF片段的内二硫键处再切开一次，在巯基还原条件下，片段的电泳迁移率变快。在A、B型神经毒素的半胱氨酸残基位点用2-硝基-5-硫氰基苯还原，发现H链距C-末端中点有两个半胱氨酸，二硫键位于重链一端。

Kozaki等（1987）以氨酰肽链内切酶将B型肉毒神经毒素H-1片段裂解为H-1a及H-1b两个片段，前者分子量32 000kD，后者为27 000kD，表明H链的半胱氨酸定位于H-1a小片段，亦说明Lys酶裂解的H-1a与H-1b是不完全的，而H链与L链裂解是完全的。根据免疫转印技术分析，H-1b片段免疫原性较少。Kozaki（1989）用木瓜蛋白酶将A型肉毒神经毒素裂解，离子交换层析纯化，获得分子量为101kD、45kD及43kD的三个片段。用单克隆抗体作免疫转印分析，证实101kD片段含有相当于B型或E型的L链及部分H链(H-1片段)，两者以二硫键连接。其余两个片段相当于B型或E型的H-2片段。该片段能有效竞争^{125}I标记的肉毒毒素结合于突触体膜上的受体，但不能抑制101kD片段。如以神经氨酸苷酶处理突触体膜，则能影响肉毒神经毒素结合，但在该酶处理后的突触体膜中加入神经节苷脂即可恢复结合，表明神经节苷脂为毒素结合点的组成部分。

2. 神经毒素的核苷酸和氨基酸序列

已克隆了A到G型神经毒素的基因，并测定了全部核苷酸序列(表5-2)。这些毒素间氨基酸序列的同源性约为30%～60%。通过几种单克隆抗体与不同型神经毒素的交叉反应，发现在不同型的肉毒神经毒素之间存在几个高度保守区(图5-2)。神经毒素的一个最保守的区段位于L链的中心区域，它包括金属内肽酶的HExxH锌结合基序。现已清楚肉毒毒素和破伤风毒素包含一个锌原子，这个锌原子由HExxH基序内的两个组氨酸所配位。

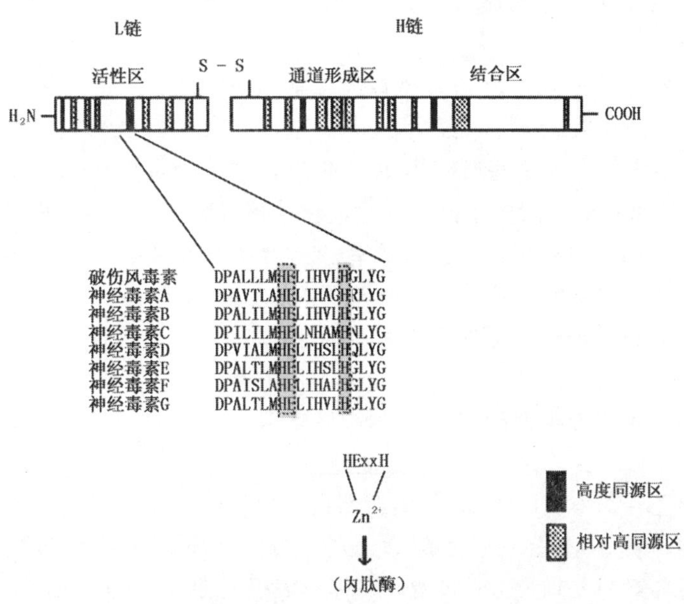

图5-2　梭菌神经毒素结构示意图

A、B、C、D、E和F型神经毒素的氨基酸序列已经测定。也已测出A、B、C1、D和E的H和L链的氨基酸组成。梭菌657菌株产生的B型神经毒素血清学性质与Okra菌株产生的略有不同。两个菌株产生的神经毒素部分氨基酸序列和血清学反应相同。

不同血清型肉毒神经毒素在L链方面的相同点为：①每型神经毒素的N末端残基是脯氨酸；②每种毒素在38～43残基间存在异亮氨酸-酪氨酸残基对，酪氨酸残基侧翼均为疏水性残基；③A、B型有9个残基位点相同，即位点1，7，8，9，11，12，18，24和44；④A型和E型中分别在11～14、10～13残基中存在Asp-Pro-Val-Asn片段；⑤A、B型毒素中有Lys-Ala-Phe-Lys-Ile延伸，而E型中没有。H链方面的相同点有：①各型蛋白质有很靠近N端的Gys-Ile残基；②各型蛋白质的朝向C端处有Asn、Leu、Phe残基，它们是保守的不变残基。

3. 神经毒素的二级和三级结构

可利用各种技术测定神经毒素的二级和三级结构，例如圆二色谱、荧光光度计、荧光染料和紫外光谱等测定酪氨酸和色氨酸残基。观察到明显的二级结构，α-螺旋和β-折叠占明显优势。A型毒素在pH6.0的二级结构参数为：α-螺旋28%，β-折叠42%，总计70%；与在pH9.0时参数类似：α-螺旋22%，β-折叠47%，总计69%。单链E型毒素在pH6.0的参数为α-螺旋18%，β-折叠37%，总计55%，与在pH9.0时稍有区别：α-螺旋22%，β-折叠43%，总计65%。单链E型毒素与双链A型毒素在pH9.0时的二级结构参数很接近，分别为65%和69%。这些研究结果证明，没有激活的单链E型神经毒素在碱性环境（pH6～9）是易变化的，在pH6.0单链E型神经毒素的构型不同于双链A型神经毒素。当单链E型神经毒素转变为双链时，其二级结构发生变化。双链E型神经毒素在pH6.0结构参数：α-螺旋20%，β-折叠47%，总计67%，与其自身前体毒素不同，后者为α-螺旋18%，β-折叠37%，总计55%。以胰酶激活的双链E型神经毒素与用内源性蛋白质激活的双链A型神经毒素在pH7.2生理盐水中更相似，都为α-螺旋21%，β-折叠43%～44%。

由圆二色谱技术已经证实了A和E型神经毒素的疏水区。双链E型神经毒素的疏水性比其单链形式高，同双链A型神经毒素类似。形成缺口的巨型神经毒素似乎比没有缺口的单链有较多的疏水位点。这些研究提示，单链E型神经毒素转化为双链形式引起构型变化。利用A、E型神经毒素的不同紫外光谱特性观察其酪氨酸残基的酚基离子化，发现单链E型神经毒素的缺口有变化。而双链A型神经毒素在296nm在不同pH值下的吸收值是一个S形曲线，酪氨酸残基的部分酚基解离常数（pK）是10.9，几乎所有酪氨酸残基都能离子化。单链E型神经毒素产生两步滴定曲线，pK分别是11.3和小于7.5，仅60%的酪氨酸残基离子化，而几乎所有的双链E型神经毒素的酪氨酸残基能被离子化，因此，双链E型神经毒素更类似于双链A型神经毒素。

4. 区域结构

在双链肉毒神经毒素中，L-链和H-链虽然由二硫键及其他弱的非共价键连接，但仍然像两个独立结构。表5-3显示了从双链A型神经毒素分离的L-链和H-链的圆二色谱测定结果。A型神经毒素的α-螺旋、β-折叠、β-转角随机卷曲几乎与L-链和H-链的二级结构参数相同。这点表明，L-链和H-链的二级结构没有变化，即使两个亚单位以弱反应连接而不是以二硫键连接时仍是如此。

以下两个发现也证实了 L-链和 H-链宛如两个独立结构：①H-链能从亲代神经毒素相同的受体上分离，证明神经毒素的位点在 H-链。②将分离的 L-链和 H-链彼此混合，再氧化，则它们重新以二硫键连接。再连接构成的双链分子，重新获得毒力，与天然双链神经毒素相同。首先在 B 型随后在 C1 和 A 型毒素中证明了这一点。显然，L-链和 H-链在分离时，它们的构型没有明显的不可逆变化。

表 5-3 A 型神经毒素 L-、H-链二级结构参数

蛋白质	α-螺旋(%)	β-折叠(%)	β-转角(%)	不规则卷曲(%)
A 型神经毒素	20.0	37.5	15.2	27.2
L 链	22.0	27.5	18.7	31.7
H 链	18.7	40.0	13.0	28.2
平均重量	19.8	35.8	14.9	29.4

三、肉毒毒素的激活

肉毒单链神经毒素毒力相当低，通过细菌本身具有的内源性蛋白酶或外源蛋白酶作用激活后，形成缺口，单链神经毒素转化为双链，则毒素的毒力提高。第一组和第三组梭菌在适宜培养基上生长，产生高毒力的毒素，鼠腹腔注射达到 $10^5 \sim 10^6$ LD_{50}/mL。这是因为第一组梭菌可产生蛋白分解酶，使毒素形成缺口，完全激活毒性成分。而第二组产 E 型肉毒素的梭菌本身不产生蛋白分解酶，不能激活自身产生的毒素，因此毒性成分保持单链状态，其毒力仅为 $10^2 \sim 10^3$ LD_{50}/mL。从细菌提取和从培养上清液中分离的纯 E 型肉毒神经毒素，在 pH6.0 用胰酶 37℃处理 45min 进行激活并形成缺口，胞外神经毒素的特异毒力为 2×10^4 LD_{50}/mg 蛋白质，细菌提取的神经毒素为 30×10^{10} LD_{50}/mg，分别大大激活了两者的毒力。当以胰酶处理 12S 的 E 型神经毒素时，激活 522 倍。接着 12S 复合物分离，7S 或 1～150kD 神经毒素仅激活 28 倍。E 型前体毒素在激活后沉淀系数 12S 保持不变，电泳迁移率、氨基酸组成、分子分离和再结合或抗原性等也保持不变，见图 5-3。在 pH6.0 时，胰酶激活的速率最高，在 pH7.5 时激活也很快，但激活的毒素降解较快。

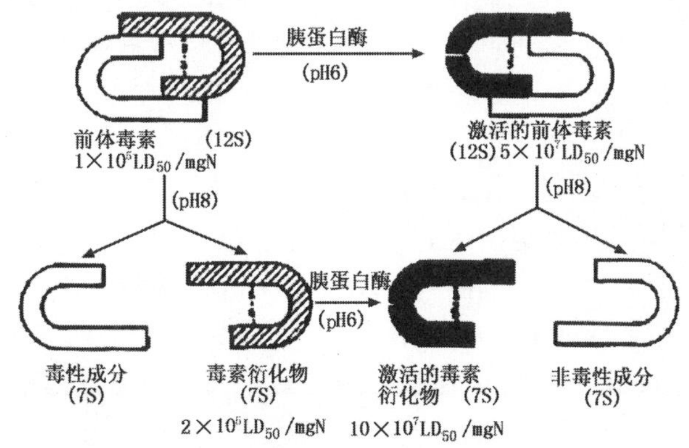

图 5-3 激活与未激活 E 型毒素分子结构

C_2 型毒素的分子结构完全不同于其他型毒素的前体毒素和神经毒素。C_2 型毒素毒力（致死性、红斑和血管通透性）由两种免疫学蛋白成分引起，组分 I 分子量为 55kD，组分

Ⅱ为105kD。胰酶激活 C_2 型毒素的适宜pH为7.5～8.0，比激活E型毒素明显要高。胰酶作用是否引起组分Ⅱ产生，尚不清楚。

虽然激活现象早在1955年就被发现，但至今还不清楚为什么蛋白质的一级结构或构型的改变会导致500倍之高的激活。近来在此领域的生物学和生物生理学研究提示，构型变化可能是导致激活活性提高的因素。

从细菌培养滤液回收或从12S复合物分离的神经毒素与碱性培养物接触后仅出现部分激活。将天然形成和通过胰酶作用分离的两种来源的E型神经毒素再用胰凝乳蛋白酶消化，消化的肽图表明，与用胰酶激活和形成缺口之前相比，胰凝乳蛋白酶消化的两种神经毒素在激活和缺口形成后在肽图上有更多的相似点。这可以得出两点结论：①胞外神经毒素与部分激活的从细菌提取的神经毒素之间构型不同；②胰酶激活后，两种来源的神经毒素的不同点减少，使两种神经毒素的构型更加相似，生成更多对胰酶消化更敏感的键。以单链A型神经毒素所做的实验与上述实验结果一致。

缺口形成和激活的关系仍然不清楚。短时间培养的第一组梭菌产生的神经毒素常常只是部分地形成缺口，受胰酶作用后形成完全缺口。在pH6.0用胰酶处理神经毒素可引起激活和缺口，而在pH4.5则完全激活，但激活过程较慢，当激活完成时，仅是部分形成缺口。E型神经毒素能由B型毒素培养物产生的胰酶激活，而不形成缺口。B型神经毒素激活的速率比缺口形成快。粗提取的单链A型神经毒素以胰酶处理可激活30倍，而提纯后则不能被胰酶激活，即使用胰酶使单链形成缺口变为双链也无法激活毒素。因此这些发现提示，缺口形成与激活并不是直接相关的。

四、作用方式与致病机理

肉毒毒素如何达到神经细胞受体的确切机理尚不清楚。推测毒素通过三种反应阻断了靶细胞释放乙酰胆碱，包括细胞外结合步骤、内化步骤和细胞内裂解步骤。肉毒神经毒素的H链首先与胆碱能神经末梢的突触前膜上的受体结合（此种结合是可逆的，与温度无关，不被抗毒素所拮抗）；然后毒素的L链移位于细胞内（此过程是不可逆的，与温度有关）；最后进入细胞内的毒素表现活性，发挥毒性效应，阻止突触小泡中的神经递质（乙酰胆碱）的释放，影响神经冲动传递，由此使神经肌肉松弛性麻痹。推测H链的50kD C-末端参与神经特异的细胞结合，H链的另外50kD N-末端在膜上形成通道，诱导L链渗透（移位）入胞液中。

肉毒毒素具有蛋白水解活性，这种活性对突触小泡膜蛋白VAMP（或小突触小泡膜蛋白-1和/或-2）和突触前质膜蛋白SNAP-25（分子量25kD的突触小体相关蛋白）、突触融合蛋白特异。据认为这些蛋白质在神经元的构成小泡－胞突中起关键作用；它们通过与NSF（N-乙基马来酰胺敏感因子）/α-或β-SNAP（可溶性NSF附着蛋白）/γ-SNAP复合物作用而参与停靠（docking）/融合加工（图5-4）。现已知肉毒毒素裂解参与停靠/融合加工的膜相关/跨膜蛋白质，以抑制神经递质的释放。各型毒素的靶蛋白和裂解位点总结于表5-4中。

识别C型神经毒素C末端少于50个残基的氨基酸序列的单克隆抗体中和毒素对小鼠的致死活性，并抑制毒素与神经元的结合，提示有限的C末端区对于C型毒素与受体的结合是不可缺少的。神经节苷脂和糖蛋白是毒素的受体。Kozaki（1986、1987）应用

TLC 免疫染色法证实，与 E 型毒素的 H-2 片段结合的受体为 GD1b、GT1b 与 GQ1b 神经节苷脂；与 B 型毒素结合的受体是 GD1a、GT1b，而非 GM1、GQ1b 神经节苷脂。最近资料显示，神经元的一种膜相关蛋白——突触结合蛋白是 B 型毒素的受体。A 型与 E 型相同。Hoch（1985）指出，毒素的 H-2 片段首先与神经节苷脂的低聚糖分结合，然后 H-1 片段和 L 链与脑苷脂及游离脂肪酸相互作用。

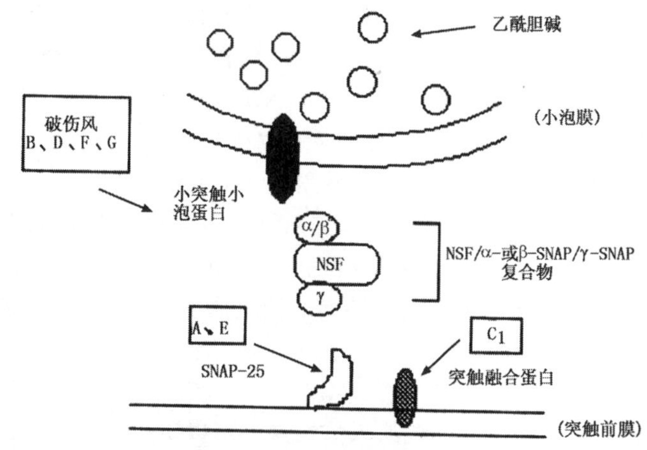

图 5-4 梭菌神经毒素的靶蛋白

表 5-4 梭菌神经毒素的靶蛋白

神经毒素	靶	裂解位点	细胞内定位
破伤风毒素	小突触小泡蛋白-2	Glu76-Phe77	突触小泡膜
肉毒神经毒素			
A	SNAP-25	Gln197-Arg198	突触前质膜
B	小突触小泡蛋白-2	Glu76-Phe77	突触小泡膜
C	突触融合蛋白	靠近 C 末端	突触前质膜
D	小突触小泡蛋白-1	Lys61-Leu62	突触小泡膜
	小突触小泡蛋白-2	Lys59-Leu60	突触小泡膜
E	SNAP-25	Arg180-Ile181	突触前质膜
F	小突触小泡蛋白-1	Gln60-Lys61	突触小泡膜
	小突触小泡蛋白-2	Gln58-Lys59	突触小泡膜
G	小突触小泡蛋白-1	Ala83-Ala84	突触小泡膜
	小突触小泡蛋白-2	Ala81-Ala82	突触小泡膜

肉毒神经毒素可能通过两种途径引起松弛性麻痹：①抑制胆碱乙酰转移酶活动，或封闭从突触间隙中吸收的胆碱，从而阻碍胆碱与辅酶 A 合成乙酰胆碱；②抑制乙酰胆碱的释放。

在生理情况下，胆碱能神经末梢通过胆碱乙酰转移酶的作用，使胆碱与乙酰酶 A 合成乙酰胆碱，后者通过突触前膜受体释放至突触小泡中。当神经冲动抵达末梢时，末梢产生离子转移，Ca^{2+} 由膜外进入膜内，使一定数量的突触小泡与突触前膜紧贴、融合，两者黏合处出现裂口，小泡内乙酰胆碱释放至突触间隙内，再作用于突触后膜上的特殊受体，发挥生理作用。如果肉毒神经毒素的 H-2 片段与突触前膜受体结合，则乙酰胆碱不能与突触前膜受体结合，阻断乙酰胆碱释放，导致神经肌肉麻痹。

Wonnacott 等（1978）将豚鼠大脑皮质的突触体膜与肉毒神经毒素预处理，当去极化作用时，能抑制乙酰胆碱释放。细胞内 Ca^{2+} 浓度增加或以 Ca^{2+} 离子载体（A2 318）处理突触体膜能促使离子穿过细胞膜，以增加 Ca^{2+} 浓度，则能避免毒素的抑制作用。从而表明肉毒神经毒素系干扰 Ca^{2+} 的供应或作用。Ca^{2+} 是乙酰胆碱释放所必需的，是突触小泡与突触前膜紧贴黏合的必要条件。

Bandyopadhyay 等（1987）进一步观察了纯化的 H 链和 L 链引起神经肌肉的麻痹作用。用小鼠偏侧膈神经的神经肌肉（NM）制品与 H 链预作用，然后除去未结合的 H 链，再加入 L 链，则引起麻痹。如果 NM 制品与 L 链预作用，洗去未结合的 L 链，加入 H 链，则不发生麻痹。如仅用 H 链或 L 链单独与 NM 制品结合，也不引起麻痹。从而证明，H 链必须先与 NM 制品作用后，L 链方能发挥毒性效应。上述结果提示，H 链在突触体膜与神经肌肉接点的神经末梢上有特异性受体。

Shone 等（1985）、Kozaki 等（1986）曾先后证实，纯化的 H 链与肉毒神经毒素在神经末梢上有同一受体，因此 H 链与受体结合后，能拮抗肉毒神经毒素所引起的麻痹。A 型与 E 型肉毒神经毒素在突触体膜上的受体结合点定位于 H 链的羟基末端区，B 型肉毒神经毒素尚不十分明确，可能与此相似。

进入神经细胞内的肉毒神经毒素是否发挥作用与下列因素有关：①抗毒素中和毒素的时间：在毒素加入的同时或加入后不久加入抗毒素，可以防止发生麻痹，如果症状出现以后方给抗毒素，仅有少许保护作用。②胺的作用：一般认为，由受体介导、籍细胞内吞作用而进入细胞内的毒素，依靠配体结合于特异性受体，而胺能保护细胞不受毒素作用，此点如同白喉杆菌外毒素与绿脓杆菌外毒素；Goldstein 等（1979）指出，氯化铵、甲铵以及氯基喹啉（如氯喹）对肉毒神经毒素引起的偏侧膈神经麻痹是一种有效的对抗药物。③肉毒神经毒素本身在细胞膜上能否形成通道：Hoch 等（1985）认为，肉毒神经毒素在人工膜上能形成通道，但不能确切证实该毒素是通过通道进入细胞内的。有人推测，肉毒神经毒素有催化某些神经细胞中 ADP-核糖基化的作用。

五、肉毒毒素的分子遗传学研究

1. 神经毒素间的关系

比较各型毒素的核苷酸序列，发现毒素由高度保守区与非保守区相间而成（图 5-2）。以 A 型神经毒素为参照，L 链（平均 439 个氨基酸）有 66 个氨基酸绝对保守，H 链（平均 843 个氨基酸）则有 97 个。显著的保守区有 3 个：参与 HL 链间二硫键形成的两个 Cys（位点 430 和 454）；与金属蛋白酶活性相关的 His 富集区（位点 216～234）；与毒素跨膜序列相邻的区域（位点 635～642）。差别最大的区域在 L 链 C-末端（位点 1 124 以后），提示此区域可能参与毒素与受体的特异结合。

表 5-5 列出了不同神经毒素和破伤风毒素的 L 链与 H 链间的氨基酸同一性。婴儿 A 型神经毒素与经典的 A 型神经毒素显示最高的同源性，L 链的同一性为 94.9%（23 个氨基酸不同），H 链的同一性为 87.1%（109 个氨基酸不同）。其他所有的毒素型与婴儿 A 型神经毒素的同一性较低（L 链约为 31%～36%，H 链约为 35%～46%）。Sakaguchi 等（1990）从 SDS-PAGE 凝胶电泳推测婴儿 A 型神经毒素的 H 链大于经典 A 型神经毒素的 H 链，而 Willems 等（1993）认为这两种毒素的 H 链都含有相同数量的氨基酸，其电泳迁移率的不同可能是因为氨基酸的不同。

表 5-5 梭菌神经毒素 L 链及 H 链间的氨基酸同一性*

%	TeTx	A	A (inf)	B (p)	B (NP)	C	D	E	E (but)	F (NP)	F (bar)
TeTx	—	31.8	31.6	51.9	52.1	34.8	34.5	44.4	44.9	45.1	45.6
A	37.9	—	94.9	32.1	32.0	34.3	34.3	34.1	34.5	35.0	35.2
A (inf)	35.6	87.1	—	32.3	32.2	34.3	33.6	34.5	35.0	35.2	35.9
B (p)	37.3	45.6	43.0	—	97.7	33.6	34.7	37.9	38.2	39.2	43.3
B (NP)	37.7	45.0	42.7	90.2	—	33.7	34.6	37.9	38.1	39.5	43.0
C	35.4	33.7	33.4	37.2	35.5	—	46.5	34.8	34.5	35.3	35.3
D	34.5	34.3	34.6	37.6	37.4	57.3	—	36.2	34.9	36.3	34.7
E	34.7	45.2	43.9	40.9	41.4	34.4	36.0	—	96.0	58.3	55.1
E (but)	34.4	44.8	43.2	40.8	40.8	34.9	35.1	98.1	—	57.6	54.6
F (NP)	35.0	44.6	44.1	41.7	42.8	34.4	36.5	64.9	64.4	—	64.3
F (bar)	37.8	48.5	46.0	42.5	43.5	34.8	35.9	68.8	68.5	73.7	—

注：TeTx：破伤风毒素；Inf：婴儿；P：蛋白水解；NP：非蛋白水解；

*：左下部的三角区域为 H 链的同一性；右上角的三角区域为 L 链的同一性。

2. 非毒性成分的编码基因

(1) 血凝素（HA）基因：Tsuzuki 等（1990）构建了噬菌体基因库并用 HA 抗体筛选，将 HA（33kD）基因定位于 C 型肉毒毒素基因上游 4.3kb 处。Somers 和 DasGupta（1991）发现 HA33 基因下游 60bp 处有一个不完全的可读框编码 HA17（17kD）。Minton（1995）发现 NCTC2 916 株 A 型毒素基因上游 4.55kb 处有一个可读框，其产物（34kD）与 HA33 的氨基酸序列 39.6%相同，且都从与肉毒毒素基因相对的 DNA 链开始转录。HA34 基因下游还有两个 ORF 分别编码 HA17 和 HA71，序列分析表明它们都是前体毒素的组成成分。

(2) 无毒性非 HA（NTNH）基因：Tsuzuki 等（1992）发现 C 型毒素基因和 HA33 基因间有一个可读框，经分析其产物为 C 型 NTNH。1993 年在 E 型毒素基因上游也发现了 E 型 NTNH 基因。Minton（1995）在 A 型毒素基因上游发现 A 型 NTNH 基因。A 型 NTNH 与 C 型和 E 型 NTNH 的相似率分别为 66%和 68%，而对应的神经毒素间的相似率分别为 33%和 39%。表明 NTNH 比神经毒素更加保守。

3. 毒素基因的遗传学定位

(1) 噬菌体：Fujii 等（1988）根据 C 型神经毒素已知的部分氨基酸序列设计寡核苷酸探针，与产毒株的噬菌体 DNA 特异杂交，证实 C 型毒素基因位于噬菌体中。1991 年分别从噬菌体基因组中克隆出 C 型和 D 型神经毒素基因，此克隆成功应归因于携带该基因的噬菌体的“假溶源性”，即噬菌体不能稳定整合入宿主染色体而是以染色体外状态存在，介于裂解与溶源之间，因而易于将其清除出产毒株而利于遗传学分析。与此相反，第一组和第二组肉毒梭菌的噬菌体处于真正的溶源状态，不易得到消除了噬菌体的菌株，给分析带来困难。Eklund 等（1988）设法消除了噬菌体，分析表明对产毒没有影响。

(2) 质粒：Scott 等报道在 1 株 A 型菌和 1 株 E 型菌中有质粒。利用琼脂糖筛选 A-G

型菌株质粒，68 株产毒菌中有 38 株携带 1 个或 1 个以上的质粒，分子量为 2.1～81MD。第一组和第二组肉毒梭菌含有隐性质粒，但消除后对产毒无影响。Campbell 等（1993）从 G 型肉毒梭菌的质粒中克隆出 G 型神经毒素基因，从而证实该基因也位于质粒上。该质粒分子量为 81MD，在不同的 G 型菌株中是相同的，决定了 G 型菌株的产毒性。

（3）染色体：由于第一组和第二组肉毒梭菌的产毒与噬菌体和质粒均无关，因而认为其毒素基因位于染色体上。NCTC2 916 株 A 型毒素基因位于染色体上，其下游约 1kb 处还有一个可读框编码溶菌酶 lycA。Langeland 株在 F 型毒素基因下游也有此类可读框，但在其他肉毒梭菌的染色体上尚未发现。毒素由菌体释出是与菌体的自溶密切相关的，因此毒素基因与 lycA 基因相邻并不足为奇。噬菌体基因组中有与 lycA 类似的基因存在，因而推测 lycA 及其邻近的 A 型毒素基因可能定位于第一组肉毒梭菌染色体的前噬菌体。此外，产 E 型毒素的 *C. butyricum* 和产 F 型毒素的 *C. baratii* 的神经毒素基因可能也位于染色体的前噬菌体上，并且分别是由 E、F 型肉毒梭菌的神经毒素基因水平转移而来。

（4）转座子：某些神经毒素基因非常保守，但其终止子下游一些位点的序列则相差很大，暗示毒素基因通过转座子发生水平转移。例如 NCTC2 916 和 62A 两株 A 型毒素基因下游自 100bp 起序列显著不同，可能为该基因转座至两个不同基因组所致。与此相反，NCTC2 916 株 A 型毒素基因与 Langeland 株 F 型毒素基因的不同则仅延缓至基因终止子后 600bp，往下 1.2kb 却显示 99%的同源性（这 1.2kb 中含有 lyc 基因），这可能是两种不同神经毒素基因（A 型和 F 型）转座至相同基因组（这两菌株均属第一组）的结果。

4. 毒素基因的表达调控

Binz 等（1990）发现 A 型神经毒素基因的 3′端有不依赖于 rho 的转录终止子序列。后来发现所有神经毒素基因上游均有 NTNH 基因，C、D 和 F 型菌株这两个基因的间距只有 10～14 个核苷酸，B 型为 24，E 型为 25，A 型为 43，G 型为 84。如此短的距离内不大可能存在启动子，Binz 等鉴定的启动子序列其实位于 NTNH 基因近 3′端区域内。

由于 E 型 NTNH 和 E 型神经毒素两基因间距很近，Fujii 等认为两者为 E 型 NTNH 基因 5′端启动子起始的多顺反子转录。Minton（1995）发现 NCTC2 916 株 A 型毒素基因有两种转录方式，一为起始于毒素基因 5′端的单顺反子转录，一为起始于 NTNH 基因 5′端的多顺反子转录，并且 HA34、HA17 和 HA71 三基因组成操纵子。这与此三基因紧密相连(间距分别为 62 和 14bp)相吻合。

Minton(1995)发现 NTNH/神经毒素操纵子与 HA34/HA17/HA71 操纵子间存在一个可读框，称为 ORFX，其产物（21.7kD）与某些细菌的转录调节因子有部分氨基酸序列相似性，尤其是其中的螺旋-转角-螺旋区可能具有结合操纵子的能力。因而 ORFX 极可能为一种产毒调节因子。

六、人类肉毒中毒和肉毒毒素毒力

1. 肉毒中毒

当肉毒毒素从污染食物或经感染进入体循环后，能引起严重的麻痹性疾病。A、B、E 型是人肉毒中毒的常见型别，F 型偶尔引起食物中毒流行。不同的型别和摄入的毒素量可引起不同的病症和严重程度，这说明它们的中毒机理不同。临床观察表明 A 型肉毒中毒比其他型可引起更严重的病症和更高的死亡率。

肉毒中毒患者一般迅速且进行性地出现对称性的神经肌肉麻痹。除非出现缺氧，通常神智清晰。突然的呼吸或心跳停止和呼吸道阻塞可导致死亡。

肉毒毒素通常首先影响受颅神经支配的眼肌，使肉毒中毒患者最早出现视力模糊和复视。当麻痹进一步发展并影响周围神经时，则有口干、吞咽困难、头和颈运动无力及呼吸困难等症状。A 型和 B 型肉毒中毒时，由于肌肉系统失控表现出眼睑和眼肌下垂、活动减退性作呕反应和上下肢无力。非典型症状包括不对称的或迟发性神经症状、感觉异常、眼球震颤、共济失调，但感觉异常不常见。肉毒中毒的症状有时可持续数月，恢复则需要新神经末梢轴索和终板的神经再生。无力和疲劳可持续 1～2 年，成人一般可以完全恢复，但婴儿中毒后中枢神经系统可能受损。

(1) 肉毒食物中毒：任何保存食品水活度在 0.94，pH4.5 以上均容易产生肉毒毒素。食品中含有的毒素始终为前体毒素。前体毒素在碱性食品中毒素分子可能发生分离，但分离的毒性成分很不稳定，很快失活。A 型 S、M 和 L-毒素在 pH 为 6 的缓冲液中，35℃时稳定。大分子量毒素在任何 pH 条件下都稳定。如果摄入相同毒力毒素，则 L-毒素比 M-毒素毒性大。

毒素摄入胃，在那里由胃酸和胃酶吸附。在体外试验中，对不同分子量 A、B 型毒素的降解曲线在 pH 值为 2 情况下进行比较，大分子毒素降解失去致死性，毒力较慢。因此吸附在毒性成分上的非毒性成分在胃液维持毒素分子的稳定性，起着很重要的作用。

(2) 肠吸收毒素的作用：所有消化道都吸附毒素，但最有效的吸附是在肠上部。当 B 型毒素的 L、M 和 S 毒素在体外与鼠肠液接触时，毒素的分子越大，则越稳定。B 型毒素的 L、M 和 S 毒素在体外与鼠肠液接触（pH7.0）时，毒素不离解，在相同 pH 的缓冲液中也不降解。

肠吸附毒素的确切机理还不清楚，或许是内吞作用。作为蛋白营养吸附，将毒素转化到靶细胞的机理也不知道。肉毒毒素抑制乙酰胆碱分泌，引起病人弛缓性麻痹。肉毒毒素的作用至少有三步：首先毒素很快地与膜结合，不受温度影响；其次，转移，毒素直接从结合位点到分离位点；最后，分离，取决于温度，需要钙离子，抑制乙酰胆碱分泌。肉毒中毒的实验室诊断取决于病人血清中和中毒食品的毒素测定和鉴定，测定粪例中毒素也是很有用的，尤其在血清或食品测定为阴性时。

(3) 婴儿肉毒中毒：婴儿肉毒中毒是在 1975 年发现的，但它不是一种新的疾病，仅在 3 周到 8 个月的婴儿中发生。美国已报道了 400 多病例。同时在澳大利亚、英国、捷克和加拿大也报道了少数病例。在任何病例都没有找到含有毒素的来源。因此提出，婴儿食入了肉毒梭菌芽孢，繁殖，在肠的某些部位产毒，或许在大肠。在用产 A 型毒素的梭菌芽孢饲喂 8～11d 乳鼠时，证明在结肠里有毒素，而未观察到小鼠发病症状。由 A、B 型毒素引起的病例较普遍，E、F 型发病病例少，病死率 2.7%，急性期较高，至少有 5%突然死亡病例，死于婴儿综合征，可能死于肉毒中毒。

(4) 伤口肉毒中毒：伤口肉毒中毒首先在 1943 年发现，1980 年美国报道了 21 例病例；澳大利亚报道了个别病例。如果伤口被产 A、B 型肉毒毒素的芽孢感染，则它们发芽，生长，在伤口处产毒。在伤口处产生的毒素是前体毒素还是毒素衍化物尚未报道。产毒时间为 4～18d，19 岁左右的青少年易患此种疾病。

2. 毒力

(1) 腹膜内毒力：肉毒毒素毒力可通过注射敏感动物滴定，将各稀释度的毒腹膜内注射于小白鼠是最常用的滴定毒素方法。肉毒毒素毒力最普通的常规表示方式为鼠 i.p. LD_{50}/mgN。不同免疫型或不同分子形式，则毒力不同。同一免疫型，分子量小者其特异性毒力高。A、B和D型的M毒素毒力水平相同；C和F型毒素的M毒素是上述毒力的20%；激活的E型毒素毒力则是10%。腹膜毒力完全取决于毒性成分，非毒性成分没有作用。

(2) 口服毒力：肉毒毒素是口服毒素，A型z结晶毒素对动物的口服剂量比腹膜内高50 000～250 000倍。肠道菌丛、肠道中消化的食物等都可影响口服致死剂量。毒素分子量大小也与口服毒力有关。毒素衍化物的口服 LD_{50} 比腹膜内大1 000万倍。M毒素口服 LD_{50} 比腹膜内高95 000～3 600 000倍，L毒素则大1 500～12 000倍。前体毒素的口服毒力比毒素衍化物、L毒素和M毒素高得多。

(3) C_2 型毒力：C_2 型毒素没有神经毒素活性，不能阻断神经肌肉传递。组成 C_2 型毒素的组分Ⅰ和Ⅱ彼此不共价结合，每种组分都是非毒性的。最高致死性毒力 2.4×10^4 鼠 i.p. LD_{50}/mgN 蛋白质。

七、临床特征及诊治要点

(一) 临床特征

1. 潜伏期

肉毒毒素中毒潜伏期的长短根据进入体内的毒素的多少而不同。国外报道最短2h，长至8d，大多数12～36h。国内报道最短2h，最长60d，2～10d的占80%。

2. 前驱症状

肉毒中毒的前驱症状如恶心、呕吐等，可以认为是由食物的分解产物刺激引起的，是非特异的。肉毒中毒症不同于其他感染性食物中毒和传染病的特点是体温不升高，且血、尿、肝功能多在正常范围内。

3. 典型症状

(1) 眼：主诉为视力模糊和复视，眼睑下垂是出现最早的体征。

(2) 口、舌、咽：表现为张口、伸舌、咀嚼困难；声音嘶哑，言语困难，咽喉阻塞感，咽反射减弱甚至消失，吞咽困难、呛咳等。多数病例口干、唾液分泌减少，但有少数病例出现用乙酰胆碱释放受阻不能解释的唾液增多现象。

(3) 呼吸肌麻痹：由于前述症状出现所采取的治疗措施或本是轻度的肉毒中毒症，出现呼吸肌麻痹的病例不多，但呼吸麻痹是危笃症状，是本病的致死原因。

(4) 骨骼肌无力：肉毒中毒症的全身乏力并非一般疾病常有的前驱症状，而是本病导致的肌肉麻痹，是出现最早、消失最晚的一个症状。

(二) 治疗

治疗可分为特异疗法和支持疗法两大类。特异疗法是全盘型特异的抗毒素。抗毒素使用的时机越早治疗效果越好。由于临床诊断常不能区分中毒的毒素型别，不能做型对应的抗毒素治疗，因此有的国家生产的治疗血清是多价的。治疗剂量、给药途径、次数、间隔时间和用药天数需根据病情的轻重决定。

应用抗毒素治疗，要注意做过敏试验和对用抗毒素后少数病人的血清病处理。支持疗法是特异治疗的辅助措施，在没有抗毒素、中毒剂量不大的情况下，正确运用支持疗法，治愈率也可达80%以上，一般支持疗法为绝对卧床、输液、给予大剂量的维生素B复合物。

八、肉毒毒素的临床应用

Scott（1980）首次将肉毒毒素注射入眼肌，成功纠正了眼位，开始了将其用于治疗人类疾病的探索。1989年，美国FDA批准A型肉毒毒素作为新药投产，以治疗12岁以上人的肌肉紊乱性斜视、偏侧面肌痉挛和眼睑痉挛。还可用于许多其他肌张力障碍和运动失调等疾病的实验性治疗。从此，学者与医生在基础与临床应用方面对肉毒毒素的治疗进行了广泛和深入的研究。1993年我国同类产品问世，在国内开辟了一个新的治疗领域。

（一）作用方式与药理机理

肉毒毒素一级结构的构型变化引起它在肌神经接点特异的结合，并抑制乙酰胆碱的释放。肉毒毒素在周围神经系统所有胆碱能突触处，阻滞胆碱能传导，但不影响轴索的传导。肉毒毒素选择性地作用于外周胆碱能神经末梢，抑制刺激性及自发性乙酰胆碱的量子性释放。可能的作用机理为：①高度选择地结合于神经终末；②通过受体介导的细胞吞噬作用进入靶细胞；③L链进入细胞浆导致突触前终末的功能障碍。七种类型的效力和细胞内靶物质不同。A、E两型可干扰$SNAP_{25}$功能；D、F型干扰VAMP的功能；B型作用于同样靶物质的不同位点；C型裂解HPC-1。

（二）临床用毒素的要求

A型肉毒结晶毒素是FDA批准的可用于注射的第一种微生物复合蛋白，必须有严格的质量规范。已经制备出许多批高质量的结晶毒素，它们具备的特性为：①当溶解于pH6.8的0.05M磷酸钠缓冲液时，在278nm处有最大的光吸收；②$A_{260}/A_{280} \leqslant 0.6$；③特异毒性或纯度为$3\times10^7\times(1\pm20\%)LD_{50}/mg$；④在1cm光路中，1mg/mL的毒素具有1.65的消光系数。

对能配成药物并适于肌肉注射的毒素制品要求是：①用适当的介质稀释以维持毒力的稳定；②需经过滤除菌；③做成冻干剂型。

（三）临床应用

临床研究证明，毒素注射能使肌群不随意运动为特征的各种失调、特别是那些灶性和节段性的肌张力障碍患者的症状得以缓解。肉毒毒素在治疗肌肉不随意运动上有很大优点，迄今认为毒素注射是治疗灶性肌张力障碍最有效的方法。注射进的毒素能直接或间接地使活动过强的肌肉得以缓解。毒素注射一般能使不正常的肌肉运动缓解数月，此后随不正常运动的再现，则需要重新注射。

头颈部肌肉多点注射可增加疗效并减少局部不良反应，而四肢肌肉则倾向于局限在肌腹中央注射。如治疗痉挛性构音障碍时，甲杓肌多点注射可使疗效提高；治疗斜颈时多点注射，患者吞咽困难的发生率比单点注射减少约5%。治疗剂量应该个体化，从小剂量开始，以经验为依据，根据受累肌肉的大小、多少和痉挛程度而定；应避免高于500U的单剂量注射。低浓度可减少毒素与神经肌肉接头的结合，并使毒素向非靶区域的扩散范围增加，而应用过高浓度，如果发生副作用则后果更为严重。

1. 斜视及其他眼肌运动障碍

治疗斜视是引入肉毒毒素治疗以替代手术治疗的第一个病症，方法通常是将毒素注射入眼直肌。肉毒毒素最初用于减弱上眼外肌作用，之后用于治疗斜视以代替传统的切口手术。经 5 年随访证明 85%的患者得到满意改善。副作用包括部分眼睑下垂及继发的垂直偏视，但通常是短暂的。

2. 局限性张力障碍

（1）眼睑痉挛：肉毒毒素治疗眼睑痉挛的有效率一般在 80%以上，约 50%重获正常的或接近正常的视觉功能。注射点选在眼睑和眉弓。Jankovic 等先后对 70 例及 42 例眼睑痉挛患者分别进行了短期及为期 8 年的长期疗效观察。前者有效率为 94%，起效时间平均为 4d，最佳疗效反应持续 12 周，症状改善期约为 88 周。长期反复使用后，疗效无明显下降，重复注射效果与初次相同。15%～50%的患者可出现上睑下垂、视物模糊复视、局部痛胀感、睑外翻和眼部刺激症状等副作用，但常轻微、短暂，均可恢复。

（2）痉挛性斜颈：A 型肉毒毒素治疗的有效率为 53%～90%，其伴随症状如震颤、肌痛等也得以缓解。起效时间平均为一周，症状改善的最佳期在 3 个半月，大约持续 6 周。副作用为注射部位及周围疼痛、颈肌无力、吞咽困难、恶心等，以吞咽困难最常见，多数副作用在停药两周内自愈。

（3）痉挛性发音困难：A 型肉毒毒素局部注射是目前治疗痉挛性发音困难的最有效的方法。注射点选择声带，声音症状改善率为 80%～100%，副作用包括短暂的发音弱、声嘶及抽气。

（4）Meige 综合征：治疗有效率为 70%左右。注射部位常选择眼轮匝肌、咬肌、颞肌、翼内外肌和二腹肌等。每块肌肉分 3～5 点注射。疗效持续约 3 个月，个别患者可长达 1 年。副作用包括吞咽不适、发音障碍、咀嚼无力、复视等。

（5）局限性肢体肌张力障碍：以职业性痉挛最多见。约 80%的患者至少中度改善，对伴随疼痛的缓解率更高。但约 50%的注射导致局部短暂无力，其他并发症有局部淤斑、注射后疼痛等。

（6）偏侧面肌痉挛：局部注射痉挛的面肌，几乎所有患者痉挛都得到缓解。注射部位选择眼轮匝肌、颧大小肌、颊肌和颏肌等。间隔 3～6 个月需重复注射。唯一的副作用是有可能出现暂时性面瘫。

（7）口下颌肌张力障碍：注射部位选择咬肌、颞肌及翼内肌，70%下颌紧闭患者的咀嚼和语言功能得以改善，10%患者无效。副作用主要是短暂的下颌关闭力弱。多数口下颌肌张力障碍患者肉毒毒素注射优于其他药物治疗。

3. 外展神经麻痹

对急性患者，A 型肉毒毒素眼外肌注射能有效防止内收肌痉挛，促进外直肌功能恢复，常可迅速、完全地重建正常视功能，可取代手术治疗。对慢性患者，A 型肉毒毒素注射联合应用肌肉移植术可能是最有效的治疗，常可避免外直肌缩短术。很少有并发症，仅在大剂量注射后发生眼睑下垂和垂直性复视。

4. 震颤

Jankovic 等对 51 例震颤患者进行了研究，用 A 型肉毒毒素注射震颤肌肉的 4～6 个不同解剖学位点。治疗后所有患者功能中等程度或显著改善，67%的患者震颤幅度下降。

起效时间平均为 7d，最佳有效反应持续约 10.5 周。Ludllow 等用 A 型肉毒毒素治疗声音震颤也有明显效果。

还有一些与不自主肌肉运动有关的其他疾病也可用肉毒毒素治疗，这包括手震颤、喉肌力障碍、因脊髓损伤引起的神经原性膀胱、直肠括约肌痉挛、中风后的肢体肌肉痉挛、多发性硬化症引起的腿痉挛和脑瘫儿童的痉挛状态。肉毒毒素对运动机能亢进和肌肉紧张性失调有作用，对抽搐、磨牙症和肌肉痉挛引起的疼痛也有作用。

（四）肉毒毒素的副作用

接受低剂量如≤20U 的肉毒毒素的病人几乎没有临床副作用，而注射较大剂量的肉毒毒素（140～165U）能引起毒素扩散，使远处的肌肉变弱，并导致非特异的亚临床作用。主要副作用是注射部位邻近的肌肉变弱和眼睑下垂，较常见的是下咽困难或不能吞咽，有的还有经常性的上呼吸道阻塞。每次≤100U 的多点注射可避免下咽困难，注射毒素后适当时间注射抗毒素能防止毒素的弥散，最好选用人源抗体。

（尚继栋）

参考文献

[1] 雷祚荣. 细菌毒素分子生物学. 北京：中国科学技术出版社，1993.
[2] 陈宁庆. 生物武器防护医学. 北京：人民军医出版社，1991.
[3] 罗海波，杨景云，鲍行豪. 细菌毒素. 北京：北京医科大学、北京协和医科大学联合出版社，1993.
[4] 万新华，汤晓芙. 中华神经科杂志，1996，29：119.
[5] Schantz E J, Johnson E A. Microbiol Rev, 1992, 56:80.
[6] Scott A B. Ophthalmology, 1980, 87:1044.
[7] Jankovic J, Hallett M, eds. Therapy with botulinum toxin. New York: Marcel Dekker, 1994.
[8] Sampaio C, Castro-Caldas A. Neurology, 1992, 42:2233.
[9] Grazko M A, *et al*. Neurology, 1995, 45:712.
[10] Pahwa R, *et al*. Neurology, 1995, 45:822.
[11] Oguma K, *et al*. Microbiol Rev, 1995, 39:161.
[12] Willems A, *et al*. Res Microbiol, 1993, 144:547.
[13] Fujinaga Y, *et al*. Biochem Biophys Res Commun, 1994, 205:1291.
[14] Nishiki T, *et al*. J Biol Chem, 1994, 269:10498.
[15] Blasi J, *et al*. Nature, 1993, 365:160.
[16] Hauser D, *et al*. Mol Gen Genet, 1994, 243:631.
[17] East A K, *et al*. Curr Microbiol, 1994, 29:69.
[18] Sakaguchi G, *et al*. Int J Food Microbiol, 1990, 11:231.
[19] Minton N P. Curr Top Microbiol Immunol, 1995, 195:161.
[20] Tsuzuki K, *et al*. Biochem Biophys Res Commun, 1992, 183:1273.
[21] Fujii N, *et al*. J Gen Microbiol, 1993, 139:79.

第六章 鼠疫及耶尔森氏菌毒素

鼠疫（Plague）是由鼠疫杆菌（*Yersinia pestis*）引起的严重的动物疫源性传染病。在无特效药以前，肺鼠疫患者几乎全部死亡，经治疗的腺鼠疫的死亡率亦高达40%～80%。啮齿动物是鼠疫杆菌的自然宿主，鼠疫的爆发主要是由于与患此病的啮齿动物接触，通过蚤的叮咬而染病的。在人类历史上有3次毁灭性的鼠疫大流行。第一次在6世纪，50年间估计死亡近1亿人。第二次发生在14世纪，欧洲死亡2 500万人，亚洲死亡4 000万人，当时被称为黑死病。第三次大流行发生于19世纪末到20世纪初，波及32个国家，仅印度1896～1917年间就有1 140万人患鼠疫，死亡984万人。

第三次鼠疫大流行时，法国学者耶尔森和日本学者北里几乎同时从死于鼠疫的尸体和动物中分离出鼠疫杆菌。由于细菌在形态学上与巴氏杆菌属的败血症菌和多杀巴氏菌等的相似性和宿主的同源性，将其归为巴氏杆菌属，命名为 *Pasteurella pestis*。由于此菌在生理学、分子遗传学特性上与巴氏菌属有明显区别，1970年国际微生物命名委员会决定以最初分离出鼠疫杆菌的耶尔森为属名。

鼠疫杆菌能产生外毒素和内毒素。其外毒素与一般外毒素不同，它不能在细菌培养过程中分泌于介质中，主要靠提取获得。外毒素是由17种氨基酸构成的一种蛋白质，分子量240 000的毒素A或分子量120 000的毒素B。此毒素对大白鼠的毒性也很强，但对豚鼠、家兔的毒性却很弱。鼠疫菌内毒素是多个类脂多糖和多肽的复合物。小鼠 LD_{50} 为0.5～1.0mg，豚鼠 LD_{50} 为10～20mg，家兔 LD_{50} 为5～10mg。

至今，已发现鼠疫杆菌至少有16种以上的抗原物质。研究者把它们分为菌体抗原和荚膜抗原两大类。荚膜抗原是特异性抗原，它是一种多糖蛋白复合体，分子量为100万～200万，可用2.5%盐水浸出，用25%～30%饱和硫酸铵可纯化该抗原，称为F1。它可溶于水，毒性弱而抗原性强，毒力菌株的F1抗原含量普遍比弱毒株高，因此它属于鼠疫杆菌的毒力抗原。其毒力抗原还有一种VW抗原，也称毒力决定因子，它也是鼠疫杆菌菌体表面抗原的一种。VW抗原可用35%～40%饱和硫酸铵盐析精制，溶于水，分子量为19 000～140 000。F1抗原具有抗细胞吞噬能力，VW抗原除有抗吞噬力外还能促进鼠疫杆菌在单核细胞内繁殖。

鼠疫杆菌的毒力机理尚不清楚，多数研究者把F1（荚膜抗原）、VW（毒力因子）抗原、Pgm（色素形成能力）、Pur（嘌呤合成能力）、Pst（鼠疫杆菌素1）的生成、凝固酶和纤维蛋白溶胶能力等一些遗传表型的指标结合起来，以之推断毒力。

一、鼠疫毒素

鼠疫杆菌能产生鼠疫毒素。对小白鼠及大白鼠有极强的毒性，对豚鼠则反应甚微，故称鼠毒素（murine toxin）。最初在Walter Reed实验室（1958）分得一种纯的毒性蛋白，称为B毒素。其后在Albett Einstein实验室分离出第二种毒性蛋白，称为A毒素，其分子量为240 000，恰为B毒素的2倍。由于两者有相似的氨基酸组成，对小白鼠呈现相似的特异毒性，相似的紫外光谱范围，且均可为尿素和盐酸胍所变性等，因而认为毒素A是毒素B的二聚体。但也有不同见解，其依据为毒素A和B含有不同量的色氨酸，两者在凝胶扩散试验中产生不同的沉淀线；毒素B在紫外光谱上显示较高的特异性吸收以及只有毒素A与狄吉妥宁或去氧胆酸钠形成不稳定的复合物等差别。

鼠疫毒素A和B用十二烷基磺酸钠解离后，发现其亚单位组成的分子量相同，均为12 000～24 000，这些亚单位制剂保留有原液毒性的一半左右。毒素的每个亚单位联结在多肽链上。两种毒素蛋白性质上的差异，可能在特殊的亚单位中氨基酸含量不同，以及每个多肽链上构造的变动所致。

鼠疫毒素存在于鼠疫杆菌菌体和荚膜中，可通过细菌自溶、胆盐溶解或超声波处理而释放。毒素化学成分为蛋白质，不耐热，具有外毒素性质。主要作用于全身周围血管及淋巴管的内皮细胞，引起炎症、出血，导致血液浓缩和血压下降、致死性休克和对脏器的各种损害。

1. A、B毒素的物理化学性质

从葡聚糖G-200求得毒素A分子量为240 000，毒素B分子量为120 000，平均沉淀系数S20，W毒素A为10.8S，毒素B为7.8S。毒素A和B的氨基酸组成极为相似。紫外光谱分析中，两者均在250～330nm区域，为典型的蛋白谱带。在220～230nm波长处，每毫克毒素蛋白B较A具有更大的吸收值，部分是由于两种毒素分子大小差异和侧链不同之故。Montie（1966）测定两种毒素蛋白中色氨酸含量，发现在毒素B中的含量较毒素A低33%左右。

Montie等（1964）最早通过免疫扩散法从粗制毒素的家兔抗血清中测得毒素A和B两条沉淀线。毒素A移动较B为慢，A带呈半月形凹陷，提示A抗原分子量比其相应抗体为大；B带部位在较内侧，呈直线状稍凸出，表明B抗原分子量较相应抗体为小，并为超速离心和交联葡聚糖技术所证实。

低浓度的典型宽谱蛋白变性剂可使二种鼠疫毒素蛋白发生变性。如1～3M尿素可抑制毒素活力75%。使用溴化2-羟基、5-硝基苯可抑制毒素的显现。毒素A和B，在一定浓度的N-乙基顺丁烯二酰亚胺（NEM）或苯甲酸氯汞（CMB）作用下会失去毒性，但在亚抑制浓度时用免疫学测定方法已可见毒素B结构改变，表现为沉淀线消失；而毒素A的沉淀线除用高浓度试剂处理外，否则仍不受影响。

Mandelkern等（1961）证明溴化锂能改变核糖核酸酶的旋光性，即使加入0.5%溴化锂即可迅速增加毒素A和B同CMB反应。用滴定技术测得前者为6倍，后者为8倍。且以毒素B对CMB为敏感。两种毒素通过溴化锂进一步暴露了某些受遮盖的巯基，使之能与CMB反应。

Hellerman等（1965）发现银离子具有抑制氨基酸中巯基氧化酶的作用。当鼠疫毒素加0.6～1.0μM硝酸银时，发生部分蛋白沉淀，伴有毒性下降。通过圆盘电泳和免疫沉淀技术，证明当毒素B经银盐处理后结构改变而出现可分离的带。而测试两者的上清和沉淀，发现沉淀物再溶解后完全失去活性，鉴于此，Montie等（1966）应用谷胱甘肽来解除此种抑制作用。将经6μM银离子处理30min的沉淀溶解后加0.125M谷胱甘肽作用1h后注入小白鼠，结果部分毒素得以恢复活性，从而提示了某些巯基基团与保持毒素的活性有关。

2. 毒素的亚单位组成

用枸橼酸和醋酸（pH2.5）可以分解毒素A和B，但能出现某些变性和再聚合。加入

EDTA等螯合剂可加强毒素的分解，用十二烷基磺酸钠分解毒素得到生物学活性稳定的亚单位。毒素蛋白用1%十二烷基磺酸钠液在37℃下处理3h后，用0.01M磷酸盐缓冲液透析16h。测得亚单位分子量为12 000～24 000，前者每个多肽链上结合胱氨酸基团后，其分子量即变为24 000左右。毒素A或B在十二烷基磺酸钠溶液处理后显示同样的峰，沉淀系数为1.4S。核糖核酸酶在该溶液中出现沉降系数为1.6S的峰。毒素B用0.1%十二烷基磺酸钠溶液在37℃下处理30min，用超速离心出现沉降系数为2.5S和7.8S两个不同的峰，表明在此作用下毒素B可能为一个二聚体。从电泳、超速离心数据结合氨基酸组成和毒素聚合物的分子量，指出毒素B包含有5或10个亚单位。毒素A含有的亚单位数为毒素B的2倍，所有亚单位的大小均相同。

以1%十二烷基磺酸钠处理的毒素A或B透析样品0.5mL，经腹腔注射于20g小白鼠测定毒性，结果表明其亚单位的LD_{50}为5μg，而原毒素A或B的LD_{50}为3μg。经十二烷基磺酸钠处理后毒素活性尚保留60%左右。若以不含毒素的十二烷基磺酸钠溶液单独注射于小白鼠测毒，至少要注入0.5%～1.0%浓度0.5mL后才显现出毒性。

3. 鼠疫毒素的存在形式和释放机理

Goodner等（1955）证实鼠疫毒素存在于菌体内，可通过菌体溶解或自溶而释放。活菌经青霉素或甘油作用可转变成球形体。而且至少有10%的毒素的活性存在于细胞膜上，其余则在胞浆内，在核糖体部分含有少量不重要的毒素。当胞膜溶液经超声波处理后，毒性比处理前显著增强。加入镁离子可保护细胞膜不受超声波振动而破裂，此时毒性蛋白释放减少，其LD_{50}较不加镁离子毒性下降3倍左右。从而表明毒素以结合状态存在，只有成为游离状态时才能充分地显现出来。当细胞膜用胰酶处理后，释放的多数蛋白均无毒性，但由于胰酶不水解天然毒素，故表明毒素结合于某些胰酶作用难以达到的位点。

4. 鼠疫毒素的作用机理和方式

（1）毒素对细胞和组织酮、代谢的影响：将提纯的毒素与小白鼠肝匀浆作用，发现毒素能抑制75%α-酮戊二酸和丙酮酸的氧化反应，并部分抑制琥珀酸和枸橼酸的氧化反应。加热或加甲醛灭活的毒素也有相似作用。而加入过量的辅酶I可以消除毒素对α-酮戊二酸等抑制作用。由于丙酮酸氧化为琥珀酸和CO_2，须有辅酶I的脱氢酶参加，毒素可能降解辅酶I，从而干扰α-酮酸的氧化。Vasileva（1967）将毒素给小白鼠皮下注射后，肝匀浆中丙酮酸氧化作用受到抑制，但如每日喂4μg硫胺素，连续15～20d后，其肝匀浆中丙酮酸氧化水平较正常组为高，解除了毒素的抑制作用。

（2）毒素对哺乳动物线粒体的作用：鼠疫毒素可致死鼠类，而不能使家兔、猩猩、狗和猴致死。最初研究中就指出，毒素抑制某些种类动物的线粒体呼吸与其在体内对毒素的易感性有关。虽然毒素可抑制鼠类心肌细胞线粒体的α-酮戊二酸、β-羟丁酸、苹果酸和谷氨酸的氧化，但对家兔心肌细胞线粒体呼吸抑制作用极弱。其后Rust（1963）证明毒素对猩猩、狗和猴心肌线粒体呼吸无抑制作用，而这些动物对毒素均有抵抗力。鼠类心肌细胞线粒体内源呼吸并不因加入毒素而减低。此外，小牛血清蛋白、大肠杆菌O抗原、伤寒杆菌VI抗原，对来自毒素敏感动物心肌细胞线粒体的外源呼吸均无抑制作用。Kadis等指出，毒素对线粒体的呼吸影响不仅因动物种类而异，且与动物中不同器官有关，如毒素对鼠脑细胞的线粒体呼吸并无影响，而对鼠肝细胞线粒体的呼吸就呈现抑制作用。

Packer等（1959）发现鼠心肌细胞线粒体在有α-酮戊二酸作为基质和加入ADP作为

磷酸盐受体时，加入毒素会引起线粒体呼吸的较大改变。由此可见毒素参与了氧化磷酸化反应。Neubert 等（1960）证明毒素不仅在体外抑制 α-酮戊二酸的氧化，而且对氧化磷酸化呈现离解作用，表现为可以降低磷与氧的比例（P/O）。

鼠疫毒素能引起鼠心肌细胞线粒体膨胀和鼠脑细胞线粒体轻度膨胀，因而毒素仅和某些原先能对其发生外源呼吸抑制作用的线粒体发生膨胀效应，而且只有在体内能显示毒性的毒素在体外对线粒体发生膨胀反应。一旦加热或与抗毒素混合则毒素的这种作用消失。在毒素中加入正常家兔血清却能促进膨胀。

线粒体通过呼吸过程，可自动地蓄积 K^+、Ca^{2+}、Mg^{2+}、Mn^{2+} 等离子。若损害线粒体的完整即可影响其对上述离子的蓄积。在鼠心肌细胞线粒体中，当谷氨酸、α-酮戊二酸、β-羟丁酸、苹果酸等作为呼吸基质时，鼠疫毒素能显著抑制线粒体中钙和无机磷酸的蓄积量。当毒素加甲醛灭活后，其抑制离子蓄积的作用即消失。当存在四甲基苯二胺时，毒素对鼠心肌细胞线粒体虽不呈现抑制作用，但影响电子传递中对钙和无机磷酸的接纳。加入浓度为 10^{-4}M EDTA 时可防止毒素对鼠心线粒体的抑制，这与其对线粒体外膜具有稳定作用有关。

（3）毒素的病理学研究：Schar 等将 2 个 LD_{50} 的鼠疫毒素注入小白鼠尾静脉，小鼠可在 2～4h 内死亡。当注入 11 个 LD_{50} 量的毒素时，在 10～30h 内死亡。较大的改变为血管膨胀，尤以体表部、腹部和肠系膜静脉最为明显，内部器官中的动脉出现明显的被动性充血，肺血管的内皮细胞发生肿胀。注入毒素后 16～24h 死亡的动物腹部皮下血管膨胀，出现渗出液。注入 1 个 LD_{50} 毒素的一半，动物肝部出现黄色小点，在小肠和肠系膜处可见出血淤斑，有半数左右鼠类肠腔内出现血腥物。显微镜检查发现注入毒素后 10h，动物肝细胞出现核破裂。在注入毒素后 16～24h 剖检动物，肝部有许多坏死灶，脾出现过度增生和充血，肾尿管上皮常呈现混浊肿胀或脂肪性变，心、脑无显著改变。除肾上腺出现被动性充血外，未见有其他组织学变化。Neubert 等对注入 1/2 个 LD_{50} 量毒素 18h 后，将鼠处死，电镜观察，发现肝脂肪浸润和线粒体肿胀。

在注射毒素后局部毛细管渗透性增加出现水肿。如在皮下注入毒素 2～3h 后注入伊文斯蓝，可看到注射局部显现明显的蓝色区域。组织学检查，水肿的皮下组织只有少量的细胞浸润，在 16h 内水肿向四周扩散，并有嗜中性粒细胞进入其间。常见皮下组织细胞核受损和肌纤维变性。当皮肤出现坏死时，四周可见有出血现象。

用毒素滴鼻可引起动物肺部组织间质水肿，伴有白细胞浸润，小动脉内皮细胞肿胀而突入管腔，使用高浓度毒素时出现组织坏死出血。

（4）毒素的生理学研究：Rust 等（1963）报道鼠类在注入 0.25～10 个 LD_{50} 量毒素时，在 24h 内心电图出现 S-T 段抬高，在 24h 后和恢复时就不再有明显的心电图改变。

当鼠类经尾静脉注射 5 个 LD_{50} 量毒素后，血压在 4h 内下降到休克水平，伴有 25%～35%的红细胞相对浓度增加。如休克在数小时内不出现，血液浓缩就不显著。将粗制毒素经腹腔注入鼠内，引起循环血容量下降，主要由于血浆流入间质腔隙所致。

毒素对实验动物动脉和静脉压的影响，在不同研究者之间结果差异很大，Schar 等（1955）发现动物注入鼠疫毒素后，血压先上升，继而维持一定水平 1～2h，随即在 30min 内血压下降到休克水平，受试鼠因而发生死亡。其中央静脉压直至濒死时仍然很低，Hildebrand 等（1966）用精制鼠疫毒素进行实验，以期排除可能存在的内毒素的干扰，但最后仍获得与粗制毒素相似的结果。Krumpenlna（1964）则报道注入毒素后造成鼠循环血氧含量严重不足，由于血液动力学的改变而致休克。

鼠类注射 1 个 LD_{50}量的毒素，经 10～16h 不死者，可在 48h 内出现黄疸。另一改变为注入 10 个 LD_{50}量毒素 2h 后，取出鼠肝，无论在肝匀浆或浸出液作葡萄糖含量测定，均较对照组动物为低。由于无动物淀粉转化成葡萄糖和因休克而血糖下降，提示鼠疫毒素可抑制酶反应过程。将毒素注入小白鼠腹腔引起其肝内酸性磷酸酶、碱性磷酸酶、ATP 酶、ATP 等的含量下降。

在体外将大量毒素与鼠肺中的组织酶制剂混合，然后透析，结果组织胺酶活力显著下降。在未注射毒素，但切除肾上腺的鼠血中，无组织胺结合作用。

二、鼠疫杆菌内毒素

1. 理化性质与化学组成

LPS 纯品经冷冻干燥后水溶性小，仅 24.3%，其水溶液有轻微乳光。0.9%的水溶液相对黏度为 3.6。纯化制品为 LPS 聚合体，经十二烷基磺酸钠处理后可使之降解。柱层析和分析型超速离心结果表明，聚合体分子量为 1.6×10^8。电镜观察，分子呈长线性，直径 8～9μm。

鼠疫杆菌 LPS 中多糖含量为 62%。多糖种类较多，如 D-葡萄糖（9.0%）、L-甘油-D-甘露庚糖（24.0%）、D-甘油-D-甘露庚糖（7.9%）、氨基葡糖（7.5%）和 2-酮-3-脱氧-甘露糖-辛酮糖酸（3.5%）。除 D-甘油-D-甘露庚糖外，其余糖为其他革兰氏阴性菌内毒素的核心多糖成分。

鼠疫杆菌保持合成 O-特异多糖链的能力，但不与核心多糖结合。因此，鼠疫杆菌完整的 LPS 缺乏 O-特异多糖链，与革兰氏阴性菌的 R 型 LPS 相似。对其化学组成的分析，未发现核心多糖以外的多糖成分，从而验证了这一观点。

类脂 A 占 LPS 总量的 29.2%，由氨基葡糖、6-磷酸氨基葡糖、极微量的乙醇胺和唯一的长链脂肪酸——β-羟基肉豆蔻酸等所组成。经酸水解和红外光谱测定，β-羟基肉豆蔻酸主要通过酰胺键与氨基葡糖连结。与一般革兰氏阴性菌的类脂 A 相比，鼠疫杆菌类脂 A 中脂肪酸种类少，与氨基葡糖连结酯键形式少，乙醇相对较少，表明其结构较为简单。

鼠疫杆菌 LPS 中还含有微量蛋白（2.3%）。在其氨基酸组成中，天门冬氨酸和谷氨酸含量较多，表明蛋白质主要通过这两种氨基酸的自由羧基和类脂 A 中氨基己糖的氨基形成酰胺键相连。

2. 致病作用

鼠疫杆菌 LPS 与荚膜抗原、鼠疫毒素一样，均为鼠疫杆菌的主要致病物质。Butler 等（1974）认为，在鼠疫死亡原因中 LPS 是最重要的因素。但与其他革兰氏阴性菌 LPS 相比，小鼠的 LD_{50}为 0.75mg，豚鼠为 19.5mg，5kg 重的猴为 300mg。若以单位重量计，对豚鼠的毒性最强，小鼠次之。鼠疫杆菌 LPS 的致病作用表现多样，与其他革兰氏阴性菌 LPS 相似，如热原性、改变糖代谢、导致微循环失调等，引起多种组织和器官的病变。

(1) 热原性：鼠疫杆菌 LPS 能引起豚鼠、猴的体温上升。Butler 等（1974）指出，鼠疫患者的高热主要系 LPS 所致，为内毒素血症的症状之一。实验证实，鼠疫毒素并不能引起豚鼠和猴的体温升高。鼠疫杆菌 LPS 引起的猴体温变化，先是升高，若实验猴濒死，则体温下降至正常水平以下。Butler 等（1976）认为，与其他革兰氏阴性菌比较，鼠疫杆菌 LPS 的致热性更强。

(2) 糖代谢的改变：LPS 可增强实验动物的糖酵解作用。小鼠注射 LPS6h 后即出现低血糖症状，肝糖原含量亦低于正常水平，表现出胰岛素样作用，并可维持 12h。亦可使豚鼠肝糖原和血糖水平降低，但不如小鼠明显，仅稍低于正常水平；而猴注射 LPS 后，血糖、肝糖原维持于正常值的低限，未见明显降低，甚至在病变早期可见高血糖症，据此认为内毒素亦可刺激肾上腺素分泌，促使肝糖原与肌糖原分解，使血糖升高。

(3) 血尿氮升高：LPS 可使小鼠的血尿氮迅速而稳定地升高，最高可达正常值的 3 倍，并维持较长时间。在豚鼠中，血尿氮升高出现较慢，注射 LPS 6h 后，最高为正常值的 2 倍，维持时间较短。猴的血尿氮升高出现在 12h 以后，维持时间短。同糖代谢改变一样，实验动物越大，血尿氮受 LPS 影响越小。

(4) 微循环障碍：鼠疫杆菌 LPS 能激活生物体内多种生物活性系统，释放出许多血管活性物质，导致血管舒缩失调，引起微循环障碍，如使毛细血管扩张充血，管腔内血栓形成，管壁变脆萎缩。

LPS 亦可引起人的微循环障碍，临床表现为弥漫性血管内凝血和内毒素休克，自 1904 年 Heuzog 等报道鼠疫患者的肾小球毛细血管内有纤维蛋白和血栓形成以后，陆续有文献报道此种病变。Findgold 叙述了鼠疫患者微循环障碍的表现，除肾小球毛细血管内有纤维蛋白和血栓形成外，在肾的皮质和髓质、肾上腺皮质窦、皮肤、胃黏膜、胰腺等处的毛细血管、肺动脉、脾窦内均可见血栓和/或纤维蛋白。鼠疫患者的血管内凝血系由 LPS 引发。

鼠疫杆菌 LPS 还可引起动物的皮肤炎症反应，将 LPS 注入小鼠淋巴结 24h 后出现淋巴细胞增生，组织上皮坏死和白细胞浸润；LPS 注入动物 12～24h 后，体内酸性磷酸酶和碱性磷酸酶下降，死亡时体内磷酸酶几乎无法检出。LPS 亦可使动物血液中性粒细胞先减少，后增多。人鼠疫患者的共同症状之一是白细胞计数升高，中性粒细胞形态左移，外周血中出现大量幼稚中性粒细胞。对小鼠和豚鼠的动物实验表明，鼠疫杆菌 LPS 的致病作用是肯定的。只是引起这些病变所需的内毒素剂量远大于自然感染时的内毒素剂量，故自然感染时，LPS 系与其他鼠疫杆菌的毒素共同作用而导致血管损伤等病变。

三、毒力遗传学研究进展

毒力与鼠疫菌的某些遗传物质和细胞的新陈代谢特点密切相关。致病性的鼠疫菌都具有毒力因子、毒力质粒、外膜蛋白和一些与毒力有关的表型特征。

鼠疫菌的毒力表达与该菌具有 45×10^6D 的质粒密切相关。遗传学分析表明，该质粒上的约 17～20kb 区决定细菌表达 V 抗原和 37℃生长时对 Ca^{2+} 依赖。这个区被称为“钙区”约占质粒的 1/3。LcrF 是转录 Yop 基因所必需的，是 Yop 基因转录的正向调节子。鼠疫菌 KIM 的 PCDI 质粒中有 LcrGVH 操纵子，编码与毒力相关的 V 抗原、调节蛋白质 LcrH 和一处未确定功能的 LcrG。LcrV 变异的鼠疫菌对小白鼠是无毒的，因为这种变异减少了 Yop 的表达，并且不能正常表达 V 抗原。细胞内的 V 抗原对细菌生长有影响，并可调节 Yop 表达。LcrH 可降低 ATP 和 Ca^{2+} 的调节作用，对 Yop 的表达起被动效应基因作用，而 V 抗原则抵消 LcrH 的被动调节作用。

研究表明，鼠疫菌中 6×10^6D 质粒中的 5.1kb 片段决定鼠疫菌表达一种被称为鼠疫菌素（pesticin）的细菌素，而 1.4kbDNA 片段决定表达纤维溶酶原活性，对纤维溶酶原活性基因（pla）核苷酸序列分析揭示，pla基因中有一个936bp的可读框，它编码含有20个氨基酸的信号序列的312个氨基酸的蛋白质（分子量34.6kD）。pla基因表达的蛋白质的任何一种形式可能在鼠疫传播媒介蚤类食管栓塞中起主要作用，有利于鼠疫菌感染动物和鼠疫在人群中传播。pla基因具有降解鼠疫菌外膜蛋白质的作用。色素沉着鼠疫菌染色体DNA中的约10kb位点(hms)决定鼠疫菌表达色素沉着(pgm)特性。

鼠疫菌F1抗原定位于细胞外基质和细胞质。F1抗原的合成受65×10^6D质粒所控制。利用基因工程技术获得的重组F1抗原分子量为17kD。把caf1基因转导至大肠杆菌可使其表达F1抗原，序列分析表明，caf1基因编码一种分子量约为17.6kD的由170个氨基酸组成的多肽。推测F1中许多部分有β-片层结构，这个区定位于氨基酸100和150之间，提示它们中间含有抗原决定簇，并对T细胞有刺激作用。

鼠疫耶尔森氏菌具有至少三种质粒，其中之一是与假结核耶尔森氏菌和小肠结肠炎耶尔森氏菌的致病菌所共有的，其他两种质粒被称为pMT1和pPCP1，是鼠疫耶尔森氏菌独有的，唯能促进鼠疫菌质粒穿透深层组织的能力，并引进急性感染。实际上，鼠疫耶尔森氏菌与假结核耶尔森氏菌基因组有很大同源性，而后者引起的感染通常是缓和的和自身限制的。Hu等(1998)测定了鼠疫菌KIM5的三种毒性质粒的核苷酸序列和基因结构。

1. 质粒pPCP1

质粒pPCP1总长9610bp，GC含量45.3%，编码鼠疫菌素、一种鼠疫菌素免疫蛋白和纤维溶酶原激活物。在该质粒中发现单拷贝的插入元件IS100。在IS100内发现两个转录酶基因，其转录方向与鼠疫菌素免疫蛋白和纤溶蛋白激活物相同，而鼠疫菌素基因以相反的方向转录。在该质粒中未发现大于50个氨基酸的新的可读框。3 119～3 899bp区域与复制起点和大肠杆菌ColE1质粒的免疫区有很高的同源性，因而这是pPCP1的复制起点。如果该质粒丢失，在感染小鼠模型中皮下注射菌种时，菌种的半数致死量提高10^5倍。质粒pPCP1编码的毒力决定簇——纤维溶酶原激活物——参与鼠疫耶尔森氏菌向深层组织的侵入，并在蚤载体中起作用。这证明，鼠疫耶尔森氏菌具有质粒编码的毒力因子对于菌体引起的急性感染是必要的，单一蛋白质能影响菌体在多个阶段的生活周期。

2. 质粒pCD1

该质粒介导低钙反应，总长70 504bp，GC含量44.8%。整个质粒中散布着许多完整的或部分的插入序列，包括IS100和IS285。在该质粒中发现了与其他耶尔森氏菌质粒中蛋白质的同系物，包括Yop蛋白、Yop易位蛋白、Yop伴侣蛋白、V抗原和其他毒力必需的蛋白质。具有两个包含未成熟终止密码子的基因（假基因），一个对应于编码粘附素YadA的基因，另一个对应于编码脂蛋白YlpA的基因，YadA是肠致病性耶尔森氏菌的毒性决定簇。这两个假基因的特征都是其产物在N末端的移码突变，YadA中具有在氨基酸80处核苷酸的单一缺失，YlpA中有在氨基酸32处单个核苷酸的插入。两种移码都发生于编码赖氨酸残基的序列中脱氧腺苷上。adA编码的粘附素蛋白参与对上皮细胞的附着，此基因的失活对鼠疫耶尔森氏菌致病机理不表现本质的功能丧失。YlpA基因在耶尔森氏菌种中是保守的，在蛋白质水平上与质粒pED208、R100和F编码的TraT蛋白明显同源，TraT蛋白在沙门氏菌中参与血清抗性，但在鼠疫耶尔森氏菌中血清抗性不依赖于pCD1、YadA基因是非功能性的。在此质粒中也发现了具有多种功能的其他同系物，包括编码DNA解螺旋酶、DNA解离酶和DNA复制蛋白A和B（sopA和sopB）的基因。

3. 质粒 pMT1

1983 年以前，将鼠疫菌中存在的最大染色体外元件叫隐藏质粒，现在称为 pMT1，完全装配的 pMT1 的环状 DNA 序列长度为 100 990bp，GC 含量 50.2%。包含两个拷贝的相反方向的 IS100。将一个 IS100 插入的起点定义为位点 1，则第二个 IS100 拷贝位于位点 74 592～76 545bp 之间。另外发现了一个单拷贝的类似 IS200 的元件，也被称为 IS1541，其方向与第二个 IS100 相同。在位点 79 222～80 430 和位点 80 899～81 922 中有两个转座酶，表明在此位置存在一个插入元件和一个转座子。沿质粒的整个长度有 115 个潜在的可读框（ORF），它们可能在鼠疫菌中编码多肽。其中的五种 ORF 是以前鉴定的、对于经典毒力因子的产生必需的基因，包括 F1 荚膜抗原、F1 荚膜锚定蛋白、其伴侣蛋白（Caf1M）、调节蛋白（Caf1R）和鼠毒素（MT）。这些基因聚集于位点 67 669 和 85 595之间的区域中，该区的 GC 含量为 45.8%，而质粒中剩余的区 GC 含量为 51.1%。另外鉴定了 7 种新的潜在毒力因子，它们可能与哺乳动物宿主或蚤载体相互作用。还发现了 26 个同系物（不包括转座子中的转座酶和插入元件），但它们的功能还不清楚。

pMT1 似乎对于鼠疫感染的急性期无作用，因为事实表明缺乏 100kb 质粒的菌株发病率降低。发现质粒 pMT1 的大小为 90～288kb。此外，pMT1 以高频率在多个位点整合入鼠疫耶尔森氏菌的染色体中，推测 pMT1 向染色体中的整合可能是因为两个分子间的 IS100 同源性。F1 荚膜在 37℃不含细胞外钙的情况下有最大合成，而鼠疫毒素在 26℃诱导表达。因此在类似于诱导鼠疫菌的一种主要毒力决定簇表达的条件下，F1 表达是最大的，相反，在类似于鼠疫菌在蚤载体中遇到的环境中诱导 MT 的产生。存在不同条件下诱导的基因，说明至少存在两种调节毒力决定簇表达的网络。

（尚继栋）

参考文献

[1] 罗海波，杨景云，鲍行豪. 细菌毒素. 北京：北京医科大学中国协和医科大学联合出版社，1993.
[2] 罗海波，鲍行豪. 细菌毒素研究进展. 北京：人民卫生出版社，1983.
[3] 陈宁庆. 生物武器防护医学. 北京：人民军医出版社，1991.
[4] 史书文. 中国地方病防治杂志，1993，8：58.
[5] Albizo J，*et al*. Infect Immun，1970，2：229.
[6] Hartley J L，*et al*. J Bacterial，1974，118：848.
[7] Butler T，*et al*. J Infect Dis，1974，129：878.
[8] Finegold M J，*et al*. Am J Med，1968，45：549.
[9] Lindler L E，et al. Infect Immun，1998，66：12.
[10] Hu P，*et al*. J Bacteriol，1998，180：5192.
[11] Rakin A，*et al*. Microbiology，1996，142：3415.
[12] Persson C，*et al*. Mol Microbiol，1995，18：135.
[13] Butler T，*et al*. Ibid，1976，133：493.
[14] Montie T C，*et al*. Microbial Toxins. Vol Ⅲ. New York&London：Academic Press，1970.
[15] Hellerman L，*et al*. J Biol Chem Soc，1961，83：4292.
[16] Rust J H，*et al*. Science，1963，142：408.

第七章 霍乱弧菌毒素

一、概述

霍乱是由霍乱弧菌引起的一种发病急、传播快、波及范围广、危害十分严重的烈性肠道传染病，是我国《传染病防治法》规定的甲类传染病之一，也是《国际卫生条例》规定的国际检疫传染病之一。到目前为止，共发生了 7 次霍乱世界大流行。在 1883 年第五次霍乱世界大流行期间，Robert Koch 首次从病人体内分离出霍乱弧菌，人们应用血清学方法，根据菌体（O）抗原的不同，将霍乱弧菌及其相关弧菌分成不同的 O 血清群，其中 O1 群是真正的霍乱弧菌。根据菌体抗原成分不同 O1 群又可分为三个血清型（serotype）：小川（Ogawa）、稻叶（Inaba）和彦岛（Hikojima）型。根据生物学特性 O1 群霍乱弧菌又可分为古典生物型（Classical biotype V. cholerae，简称 CVC）和埃尔托生物型（El Tor biotype V. cholerae，简称 EVC）两个生物型。在 1961 年以前的霍乱是由古典生物型霍乱弧菌引起的，1961 年从印度尼西亚开始的第七次霍乱世界大流行是由埃尔托生物型霍乱弧菌引起。40 多年来埃尔托霍乱已波及五大洲的 140 多个国家和地区，至今仍在世界上蔓延。进入 20 世纪 90 年代，全球霍乱流行形势更加严峻，1991 年拉丁美洲发生了 20 世纪首次霍乱大流行，两年内几乎波及所有拉丁美洲国家。从 1992 年始，在印度和孟加拉国首次出现了由非 O1 群霍乱弧菌引起的霍乱流行，Shimada 等将其排在当时已有的 138 个血清群之后，命名为 O139 血清群，同年泰国、中国、巴基斯坦等 10 多个国家和地区也报告了 O139 霍乱的暴发或输入性病例，有些学者认为这可能是第八次霍乱世界大流行的开始。目前根据世界卫生组织的规定，霍乱病原菌包括 O1（CVC 与 EVC 流行株）和 O139 两个血清群。而目前所说的非 O1 群霍乱弧菌是指除 O139 血清群以外的其他非 O1 群霍乱弧菌。

霍乱肠毒素（cholera enterotoxin，CT）是霍乱病原菌产生的致泻性极强的一种霍乱弧菌毒素。CT 在霍乱病原菌致病中起着非常重要的作用，它使胞内 cAMP 浓度升高，分泌增加，大量肠液积聚，形成严重的水样腹泻综合征。此外，随着研究的深入，发现 CT 还具有强大的免疫佐剂功能，在黏膜免疫中起重要作用。

而非 O1 群霍乱弧菌广泛存在于自然水体中，一般认为非 O1 菌主要引起散发轻度或中度腹泻性疾病，也可引起食物中毒类型的腹泻性疾病小暴发或由于水源污染而造成的腹泻病小流行，在特殊条件下还可引起败血症、脑膜炎、伤口感染等肠外感染，但不具备造成大流行的潜力，非 O1 群霍乱弧菌也可产生一些毒素。

二、霍乱弧菌毒素

（一）霍乱肠毒素

霍乱肠毒素也称霍乱原。引起霍乱症状毒素的存在首先是由 Robert Koch（1884）提出的。他假设，引起霍乱的病原体能产生一种作用于小肠上皮的特殊毒素，霍乱症状被认为是一种中毒反应。两位印度学者 De 和 Dutta（1959）以及他们独立的研究小组通过实验动物模型证明了这种毒素的存在。他们证实霍乱弧菌的溶解物注入家兔肠道时，发生液体的大量渗出。10 年后，Finkelstein 和 Lospallute（1969）对毒素进行了分离纯化，后来众多的研究者才能据此对毒素进一步研究。

CT 在疾病中的关键作用已被 Levine 等人证实。他给志愿者口服纯化的 CT，研究揭示霍乱的腹泻特征是由这一毒素造成的。然而后来用遗传工程方法研究，特异性地缺失编码 CT 亚单位的 ctx 基因，志愿者口服研究表明，在 CT 缺失的情况下，仍有轻微的腹泻产生，说明尽管 CT 能导致霍乱病人发生大量的腹泻和脱水，但霍乱弧菌仍有另外的致泻因子。Herrington 等（1988）指导的志愿者试验研究，证实了毒素共同调节菌毛（TCP）定居因子及 ToxR 调节系统在毒素中的必要作用。志愿者试验也从反面证明，从污水中分离出的许多 VC O1 菌，缺乏编码 CT 及 TCP 定居因子的基因，不能定居于小肠，且不导致腹泻或引发强烈的杀弧菌抗体反应。O1 群流行株及大部分 O139 群菌株产生的 CT，与其他非 O1 群霍乱弧菌区别明显。Nair 等（1993）克隆了 VC O139（MO35 株）的 CT 基因，并做了序列分析，证明编码 VC O139 CT 基因的核苷酸序列与 EVC 的相同。感染 VC O139 的病人粪便标本中 CT 的量高于感染 EVC 病人粪便标本中 CT 的量，说明在体内 O139 菌株产生 CT 量高于 EVC 菌株。EVC 与 VC O139 编码 CT 的 A 和 B 亚单位的基因核苷酸序列相同。CT 表达量的多少与菌株、环境条件有很大关系，CVC 在酪蛋白水解物-酵母浸液培养基中表达 CT 及 TCP 产量高，而 EVC 和 VC O139 则在 AKI 培养基中有较好的表达。

1. 结构与功能

CT 是由 A-B 亚单位构成的毒素，分子量 84kD。A 和 B 亚单位通过非共价键结合，每部分亚单位有其特殊的功能。B 亚单位的作用是连接全部毒素与真核细胞受体，A 亚单位具有特异的细胞内作用酶的功能，与 CT 的生物活性有关。CT 包括 5 个相同的 B 亚单位和单一的 A 亚单位，任何一个单独的亚单位在动物或完整细胞系统都不具有明显的致分泌活性，只有结合在一起才具有 CT 全毒素的生物和生化特性。成熟的 B 亚单位包括 103 个氨基酸，每个 B 亚单位的分子量是 11.6kD，成熟的 A 亚单位分子量为 27.3kD，蛋白的分解可将 A 亚单位分成两条多肽链，其中一条为 195 残基的 A1 肽，分子量为 21.8kD，另一链为 45 残基的 A2 肽，分子量为 5.4kD。在蛋白水解分开后，A1 和 A2 两条肽链仍被一个二硫键连接，此键须还原反应才能打开。B 亚单位通过相邻的单体间 β 片层间的相互作用形成五聚体，在此五聚体的中心形成一个 1.1～1.5nm 的孔。B 亚单位被认为是抗毒免疫的主要保护性抗原，抗 B 亚单位的抗体对霍乱的攻击具有一定保护作用。A2 肽的 C 末端位于这个孔，并且通过多极与自由残基间的相互作用连接于 B 五聚体，A2 肽的 N 末端一半是一个长的 α-螺旋延伸至 B 五聚体之外并且与 A1 肽相互作用，A1 肽与绿脓杆菌外毒素 A 及白喉毒素的催化区域有结构同源性。CT 的晶体结构和产毒性大肠杆菌（ETEC）的不耐热肠毒素（LT）有高度的相似性。

2. 受体的结合

CT 的受体是神经节苷脂 G_{M1}，CT 的作用过程首先是 CT-B 亚单位与肠上皮细胞外膜表面的神经节苷脂 G_{M1} 发生特异结合，CT 与受体是通过 B 亚单位连接的，此时 CT-A 亚单位的 192、195 氨基酸残基之间和单一二硫键的 187、199 残基之间分别经蛋白酶裂解和还原反应后产生了 A1 活性片段（192 个氨基酸）和 A2 片段（45 个氨基酸），A1 片段穿过细胞膜进入细胞。在注入 CT 之前，在家兔结扎的肠袢里先注入纯化的 B 亚单位或

G_{M1}，能抑制液体的分泌，直接针对具有免疫优势的B亚单位的抗体在中和毒素活性上比直接针对A亚单位的抗体更有效。霍乱弧菌产生的神经氨酸酶（NANase）可以增强CT与上皮细胞的结合，这种酶的分子量为83kD，它通过催化高度有序的神经节苷脂到G_{M1}的转化来增进CT的效果。用纯化的和^{125}I标记的CT做家兔试验，证明了NANase在体内可产生局部高浓度的G_{M1}受体，因此促进了CT的连结，并导致更大量的液体分泌。这表明NANase在联结和摄取CT上起着重要作用。

3. 酶的活性

CT的靶物是细胞内的腺苷酸环化酶（AC），AC可以将ATP转化成cAMP。多数动物体内的AC是一种结合在膜上的酶，主要由三部分组成：①刺激受体（Rs）和抑制受体（Ri），以及靠近膜外表的神经介质、激素和药物，它们最先发生作用。②一个催化单位（C），可将ATP转化成cAMP。③刺激和抑制转换蛋白（Gs和Gi），它们与咪基核苷酸相连，负责将表面受体接收到的信号传递到催化单位。在刺激和抑制过程中，Gs和Gi与GTP或GTP类物质相连时表现出活性，与GDP或GDP类物质相连时则没有活性。通常AC是依赖刺激物而激活或灭活，其调节是通过G蛋白来传递的，它连接细胞表面受体与浆膜上的效应蛋白。G蛋白是一个三聚体，它由几个亚基组成，其中Gs亚基是增强AC活性的主要成分。CT的A片段可以催化Gsα蛋白中NAD的ADP核糖基化，从而激活AC，造成细胞内cAMP浓度升高，cAMP激活一个cAMP依赖的蛋白激酶A，导致蛋白磷酸化，离子转运增加并最终导致腹泻。

4. 细胞反应

由CT激活的AC导致细胞内cAMP的浓度增加，引起肠隐窝上皮细胞分泌Cl^-增加，绒毛细胞对偶联的NaCl吸收减少。电解质进入肠腔中导致肠腔内渗透压增加，大量水进入肠腔中，超过了小肠的吸收能力，导致腹泻，Cl^-通道能被cAMP依赖的蛋白激酶所调节，这是CT经典的作用模式。然而有研究结果指出，cAMP水平的增加及随后蛋白激酶的活化，不能解释所有CT引起的分泌结果。进一步的证据表明，除了上面提到的机理，前列腺素和肠道神经系统（ENS）也与CT引起的反应有关。一些报道已指出前列腺素在霍乱致病机理中的作用。霍乱病人处于活性分泌期比恢复期在空肠的前列腺素E2（PGE2）浓度高。前列腺素PGE1和PGE2能刺激AC，Peterson和Ochoa（1989）发现增加PGE2能引起家兔肠袢大量的液体积聚。肠道神经系统是植物神经系统的一部分，在肠道的分泌与吸收中起很重要的作用。肠道中有一系列细胞能产生大量的激素与神经肽，它们能影响分泌。Sungren已报道了一些研究支持ENS在CT引起的分泌中起关键作用的观点。过去研究发现CT是最有效力的口服免疫原，强有力的免疫反应不仅针对口服CT本身，还针对随CT口服的不相关抗原。CT能刺激机体对蛋白抗原的免疫反应，据观察比那些单独口服抗原的要高50倍之多。CT的辅助作用是由于对CT的反应增加了小肠的通透性，可能对肠黏膜免疫系统提供另一条通道。

5. 遗传

CT是由染色体DNA编码的。编码CT的基因（ctxAB）首先是在研究其与编码ETEC的LT基因的同源性时克隆的。DNA序列分析显示两基因之间全部核苷酸序列有78%同源性及预测蛋白的80%同源性。A与B亚单位是在两个分离但相互重叠的开读框架上编码的。ctxA翻译终止信号（TGA）的前两个碱基是ctxB翻译起始密码（ATG）

的最后两个碱基。A 和 B 顺反子在它们起始密码的紧邻上游具有核糖体结合位点。ctxB 位点位于 ctxA 序列的 3′端。因为一个 B 亚单位的核糖体结合位点更有效的翻译，才有较高的 B 亚单位的表达，从而在完整的毒素中 B 和 A 亚单位的比例为 5∶1。ctx 操纵子的转录是由 ToxR 调节系统控制的。VC O1 的许多菌株包含有 ctx 操纵子的多重拷贝。古典菌株有两个拷贝，大多数 EVC 菌株包含一个拷贝，但约有 30%的 EVC 菌株包含两个或更多的相邻基因的拷贝，VC O139 也有两个或多个拷贝，且与 VC O1 定位于染色体同一位点上。Biswajit Das 等的研究则证明 VC O139 菌株带有大量的毒素基因的拷贝。ctx 操纵子与编码 Zot 毒素和 Ace 毒素的基因位于一个称为核心区的 4.5kb 区域上。此 4.5kb 的区域两侧是一个或更多的 2.7kb 重复序列的拷贝，称为 RS1。在 RS1 间的再结合能导致核心区前后复制、扩增及缺失。EVC 与 VC O139 的 CT-B 亚单位基因的 DNA 序列和多位点酶电泳结果相同。目前认为是霍乱病原体的主要毒力基因，包括 ctx、Zot、Ace、cep 和 RS1，探针进行检测表明，CVC 和 EVC 流行株以及 VC O139 具有相同的毒力基因。

（二）Zot 毒素（zonula occludens toxin）

Zot 毒素是 Fasano 等（1991）发现的，是第二种霍乱毒素。VC O1 与 VC O139 菌株中的 Zot 毒素相同。霍乱弧菌产生的这种毒素，通过影响细胞间的紧密联结，增大细胞间隙来增加小肠黏膜细胞的通透性，这个活性是通过检测野生型和△ctx 霍乱弧菌的培养基上清发现的。当 VC CVD101（△ctxA）的培养液上清作用于家兔回肠组织时，可观察到组织内传导性立即增加，不像观察到的对 CT 的反应是潜在性差异的增加，CT 反映了跨膜的离子转运。通过电镜观察揭示了 CVD101 的培养上清作用于回肠组织，导致紧密联结的松弛，因此电子密集的标记物能穿过细胞间隙。冷冻破碎细胞的电镜观察可看到由紧密联结组成的绳状吻合网，用上清处理后，组织内绳状物的复杂性明显减少，从而推测 Zot 在流体压力下，引起水和电解质泄漏而致腹泻。这种毒素广泛分布于 O1 群霍乱弧菌流行株及大多数 O139 菌株中，编码该毒素的基因已被克隆，它位于紧邻 ctx 位点的上游。Zot 基因序列在 VC O1 和非 O1 菌中均能发现，且具有 ctx 序列的菌株通常含有 Zot 序列，反过来也一样。Zot 基因包含一个 1.3kb 的开读框架，编码分子量为 44.8kD 的多肽。

（三）Ace 毒素（accessary cholera enterotoxin）

大多数 O139 菌株具有此毒素基因。它是由 Trucksis 等（1993）发现的第三种霍乱肠毒素。研究证明，在紧邻 Zot 基因上游的一个开读框架，其编码的毒素（Ace）类似 CT 而与 Zot 相反，能增加潜在差异而非组织传导性。包含 Ace 基因的菌株在家兔肠段结扎试验中可引起大量的肠段积液。Ace 基因编码 96 残基的多肽，其分子量约为 11kD。

（四）溶血素/溶细胞素（hemolysin/cytolysin）

溶血素最初由 Honda 和 Finkelstein（1979）首先纯化。该种溶血素在细胞培养中能溶解多种红细胞和哺乳动物细胞，在兔肠段结扎试验中可以引起肠段积液，还对小鼠有快速致死作用。溶血素/溶细胞素最先是一个 82kD 的蛋白质，经过两步形成一个 65kD 的有活性的溶细胞素，其基因已被克隆。非 O1 群霍乱弧菌产生的溶血素在生物学、物理化学及抗原性上与 EVC 菌株产生的溶血素没有差别。绵羊红细胞的溶血试验是区分 CVC 和 EVC 的传统方法，但第七次世界大流行的 EVC 菌株对绵羊红细胞已不溶血，在 CVC、EVC 及非 O1 霍乱弧菌中都存在编码此毒素的基因 hlyA。纯化的溶血素可以引起家兔肠段积液，此种积液为带黏液的血性积液，与 CT 引起的积液不同。为检测溶血素在△ctx

菌株引起腹泻中的作用，Kaper通过缺失一个hlyA基因的400bp HpaI片段引起的变异构建一个变异株，并进行志愿者试验，10^4 及 10^5 的△hlyA菌株CVD仍引起33%的人腹泻，因此说明溶血素/溶细胞素可能不是△ctx霍乱菌株受试者腹泻的原因。有的学者发现O139群霍乱弧菌在Wagatsuma琼脂上能产生类似EVC的不耐热溶血素。

除CT外的其他毒素也可引起腹泻，并可引起CT阴性菌株的所有症状，这些毒素可能在不适合产生CT的条件下作为第二致泻因子。编码溶血素/溶细胞素的基因在几乎所有的致病性和非致病性的O1、非O1菌株中发现，这些菌株与ctx序列的存在不相关。Ace和Zot基因几乎总在含有ctx而不在缺失ctx的菌株中发现。因此Ace及Zot的存在与此病在流行病学上有高度相关性，而编码此三种通过不同机理起作用的毒素的基因位于霍乱弧菌染色体的一个动态区域的前后位置。在一些菌株中，4.5kb核心区域及其两侧有RS1排列可导致三个毒素基因作为一个单位扩增或缺失。因此，此区域可以被看作一个霍乱弧菌的毒力盒子。志愿者试验证明，一个特异的缺失编码Zot、Ace和溶血素/溶细胞素及CT-A亚单位序列的菌株CVD110，仍能引起轻度到中度的腹泻、发热及胃痛性痉挛。这表明霍乱弧菌还存在另外的致泻因素。上述CT、Zot、Ace和溶血素/溶细胞素广泛分布于霍乱弧菌，而且这些毒素基因均被克隆和测序。除此之外，霍乱弧菌还有以下毒素：

(1) 志贺样毒素（shiga-like toxin，简称Slt）：O' Brien等（1984）研究表明，在霍乱弧菌产毒株中有许多可产生Slt，它可能是霍乱的重要致泻因子之一。

(2) 新霍乱毒素（new cholera toxin，简称NCT）：Sanyal等（1983）报道，缺失编码CT基因的O1霍乱弧菌的全菌和细菌培养液在家兔肠段结扎试验中可以引起肠段积液。此后在CT基因阳性的O1霍乱弧菌中也发现同样的毒素。

(3) 霍乱毒素样肠毒素（cholera toxin-like enterotoxin，CTLT）：非O1菌可以产生霍乱样肠毒素，在兔肠段结扎试验中可以引起肠段积液。O1菌CT基因和产毒性大肠杆菌（ETEC）、不耐热肠毒素（LT）基因具有80%以上的同源性，用它们作探针检测非O1菌，可以发现有些非O1菌中具有上述两种基因的同源序列，甚至有些非O1菌可以产生CT。也有报道某些非O1菌在家兔肠段结扎试验中可以产生肠段积液，但应用CT基因为探针与细菌染色体DNA进行Southern blot分析，不能检出CT基因的同源序列。

(4) 耐热肠毒素（heat-stable enterotoxin，ST）：非O1菌可以产生与ETEC类似的耐热肠毒素，称为NAG-ST，其与ETEC所产生ST的蛋白序列之间具有50%同源性。这种毒素在人体志愿者试验中可以引起腹泻。据报道，泰国从临床分离的非O1菌中，6.8%具有NAG-ST基因。Pal等（1992）报道，从印度加尔各达的外环境中分离的521株非O1菌，ST基因序列阳性的比例为2.3%，CT基因阳性的比例是1.2%，但没有检出上述两种基因同时阳性的菌株。

三、霍乱弧菌毒素的调控

CVC和EVC流行株及VC O139的毒力基因表达调控系统几乎完全一致，具有ToxR等主要毒力基因表达调控基因，毒力表达的调控机理也相同。霍乱弧菌毒力表达受多种机理的调控作用，在霍乱弧菌毒力因子的多个调节系统中，ToxR调节系统控制着几个关键的毒力因子的表达。这些不同调节系统的作用是使霍乱弧菌改变其基因的表达从而最大限度地使其在各种环境中生存。

（一）ToxR 调节

Miller 和 Mekalanos 等研究发现霍乱弧菌 O1 的几个毒力因子的表达是协同调节的。他们应用诱发突变的方法获得霍乱毒素高表达菌株，并对霍乱毒素表达调控进行了染色体定位及克隆到对霍乱毒素表达起主要调控作用的基因，命名为 ToxR。此后他们又在 ToxR 基因下游发现 ToxS 和 ToxT 基因。这些基因共同作用于霍乱毒素表达的调控，其中 ToxR 是关键基因，为一个 32kD 的跨膜蛋白。它位于 ctxAB 基因的上游，和重复排列的 7bp 序列结合增加了 ctxAB 的转录，导致了 CT 的高效表达。ToxS 是另一种蛋白质，分子量19kD，可以增强 ToxR 的活性。一种模型认为，ToxS 可以使 ToxR 单体形成二聚体，利于 ToxR 与 DNA 结合，增强其发挥活性。除了霍乱毒素，ToxR 还调控 TCP 、ACF 、OmpT、OmpU 和几种脂蛋白的表达。DiRita 等研究表明，有另一种蛋白质 ToxT，分子量 32 kD，与 AraC 系列基因具有明显序列同源性。ToxR 控制 ToxT 基因的转录，使其表达增强。ToxT 蛋白又激活 ToxR 调节下的其他基因，从而在 O1 菌主要毒力基因表达中构成一个调控串联。在这个调控串联中，ToxR 处于最高层，次之是 ToxT，再次之是一系列受 ToxT 调控的毒力基因。ToxR 蛋白在感受到外界因素的作用后，将信息传递至 ToxR 调节子中的其他基因。从而增加或降低它们的表达水平。编码 ToxR 基因的紧邻上游是热休克蛋白基因 htpG，它和 ToxR 基因在相反的方向上复制，且两基因的启动子很接近，中间只能结合一个 RNA 多聚酶。研究表明，在温度较低的情况下，RNA 多聚酶可以与 toxR 启动子结合，使 toxR 得到转录。当温度升高时（$>$ 37℃），RNA 多聚酶和 htpG 启动子结合，从而抑制 toxR 基因的表达。研究认为，在 VC 进入人体并通过胃部的时候，首先诱导 htpG 表达，从而降低 ToxR 调节子的表达水平。一旦细菌进入小肠，热休克系统不再表达，ToxR 调节子得到表达。

（二）铁调节

EVC 与 VC O139 在相同的染色体位置携带三个铁调节基因 IrgA、viuA 和 fur。低铁环境会诱导霍乱弧菌表达几种新的外膜蛋白，这些蛋白质在富铁环境中不表达。霍乱弧菌在小肠中可以产生这类蛋白质，说明小肠内是低铁环境。还有几种蛋白质可以在低铁环境中表达，如溶血素、弧菌素、IrgA 等。霍乱弧菌至少有两个高效获得铁离子的系统。第一种系统是低铁环境中产生的弧菌素。弧菌素可以大量结合铁离子，并通过细胞特异受体将其转运入细胞。第二种系统是通过利用血红素和血红蛋白获得铁离子。

四、霍乱发病机理及临床

（一）发病机理

霍乱发病机理主要是霍乱弧菌进入人体小肠以后，在细菌定居因子(及粘附因子)的作用下，粘附于肠道上皮，大量繁殖并产生致泻性极强的霍乱肠毒素(CT)。CT 由 A、B 两个亚单位组成，其结构组成为一个 A 亚单位，位于毒素的中心部位，周围连接五个呈环状的 B 亚单位。B 亚单位可以和小肠黏膜细胞上的神经节苷脂受体结合，有利于 A 亚单位进入细胞发挥毒性作用。A 亚单位可以激活胞内的腺苷酸环化酶，使胞内 cAMP 浓度上升，细胞分泌增加，大量肠液积聚，形成严重的水样腹泻综合征。除此之外，霍乱弧菌还有其他毒力、毒素因子，可以增加病情的严重程度。

（二）临床表现

在感染霍乱弧菌流行株以后，最短潜伏期为3～6h，最长潜伏期为数天，一般为12～72h。霍乱的主要临床表现可以分为以下几个时期：

1. 前驱期

大多病人起病急，无明显的前驱期，仅少数病人起病较缓，于发病前1～2d有头昏、疲倦、腹胀、轻度腹泻等前驱期症状。

2. 吐泻期

起病突然，多以剧烈腹泻开始，继之呕吐，少数病人先吐后泻，多无腹痛，少数有腹部隐痛或腹部饱胀感，个别有阵发性绞痛。每日大便数次至数十次。大便初为稀便，后为水样便，以黄水样或清水样多见，少数为米泔样或洗肉水样。呕吐呈喷射状。一般无发热，少数有低热。

3. 脱水期

由于严重吐泻引起水及电解质丧失，可产生以下临床表现。

（1）一般表现：神志不安，表情恐慌或淡漠，眼窝下陷，口渴唇干，腹下陷呈舟状腹。

（2）循环衰竭：由于中度或重度脱水，血容量显著下降，血液浓缩导致循环衰竭。

（3）电解质平衡紊乱和代谢性酸中毒：严重的吐泻丢失大量水分和电解质，引起血液中电解质紊乱、代谢性酸中毒等。

4. 恢复期

脱水情况纠正后，大多数病人症状消失，逐步恢复正常。病程平均3～7d，少数可达10d以上。

（三）霍乱治疗

及时对病人有效隔离是霍乱防治的重要环节，霍乱治疗的主要方法有：

1. 补液疗法

霍乱病例由于腹泻和呕吐丢失水分和盐而出现霍乱的典型症状，即脱水、酸中毒、缺钾等。补液疗法就是按丢失的比例补充水分和盐。在护送霍乱病人就医时，应开始增加饮水量、家中的糖盐水和其他饮料等，可用于预防和延缓送治途中过多失水。但这些措施用于治疗是不够的。在治疗时，对轻度脱水病人可单用口服补液盐（ORS）治疗，但对重、中度脱水病人，需要及时、快速静脉补液。

2. 抗菌药物治疗

对于霍乱重型病人，使用抗菌药物治疗，可以减少腹泻量、缩短腹泻持续时间和排菌时间。在呕吐停止后可口服抗菌药物，强力霉素、四环素、复方新诺明、呋喃唑酮等，均有效。抗菌药物的选择要考虑当地菌株抗药性的情况。

五、霍乱弧菌毒素的应用

（一）类毒素

由于霍乱是一种毒素介导性疾病，所以人们很早就寄希望于应用类毒素疫苗来进行预防。Northrup等（1972）用甲醛处理CT制备的类毒素，去除了CT的毒性，但保留了CT的抗原性，用于动物模型效果很好，但用于猴和人后却有恢复毒力的趋势，并在注射部位引起延迟性疼痛反应。1977年人们又发现用甘氨酸和福尔马林制备的类毒素稳定无毒，但在菲律宾实际应用时只有抗原性，没有免疫原性。Rappaport 等（1974）用戊二醛制备出稳定无毒的类毒素，只是抗原性略有降低，曾在孟加拉用于 93 000 名志愿者，统计结果表明在注射后 24 周内有明显保护作用，但在一年内的累积保护性只及开始的 26%。因此尽管多种类毒素在大量的动物实验中已被证明有保护作用，但用于人后只产生有限的保护作用，结果不能令人满意。

类霍乱原(CG)是 CT 产生和纯化过程中的一种副产品，由 CT-B 亚单位的寡聚体组成，无毒但有 CT 样抗原性。在尿素或胍中用弱酸轻微处理、用甲酸处理、用阳离子交换树脂做离子交换层析，都可将 CG 与全毒素可逆性分开，在生理条件下，分离的 CG 会重新聚合成自然的五聚体。尽管它是全毒素的主要免疫成分，但比全毒素和前类霍乱原的免疫原性低，说明 A 亚单位有免疫辅助作用。Svennerholm 等（1983）用 CG（2.5mg）作为口服疫苗，用于重疫区人群后，分泌性 IgA 升高，小量注射则引起局部疼痛和分泌性 IgA 水平降低。Clemens 等（1986）用 10^{11} 的灭活弧菌与 1mgCG 组成的疫苗在孟加拉试用，发现其产生的免疫力可保持 6 个月，保护性比单独的灭活菌体疫苗强许多。

前类霍乱原（PCG）是在一定条件下，加热 CT 产生的一种稳定的、相对无毒的聚合体。给小鼠注射后，它的免疫原性比其他形式的 CT 抗原都高，口服后可以诱发产生肠道对活菌和静脉内对 CT 的继发免疫反应。它也可以与 CG 一起，做口服疫苗使用。

（二）霍乱毒素在黏膜免疫中的佐剂作用

CT 是迄今为止已知的最有效的蛋白抗原佐剂。它作为口服佐剂，能在黏膜局部和全身淋巴组织诱导出抗原特异性 T、B 记忆细胞。CT 具有较强的黏膜免疫原性和佐剂作用，CT 是一种体内诱导 IgG、IgA 反应的免疫原和免疫佐剂，在体外细胞培养中 CT 明显抑制 LPS 诱导的 B 细胞产生 IgM，增强 IgG、IgA 的产生，将 CT 加入表面有 SIgM 的未成熟 B 细胞可促进同种型向 IgA、IgG 生成方向转化。口服微克剂量的 CT，显著诱生 S-IgA 和 IgG，并且诱生口服耐受性；但 CT 与其他不相关蛋白同时口服免疫，能消除机体对这些共免疫蛋白的耐受，也能诱导出对 CT 和共免疫蛋白的长期免疫记忆。

CT 极大增强巨噬细胞、肠道上皮细胞、B 细胞等对抗原的呈递。CT 显著刺激小鼠腹腔巨噬细胞（MΦ）产生白细胞介素（IL-1）。使小鼠正常腹膜巨噬细胞呈递抗原的能力增加 2～4 倍，使 Peyer’s 板、肠系膜淋巴结甚至脾脏细胞增加 3～6 倍，肠上皮细胞增加 50%～75%。CT 通过加强 MΦ 的抗原递呈作用来发挥其佐剂效应，Bromander 等研究发现 CT 能刺激抗原递呈细胞（APC）表达 IL-1，特别是膜表面 IL-1-α，从而促进 APC 的抗原递呈作用。CT、CT-B 均能剂量依赖性地抑制刀豆素 A（ConA）或抗原刺激的 T 细胞增殖和 IL-2 产生，被控制的 T 细胞正常表达 IL-2 受体，但该 IL-2 受体对外加 IL-2 不能反应。

CT 影响 T 细胞繁殖和淋巴因子的产生。通常 CT 对 T 细胞生长起抑制作用，并与 IL-2水平的降低有关。将 CT 加入到人多克隆 T 细胞培养液中，CT 明显抑制 T 细胞生长、IL-2的产生、IL-2 受体的表达和 IFN 的产生。若同时加入 IL-2 即可完全逆转 CT 的抑制效应。Amano 等研究发现口服破伤风类毒素（TT）和 CT，可选择地诱导抗原特异性 Th2 细胞应答，Th2 细胞可能是参与产生肠道黏膜 IgA 的主要 Th 细胞类型。CT 能强烈促进抗原对 T细胞的初激作用，动物实验表明 CT 的佐剂效应不只限于黏膜免疫应答。表型和功能分析显示，CT 佐剂主要增加 $CD4^+$ T 细胞的初激，而不是针对 $CD8^+$ T 细胞的初激。CT 对 $CD8^+$ T 细胞的抑制作用与 CT 佐剂功能相关，这可能是 CT 的体内黏膜佐剂作用机理之一。

Penney 等研究发现，CT 对肠上皮内淋巴细胞（IEL）具有促有丝分裂的作用。此外，CT 可以促进 B 细胞的同种型（Isotype）分化，其机理为：①通过 CT-A 刺激细胞内 Camp 水平增加，在 B 细胞分化早期，增加无性胚系 γ1-RNA 转录产物；②CT-B 与 GM1 结合增加，促进 B 细胞分化晚期的一系列过程。CT 对 LPS 刺激 B 细胞生长的影响是两方面的。高浓度、培养早期起抑制作用；低浓度、培养晚期则促进 B 细胞 10 倍以上的速度生长。

CT 作为黏膜免疫佐剂的作用方式：①体外混合，将抗原或抗原决定簇与 CT-B 在体外按一定比例混合后再行免疫。通过口腔或鼻腔，外来抗原与 CT-B 混合免疫，除能诱导局部黏膜产生强烈的 IgA 反应外，还能诱导血清、脾脏中 IgA、IgG 反应水平大大增加，并能很好地提供对病毒的保护作用。但在免疫时必需补入微量 CT，才能刺激机体抗体水平明显增加，小鼠动物实验没有发现单独的 CTB 的佐剂效应。②化学偶联，通过化学偶联技术将抗原与 CT-B 共价结合在一起，再用这种杂合抗原进行免疫。常用的偶联剂有戊二醛、碳二亚胺等。与混合免疫相比，偶联后的抗原经口腔免疫小鼠，能加强肠道和呼吸道的抗病毒免疫，在小鼠中诱导极强的黏膜和系统 IgG、IgA 反应。但同样需要在免疫时加入 CT。此种方式的免疫效果与单纯的混合免疫相似。③基因融合，用遗传学方法将抗原或抗原决定簇插入 CT-B，表达融合蛋白。由于 CT-B 的 5′端和 3′端均位于 B 亚单位五聚体的表面，因而有可能在 CT-B 基因的末端插入外源基因而不影响五聚体的形成，并保持其稳定性及受体结合位点。除非插入外源基因片段较大，一般融合蛋白均能在 E. coli 中正常表达，并基本保持 CT-B 的活性，但较单独表达 CT-B 产量通常下降了约 5 倍，在小鼠动物实验中免疫效果并不理想。而将融合蛋白与完全福氏佐剂（CFA）偶联免疫则激发 IgM、IgG 反应。

在 CT 中，A 亚单位为毒性单位，B 亚单位为强免疫原，但 CT-B 的佐剂作用需要 CT 的协同作用。在小鼠实验中单独使用 CT-B 不能检测到佐剂效应，而补充微量的 CT 即可观察到极强的佐剂效应，并且随着 CT 含量的增加，CT-B 诱导的抗体水平也增加。即使这样，CT-B 也可能是一种强有力的刺激机体黏膜免疫反应的理想佐剂。

（王忠泽）

参考文献

[1] 高守一．中华流行病学杂志，1992，13(7)：318～327.
[2] Foruque S M, *et al*. Microbiol Mol Biol Rev，1998，62：1301～1314.
[3] Levine M M, *et al*. Microbiol. Rev.，1983，47：510～550.
[4] 张树波．中华预防医学杂志，1995，29(3)：171～173.
[5] Holmgren J, *et al*. Vaccine，1993，11：1179～1184.
[6] Mekalanos J J, *et al*. Nature (London)，1983，306：551～557.
[7] Fasano A, *et al*. Proc. Natl. Acad. Sci. USA，1991，88：5242～5246.
[8] Trucksis M, *et al*. Proc. Natl. Acad. Sci. USA，1993，90：5267～5271.
[9] Yamamoto K, *et al*. Infect. Immun.，1986，51：927～931.
[10] Miller V L, *et al*. J. Bacteriol.，1988，170：2575～2583.

[11] Lycke N, *et al*. J Immunol. , 1989, 142:20.

[12] Elson C O, *et al*. J Immunol. ,1995, 154:1032～1040.

[13] Penney L, *et al*. Immunology, 1996, 89:54～58.

[14] Lycke N Y. J Immunol, 1993, 150:4810～4821.

[15] Tamura S, *et al*. Vaccine, 1994, 12(5):419.

[16] Elson C O. Adv Exp Med Biol,1997,412;373～385.

[17] Jackson R J, *et al*. J Biotechnol,1996 Jan,44:1～3,209～216.

[18] De Haan L, *et al*. Immunol cell Biol,1998. Jun,76:3 270～279.

[19] Russell M W, *et al*. Adv Vet Med,1999,41;105～114.

[20] Nashar T O, *et al*. Med Microbiol Immunol(Berl),1998 Jun,187:1,3～10.

[21] Freytag L C, *et al*. Curr Top Microbiol Immunol,1999,236:215～236.

第八章　单核细胞增多李斯特氏菌毒素

李斯特氏菌属（*Listeria*，以下简称李氏菌）为不产芽孢、低 G+C%的革兰氏阳性菌，与链球菌属和芽孢杆菌属关系密切。伯杰氏细菌鉴定手册中，该属包括 8 个种，有单核细胞增生李氏菌（*L. monocytogenes*，以下简称单增李氏菌 LM）、绵羊李氏菌（*L. ivanovii*）、无害李氏菌（*L. innocua*）、威氏李氏菌（*L. welshimeri*）、斯氏李氏菌（*L. seeligeri*）、格氏李氏菌（*L. grayi*）、默氏李氏菌（*L. murrayi*）与脱氮李氏菌（*L. denitriticans*）。上述各种菌中，多数对人畜无害，只有单增李氏菌对人和动物都致病，而绵羊李氏菌仅对动物致病。单增李氏菌因其感染动物后血中单核细胞增多而得名。1929 年 Nyfeldt 首次从病人体内分离出该菌。但其作为重要的食源性传播和中毒病原菌则在 20 世纪 80 年代以后。现在知道单核细胞病变并不是李氏菌感染的一种常见表现，而传染性单核细胞增多症系由 EB 病毒引起。

单增李氏菌为兼性厌氧小杆菌，可分成 16 个血清型，4b 和 1b 常见，且致病性最强。在 20～25℃培养，该菌可表现良好运动性。该菌可在恶劣环境下生长繁殖，具体表现在：对温度适应性强，1～45℃均可繁殖，较低温度下比其他细菌长得更好，并且毒性更大；该菌耐热，经过巴氏消毒后，部分细菌仍可存活；对亚硝酸盐、食盐及低 pH 值环境有抵抗力。故该菌可在自然界中广泛分布和大量存在。单增李氏菌为条件致病菌，感染剂量 10^2～10^9 个。该菌可致李斯特氏菌病（Listeriosis），迄今欧美国家已发生五起该菌导致食物中毒的暴发流行。进入 20 世纪 80 年代以来，李氏菌病的病例数明显增加。该病有地理聚集性，可呈暴发流行，但多数病例以散发形式出现。胃肠道途径为重要感染途径，电镜观察的结果表明，肠上皮细胞为重要入侵门户。该病的发生大都与摄入该菌污染的食品有关。该菌可污染奶和奶制品、肉类、水产品、新鲜蔬菜等。食源性李斯特氏菌病的潜伏期为一至数周，也有因食用感染鸡肉引起的病例潜伏期仅为 4d。建立快速可靠的检测方法对各种食品及时检测已成为预防李氏菌感染的重要手段。这些方法包括常规的生化鉴定方法、免疫学方法和遗传学方法。这些方法各有利弊，但后两种方法属于快速检测方法，大大缩短了检测时间，值得推广。我们曾建立了 PCR 和微孔板杂交结合的检测方法，应用于牛奶中 LM 的检测，大大提高了检测的敏感度和特异性。

近年来，国外已广泛开展了对该菌的研究，并取得一定进展。如 LM 毒力因子的研究、LM 的感染及其抗感染免疫、临床表现及其防治、LM 作为活疫苗载体在抗病毒免疫和抗肿瘤免疫等方面的应用。

一、单增李氏菌的毒力因子

随着现代遗传学的发展与体内外感染模型的建立，结合细胞生物学观察的系列遗传学研究，鉴定了在不同感染步骤上不同毒力因子的作用，并确定了 LM 溶血素（LLO）的关键作用。LM 毒力由多基因决定，现将其主要的已发现的致病因子介绍如下。

（一）由 prfA 基因产物协同调节的毒力因子

LM 毒力主要是由 5 个基因组成的基因簇所决定，顺序是 plcA、hly、mpl、actA 与 p1cB，可称为 prfA 的转录激活物协同调节。该基因位于 p1cA 的前面。由 prfA 调控的基因启动子在－35 区均有一 14bp 的回文结构。上述这些基因可通过 DNA 序列分析来鉴定，基因产物的功能最初通过与已知蛋白质序列比较来推断，这些推断出的功能最后通过生化和酶学实验证实。

1. prfA

prfA 基因编码 27kD 蛋白，通过构建特异的错义与缺失突变体作为研究该基因的手段，并可鉴定处于其调控下的所有基因。prfA- 变体在转录过程中使 hly、mpl、plcA 基因沉默了，以后又发现 actA、plcB 也在 prfA 的极性调节作用之下。很多证据表明有更多的 prfA 依赖蛋白（pdps）。尽管没有一种已被了解的 prfA 调节蛋白能影响粘附与侵入，但 prfA 突变体侵入细胞的能力大大下降。已知的与侵入有关的内化素与 p60 蛋白不为 prfA 调控。最近发现，在生长限制条件下培养 LM 可导致至少有 12 种 pdps 优先合成。所有已知细菌侵袭蛋白均为细胞表面蛋白。prfA 单基因诱变伴随系列基因产物的消失以及突变体对小鼠毒力的丧失，证实了 prfA 编码蛋白是 LM 多毒力决定子的正向调节物。

2. LLO

LLO 是单增李氏菌的必要致病因子。溶血实验是 LM 容易鉴定的一个表型，临床分离的 LM 致病菌株全部溶血，不溶血的菌株无毒性。LM 可进入非吞噬细胞，并可在它们和吞噬细胞内生长繁殖，与 LLO 基因的表达密切相关，LLO 对该菌在吞噬细胞内生长是必需的，并参与吞噬溶酶体膜的裂解。LLO 还可通过抑制巨噬细胞抗原递呈而建立感染。除 LLO 外，发现另外一种形式的溶血素，为一 2.0kb 基因片段编码的 23kD 蛋白，与链球菌溶血素和 LLO 抗血清无交叉反应，称为β-溶血素，它由 msp 基因编码，但据核苷酸序列同源性分析，msp 基因可能为后面所述 iap 基因的一部分。β-溶血素也与 LM 在细胞内的生存和增殖有关，对动物有毒性。

（1）LLO 作为主要毒力因子的遗传学证据

1）转座子诱变实验。LLO 在 LM 毒力中的关键作用可用转座子诱变研究证明。Graillard 等将一个含有Ⅲ型卡那霉素磷酸转移酶的 2.6kb 转座子 Tn 1545 从一株 LM 转移至另一株产溶血素的 LM 菌株中，通过含抗生素的选择培养基选择出基因组 DNA 已接受转座子的受体细胞。他们选择产溶血素能力消失、动力丧失和催化酶丧失三个变异株进行研究。动物实验证明，只有丧失产溶血素能力的 HLY-菌株才丧失毒力，而其他两种情况不影响细菌毒力。HLY-菌株自发丢失 Tn 1545 后重新获得溶血、感染小鼠和肝脾细胞中生长的能力。

在获得用 LLO 纯品制备的抗血清后，Mengaud 等用免疫印迹法检测了 Tn l545 诱变的 HLY-菌株培养物上清液，发现一种能与 LLO 抗血清反应，分子量为 52kD 短蛋白 O；Kathriou 等研究了 Tn 916 诱变的 LM，同样发现 HLY-菌株或不产分子量为 58kD LLO，或产生一种分子量为 49kD 的蛋白。这些结果显示转座子插在 LLO 的结构基因而不是调节基因内，可能使基因中原来编码某一氨基酸的密码子突变成为终止密码子，从而造成肽链尚未完全合成就停止了翻译，这一缩短的蛋白也丧失了正常的溶血活性。

转座子诱变的HLY-菌株到底是损伤了入侵细胞还是胞内生长的能力？Cossart等将HLY-菌株先种单层组织培养Caco-2细胞系，经孵育一定时间后洗涤，再于培养液中加入庆大霉素继续培养，然后洗涤去除庆大霉素，溶解组织细胞并对溶解物进行细菌培养。结果发现在感染早期Caco-2囊泡内经电镜证实有细菌存在，HLY-菌株进入细胞的能力能为细胞松弛素D抑制，但细胞溶解物培养无菌生长；溶血性菌株经吞噬实现内在化的速率与HLY-菌株一致，但细胞溶解物培养有大量细菌生长。

2）基因转化实验。有关基因互补的研究获得了HlyA及其产物与LM毒力关系的直接证据。Mengaurd等和Cossart等分别将含有HlyA基因的质粒载体转化Tn 1545或Tn 917诱变的HLY-菌株，均使之恢复了溶血活性和对小鼠的毒力。Bielecki将含HlyA的2.5kb的基因片段克隆并转化不溶血的枯草杆菌，经IPTG诱导，挑选溶血性重组子感染J774细胞，以不溶血枯草杆菌作为对照。两者虽然都能被吞噬，但不溶血枯草杆菌在吞噬囊泡内不能繁殖，带HlyA的枯草杆菌能很快离开吞噬体游离于胞液中大量繁殖，显然是HlyA把这种普通的细菌转变成了能在哺乳动物细胞内生长的寄生菌。

（2）hlyA及其产物：LLO由HlyA编码，hly基因已从不同LM菌株克隆表达，并进行了核苷酸序列分析，该基因全长1617bp，G+C含量为36%，在起始密码子ATG前有6 bp SD序列。从该基因选择合适片段可作为克隆杂交分析的探针，仅对LM特异。另外，LLO还存在于绵羊李氏菌与希氏李氏菌中，在生化反应上类似链球菌和肺炎球菌溶血素。用亲和层析纯化的抗LLO可检出上述3种LLO。由hly A的ORF序列推演蛋白质序列，表明LLO由529个氨基酸残基组成，肽链中唯一的一个Cys位于第484位，余无特殊；在N端为具有革兰氏阳性菌共性的信号序列，分泌型LLO与其他巯基激活类溶血素十分相似，与SLO、PLY比较，离C末端越近，同源性越高。最高同源性在Cys周围，为保守的E-C-T-G-L-A-W-E-W-W-R11肽；Tn 1545插入点在Cys编码子前3bp，因而中止读码序列，突变体合成无活性但比正常为短的蛋白。而有人做点突变，认为Cys并非LLO和毒力必不可少。

（3）溶血素提纯

1）A硫代丙基-Sepharose 6B柱层析法。LM所有菌株均产生LLO，毒素产量较低，并与培养基铁离子浓度呈负相关。用树脂处理培养基以降低铁离子浓度，可使毒素产量提高20多倍。产毒培养后，粗毒素溶液调pH6.0，细菌在螯合培养基上生长产生溶血活性约1 500HU/mL（10^9细菌/mL），在BHI培养基上生长为64HU/mL（10^{10}细菌/mL）。所有提纯过程均在4℃进行，27L除菌上清液用超过滤浓缩至650mL，浓缩粗毒素溶液上硫代丙基-Sepharose 6B柱层析（柱2.5cm×30cm），结合毒素用含5mmol/L巯基乙醇PBS pH7.5洗脱，用Amicon PM-30膜超过滤，浓缩洗脱液至16mL。上Sephacryl S-200柱层析(柱2.5×100cm)。将与含溶血活性洗脱液混合，过Bio-Gel PI00柱和Fractogel HW-50柱，将洗脱液浓缩至8mL。特异性溶血活性为10^5HU/mg，SDS-PAGE上显示一条分子量为60kD单一沉淀带蛋白质。

2）B红血球膜提纯溶血素法。部分提纯李氏菌溶血素，将2 000mL除菌滤液在4℃浓缩至100mL，加入固体硫酸铵53g/100mL），在4℃搅拌30min，离心收集沉淀，用10mL蒸馏水溶解沉淀，在4℃对巴比妥缓冲液pH7.0透析过夜，然后用20%聚乙二醇沉淀毒素，以巴比妥缓冲液溶解沉淀，最后上DEAE-Sephacel柱层析，用巴比妥缓冲液洗脱，混合过柱洗脱液，即为天然毒素，该毒素溶血活性为 2 000～4 000U/mL。

血球膜提纯李氏菌溶血素，10mL 兔红血球悬液（10^9 细菌/mL）溶于含 5mmol/L 二硫苏糖醇盐水中，与 25mL 部分提纯毒素混合，在 37℃裂解。下沉膜用 5mmol/L PB pH8 洗 3 次，加固体去氧胆盐至终浓度 250mmol/L 溶解膜。1mL 溶解膜样品材料进行密度梯度离心，含 6.25mmol/L 去氧胆盐。收集管底部分，用 SDS-PAGE 分析，将含毒素部分混合，作为抗原免疫兔，制备抗体进行免疫学等方法分析。

（4）生物学活性：LLO 是一种巯基激活的毒素，具有与链球菌溶血素 O（SLO）、肺炎球菌溶血素（PLY）、产气荚膜杆菌溶血素 O（PLO）、绵羊李斯特氏菌溶血素（LLO）等蛋白的某些共性：①溶细胞活性能被氧化抑制，加入还原剂时激活；②低浓度胆固醇抑制活性；③抗原性与 SLO 存在交叉反应。巯基激活类毒素是通过损伤含胆固醇的生物膜来发挥其溶细胞活性，故认为细胞膜上的毒素受体为胆固醇。

LLO 分子量为 60kD，以蛋白单体形式存在。LLO 对小鼠有心脏毒性和致死作用。小鼠 LD_{50} 经静脉注射 0.8μg，于 1～2min 内死亡；经腹腔注射延至数小时后才能死亡；经皮内注射 5μg 动物仍未死亡。死亡时间尚与稀释时所用溶液的 pH 值有关——pH5.5～6.8 不影响，pH 7.2 时小鼠死亡时间延迟到静脉注射后 30～60min。对健康小鼠做脚掌皮内注射，可迅速出现炎症反应，半小时达高峰，24h 内缓慢消退。1μg LLO 纯品诱发炎性肿胀厚约 2mm，组织学检查主要为中性粒细胞浸润的炎性渗出。LLO 经 60℃加热 1h，或预先用胆固醇处理，其毒性完全抑制。LLO 适宜 pH 值显著低于其他巯基激活的毒素，其溶细胞活性在 pH5.5 时最大，pH7.0 无活性，但其他毒素活性在 pH 值为 6.5～7.0 时最强。

LLO 具有抗原性。用 0.5 %甲醛于 37℃下处理 72h 可脱毒制备类毒素；LLO 与前述各种巯基激活类毒素有抗原交叉反应；LLO 对经 LM 活菌免疫的 Swiss 成鼠可激发 DTH，这种炎症反应具有用粗制李氏菌抗原激发 DTH 的动力学特点，即反应在注射抗原 24h 后达高峰，2d 后渐退，组织学检查以单核细胞浸润为主；将免疫小鼠脾细胞转移至同品系受体，这种 DTH 能过继转移，在试管内预先加抗 Thy-1.2 单克隆抗体和补体处理免疫脾细胞，LLO 不再有激发 DTH 作用，提示在感染过程中 LLO 可为 T 细胞特异性识别。

3. 磷脂酰肌醇特异的磷脂酶 C（PI-PLC）

许多溶血素阴性突变体能裂解与逃脱吞噬溶酶体的吞噬，与磷脂酶 C 对吞噬细胞的液泡裂解有关。PI-PLC 为 plcA（pic）基因编码的 34kD 蛋白，plcA 基因位于 hly 基因上游，其核苷酸序列与蜡样牙孢杆菌和苏云金芽孢杆菌编码 PI-PLC 的基因高度同源。以质粒 PLM50 为载体，将该基因克隆并于大肠杆菌表达，可检测出 PI-PLC 活性，并可检出 34kD 目的基因产物。对 hly 和 plcA 基因的转录起始位点进行核苷酸测序，发现两基因均从散在的非重叠的启动子开始转录，且这两个基因是协同调节的。

PI-PLC 仅出现于 LM 和绵羊李氏菌等毒力株，并与 LLO 协同调节，说明该酶在李氏菌感染中起重要作用。它参与吞噬溶酶体膜的裂解，且其降解产物可以作为第二信使介导许多病理反应。因为 plcA 基因对 prfA 基因有极性作用，plcA 基因功能最后仍未搞清。

4. 卵磷脂酶操纵子

卵磷脂酶操纵子由 mpl、actA、plcB、ORFX、ORFY、ORFZ 等基因依次组成。另一条DNA链上，在启动子的下游，发现另外3个ORF，即ORFA、ORFB和ldh。这些基因中除mpl、actA和plcB与LM致病性有关外，其余基因的功能尚不清楚。Northern印迹分析表明该操纵子转录为5.7kb的RNA。

mpl位于hly的下游，为卵磷脂酶操纵子的第一个基因，又称prtA或ORFD。该基因已从LM的不同菌株克隆并被测序。mpl编码蛋白为510个氨基酸，分子量为57kD。末端部分有革兰氏阳性菌信号肽序列的全部特征，且与绿脓杆菌和沙雷菌属产生的金属蛋白酶有同源部分。mpl虽经转录、翻译，但其蛋白水解作用至今未测出。但有下列实验证据间接证明mpl为毒力基因。Southern印迹实验发现，即使在非严格条件下进行杂交仍为LM特异；mpl与hly启动子有共同结构特征，暗示两基因的调节类似；转座子Tn1545导致卵磷脂酶阴性突变体，阻断mpl的表达，说明mpl与毒力有关。

actA为卵磷脂操纵子的第二个基因，又称prtB，编码639个氨基酸残基的蛋白，分子量为92 kD。该蛋白定位于原生质膜上，具革兰氏阳性菌表面蛋白特征。actA突变体在感染3T3成纤维细胞形成小的蚀斑，不能围绕细菌细胞体形成肌动蛋白多聚物，表明actA与肌动蛋白多聚化过程有关。

plcB又称prtC，卵磷脂酶阳性为LM另一容易鉴定的表型，plcB基因编码的卵磷脂酶类似蜡状牙孢杆菌和产气荚膜杆菌来源的卵磷脂酶。通过切割26个氨基酸残基的信号肽，可以得到238个氨基酸残基的成熟蛋白，分子量约为32 kD。蚀斑分析与电镜观察LM感染细胞的结果表明，卵磷脂酶与细胞到细胞的传播有关。

该操纵子中，mpl与actA为LM特异序列，与plcB同源的序列可在绵羊与希氏李氏菌中检测到，与ORFX、ORFY、ORFZ杂交区域可在英诺李氏菌中发现，而ldh、ORFB序列存在于所有李氏菌中。

（二）不为prfA调控的毒力因子

除了上述prfA调节基因，LM的其他几个基因已被分离和鉴定，也与其毒力有关。

1. p60蛋白质

非溶血突变体（hly-）虽然在细胞内存活率明显下降，但仍能进入细胞，与一个分子量为60 kD的细胞外蛋白p60蛋白有关。p60蛋白具有胞壁质水解酶和酰胺酶活性。p60蛋白作用通过p60突变体的构建而实现。该突变体在琼脂平板上形成粗糙菌落，称为R突变体。R突变体不能入侵3T3成纤维细胞，但可通过加入p60蛋白恢复侵袭力。

编码p60蛋白的基因iap被克隆并能在大肠杆菌中表达，经免疫印迹可检测到p60蛋白。iap序列已搞清楚，据此推断，p60蛋白由484个氨基酸残基组成，N-端有27个氨基酸残基组成的信号序列。对李氏菌的p60蛋白进行测序，两端为保守区域，中间为可变区域。根据上述保守区和可变区发展的PCR方法可允许李氏菌种或属的特异检测。

2. 内化素inlAB操纵子

由转座子插入inl位点上游所得突变体不能入侵上皮细胞，将该操纵子的第一个基因inlA导入本不入侵上皮细胞的无害李氏菌中，可使其具入侵能力。inlA基因编码内化素，分子量为80 kD，2/3的内化素由两个重复区域组成，C端与革兰氏阳性球菌的表面蛋白类似。inlA属LM基因家族的一部分，另一与inlA同源的基因inlB在inlA下游发现，但其功能不清。

3. 其他毒力因子

表面蛋白 lmaA 在鼠中有强迟发性变态反应，lmaA-突变体毒力大大降低。除血清型 4a 外，lmaA 基因存在于所有 LM 中，最近发现该基因可在无害李氏菌的某些株中出现。编码过氧化氢酶与超氧化物歧化酶的基因从 LM、绵羊李氏菌和希氏李氏菌中克隆并定性，这些基因产物与毒力有关，因为可以抵御吞噬细胞的氧化代谢。

目前虽然有关 LM 毒力因子的研究已取得一些进展，但这些基因产物的生化特性及其各自在致病机理中的确切作用，尚待进一步深入研究。

二、LM 的感染和免疫

（一）LM 的感染

鼠李氏菌病是研究胞内菌感染和免疫的良好模型。LM 能在单核-巨噬细胞、肝细胞、上皮细胞、内皮细胞、成纤维细胞等多种细胞内存活并繁殖。LM 的感染过程包括 4 个阶段：内化、逃避液泡吞噬、肌动蛋白纤维聚集和细胞间传播。与各阶段有关的毒力基因已被鉴定，依次是 inlA、hly、actA 和 plcB。但除上述基因外，仍存在大量毒力因子。LM 通过正常吞噬、FcR、C3bR 等方式进入专职吞噬细胞，借助于 p60 和内化素进入非专职吞噬细胞。在胞内囊泡内，LM 释放 LLO 等毒力因子溶解囊泡膜，逸入胞质中大量繁殖。actA 编码的表面蛋白诱导肌动蛋白聚集，在细菌表面形成一种极化的肌动蛋白尾，使 LM 在胞质内运动并向邻近细胞扩散，LM 一般经肠道感染，首先侵入肠上皮细胞，然后被单核-巨噬细胞吞噬并随其扩散到局部淋巴结，最后到达内脏器官。静脉接种 LM 进入小鼠后，LM 首先感染脾脏和肝脏的巨噬细胞，然后向邻近细胞传播，在肝脏中主要感染肝细胞。

（二）抗 LM 感染的免疫

抗 LM 感染涉及巨噬细胞、T 细胞、NK 细胞、中性粒细胞等多种细胞，以及 IFN-γ、TNF-α 等多种分子参与。抗 LM 感染免疫的形成可分为两个阶段，第一阶段主要依赖于吞噬细胞系统，最主要的是巨噬细胞。巨噬细胞在胞内菌感染中有双重作用，既是胞内菌寄生的主要细胞，也是防御反应中的重要效应细胞。激活的巨噬细胞通过产生反应氧中间体、反应氮中间体、防御素等生物活性物质，或通过抑制细菌摄取铁，或释放溶酶体酶等多种机理发挥杀菌作用。第二阶段主要依赖于 T 细胞介导的免疫反应。下面主要介绍细胞因子和 T 细胞在抗 LM 感染方面的作用。

1. 细胞因子的作用

LM 感染过程中机体产生多种细胞因子，其中 IL-1，6、M-CSF、GM-CSF 等主要在感染早期产生，参与非特异性免疫；IFN-γ、TNF-α 在感染的早、晚期均能产生。既参与非特异性免疫，也参与特异性免疫。

（1）IFN-γ：①在 LM 感染过程中，CD_4^+ $\alpha\beta^+$ T 细胞，CD_8^+ $\alpha\beta^+$ T 细胞、γδT 细胞、NK 细胞等均能产生 IFN-γ。小鼠初次感染 LM 后 24h 和再次感染后 3～6h 均可在血液中检测到 IFN-γ。②内源性 IFN-γ 的产生对李氏菌病的恢复起重要作用。注射抗 IFN-γ 抗体后，LM 清除受阻，相反应用重组 IFN-γ 能增强小鼠和新生小鼠对 LM 感染的抵抗力。③IFN-γ受体基因或 IFN-γ 基因 KO 鼠（knock-out mice）表现为对 LM 高度易感。这些事实表明 IFN-γ 是抗 LM 感染的重要细胞因子。IFN-γ 主要通过激活巨噬细胞的杀菌活性和增加巨噬细胞表达 Ia 分子，促使 LM 从体内清除。

(2) TNF-α：①LM 感染早期及晚期均可在肝、脾等组织中检测到 TNF-α 存在。②用抗 TNF-α 抗体或重组的可溶性 TNF 受体处理小鼠，LM 感染显著恶化。相反，应用重组 TNF-α 可增强小鼠抗 LM 感染的免疫力。③注射抗 TNF-α 抗体形成细胞的鼠，在 LM 初次与再次感染时，肝、脾中 LM 的数量比对照鼠明显增多。④TNF Ⅰ型受体基因 KO 鼠对 LM 高度易感。以上事实表明 TNF-α 在宿主抗 LM 感染中起很重要的作用。作为一种多功能细胞因子，TNF-α 可能通过多种途径介导对 LM 的抵抗：诱导粒细胞和单核细胞向肝、脾移动、引发中性粒细胞的呼吸暴发、促进超氧化物产生、激活巨噬细胞、促进肉芽肿形成等。

2. T 细胞的作用

T 细胞根据其识别抗原的受体和辅助分子不同分为 3 个亚群：CD_4^+ $\alpha\beta^+$ T 细胞、CD_8^+ $\alpha\beta^+$ T 细胞、γδT 细胞。根据分泌的细胞因子不同，CD_4^+ $\alpha\beta^+$ T 细胞可进一步分为 Th1 细胞和 Th2 细胞。前者主要产生 IL-2、IFN-γ、TNF-β，介导细胞免疫；后者分泌 IL-4，5，9，10，13，辅助体液免疫。

(1) αβT 细胞的作用：CD_4^+ T 细胞在抗 LM 感染中起重要作用。早在 1974 年，Zinkernagel 就报道了 MHC Ⅱ类分子限制的 T 细胞能介导抗 LM 免疫。感染 LM 的鼠 CD_4^+ T 细胞用同种抗原再次刺激能产生 IL-2 和 IFN-γ，表明发挥作用的 CD_4^+ T 细胞是 Th1 亚群。

CD_8^+ T 细胞是抗 LM 感染中最重要的效应细胞，MHC Ⅰ类分子限制的 CD_8^+ T 细胞在抗菌免疫中的作用，证据首先就是从鼠李氏病中获得的。LM 免疫鼠的 CD_8^+ T 细胞在体外能并溶解 LM 感染的巨噬细胞和类巨噬细胞。被动转移至体内的 CD_8^+ T 细胞也能识别 LM 感染的巨噬细胞和肝细胞，导致产生抗 LM 免疫。微孔蛋白基因 KO 鼠表现为抗 LM 免疫缺陷。这些均表明溶解 LM 感染的靶细胞是抗 LM 特异免疫的重要机理。

LM 多肽抗原既可被 MHC Ⅰ类分子呈递，也可被 MHC Ⅱ类分子呈递。MHC Ⅰ类分子呈递在胞质内加工后的多肽，MHC Ⅱ类分子呈递在吞噬溶酶体内降解的多肽。LM 从吞噬溶酶体内逸入胞质，被认为是 MHC Ⅰ类分子限制的 CD_8^+ T 细胞激活的先决条件，而 LLO 是 MHC Ⅰ类分子呈递的主要抗原。试验证明，MHC Ⅰ类分子限制的 CD_8^+ T 细胞不能识别 hly-突变株感染的巨噬细胞，只能识别 hly^+ 野生株感染的巨噬细胞。然而 Szalay 等发现 3 种 hly 缺陷突变株（hly-突变株、转座子突变 M3 株和转座子突变 M20 株）感染的巨噬细胞同野生型 LM 感染的巨噬细胞一样能被 LM 致敏的 CTL 溶解，证明激活 CD_8^+ T 细胞不一定依赖 LLO。

目前发现几种 LM 多肽抗原表位，有两种 LLO 表位：一种是 LLO 91～99，能被 MHC Ⅰ类分子呈递给 CTL。LLO 分子的另一区域 LLO 203～246 含有多个多肽表位，能结合几个 MHC Ⅱ类分子，特别是 LLO 215～226 对 MHC Ⅱ类分子结合力最强，能强烈地激活 Th1 细胞。LM 分泌的另外一种蛋白 p60 也有两个表位被鉴定，p60 217～225 和 p60 449～457 均能被 MHC Ⅰ类分子呈递给 CTL。另外，LM 还能分泌一种在 N 末端含 N 甲酰基蛋氨酸的多肽，此多肽由 H-2M3 Ib 分子呈递，被 MHC 非限制性 CTL 识别。被动转移 MHC 非限制性 CTL 能保护鼠抵抗 LM 感染。

CD_4^+ $\alpha\beta^+$ T 细胞、CD_8^+ $\alpha\beta^+$ T 细胞都是抗 LM 免疫的重要细胞。T 细胞被动转移试

验和体内T细胞排除试验证明：在抗LM免疫中CD_8^+ T细胞的作用比CD_4^+ T细胞更重要。这两种T细胞虽然表达相似的生物学活性，但它们识别不同的靶细胞。LM在Ia^+专职吞噬细胞内生存时间较短，主要寄居在非专职吞噬细胞内，因此，保护作用主要依赖于CD_8^+ T细胞。不像结核杆菌，后者主要寄居在单核-吞噬细胞中，对胞内杀伤高度抵抗，所以保护作用主要依赖于CD_4^+ T细胞活化后产生的细胞因子激活巨噬细胞发挥作用。

（2）γδT细胞的作用。虽然γδT细胞的作用还不完全清楚，但人类及动物试验研究表明γδT细胞是机体抵抗各种病原体感染的有效成分。已有报道，麻风、传染性单核细胞增多症、疟疾及血吸虫病病人的炎症损伤部位均有γδT细胞聚集。腹腔注射、静脉注射或口服LM后分别从腹腔、中枢淋巴器官及肠道获得了γδT细胞参与抗LM感染的证据。流式细胞检测分析显示感染LM后3d，γδT细胞就聚集在腹腔，出现早于αβT细胞，这种早期出现的γδT细胞在体外与细菌一起培养时能增强并产生IFN-γ、MCF等细胞因子。抗TCRγβ抗体处理的鼠，在LM感染早期，细菌繁殖明显增加，抗TCRαβ抗体处理的鼠在感染早期不受影响，但在后期抵抗力严重降低。感染LM的δ-KO鼠获得性免疫不受影响，而β-KO鼠只能控制原发性李氏菌病。用抗TCRγδ抗体处理，则感染恶化。这些试验提示γδT细胞在αβT细胞发挥作用之前是控制细菌繁殖和扩散所必需的。用TCR KO鼠或单克隆抗体处理鼠能证明LM感染时肝组织学改变与γδT细胞存在与否有关，无γδT细胞时，肝脏中出现大片坏死灶；γδT细胞存在时，无坏死灶形成，提示γδT细胞能调节炎症反应。

三、LM感染的临床表现及病理解剖

LM感染大多呈隐性感染。人类肠道可无症状携带李氏菌，正常人群带菌率约5%。已证实该菌在女性阴道、男性尿道中较长期存在而不产生症状。显性感染多见于婴幼儿、孕妇和免疫功能低下者。约半数成人患者感染后表现为脑膜炎，有的为脑炎。25%表现为原发性败血症，孕妇感染引起流产，其他病例表现为局部感染，如心内膜炎、眼内炎、泪腺及皮肤感染。李氏菌是癌症病人患细菌性脑膜炎的主要病原体。LM侵犯宿主后，被血流带至各器官而引起炎症性病变。

（一）临床表现

1. 脑膜脑炎

主要发生于新生儿、使用免疫抑制剂和免疫低下患者，新生儿细菌性脑膜炎占6.8%，健康成人也有所见。近20年来，中枢神经系统感染在免疫低下患者中比例增高，病死率也高，临床上可表现为发热、头痛、颈强直、呕吐、意识淡薄等。脑脊液以中性粒细胞为主，也可以单核细胞为主，脑脊液培养LM阳性。LM尚可侵犯脑实质，出现弥漫性脑炎的临床表现。此外，共济失调较其他中枢感染多见，故若中枢感染患者出现共济失调应首先考虑本病。

2. 脑干脑炎

至1993年止，脑干脑炎仅有62例报道，均为成人，8%为免疫低下者，患者有头痛、恶心、呕吐，持续数日发热，后出现进行性非对称性颅神经损伤，共济失调，触觉障碍和意识障碍。仅一半病例首发体征为颈强直。脑脊液检查轻度异常，41%和61%患者脑脊液培养和血培养阳性。41%患者发生呼吸衰竭。MRI显示脑干异常。

3. 原发性败血病

新生儿、使用免疫抑制剂者多见。免疫功能低下者约 52%为无原发灶的菌血病。高 ALT、AST 和血沉增高提示预后较差。

4. 肝脓肿和肝炎

LM 感染引起的肝损害少见，主要表现为发热、黄疸、肝功能异常和血培养阳性。肝脏影像学诊断往往可见肝内许多小脓肿，脓肿穿刺液培养 LM 阳性。可引起三种不同类型的肝脏感染：单发肝脓肿、多发肝脓肿和肝炎。

单发肝脓肿主要发生在免疫功能正常人中，几乎没有合并脑膜炎，很少发生菌血症，这些患者预后好。

多发肝脓肿患者往往有免疫功能低下，大多数患者伴有脑膜炎和菌血症。可有肝外浸润病灶，包括肺、脾、肾、心肌、结肠、骨髓、淋巴结和肾上腺，这些患者肝脏感染仅是疾病播散的一个临床表现。新生儿则表现为肝脏化脓性肉芽肿。

LM 肝炎，表现为高热、寒战、肝肿大、右上腹痛（常提示合并胆管炎）、转氨酶显著升高和菌血症，血培养 LM 阳性。

5. 腹膜炎

LM 腹膜炎多发于肝硬变患者，其次为恶性肿瘤、网状细胞肉瘤和淋巴瘤患者。男女比例为 2∶1，平均年龄 60 岁，可能与老年人免疫功能低下有关。其临床过程呈亚急性，一般感染 5～7d 发病。表现为腹水、腹痛和腹膜炎症状。大多有发热，体温波动于 38～39.2℃。1/3 患者有腹泻，很少有精神症状。腹水革兰氏染色大多阴性。细胞数可达 1 100～7 200，中性粒细胞占 57%～97%。本病源于血缘播散和肠壁细菌迁移。

6. 心内膜炎

1988 年 8 月，世界上综合报道了 44 例 LM 心内膜炎的病例。大多数患者有风湿性心瓣膜病和动脉瘤，90%以上有赘生物形成，一半患者出现栓塞现象。

7. 肺炎

主要表现为干咳、胸痛，胸片显示肺病变，血常规显示以单核细胞增多为主，痰培养可见革兰氏阳性杆菌。LM 感染导致新生儿期的先天性肺炎，其中约 56%患儿出生时可有呼吸窘迫，病死率较高，是新生儿死亡的一个重要原因。

8. 其他

LM 感染关节炎很少见，文献中仅见 4 例。早期诊断困难，最初表现与其他感染性关节炎相同。革兰氏染色阳性仅 50%。故早期诊断 LM 关节炎者，需要进行关节液的培养。

眼内炎多为使用免疫抑制剂及肿瘤化疗、放疗后的机会感染。大量细菌入侵眼内可致视力丧失。这类患者葡萄膜炎多为内源性，若伴前房积肿，颜色呈棕褐色，则需考虑 LM 感染的可能。

（二）病理解剖

常有脾脏充血肿大，肝、肾上腔和肺部有局灶性坏死和炎症。病灶周围粒细胞增加，形成播散性小脓肿。在免疫 T 淋巴细胞调节下，形成粟粒样肉芽肿。肉芽肿主要由巨噬细胞堆积形成。周围有一些淋巴细胞，一定数量的细菌也可在肝细胞中增殖，形成肉芽肿。脑膜炎患者尸检可见化脓性软脑膜炎和室管膜炎。

四、预后

原有基础疾病免疫功能低下或使用免疫抑制剂者，中枢感染病死率高。据统计，使用免疫抑制剂的 LM 患者约 29%死亡，而有基础疾病者约 38%死亡。脑干脑炎总病死率 51%，所有未治疗患者均死亡。早期治疗存活率大于 70%，61%有神经系统后遗症。多发肝脓肿存活率仅 13%。腹膜炎患者病死率为 35%，其中 30%～62%的患者超过 60 岁。2/3患者有局灶感染的证据，这类患者多有基础疾病，约 78%可反复感染直至死亡。心内膜炎病死率为 40%左右。LM 关节炎预后良好。

五、治疗

在试管内，除头孢菌素外，所有抗生素均有效。但临床上抗生素治疗疗效有限，许多药物试管内高度敏感，活体内仅中度敏感，经治疗后仍有 30%死亡，主要因为 LM 为胞内菌，药物进入吞噬细胞破坏细菌的能力有限。

试管内药敏实验证明，氨苄西林、羟氨苄西林和利福平是最有效的药物。青霉素 G 和 TMP-SMZ 对 LM 病原体有效，其他抑菌剂如四环素、红霉素和氯霉素等均对 LM 敏感。新一代氟喹诺酮类药物，如氧氟沙星、环丙沙星、洛美沙星、斯巴沙星，均对 LM 敏感，特别对肺炎、心内膜炎、脑膜炎有效。

对 LM 严重感染病例，青霉素 G 或氨苄西林单用或与氨基糖苷类合用有效。氨苄西林每日 150～200mg/kg 或青霉素 G20 万～40 万 U/kg 静脉滴注或肌注，同时加用庆大霉素5～6mg/kg肌注，疗程 2～3 周，有免疫功能缺陷者延长疗程至 6 周，以免复发。氨苄西林和青霉素 G 杀菌效价相同。试管内，庆大霉素和氨苄西林有协同杀菌作用。一般来说，严重感染治疗 4～6 周，对于免疫功能低下患者治疗低于 2 周，复发率高达 30%，连续治疗超过 4 周，可以大大降低复发率。

LM 心内膜炎首选青霉素，需大剂量，疗程至少 6 周。脑膜炎首选青霉素 G 及氨苄青霉素，对青霉素过敏者，予 TMP-SMZ 及利福平，体温正常后 10～14d。脑脊液正常则可停药。败血症首选氨苄西林和氨基糖苷类药物联用，次选氯霉素和氨基糖苷类药物联用。腹膜炎和败血症疗效评价决定于：①腹水中中性粒细胞消失；②血和腹水培养阴性；③寄居部位如脑、关节和单个脓肿培养转至阴性。

六、LM 作为重组活疫苗载体的研究进展

LM 的天然佐剂特征，对抗生素的易感性，能进入宿主细胞的胞浆以及选择性诱导细胞免疫应答等特点，使 LM 成为相当理想的抗病毒感染、抗肿瘤的疫苗载体。将外源 DNA 引入某种载体构建重组疫苗，可将保护性抗原传递至宿主免疫系统、诱导免疫应答，预防某些疾病的发生和发展，有许多能向免疫系统递呈抗原的载体、细菌和病毒均可作为重组活疫苗载体。病毒载体的优点是产生的外源蛋白质接近于翻译后水平的成熟蛋白质。细菌载体的优点是能表达多种不同的外源性抗原，目前作为重组活疫苗载体的细菌有卡介苗、沙门氏菌、大肠杆菌、LM 等。

机体免疫系统发挥免疫功能的形式可分为体液免疫和细胞免疫。体液免疫通过抗体发挥效应，主要作用于细胞外感染因子。细胞免疫由效应细胞直接或分泌细胞因子来杀伤感

染细胞，着重于破坏感染源，对胞内感染更有效，不恰当的免疫不但不能预防疾病，反而可促进疾病的发生和发展，因此，疫苗设计时应考虑选择性诱导体液免疫为主，还是细胞免疫为主。细胞免疫是控制胞内感染和肿瘤生长的有效免疫形式，应用 LM 作为疫苗载体可以选择性诱导细胞免疫。

（一）重组 LM 疫苗载体的构建

构建能表达外源性抗原重组 LM 的方法有多种。最早的重组 LM 是通过转座子插入突变构建的，1992 年 Schafer 等把带大肠杆菌 β-半乳糖苷酶基因转座子（Tn917-lac）的衍生体（Tn917l-LVT3）转入野生型 LM10403S，构建成重组 LM，经口服或腹腔感染小鼠，能刺激小鼠产生半乳糖苷酶特异性细胞毒 T 淋巴细胞（CTL），后者能溶解表达 β-半乳糖苷酶的肿瘤细胞。这种溶解作用受 MHC 分子限制。这是重组 LM 作为疫苗载体的首次报道。然而经转座子插入突变构建的重组体的缺点是转入的抗原基因表达水平很低，表达的抗原不能分泌至 LM 感染的宿主细胞胞浆内，因而产生的溶细胞作用很弱。

为了使靶抗原分泌至 LM 感染细胞的胞浆内，研究者采用质粒转化的方法构建重组 LM。Ikonomidis 等把编码 LLO 前 420 个氨基酸的基因，包括启动子和信号序列，与流感病毒 A/PR8/34 株的核蛋白（NP）基因融合，然后克隆入一种穿梭质粒载体，此质粒能在革兰氏阳性和革兰氏阴性菌内复制，为了使质粒在菌体内保留，编码转录激活子 prfA 的基因也克隆入质粒中。将这种质粒引入 prfA LM 株，构建成重组 LM，此种重组菌能稳定保留质粒，并有效地分泌 LLO-NP 融合蛋白。此种重组 LM 免疫鼠的 CTL 能识别和溶解流感病毒感染的同源靶细胞。Goossens 等用相似的方法将 hly 与小鼠淋巴细胞脉络丛脑膜炎病毒的核蛋白（LCMV-NP）基因融合取得了相似的结果。

由于质粒表达系统不能稳定地遗传，可能从菌体内丢失。最近采用同源重组技术将外源抗原基因整合到 LM 染色体来构建稳定表达外源抗原的重组 LM。Frankel 等构建了一种能分泌人类免疫缺陷症病毒（HIV）Gag 蛋白的重组 LM，为了提供进行重组的同源区，作者先构建了 pSKV7 质粒衍生体，此质粒含有一段 LM 基因组的非必需区，红霉素抗性基因，hly 的启动子和信号序列，HIV 的 gag 基因及 hly 的转录末端序列。通过电穿孔法把这种质粒转入野生型 LM10403S，在细菌培养过程中，通过两次等位基因交换。HIV 的 gag 基因整合进 LM 染色体基因组中。这种重组 LM 能分泌 HIV Gag 蛋白到感染细胞的胞浆，其毒力比野生型 LM10403S 降低了约 3 个对数倍数，但这种减毒株刺激细胞免疫应答的能力并不降低。

Shen 等也应用同源重组技术构建了能分泌 LCMV-NP 的重组 LM。利用位点特异性整合将抗原表达盒插在编码卵磷酯酶的基因 plcB 和编码乳酸脱氢酶的基因 ldh（两个操纵子）之间，构建了三株重组 LM：MSL223（LM-NP_{actA}）菌株内插入的抗原表达盒含有 LCMV-NP 的全长基因和 actA 的启动子及信号序列，能分泌完整的 LCMV-NP；EJL243（rLM-NP_{LLO}）菌株内插入的抗原表达盒含有 LCMV-NP 的全长基因和 hly 的启动子及信号序列，也能分泌完整的 LCMV-NP ；HSL236（rLM-$NP_{118\text{-}126}$）菌株内插入的抗原表达盒占有编码 LCMV-NP 的第 118-126 位氨基酸的基因，此基因插在 LLO′-phoA 融合蛋白基因之间，能分泌含 LCMV-$NP_{118\text{-}126}$ 的 LLO′-phoA 融合蛋白。这种基因整合不影响 LM 的胞内生活周期及肌动蛋白的极化。

（二）重组 LM 的抗病毒作用

重组 LM 疫苗抵抗 LCMV 感染。Goossens 等证明用能分泌 LCMV-NP 的重组 LM 免疫小鼠后，鼠的脾细胞和肝淋巴样细胞能溶解 LCMV 感染的靶细胞，这种溶解作用主要是由 CD_8^+ CTL 介导，且重组 LM 免疫鼠能抵抗致死剂量的 LCMV 脑内攻击，从而首次证明重组 LM 在体内能诱导产生抗病毒感染的免疫力。Shen 等用经同源重组技术构建的能分泌 LCMV-NP 的重组 LM，不但同样地证实了 rLM-NP 能诱导产生抗 LCMV 免疫，且能激发病毒特异性记忆 CTL，记忆现象可维持至少 170d。表达全长 NP 和表达 MHC I 类分子限制的单个表位 NP 的重组 LM（rLM-$NP_{118\sim126}$）具有同样的效果，说明其抗病毒作用主要是由 CD_8^+T 细胞介导的，使用 LCMV 感染鼠模型定性定量研究证明，rLM-NP 免疫诱导的鼠 CTL 的活性比野生型 LM 免疫鼠强 15～20 倍，rLM-NP 免疫诱导的 CTL 前体比野生型 LM 诱导的多 10 倍。

重组 LM 疫苗抵抗流感病毒感染。用分泌流感病毒 NP 的重组 LM 免疫的鼠能抵抗经鼻内接种的甲型流感病毒的攻击。表达全长 NP 和表达 MHC I 类分子限制的单个表位的重组 LM 也具有相同的效果。

LM 作为 HIV 蛋白的疫苗载体。HIV 与 LM 一样是胞内寄生性病原体，而且也能从细胞向细胞扩散。最近研究表明 HIV 感染中 Th1 或 Th2 应答在机体免疫中的主导地位决定疾病的转归，Th1 应答抵御感染，Th2 应答则导致疾病恶化。因此，激发机体的细胞免疫功能是预防和控制 HIV 感染发展的关键。实验证明表达 HIVGag 蛋白的重组 LM，能激发一种 gag 蛋白特异性的 CD_8^+CTL，后者能溶解表达 Gag 蛋白的靶细胞，而且能产生记忆反应，说明重组 LM 在 HIV 感染的预防和治疗上均有一定的作用。

（三）重组 LM 的抗肿瘤作用

Pan 等用 CT26 大肠癌模型和 Renca 肾细胞癌模型证实了重组 LM 的抗肿瘤作用。通过逆转录方法使肿瘤细胞表达流感病毒 NP，然后攻击已免疫鼠，结果发现野生型 LM 免疫鼠不能抵抗 CT26-NP 或 Renca-NP 的致死性攻击，发展为肿瘤，而在 rLM-NP 免疫鼠中，所有鼠均能抵抗 Renca-NP 的攻击，大部分能抵抗 CT26-NP 的攻击，不发展为肿瘤。荷 Renca-NP 瘤的鼠用 rLM-NP 免疫后，其肿瘤消退。口服免疫可取得同样效果。这种抗肿瘤免疫主要由 CD_8^+T 细胞介导，因为去掉 CD_8^+T 细胞介导的鼠抵抗 CT26-NP 攻击能力明显降低。

某些病毒感染可诱发肿瘤，如 EB 病毒、人类 T 细胞白血病病毒、乳头瘤病毒等。乳头瘤病毒的非结构蛋白 E1 是病毒 DNA 复制、修复和乳头瘤形成所需要的一种蛋白质，用绵尾兔乳头瘤病毒蛋白 E1（CRPVE1）免疫不能预防病毒感染，但能通过诱导细胞免疫使肿瘤消退。分别用野生型 LM 和表达完整 CRPVE1 的重组 LM（rLM-E1）免疫棉尾兔，再经过皮上划痕接种棉尾兔乳头瘤病毒（CRPV），所有兔子均在接种部位形成乳头瘤，但用 rLM-E1 免疫的兔子形成的乳头瘤少，而且所有乳头瘤在一定时间内完全消退。用纯 CRPV 的 DNA 接种，对照组兔子在 63 个接种部位中有 18.5%发展成乳头瘤，而 rLM-E1 免疫兔在 163 个接种部位中没有一个发展为乳头瘤，这提示 rLM-E1 免疫虽不能预防 CRPV 感染，但能控制肿瘤的形成和发展。以上事实表明重组 LM 是一种潜在的肿瘤免疫治疗剂。

总之，最近的研究表明，表达特异性靶抗原的重组 LM 是一种诱导细胞免疫应答的非常有效的疫苗载体。在激发抗病毒免疫和抗肿瘤免疫，甚至在诱导肿瘤消退方面均是有效的。虽然LM一般不建立持续感染，但是对免疫功能低下患者，LM也能引起脑膜炎和败血病等严重感染，使其应用受到限制，在这种疫苗载体使用于人体实验之前，必须获得一种减毒但保留其激发强大细胞免疫应答能力的LM。

（姜永强）

参考文献

[1] 陈利玉．重组单核细胞增多性李斯特氏菌作为活疫苗载体的研究进展．国外医学预防、诊断、治疗用生物制品分册，1998，21：100.

[2] Ikonomidis G，*et al*. Vaccine，1997，15：433.

[3] 姜永强．产单核细胞李氏菌毒力因子的分子遗传学研究进展．国外医学微生物学分册，1996，19：23.

[4] 蒋卫民．单核细胞增多性李斯特氏菌感染临床研究进展．临床荟萃，1996，11：1013；Kaufmann SH. Annu Rev Immunol，1993，11：129～163.

[5] 雷祚荣．细菌毒素分子生物学．北京：中国科学技术出版社，1993. 190～200.

[6] Pan Z K，*et al*. Nat Med，1995，1：471.

[7] Pan Z K，*et al*. Cancer res，1995，55：4776.

[8] Shen H，*et al*. Proc Natl Acad Sci USA，1995，92：3987.

第九章　志贺氏菌毒素

志贺菌属（*Shigella*）是人畜痢疾和腹泻病的主要病原体。1903 年，Neisser 和 Shiga、Conradi 分别独立证明，在热杀死的Ⅰ型痢疾志贺菌抽提物中含有致死性的毒素；接种家兔后能引起肢体麻痹而死亡，因而称之为志贺神经毒素。又因其存在于菌体周质（Periplasm）中，而不是分泌于菌体之外，所以在相当长时期内被视为内毒素。直到 1937 年，Boidin 等证明，所谓的志贺神经毒素原来是一种蛋白质，完全不同于革兰氏阴性菌的脂多糖内毒素。此后的研究便大多集中于志贺神经毒素与内毒素的分离。1953 年，Van Heyningen 和 Gladstone 提出了一个分离志贺神经毒素的方案。虽然提取物并不很纯，却把活性提高了 500～600 倍，对动物的毒性可以和肉毒毒素、破伤风毒素相比。同时证明，按体重家兔对志贺毒素比小鼠更敏感。1955 年，Bridgewater 和 Howard 又分别证明，志贺毒素不是真正的神经毒素，而是对脑脊髓血管系统起作用引起继发性神经症状。1960 年，Vicari 等报告了志贺毒素对某些培养的哺乳类细胞有细胞毒作用，而且这种作用是剂量依赖性的，可被抗毒素中和。

20 世纪 60 年代末，中美洲发生了Ⅰ型痢疾志贺菌引起的腹泻和痢疾大流行。Keusch 等观察到，流行的志贺菌产生一种肠毒素物质，将其接种兔回肠袢，引起了炎症性肠炎，并造成肠内净液体积累。后来，Keusch 和 O′Brien（1977）各自独立地发现，其他群的痢疾志贺菌也产生具有细胞毒、致死性和肠毒素活性的类似毒素。过去未能发现，可能是由于检测方法不够灵敏，或者产量较少、活性太低。那么，上述细胞毒、致死性和肠毒素活性是由一种还是几种毒素引起的呢？经过纯毒素的研究，O′Brien（1980）和 Brown（1982）都证实，确实是一种毒素介导了肠毒性、致死性、细胞毒性、抑制体外蛋白质合成等几种生物学活性。至此，对志贺毒素才有了比较全面和准确的认识。

1977～1978 年 Konowalchuk 等在用 Vero 细胞筛选产不耐热肠毒素大肠杆菌分离物的过程中，注意到某些从人和动物中分离到的大肠杆菌具有不可逆的细胞毒活性，并称之为 EPEC Vero 毒素（VT），或可被抗粗制志贺毒素的抗毒素中和的 HeLa 细胞毒素。到 20 世纪 80 年代初，O′Brien 等又发现，大流行中分离到的 EHEC O157∶H7 菌株，能产生高水平的 HeLa 或 Vero 细胞毒素，可以被兔抗志贺毒素中和。而且，O157∶H7 的 931、932、933 等株的培养上清中也有可被抗志贺毒素完全中和的 HeLa 或 Vero 细胞毒素，将其定名为志贺样毒素（Shiga-Like toxins，SLTs）。

后来经过多方面研究，搞清楚了志贺样毒素（SLT）和 Vero 毒素（VT）是同一种毒素。而且 EPEC 和 EHEC 细菌实际产生两种细胞毒素。可被抗志贺毒素完全中和的这种叫志贺样毒素Ⅰ（SLT-Ⅰ或 VT-1），另外一种叫志贺样毒素Ⅱ（SLT-Ⅱ或 VT-2）。SLT-Ⅰ比较保守，SLT-Ⅱ则有很多变异型。1996 年，Calderwood 等建议，将大肠杆菌产的志贺样毒素与志贺菌产的志贺毒素（合称志贺毒素族）统一命名为 Stx、Stx1、Stx2、Stx2e……，分别代替原来的 ShT、SLT-Ⅰ、SLT-Ⅱ、SLT-Ⅱe……。所有志贺毒素族的总称为 STX。基因名称均用相同字母的斜体小写表示。现已被部分作者采用。为了便于理解，我们将兼用两种名称。

现在，志贺毒素的分子结构、基因序列都已搞清，纯化已达到均质的程度。细胞受体和作用方式的研究取得了很大进展，防治研究也获得了一些初步的成果，下面分别加以叙述。

第一节　志贺毒素族的分子结构

志贺毒素族各成员的分子结构均由两个部分组成，一个是单体的、有酶活性的 A 亚单位；另一个是多聚体的、能与受体结合的 B 亚单位。从毒素蛋白质的氨基酸序列比较可以看出，成熟 A、B 亚单位的大小、每个亚单位多肽链内二硫键的位置是高度保守的。而且，ShT/SLT-Ⅰ、SLT-Ⅱ和 SLT-Ⅱe 的 A、B 亚单位可以改构成有功能的杂合细胞毒素，这证明各个多肽的三级结构也是非常保守的。完整的毒素分子包括一个 A 亚单位和五个 B 亚单位。成熟志贺毒素的 A 亚单位由 293 个氨基酸组成，计算分子量为 32 kD；成熟 B 亚单位由 69 个氨基酸组成，分子量 7 691。序列分析说明了志贺毒素族成员间构型相似性的情况。志贺毒素/SLT-Ⅰ、SLT-Ⅱ和 SLT-Ⅱe 的成熟 A、B 多肽的大小很相似。半胱氨酸残基的排位和数量都一样。比较 ShT 和 SLT-Ⅰ两者的氨基酸序列，在 B 亚单位完全相同，A 亚单位只有一个氨基酸不同，即在 45 位上，ShT 是苏氨酸，SLT-Ⅰ是丝氨酸。SLT-Ⅱ与 SLT-Ⅰ的氨基酸有 55％～57％的同源性，相互间无抗原抗体交叉反应和中和反应。SLT-Ⅱ有变异型，彼此间有个别氨基酸残基不同，生物学活性也有些差异。志贺毒素族所有成员的 A 亚单位和植物毒素蓖麻毒蛋白之间有两个区域具有有限的同源性，说明这些结构是为共同的功能很好地保存下来了。ShT、SLTS 和蓖麻毒蛋白都是通过同一种机理，抑制真核生物的蛋白质合成的事实，支持了这个假说。不同来源的细胞毒素具有共同的作用方式和有限的序列同源性，这一发现大大促进了结构-功能关系的研究。

虽然霍乱弧菌和大肠杆菌不耐热肠毒素也都是由一个酶活性 A 亚单位和五个结合 B 亚单位组成，但是，志贺毒素族有独特的酶活性和受体特异性，可以与其他细菌的细胞毒素相区别。像其他细菌细胞毒素一样，志贺族毒素的 A 多肽也须经蛋白酶解加工激活。细菌蛋白酶把 A 亚单位裂解成有酶活性的 A_1 片段（约 27kD）和羧基末端的 A_2 片断（约 4 kD）。但两者仍有一个二硫键联系着，一直到酶片段进入敏感细胞的细胞溶胶中。经过纯志贺毒素 A 亚单位的氨基末端序列分析，确定裂口在 293 个氨基酸成熟多肽的第 253 位丙氨酸和 254 位丝氨酸之间。生物化学研究提示，B 多肽是通过非共价键和全毒素的 A 亚单位 A_2 部分连系着。Keusch 等提出，有一个进入区（entry domain）介导 A_2 片段从内吞泡进入细胞质。虽然这个功能区还没有定位于哪一个多肽，但是 A_2 片段和 B 亚单位的亲水性图显露了一些可能对转运有重要作用的疏水区。

纯化的 ShT 和 SLT-Ⅰ B 亚单位已被结晶，并进行了高分辨 X-线分析。虽然 B 亚单位的五聚体排列得到生物化学交联资料的支持，但是，晶体的初步 X-线资料显示出四重而不是五重对称，这与 B 亚单位的四聚排列相一致。决定性的亚单位计量关系有待全毒素的结晶化。

第二节　毒素的产生和纯化

Ⅰ型痢疾志贺菌菌株的毒素产量极大地依赖于细菌的培养条件。在最佳条件下，志贺毒素约占到总蛋白质的 0.1％，但是，如果低于最佳条件，起始产量可能降低很多倍，已知有几个条件可改善起始产量。第一，Ⅰ型痢疾志贺菌要生长在低铁培养基，如改良Ayncase肉汤。最佳铁浓度约为0.1μgFe^{3+}/mL（Keusch等，1986）。在这个水平以下，虽然毒素的特异活性可能增加，但细菌的生长受到部分的抑制。第二，生长在37℃下，毒素的产量最高（Weistein等，1988），在较低温度下生长时，毒素总产量减少。最后，在厌氧条件下，毒素产量明显降低。因此，一般应在有氧的震荡器上培养。

用于毒素生产的痢疾志贺菌的菌株似乎并不很重要。除了几个构建的Tox^-菌株，所有的Ⅰ型痢疾志贺菌株都产生志贺毒素，尚未见到这些菌株产毒水平定量差异的报告。因这种菌的毒性影响很深，多数实验室从安全考虑都用无毒株，如粗糙的、非侵袭性突变株60R。

1980年，Olsnes和Eiklid发表了第一个成功的志贺毒素纯化方案。从那时以来，志贺毒素已被用各种层析技术纯化，包括分子筛、离子交换层析、层析等电聚焦、各类亲和层析等。不同方法和技术的最终毒素产率、总回收率以及操作难度的差别很大。

这里我们举出一个简便的纯化方案，只有三步层析，总的毒素回收率约50%（详细参阅Donohue Roefe等，1984；Keusch等，1988）。具体操作如下：

Ⅰ型痢疾志贺菌株生长于有氧条件下37℃低铁培养基中，达到静止生长时收集细菌。因毒素蛋白质位于细胞周质中，所以将细菌裂解可以获得最大的毒素产率。先用与琼脂糖偶联的染料Cibacron Blue F 3G-A装柱，然后将粗裂解物和低离子强度缓冲液加于柱中，志贺毒素和大约10%的其他蛋白质与Blue Sepharose结合，大量清洗后，用高离子强度缓冲液洗脱，然后将此部分纯化的毒素经过层析聚焦。志贺毒素从层析聚焦柱上洗脱，pH在7.0～7.1的范围、A_{280}监测呈一清晰的峰。最后一步是分子筛层析。通过凝胶过滤，志贺毒素洗脱下来，分子量45 000，与粗制细菌裂解物相比，这种三步纯化的毒素，其特异活性增加达1 300倍，从3L培养物可得约1mg的毒素。

以后，又有一些纯化方案报告，原理是利用志贺毒素与含galα1-4gal末端的碳水化合物紧密结合的能力（Donohue-Rolfe等，1989b；Ryd）。其中的一个是利用棘球囊的具有P_1血型反应性的糖蛋白。这个糖蛋白含有末端三糖galα1-4galβ1-4glc，是毒素受体。只需把部分纯化的糖蛋白制备物偶联到Sepharose4B，就成了毒素的亲和基质。志贺毒素与基质的结合非常强，因此可先用高离子强度缓冲液把结合力弱的污染蛋白质完全除去。志贺毒素则可用4.5M $MgCl_2$从该受体类似物亲和柱上洗下来。Ryd等（1989）的毒素纯化程序包括三糖galα1-4galβ1-4glc与聚乙烯/聚丙烯凝胶(Fractogel)的共价偶联，志贺毒素用6M盐酸胍从受体类似物基质上洗脱下来，立即透析。这些亲和层析方法可以一步就把志贺毒素纯化，总毒素回收率超过80%。因为它们是根据对碳水化合物受体的识别，所以可用于B亚单位的纯化，以及任何有类似结合特异性的志贺样毒素(SLTs)。

第三节　志贺毒素族的遗传学

一、志贺毒素操纵子的染色体基因座

志贺毒素操纵子（定名为stx）位于28分钟处染色体基因座pyrF的附近，和志贺族的其他毒性决定子没有联系。stx操纵子的分离促进了用于研究发病机理的痢疾志贺菌非产毒株的开发。1972年，Gemski等描述了自发的Ⅰ型痢疾志贺菌抗氯酸盐突变株，这些

菌不产生志贺毒素。虽然产毒力丧失的遗传机理还不清楚，但这些抗氯酸盐菌株已经应用于评估志贺毒素致病作用的动物和志愿者研究中。以后，Neill 等（1998）证实，这些菌株同时地获得氯酸盐抗性和丧失产志贺毒素能力，是由包含 chl 基因座［27 分钟处］和 stx 操纵子的染色体缺失引起的。除了抗氯酸盐突变株之外，通过 stx 操纵子的转座子诱变，构建的Ⅰ型痢疾志贺菌的非产毒性衍生株已经在动物研究中应用。

二、大肠杆菌 SLTs 是噬菌体编码

引起猪水肿病（ED）和人出血性结肠炎的大肠杆菌，产生一组生物学活性与志贺毒素相似的细胞毒素，能被抗志贺毒素血清中和的 SLT-Ⅰ，抗原性不同的 SLT-Ⅱ及其变型 SLT-Ⅱe。1971 年，Smith 和 Linggood 报告了产 SLT 能力在大肠杆菌中可以传递。只是他们未能证实质粒的介入。以后，几位研究者用各种 EHEC 菌株的噬菌体制备物，确定了溶源转换在 SLT 产生中的作用。SLT-Ⅰ和 SLT-Ⅱ可能是噬菌体编码，而 SLT-Ⅱe 似乎是 ED 株的某个染色体位点编码，没有溶源转换的证据。

第一批被鉴定的 SLT-转换原噬菌体是从 EHEC H19 株(O26：H11)和 933 株(O157：H7）分离出来的。H19 株被两个 SLT-Ⅰ-转换噬菌体溶源化，定名为 H19A 和 H19B，它们的宿主范围不同。H19B 与大肠杆菌噬菌体 λ 有关，携带着 slt-Ⅰ操纵子，远离附着点，说明它是在遥远的过去变成与噬菌体相联系的。933 株原来被定为双溶源菌，带有两个形态各异的噬菌体：933J（编码 slt-Ⅰ）和 933W（编码 slt-Ⅱ），并且能够转导 SLT-Ⅰ，但频率很低。后来证明 933J 和 H19A 是同一噬菌体的不同分离物。虽然杂交分析显示，933 携带 H19A 的相关序列，但是，从这株只能诱发出噬菌体 933W。或许 SLT-Ⅰ操纵子是和 933 株中有缺陷并与 H19A 有关的噬菌体相联系的，933W 可以对其补救。

总之，O26 和 O157EHEC 血清型至少有形态不同的两组编码 SLT 的原噬菌体，其代表是 H19A 和 933W（Ritra 等，1989）。相比之下，Ⅰ型痢疾志贺菌的产志贺毒素和 ED 株的产 SLT-Ⅱe 都不易发生溶源转换。用噬菌体特异探针进行的 DNA 杂交分析显示，在几个 EHEC 和 ED 菌株中存在着 H19A 和 933W 相关的序列，但志贺菌属没有。或许，噬菌体在大肠杆菌基因库内部传播 ShT/SLT 基因，但不在志贺菌属传播。

三、ShT 和 SLT 结构基因的克隆

在发现 SLT 抗原变异株以前，slt-Ⅰ操纵子是从 O26：H11 的 H19 株和 O157：H7 的 933 株分离出来的。抗原性不同的 SLT 结构基因是从 O157：H EHEC E32511 株的原噬菌体分离出来的，随后的研究证明，E32511 株产生一种几乎与噬菌体 933W 编码的毒素完全一样的 SLT-Ⅱ和一种变异的 SLT-Ⅱ。DNA 杂交分析显示，从 H19 株、933 株 slt-Ⅰ操纵子和从 E32511 株、933 株分离出来的 slt-Ⅱ操纵子只有有限的序列同源性，这以后又得到核苷酸序列分析的支持。

迄今检测过的所有 slt-Ⅰ分离物基本上都是一样的，但 slt-Ⅱ基因族则有显著的异质性。SLT-Ⅱe 的结构基因首先是从猪 ED 大肠杆菌染色体分出的。随后，另一些 SLT-Ⅱ变体的基因是从 EHEC 分出的。对不断增大的 SLT-Ⅱ家族进行的比较显示，是 B 亚单位基因的重组而不是碱基取代造成了 SLT-Ⅱ的这些变异，或许自然选择使 SLT-Ⅱ基因族多样化了，而 slt-Ⅰ基因保持相对不变。另一方面，因为产 SLT-Ⅱ大肠杆菌作为人畜病原

体较经常地分离出来，用作遗传分析的临床分离物的分布可能有偏颇。

虽然在作图研究的一个结合质粒上分离到 stx 操纵子，但是，使用可能获得产高水平志贺毒素重组子的克隆系统有一些限制，这些限制撤消后，用大肠杆菌的一个高拷贝数载体，从Ⅰ型痢疾志贺菌分离出了 stx 操纵子，序列分析证实，志贺毒素和 SLT-Ⅰ基本上是一样的（Strockbine 等，1988）。虽然 Kozlov 等（1988）证实，在 60R 株 stx 的旁边是插入序列，但没有人证明Ⅰ型痢疾志贺菌染色体上有多拷贝的 stx 操纵子。在 EHEC 菌（如 E32511）内插入序列可能是管 SLT-Ⅱ基因的复制，但尚无证据支持。溶源转换也必须予以考虑。最后，尽管很多人作了努力，产低水平 SLT 的遗传决定子尚未从志贺属菌、大肠杆菌或霍乱弧菌分离出来。

四、志贺族毒素基因的序列分析

20 世纪 80 年代后期，志贺毒素的 SLT-Ⅰ、SLT-Ⅱ、SLT-Ⅱe 基因的核苷酸序列分析陆续报道出来。序列比较（Strockbine 等，1988）显示，stx 和 SLT-Ⅰ的操纵子基本一样；SLT-Ⅱ和 SLT-Ⅱe 操纵子约 90%同源；与 stx、SLT-Ⅰ操纵子的同源性为 55%。志贺毒素族中每个成员操纵子的组织是一样的。A、B 亚单位串联排列，以 A 亚单位基因靠着启动子一侧，与 B 亚单位隔着一个 12～15 个核苷酸的空隙。启动子 5′端接着 A 亚单位基因。有人认为，B 亚单位基因有一个独立的启动子。最后，序列分析鉴定认定，核糖体结合位点是在 A、B 两亚单位基因之前。

五、遗传调节

升高铁离子水平和降低温度都会抑制Ⅰ型痢疾志贺菌的志贺毒素产量。有趣的是，志贺菌毒性的其他属性，如侵犯上皮细胞的能力也受温度的调节。

大肠杆菌的 SLT-Ⅰ产量也因铁水平增高而减少，但不受温度影响。铁和温度都不能影响 SLT-Ⅱ和 SLT-Ⅱe 的产量。这些发现说明，痢疾志贺菌和 EHEC 毒性决定子的表达是受着人体环境信号——37℃和低水平铁协同调节的。

现已把引物延伸分析用于绘制 stx/slt-Ⅰ、SLT-Ⅱ、SLT-Ⅱe 操纵子 5′与 A 亚单位基因启动子的图。核苷酸序列分析显示，stx/slt-Ⅰ操纵子含有一个二分对称的区域，这也在其他被铁抑制基因的启动子中发现。Calderwood 和 Mekalanos（1987，1988）确定无疑地证实了，stx/slt-Ⅰ操纵子受 fur 基因产物调节，后者是一个与 DNA 结合的蛋白质，与铁络合，可阻断转录。slt-Ⅱ和 slt-Ⅱe 启动子因缺乏 Fur 操纵基因序列，所以 SLT-Ⅱ和SLT-Ⅱe的产量不受培养基中铁浓度的影响（Sung 等，1990）。

志贺毒素和 SLTs 的 5B∶1A 组成提示，A、B 多肽的产生可能是分别独立调节的。几个研究者提出证据，SLT-ⅠB 基因可能是从位于 slt-ⅠA 基因 3′序列中的独立启动子进行表达的。虽然 SLT-ⅡB 基因启动子还不能肯定，但这些发现不仅不能排除独立的 stx B 基因启动子的存在，而且强烈支持，在志贺毒素 B 亚单位合成过程中，有一个独立的核糖体结合位点的作用。

总之，stx/slt-Ⅰ操纵子被铁抑制是 Fur 控制的，B 亚单位基因的表达可能受独立启动子、核糖体结合位点，或两者共同调节。铁调节以及亚单位基因独立表达在发病机理中的作用都还不清楚。

第四节 受 体

真核细胞表面的志贺族毒素（STX）受体是 Gb3（globotriaosylceramide）。但 stx2e（SLT-Ⅱe）有些特别，它不仅能和 Gb3 结合，而且能和 Gb4（globotetraosylceramid）结合，且与后者的亲和性更强。stx1（SLT-Ⅰ）B 亚单位与 Gb3 结合位点可能有 3 个。有 2 个位于残基 Phe30 的两侧，另一个在残基 Trip34 的附近。用兔小肠微绒毛（MVM）进行的直接结合研究证实，毒素与 MVM 结合是迅速、可逆、特异和温度依赖性的。结合位点的亲和力有高有低。有人认为，只有高亲和位点是功能性受体。MVM 和 HeLa 细胞上与志贺毒素结合的糖脂就是 Gb3。另外还检出了两个与毒素结合的鞘糖脂，即 HeLa 细胞的半乳二糖神经酰胺和人 B 型红细胞膜上的 P_1 血型抗原。末端 galα1－4gal 二糖对毒素的结合是必需的。结合需要碳水化合物部分的多价。而存在于糖蛋白质内部的半乳二糖基可与毒素结合，但不能导致进一步的发展。因此，结合位点的存在并不意味着它必定起受体的作用。除非这种结合与被结合配体的某种功能有关系。现已充分证明，Gb3 是志贺毒素引起兔小肠液体分泌效应的功能性受体。

家兔 MVM 分泌的日龄相关效应也说明这个问题。15d 以前无反应。16～35d，Gb3 含量迅速增加，肠袢液体积累也迅速增加。另外，毒素只对吸收性微绒毛细胞起作用。测定表明，只有微绒毛细胞表达出可检量的 Gb3。这证明，微绒毛细胞是志贺毒素的靶细胞。

Gb3 对志贺毒素抑制蛋白质合成也有关键性作用。对毒素敏感的细胞（如 HeLa 和 Vero 细胞）总是表达 Gb3。把 Gb3 插进缺少 Gb3 的细胞（如 Daudi 细胞）可导致其出现毒素结合位点，并可检出细胞毒作用——抑制蛋白质合成。

志贺毒素族其他成员的结合倾向多少有些差别。一是结合程度不同，二是糖脂结合谱不同。如 SLT-Ⅱep 优先与 Gb4 结合，也与 Gb3、Gb5 结合。但是，与 HeLa 细胞 Gb3 的结合还不足以造成细胞毒性。这说明当前对志贺毒素族受体的认识仍然不完全。也说明结合位点和受体之间的重要区别。

人类肾脏特别是肾的皮质（HUS 的主要病损部位）含有高水平的 Gb3。改变毒素结构，其结合特异性也随之改变，如 SLT-Ⅱe 的 Gln64 和 Lys66 改成 Glu 和 Gln 后，它的结合特异性就从 Gb4 变为 Gb3。相对细胞毒性、组织分布和临床特点也发生变化。当然，一种细胞对毒素的敏感性不仅仅取决于 Gb3 含量，Gb3 的类脂部分对寡糖头部基团与毒素的相互作用也有显著的影响。所以，某些含 Gb3 的细胞株照样能抗志贺毒素的细胞毒性，即可影响细胞对毒素的敏感性。

毒素和红细胞（RBC）表面糖脂受体相互作用在 HUS 病理生理中起一定的作用。人 P 血型抗原是糖脂，包括 Pk（Gb3）、P（Gb4）和 P1（一种新乳糖神经酰胺）。Taylor 等认为，RBC 结合 STX 可以消除循环毒素，保护含 Gb3 的敏感组织。SLT-Ⅰ、SLT-Ⅱ、SLT-Ⅱe 等在体外都程度不等地和 RBC 结合，其意义可能取决于 RBC 和靶组织上受体的相对亲和性。

第五节 毒素的进入和作用方式

毒素分子和靶细胞膜结合后，即通过一个受体介导的胞吞过程（endocytosis）内在化。首先，细胞形成一个覆盖着网隔蛋白（clathrin）的凹陷，毒素聚集于其中。随后脱落形成一个封闭的小泡，毒素结合于其内表面，然后在细胞内经历一个运输过程。此过程的走向对毒素的生物学作用影响极大。在某些细胞里，结合着毒素的小泡与细胞的溶酶体融合，导致毒素降解。但是在那些对毒素特别敏感的细胞里，含有毒素—受体复合物的内体小泡（endosomal Vesicles）经过逆向运输，沿着高尔基体到达内质网，转移到细胞溶胶。在此过程中，A 亚单位被一个与膜结合的蛋白酶—弗林蛋白酶（furin）裂解，产生一个有催化活性 27kD 的 A1 片段和一个 4kD 的 A2 片段。两者间仍有一个二硫键相连。然后，这个二硫键还原，释放出活性的 A1 部分。A1 具有 RNA N-糖苷酶活性，能够裂解 28S rRNA 上一个特殊的 N-糖苷键。进而促成氨基-酰基-tRNA 与 60S 核糖体亚单位的延长因子依赖性结合，导致抑制蛋白质合成过程中的肽链延长。毒素就通过抑制细胞的蛋白质合成而发挥毒性作用，导致细胞死亡。毒素对完整核糖体的作用比对分离的 28S RNA 强很多，这说明，在完整的核糖体上毒素还识别另外的结构。

志贺毒素族和蓖麻毒蛋白对核糖体的作用机理相同，它们的 A 亚单位正好也有两段氨基酸序列（残基 167-171 和 203-207）同源，都在一个可能是活性位点的裂隙内。以天门冬氨酸取代 167 位的谷氨酸，酶活性显著降低。突变分析证实，谷氨酸 167 和邻近的精氨酸是脱嘌呤反应所需，其下游区则是 28S rRNA 结合所需的。

B 亚单位中已鉴别出受体结合、抗体识别和大肠杆菌细胞外定位所需的各种残基。有些氨基酸取代降低毒素的细胞毒性，可能是由于位阻或构型改变阻碍了受体结合。SLT-ⅡeB 亚单位羧端附近一个谷胺酰胺改成谷氨酸就剧烈降低 SLT-Ⅱe 的释放。这说明带电残基可能促进全毒素和细菌胞壁之间离子的相互作用。

第六节 志贺毒素在发病机理中的作用

一般认为在出血性结肠炎（HC）和溶血性尿毒综合症（HUS）中的主要组织病理损伤是 STX 和内皮细胞相互作用的结果。HUS 的典型表现是肾小球内皮细胞肿胀、脱落，纤维蛋白和血小板沉积、毛细血管闭塞，导致肾脏血流减少、肾机能不全，还可引起红细胞的物理损伤，以及全身性（特别是脑、肠、胰）的血栓性损伤。动物模型中还见到直接的神经损伤（SLT-Ⅱ）。微血管损伤的详细分子机理尚待阐明，但 STX 有可能阻止内皮细胞中保持促(前)凝血质——抗凝血剂平衡的重要分子的产生，或造成血管舒张剂——收缩剂的失衡。

肿瘤坏死因子 α（TNFα）、LPS 和 IL1β 都能使 stx1 与内皮细胞（EC）的结合增加。TNFα 能诱发 Gb3 合成所需的半乳糖基转移酶的表达。丁酸钠也能通过 Gb3 的上调作用使人脐静脉 EC 对 stx 敏感。Louise 等认为，STEC 感染期间，肠的损伤增加了 EC 暴露于丁酸盐的机会。后者在肠的浓度很高，并由此而卷入了 EC 的病理发生中。

在体外，来自不同组织的 EC 对毒素、细胞因子和丁酸的反应也有差异。肾、肠微血管 EC 的 Gb3 水平比脐静脉 EC 高 50 倍，对 stx 的敏感性也千倍于后者。人大脑 EC 与脐静脉的相似，对 stx 的敏感性低，但和 IL1β、TNFα 预孵后能增加。

从以上情况看，STEC 感染中造成最大的 EC 损伤，可能既需要 STX，也需要宿主和细菌上调受体所表达的炎症介体。有报告称，stx1 诱发人肾 EC 产生 TNFα、IL1β、IL-6、8 等。局部巨噬细胞、单核细胞等产生的 TNFα 和 IL1β 可能就足以最大限度地诱发肾小球 EC Gb3 的表达、增强对 STX 的敏感性。stx1 与肾小球膜细胞结合，抑制有丝分裂。这些细胞参与调节肾小球过滤速率，产生一系列激素、细胞因子和生长因子。因此，STX 对肾小球膜的直接作用可能也跟 HUS 的急性肾衰竭有关系。

纯化的 stx1 是使白细胞附着到培养 EC 的强力促进剂。附着反应可与 IL1β 的反应相比。如果把 EC 和 TNFα 预孵，反应更强。因此，肾脏内局部产生的 TNFα 可能增强 EC 对白细胞炎症性损伤的敏感性，以及 stx 的直接细胞毒作用。

不同型 STX 对发病机理的影响也有差异。流行病学研究表明，在人类 HUS 等严重疾病中，只产 stx2（slt-Ⅱ）的 STEC 比只产 stx1（slt-Ⅰ）或 stx1、stx2 两者都产的较为多见。这可能是 stx2 在体内毒性增强的结果，或者产 stx2 标志着该菌株还产其他的毒力因子。体外研究证实，人肾微血管内皮细胞对 stx2 细胞毒性比 stx1 敏感 1000 倍。这也得到小鼠模型的支持。纯化 stx2 对小鼠的 LD_{50} 比对 stx1 低 400 倍。但 stx2 和 HUS 的联系也不是绝对的。只产 stx1 的大肠杆菌也能引起 HUS，如同产 stx 的Ⅰ型痢疾志贺菌一样。

第七节　STX 的检测

志贺毒素族的检测方法与其他蛋白质物质类似，按其原理主要有以下几类：

（1）细胞生物学方法，即细胞毒性试验。一般以 LD_{50}（半数细胞致死量）为测定指标。此法需有细胞培养的专业基础和设备条件。将患者粪便或细菌培养物的上清分离出来。加于 Vero 或 HeLa 细胞培养单层中，观察有无细胞毒作用，计算其 LD_{50}。为排除假阳性，可结合进行 STX 抗体中和试验或对照，以提高检测的准确性。

（2）免疫学方法：此法以 STX 特异性抗体或毒素的自然受体 Gb3 为捕获剂，以羊或兔多抗做第二抗体，酶或 G 蛋白标记，测定样品中的毒素，如 ELISA、乳胶凝集试验等。

（3）分子生物学方法：主要用于检测产毒菌的毒素基因。较早的有基因探针、斑点杂交技术。利用特异性的基因 DNA 片段与被测菌 DNA 相互杂交，以鉴别被测菌是否为产 STX 的菌株。近些年，聚合酶链反应（PCR）技术发展很快。此法灵敏度和特异性均较高。仪器设备已有很大改进，操作也比较简便了，适于做快速的检测和诊断。不过，实际操作中，需注意清除标本中的杂质（如胆红素等）。有人用生物素标记的特异探针捕获靶 DNA，再用磁珠将杂交 DNA 浓缩，然后再进行 PCR 扩增，据报道效果很好。还有利用多对引物扩增，一次可检测多种毒素。

以上方法，前两类用于检测游离的毒素，后一类检测产毒菌。实践中，如能几种方法结合运用，可以相互补充，对诊断更为有利。

第八节　志贺毒素中毒症的防治

志贺毒素族病的治疗，按理应首先考虑对产毒菌的抗菌治疗，以除去毒素源，既可治疗患者本身，又可阻止感染传播。但是，志贺菌对各种抗生素的抗性日益严重和普遍，使得治疗效果甚微。很多人不赞成使用抗生素。有的认为，抗生素使用后增加 STX 的释放，不仅不能预防 HUS 的发生，甚至还会增加发生的机会。也有的人认为，使用抗生素，如 ciprofloxacin、Vancomycin 等还没有或只有较低抗性的，还是有好处的。看来，应根据本地或患者的实际情况决定，如果能针对敏感菌株选择合适的抗生素处理，仍不失为治本的措施。对于腹泻，不宜使用运动抑制剂，因其减少肠蠕动，延缓细菌和毒素的排出，增加发生 HUS 和损害神经的危险。

在体内中和 STX 是一个很吸引人的选择，特别是在用抗生素可能有危险的情况下。估计这样的治疗可减轻症状、缩短病程。据报道，加拿大有一个正在临床试验的制剂，叫 Synsorb-Pk，是 Gb3 的寡糖组分，连接在硅胶颗粒上。能够中和 stx1 和 stx2。口服，在胃肠道不失活。但对强毒性 STEC 攻击的小鼠，只能延长一天的存活时间。最后的结果有待观察。缺点是可能对已吸收的 stx 无效。非口服制剂可能弥补这一点，如水溶性受体类似物。鼠单抗可保护小鼠致死性肾损害，但不能人用；现正通过基因工程进行“人源化”改造。还有一个可考虑的办法是使用 STX 类毒素免疫的人 Ig。所有这些办法都需要早用，即抢在肠腔毒素被大量吸收之前使用，如 Synsorb-Pk 须在出现症状后的 3d 内投药。

基于 STX 的疫苗有可能预防 HUS 的发生，对胃肠道症状也有减轻的作用。stx2e 类毒素免疫可保护静脉攻击致死量纯毒素的小猪。用 A 亚单位活性位点区有一个氨基酸取代（Glu167→Gln）的 stx2e 衍生物（“遗传类毒素”）免疫小猪，防止了口腔攻击产 stx2e 菌株后水肿病的发生。一个 B 亚单位 Phe30 被 Ala 取代 stx1 衍生物，与 Gb3 的结合减少；对 Vero 细胞的毒性降低 10^5 倍。对家兔有很高的免疫原性，但也有显著的全身毒性，似乎实用价值不大。另外，用纯 stx1 B 亚单位免疫家兔，可对抗致死量纯 stx1 的攻击。

近年来开始集中地研究表达外源抗原的减毒肠道菌活疫苗。这些疫苗菌株能有限度地侵入肠黏膜，直接把外源抗原送到派依尔氏结（Peyer's patches），引起很强的体液和分泌免疫反应。有一个霍乱弧菌疫苗株可表达 stx1，用其免疫家兔后，血清中出现相当高水平的 stx1 B 亚单位特异抗体，在体外能中和 stx1 全毒素；也能对抗纯 stx1 对肠袢的肠毒性作用。stx/stx1 的多抗血清不能中和 stx2 的 Vero 细胞毒性，反之亦然。因此，制备 B 亚单位疫苗，需要包含 stx1 和 stx2 两种抗原才好。

对志贺菌其他毒力因子的菌苗也有进展。军事医学科学院微生物流行病学研究所和兰州生物制品研究所都成功地构建了福氏和宋内双价志贺杂交菌苗。经初步临床试用效果良好。

（严共华）

参考文献

[1] Acheson D W K, Moore R, DeBreucker S, *et al*. Translocation of Shiga toxin across polarized intestinal cells in tissue culture. Infect Immun, 1996, 64: 3294.

[2] Bosworth B T, Samuel J E, Moon H W, *et al*. Vaccination with genetically modified Shiga-like toxin IIe prevents edema disease in swine. Infect Immun, 1996, 64: 55.

[3] Chen J R, Johnson R. Detection of verotoxigenic Escherichia coli by magnetic capture-hybridization PCR. Appl Environ Microbiol, 1998, 64: 147.

[4] Fasano A, Noriega F R, Manaval D R, et al. Shigella enterotoxin 1: an enterotoxin of Shigella flexneri 2a active in rabbit small intestine in vivo and in vitro. J Clin Invest,1995, 95:2853.

[5] Ganguly N K, Kaur T. Mechanism of action of Cholera toxin and other toxins. Indian J Med Res, 1996, 104:28.

[6] Ismaili A, Philpott D J, Dytoc M T, *el al*. Signal transduction responses following adhesion of Verocytotoxin-producing Escherichia coli. Infect Immun, 1995, 63:3316.

[7] Jacewicz M S, Acheson D W K, Mobassalch M, *et al*. Maturational regulation of globotriaosyl-ceramide, the Shiga-like toxin I receptor, in cultured human gut epithelial cells. J Clin Invest, 1995, 96:1328.

[8] Kaur T, Singh S, Ganguly N K. Role of enteric nervous system in Shigella dysenteriae type 1 toxin induced fluid secretion in rabbit ileum. J Med Res, 1995, 13:139.

[9] Keusch G T, Jacewicz M, Acheson D W K, *et al*. Globotriaosyl-ceramide, Gb3, is an alternative functional receptor for Shiga-like toxin 2e. Infect Immun, 1995, 63:1138.

[10] Louise C B, Obrig T G. Specific interaction of Escherichia coli O157:H7-derived shiga-like toxin 2 with human renal endothelial cells. J Infect Dis, 1995, 172:1397.

[11] Melton-Celsa A R, Darnell S P. Activation of shiga-like toxins by mouse and human intestinal mucus correlates with virulence of enterohemorrhagic Escherichia coli O91:H21 isolates in orally infected, streptomycin-treated mice. Infect Immun, 1996, 64:1569.

[12] Nataro J P, Seriwatana J, Fasano A, *et al*. Identification and cloning of a novel plasmid-encoded enterotoxin of enteroinvasive E. coli and Shigella strains. Infect Immun, 1995, 63:4721.

[13] Noriega F R, Liao F M, Formal S B, *et al*. Prevalence of Shigella enterotoxin 1 among Shigella clinical isolates of diverse serotypes. J Infect Dis, 1995, 172:1410.

[14] Obiso R J Jr, Lyerly D M, Van Tassell R L, *et al*. Proteolytic activity of the Bacteroides fragilis enterotoxin causes fluid secretion and intestinal damage in vivo. Infect Immun, 1995, 63:3820.

[15] O'Brien A D, Tesh V L, Donohue-Rolfe, *et al*. Shiga toxin. Current Topics in Microbiology and Immunology, 1992, 180:65.

[16] Obrig T G, Louise C B, Lingwood C A. Endothelial heteroge-neity in Shiga toxin receptors and responses. J Biol Chem, 1993, 268:15484.

[17] Oelschlaeger T A, Barrett T J, Kopecko D J. Some structures and processes of human epithelial cells involved in uptake of enterohemorrhagic Escherichia coli O157: H7 strain. Infect Immun, 1994, 62:5142.

[18] Sjogren R, Neill R, Rachmilewitz D, *et al*. Role of Shiga-like toxin I in bacterial enteritis:comparison between isogenic Escherichia coli strains induced in rabbits. Gastroenterology, 1994, 106:306.

[19] Tzipori S F, Gunzer F, Donnenberg M S, *et al*. The role of the eaeA gene in diarrhea and microbiological complications in a gnotobiotic piglet model of enterohemorhagic Escherichia coli infection. Infect Immun, 1995, 63:3621.

[20] Williams J M, Lea N. Comparison of ribosome-inactivating proteins in the induction of apoptosis. Toxocol Lett, 1997, 91:121.

[21] Yamasaki S, Lin Z. Typing of verotoxins by DNA colony hybridization with poly-and oligonucleotide probes, a bead-enzyme-linked immunosorbent assay, and polymerase chain reaction. Microbiol Immunol, 1996, 40:345.

[22] 雷祚荣.细菌毒素分子生物学.北京:中国科学技术出版社,1993.

[23] 闻玉梅.现代医学微生物学.上海:上海医科大学出版社,1999.

第十章 大肠杆菌毒素

大肠杆菌是人和动物腹泻病的病原体之一。经过长期研究，现已证明，它们的致病能力与其所产生的各种毒素有密切关系。了解毒素在大肠杆菌病病理机理中所起的重要作用，对医学和生物学有重要意义。

引起腹泻病的大肠杆菌主要包括5个不同的血清群，这就是肠产毒性大肠杆菌、肠病源性大肠杆菌、肠出血性大肠杆菌、肠凝集性大肠杆菌和肠侵袭性大肠杆菌。

大肠杆菌产生的毒素种类较多，情况很复杂。一个血清群的菌株往往产生一种以上的毒素。一种毒素也可能不只是由一个菌群产生。有些毒素已经认识得比较清楚了，有些毒素则知道得不很多。下面我们按菌群对其所产的主要毒素分别加以叙述。

第一节 肠产毒性大肠杆菌 (Enterotoxigenic Esherichiacoli，ETEC)

ETEC菌株是旅行者腹泻和儿童脱水性腹泻病的重要原因。这些细菌产生两类性质不同的肠毒素。一类比较耐热，称为热稳定肠毒素（heat-stable enterotoxin，ST)；另一类不耐热，称为不耐热肠毒素（heat-labil enterotoxin，LT)。两类内部又各有亚类，分别用a、b或Ⅰ、Ⅱ加以区分。STa既和人类病相联系，又和动物病有联系；STb主要和小猪腹泻病相联系。LT-Ⅰ和LT-Ⅱ的情况也与此类似。

一、大肠杆菌热稳定肠毒素a（STa、ST-Ⅰ、STp、STh)

STa是一个富含半胱氨酸的18或19氨基酸肽，分子量约2kD。能引起动物的肠腔积液，100℃ 15min不失活，可溶于甲醇。编码STa的基因（estA）位于细菌质粒的转座子内。人源STa基因（estAh）和猪源STa基因（estAp）的核苷酸序列有31%不同。但他们的结构仍有很大的相似性，半胱氨酸的数量（6个）和位置也相同。STa刚产生时是一72氨基酸前体；再由信号肽酶1将其裂解成53氨基酸肽、然后转移到周质；在那里由一个叫做DsbA的蛋白质帮其形成3个分子内二硫键。这些二硫键对毒素活性至关重要。然后被细菌分泌出去。在细胞外又发生第二次蛋白酶解过程，生成有生物学活性含18或19氨基酸的STa，通过核磁共振波谱和X光衍射，证明STa的结构由一个折叠肽主干和3个β-转角以及使之稳定的3个二硫键组成。据认为，第二个β-角（残基11-14）特别是Ala-13，对STa的毒性及其与受体的相互作用是最重要的。这4个氨基酸（残基11-14：Asn-Pro-Ala-Cys）在所有ST家族成员中都是保守的，而在鸟苷蛋白和EAEC EAST1毒素是部分的保守（Ala-Cys)。这些结果与这些蛋白质全都是通过与相同或相似的肠上皮细胞受体相结合而起作用是一致的。在大多数研究中，STa残基5-17或6-18提供充分的结合和肠毒素活性；而且，和其他肠道病原体（包括*Y. enterocolitica*和*V. cholerae non* 01株）的热稳定肠毒素共有同一性的正是这个区域。

STa 通过与纹缘膜上的一个蛋白质肠上皮受体结合而起作用。从人的小肠到结肠都有 STa 受体，数量沿肠管的纵轴逐渐减少。另外，在婴幼儿时期受体数量很多，随年龄增长而迅速减少。这个结果有助于解释为什么幼儿感染产 STa 的 ETEC 后，腹泻比较严重。STa 受体的大小和性质是一个在大力研究的领域，其结果鉴别出了至少一种肯定的 STa 受体-鸟苷酸环化酶 C（GC-C）、位于肠上皮细胞顶端膜上。GC-C 未糖基化时是一个 120kD 蛋白质，N-糖基化后是一个 140～160kD 蛋白质。它是受体环化酶家族的一员，该家族还包括心房肽（natriuretic peptide）受体 GC-A 和 GC-B。GC-C 的内源激动剂是一个 15 氨基酸激素，叫鸟苷蛋白。它含 4 个半胱氨酸，有激活 GC-C 和刺激氯化物分泌的作用，但不如 STa 强。被认为对基本的肠道平衡起作用，而且，STa 有时利用 GC-C 改变肠的离子运输。虽然 GC-C 很明显是一个 STa 受体，但是，溶解试验和 STa 受体与天然肠组织（包括人的）的交联实验反复证明，在与 STa 结合的蛋白质中，既有 45～80kD 的小分子蛋白质，又有 120～160kD 的大分子蛋白质。近来的研究表明，这些结合 STa 的小肽与抗 GC-C 的抗体有交叉反应，提示 GC-C 在细胞外区域的蛋白酶解作用产生出这些肽段。此外，类似低分子量 STa 结合肽在转染表达 GC-C 的天然细胞中已经得到证实，这与下面的假说相符；低分子量 STa 受体的出现与 GC-C 的表达，而不是与编码 STa 受体的多基因的表达有关。迄今一个未解决的问题是，这些资料如何说明以前在各种来源天然肠组织，最近又在体外人肠上皮细胞中鉴别出来的具有不同亲和力的受体。但其他研究者在 T84 细胞中只找到低亲和力受体。最近一项研究在表达 GC-C 的 COS-7 细胞中既找到了高亲和的、也找到了低亲和的 STa 结合位点，与这些细胞能表达该蛋白质的不同寡聚体相一致。此外，STa 与 GC-C 结合也改变该蛋白质对 STa 的亲和力。总之，这些资料说明，肠细胞上具有不同亲和力的 ST 结合位点，反映出只表达一种蛋白质—GC-C，而不是多种 STa 结合蛋白质。尽管如此，非 GC-C 联结的 STa 受体也是可能存在的。

STa 结合之后，GC-C 被激活，尽管环化酶活化和失活的分子细节还未充分了解，但是，现存的资料说明，腺嘌呤核苷酸调节 GC-C，以及 GC-C 与 STa 的相互作用和/或反应。此外，通过缺失诱变除去 GC-C 的激酶区，造成 GC-C 的组成性激活，而没有与大肠杆菌 STa 进一步反应。这些资料显示，与心房肽对 GC-A、GC-B 的刺激作用相似，GC-C 的激酶区对环化酶区是有抑制作用的，而且 GC-C 的激活作用可能需要一个激酶区的构型变化，此变化可能由大肠杆菌 STa 与 GC-C 结合而诱发的。最后，GC-C 似乎是一个有或没有 STa 的寡聚体，而 STa 介导的 GC-C 激活可能需要至少两个环化酶区域的相互作用。现在还不知道，其他细菌使细胞内 cGMP 升高的肠毒素如 EAEC 的 EAST1 和 *Y. enterocolitica* 的 Yst 是否像大肠杆菌 STa 这样激活 GC-C 尚不清楚。

GC-C 的活化造成细胞内 cGMP 增加，进而刺激氯化物分泌和/或抑制 NaCl 吸收，造成净肠液分泌。此外，检查兔回肠被 STa 刺激后离子运输的变化，非常一致的显示出 NaCl 吸收的抑制，这一发现可以用 STa 与管 NaCl 吸收的微绒毛肠细胞结合增强来解释。体内氯化物分泌可以通过激活肠细胞顶膜上的 cGMP 依赖性Ⅱ型蛋白激酶来引起。与此相冲突，来自人肠上皮细胞株的资料提示可能有两种激酶的卷入，或者是 cGMP 依赖性激酶，或者是 cAMP 依赖性激酶，最终激活一个叫做 CFTR 的线性氯离子通道。在囊性纤维变性病人的直肠中缺乏对 STa 的 PD 反应，而不是 cGMP 反应，这进一步支持了 CFTR 在 STa 分泌反应中的重要性。最近，有人用 STa 处理 Caco-2 细胞抑制了营养性氨基酸—牛磺酸的摄取（这还和钠吸收作用相耦联），这是通过激活 PKA，而不是 PKG 或 PKC。这个机理在 STa 介导的疾病中也可能降低吸收作用，虽然 STa 是一个经典的肠毒素，体内体外都没有发现组织损害的证据，但是，最近有报告说，T84 细胞体外对 STa 的分泌反应也涉及这些极化细胞基极微丝（F-actin）的重排。

STa 受体的鉴别、cGMP 反应和人肠对 STa 的短路（short circuit）反应之间存在着一种有趣的矛盾现象。例如 STa 对 GC-C 的刺激作用在人的小肠比在结肠的要大，而且一般人结肠中的受体要少些，但是，对 STa 的短路电流反应则是结肠更大。其中的机理尚不了解。但有一个可能性，STa 在肠的不同区段，以不同的速率失活，就像 Cohen 等以前在空肠和回肠中所见到的那样。再一种可能是结肠里存在着非 GC-C STa 受体。如果是这样，这些非 GC-C STa 受体就可能和另一种信号途径相联结，才能说明结肠更大的 Isc 反应和这些资料相一致的，用肠细胞株 IEC-6 所作的研究提示一个不与鸟苷酸环化酶耦联的新 STa 受体的存在。而且，通过含特殊 Alu 重复序列的人 cDNA，在细胞内诱发了非 GC-C 联结的 STa 受体的表达。那么，cGMP 是不是单独管整个对 STa 的分泌反应尚有争议。在大鼠空肠中 S-HT（血清紧张素）受体对抗剂能完全阻断对 STa 的分泌反应，而不改变 cGMP 对 STa 的反应。这些结果说明，血清紧张素介导 STa 分泌，可能是通过影响前列腺素的合成（HT_2 受体）。可是前列腺素或血清紧张素在介导受 STa 刺激分泌中起的作用也存在意见分歧。最近有报告，人肠对 STa Isc 反应不受环加氧酶抑制剂—消炎痛作用的抑制，说明前列腺素不介导对 STa 的分泌反应。此外，根据抑制剂研究和对离体大鼠肠上皮细胞的研究，随着细胞内钙水平的升高，磷脂酰肌醇和二酰甘油释放以及 PKC 激活，在受 STa 刺激的分泌活动中起着重要的作用。虽然体外研究已经证明了这些可能分泌介体的释放，但是与分泌反应的相互关系还没有资料。现已证明，在 T84 细胞里，STa 只是增加 cGMP（产生氯化物分泌），而不升高细胞内钙水平或磷脂的水解。最后，对 STa 处理的兔小肠肌电活性的研究和神经元抑制剂减少体内体外分泌反应的研究都提示了肠神经系统在受 STa 刺激分泌中的作用。

二、大肠杆菌热稳定肠毒素 b（STb，STⅡ）

与质粒联系的大肠肝菌 STb 基因(estB)编码一个 71 个氨基酸的前体蛋白质,含有 4 个半胱氨酸,在周质区经过蛋白分解作用,生成 48 氨基酸蛋白质,有两个二硫键。与大肠杆菌 STa 不同,这个对胰酶敏感的蛋白质分泌到细胞外后,不需进一步处理。它的毒性区和肠的 STb 受体都还没有鉴定,但是,已肯定几个带电荷的氨基酸残基 Lys-22、Lys-23、Arg-29、Asp-30 对毒性作用是必需的。Arg-29 或 Asp-30 单个突变的 STb 衍生物的分泌活性降低,而且不抑制野生型 STb 的分泌活性,说明这些残基在 STb 与其受体的结合中有重要作用。与此类似,取代 Lys-22 或 Lys-23 残基引起分泌活性明显降低 ,但其机理不明。

开始时认为 STb 的生物学活性只局限于结扎的猪肠段的分泌作用。Whipp 证明，STb 明显的种特异性是由于 STb 被大鼠、小鼠小肠内胰酶所裂解。在胰酶抑制剂存在的条件下，STb 在大鼠小鼠体内都是致分泌的，只是大鼠肠对 STb 更敏感。在 Ussing 槽实验中，STb 似乎对人小肠没有作用。这和病人中很少出现表达这种毒素的菌株是一致的。与 STa 不同，STb 引起肠上皮的组织学变化，微绒毛上皮细胞丢失，部分微绒毛萎缩。与此一致，STb 处理的猪肠中，蔗糖酶活性减低，对丙氨酸的 Isc 反应减低，显示 STb 处理的组织吸收受到损害。此外，体内外对 STb 反应所分泌的主要阴离子是碳酸氢盐，而不像 STb 是氯化物，这是两者活性的区别之一。

STb 刺激肠分泌的机理还不了解，但已知它不包含环核苷酸。在肾和肠上皮细胞株（如 MDCK 和 HT29/Cl）引起细胞内钙水平呈剂量依赖性增加。此反应需要细胞外钙的存在，并且可被抑生长素和百日咳毒素阻断。由此提示，STb 是激活质膜中一个由 GTP 结合蛋白质所调节的钙通道。但是，钙水平提高与 STb 所致的肠病理生理之间的相关性尚未得到证实。还有一些资料证明，用 STb 处理肠袢引起肠促分泌素——血清紧张素和 PGE_2 的释放。这些促分泌素的拮抗剂抑制对 STb 的分泌反应，还不清楚 STb 是直接还是间接引起这些介体释放。

三、大肠杆菌不耐热肠毒素 I（E. Coli heat-labile enterotoxin I. LT-Ⅰ）

大肠杆菌 LT-Ⅰ与霍乱毒素（CT）密切相关，在全毒素结构、大小、主要受体、生化活性、免疫反应、病理机理、临床表现等方面都没有重大差别，所以很多作者经常把 LT 和 CT 放在一起描述。因为这样，这里将着重叙述 LT-Ⅰ与 CT 不同的一些方面。从略的内容还请读者参阅本书第七章霍乱弧菌毒素。

LT 是 Giles 等（1969）首次从腹泻病猪体内分离和鉴定出来的，因其来源于猪，叫做 LTp。随后又从旅行者腹泻病人的病原菌中分离得到，称为 LTh 。两者基本一样，它们的氨基酸序列只有 B 亚单位中的 5 个残基不同。

LT 是一个异质六聚体蛋白质，由一个 A 亚单位和 5 个较小的相同 B 亚单位组成。全毒素约有 755 个氨基酸，分子量约 85.6kD。

A 亚单位是一条多肽，含 240 个残基，分子量 27.2kD。A 多肽又由两个功能不同的亚单位 A_1 和 A_2 组成。由一个二硫键相连接。胰酶裂解可使之分开。A_1 是酶亚单位，具有 ADP-核糖基转移酶活性、NAD 糖水解酶活性等生物学作用。A_2 是个很短的连接器，介导 A_1 和 B 亚单位五聚体连接。在 LT 的晶体结构模型里，A 亚单位呈三角形、楔形或 V 形，A_1 链的二级结构含有很多短突起，其中既有 α-螺旋，又有 β-链。A_2 亚单位是伸展的 α-螺旋，起于 A 多肽残基 200 处，在三角形的一个边上，通过范德华引力和 A_1 相连，并延伸至 B 五聚体的中心。

B 五聚体的每个单体含 103 个氨基酸残基，分子量为 11.6kD，五个 B 亚单位单体结合成一个桶状的环形体，分子量 58.4kD。Gill 提出的 B 亚单位环状构型得到电镜观察和 X-线晶体图的证实。B_5 环形体的内表面亲水。各 B 单体紧围在中心孔的外周。五聚体的总直径约 6.4nm，高 4nm，各单体紧密结合，相互连锁，使五聚体具有很高的稳定性。LT 晶体结构图还显示，B 五聚体朝向 A 亚单位的一面（近侧面）非常平，并有高度集中的带电残基（共 35 个），环形五聚体的远侧面覆盖着 45 个带电侧链，功能基团全都朝外。

LT-Ⅰ基因位于大肠杆菌的一个质粒上，但和霍乱弧菌染色体的 CT 基因有很大的同源性。从核苷酸水平看，LT-Ⅰ和 CT 操纵子的 A、B 顺反子分别有 75%和 77%同源。编码 LT-ⅠA 和 LT-ⅠB 的基因分别称为 eltA 和 eltB，两者转录在同一条 mRNA 上。A、B 基因之间有一段重复序列。B 亚单位的表达比 A 亚单位多。可能是 mRNA 上 LTB 部分的 rRNA 结合位点效率更高的缘故。

LT 和 CT 的氨基酸序列大体上是保守的，只有一些个别散在的差异，但在 A_1 和 A_2

的切割点（残基 192 和 195 之间）附近区域（残基 189 和 212 之间），同源性下降至 33%。

LT 生成后仍保留在菌体周质中。大肠杆菌不能像霍乱弧菌那样将毒素切割和分泌到细胞外，因为大肠杆菌缺乏具有这种功能的特殊机构。LT 只能随菌体裂解而释放至环境中，在进入细胞之前，连接 A_1 和 A_2 的二硫键仍未还原。毒素基本上没有活性。只有在细胞外经过蛋白酶解，A_1 与 A_2 分离，才能获得最大活性。另外，A_1 进入细胞后，就不能再影响别的细胞，只能随细胞的死亡、排出一同消失。所以病程能自我限制。由于以上这些原因，当然可能还有其他的原因，虽然产 LT-Ⅰ大肠杆菌和产 CT 霍乱弧菌引起的疾病相似，但严重程度却有显著差别，前者一般温和而短暂，后者则比较急骤而严重。

LT 的纯化可以达到均质的程度。在琼脂糖凝胶柱中，CT 可以慢慢洗脱下来；而 LT 与琼脂糖结合很牢仍留在柱中。若再以半乳糖或乳糖洗脱，即可得到相当纯的 LT。根据 LT 与寡聚糖受体类似物的结合特性，可以设计出适当的亲和层析程序，例如，Hirst 等用 GM_1—纤维素亲和层析法，可一步获得纯毒素。

像 CT 一样，LT 和细胞的相互作用首先是与膜表面的受体 GM_1 相结合。毒素特异性识别的是受体糖脂的寡糖部分。除了神经节苷脂 GM_1 外，LT 还能和 CT 不能识别的第二类受体（如 GM_2、脱唾液酸 GM_1 等）相互作用，也能直接与乳糖或其半乳糖部分结合。这可能就是 LT 的琼脂糖亲和层析特异性的原因。由此看来，LT-Ⅰ结合的最低需要是有一个末端 Gal 即可，而 CT 则需要一个末端 Gal-NAc-Gal 序列。

B 亚单位五聚体与 GM_1 结合，引起 B 亚单位中色氨酸（Trp）萤光发射最大值蓝移 12nm。因为每个 B 亚单位只有一个 Trp-88，说明该处就是毒素与受体结合点的位置。核磁共振也取得类似结果，并且是在与另一 B 单位相邻的 β-转角，在相邻单体那边有正电荷残基（也许是 Arg-35）。在 LT 晶体结构图像上，B：Trp-88 在一个小腔底部，被几个环包围着，包括相邻单体上含有 Gly-33 的一个环。Trp-88 和 Gly 的位置。表明这个腔是神经节苷脂结合位点的组成部分。这意味着与 GM_1 结合需要两个 B 亚单位单体参加。LT 与 CT 和受体结合的差异，对准确区别参与识别的氨基酸的作用很重要。三维结构分析表明，LT 直接和半乳糖相互作用的所有残基在 CT 中都是保守的，所以它们都与 GM_1 结合，差异发生在第二层，LTB 的 95 位是 Ser，而 CTB 是 Ala。这个差别使 LT 能识别另外几种糖脂，CT 不能。

毒素进入细胞时，B 亚单位五聚体以其与细胞平行的一面进行结合。但 A 亚单位的取向则意见不一。有的作者倾向于认为，开始与含 GM_1 的膜结合时，A 亚单位的方向是背离膜的，使 5 个 GM_1 结合位点被占满，A_2 的 C 端可以和膜相互作用。当然，根据另外某些证据，也可以做出 A 亚单位朝向膜的模型来。

光标记实验证明，A_1 和 A_2 之间的二硫键在膜外面还原是 A 亚单位进入脂双层的前提，B 五聚体仍完整地留在膜表面。也有资料表明在大鼠肝细胞，A、B 亚单位都可相继地和质膜、内体、溶酶体相联系。

假单孢菌外毒素 A（ETA）也是一个 NAD 依赖性 ADP-核糖基转移酶，其活性位点与 LT 有显著的结构相似性，LTA_1：Glu-112 就相当于 ETA 活性位点中的 Glu-533 。突变试验也显示，Glu-112 对 LT 的活性很重要。因此推测，Glu-112 及其周围是 LTA_1 与 NAD 结合的活性位点。

A_1 片段一旦被还原和从全毒素内释放出来，就和胞质溶胶中的 ADP-核糖基化因子

(ARF)·GTP 复合物结合，变成活化的 A_1 复合物。这种形式的 A_1 能够和 NAD 结合，使 NAD 的 ADP-核糖基转移到鸟嘌呤核苷酸调节蛋白 Gsα，经过修饰的 Gsα 能够与 GTP 结合，并和腺苷酸环化酶（AC）形成一个有活性的三重复合物，这个三重复合物催化 ATP 生成 cAMP。问题是 Gs 是在刷状缘膜上，即柱状肠上皮细胞的顶面，AC 是在细胞的底侧面，LTA_1 怎样从顶面到达底侧的 AC 呢？看法不一。许多作者认为，可能是细胞内吞作用把内体膜上的 A_1 带到底面 AC 处，通过激活 AC，进而使细胞 cAMP 急剧增加，结果钠的吸收抑制，Cl^- 离子的分泌增加，造成肠腔内水、盐及电介质积累增多，从而造成人和动物的水性腹泻。在这个过程中，同时还有前列腺素（$PGE_{1,2}$）等多种因子以及神经系统的作用。很多关系还不清楚，有待深入研究。

LT-Ⅰ的检测方法也与 CT 相同，只是要先将样品用胰酶裂解或硫还原处理一下。

四、大肠杆菌不耐热肠毒素Ⅱ（LT-Ⅱ）

LT-Ⅱ毒素和 LT-Ⅰ有许多共同的特点，但它主要是从动物中分离出来的，很少从人体得到。LT-Ⅱ的 A 亚单位和LT-Ⅰ以及 CT 有 55%～57%同源性，但 LT-Ⅱ B 亚单位和 LT-Ⅰ或 CT 的 B 亚单位基本上没有同源性，这个结果和这些毒素具有不同的神经节苷脂结合特异性是一致的。LT-Ⅱ家族中有两个不同的成员——LT-Ⅱa 和 LT-Ⅱb，在其预期的 A、B 亚单位序列中，分别有 71%和 66%的同源性。

与 LT-Ⅰ一样，LT-Ⅱ通过 Gsα 的 GTP 依赖性 ADP-核糖基化，激活腺苷酸环化酶而升高细胞内环 AMP 水平。但是，它们的底物特异性有所不同，受体特异性也不相同。LT-Ⅰ主要与 GM_1 神经节苷脂结合，LT-Ⅱa 最容易结合 GDlb 神经节苷脂、LT-Ⅱb 最容易结合 GDla 神经节苷脂。纯化的 LT-Ⅱ增加兔皮肤血管通透性。引起培养 Y-1 肾上腺细胞变圆的作用比 LT-Ⅰ或 CT 强 25～50 倍。但是，纯化 LT-Ⅱ（不同于 LT-Ⅰ或 CT 的是）不引起结扎兔回肠袢分泌，尽管有人在封闭的成年小鼠模型里看到有活性。这种分泌活性的种间差异，最大的可能是由于 LT-Ⅱ的神经节苷脂特异性造成。LT-Ⅱ处理这些小鼠或家兔模型组织后的 cAMP 水平还没有测过，因此，分泌反应和组织 cAMP 水平的相互关系还不可能知道。

第二节　肠病源性大肠杆菌
(Enteropathogenic Esherichia coli，EPEC)

流行病学研究证明，EPEC 是 1 岁以下儿童腹泻的普遍原因。如果给成年志愿者以大剂量（10^{10}菌）EPEC，伴以碳酸氢钠，接种后 3 小时起，60%～100%的人将出现腹泻。但对较大的儿童和成人，一般很少和腹泻相联系。EPEC 在人肠内引起独特的组织病理学损伤，如破坏微绒毛以及细菌帽状基盘与肠细胞膜的紧密附着，而 F-肌动蛋白、肌球蛋白和其他细胞骨架成分则聚集在附着的细菌之下。这种典型的组织病理损伤被称为 AE 损伤（Attaching and effacing lesion）。

AE 表型的表达需要几个毒性基因的参与。这些基因位于染色体内一个叫做 LEE 的 35kb 区域。这个区域也存在于 EHEC、兔病原体 RDEC-1 以及和腹泻病相联系的 Hafnia alvei 菌株内。该区内的基因包括 eaeA 和 eaeB（对应 EPEC 的附着－消除 A、B 基因座，而 eae B 因编码 EPEC 分泌的 B 蛋白质后来被改为 esp B）基因以及 sep 基因，这是 EPEC 分泌细胞外蛋白质（包括 Eae B 蛋白质）所必需的。

另外一些增强 AE 损伤的毒性基因位于 EAF（EPEC 附着因子）质粒，还包括 bfpA（编码成束菌毛 A）和 per（质粒编码的调节物）基因。AE 损伤的形成需要紧密蛋白（eae A 基因的 94kD 外膜蛋白质产物）和一个被 eae B（esp B）基因编码的分泌蛋白质。用缺乏 EAF 质粒或 Eaa A 基因的菌株感染志愿者，只引发了 20%～30%的人腹泻。这证明了紧密定居和 AE 损伤在刺激肠分泌过程中的重要性。

AE 损伤的形成也和非肠上皮细胞株的几个宿主细胞信号转导过程的引发有联系。这些信号转导过程包括参与 90kD 真核细胞蛋白质磷酸化的酪氨酸激酶的活化、磷酸肌醇的释放、细胞内钙水平的升高，参与肌球蛋白轻链和真核细胞其他细胞骨架蛋白质磷酸化的 PKC/钙调蛋白依赖性激酶的活化。如前所述，这些宿主细胞信号转导途径的每一条都调节着肠上皮细胞的离子运输。这些宿主细胞过程的确切顺序还不清楚，似乎宿主细胞酪氨酸激酶的活化先于磷酸肌醇的释放。据推测，磷酸肌醇的释放会导致细胞内钙的释放和 PKC 的激活。非肠上皮细胞株的研究表明，eae B（esp B）编码的那个蛋白质对引发和 EPEC 感染相联系的这些真核细胞信号转导过程是必需的。因此，尚待纯化鉴定的 Eae B（Esp B）蛋白质是一个诱人的、可能是在 EPEC 肠分泌机理中起中心作用的一个细菌蛋白质。

研究者们已开始去鉴别感染 EPEC 后肠上皮细胞单层生理上的特异变化，T84 和 Caco-2 两个单层在 EPEC 感染后，由于紧密连接功能改变都显示出延迟性电阻降低。T84 单层的电阻降低不是由于电镜所见的对单层的损伤或者细胞内酶—乳酸脱氢酶的释放，而是和肌球蛋白轻链的磷酸化有联系，是被硝苯呋海因预处理所消除的。后者能聚积细胞内的钙。虽然尚未见把细胞内钙和单层生理变化联系起来的报道，但有初步的资料显示，EPEC 感染 T84 细胞后，在 AE 损伤形成的同时，提高了细胞内钙水平，降低了单层的电阻。总起来看，似乎细胞内钙的释放和/或肌球蛋白的磷酸化，调节着 EPEC 感染后紧密连接的通透性。虽然以前未观察到 T84 单层感染 EPEC 后短路电流(Isc)的增加，但最近较详细的 Ussing 槽研究显示，其 Isc 有迅速而短暂的增加。而且，eaeA 缺失突变株感染的细胞单层有 Isc 反应，而 eae B(espB)缺失突变株没有。这说明，那个分泌出去的 Eae B(Esp B)蛋白质是一个新的 EPEC 肠毒素，是它造成志愿者感染 EPEC 后迅速开始腹泻。与 T84 单层类似，野生型而不是 eae A 缺失突变株以后出现了电阻降低，说明紧密蛋白在 AE 损伤形成和紧密联结通透性发展中的作用。在实验感染 EPEC 的极性 Caco-2 细胞以及人肠上皮细胞中，肌球蛋白轻链的磷酸化也得到了证实。不过，这些发现尚未和生理变化联系起来。

关于 EPEC 病的发病机理，有一个多步的理论模型。第一步，细菌以非紧密方式附着到上皮细胞上，需要细菌成束菌毛的参与。第二步是真核细胞信号转导过程，由细菌的某些分泌产物（包括 Eae B 蛋白质）所激发。第三步是 EPEC 与肠上皮细胞紧密附着，此过程有赖于细菌的紧密蛋白和 eae B（esp B）的产物，可能受细胞内钙释放的促进。据推测，由于某一种或多种信号转导途径刺激和附着细菌对微绒毛结构破坏和扰乱吸收的结果，净肠分泌就出现了。EPEC 腹泻不是典型的炎症性腹泻，但在肠活检中也有局部性炎症反应的报告。在 EPEC 病人粪便中还发现中性白细胞产物——乳铁蛋白。表明炎症反应也参与 EPEC 病的发病机理。

这个模型的第一、第三步得到体内外研究的支持，但关键的第二步信号转导过程主要是在非肠细胞株研究的，可用于肠上皮细胞模型的只有些零碎结果，例如人非极性肠上皮细胞有一个 90kD 管宿主细胞酪氨酸磷酸化的蛋白质，极化单层中就不一定有。在非极性细胞中的磷酸肌醇释放，在极性细胞中还未找到；或者虽然有，但专门的三磷酸肌醇释放还未检出。必须有更多的研究，以解决是哪一些信号转导过程和迅速开始的成人腹泻、或者和较持久的幼儿腹泻相联系。

第三节 肠出血性大肠杆菌 (Enterohemorrhagic Esherichia coli，EHEC)

EHEC 亦称产志贺毒素大肠杆菌（Shiga toxin-producing Esherichia coli），能引起各种不同临床症状，包括带血的和不带血的腹泻、出血性结肠炎、溶血性尿毒综合征等。在人类的主要组织病理学部位是结肠。EHEC 产生与 EPEC 相同的 AE 组织病理，也有一个 35kD 的 LEE 染色体区。因此，EPEC 的致分泌机理在 EHEC 腹泻中可能也起作用。但是，除 AE 损害之外，EHEC 还产生多种与志贺毒素相似的细胞毒素，称为志贺样毒素(SLT)。(1996 年，Coldwood 等建议统一称为志贺毒素（STX)。为与过去衔接、照顾习惯，本文暂未改新称，仍用 SLT)。此外，大多数 EHEC O157：H7 菌株都产生 $EAST_1$，此毒素可能参与肠的分泌。

志贺样毒素族包含两个群，志贺样毒素 I（SLT-Ⅰ）或 Vero 细胞毒素Ⅰ（VT_1）和志贺样毒素 Ⅱ（SLT-Ⅱ）或 Vero 细胞毒素 2（VT_2）。两者都由噬菌体编码。大多数从病人分离的 O157：H7 菌株产 SLT-Ⅱ，或者 SLT-Ⅰ和 SLT-Ⅱ的混合物。

SLT-Ⅰ与Ⅰ型痢疾志贺菌的志贺毒素基本相同。全毒素含有一个约 32kD 的 A 亚单位及与之相联的一个 B 亚单位五聚体。每个 B 亚单位单体分子量 7.7kD。B 亚单位能够和膜糖脂 Gb_3 结合。A 亚单位则具有 N-糖苷酶活性，能够裂解核糖体 28S rRNA 上唯一的一个腺嘌呤残基，造成蛋白质合成被抑制，导致中毒细胞死亡。SLT-Ⅰ和 SLT-Ⅱ的 A、B 亚单位的氨基酸序列分别有 55%和 57%相同。SLT-Ⅱ存在着序列变异。亚型 SLT-Ⅱv(现改称-Ⅱe)与 Gb4 的亲和力比与 Gb3 的更大。SLTs 对多种内皮和上皮细胞有细胞毒作用。对表达 CD_{77} 的 B 淋巴细胞也有细胞毒性。

虽然 SLT 能够引起兔回肠袢的液体积累和组织学损害，但它们与 EHEC 腹泻的关系不很明确。纯 SLT 经口给幼兔后常引起血性腹泻和组织学改变（主要是结肠上皮细胞凋亡和嗜中性细胞浸润)。毒素似乎直接对微绒毛上皮细胞起作用，因为后者的 Gb_3 含量比潜隐细胞的多。因此，微绒毛细胞对毒素抑制蛋白质合成的作用更敏感。据报道。SLT-Ⅰ受体的表达受标志酶的协同调节。

对 EHEC 感染发病机理的研究集中在盲肠和结肠。研究的方法之一，是把编码 SLT 的基因添加到能定居兔肠的大肠杆菌（如 RDEC-1)。Sjogren 等将表达 SLT-Ⅰ的 RDEC-1 和没有 SLT-Ⅰ的 RDEC-1 感染兔作比较，发现产 SLT-Ⅰ的变异株引起的组织损伤更严重，黏膜的 IL-1 和 PAF 水平更高。而血管损伤和黏膜下水肿只限于产 SLT-Ⅰ菌感染者。所致腹泻也比不产 SLT-Ⅰ的发展得更快更普遍。

另一方面，即使没有 SLTs，EHEC 感染也能引起肠离子运输的变化。这说明肠分泌还涉及另外的毒素蛋白质。Li 等观察到，SLTs 阴性的 O157：H7 感染抑制 Na^+ 吸收和激发 Cl^- 分泌；在结肠感染第 4、5 天，达到与 $SLTs^+$ 的 O157：H7 相同的程度，肠黏膜 PMNS 浸润的程度也相似。离子运输的变化伴随着结肠表面细胞坏死和腹泻发展。含 SLT-Ⅰ基因但缺乏 LEE 区的非致病性 E. coli K_{12} 株能造成轻度的运输变化。说明 SLT-Ⅰ虽然影响运输，但 AE 表型是决定性的。Elliott 等用抗 CD_{18} 的单克隆抗体预处理动物，阻止了组织学损害和 PMNS 浸润，也阻止了 Na^+ 和 Cl^- 运输的变化。可见，炎症反应在 EHEC 腹泻病理发生中可能起着关键的作用。

EHEC 肠分泌涉及别的毒性蛋白质的问题，在和 EPEC 感染的对比中，得到进一步支持。虽然两者都有 LEE 区，但体内外研究证实，它们的病理机理既有相似也有相异。如两者的腹泻都和 AE 损伤相联系；但 EPEC 很容易形成 AE 损伤 ，EHEC 则很少。都感染 T_{84} 细胞，EPEC 有激发酪氨酸磷酸化作用，EHEC 则没有。两者都刺激磷酸肌醇释放，使非肠细胞和 T_{84} 细胞内钙水平增加，但 EHEC 在没有酪氨酸磷酸化作用的条件下，还能激发细胞内钙水平增加。这说明，这些细菌可以利用不同的信号转导机理激发肠分泌。细胞内钙的释放可能引起宿主细胞水泡（vesiculation），刺激氯化物分泌，促成腹泻的发展。

综上所述可以看出，在 EHEC 引起的病理过程中，可能有四种，至少有两种主要毒力因子在起作用，包括 SLT-Ⅰ、SLT-Ⅱ、EAST-Ⅰ以及那个在没有宿主磷酸化作用的条件下提高细胞内钙水平和增强 AE 损伤的细菌产物。对于实验感染中所见的分泌反应、炎症反应及其机理、几种毒素的作用等等，现有的认识还是很不完全的，还需要进一步研究。有些资料相互矛盾，可能是研究用的动物不同所致。临床表现形式的差异也许和反应的肠段不同有关。

第四节　肠凝集性的大肠杆菌
（Enteroaggregative Escherichia coli，EAEC）

EAEC 和幼儿持续性腹泻相联系。它产生三种可以刺激肠道分泌的毒素。EAEC 产生的第一种毒素是热稳定肠毒素（$EAST_1$），这是最先认识、也是了解得最清楚的一种，是一个 38 个氨基酸、分子量 4.1kD 的小蛋白质，由一个与质粒相联系的基因 astA 编码。虽然 $EAST_1$ 在蛋白质水平与 E. coli STa 有大约 50%同源，但它在遗传和抗原性上与 E. coli STa不同。$EAST_1$，刺激阴离子依赖性 Isc 和黏膜 cGMP 水平迅速增高，而肠黏膜不论在光镜下，还是在电镜下，都没有任何明显的组织学变化。这说明它引起的反应不如 E. coli STa 强，可能是它们的作用机理或效力有所不同。有意思的是，$EAST_1$ 有 4 个半胱氨酸残基，这个数目与肠特异鸟苷酸环化酶的内源肽激活剂——鸟苷蛋白的相同，而少于E. coli STa 的6 个。最近检查各类肠道病原菌的 $EAST_1$ 基因证明，astA 基因在某些致腹泻大肠杆菌中分布很广（如 41%的 EAEC、41%的 ETEC、89%的 EHEC、22%的 EPEC 都有）。但是，EIEC、*Y. enterocotitica* 或 *V. cholerae* non-01 中尚未检出过。大多数情况下，这个基因的存在和大肠杆菌培养液引起的兔回肠 Isc 增加有关。值得注意的是，从无腹泻儿童分离的大肠杆菌菌株中，也有 38%是 $EAST_1$ 基因阳性。还不知道这些菌株是否表达 $EAST_1$ 蛋白质。

EAEC 产生的第二种毒素是一种不耐热蛋白质，分子量约 120kD。免疫学上和大肠杆菌溶血素有交叉反应。在非肠上皮细胞系 HEP- 2，EAEC 粗培养液能提高细胞内钙水平。这一过程依赖于细胞外的钙，且被抗溶血素的抗血清抑制。培养滤液还能激发钙依赖性磷酸化。有人提出，120kD 蛋白质就承担这个活性，可能是通过影响细胞内钙水平或引起膜孔形成（如同大肠杆菌溶血素那样）。但这种不耐热毒素与肠病理生理的关系还不清楚。

EAEC 可能还产生另一种能够引起大鼠肠袢和感染儿童严重急性炎症反应的毒素。在 EAEC 感染暴发期间，61.5%的患儿血清对 EAEC 产生的 108 和 116kD 蛋白质有抗体反应。将这两种蛋白质在大鼠肠袢中分别进行试验，只有 108kD 蛋白质引起了急性炎症反应和微绒毛缩短。从这些结果看，这种 108kD 蛋白质可能与前面讨论的 120kD 不耐热蛋白质不相同，也许是 EAEC 的一种毒力因子。116kD 和 120kD 蛋白质的关系还不明确。不耐热的 108kD 毒素已部分纯化。在 Ussing 槽的大鼠肠组织试验中，PD（电位差）和 Isc 显示增加，而电阻没有变化。对 108kD 蛋白质制备的抗血清完全抑制了 Ussing 槽的活性，而抗 CT 的抗血清则部分地抑制其 Ussing 槽活性。因为 108kD 毒素只是部分纯化，还不清楚在大鼠肠观察到的炎症反应和 Ussing 槽大鼠组织的 Isc 反应是否由同一种蛋白质引起。根据现有材料，这种 108kD 不耐热毒素可分类为分泌型细胞毒素。因此，EAEC 至少产两种能增加 Isc 的毒素。

第五节　肠侵袭性大肠杆菌
(Enteroinvasive Escherichia coli，EIEC)

虽然 EIEC 菌株的感染能够造成痢疾综合征，但是，最常见的还是引起水性腹泻。这些细菌能够侵入细胞，是由于它们的一个 140MkD 质粒（pInv）上存在着毒力基因，而且入侵有可能引起痢疾病。和这些分离物相联系的水性腹泻发病机理，很长时间都未得到解释。最近的研究给这个问题带来了新认识。Fasano 等报告，在结扎回肠段内加入 EIEC 培养滤液，18h 后，出现了中等程度的分泌，在体外 Ussing 槽的兔回肠研究中，也增大了 Isc 和 PD。EIEC 培养滤液的这种分泌活性部分地不耐热，受离子调节，并被定名为 EIET（肠侵袭性肠毒素）。但这篇报告未能做到单一蛋白质。现在把 EIEC 培养上清中的绝大部分肠毒素活性归因于一种毒素，称为 $ShET_2$，即志贺属肠毒素 2，或 EIEC 肠毒素。这个毒素由质粒基因 sen（以前叫 set2）编码。福氏志贺菌也产这种毒素。值得注意的是，一个 EIEC 的 sen 缺失突变株在 Ussing 槽中还有残余活性。这提示，EIEC 菌株（可能还有福氏志贺菌以及其他志贺菌）还有另一个未被认识的肠毒素成分。除此之外，EIEC 还分泌一种较小（<30kD）的细胞毒素。这个毒素具有低水平的 Vero 细胞细胞毒素，在免疫学上和遗传学上不同于 SLT-Ⅰ和 SLT-Ⅱ，其在 EIEC 病中的作用不明。

第六节　其他大肠杆菌毒素

一、细胞致死性膨胀毒素（CLDT）

1987 年，Johnson 和 Lior 描述了一个新大肠杆菌毒素。产生这种毒素的菌株是从一小部分儿童中分离出来的。它对 CHO 细胞产生一种新的效应：在处理后的 24h 之内，引起CHO细胞延长，随后就是进行性的细胞膨胀。96～120h出现细胞毒性。开始在24h所见的CHO细胞膨胀状态与大肠杆菌LT所引起的那种膨胀难以区别。或许是用CHO细胞时，LT所得到的一种假阳性结果。但是，与大肠杆菌LT不同的是，CLDT对Y-1肾上腺细胞没有作用。从一些散在的胃肠炎病例得到的大肠杆菌以及6.4%经典的EPEC血清型大肠杆菌菌株能看到这种CHO细胞活性。CLDT活性是不耐热的，但这个毒素还没纯化出来。粗制的大肠杆菌CLDT引起兔皮肤红斑反应。但在兔结扎回肠袢或乳鼠试验中不引起分泌。编码CLDT活性的基因cdt已经从大肠杆菌E6468/62克隆出来，含有3个开放读框、编码的蛋白质预期分子量分别为25.5、29.8、20.3kD。CLDT的异质性是在从另一个大肠杆菌菌株9142/88克隆cdt基因发现的，它与E6468/62具有相同的遗传结构，但其预期蛋白质产物与E6468/62的3个开放读框只有38%、56%、37%的同源性。CLDT活性在弯曲杆菌（*Campylobacter*）和志贺菌属也有发现，尚未见对肠细胞研究的报告。

二、细胞毒坏死因子（Cytotoxic necrotizing factors，CNF）

致坏死性大肠杆菌菌株（NTEC菌株）和肠外感染（如败血症、尿路感染、人与动物的肠炎）相联系。NTEC菌株血清型很多，各不相同，共产生两种与细菌胞体相联系的蛋白质毒素CNF1和CNF2。有限的资料表明，在人类感染中，CNF1菌株比CNF2更多见。CNF1和CNF2都是从动物和人的正常或腹泻粪便中分离出来的。虽然这些毒素的结构基因高度相关，其所编码约115kD的单体蛋白质，具有86%相同、99%保守的氨基酸，但是，这些毒素在基因定位、生物学活性上各不相同，免疫学试验只是部分相关。编码CNF1的基因（cnf1）是染色体上的，与一个溶血素基因紧密联系。CNF2的基因（cnf2）位于一个Vir或F质粒上。根据遗传分析，两种毒素都与出血败血性巴斯德菌毒素有显著的同源性；后者在猪进行性鼻炎的发病机理中有重要作用。

CNF1和CNF2共同的特点是能引起兔皮肤坏死和几个细胞株（如Hela. Hepz. Vero）的多核化（multinucleation）。但是CNF2致兔皮肤坏死作用比CNF1强100倍，CNF1和CNF2在Hela细胞中引起的形态学变化模式不同。总之，在所做生物学试验中，CNF2的致坏死和致死作用都比CNF1强，而且它还能引起大多数受试兔的结扎肠段在24h后分泌，CNF1则没有。

这些毒素的分子作用机理还不清楚，但是，现已知CNF1处理改变细胞内F肌动蛋白和管蛋白的排列，减少非肠上皮细胞微绒毛的数目，诱发上皮细胞变成吞噬性细胞，因而能够摄取非侵袭性细菌。此外，用CNF1处理非肠上皮细胞24h，导致F-肌动蛋白（不是G-肌动蛋白或单体肌动蛋白）的表达和细胞体积的增加，用CNF2处理细胞后，随着粗应力纤维的发育（鬼笔环肽染色可见），F-肌动蛋白的分布也发生很明显的变化。这些细胞骨架结构的剧烈变化先于多核化，被认为能损害随后的细胞分裂。虽然还不清楚CNF1和CNF2的作用机理是否相同，但是，初步的资料显示，两个毒素都共价地修饰Rho蛋白质和与Ras相关的小GTP结合蛋白质；后者调节真核细胞肌动蛋白的装配。现有的资料说明，CNF通过Rho GTP酶的组成性激活诱发肌动蛋白聚合反应，CNF2通过一个不涉及ADP-核糖基化或磷酸化的机理共价地修饰Rho。现在还没有把CNF1或CNF2的细胞骨架效应和肠病理生理联系起来的资料。

第七节　大肠杆菌毒素的检测和防治

一、细胞毒性试验

此法需有组织培养设备和对毒素敏感的细胞株。样品粪便要经稀释、过滤、消毒。阳性标本应该用特异性抗体证实。而且费力费时，基层单位较难做到。

二、ELISA 法直接测定毒素

有很多种 ELISA 法大同小异。大多以固定的抗毒素、单抗或多抗作捕获剂（配体），和培养物一起孵育后，对结合的毒素先以特异抗体、再以适当的抗 Ig-酶结合物检测。另外就是用毒素受体包被固相。其灵敏度受很多变量（如抗体亲和性、细菌产毒的型和量等）的影响。

反向被动凝集试验也可用，但灵敏度较低。

三、毒素基因的检测

主要有基因探针和 PCR 两大类。放射性同位素标记的基因探针，因需要的条件高，使用不便，较难推广。现在多用地高辛或生物素标记的基因探针。此法需用较多的菌数。第一步 PCR 以单菌落或粪便或食物的提取物作模板，取所需引物通过 PCR 仪扩增目标基因。反应混合物用琼脂糖凝胶电泳分离后，毒素特异的 PCR 产物通过溴化乙锭染色检测。第二步杂交，除提高灵敏度之外，还可独立地证实扩增产物的同一性。直接用粪便提取物做 DNA 模板，灵敏度要低近 100 倍。从肉汤培养物提取的模板可提高检出灵敏度；引物和靶物间的序列不合也影响 PCR 反应灵敏度。PCR 需要的精确时间随所用扩增程序、提取方法、检测程序等的不同而有所不同，最少 4～6h；加肉汤富集、更精细纯化，可能多花 12～24h，PCR 产物和毒素探针杂交还要多一天。

对毒素病的防治，最好的办法是搞好公共卫生和个人卫生，特别是饮食卫生。这样就可杜绝感染的发生和传播。菌苗防治是研究的一个热点。但有一些复杂的问题不易解决，迄今可实用的不多。军事医学科学院研制的仔猪腹泻疫苗取得了较好的效果。抗菌治疗、抗体中和、类毒素免疫等措施，都有一定效果，在实践中可根据需要和可能选择使用。

（严共华）

参 考 文 献

[1] Acheson D W K, Levine M M, Kaper JB, *et al*. Protective immunity to Shiga-like toxin I following oral immunization with Shiga-like toxin I B-subunit-producing Vibrio Cholerae CVD 103-HgR. Infect Immun, 1996, 64: 355.

[2] Chaudhuri A G, Ganguly U. Evidence for stimulation of the inositol triphosphate Ca^{2+} signaling system in rat enterocytes by heat-stable enterotoxin of Escherichia coli. Biochem Biophys Acta, 1995, 1267: 131.

[3] Cubbon M D, Coia J E, Hanson M F, *et al*. A comparison of immunomagnetic separation, direct culture and polymerase chain reaction for the detection of verocytotoxin-producing Eshcherichia coli 0157 in human faeces. J Med Microbiol, 1996, 44: 219.

[4] Domenighni M, Pizza M, Jobling M G, *et al*. Identification of errors among database sequence entries and comparison of correct amino acid sequence for the heat-labile enterotoxins of Escherichia coli and Vibrirae. Mol Microbiol, 1995, 15:1165.

[5] Fiorentini C, Donelli G, Matarrese P, *et al*. Escherichia coli cytotoxic necrotizing factor 1: evidence for induction of actin assembly by constitutive activation of the p21 Rho GTPase. Infect Immun, 1995, 63:3936.

[6] Guth B E, Twiddy, E M, Trabulsi L R, *et al*. Variation in chemical properties and antigenic determinants among type II heat-labile enterotoxins of Escherichia coli. Infect Immun, 1997, 54:529.

[7] Jacewicz M S, Acheson D W K, Mobassaleh M, *et al*. Maturational regulation of globotriaosylceramide, the Shiga-like toxin I receptor, in cultured human gut epithelial cells. J Clin Invest, 1995, 96:1328.

[8] Jarvis K G, Giron J A, Jerse A E, *et al*. Enteropathogenic Escherichia coli contains a specialized secretion system necessary for the export of proteins involed in attaching and effacing lesion formation. Proc Natl Acad Sci USA, 1995, 92:7996.

[9] Kenny B, Devinney R, Stein M, *et al*. Enteropathogenic E. coli (EPEC) transfers its receptor for intimate adherence into mammalian cells. Cell, 1997, 97:511.

[10] Lou Q, Chong K F, Fitzgerald J F, *et al*. Rapid and effective methods for preparation of fecal specimens for PCR assays. J Clin Microbiol, 1997, 35:281.

[11] Mckee M L, O'Brien A D. Truncated enterohemorrhagic Escherichia coli (EHEC) 0157: H7 intimin (EaeA) fusion proteins promote adherence of EHEC strains to HEp-2 cells. Infect Immun, 1996, 64:2225.

[12] Nashar T O, Webb H M, Eaglestone S, *et al*. Potent immunogenicity of the B subunits of Escherichia coli heat-labile enterotoxin: receptor binding is essential and induces diffrential modulation of lymphocyte subsets. Proc Natl Acad Sci USA, 1996, 93:226.

[13] Nataro J P, Kaper J B. Diarrheagenic Escherichia coli. Clin Microbiol Rev, 1998, 11:142.

[14] Okuda J, Fukumoto M, Takeda Y, *et al*. Examination of diarrheagenicity of cytolethal distending toxin: suckling mouse response to the products of the cdtABC genes of Shigella dysenteriae. Infect Immun, 1997, 63:428.

[15] Paton J C, Paton A W. Pathogenesis and diagnosis of Shiga toxin-preducing Escherichia coli infections. Clin Microbiol Rev, 1998, 11:450.

[16] Picket C L, Cottle D L, Pesci E C, *et al*. Cloning, sequencing, and expression of the Escherichia coli cytolethal distending toxin genes. Infect Immun, 1997, 62:1046.

[17] Reymond D, Kamali M A, Clarke I, *et al*. Comparison of the western blot assay with the neutralizing antibody and enzyme-linked immunosobent assays for measuring antibody to verocytotoxin 1. J Clin Microbiol, 1997, 35:609.

[18] Sears C L, Kaper J B. Enteric bacterial toxins: mechanisms of action and linkage to intestinal secretion. Microbiol Rev, 1996, 60:167.

[19] Tzipori S, Gunzer F, Donnenberg M S, *et al*. The role of the eaeA gene in diarrhea and neurological complications in a gnotobiotic piglets model of enterohemorrhagic Escherichia coli infection. Infect Immun, 1995, 63:3621.

[20] Witham P K, Yamashiro C T, Livak K J, *et al*. A PCR-based assay for the detection of Escherichia coli Shiga-like toxin genes in beef. Appl Environ Microbiol, 1996, 62:1347.

[21] 雷祚荣. 细菌毒素分子生物学. 北京:中国科学技术出版社, 1993.

第十一章　百日咳杆菌毒素

百日咳是由百日咳鲍特氏菌所引起的婴幼儿呼吸道疾病，该病表现连续阵发性、强痉挛暴发性咳嗽及发热和白细胞增多等全身性症状。据 Pizza 等援引 WHO 的报道，迄今为止百日咳仍是重要疾病，世界上患此病人数每年>6000 万，死亡人数约为 100 万。自 70 年代以来，对百日咳杆菌的生物学活性进行了广泛研究，是为开发一种更安全有效的百日咳疫苗，达到预防效果。目前已知，百日咳杆菌能产生百日咳毒素(Pertussis Toxin,简写为 PT)、丝状血凝素(Filiform hemagglutinin,简写为 FHA)、百日咳杆菌粘附素(Pertactin，简写为 Prn)、腺苷环化酶(Adenosine Cyclase,简写为 AC)、气管细胞毒素(Tracheal cell toxia,简写为 TCT)、纤毛(Fim)、凝集元(Agglutinin,简写为 AG)、内毒素、微孔蛋白等诸多具有生物学活性的物质，它们在百日咳的致病和免疫中发挥着不同的作用。PT、AC、TCT、内毒素等被认为是毒素成分，而 FHA、Prn、AG、Fim 等是细胞表面成分，与细菌的粘附、定居有关。

第一节　百日咳毒素 (Pertussis Toxin，PT)

百日咳毒素是 1979 年 Pittman 命名的，该毒素名称众多，常易混淆。有不少文献仍称其为组胺致敏因子（Histamine Sensiting Factor，HSF）、溶白细胞因子（Leucocytosis Factor，LE）、溶淋巴细胞促进因子（Lymphocytosis Promoting Factor，LPF）、溶淋巴细胞促进因子血凝素、胰岛激活蛋白（Islets－activating Protein）及 PT。

过去有的文献将其不同名称作为不同抗原，近年研究这些名称实质为一种抗原。不同名称只反映它的不同性质，绝大多数文献称其为 PT。

PT 是百日咳杆菌特有，存在于细菌细胞壁中，在含有甲醇化－β－环化糊精培养基中的细菌可大量分泌 PT。PT 对哺乳动物细胞有粘附作用，在百日咳发病机理中起主要作用。

一、PT 的分子结构

1982 年 Tamura 等描述 PT 是一种原生型的 A-B 结构毒素，由一种酶活性 A 原体与寡聚物 B 结合组成。两种球形复合蛋白体，由 5 个不同亚单位（S_1－S_5）构成（见图 11－1)。A 元体为单一的 S_1 亚单位，当其结合烟酰胺嘌呤二核苷酸（NAD，辅酶 I)，将部分 ADP-核糖转移到真核生物的结合蛋白（G-protein)，以去除膜对腺苷环化酶结合的抑制作用，引起跨膜运载发生信号。B 寡聚物是由 S_2-S_4 和 S_3-S_4 二聚体及一个 S_5 以 1：1：2：1 连接组成的五聚体。它的功能是结合于细胞受体，促使 A 体密切靠近被作用物而起作用。PT 的分子量以蔗糖梯度离心分析显示约为 105kD，按 Tamura 等根据其亚单位组成计算和用差速离心证明为 117kD，Peppler 等用非还原性的 SDS-PAGE，根据标准分子量计算的 PT 分子量为 115.6×10^4 蛋白。

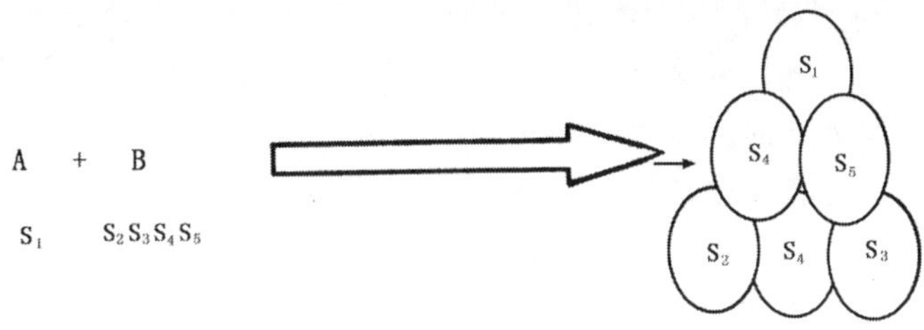

图 11-1 PT 结构示意图

20 世纪 80 年代中证明 PT 还是免疫调节剂。霍乱内毒素加 PT 能使抗体形成细胞增大 28 倍。Winter 报告 PT 还有抗病毒作用。最近，Hausman 研究 PT 进入中国地鼠卵巢细胞（CHO）时不需要胞内囊泡的氧化作用。

二、PT-单克隆抗体在抗感染中的作用

1981 年 Sato 在研制以 PT 和 FHA 为组分的无细胞百日咳菌苗的同时，开始研究 PT-McAb。将百日咳 I 相菌苗培养液提纯物 PT 免疫 BALB/C 小鼠，用脾细胞与 $SP_2/O\text{-}Ag_{14}$ 骨髓瘤细胞融合，获得 2 株分泌产生 S_1 McAb 的杂交瘤（$1B_7$、$3F_{10}$）和 1 株分泌产生 S_4 McAb 的杂交瘤（$1H_2$）。这 3 株杂交瘤分泌的 McAb 通过琼脂糖双扩散法证明，分别与 PT 的 S_1 和 S_4 亚单位抗原呈特异性结合，用 ELISA 检测这 3 株 McAb 毒性的中和活性，$McAb_1B_7$ 能中和 LP 和 IA 活性，而 $3F_{10}$ 和 $1H_2$ 只能中和上述两者之一的少量活性。在给小鼠 $McAb_1B_7$ 体内被动免疫后静脉注射 PT，当天小鼠白细胞增多症状不明显。在以百日咳杆菌 18 323 株脑内攻击的半数保护试验中，表明 $McAb_1B_7$ 具有中和活性，能保护小鼠对百日咳杆菌的脑内攻击，其余 2 株 $McAb2F_{10}$ 和 $1H_2$ 不能保护，一周内小鼠全部死亡。在以百日咳杆菌气溶胶攻击测试中，也是如此。唯有 $1B_7$ 具有保护性，攻击三周后的白细胞数仍正常，5 周后的小鼠存活率 100%，而 $3F_{10}$ 和 $1H_2$ 除中等程度感染外，均不能保护小鼠。而且 $McAb_1B_7$ 的上述保护率指标均明显高于抗-PT 参考品。因此 Sato 认为 $McAb_1B_7$ 的中和性是保护小鼠抗百日咳感染的关键，它的效能等同于或超过多克隆常规抗体。

其他一些研究者分别制备出多种抗 PT 和其分子亚单位的 McAb。1984 年 Frank 等和 1987 年 Anwar、Schou 等以体外和体内测定法证实所制备的某些 McAb 能中和 PT 的 LP、HS、IA、ADP-R 等多种生物学活性。1989 年 Kim 和 Kenimer 等所制备的 6 株 PT-McAb，按其对 CHO 细胞簇聚的中和效果，分成高中和活性、低中和活性及无中和活性 3 类，将具有抗 S_1 亚单位高中和效价的 McAb 与抗 S_1 低中和效价的 McAb 同时使用，可提高中和 CHO 细胞簇活性效果。他们还进一步从抗 S_1 亚单位的 McAb 中纯化 3F $(ab')_2$ 片段，以 CHO 细胞检测证明与天然分泌的 McAb 活性相同，并以此作为识别 PT S_1 亚单位分子位点的探针敏感性较好。在以体外法检测 PT 生物学活性时效果基本一致，因此认为某些只针对 S_1 位点的 McAb，才具有中和 PT 的保护作用。然而上述各种 McAb 在抗百日咳菌感染中的作用不尽相同，体外和体内试验并未真正阐明 McAb 在中和 PT 活性与小鼠感染模型之间的相互关系。1991 年 Halperin 等采用与人感染相似的小鼠动物模型，以肺部细菌定量计数证明 McAb 在抗百日咳菌中所起的作用。他制备的 3 株 PT- McAb，其中 2 株对 S_1 亚单位特异和 1 株对 S_3 亚单位特异，实验表明具有高亲和力的抗 PT-S_3 亚单位 $McAbB_9$ 株在体外能中和 CHO 细胞簇聚及抑制红细胞凝集，在体内抑制 LP 及 HS，

而在小鼠感染动物模型的保护性效果却较低；相反，1 株亲和力同样高的抗 S_1 亚单位 $McAbA_4$ 株，虽然对上述体外和体内毒性的中和效果较低，但对小鼠感染模型的保护力却较强；另一株亲和力低的抗 S_1 $McAbA_{12}$ 株，中和体外和体内毒性效果最低，而在小鼠感染模型的保护效果与亲和力高的 B_9 相似。因此认为保护性的表位不仅主要位于 S_1 亚单位，亦存在于 B 寡聚物，或许两者都能诱发保护免疫应答。并指出位于 A 元体上的表位所诱发产生的免疫应答在保护动物模型抗百日咳菌感染中起重要作用，但该表位的数量目前还不清楚。Halperin 用脱毒处理的 PT 免疫 BALB/C 小鼠，它的免疫决定簇是复杂的，制备的 McAb 会出现与 PT 亚单位表位不同的亲和力，所以体外和体内中和 PT 毒性以及保护小鼠抗百日咳感染不尽相关，而会出现差异。

三、PT-McAb 的应用前景

PT-McAb 是直接与 PT 抗原分子表面的某一决定簇或表型相互作用产生的一类结构相似的免疫球蛋白，用与人感染百日咳相似的小鼠动物模型进行被动免疫试验，充分证明具有良好的体外和体内中和 PT 毒性作用，目前已用于流行病学调查和临床检测，具有特异、灵敏、迅速、准确的特点。同时 PT-McAb 还可保护小鼠对百日咳菌脑内和气溶胶的攻击。

第二节　百日咳杆菌的粘附素（Prn）

百日咳杆菌粘附素（Prn）是菌细胞表面成分的一种，与细菌的粘附、定居有关。对 Prn 的研究始于 80 年代。Novotny 等（1985）首先在支气管鲍特氏菌中提取到一相对分子质量（Mr）为 6.8×10^4 的蛋白质，并证明这是一个保护性抗原成分。随后在同属的百日咳杆菌、副百日咳杆菌中也用同法分离出相应的物质，但 Mr 不是 6.8×10^4，而是 6.9×10^4 和 7.0×10^4。一段时间，该蛋白被误认为具有 AC 活性，但后来随着其基因的分析以及纯度的提高，证明 6.9×10^4 外膜蛋白与 AC 并非相同。Leiningger 等根据 6.9×10^4 外膜蛋白的生物活性及在致病中的作用，将其命名为 Prn。

一、Prn 的生物学特性

Prn 是暴露于细胞外膜表面的蛋白质，能够与标准 3 因子血清发生凝集反应，它不同于百日咳杆菌的 2，6 纤毛凝集原。Prn 的抗血清能与所有含 3 型凝集原的百日咳菌株发生凝集反应，说明 Prn 可能是 3 型凝集原。此外 Novotny 等还发现，Prn 与人及动物的淋巴细胞具有很强的亲和力。在紫外线照射下，Prn 还能与 NAD 结合。

Prn 能诱导小鼠产生凝集抗体。Roberts 等的实验结果表明，Prn 鼻腔免疫后能明显增强小鼠清除气雾法攻击后肺内百日咳杆菌的能力。Prn 免疫后，小鼠肺中能测出少量分泌 Prn 抗体（IgG、IgA、IgM）的淋巴细胞。但免疫小鼠用百日咳杆菌气雾攻击后，其肺内抗 Prn 抗体分泌细胞大幅度增多。Shahin 等发现，抗 Prn 单克隆抗体 PBE5 静脉注射小鼠，24h 即可在肺中检测到该抗体。呼吸道攻击后，肺中百日咳杆菌数从第 7d 开始递减，小鼠没有明显的白细胞增多、体重减轻或死亡。在百日咳感染者或接受全细胞百日咳菌苗免疫后的血清中，都能检测出抗 Prn 抗体。De Magistris 研究小组发现，许多与百日咳杆菌发生反应的人 T 细胞克隆是针对 Prn 的。Prn 不仅能引起体液免疫应答，而且还可以引起细胞免疫应答和黏膜免疫应答。

二、Prn 的合成及分子结构

有 Prn 的基因序列证明，Prn 在百日咳杆菌中首先合成一个 910 氨基酸残基组成的前体分子，其 N 端包括了一段信号肽，此肽引导 Prn 由核糖体向细胞膜移动。此结果与 Montaraz 所报道的结果相吻合，即 Prn 定位在百日咳杆菌胞膜表面。前体分子在第 32 或第 34 位氨基酸残基处，被切去信号肽，而后在相应核苷酸第 2277 处的氨基酸处被切除，形成成熟的 Prn 分子，Mr 为 6.9×10^4。这些被切除处的核酸序列与天然成熟 Prn 末端所测得的氨基酸序列一致。另外在第 987 核苷酸对应的氨基酸残基处也有酶切位点。因此在 Prn 中所发现 4.0×10^4 的蛋白片段，其末端氨基酸序列与 987 位核酸密码相一致。

Prn 的实际 Mr 比 6.9×10^4 小，为 6.05×10^4。Novotny 等（1985）发现 Prn 有异形体（isoforms）存在，但不知道这两种型间是否存在着功能、结构的差异。研究其二级结构后认为，在 544～573 位氨基酸残基之间存在的 5 个连续的 Pro-Gln-Pro 重复序列，即为淋巴细胞的结合部位。该结构区域也是 Prn 单克隆抗体 BB07 及保护性 Prn 抗体的识别及免疫结合结构区。而 249～276 位氨基酸残基片段与白喉毒素 A 具有同源性，其中 Gly-X-Gly-X-X-Gly 序列在与 NAD 结合过程中起作用。在 Prn 分子中还发现有与 FHA 分子中的 Arg-Gly-Asp（RGD）三联体相同的氨基酸序列，而该序列是 FHA 与哺乳类动物细胞相结合的位点。来源于 Prn 的 RGD 多肽片段可以阻止百日咳杆菌对 Hela 细胞的侵袭，这说明 Prn 在百日咳杆菌侵袭真核细胞时发挥作用。

三、Prn 的基因结构

Charles 等（1989）从百日咳杆菌 CN2992 菌株染色体 DNA 的 ClaI 和 SalI 内切酶消化的 6kb 片段中，克隆出编码 Prn 的全基因，其 DNA 长度为 3 000bp，其中 70.8%的碱基是 G+C。此比例高于百日咳杆菌 Vir 调控的其他基因中 G+C 含量，如编码 PT 的基因中G+C占 62.2%，编码 AC 基因的基因中 G+C 占了 66.6%。从 5′端到 ATG 前没有发现与大肠杆菌中启动子的－35 和－10 区域相同序列。在 ATG 之后的序列有 CCTGG，此与 PT 基因 5′端起点序列相同。Prn 基因编码的是一个 Mr 为 9.3×10^4 的前体分子，由 910 个氨基酸残基组成。在 DNA 序列中第 246 位碱基处（第 32 或第 34 位氨基酸残基处）有酶切位点，在第 2277 处也有酶切位点。

在全基因的第 939～1014 之间有 3 个连续重复的 5′-GGCGGTGCGGTTT-3′序列，编码 Gly-Gly-Asp-Val-Pro 3 个氨基酸残基组，随后又出现 2 个同样的连续结构。在 1879～1944 处有 5 个不连续的 5′-CCGCAGCCG-3′序列，编码 Pro-Gln-Pro 3 个氨基酸重复单位。在 3′末端 TAA 的下游存在着 GTTTTTCCT 序列。

四、Prn 的基因调控

百日咳杆菌的毒力受毒力基因 bvg 的调控。bvg 区域由 bvgA、bvgB 和 bvgC3 组基因组成，它们共同调节着百日咳杆菌的 PT、FHA、AC 等毒力因子的表达。Charles 等用单克隆抗体对百日咳杆菌毒力株及非毒力株进行免疫印迹研究结果证明，毒力菌株（Vir^+）中 Prn 表达呈阳性，而非毒力菌株（Vir^-）中 Prn 表达呈阴性，说明，Prn 基因的调控也受毒力座位（Vir）的调节。在起始密码子 ATG 前的 CCTGG 序列与 PT 基因相同，在 Prn 的翻译中起重要作用。在 Prn 终止密码子 TAA 下游 29 个碱基处有 GTTTTTCCT 序列，可能在翻译终止中起作用。由于无单独的－35 及－10 区，所以认为 9.3×10^4 前体蛋白的基因是存在于某个操纵子之中，而 5′端到结构基因之间的序列可能是其他蛋白质的开放读码框架（ORF）。在 3′端有 rho-非依赖性终止子，说明 9.3×10^4 前体蛋白基因与 PT 操纵子共用该终止序列。

五、Prn 的分子克隆

Charles 等首先对 Prn 的全基因以 Cosmid 质粒 PBP169 为载体，在大肠杆菌中进行了克隆。证明 Prn 的前体 9.3×10^4 外膜蛋白与其他 Vir 座位调节的蛋白一样，不能以自己的操纵子在大肠杆菌中表达。Macoff 等发现，限制表达量的原因是缺少核糖体结合位点。他在起始密码子的附近改变了 2 个碱基对后克服了这种限制表达的现象，使 Prn 在大肠杆菌中的表达量提高到占细胞总蛋白的 30％～40％，并证实遗传工程重组的 Prn 与天然 Prn 的免疫血清发生凝集反应。在脑腔攻击和鼻腔攻击实验中都证明，重组 Prn 与天然 Prn 一样有保护性。Strugnell 等将 Prn 的基因（9.3×10^4 前体蛋白）与沙门氏伤寒菌疫苗 BRD509 的 DNA 重组，插入到 aroC 区。用免疫电镜及凝集试验能检测到 Prn 在沙门氏菌的细胞表面。重组的沙门氏菌以腹腔或口服免疫小鼠后，都对百日咳杆菌以鼻腔攻击的小鼠有保护力。还发现免疫后小鼠肺中没有检测到分泌 Prn 抗体的细胞，血清中也没有检测到抗 Prn 抗体。然而免疫小鼠攻击后则在血清中能检测到较低的抗 Prn 抗体，在肺中能检测到 Prn 抗体分泌细胞。

六、Prn 的应用

近年来，随着对百日咳杆菌抗感染免疫机理及各种生物学活性成分研究的深入，认为百日咳的抗感染免疫是体液、细胞及局部黏膜免疫协同作用的结果。目前所使用的无细胞百日咳菌苗，主要是以 PT 和 FHA 为主。在瑞典进行的临床试验显示，PT 单组分或 PT＋FHA 双组分菌苗虽能明显减弱百日咳杆菌感染的临床症状，但其免疫后个别儿童血清中抗 PT 和 FHA 抗体水平与临床保护性之间并没有抑制消长，说明新的无细胞菌苗在免疫预防时还有一定不足。理想的菌苗应含有所有百日咳杆菌保护性免疫原，而不含其他不良反应物质。Prn 作为一种保护性免疫原，既可引起机体的细胞免疫应答，也可引起机体的体液免疫应答。若通过呼吸道或消化道黏膜免疫，则可产生相应的黏膜免疫应答。

目前，用基因工程方法成功地进行了 Prn 的表达，解决了天然 Prn 纯化方法复杂、产量有限、难以满足大规模生产菌苗需要的问题。与肠道沙门氏菌的重组，不仅为大量生产 Prn 制造无细胞菌苗提供了可能，更重要的是为研制百日咳杆菌多组分重组的口服基因工程菌苗开辟了前景。

第三节　百日咳其他毒素

一、丝状血凝素（FHA）

Sato（1984）证明 FHA 可被胆固醇所抑制，其亚单位分子量为 13 000，具有高度疏水性，在电镜下是丝状结构，直径 2nm，长度为 40～100nm。培养含这种抗原的百日咳菌要在含甲醇化-β-环化糊精（methylated-β-cyclodextrin）的培养基中静止培养，其上清液中就有这种抗原，如摇动，FHA 就会破坏。Parker (1984)报告用同位素 I 标记及单克隆抗体技术证明百日咳菌外膜蛋白（OMP）除 FHA 外还有 3 种（OMP_{91}、OMP_{18} 及 OMP_{15}）。但这些 OMP 与凝集原的关系未见报告。FHA 在动物实验中也被证明为一种保护性抗原，可以抵抗小鼠气溶胶攻击。但不能抵抗脑内攻毒。Sato（1984）证明 FHA 可以增强百日咳类毒素的保护性。FHA 与百日咳毒素是无细胞苗的主要成分。在每人份全细胞疫苗中可以测到 1.6μg 的 FHA。在注射全细胞百日咳疫苗的儿童中，其血清用 ELISA 能检测出抗-FHA。

关于 FHA 作为百日咳菌中粘附素和毒力因子可能的作用引起了许多人的兴趣。由于百日咳毒素（PT）的介入使得 FHA 的粘附作用不十分清楚。依据 Tuomanen（1988）意见认为百日咳杆菌对人呼吸道细胞上的纤毛丛有强的粘附现象，需要 FHA 和 PT 共同作用，该现象表明恢复期血清中的这两种抗原有能力选择性吸附抗粘附力的作用。IgA 抗体在阻断粘附方面特别有效。需要证实的是 FHA 和 PT 在百日咳杆菌转座子 Tn5 变异株产生粘附现象的联合作用。在既没有 FHA 也没有 PT 但有其他毒力因子的变异株比起其母株也出现一点粘附性。用其他的细胞系像 Hela、Vero、WiDr 和羊的红血球对百日咳杆菌的粘附需要也不一样，例如细菌对 Hela 和 WiDr 细胞粘附时只需要 FHA 而不需要 PT (Tuomanen，1988)。

儿童的百日咳继发感染是由于 FHA 和 PT 能够包被像流感嗜血杆菌并协助该菌粘合到人的呼吸道纤毛上。而在没有百日咳菌的情况下不发生这种粘合。在副百日咳杆菌和支气管败血症菌也产生 FHA，到目前为止，乌型百日咳菌尚未见到 FHA 的报告。

二、不耐热毒素（HLT）

该毒素是细胞质内的蛋白质，在鲍特氏菌属的 4 种细菌中都有，加热到 56℃，30min 即可灭活。Bordet 和 Gengou（1909）首先证实该毒素的存在，HLT 的含量在 I 相的百日咳菌不同菌株中没有差别。为一种高度毒性蛋白，能损伤动物的各种组织。

HLT 通过胃肠道以外途径注射小鼠和其他啮齿动物可以使动物皮肤坏死并使动物死亡，而静脉注射可导致脾脏萎缩。对羊、猪、禽类等动物皮肤坏死作用也是敏感的。用乳鼠作活体测验经皮下注射 HLT 后，大部分产生了出血性病灶。而小鼠的鼠龄增大后敏感性就会降低。在麻醉下用吸入法把 HLT 给小鼠肺部注入即使是胃肠道外致死剂量，也对其无毒性，而提纯的 HLT 也没有对气管软骨的上皮纤毛产生损伤。

皮肤坏死作用一是由于对血管平滑肌高度特异引起的，另一个是小动脉收缩后产生局部缺血而致。HLT 在灌注豚鼠的肺部后可有血管紧缩作用，而纯化的 HLT 对许多哺乳动物细胞系没有细胞毒性作用。Parton（1985，1986）证实用氢化泼尼松可以抑制 HLT 对小鼠的皮肤坏死和死亡，该药物可使儿童百日咳严重症状减轻。

新鲜的百日咳杆菌所产生的 HLT 在小鼠致死的毒性试验起到了主要作用。Pittman (1952) 介绍了小鼠的毒性试验，作为疫苗生产如何保证 HLT 被破坏也进行了对照试验。用这种方法制备的疫苗在防止哮喘性咳嗽是有效的，虽然疫苗在小鼠和人体上不能产生抗 HLT 的抗体。看来该抗体对动物的保护性免疫来说不是必需的。在百日咳患者的恢复期血清中一般没有抗-HLT这一事实更加强该结论的判断。一种可能的理由是在痉挛性咳嗽整个发病中HLT停留在细胞内某个部位而不刺激免疫系统。如果是这样的话，HLT的毒性在疾病的过程中不是很重要的因素。另一方面，抗体不存在的可能与HLT缺少免疫源性有关。有报告说家兔抗HLT通过百日咳活菌的吸收试验部分的抗HLT血清被消耗掉，所以认为某些毒素可能显露于细菌的表面。用“中间相”的百日咳杆菌可以把HLT不要裂解放到培养液的上清液中。一种商品的用甲醛脱毒的HLT在一组婴儿中试用抗HLT观察其效果，虽然在另一组类似的免疫过的婴儿对痉挛性咳嗽未起到保护性作用。

在鲍特氏菌属中有3种哺乳动物的菌种所产生的抗百日咳杆菌HLT血清，在中和其他HLT的毒性方面是完全一样的，或者非常相似。在鸟类鲍特氏菌种中也已发现对小火鸡和小鼠致死类似的HLT 。到目前为止，关于抗体对其他鲍特氏菌的HLTs的反应性尚未见到报道。

HLT由于它的不稳定性而很难纯化，已经介绍了许多纯化方法，但到目前还没有专用方法或最终结果得到确认。其分子量的测定也有很大差别，有89 kD，也有102 kD、130 kD、190 kD等。

HLT在痉挛性咳嗽中的作用是推测出来的。Nakas和Endoh（1988）猜想HLT能引起呼吸道中的大血管痉挛并导致炎症反应及产生疾病的病理改变。他们认为人类的百日咳病、副百日咳病和动物的支气管败血症菌引起卡他儿症状以及流鼻涕、打喷嚏和轻微咳嗽，可能由HLT所致，也有可能与内毒素结合起作用。用支气管败血症杆菌无细胞粗制的HLT，鼻内接种到小猪体内可产生类似萎缩性鼻炎症状（Hanada等，1979）。

三、脂多糖内毒素LPS（Lipopolys saccharide endotoxin）

鲍特氏菌属中4种菌均含有这种毒素，大约是细菌细胞干重的2%。它具有革兰氏阴性细菌内毒素的独特性质，有佐剂作用、致热源性、Shwartzman反应（一种坏死性出血反应)、一种非特异性抗细菌的能力、致病毒性感染等。它是一种热稳定毒素，有两种分子成分即LPSⅠ和LPSⅡ，二者具有不同的抗原决定簇，在羟基磷灰石柱子中有不同的洗脱特征；在SDS－PAGE中有不同的迁移率。在百日咳杆菌中的LPS至少有6种抗原决定簇（即A、B、C、D、E和F)。在已知的菌株中只有一个和至多有两个抗原决定部位有免疫原性，可把菌株分成AE和BD两组。百日咳杆菌的相变异株可产生不同特征的LPS。用字母确定的方法加以标志，这种抗原决定簇在化学方面没有不同，只有I相LPS中的多糖含有葡糖氨基-葡糖醛酸-甘露庚糖。

百日咳杆菌的LPS是在细胞的包被上并可能从细胞膜的气孔中，释放到培养基的周围。从百日咳患儿的血清中，已经发现有高效价的抗-LPS的IgG、IgA、IgM等。Winsnes等（1985 ）报告了在感染百日咳杆菌后和接种百日咳菌疫苗后除了病人抗-LPS的IgM稍比接种者高些外，两者没有明显差别。Ashworth等（1985）已制成百日咳杆菌的LPS单克隆抗体。

虽然LPS在全细胞百日咳疫苗中存在，但不管是儿童百日咳还是小鼠的脑内感染，一般都认为它不是一种保护性抗原。在家兔也是如此。即使这样Standfast's（1958）发现煮沸的百日咳疫苗在保护小鼠防止死亡方面LPS仍具有一种保护作用。在气管、支气管的冲洗液中有高效价的抗-LPS，而在血清中未发现，所以在呼吸道免疫性清除鲍特氏菌过程中不应排除抗-LPS可能起的作用。

在研究鲍特氏菌凝集原的众多报告中，鉴于革兰氏阴性细菌固有的活性如耐热、菌体O抗原等，在推测LPS的作用方面有其可能。然而，由于鲍特氏菌的凝集原与同一细菌纯化的LPS免疫化学之间几乎没有关系，所以在种间血清中准确肯定LPS的作用是困难的。Maclennan（1960）发现由3种哺乳动物百日咳菌提取的内毒素虽然有关，但在抗原方面是不一样的。因此，仍然需要研究鲍特氏菌4个种LPS的血清学并与该菌的变异株一道进行。Ashworth等（1985）发现，一种单克隆抗体可以对LPS有特殊的作用。

四、腺苷环化酶（Adenylate Cyclase，AC）

Wolff和Cook（1973）首次报告百日咳杆菌能产生AC。该酶存在于培养百日咳杆菌的上清液中是细胞质外的成分，具有较高的催化作用，能被钙调理素激活。能穿透细胞膜磷脂层进入细胞内，促使cAMP产生，而cAMP是巨噬细胞功能抑制剂，使巨噬细胞功能丧失而引起继发感染。除鸟型鲍特氏菌外，其他两个菌种也能产生该酶。

鲍特氏菌层至少有两种分子类型，它们都有酶活性，但只有一种能进入靶细胞，具有毒素功能。这种类型的酶就是腺苷环化酶毒素（Adenylate Cyclase Toxin，ACT），在百日咳杆菌的尿素提取物中被检出。只有酶活性而无毒作用的AC，其分子量为43～47kD。

ACT对各种哺乳动物都有毒性作用，广泛使用的是免疫效应因子。用巨噬细胞、单核细胞和嗜中性细胞，百日咳杆菌的ACT可以使它们在趋药性、吞噬作用、溶酶体吞噬小体融合性、超氧化的形成、化学发光现象和杀菌作用等都受到抑制。ACT也抑制天然杀伤（NK）细胞的活性。其他细胞譬如中国地鼠卵巢（CHO）细胞的伸长性；鼠垂体细胞的刺激生长激素分泌、促乳素、促黄体生长激素和促肾上腺皮质激素，HL-60肿瘤细胞、抑制致癌基因的表达和细胞增殖，都受到ACT的影响。在支气管败血症鲍特氏菌中AC的活性与分子量68kD的膜蛋白一起，在防止小猪的萎缩性鼻炎起到保护作用。

用插入Tn5无ACT的百日咳杆菌变异株对乳鼠进行气溶胶攻毒，它的致死作用比该菌的野生株毒性小得多。这告诉我们鲍特氏菌感染中ACT可能具有攻击素的功能，所以在已知的疫苗成分中作为一种保护性抗原有一定价值。

五、气管细胞毒素（Tracheal Cytotoxin，TCT）

该毒素是近来发现的鲍特氏菌的毒素之一，Goldman等（1982）认为4种菌都有。该毒素对仓鼠的上皮细胞特异，它可诱导纤毛停滞活动，随后这些细胞就被排出，而在小鼠身上未观察到。这种对纤毛细胞的选择性破坏现象与人的百日咳病死者的尸检材料很相似，这在火鸡鼻炎中更为多见。用4μg/mL的TCT在仓鼠的气管组织上接触可以破坏纤毛细胞达60～96h，没有纤毛的细胞移动到剩下的伤口并堵塞它。可以用培养过的仓鼠气管上的上皮细胞来代替气管软骨环作为毒素的常规检测。虽然没有纤毛，但这些细胞对TCT的反应是减少了DNA合成能力，也可用渗入较少的［H^3］胸腺嘧啶脱氧核苷来测定DNA的合成。TCT抑制DNA的合成可能反映了该毒素的潜在毒性，以及解释为什么百日咳杆菌长期在宿主存留后会持续性引起呼吸道功能紊乱。纤毛功能的破坏可能与继发性感染有关，这样使百日咳病更加复杂。

不像鲍特氏菌属的其他毒素那样，TCT是一种小分子量的物质，它只有921。该毒素是细菌细胞壁的肽聚糖，它是由胞壁酸、氨基葡糖、二氨基庚二酸、谷氨酸和两个丙氨酸构成的。

鲍特氏菌属的 TCT 有一个相似物质，那就是淋病双球菌产生的类似肽聚糖片段，该物质能使输卵管的纤毛停滞活动并将纤毛细胞排出。

（孟洪德）

参 考 文 献

[1] Charles I G. Proc Natl Acad Sci USA，1989，86：3554.

[2] Halperin S A，*et al*. J. Infect. Dis，1991，163(2)：355.

[3] Novotny P，*et al*. Infect. Immun，1985，50：199.

[4] Novotny P，*et al*. Devel. Biol. Stand，1985，61：27.

[5] Onorato I M，*et al*. J. A. M. A.，1992，267：2745.

[6] Parker C D，*et al*. Devel Biol. Stand.，1985，61：123.

[7] Peppler M S，*et al*. Devel Biol. Stand.，1985，61：75.

[8] Pizza M，*et al*. Science，1989，246(4929)：497.

[9] Robers M，*et al*. Vaccine，1993，11：866.

[10] Sato Y. Lancet，1984，1：8369.

[11] Tamura M，*et al*. Biochemistry，1982，21(22)：5516.

[12] Topley & Wilson's. Principles of Bact. Virol & Immunity 8thed. 1990：328.

[13] 王祖森. 国外医学微生物学分册，1995，18：2.

[14] Weiss A A，*et al*. Annu. Rev. Microbiol，1986，40：661.

[15] 杨晓明. 国外医学微生物学分册，1997，20：26.

[16] 张见麟. 国外医学微生物学分册，1994，7：165.

第十二章　白喉棒状杆菌毒素

白喉毒素是由感染β噬菌体基因组的白喉棒状杆菌所产生的外毒素。白喉棒状杆菌在人的上呼吸道生存繁殖，并能形成一种特殊的伪膜，这是白喉病最有典型意义的诊断特征。有时，该菌也能引起皮肤感染。后来，人们发现白喉杆菌的致病原因是由于能够产生一种使靶细胞致死的酶——白喉杆菌毒素。该毒素由A、B两个片段（亚单位）构成。实验证明，这类毒素能损害哺乳动物的大多数器官，如心脏、肝脏、肺和肾脏。在注射的实验动物上，白喉毒素引起的症状与自然状态的疾病症状十分相似。用白喉类毒素（经甲醛处理的白喉毒素）免疫注射后，可保证机体不得此病。世界上许多国家都进行了大规模的免疫注射，使得近些年来很少有白喉病发生。

近几年，Collier 和 Pappenheimer 等在该研究领域做了大量有意义的工作，主要集中于毒素结构与功能的关系及毒素与受体的关系的研究。按照毒素杀死敏感细胞的先后顺序有：①要将结合在毒素上的内源性核苷酸解离；②由于B片段的作用，毒素以游离核苷酸的形式吸附在靶细胞的表面受体上；③与受体结合的毒素进入细胞胞浆形成内质化物质；④在低酸条件下毒素进入胞内，致使胞内酶系统活性发生变化，从而导致了A片段进入胞浆；⑤A片段的催化作用使得延长因子2(EF-2)的功能失效，造成脑内蛋白质合成受阻。现已证明，导致中毒疾病的正是白喉毒素本身，它与绿脓杆菌外毒素A具有几乎相同的作用机理。此外，通过对白喉毒素(或至少是其一部分)作用机理的研究表明，该毒素能以某种形式接近真核动物细胞的胞质体。这对于了解外细胞蛋白质如何进入细胞胞质体是十分必要的。

一、致病物质及其构成与功能

(一) 致病物质

1. 白喉毒素

主要的致病物质是白喉外毒素（简称白喉毒素）。只有携带β棒状杆菌噬菌体的溶原性白喉杆菌才能产生外毒素，因为白喉毒素就是β棒状杆菌噬菌体毒素（tox^+）基因编码的蛋白质。tox^+基因的表达（即白喉毒素的产生）与菌体内无机铁含量密切相关。铁含量适量时，tox^+基因表达，否则tox^+基因不表达。

2. 索状因子

白喉杆菌的索状因子（cord factor）是细菌表面的一种糖脂。它与结核杆菌的索状因子类似，能破坏细胞的线粒体，影响细胞的呼吸与磷酸化。

(二) 白喉毒素的合成

1. 毒素的产生

白喉毒素是具有溶源性的白喉棒状杆菌产生的，由携带毒力基因的白喉杆菌β噬菌体增殖传播。该毒素来源于一条分子量为62 kD的多核苷酸链，上有两个“二硫化桥”，没有自由巯基。Smith 等1980年报道，毒素的合成与分泌、黏合在膜上的多核糖体有关。

首先形成的是一个分子量为 68 kD 大小的前体，而额外的多肽分子，可假定是 N 末端疏水基形成的具有毒素分泌功能的序列，该序列目前还尚未被分离出。

研究成果证明，培养基中铁的浓度可调节毒素的生成。毒素的大量合成及分泌仅在铁浓度适合的情况下进行。铁含量过高时，可导致两种毒素突变体的产生。一种形式表现为在细菌宿主的基因组内突变；另一种形式表现为毒素的形成对铁不敏感，这是一种噬菌体突变。基于这两种铁抗性突变体的存在，Murphy 和同事们提出了一种由铁控制的毒素模型，认为铁离子与一种蛋白质复合物结合，形成了一种特殊复合物，而这种蛋白质复合物本身由细菌染色体编码。特殊复合物将作用于 β 噬菌体上毒素操纵子的一定位点。

2. 毒素的结构

白喉毒素存在于白喉杆菌培养基的上清液，可紧密地与非共价键形式的内源性核苷酸结合。这类核苷酸多数(约 80%)是腺嘌呤-(3′,5′)-脲嘧啶核苷 3′-单磷酸(APUP)。腺嘌呤-(3′,5′)-鸟嘌呤核苷 3′-单磷酸(ApGp)和其他少数化合物占其余的 20%。这些内源性核苷酸在毒素合成及分泌中的作用尚不清楚。Barbieri 等认为这些核苷酸对于毒素的分泌及增加不是非常必要的，原因是尚存在着不与核苷酸结合的毒素突变体，即 CRM45 和 CRM197，它们也能正常地分泌毒素。

张新建等人从我国自己分离的白喉杆菌噬菌体中成功地克隆了白喉毒素的全基因。此基因克隆是以自己设计合成的寡核苷酸为引物，以 β 棒状噬菌体 DNA 为模板，用热启动聚合酶链反应（PCR）一次扩增出全基因编码序列。将 PCR 产物直接克隆到 pGEM-T/载体系统，经有关限制性内切酶消失，核苷酸序列分析并与已知序列比较，结果表明，所获白喉毒素基因的序列与已知序列基本一致，仅有个别碱基位点的差异。

通过已克隆的白喉毒素基因可知，白喉毒素基因由 1827 bp 组成，编码 560 个氨基酸组成的蛋白质，其中包括 25 个氨基酸残基组成的信号肽和一个 58.3 kD 分子量的多肽。后者经胰蛋白酶消化，成为分子量分别为 21.1 kD 和 37.2 kD 的 A 和 B 两个片段（图 12-1)。

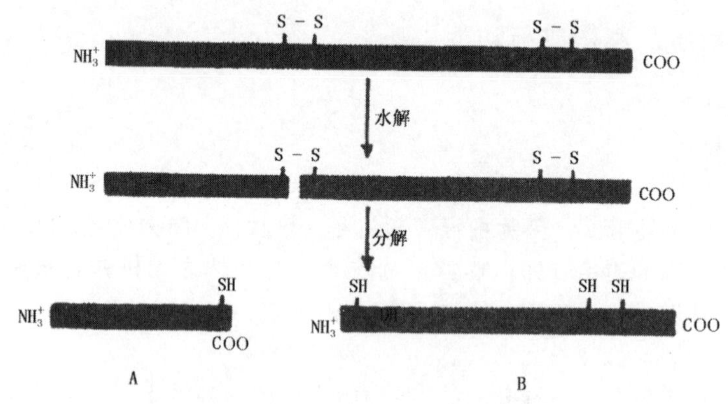

图 12-1　白喉杆菌毒素的结构

（三）A 片段和 B 片段的结构与功能

完整的白喉毒素分子无酶活性，是一条含大量精氨酸的多肽链（～58 kD)，内含 2 个二硫键，经蛋白酶水解后生成 A 和 B 两个片段。B 片段（～37 kD）无酶活性，但能与宿主易感细胞膜表面特异性受体结合，并通过易位作用使 A 片段进入细胞。A 片段（～21kD）具有酶活性，能将氧化型烟酰胺腺嘌呤二核苷（NAD^+）水解为烟酰胺腺嘌呤二磷酸核糖(ADPR)两部分，并催化延伸因子 2（EF-2）与 ADPR 共价结合，使 EF-2 失去转位活性，从而中止肽基—tRNA 在核糖体上由受位转移至供位。结果使氨基酸不能继续加入，肽键不能延长，细胞蛋白质合成受阻，细胞死亡，产生病变。

A 片段是大分子多肽的 N 端肽段，是一种非常稳定的蛋白质，在过热和强酸强碱条件下，依然能保持酶的活性。它的完整的氨基酸组成也已被确定。

A 片段具有催化真核生物细胞中 EF-2 的作用。它可使得 EF-2 因子上的 ADP 核糖化，而 EF-2 是使多肽—tRNA 从 80s 核糖体的氨酰位转移到肽基位的必需因子，ADP 核糖化可使 EF-2 失活从而抑制蛋白质的合成，最终导致细胞死亡。细菌及植物细胞中 EF-2 的作用被其他因子所取代，故白喉毒素不能对其发生作用。

在 EF-2 因子上，只有一个与核糖化的 ADP 结合的位点。该位点是一少见的氨基酸，即白喉酰胺(diphthamide)，它的化学名称是 2-[3-羧基酰胺-3-(三甲胺基)丙基]组氨酸(图 12-2)。由于 A 片段与 NAD^+ 有很强的亲和力，故可将 NAD^+ 中的 ADP-核糖水解下来并转移到 EF-2 上。

与 A 片段相比，B 片段非常不稳定，必须被保存在硼酸盐或含 SDS 的缓冲液中，否则将趋向以聚合物的状态存在。B 片段的大部分氨基酸序列（85%）已经清楚并已有报道。B 片段的功能是：①使 A 片段能进入靶细胞，从而使免疫毒素有效地杀死靶细胞；②能与大多数具有受体的细胞结合，从而使毒素在很大程度上对非靶细胞有毒性作用。除此之外，游离的 B 片段还有保护细胞免受其他毒素侵害的作用，并且可阻止 ^{125}I 标记的毒素粘附在细胞上。不仅是游离的 B 片段，即使是与无活性的 A 片段结合的 B 片段，也有保护细胞作用，CRM197 蛋白亦有此作用。究其原因，可认为是它们与毒素竞争受体的缘故。

毒素与受体结合的范围是 B 片段羧基末端区域的分子量为 17kD 的片段。该区域由以下的观察而确定：①CRM45 蛋白质（分子量为 45 kD）——具有酶促活化的 A 片段和在羧基末端缺失了 17 kD 分子量的 B 片段。CRM 45 本身不表现出毒性。②用单克隆抗体对 17 kD 分子量部位进行封闭，可阻止完整的细胞毒素与细胞结合。17kD 分子量区域的边缘的 8 kD 分子量的羧基末端，是高度阳离子化的，并且拥有毒素的多聚磷酸结合位点（P 位点，图 12-2)。P 位点可能是毒素与受体的结合位点，也可能是其中的一部分，或者对毒素—受体间的结合起修饰作用。

B 片段有一高度亲水性的 N 末端区域（图 12-2 中的阴影部分)。这个区域表现出与那些已发现的与终止蛋白结合的磷脂基团有很相似的初级结构及次级结构。此外，B 片段还拥有一高度疏水性的中间区域（图 12-2)，这个区域可能包含毒素穿入膜的部位。

(四) 结合位点和毒素类型

1. A 片段上的结合位点

游离的 A 片段含有一单一的 NAD 结合位点，在这个结合位点上，存在着组成 NAD 的腺嘌呤与烟酰胺的相互作用，这是已经公认的。A 片段还含有一个与 EF-2 结合的位点，这个位点是隐蔽在毒素内的并且仅在毒素有活性时，或在 A 片段游离出来的情况下才表现出来。此外，在没有 NAD 的条件下，游离的片段不能与 EF-2 因子结合。游离的 A 片段可以催化两个相关的 NAD 依赖反应，这两个反应可以显示出这个结合位点的性质。这两个反应是：①在没有 EF-2 时，A 片段缓慢地催化 NAD 的水解（糖原水解酶反应)；② EF-2 因子存在时，它可催化 NAD 中的部分 ADP-核糖的转移（ADP-核糖的转移酶反应)。

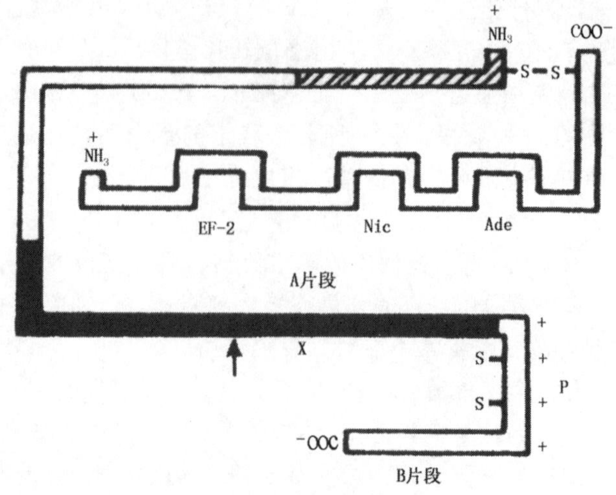

图 12-2　白喉毒素的结合位点

Nic：烟酰胺结合亚位点；Ade：腺嘌呤结合亚位点；NAD结合位点：由 Nic 和 Ade 组成；黑区域（箭头指处）：疏水中间区域；阴影部分：亲水 N 末端区域；P：即 P 位点

2. 毒素类型

Lory 和 Collier（1980）发现用亲合-ATP 色谱法制备毒素时，大部分白喉毒素可表现出两种形式。一种以核苷酸的游离形式（DTN_f）存在，它可吸附在亲和柱上。另一种是以核苷酸的结合形式存在（DTN_b），目前对这种形式研究很少。

DTN_f 具有单一的与 ATP 结合的位点，该位点与结合 NAD 的单一位点一致。这两个位点又可被看作是两个亚位点（例如，一个结合腺嘌呤的亚位点既可以与 ATP 结合，又可以和 NAD 结合）或者表现为以不同形式的重叠结合。NAD 在 DTN_f 上的结合位点与其在游离 A 片段上的结合位点很相似，但并不完全一样。此外，DTN_f 具有 NAD 糖原水解酶的活性，但不具有核糖转移酶的活性（表 12-1）。

与 DTN_f 相比，DTN_b（能产生内源性核苷酸 APUP）不能结合 ATP 或 NAD，也不具有其中任一种酶的活性。

表 12-1　A 片段的酶活性、结合位点及白喉毒素的形式

	结合位点			酶活性	
蛋白质	NAD	ADP	EF-2	NAD-糖原水解酶	ADP-核糖转移酶
A 片段	+	−	+a	+	+
DTN_f	+	+	−	+	−
DTN_b	−	−	−	−	−

注：a：在缺乏 NAD 的条件下，EF-2 不与 A 片段结合。另外，ADP-核糖转移酶作用的动力学研究显示 NAD 与 A 片段的结合是在 EF-2 与之结合之前。

Carroll 等人用 ATP 及 NAD 进行光化学交联实验，又用过碘黏着 ATP 进行相关标记，实验证明，一部分核苷酸结合部位的亚位点存在于 A 片段上。此外，在腺苷存在的条件下，过碘酸盐-ATP 相关标记实验和用 ADP-核糖进行的同类实验又证明，另一部分核苷酸结合部位及多聚磷酸的结合位点（P 位点），存在于 B 片段上。P 位点由分子量 8kD 的羧基末端区域的阳离子氨基酸聚合而成，它存在于 B 片段上（图 12-2）。目前尚待搞清的问题是：APUP 是否确实被结合到了 A 片段的腺苷结合位点和 B 片段的 P 位点上？是否存在与脲嘧啶结合的位点？如果存在，脲嘧啶的结合位点与烟酰胺结合位点是否一致？

（五）白喉毒素的毒力机理

白喉毒素是由携带β噬菌体基因组的白喉杆菌产生的由535个氨基酸组成的单链外毒素，毒性极强，1～2个分子即可灭活1个真核细胞，肿瘤细胞对它尤为敏感。

白喉毒素对许多动物的致死率极高，如对家兔、豚鼠和灵长类。将这些致死剂量换算到人类大约是0.1μg/kg体重。然而，大鼠和小鼠却对该毒素有很强的抵抗能力。按照对毒素的敏感性不同进行的初级细胞培养及细胞分布的确认证明，这种易感性主要表现于毒素的细胞学效应。相反，从抗毒素动物身上分离到的细胞就没有这种效应。

白喉毒素有阻断蛋白质合成的功能。早在1959年，Strauss和Hendee使用HeLa细胞培养实验就证实了该毒素进入细胞首先对蛋白质合成产生影响。当白喉毒素进入敏感动物体内，各种器官和组织中的蛋白质合成亦被阻断。

白喉毒素抑制蛋白质合成的机理可用游离细胞系统进行实验确认。这种抑制是很严密的，它首先作用于NAD辅助因子，使得EF-2的功能失效，在肽链的延长阶段出现蛋白质易位。在游离细胞系统中，毒素最初是没有活性的，但毒素经有限的水解处理(比如经胰蛋白酶的作用)后，便被“激活”。水解处理的结果，导致在毒素分子上出现“缺口”(图12-1)。使之成为含N末端的A片段（分子量21.2 kD的亚单位）和含羧基末端的B片段（分子量为37.2kD的亚单位），余下的是与之相关的以非共价键形式存在的二硫化物基团，这样就形成了“缺口毒素”。毒素链内的二硫化物基团的减少导致位于A片段上的酶促功能激活。酶促作用依赖于EF-2因子及NAD和ADP（以后的研究工作也证明如此），作用的结果使EF-2因子的功能失效：

$$\text{EF-2}+\text{NAD}^{+}\xrightleftharpoons{\text{白喉毒素}}\underset{\text{（无活性）}}{\text{ADPR-EF-2}}+\text{烟酰胺}+\text{H}^{+}$$

由于游离A片段的催化作用，又由于游离细胞系统的毒素激活作用（如“缺口”的出现），使得EF-2因子上的ADP出现核糖化，随之该因子的功能失活。

用完整细胞系统与游离细胞系统比较发现，完整的毒素是细胞毒素。也就是说，A片段或B片段二者之一具有阻止细胞内蛋白质合成的作用，由于A片段必须依赖于B片段的作用，故A片段本身不是细胞毒素，只有当它被摄入胞内，才能发生作用，一旦A片段进入胞液，便能十分容易地结合在细胞表面受体上，从而杀死细胞。

无论有无缺口的毒素都是细胞毒素。以后的研究证明带有缺口的毒素毒力更强。无缺口的毒素是由于与细胞表面受体的结合力低，还是其他原因表现出低毒性，目前还不清楚。但有一点很清楚，那就是A片段进入胞液之前，缺口步骤肯定已经完成了。

DTN_f和DTN_b这两种形式的毒素可经亲和ATP气相色谱进行分离、纯化，也可经毒力实验确定。以DTN_b形式存在的毒素比以DTN_f形式要少得多。当进行毒力分析的黏合步骤测试时，应在4℃条件下进行，这时少量的DTN_b可以有效地结合到细胞的毒素受体上。在37℃条件下，这两种形式毒素的毒力相等，故在此时，表现为核苷酸能够很容易地从毒素上解离或本身被分解，甚至二者均发生。Coffins等发现APUP在37℃时，仅用1.6s就从毒素上解离了一半，而在4℃时，需要64min。少量的DTN_b比DTN_f能更有效地溶解与白喉毒素结合的位于细胞表面的糖蛋白。

国内在白喉毒素的毒力研究方面也有一些进展。骨髓瘤、原发性肝癌等肿瘤细胞表面，

IL-6 受体可过度表达，利用受体与配体的特异性结合，可将细胞毒性药物定向导入肿瘤细胞。张新建报道了用 IL-6 cDNA 取代白喉毒素的受体结合区，构建了白喉毒素/IL-6 融合蛋白表达载体 pΔDT/IL-6。IPTG 诱导后，SDS-PAGE 和 Western 印迹结果显示，在 64kD 处，有一明显产物带，该产物既能与白喉毒素单抗结合而显色，又能与 IL-6 单抗结合。表达量在菌体蛋白的 20%以上。经初步纯化后，IL-6 受体竞争性结合实验及细胞毒性实验表明，该融合蛋白对表面有大量 IL-6 受体的骨髓瘤细胞 U266 有较强的细胞毒作用；而 IL-6 受体较少的正常细胞对其有一定的耐受作用。该研究为深入开展白喉毒素用于肿瘤导向治疗的研究提供了初步依据，这也是白喉毒素的研究热点之一。

二、受体和毒素受体

如果没有游离 A 片段引发的酶促活力，白喉毒素则不能进入胞液但容易通过多数噬菌体的饮液作用（在高浓度游离 A 片段中，毒素表现出的低水平也许是由于这种作用是非特异的）被细胞摄入。白喉毒素可通过受体传递来进行内源性细胞溶解。

（一）毒素的特异性结合

早期的研究试图证明^{125}I 标记的毒素可特异地与细胞内的受体结合，其困难在于如何证明毒素渗入了敏感细胞，毒素如何通过细胞的饮液作用被吸收。Middlebrook 等通过对毒素高度敏感细胞的相关实验证明了^{125}I 标记的毒素与细胞的特异结合，这种结合与它们对毒素的敏感性呈一定比例。然而，他们不能用中度敏感的细胞（人的 HeLa 细胞和 W138）或用毒素抗性细胞（小鼠的 L 细胞）证明这种特异结合。Middlebrook 等证明毒素与 Vero 细胞（来自于猴肾脏）的结合是完全的，可逆的，具有高度的紧密关系。并且每个 Vero 细胞具有 $1\times10^5\sim2\times10^5$ 个受体。为了证实以前的工作，Didsbury 等后来报告了碘标记的白喉毒素与中度敏感细胞（中国仓鼠卵巢细胞，CHO）和抗性细胞（小鼠的 L 细胞）的特异结合。他们报告，这种结合也是特异、可逆和完全的，并具有较高的相关性，且两种细胞的每个细胞都具有 1.5×10^4 个受体。Didsbury 等的研究结果指出，小鼠细胞的抗毒性不是因为缺乏受体，而是由于缺乏 A 片段进入的高效导入机理。

对自然毒素抗性细胞的研究提供毒素—受体结合体还有以下几方面的问题值得探讨：①有人报告了^{125}I 标记毒素与羊肝及羊乳腺膜的特异结合；②Keen 等 1982 年报告了用碱性蕊香红（若丹明）标记的白喉毒素与抗毒素的瑞士小鼠 3T3 细胞的结合；③Robles 和 Eidels 等通过对抗毒素的羊 NRK 9 细胞和羊、小鼠的胸腺细胞的研究发现，很多细胞的表面表现为一旦与一定量的毒素结合，便导致了其糖蛋白的溶解。

（二）影响毒素与受体结合的化合物

一些化合物被用来进行阻止细胞与具有细胞毒性的白喉毒素的结合，用以了解除毒素与受体间的相互作用。这些化合物主要有：①多阴离子分子（核苷酸与多聚磷酸分子）被证明可阻断毒素的细胞毒性，阻断的结果是毒素不能与细胞结合，这些多阴性离子发挥的效应是直接作用于毒素而不是作用于受体；②一定数量的聚胺，即多聚脲苷酸，钌红及多赖氨酸也都具有保护细胞的作用。由于多赖氨酸可与毒素受体发生相互作用，便被认为可与受体结合而阻止毒素进入。但对此还没有直接的证据；③单胺和二胺化合物（比如：氯化胺和氯喹），它们保护细胞的机理不是阻止毒素与受体的结合，而是在随后的进入过程中将其阻断；④Moehring 等报道，使用胰蛋白酶、链霉蛋白酶或磷脂酶 C 处理 KB 细胞，可以使得它们降低对白喉毒素的敏感性。用菠萝蛋白酶处理 CHO 细胞和 Vero 细胞，也可导致这些细胞对毒素的敏感性下降。反之，用神经氨酸酶处理敏感细胞可导致其对细胞毒素作用敏感性的少量增加。这些蛋白酶处理的结果表明毒素受体具有蛋白质成分，使用神经氨酸酶提示还可能具有碳水化合物成分，这些碳水化合物经神经氨酸酶处理后就暴露了，也许含在毒素中。此外，不能排除这些效应可能是由于其他成分（受体以外的成分）的作用造成的。

（三）毒素受体的性质

已使用的几种化合物的处理对查明和阐述毒素受体的性质是很有益的。Chin 等提取和纯化来自家兔肝脏原生质膜蛋白质，这种蛋白可以保护 Vero 细胞不受白喉毒素侵入，同时也可防止^{125}I 标记毒素与这些细胞结合。这种针对白喉毒素的蛋白是一种特殊蛋白，它不能阻止 Vero 细胞与相思豆毒素或绿脓假单胞菌外毒素 A 的结合。这种蛋白本身可结合^{125}I 标记的白喉毒素。Alving 等报道白喉毒素可在微脂体内与磷脂上的部分磷酸结合，这种结合可被 ATP 和 UTP 阻断。为此，他们提出细胞受体可能是膜磷脂（如磷脂酸肌醇或磷酸），他们认为，与磷酸特异性的结合可能不影响白喉毒素（DTN_f）对含磷化合物的高亲和性。另外，Boquet 等 1981 年报道：DTN_f（可与多磷酸结合）和 DTN_b（不与多磷酸结合）能够与含在胞囊内的磷脂结合，这种结合也包括了毒素与磷酸结合的 P 位点，但不能结合微脂体的毒素不包括在内。

Falmagna 等（1982）发现含阳离子 P 位点的，分子量为 8kD 的羧基末端溴化氰肽段不与含在微脂体内的磷脂结合。按照 Lombotte 等提出的方案进行实验观察到，毒素与磷脂中主要集团的相互作用是在 B 片段的 N 末端区域（图 12-2 中的阴影部分）进行的。这个区域类似于磷脂主要集团与载脂蛋白结合的区域。

Eidels 和他的同事们已经确定和描述了白喉毒素与细胞的特异结合。即它们可与豚鼠的淋巴细胞、仓鼠的淋巴细胞、胸腺细胞表面的糖蛋白结合。这些糖蛋白从被非离子性清洁剂 NP-40 溶解的含同位素碘的细胞上分离，并部分地经刀豆植物凝血素处理后进行高效色谱纯化，由毒素与抗毒素的免疫沉淀反应确定。这些高分子量的（约 150 kD）糖蛋白与细胞生理受体上的糖蛋白的特性完全相同。其表现如下：①它们都与毒素 B 片段和 CRM-197 结合；②核苷酸和多聚磷酸可以阻断毒素 B 片段与^{125}I 标记的细胞表面糖蛋白的结合。这些糖蛋白表现出的相对效力与它们在保护细胞及阻止^{125}I 标记的毒素与细胞的结合上的表现是一致的；③一些多阳离子分子也能阻止毒素与受体间的结合，这些分子包括，多聚鸟氨酸、钌红和多聚赖氨酸，它们都有保护细胞的作用。其中，多聚赖氨酸有干扰毒素与受体结合的作用；④ DTN_b 可与溶解状态的糖蛋白结合，这种结合能被核苷酸及多聚磷酸所阻止。而 DTN_b 则不能与这些糖蛋白结合，也不与功能细胞表面的受体结合。

这些与白喉毒素结合的细胞表面糖蛋白，除了作为毒素受体之外，还具有其他一些特性：①毒素与这些糖蛋白的结合是完全的。同时，它们之间的相互作用又是可逆的；②除去非离子性洗涤剂，可导致白喉毒素与糖蛋白发生沉淀反应。由此可见这些结合毒素的糖蛋白是完整的膜蛋白质；③用菠萝蛋白酶处理^{125}I 标记的仓鼠胸腺细胞所释放出的糖蛋白，其分子量为 75 kD，它与毒素的结合可被多聚磷酸阻断，经实验证明，这些糖蛋白是暴露在细胞表面的。使用相同的免疫沉淀系统，利用哺乳动物细胞（Vero 细胞或 CHO 细胞）的生物合成作用，将^{3}H 标记亮氨酸，或^{35}S 标记蛋氨酸，可以确定两种白喉毒素与糖蛋白结合物的表面分子量分别为 140 和 70 kD。这些糖蛋白分子也是暴露在细胞表面的。

(四) 毒素受体的相互关系

近年来，毒素受体间的关系已从不同角度进行了研究。发现含有碳水化合物的分子能表现出与其他细菌毒素结合的性质，一般是作为受体。它们具有保护细胞不受白喉毒素侵害的作用也已得到证实。Pappenheimer（1977）发现，不是神经节苷脂就是各种单糖具有这种保护效应。细胞表面糖蛋白中的部分碳水化合物是否能与白喉毒素结合，突变 CHO 细胞的排列是否具有改变它们的天冬酰胺与糖蛋白连接的多糖结构，近期已被用来进行对白喉毒素的易感性测试。实验证明，不能合成复杂寡糖的突变体和合成六糖以上的有缺陷的突变体，它们对毒素的敏感程度与野生细胞一样。这种结果说明以下五种碳水化合物中的一种结合到白喉毒素结合体上使之失去活性。这五种碳水化物是，唾液酸、半乳糖、N-乙酰氨基葡萄糖、岩藻糖（唯一的复合寡糖）和己糖（六糖）以上的寡糖。用突变体实验的意义是说明白喉毒素与碳水化合物成分的结合是普通的化合，或者是毒素与受体的主要肽链的结合，其原因是有间接的证据表明毒素与受体结合的部位可能是阴离子集中的部位（与毒素的阳离子 P 位点相互作用的部位），又因为糖蛋白内部残留的碳水化合物是中性糖，假定的糖蛋白受体上的阴离子与毒素的结合区域就可能位于受体的主肽链上了。

前面已讨论过白喉毒素（DTN_f）具有单一核苷酸的结合位点，该位点由位于 A 片段与核苷结合的亚位点及多聚磷酸的亚位点所组成。P 位点则位于毒素 B 片段的阳离子羧基末端的 8 kD 分子量处。

Lory 等认为，阳离子性的 P 位点可能与毒素受体上的结合位点一致或部分一致。这项结论是基于以下两种现象作出的：①多磷酸与 P 位点结合导致了白喉毒素不能进入细胞，并且^{125}I 标记的毒素也不能与细胞结合，就像毒素不能结合在白喉毒素结合体的糖蛋白上一样。②缺失了 17kD 分子量羧基末端受体与毒素结合区段的突变毒素 CRM45，不能结合多聚磷酸。

然而，后来 Lory 等又发现突变毒素 CRM197 不能结合 ATP。因为 CRM197 可以保护细胞。并且阻止^{125}I 标记的毒素与靶细胞上的受体结合，故 Collier 等修正了 Lory 等的结论，指出 P 位点与受体结合位点不是一致的，P 位点上多聚磷酸的结合使得毒素与受体结合的位点以一种变构的形式出现。

Eidels 等 1982 年报道了用番木瓜蛋白酶处理可溶性的、分子量为 150 kD 的、与白喉毒素结合的细胞表面糖蛋白，使其成为分子量为 74～88 kD 的糖蛋白。用完整的分子量为 150 kD 的、与毒素结合的糖蛋白作为对照发现，毒素与糖蛋白的结合被六磷酸肌醇(一种 P 位点的配位体)所阻断。但毒素与那些经过番木瓜酶降解的低分子量糖蛋白的结合却不被六磷酸肌醇所阻断。这说明在受体上可能存在两种毒素结合位点，一种是与毒素的阳离子 P 位点相互作用的位点，它表现为对多聚磷酸很敏感（即 P′位点，存在于完整的糖蛋白上，缺失了由番木瓜酶降解的一段糖蛋白)。另一种结合位点（称 X′位点）与毒素的相互作用表现为明显的与 P 位点不同，即 B 片段上可能存在一个 X 位点，它对多聚磷酸表现为不敏感。X 位点可能是位于毒素 B 片段的羧基末端 17 kD 分子量区域。按照这种形式毒素的 P～P′位点之间的相互作用是普遍存在的（因为多聚磷酸几乎完全阻止了毒素与受体间的相互关联)，而使用 CRM17 则可能使 P 位点不受影响（用缺失了 ATP 结合物来解释)，并且 X～X′间的相互作用也是如此。

三、毒素进入靶细胞的程序

前面已经谈到，白喉毒素首先要与靶细胞表面的毒素受体结合，通过受体介导的作用进入细胞。研究毒素如何进入细胞主要应用两种手段，一种是对毒素分子进行示踪标记，以确定毒素是否最终到达了细胞内并形成了内吞小泡；另一种手段是把焦点集中在那些进入了胞液的毒素分子，研究药物或实验条件对它们的影响。目前，一般认为毒素进入靶细胞有两种机理，即胞吞作用和膜穿透作用。

（一）胞吞作用

还没有一个完整的实验能够直接证明白喉毒素进入胞液之前要首先进入细胞内的小囊。如果不是细胞的内吞作用，要解释毒素的进入是很困难的。附在靶细胞受体表面的白喉毒素是否进到了胞内的空泡中，目前还存在着一些疑问。

1975 年，Bonventre 等几个研究小组报道，用同位素标记的白喉毒素经受体的中间作用导入细胞内形成了内质颗粒。这以后，Dorland 等通过实验做了很好的证实。该实验的步骤是，通过示踪结果证实同位素标记的白喉毒素结合到了 Vero 细胞的表面受体上；使用链霉蛋白酶及六磷酸肌醇处理 Vero 细胞；使毒素移至原生质膜的外表面；与细胞相联的毒素被分成两部分碎片，即外部的和内部的。此时，在 37℃条件下，细胞表面的毒素经链霉蛋白酶和六磷酸肌醇处理后变成了抗性毒素而释放，毒素被释放进入细胞内隐蔽。这种隐蔽着的毒素经常表现为可用酸从培养基上溶出。这种代谢形式说明与受体结合的毒素（至少是大部分结合毒素）是存在于细胞内的液泡中，它们经溶解、释放、分解后，被分泌到培养基中。

实验证明，一些药物具有阻止细胞内蛋白质配位体的溶解消化作用，进而影响毒素的分解代谢，以致影响毒素到达溶酶体后被细胞吸收。氯喹和莫能菌素被认为具有抑制溶酶体功能的作用，这两种药物对在 Vero 细胞中进行的同位素标记毒素的新陈代谢的作用见表 12-2。氯喹作为一种溶酶体促胺类药物，莫能菌素作为一种羧基离子携带体，它们对毒素具有强烈的时间效应，可将其从细胞表面移至胞内隐蔽处，这是外源性链霉蛋白酶和内源性六磷酸肌醇所造成的。两种药物都能阻止毒素分泌到培养基中，并能造成同位素标记的毒素在细胞内积聚。有些其他的溶酶体促胺也具有类似效应。在 15℃条件下，哺乳动物细胞中携带毒素的内含颗粒不能到达次级溶酶小体。

表 12-2　Vero 细胞中氯喹和莫能菌素对标记毒素的新陈代谢的影响

药物	不同时间毒素结合体的百分含量（%）					
	细胞表面的毒素		细胞内的毒素		被酸解进入培养基的毒素	
	1h	3h	1h	3h	1h	3h
无药物作用 b	25	<12	20	—	13	50
氯喹（100μmol/L）b	22	<14	61	—	10	18
无药物作用 c	30	10	20	20	41	80
莫能菌素（25μmol/L）c	49	24	37	37	10	35

注：(1) Vero 细胞在 4℃与同位素标记毒素一起预培养，然后洗脱非结合状态的毒素，于 37℃放置于添加或未添加药物的培养基中。在不同的时间，放射性毒素可分解为三个小片段：①经链霉蛋白酶和六磷酸肌醇作用释放的片段（附在细胞表面）。②未被处理的片段（存在于细胞内）。③从细胞中分解的和分泌的片段（存在于酸解的培养基中）。

(2) Leppla 等进行的实验。在预培养期间，毒素浓度为 0.5nmol/L。

(3) Shia 等的实验，在预培养期间，毒素浓度为 3.2nmol/L。

Keen 等人 1982 年报道了用碱性蕊香红标记白喉毒素，然后用荧光显微镜观察其在人的成纤维细胞和小鼠 3T3 细胞内的分布情况。观察发现，毒素以松散形式与细胞结合，它们在原生质膜上呈点状分布，然后进入液泡。在有荧光素标记的 α_2-微球蛋白存在时，可观察到碱性蕊香红标记毒素与 3T3 细胞结合的全部步骤。α_2-微球蛋白被确认为可与原生质膜外面的凹陷部位结合，然后穿过膜进到液泡中的分隔小室内。以后用 3T3 细胞进行实验的结果也证明白喉毒素是从与上述相似的路线进入。然而，内源性毒素是否最终都能到达胞液中，尤其是像 3T3 细胞这样的对毒素有高度抗性的细胞，是否总如此，以上的实验还不能证明。

用同位素和碱性蕊香红标记的毒素进行研究已经证实，白喉毒素的迁移是从细胞表面受体通过胞内的轨道结合到溶酶体上。为此，有人提供了毒素与膜结合位点的名表，认为除了在原生质膜的这些位点外，通过 A 片段的作用也可能被转移。现在仍没有直接证据证明最初是由液泡携带毒素，这些液泡是否有膜。以后的研究工作证实了在初级液泡和溶酶体之间，还有一种结合毒素的细胞器，定名为“胞内受体”，这类受体包括 CURL（未与受体结合的分隔小室和配位体）和核内体。

综上所述，靶细胞内吞毒素的现象是客观存在的，其确实的作用机理还有待继续研究。

（二）膜穿透作用

Donovan 等（1981）报道，白喉毒素能在低 pH 条件下插入靶细胞膜中，并对双层脂膜结构中缓冲空间内的传导力变化做了测试。他们发现，当毒素处于中性 pH 状态时，无这种效应，但 pH 降至 5 或更低时，在所有细胞小室内或仅含毒素的小室内便出现离子传导通道，这种通道随电压而变化，并具有选择阴离子的能力。

以后的研究进一步证明，通道是由毒素 B 片段插入到脂双层膜结构中形成的，其结果是导致折叠的 A 片段进入胞浆。但 A 片段如何通过双层结构进入了胞浆，仍没有直接的证明。Donovan 等为证明穿透作用的存在，做了一个间接实验，即把毒素加到胞内微脂粒周围的缓冲液中，然后从中可分离出 NAD。由于毒素 A 链能使 NAD 水解成为烟酰胺和 ADP-核糖，故利用这种作用可测定 A 片段是否存在。但测试的结果对 A 片段与穿透作用的关系及穿入机理仍不十分清楚。

另外，还有人认为 A 片段能够进入胞浆，也可能是内吞小泡上质子泵的作用或者内吞小泡与溶酶体融合的结果。总之，关于 A 片段在膜穿透中的作用，尚待以后的实验证明。

四、所致疾病

白喉杆菌是能够引起人类白喉的病原菌。传染源是白喉患者和带菌者，可经飞沫或接触被污染的物品传播。白喉杆菌侵入易感鼻咽黏膜生长繁殖，并分泌外毒素，引起局部炎症和全身中毒症状。细菌和外毒素可使受染局部黏膜上皮细胞产生炎症、渗出坏死性反应，血管渗出液中含有纤维蛋白，它们将炎性细胞、黏膜坏死组织和细菌凝结在一起，形成灰白色膜状物，称为假膜。若病变逐渐扩展到喉部或气管，可因假膜脱落，而引起气管阻塞，导致呼吸困难甚至窒息。这是白喉早期致死的主要原因。本菌不侵入深部组织或血流，外毒素易被吸收入血，迅速与易感组织细胞结合，引起各种临床症状。如心肌炎、肾上腺功能障碍等。此外，白喉杆菌偶可侵犯眼结膜、外耳道或阴道等处，亦能形成假膜。白喉患者病愈后有75%成为恢复期带菌者，个别人可成为长期带菌者。因此必须及时检出带菌者，以控制疾病的传播。

五、免疫性

白喉患者痊愈后机体可获得牢固的免疫力，体内产生针对白喉外毒素的抗体，即抗毒素（Ig G/slg A）。抗毒素可以阻止B片段与敏感动物细胞膜受体相结合，使A片段不能进入细胞发挥作用。

人对白喉杆菌普遍易感。隐性感染或预防接种等均可获得免疫力。新生儿对白喉具有免疫力，是由于经胎盘或初乳从母体获得抗体之缘故。近年来中国对婴幼儿及学龄前儿童普遍进行预防接种，故儿童和少年发病率大大降低。

调查人群对白喉的免疫力，可用锡克(Schick)试验。根据抗毒素能中和毒素的原理，将0.1mL含1/50最小致死量（minium lethal dose，MLD，即以白喉毒素注射于体重250g豚鼠，使豚鼠第4日死亡的最小毒素量）的白喉毒素注入受试者前臂掌侧皮内，同时将加热(80℃5min)后毒力破坏的0.1mL白喉毒素注入另侧前臂皮内，作为对照。

(1) 阴性反应：双侧注射局部无红肿，表示机体血清中有足够量的抗毒素，对白喉有免疫力。

(2) 阳性反应：试验侧注射局部24～48h出现红肿，直径1～2cm，4～5d后逐渐消退。对照例无反应，为阳性反应。表示体内缺乏抗毒素，对白喉无免疫力。

(3) 假阳性反应：注射后6～18h两侧注射局部均出现红肿反应，1～2d消退。表明机体对毒素蛋白发生变态反应。同时，体内有足够数量的抗毒素，对白喉有免疫力。

(4) 混合反应：注射后6～18h，两侧注射局部均出现红肿，但对照侧1～2d后反应消退，而试验侧4～5d后逐渐消退。表明机体对毒素蛋白产生变态反应，对白喉没有免疫力。

通过锡克试验可以了解人群对白喉的免疫力，以确定人工自动免疫对象。锡克试验阳性或混合反应者，均应考虑接种白喉类毒素。

六、白喉杆菌外毒素的检测方法

检测白喉杆菌外毒素的方法。一般可分体外试验及敏感动物的体内试验两大类。

1. 动物试验

用于体内试验常用的动物有豚鼠和小鸡，据称易感动物的体内试验十分敏感。选体重250 g豚鼠2只，其中一只先腹腔注射白喉抗毒素250IU，作为对照。12h后2只豚鼠均皮下注射2mL待检菌培养物。若2～4d后，未注射抗毒素的动物死亡，而对照组动物存活，则证明该菌产生白喉毒素。

2. 体外试验

(1) 琼脂平板毒力试验（亦称Elek平板毒力试验）：将待检菌与对照产毒株平行划线接种在含马血清、蛋白胨或猪胃消化液的平板上，再将浸有白喉抗霉素的滤纸条垂直放置于平皿中央，孵育24～48h。若待检菌株能产生白喉外毒素，则与对照产毒株一样在纸条和菌胎夹角处出现白色沉淀线。

（2）细胞学试验：除传统的 Elek 平板试验外，Laird 等又描述了一种组织培养试验，即在覆盖有对白喉杆菌外毒素敏感的单层细胞（如 HeLa 细胞）的琼脂培养基表面，接种待检的白喉杆菌，若所试菌株能产生毒素，则毒素浸入琼脂培养基并杀死琼脂下面的组织培养细胞，然后将上层琼脂取下，再用结晶紫将单层细胞染色，凡已被毒素作用的组织培养细胞不被着色；或着色很差，且在着色的背景上出现清晰的斑块。同时，以上层琼脂中含有抗毒素的另一个培养物作对照。

Murphy 等报告培养在微量孔中的中国地鼠卵巢（CHO）细胞培养物对白喉杆菌外毒素敏感，其生长可被 pg 量的白喉毒素所抑制或杀死，CHO 培养物在 56h 内可产生足量的酸性代谢产物，改变培养物的 pH 值，使培养基中的酚红指示剂由红色变为黄色。若每个培养孔中含有 10pg 毒素时，在 24h 内，用显微镜观察可发现其生长被抑制。该法适用于大范围的白喉杆菌外毒素或血清抗毒素效价的筛选试验。

（3）协同凝集试验：以金黄色葡萄球菌作为 IgG 抗体的载体，所进行的凝集反应称为协同凝集试验。将白喉抗毒素预先吸附于金黄色葡萄球菌蛋白 A（SPA）上，再加入待检菌培养物上溶液。若有白喉毒素存在，即可与 SPA-IgG 结合，出现可见的凝集反应。此方法更为简便、快速。Sophianou 等报道，如果将 IgG 吸附在携带有 A 蛋白的金黄色葡萄球菌细胞表面，则可见白喉杆菌外毒素与其相应的抗体 IgG 之间的抗原-抗体反应。若有足量的抗原与 SpA-IgG 结合，则出现可见的凝集。此法的玻片快速试验可检出 0.3Lf/mL 的毒素。假使将混合物置 37℃ 孵箱中过夜，可产生明显凝集的毒素最高稀释度为 0.1～0.02Lf/mL。该试验的敏感度与引起豚鼠致死的生物效价相同。但不及敏感动物的皮肤试验敏感。

（4）对流免疫电泳：将已知白喉抗毒素和待检菌培养液分置琼脂板两孔之中，通电流后，若两孔间出现白色沉淀线，表明待检菌能产生白喉毒素。常用于大批标本的检测。Sophianou 等应用对流免疫电泳方法来测定白喉杆菌培养物中毒素产物，毒性菌株于 30min 内可出现沉淀线。罗安良也报告，用对流免疫电泳快速测定新分离的白喉杆菌菌株的毒力，结果表明该法具有简便、快速、准确、敏感性较强、特异性高等优点，且适用于大批标本的测定。

七、防治原则

（一）人工自动免疫

我国常用的生物制品有明矾沉淀白喉类毒素或白百破菌苗（白喉类毒素、百日咳菌苗和破伤风类毒素混合制剂）。对白喉患者预防接种效果良好，可显著降低白喉的发病率和病死率。婴儿满月即可接种白百破菌苗，以后在 3～4 岁和 6～8 岁时各加强注射一次，免疫力维持 3～5 年。青少年如锡克试验阳性或出现混合反应，也需要接种白喉类毒素。

（二）人工被动免疫

人工被动免疫用于紧急预防和治疗与病人有密切接触者，以及 8 岁以上锡克试验阳性者也需接种。对密切接触过白喉病人的易感儿童，可肌肉注射 1 000～2 000IU 白喉抗毒素作紧急预防，有效期约 2～3 周，同时可注射白喉类毒素，以延长免疫力。用于紧急预防和治疗与病人有密切接触者，白喉抗毒素是特效治疗剂，若未进行人工自动免疫，应立即肌肉注射白喉抗毒素，注射量一般在 1 000～15 000IU。在发病早期应注射足量的白喉抗毒素，剂量大小视病情轻重而异。用抗毒素对白喉患者进行治疗早期一般作肌肉注射，重病者可作静脉滴注。为防止注射抗毒素引起血清过敏症，注射前应做皮肤过敏试验。阳性者应进行脱敏注射，防止过敏反应的发生。

为避免发病，以防止继发感染使用抗毒素的同时，可加用普鲁卡因青霉素 40 万～80 万 IU 肌注，每日一次，继续至症状消失和白喉杆菌培养阴性为止，一般需 5～10d。为避免带菌状态，还需用青霉素和红霉素对患者进行抗菌治疗。

（高志贤　孟洪德）

参 考 文 献

[1] Miller P A,Pappenheimer A M,Doolittle W F. Viology, 1966, 29:410.

[2] 雷祚荣. 细菌毒素分子生物学. 北京:中国科学技术出版社,1993. 114.

[3] 罗海波,鲍行豪. 细菌毒素研究进展. 北京:人民卫生出版社,1983. 164.

[4] 张新建,李晶. 中华实验和临床病毒学杂志,1995,9(2):171.

[5] 肖锡岭,车玉洁. 中国生物制品学杂志,1993,6(1):21.

[6] Agger,H,白巍 . 微生物学免疫学进展,1992(3):44.

[7] Ciepl,W,韩汀. 生化药物杂志,1990(4):67.

[8] 张新建,李晶. 生物化学与生物物理学报,1998,30(2):169.

[9] 苏林,李萍. 微生物学免疫学进展,1998,26(2):21.

[10] 张新建,李晶. 中华微生物学和免疫学杂志,1996,16(2):135.

[11] 崔萱林,马相虎. 微生物学免疫学进展,1996,24(3):30.

[12] 王钧. 实验生物学报,1997,30(1):27.

[13] 张新建,李晶. 中华实验和临床病毒学杂志,1995,9(4):344.

[14] Endo Y K,Tsurugi J M. Biochem Biophys Res Commun,1988,150:1032.

[15] Zdanovsky A G,Zdanqvskaia M V,Sidorow A V. Gene,1994,139:77.

[16] Seunghyon C,Bennett M J,Gary F. Nature,1992,357(21):21694.

[17] Collier R J,*et al*. Bacteriol Rev, 1975,39:54.

[18] Pappenheimer A M,*et al*. Annu Rev Biochem,1977,46:69.

[19] Kanei C,*et al*. Infect Immun, 1977,18:203.

[20] Delange R J,*et al*. J Biol Chem, 1979, 254:5838.

[21] Falmagne P,*et al*. Toxicon, 1982,20:243.

[22] Kayser G,*et al*. Biochem Blophys Res Commun, 1981, 99:358.

[23] Hayakawa S,*et al*. J Biol Chem, 1983,258:4311.

[24] Lory S,*et al*. J Biol Chem, 1980,255:12011.

[25] Proia RL,*et al*. J Biol Chem, 1980,255:12025.

[26] Sandvig K,*et al*. J Biol Chem, 1981,256:9068.

[27] Eiedls L, *et al*. Infect Immun, 1982,37:1054.

[28] Lory S,*et al*. Proc Natl Acad Sci USA, 1980,77:267.

[29] Tartakoff A M,*et al*. Cell, 1983, 32:1026.

[30] He Ienius A,*et al*. Tren Biochem Res, 1983,8:245.

[31] Murphy J R,*et al*,J Clin Microbiol,1978, 7:910.

[32] Sophianou D ,*et al*,Ann Microbio, 1978, 129A:323.

[33] Thomson N L,*et al*,J Clin Microbio, 1978, 7:493.

第十三章 炭疽杆菌毒素

第一节 炭疽杆菌的生物学特性和致病性

炭疽毒素是由毒炭疽杆菌在生长过程中合成并分泌至细胞外的毒性复合物。炭疽杆菌是炭疽的病原体，能引起草食动物和人患炭疽病。炭疽是典型人兽共患急性传染病，如误诊和治疗不当，将发生败血症、毒血症，死亡率高，几乎常常致死，所以长期来被人们所关注；炭疽杆菌在细菌学发展史中占有重要地位。由于炭疽毒素中毒是炭疽杆菌感染造成，目前尚未见到由毒素引起的单纯中毒病例报道，所以我们对炭疽杆菌稍作介绍。

炭疽杆菌是细菌学中发现最早的病原菌之一。早在1850年Kayer从濒死的炭疽病羊血中看到不能运动的杆菌微生物，以后Davaine用病畜血液实验感染羊、马、牛、豚鼠、小鼠成功。1875年Cohn发现死畜脏器和人恶性脓疮中也存在本菌，将炭疽的病原体命名为炭疽杆菌(*Bacillus anthracis*)。1876年Koch在体外固体培养基上获得纯培养，研究了炭疽杆菌生活史和感染实验动物，奠定炭疽细菌学的基础和提出Kock氏假设。1881年巴斯德将炭疽杆菌在42～43℃传代培养获得人工减毒株，成功地用于家畜的预防接种，开创了活苗免疫接种预防感染病的先例，推动了微生物学和免疫学的发展。1895年Sclavo制成了治疗和诊断用抗炭疽杆菌血清。

炭疽杆菌是需氧牙孢杆菌属(*Bacillus*)中的最重要的致病菌，是病原菌中的最大杆菌之一，大小为(3～5)μm×(1～1.2)μm，革兰氏染色阳性。镜检两端平切，在动物和人体标本中，常呈单个或短链排列，在人工培养基中常形成竹节状长链，有的链长达数百个菌体，菌体相连处有胞间链丝。无鞭毛不能运动。有毒菌株在机体内或含血清、碳酸氢钠特殊人工培养基中可形成荚膜。荚膜抗腐败能力大于菌体，因此在腐尸检片中可见到称为菌影的无内容物的荚膜。在有氧、温度适宜(25～30℃)的外界环境或人工培养基上，易形成芽孢，位于菌体中央，呈椭圆形，胞子囊不膨大。

炭疽芽孢对外界抵抗力强，是炭疽杆菌在自然条件下存在的主要形式。炭疽杆菌在宿主体内和完整尸体内保持繁殖状态，不形成芽孢，一旦被解剖、屠宰、肢解、放血，细菌接触到有氧环境会迅速形成芽孢难以彻底清除而造成环境长期被污染，成为畜间、人间炭疽暴发、流行的源头。在濒死动物血中细菌繁殖数可高达10^9/mL，所以炭疽病死尸体严禁解剖、屠宰、剥皮、放血，以防止炭疽芽孢污染环境。

炭疽菌营养要求不高，一般营养肉汤和普通琼脂均可生长，为需氧菌或兼性厌氧菌，最适pH7.2～7.4，最适温度34～37℃，低于12℃或高于45℃则不能生长。菌落灰白色粗糙型，表面稍隆起，干燥无光泽不透明，边缘不整齐；常有小尾突起，放大境观察菌落呈卷发状，边缘有菌丝射出的典型菌落形态。培养3d后，菌落表面有小泡状颗粒即所谓仔集落。在血琼脂平板上，早期无溶血环，培养24h后有轻微溶血。有毒株在含动物血清培养基或0.9% $NaHCO_3$ 培养基，置于20% CO_2 37℃条件下培养24～48h可形成黏液型菌落，用接种针挑取时，可见拉丝状，此黏液物质为炭疽菌的荚膜，主要成分为D-多聚谷氨酸；无毒株不形成荚膜，菌落仍保持粗糙型。

在明胶培基中，37℃24 小时培育可使培养基表面液化呈漏斗状；由于细菌沿穿刺线向四周扩散，呈倒松树状。

在肉汤培养时，细菌不断增殖，形成长链，呈絮状发育，管底有絮状、卷绕成团的沉淀生长，液体透明，摇之均匀混浊，不形成菌膜或壁环。炭疽杆菌能分解葡萄糖、麦芽糖、果糖，产酸不产气，不分解乳糖、阿拉伯糖、甘露醇、水杨素，不产生 H_2S 或吲哚。牛乳胨化迟缓，明胶液化缓慢，呈试管刷样生长。炭疽杆菌在培养 6h 开始产生紫红色色素，在碱性条件下为红色，24h 达高峰，色素的生物学功能不详，据认为与培养基的硫酸亚铁含量有关。

炭疽杆菌繁殖体的抵抗力与一般细菌相似，可被大多数消毒方法杀死，而其芽孢对外界因素的抵抗力很强，气溶胶的衰亡率为每分钟 0.1%。炭疽芽孢在血块和动物粪粒中可存活 40 年以上，在干燥明胶或琼脂中保存 55 年仍能发芽和有毒力(Schrabel，1952)，染色标本中的芽孢仍可引起实验感染(Soltys，1948)，在皮革中也能生存数年。虽在阳光等环境因素作用下，污染地表的炭疽芽孢会部分衰亡，但 30 年后仍可检出相当数量活的、有毒力芽孢；所以牧场一旦被污染，传染性可长达几个 30 年。Pfeiler 证明，在堆肥中，温度达 72.0～76.5℃，4d 内可杀死芽孢。腌渍一个半月可杀死肉中菌体，但芽孢仍有活存。经石灰水处理的皮革在 125d 后芽孢仍有活存。所以，在自然条件下，炭疽芽孢在引发炭疽感染和传播上起着主要作用。炭疽芽孢对理化因素抵抗不一，据报告煮沸 10min，140℃干热 2h，湿热 121℃需 30min 以上到 2h，紫外线照射需 4h 才能将芽孢杀死。化学消毒剂以强氧化剂效果为较好，如过氧乙酸、氯亚明、环氧乙烷。炭疽芽孢对碘敏感，1∶2 500 碘液经 10min 即可破坏芽孢(陈华粹等)。新配制的 20%石灰乳、20%漂白粉需浸泡 48h，始可杀死芽孢。甲醛杀灭力强，在有大量有机物存在时，10%甲醛溶液较 1%碘液效果好(马贤凯等)。因此对炭疽杆菌消毒效果的评价，应以芽孢是否被杀灭为标准，即使几个芽孢残存也会引起严重后患。

公认炭疽毒株有 3 个毒力因子，荚膜和命名为水肿毒素(Edema Toxin，ET)、致死毒素(Lethal Toxin，LT)的两个蛋白毒素。炭疽荚膜由 γ 连接的 D-谷氨酸聚肽组成，是一侵袭因子，能抗宿主吞噬细胞作用，有利于细菌在机体内生存、繁殖和扩散。在体外，荚膜掩盖噬菌体受体，阻止噬菌体裂解菌体。荚膜和毒素分别由质粒 pXO_2 和 pXO_1 编码，若一个质粒丢失则失去合成荚膜或毒素的能力，成为弱毒株(Cap^+ Tox^- 或 Cap^- Tox^+)；若两个质粒均丢失则成为无毒株(Cap^- Tox^-)。

Sferne、34F-2、CTu-1、AlbR 等疫苗株皆是无荚膜、只含毒素质粒的减毒株(Cap^- Tox^+)，具有良好免疫原性，刺激特异性抗体形成。Pasteur 巴斯德减毒株(减毒机制是 42.5℃高温培育使毒素质粒丢失)能使豚鼠死亡。Welkos 构建消除 pXO_1、带有不同遗传背景的 pXO_2 炭疽杆菌，对小鼠有毒力，来自 Ames 株、NH 株的毒力高于 V2B 株，提示除荚膜、毒素外，可能某些染色体的基因编码产物与致病性有关。2005 年 Popov SG 报道选用不产生 LT、ET，不形成荚膜的炭疽杆菌 S－Ames 株(Cap^- Tox^+)制备无菌培养浓缩液(BACS)，有溶解明胶和酪素活性。给 DBA/2 小鼠股动脉区皮下注射 20～100μg，数小时内可见不同程度皮肤出血；若事先用蛋白酶抑制剂处理 BACS，可有效抑制皮肤出血反应。麻醉后，气管内输入 10～40μgBACS，小鼠将在 2～3d 内死亡；输入 100μg，所有小鼠在 3～4h 死亡；尸解和组织病理检查，肺显示轻度与中度局灶性肺泡内急性出血，血管内有局灶性血小板聚集，无内皮细胞损伤或血管炎。此结果显示炭疽杆菌增殖时能产生引起出血、溶解明胶、酪素、不同于LT的毒力因子，其出血作用可被化学抑制剂（磷酰二肽、EDTA、SBTA）和抗M4型嗜热菌蛋白酶样中性重白酶特异血清有效清除。接着，Popov等安排对经炭疽杆菌sferne牙孢（1×10^7个）感染24小时后的小鼠进行治疗：环丙沙星50mg/kg IP组，保护率为20%；环丙沙星加磷酰二肽（化学抑制剂）10mg/kg组，保护率提高到70%，上述结果表明：除炭疽毒素外，炭疽杆菌增殖时还合成、分泌一些具有蛋白酶活性的毒性物质参与致病作用。这些分泌性蛋白酶是否也应归属于细菌毒素范畴而进行研究。

炭疽芽孢长期以来被某些国家作为一种致死性生物战剂，加以研究和使用。1940年日本设在哈尔滨郊区的“731”细菌部队每月已能生产炭疽杆菌500～600kg。在侵朝战争中，1952年美国飞机在辽宁投掷带有炭疽杆菌的羽毛、杂物，曾使5人患吸入性炭疽和炭疽脑膜炎致死。据国外报道，1979年前苏联的Sverdlovsk事例，曾发生吸入性炭疽至少79人感染，68人死亡。世界卫生顾问组将炭疽杆菌列为可能的生物战剂。美军将炭疽杆菌列为制式生物战剂。

英、美、法和以色列都有专门机构和人员长期从事炭疽杆菌的研究。2001年10月美国发生含炭疽牙孢白色粉末信函事件。美国东部出现炭疽局都流行，10月2日～10月28日全美共出现炭疽患者23例：11例吸入性碳疽，死亡5例；皮肤炭疽12例，7例确诊，5例疑诊，无一死亡。炭疽芽孢作为生物武器的潜在威胁已在局部地区成为现实，因此作为生物恐怖相关炭疽。由此可见，加强对炭疽杆菌、炭疽病、炭疽毒素的关注，提高诊断、检测、预防、控制水平有现实意义。

20世纪80年代以来，随着分子生物学技术的发展，炭疽杆菌的分子生物学研究取得突破性进展，包括炭疽毒素和荚膜的质粒（pXO1，pXO2）编码，毒素三组分（EF、LF、PA）的基因核苷酸全序列测定和克隆表达，毒素合成的基因调控，PCR检测炭疽毒素，EF的腺苷环化酶特性，LF的金属蛋白酶属性和LF底物的发现，炭疽杆菌（毒素）致病机理和毒素作用模式的探讨，产PA重组疫苗的构建及炭疽毒素用作外来蛋白进入细胞的转运系统的发现等。炭疽专业国际会议分别于1989、1995、1998年三次在英国召开，2001年在美国召开。进入21世纪，全球对炭疽毒素的研究又掀起一个高潮。随着分子生物学理论和技术的迅猛发展，已充分采用基因学、蛋白质组学等高新技术将炭疽毒素组分的结构与功能，炭疽毒素中毒过程各环节，炭疽毒素致病机制，炭疽预防和治疗等方面研究均已进入分子水平。体外实验获得显著进展。但炭疽感染、发病、致死的机制很复杂；炭疽菌如何在体内发芽、增殖、产毒？PA与什么细胞亲和？LF的体内底物是什么？LT，ET铰链应答如何进行？炭疽致死的直接原因是什么？这些都有待进一步深入研究。

第二节　炭疽的流行病学和临床表现

炭疽的自然疫源是患病的草食动物包括家畜、野生动物，炭疽杆菌对绵羊、山羊致病力最强，牛、马、驴、骡、驼、鹿等草食动物皆很易感；猪、狗、猫等杂食动物亦可感染；虎、狮、豹、狼等肉食动物，因误食炭疽病畜肉，亦可引起感染而死亡。草食家畜是主要易感动物，这类动物感染经过快、发病急、四肢颤抖、呼吸急促，常突然倒地死亡，伴有自然孔出血，多死于败血症，尸检脾大，故称“脾脱疽”。所以，以畜牧业为主要经济的国家和地区往往是炭疽的高发区，这些地区由于炭疽病畜处理不当，炭疽芽孢污染草场、土壤、水源成为长期炭疽疫源地或疫点。草食动物因食入、吸入炭疽芽孢发生肠炭疽、肺炭疽，或炭疽芽孢从皮肤、黏膜破口进入体内而引发皮肤炭疽，从而造成畜间的炭疽病发流行。

人对炭疽杆菌中等敏感，介于草食和肉食动物之间。人患炭疽多由接触、屠宰病畜，接触污染皮、毛、尘土，误食病畜肉引起，是典型的畜源性传染病。在畜产品加工工业部门有时也会发生炭疽或炭疽暴发流行。

实验动物对炭疽人工感染均相对敏感；在感染后濒死阶段（临死前 10～14h），血中菌数倍增时间：小鼠、豚鼠为 50min，羊 95min，大鼠 115min。炭疽毒株芽孢皮下感染兔后，芽孢全身扩散，血、肝、脾、肺、淋巴结等组织都可找到芽孢；芽孢出芽、增殖，当菌数达 10^8/mL 时，实验兔死亡。肺中菌数约比其他脏器高 10 倍；组织切片可见吞噬细胞内有芽孢和大量短链菌体位于细胞间隙（梁平）。F-344 大鼠是炭疽毒素试验的模型动物。

目前，炭疽在世界各大洲仍有地方性流行，主要在发展中国家，尤以非洲西部流行较为严重；在欧洲，炭疽主要危害地区，是土耳其、希腊、阿尔巴尼亚、意大利南部、罗马尼亚、西班牙中部。从土耳其到巴基斯坦是传统的炭疽带，还包括叙利亚、印度、斯里兰卡与东南亚一带。一个多世纪来，炭疽一直被列为世界性五大兽疫之一，每年有大量牛、羊、马等牲畜因炭疽而死亡，经济损失严重。如 1945 年伊朗暴发炭疽导致百万头羊死亡。猪受染后常呈隐性过程，无症状，仅在宰后肉检时才被发现或仅在局部形成病灶，如淋巴结炎、咽喉峡炎，只有个别猪出现肺炎、败血症。兽医学界普遍认为炭疽是一种永久性的危害。在非洲纳米比亚国家公园，炭疽在以角马为主的草食野生动物间保持野外生态循环，至今消长不已。这些事例说明炭疽污染的尸体进入了食物链，全球发生的炭疽流行多由动物食料被污染而引起。人炭疽资料少而不全，80 年代以来，非、欧、亚、南美各洲都有人间散发或局部暴发流行，呈此起彼伏状态，3～5 年重复一次，尤其在老疫区。据 WHO 资料，全球每年约有 2 万～10 万病例，以皮肤炭疽为主。在我国，由于建立了严格的皮毛检疫制度，改善了工人的劳动条件，工业型炭疽病例极少见，而农业型炭疽屡有发生，全国 27 个省区均有病例报告，省区间差别很大，主要分布在我国西南、西北的广大农村、牧区，占全国总发病数 90%以上，农牧民是主要受害者。1996～2003 年来我国西部 10 个炭疽高发省区（云南、贵州、广西、西藏、青海、新疆、内蒙古、甘肃、四川、湖南）的炭疽年均发病率 0.047/10 万～0.1020/10 万，病死率为 1.595%～5.447%。皮肤型炭疽为主，占 91.84%，肠型次之占 5.97%，肺型少见，占 2.186%。人们食用病死畜肉，利用其皮毛、骨粉是造成炭疽在人间传播的主要方式。

人炭疽的潜伏期一般为 3～5d，短的仅数小时。根据感染途径临床分 3 型：①体表感染型（皮肤炭疽）最为多见，多发生于颜面、颈肩、上肢等身体外露部位。细菌由裸露部位皮肤伤口入侵，由小丘疹发展成水泡，继续发展成有痒、无痛、周围水肿中央坏死、结黑痂的典型炭疽痈，常伴有淋巴管和淋巴结炎。患者有中等发热、寒战，若不及时治疗，约 20%病例会发展成败血病而死。青霉素等抗生素敏感，多数能治愈，病死率小于 5%。②吸入感染型（肺炭疽，纵隔炭疽），因吸入炭疽芽孢引起，无明显前驱症状。初起似感冒、发热、咳嗽、胸闷、黏性血痰、常伴有胸膜炎和胸腔积液，随后产生急性呼吸衰竭、休克、迅速致死。③经口感染型（肠炭疽）因食入未煮透病畜肉所致。起病急、有时连续性呕吐和便血，有肠炭疽痈和肠淋巴节结肿大，全身中毒症状明显，预后不良。后两型又称内脏炭疽，易误诊，病死率可达 36%；

凡三型并发败血症时，会引起炭疽性脑膜炎而死亡。

炭疽的传染性不是很强，人肺/肠炭疽的感染剂量需>1万个炭疽芽孢。炭疽在我国列为乙类传染病，发生肺炭疽要按甲类传染病处理。据瑞典斯德哥尔摩国际和平研究所材料，人呼吸道半数感染量是 2×10^4 个炭疽芽孢，半数有效感染浓度（ECt_{50}）为 0.1(mg·min)/m^3（4×10^{10} 活芽孢/g）；无防护条件下，呼吸 1min 可引起 50%人群发生吸入性炭疽。

第三节　炭疽毒素的发现命名和结构模式

一、炭疽毒素的发现和命名

虽 Bail 等早在 20 世纪初（1904～1911 年）提出炭疽感染动物皮肤病灶提取物中存在组织损伤活性（攻击素 Aggressin）和保护活性（保护性抗原 Protective Antigen）两种作用。但是由于制剂不纯又含菌，两派学者各自对增强细菌毒力的攻击素或提供保护的免疫原有兴趣而又相互排斥，所以有关炭疽的早期报告混乱，互相矛盾，也推迟了对炭疽毒素本身的阐明。直至 20 世纪 40 年代 Cromartie 等对炭疽感染豚鼠皮肤病灶水肿液的无菌过滤液（粗制毒素）进行实验，皮下注射豚鼠或家兔可引起水肿；静脉或腹腔注射豚鼠或小鼠可引起死亡；当继续皮下注射家兔则家兔对炭疽芽孢攻击有保护，显示炭疽病灶的无菌提取物中具有组织损伤和保护两种活性。1954 年英国的 Smith 和 Kappie（MRE）才证实炭疽的毒素原性，他们皮下感染豚鼠，在死亡前 12h，每毫升血中炭疽菌数从 3×10^5 增到 1×10^9 条链，如在此时给予特异性抗菌血清或链霉素（效果更好），则可使菌数降至终末期的 0.3%水平，动物活存；如过此时治疗，虽豚鼠体内的菌数大量降低，但是豚鼠仍然死亡。此证明造成炭疽死亡的原因是毒性因子而非菌血症，正式发现了炭疽毒素。因此有关炭疽毒素的全部文献始于 1954 年。美国学者用特定的生物学试验测定了体内炭疽毒素，显示在炭疽病学的建立和发展上，毒素原性和细菌原性之间存在明显的相关性。随着蛋白质分离技术的进展，1968 年美国才获得了较纯的炭疽毒素的 3 个组分，方阐明了 3 个组分的性能和协同作用。

英美学者对炭疽毒素的 3 个组分予以不同命名。将引起动物产生水肿的组分命名为因子Ⅰ（FactorⅠ）和水肿因子（Edema Factor，EF），对动物具有免疫原性的组分命名为因子Ⅱ（FactorⅡ）和保护性抗原（Protective Antigen，PA），对动物致死的组分命名为因子Ⅲ（Factor Ⅲ）和致死因子（Lethal Factor，LF）。单一组分有血清学活性，但无生物学活性；当 PA 与 LF 一起方能显示致死作用，称致死毒素（Lethal Toxin，LT）；PA 与 EF 结合才出现皮肤水肿反应，称为水肿毒素（Edema Toxin，ET）。EF 与 LF 一起无生物学活性，3 个组分结合则既有致死和皮肤水肿坏死活性，又有免疫原性。因而炭疽毒素既似一种毒性混合物（Mixture）又似一种复合物（Complex）。根据现有知识，炭疽毒素的合成与炭疽菌株是否形成荚膜和溶源性无关，当然荚膜形成和溶源性会影响细菌的毒力；此外毒素形成的速率和数量似乎与菌株间毒力高低关系不大，由不同炭疽菌株产生的毒素，各方面显示都完全相同。迄今对毒素 3 个组分合成的动力学尚未完全阐明。

二、炭疽毒素的结构模式

Lincoln RE 和 Stephen J 对炭疽毒素的生物学活性和免疫学活性进行了综合报道，现将他们资料综合于表 13-1。

表 13-1　炭疽毒素的生物学和免疫学活性

因子	水肿[(1)]			神经毒性[(2)]		致死性			免疫原性[(3)]	
	豚鼠皮肤	兔皮肤	大鼠肺	灵长目	大鼠	小鼠	大鼠	灵长目	豚鼠	大鼠
Ⅰ(EF)	−	−		−	−	−	−		−	−
Ⅱ(PA)	−	−		±	−	−	−		++	−
Ⅲ(LF)	−	−		−	−	−	−		−	+
Ⅰ+Ⅱ	100+[(1)]	++++				+	−		++	−
Ⅰ+Ⅲ	−	−				−	−	+	+	
Ⅱ+Ⅲ	−	−	广泛	+	+	++	+	+	++	+
Ⅰ+Ⅱ+Ⅲ	+	++	广泛	+	+	++++	+	+	++	+

注：(1)表示诱导水肿的滴度；

(2)表示 10 000 个大鼠单位引起脑电图(EEG)的改变，(±)表示短暂效应；

(3)豚鼠用芽孢攻击，大鼠用毒素攻击。

已清楚炭疽毒素 3 个组分单独皆无致病性，EF 和 LF 组分必须与 PA 结合才显示出致病性，即 PA 与 EF 或 LF 结合分别构成水肿毒素（ET）或致死毒素（LT）。由此可见炭疽毒素包括 ET 和 LT 两个毒素，其结构模式符合蛋白毒素 AB 结构模式：PA 是结合亚单位 B，与靶细胞受体结合；EF、LF 是效应亚单位 A。炭疽毒素与一般细菌蛋白毒素结构模式不同之处是 3 个组分相互分开、又能经非共价键相连的独立蛋白组分，EF 和 LF 竞争结合一个 PA（B），而不是协同/共同结合。细菌毒素的 B 单位不仅含有与细胞受体和 A 单位结合的决定簇，且有穿膜功能。

第四节　炭疽毒素的性能

一、炭疽毒素的合成和稳定性

炭疽毒素在炭疽菌生长对数期早期开始合成，三组分互相独立地分泌释放至细胞外基质，所以在培养物中可检到。当培养基中碳源耗尽，毒素合成停止；培养基中含 HCO_3^- 和 37℃温度诱导各组分的基因表达，故可增强毒素从细胞释放，从而提高毒素的产量。毒素基因的特异性转录激活物（atxA）和抑制物（pagR）已分离到，证明整个调节网络很精细和复杂。炭疽毒素 3 个组分皆为蛋白质，最大吸收波长在 270μm，最小为 250μm；环境中各种理化因素（热、pH、还原剂、氧化剂、裂解剂）都影响其稳定性，因此在贮存和纯化过程极易失活，尤其生物学活性极易消失，往往先于其血清学活性的消失。各组分的最稳定 pH 范围很窄为 7.4～7.8，在 30℃振荡水浴条件下生物活性将降至 1/4～1/8；但干燥和−20℃保存是保持活性的最好条件。各实验室对各组分的稳定性结果不一致，差别大且难以评价。一般讲，炭疽毒素活性消失顺序：生物学活性最早，其次免疫学活性，最后为血清学活性。

二、炭疽毒素受体（Anthrax toxin receptor，ATR）

炭疽毒素中毒过程的第一步是毒素的结合单位（pA）与靶细胞表面受体相结合。pA

可以同哺乳动物的多种细胞受体结合，但与吞噬细胞的受体的亲和力最高。通过 CHO－KI 细胞交联实验，已确定 pA 的受体识别区与人细胞表面结合的特异位点，并已分离、克隆、命名为炭疽毒素受体（ATR）。已构建出 2 个 ATR 膜蛋白——TEMS（tumor endothelial marker 8，肿瘤内皮标记 8）和 CMG2（capillary morphogenesis protein 2，毛细管形态构成蛋白 2）。TEM8 最后鉴定是伴随结直肠内皮细胞的上调蛋白，在多种组织中有表达，有 3 个剪接变体，其胞外结构域含有 von Willebraud 因子 A 型结构域（von Willebraud facfor type A domain，vWFA），也称整合蛋白结构域（Ⅰ－功能域）。这些结构域常介导蛋白—蛋白间相互作用，也涉及与细胞粘附分子和胞外基质蛋白结合。TEM8 的Ⅰ－功能域是 pA 结合点，并发现该域的金属依赖粘附点基序是毒素结合的核心点。在整合蛋白中，此基序配有 Mg^{2+} 或 Mn^{2+} 阳离子，有利于与配基结合。CMG2 也是广泛表达和含有Ⅰ－功能域（与 TEM8 高度同源），能结合胶原 V、层连蛋白（laminin）以及胞外基质蛋白。像 TEM8 一样，CMG2 结合 pA 也在Ⅰ－功能域中的离子结合基序，仅阳离子间的特异性稍有差异，在结构上两分子的金属离子配置相似。CMG2 的Ⅰ－功能域结晶结构已阐明，显示一典型Ⅰ－功能域折叠，和 αM 整合蛋白Ⅰ－功能域几乎同源。

ATR 的 Mr 约 $85\times10^3\sim90\times10^3$D，EF/LF 与 ATR 胞外区的 VWA/Ⅰ－结构域结合而易位。国内徐俊杰等已建造出含 TEM8 和 CMG2 两个受体（R）基因的质粒 ρME×qK。鉴于 TEM8、CMG2 的功能尚不清楚，应用存在潜在危险性。Colliers 等研制出可溶、轻度截短的重组 R 蛋白，此重组 R 蛋白可捕获血液中的 pA 而与之结合。体外哺乳动物细胞实验显示，当炭疽毒素和可溶性重组 R 蛋白一同加入，毒素活性被阻断，表明此可溶性重组蛋白能保护细胞对抗炭疽毒素的作用；大鼠动物模型试验对 LT 攻击显示有效的阻止作用。作者认为重组 R 蛋白不仅是治疗炭疽的治疗药，也可用于干扰天然 R 和 pA 结合、pA 七聚体形成等治疗药的筛选。

三、水肿毒素（ET）

已证实 EF 为 Ca^{2+} 和钙调素依赖的腺苷环化酶前体。ET 是唯一具有内源性腺苷环化酶活性的细菌毒素，通过受体介导内吞，进入大鼠、小鼠和人的吞噬细胞，被胞内钙调素激活，直接使胞内 ATP 转变为 cAMP，快速增高胞内 cAMP 水平，在一定范围内与 ET 呈量效关系。胞内 cAMP 浓度增高，破坏胞内水平衡和信号通路，最终造成局部水肿和吞噬细胞吞噬功能降低。ET 的作用机理与白喉、霍乱毒素通过调节真核细胞的 AC 系统来提高胞内 cAMP 水平的 AC 作用不同。目前，EF 被认为是观察 cAMP 调节胞内生化过程的工具。

ET 也是 IL-6 诱导剂，随单核吞噬细胞内的 cAMP 量上升，IL-6 特异 mRNA 的积聚也增加，随后 IL-6 释放。ET 诱导 IL-6 产生的基因激活途径与 LPS 的相同。ET 几乎不诱导 TNF-a 合成，却抑制 LPS 诱导的 TNF-a 合成。TNF-a 能增强吞噬细胞的杀菌作用，ET 阻断 TNF-a 合成也可考虑是 ET 的另一致病作用（Hoover 等，1994）。

四、致死毒素（LT）

Leppla（1994）发现 LF 的氨基酸序列与几个金属蛋白酶 Zn 结合区（HEXXH）同源，其催化功能与 LF 致死活性相关，提示 LF 可能也是一个金属蛋白酶，使胞内靶点蛋白水解。LT 的致病作用大于 ET，如 EF 基因失活，炭疽菌毒力降低 10 倍。而 LF 基因失活则毒力下降达 1 000 倍，但不能使毒力完全消失。Nanna 等提出 LT 在炭疽感染中的致病、致死作用由巨噬细胞介导，LT 选择性地溶解原代 MΦ 和巨噬样细胞系，而对非吞噬细胞如 Vero、CHO-Kl 细胞 LT 也内化，但无细胞毒作用。Friedlander 等观察到不同鼠种的巨噬细胞和不同细胞系对 LT 的敏感性差别很大，如 C3H 鼠的 MΦ 比 A/J 鼠的 MΦ 敏感 10^4 倍，J774A1 细胞比 IC-21 细胞敏感 10^3 倍，进一步发现，两种鼠的 MΦ 在 PA 结合受体数与 PA 结合亲和力、PA 的蛋白酶裂解率等方面基本相仿，差别出现在 LT 进入细胞质溶胶阶段；敏感的 C3H 鼠 MΦ 溶解，而耐受的 A/J 鼠 MΦ 无作用。作者考虑是 A/J 鼠 MΦ 的细胞质溶胶中缺 LF 靶点或 LF 的激活、加工有缺陷。LF 的细胞毒活性也是钙依赖的，LF 作用后，胞外 Ca^{2+} 大量流入胞内，如去除 Ca^{2+} 或加入 Ca^{2+} 通道阻滞剂将抑制 LF 的活性。1994 年 Friedlander 观察到蛋白质合成抑制剂可阻断 LT 诱导的细胞溶解，作用可逆。抑制剂处理不影响细胞与 PA 结合、PA 的裂解和对 LT 的获取，但不出现胞外 Ca^{2+} 不流入和细胞不溶解；提示在 LF 的毒性作用过程需要合成一新的、短半衰期的蛋白质，此蛋白质与 Ca^{2+} 流入有关，可能就是 LF 的底物或是激活 LF 酶活性的蛋白，尚待深入研究。

1998 年 5 月，美国的 Duesbery 首先报告 LF 的酶作用靶点在丝裂原激活蛋白激酶 1 和 2（mitogen-activated protein kinase kinase，MAPKK1，2）的 N 端。MAPKK 的作用是激活 MAPK 途径，MAPK 信号转导级链涉及细胞增殖、卵母细胞成熟和胚胎发育，MAPK 途径激活也影响细胞转化，Dusbery 等工作初步显示 LF 对转化细胞的表型有相当显著的影响。LF 可在 15min 内裂解 MAPKK 的 N 端，使 MAPKK 不可逆地失活，从而抑制 MAPK 信号转导途径。作者实验显示 LF（1，10，40 ng）使蛙卵母细胞不能成熟、250 ng 阻止髓鞘碱性蛋白（MBP）磷酸化和蛙、小鼠、人 MAPKK，都是 LF 的底物，并发现 LF 的活性图型与抗瘤药 MAPKK 抑制剂 PD09859 相似。鉴于 MAPK 信号途径在信号转导中起着主要作用，作者认为 MAPKK 活性被抑制可能在炭疽的致病机理中是重要的。不久意大利的 Viale 等（1998）报告用双酵母杂交系，以 LF 失活突变体（LF^{E687A}）为诱饵，证实胞质溶胶中的 MAPKK Mek1 与 2 是与 LF 特异性相互作用蛋白，LF 分别断裂 Mek_1 和 Mek_2 N 端的脯 aa8-异亮 aa9 和脯 aa10-精 aa11 的肽键，丢失此片段，使 MAPKK 失去了与胞外信号调节激素（extracellular signal regulated kinase，ERK）对接位点，ERK1 和 ERK2 是激活介导特异性核靶基因的转录（图 13-1）。LT 进入完整的 *Hela* 细胞和 MΦJ774A1 细胞株后，LF 也显示 MeK_2 裂解。作者用正菲咯啉（Orthophenanthroline 可去除锌原子和非活化金属蛋白酶）和重组融合蛋白（GST：Mek_1 和 GST：Mek_2）证实 LF 是一锌依赖内肽酶（Zinc-dependent endopeptidase）。两个实验组各自用不同的实验方法获得了 MAPKK 是 LF 的酶底物的一致结果。虽目前尚不能肯定裂解 MAPKK 就是 LF 毒性的全部，也不能充分解释 MAPKK 裂解与炭疽致病机理的关系。但证实细胞溶质中 MAPKK 是 LF 的一个重要底物。此作用可以阻断多种细胞 MAPK 信号传导通路，如 EPK（Extracellular Signal-regulated Kinase，胞外信号调节激酶）、P38、TNK（C-Juu N-terminal Kinase，C-Juu N 端激酶）等，导致内皮细胞、巨噬细胞溶解，树突细胞功能受损，体内细胞因子失调，引起实验动物致死性休克。LF 作用涉及信息转导途径和细胞成熟、转化，揭示 LF 可用作研究细胞激活途径的工具，也打开了设计抑制 LF 药物的途径。

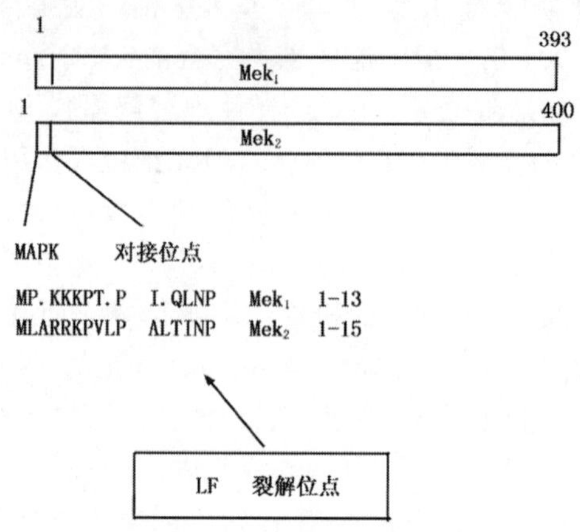

图 13-1 LF 裂解 Mek_1 和 Mek_2 位点氨基酸代码

M 甲硫氨酸 I 异亮氨酸 A 丙氨酸 P 脯氨酸 L 亮氨酸 R 精氨酸 K 赖氨酸 Q 谷氨酰胺 V 缬氨酸 T 苏氨酸 N 天门酰胺

此外，在 LT 作用下，巨噬样细胞产生 IL-1 和 TNF。TNF 一经合成马上释放，而 IL-1是合成后积聚在胞内，直至细胞溶解瞬时排出。一个分子 LF 诱导一个 MΦ 产生 TNF 和IL-1的最大量可达 10^5 分子。在 LT 攻击前 24h，给小鼠抗 TNF、抗IL-1、抗 TNF 和 IL-1 抗体或抗 IL-1 拮抗剂可提供保护，小鼠的保护率分别为 37.5%、75%、100%和 100%。由此可见，炭疽感染过程中，LT 刺激 MΦ 产生大量 IL-1 和 TNF，这些细胞因子导致动物死亡，尤其 IL-1 的作用较大。破坏一个 MΦ 需要 500 个 LF 分子，与白喉毒素相比，毒性很低，这可能是炭疽毒素致死率低的原因。

五、保护性抗原(PA)组分的免疫原性

炭疽病灶渗出液的保护作用，一直引起人们兴趣。自 Gladstone (1946) 用含动物血清培养基研制出体外保护性滤过抗原后，50 年代英美不少学者参与体外保护性抗原的生产研究，他们从培养基成分、菌株、发酵过程、工艺过程等方面不断改进，至少有 5 种抗原免疫接种豚鼠、兔、猴、牛、羊等动物后对炭疽强毒芽孢攻击提供一定保护。其中 Belton-Strange 和 Wright 两种抗原分别制成人用吸附保护性抗原苗。据 4 个畜产品加工厂的 4 年炭疽流行病学观察资料，疫苗有效率为 92.5%。这两种人用保护性抗原苗已于 1960 和 1971 年分别在英、美获批准。苏联 Alekcandrovb 实验室也于 1961～1963 年研制出 PA 菌，只见少量人体试用资料，未见广泛应用报道。这些保护性抗原皆未作过组分或组分比测定，但是肯定与炭疽毒素有关。

2006 年董梅采用双向凝胶电泳技术对炭疽 A16R 株无菌培养滤液成分进行分离；通过 Western blotting 找到与抗部分纯 pA 抗体结合的 50 个点，经胶内酶切后作 MALDI-TOF MS 肽指纹图谱分析；利用生物学软件 Mascot 从 NCBI 相应数据库及国家生物医学分析中心的炭疽数据库中查找与已知肽指纹图谱相匹配的蛋白质。鉴别出 43 个点，涉及 28 种蛋白，其中 13 个点为炭疽 pA，占与抗体结合的 43 个点的 30%，涉及细胞加工合成的蛋白质产物 7 个点，细胞的膜蛋白 6 个点，维持构象及功能的蛋白 6 个点，共 32 点。另 11 个点归属于核酸、能量代谢、蛋白运转和结合、假拟蛋白、辅基和载体盒、功能调节等蛋白质功能类别，

还有 7 个点未能作出鉴定。由此可见，炭疽 A16R 疫苗株培养滤液中确实含有炭疽毒素 pA 组分，约占 1/3 左右，还有约 2/3 其他蛋白也参与了机体免疫应答，它们在炭疽免疫保护中作用有待进一步探讨。Whifing 曾报道用二维电泳分析英国 HPA 生产的炭疽 pA 吸附苗多批，除含有少量降解的 EF、LF 和 5 种炭疽菌分泌蛋白外，疫苗的主要组分是 pA，分子量介于 20～90kD，以 83kD 和 63kD 为主，未提及 pA 含量的比例（2004）。

国内 20 世纪 70 年代研制出 Al（OH）$_3$ 吸附炭疽保护性抗原疫苗，实验动物（兔、猴）保护效果好，免疫力可维持一年。小量人群试用，基础免疫 3 次，每次皮下注射 0.5mL，接种安全，抗 PA 抗体全部阳转，抗体滴度增长 2～64 倍，增长幅度在 4 倍以上者占 93%。接着采用超滤、DEAE-纤维素、免疫亲和层析、高效液相、凝胶色谱等一系列提纯技术、从炭疽杆菌体外培养无菌滤液中，获得高纯度的 PA 制剂（HPLC-PA），理化鉴定为糖蛋白，等电点 4.65～5.02，分子量 30～32kD，纯度 92.9%。HPLC-PA 保留良好的免疫原性；9 只免疫兔全部耐受炭疽强毒芽孢攻击，制出的抗血清与炭疽粗制毒素作双扩只出现一条沉淀线，可被动保护全部被试小鼠对抗炭疽芽孢 5LD$_{50}$ 攻击；用抗 HPLC-PA 的 IgG 制成的免疫吸附柱提取的 PA，免疫家兔也显示良好保护，6 只家兔炭疽攻击后全部活存。由此可见，炭疽毒素的 PA 组分确是一良好免疫原，可作为疫苗供预防炭疽感染用。

庄汉澜、牟兆钦等探讨了 PA 的免疫机理，发现：①PA 免疫后，动物产生抗 PA 抗体、血中吞噬细胞被激活，抗 PA 抗体除中和作用外，在体外能直接杀灭炭疽芽孢；②PA 免疫动物抑制入侵的炭疽芽孢出芽，在炭疽强毒芽孢攻击后 1～3d 内，PA 免疫兔的肝、脾、淋巴结切片中只见少量芽孢而无繁殖体，对照兔组织内细菌以繁殖体为主；③PA 能非特异地激活小鼠腹腔吞噬细胞，增强对入侵炭疽芽孢和金葡菌的吞噬和杀灭；④被动转移 PA 免疫小鼠的血清和 T 细胞均可提高受试小鼠对炭疽芽孢攻击的保护，细胞免疫反应较弱，起着辅助 B 细胞的作用；⑤抗 PA 抗体水平与保护力之间并不绝对呈平行关系，如用粗制 PA 免疫兔，抗体滴度不很高攻击后动物活存，而用纯化 PA 免疫，抗体滴度很高攻击后却有动物死亡，提示除抗 PA 抗体外，吞噬细胞及其他防御因素也参与抗炭疽保护力的形成。

表 13-2 两种炭疽苗对不同毒株气溶胶攻击的免疫效果（豚鼠）（CDE）

组别	攻击菌	活存动物	PA 抗体（IgG）
UK 化苗	Vollum	6/6	32768
（人用）	NH	0/6	16384
	Ames	2/6	32768
Sterne	Vollum	6/6	16384
活芽孢苗	NH	6/6	4096
（兽用）	Ames	4/6	512
免疫	Vollum	0/6	（－）
对照组	NH	0/6	（－）
	Ames	0/6	（－）

Broster 用英制 PA 菌和兽用芽孢苗分别免疫豚鼠，然后用 3 株炭疽毒株攻击。从表 13-2 可见，PA 苗虽能产生高滴度抗体，但保护效果不如活苗，除 Vollum 株外，对另两

毒株不能提供可靠的保护。相反活苗免疫动物的抗体效价不很高却有较好保护，且不同毒株间的保护差别较小。看来，抗 PA 抗体与保护水平间无绝对平行关系。Ivins 推测体外生产的 PA 和体内合成的 PA 在三维结构上可能不同，致使宿主的免疫应答有所不同。但也有可能因抗体测定采用体外 PA，使抗体滴度有所不同。

炭疽毒素与靶细胞表面受体（R）特异结合是毒素选择敏感靶细胞和发挥中毒效应的关键步骤。20 世纪 50 年代起，粗制、部分纯 pA 被用作疫苗应用于炭疽的预防。动物实验表明：pA 接种有预防保护作用，抗 pA 多抗可保护和治疗炭疽强毒株攻击的实验动物，而抗 pA 单抗及抗 EF、LF 抗体保护效果不肯定。从而得出 pA 的免疫机理是：①pA 进入体内将封闭体内靶细胞的炭疽毒素受体（ATR）；②pA 接种后，机体产生抗 pA 抗体，将与体内 pA 结合或阻断 pA 与靶细胞受体结合，从而阻止中毒效应发生。现已清楚，pA C 端第 4 功能域（pA4、595aa～735aa）的 140 个 aa 残基是宿主靶细胞的炭疽毒素受体（ATR）的结合区或称识别位点；因 pA4 突变或与特异 pA4 单抗结合均影响 pA 与受体（R）有效结合。美 Williamson 等（2002）克隆了不同长度的 pA 肽基因，研制出 9 个 pA 多肽——谷胱多肽 5-转移酶融合蛋白，小鼠免疫力试验结果显示：只要融合蛋白疫苗组含有 pA4，所有动物对 1 000MCD CTM 芽孢攻击 100％保护，表明 pA4 是 pA 显性保护性表位（dominant protective epifope），并获得公认。国内俞炜源等优化设计、合成了 pA4 基因，与噬菌体 g^{III} 蛋白 N 端结构域基因融合，在大肠杆菌中获得核融合蛋白的可溶性表达，为利用人抗体库筛选人源性抗 pA4 抗体奠定基础。2006 年俞炜源等构建成 pA4 基因的重组 SFV 复制子表达载体，转染 BHK_{21} 细胞，获有效的非分泌和分泌型 pA4 蛋白，有助于炭疽新型复制子疫苗的研制。1996 年 Noskov 等报道：pA4 的 663aa～735aa 片段可与全长 pA 竞争结合 ATR。Little 等研制出 2 个识别 pA4 短 671aa～721aa 片段的单抗，此 2 单抗能阻断 pA 与 ATR 结合。同时进行 PA4 C 末端截短实验：当缺失 C 末端 3、5 或 7 个 aa 时，pA-ATR 结合力降低 2～10 倍，若缺失 12、14 个 aa 时结合力完全消失；可见 pA4-ATR 结合必须保留 pA4 C 末端的 14 个 aa，它们可能与 pA-ATR 间直接相互作用有关或为维持 pA C 端结构支架所必需。pA4 结构含 2 个较暴露环（704～723aa 和 679～693aa），pA 分子缺失 711～721aa 和 705～722aa 残基，结合力将降低 10 倍。Varughese 等（1999）采用丙氨酸扫描诱变实验：替代 704～723 环中天然 aa，不影响 PA4-ATR 结合；替代 679～693 环中或邻近 aa 时，则造成极大影响，看来在 pA4-ATR 相互作用中 679～693 环起着重要、直接作用。

第五节　炭疽毒素的作用模式和分子机理

一、炭疽毒素的作用模式

炭疽中毒过程与多种细菌毒素类似，由细胞受体介导，Leppla 提出了炭疽毒素的作用模式。PA 先与敏感哺乳动物真核细胞膜表面特异性受体（R）结合，形成 PA-R 复合物，PA 被细胞表面蛋白酶酶解，断裂成 N 端 PA20 和 PA63 两片段。PA20 脱离后，暴露出 PA 的第二个结合位点即 EF/LF 结合点，EF/LF-PA63 复合物形成后，内吞进入胞内，EF/LF 经离子通道易位至胞质溶胶，与靶分子作用而发挥生物效应（彩图，图 13-2）。近几年来对作用模式的各步细节作了详细的观察和报道，增加了了解的深度，但是否体内作用模式也如此，未见报道。

二、炭疽毒素作用的分子机理

炭疽毒素可同哺乳动物的多种细胞，特别吞噬细胞的高亲和性受体结合。受体是Mr，为 $85\times10^2\sim90\times10^2$ 的细胞表面蛋白，PA 的 C 端 140 个氨基酸是炭疽毒素的受体识别区。PA 与 R 结合高度特异、浓度依赖，可在 4℃ 进行，既可饱和又可逆，K_d 为 0.9nmol/L。据测定每个细胞上单体 PA 与 R 结合约 1 万个。目前尚未肯定 R 是蛋白质抑糖蛋白，其生理功能亦尚未阐明。PA 与 R 结合后被细胞表面弗林蛋白酶在 Arg-167 处酶解，断裂成分子量为 20kD 和 63kD 的两个片段。经 SDS-PAGE 测定 PA63-R 的 Mr 为 170×10^4，是 PA63 而不是 PA 完整分子与 EF/LF 竞争、特异性地结合，K_d 为 10 pmol/L，在细胞膜上形成 EF/LF-PA63-R 复合物。弗林蛋白酶是一钙依赖、丝氨酸内切酶，识别 PA 的 Arg164-Lys165-Lys166-Arg167（RKKR）序列而有效地酶解，弗林蛋白酶抑制剂能阻断 PA 的裂解。经半随机盒式诱变构建的 19 个 PA 突变体证实，Arg-167 是酶解的关键点，如由其他氨基酸替代，则 LF 加入后不显示细胞毒性；如 164 位也是 Arg 则加速裂解。用点突变删除 PA163～168 位的 6 个氨基酸的基因密码，克隆而获得的缺失 PA 保留与 R 正常结合的能力，但在体外不能被胰蛋白酶裂解和与 LF 结合，对巨噬细胞或大鼠不显示毒性。可见，PA 在 RKKR 序列被细胞表面蛋白酶裂解是 LF 表达致死毒性的必要步骤和首要条件。Ezzell 指出炭疽菌在 R 培养基中培育，收获的 PA 为 83×10^3，而在含新鲜血清培养基或感染动物血中获得的是 PA63，在感染动物血中也能检测到 PA63-LF 复合物。他还发现血清中有裂解 PA83 的不耐热蛋白酶，作用时需要 Ca^{2+}，EDTA 抑制酶活性，但加 Ca^{2+} 可逆转；Zn^{2+}、Cu^{2+} 抑制酶活性，Mn^{2+}、Fe^{2+} 或加热 40～50℃ 可使酶失活。

Koelher 观察到当纯化 PA63 加至人工磷脂双层膜，膜传导力急剧升高，表示有离子通道形成。传导力增高是 pH 和电压依赖，而 PA20、EF 和 LF 皆无此作用。Collier 等报告在胞内酸性环境，PA63 以寡聚体形式构成阳离子选择性、12nm 孔径的离子通道。他们在电镜下观察到 PA63 单体围绕 2nm 中心孔腔组成紧密的环状寡聚体，外围直径为 10.4nm，SDS-PAGE 测定 Mr 为（440 ± 30）$\times10^3$。在 pH≤7.0，环状结构紧密，中心孔径和每个亚单位清晰；而当 pH＞9.0，环扩张，单体和中心孔腔难以辨认；在 pH5.0 和 37℃条件下，环状结构百分比最高和结构较稳定。经转动光谱分析，环状结构是由 7 个 PA63 单体构成的寡聚物。如用阻止毒素内化或胞内体酸化的抑制剂（细胞松弛素 D、氯喹、莫能菌素等）处理细胞，再加入 PA63，则两类抑制剂几乎完全阻断 PA63 寡聚体的形成。根据 PA63 寡聚化的条件与 EF/LF 易位条件密切相关，表明 PA63 寡聚化是离子通道形成和 EF/LF 分子易位所必需。根据几种穿孔蛋白也形成七聚体的环状结构，作者认为 AB 毒素在与靶细胞结合后，B 亚单位寡聚化是它们的共性，其生理功能是形成离子通道使 A 亚单位易位，产生生物效应。

Petosa（1997）报告了在 2.1Å 分辨的 PA 单体和 4.5Å 分辨的水溶性七聚体的晶体结构。PA 全长 735Å，83kD，称 PA83，为一大小为（100～50）×30Å 的长扁平分子，主要由不平行的 β-片层（β-sheat）组成，含 4 个功能区域。1 区（残基 1～258），N 末端区，含有一对相邻的 Ca^{2+} 和蛋白酶裂解位点；2 区（残基 259～487），七聚体聚合区，含有一大的柔性环（large flexible loop），参与膜的插入；3 区（残基 488～595）为一功能尚不清楚的小区；4 区（残基 596～735），C 末端区，有一起始发夹结构（hairpin）和螺旋，接着为含有免疫球蛋白（Ig）样折叠的β-夹层（β-Sandwich）是 PA 与宿主细胞受体（R）结合区。当 PA 分子 N 端 20K 片段被裂解弃去后，PA 则组装成七聚体，后者为一环状（ring-shaped）结构，内腔带负电荷，而七聚体顶部暴露出广阔的疏水表面供炭疽毒素的毒性酶（EF，LF）结合。作者提出膜插入模型。综合以前所述，炭疽毒素中毒步骤包括：①PA 与宿主细胞受体（R）结合；②弗林蛋白酶裂解 PA，释放 PA20；③PA63 形成七聚体；④EF/LF 与 PA63 结合；⑤受体（R）介导内吞；⑥内体（endosome）酸化引导 PA63 插入内体膜；⑦EF/LF 易位胞质溶胶发挥酶作用：EF 在钙调素（CAM）和 Ca^{2+} 协助下使胞内 ATP→cAMP，LF 裂解 MAPKK，阻断 MAPK 信号转导途径（图 13-2，见文前）。

EF（767aa、89kD）系一钙离子和钙调素（CaM）依赖的腺苷酸环化酶前体，由 3 个功能域组成。N 端 261 个 aa，无酶活性，与 pA 高亲和力（5～10nm），是 pA 结合区，称 EFn；与 LFn 有结构同源性，提示 EF、LF 分子竞争结合 pA 相同位点。余下的 C 端 291～767残基为钙依赖腺苷酸环化酶区，由钙离子浓度调节其活性，可分为 2 个功能区：N 端 43kD 区构成 EF 腺苷酸环化酶活性中的又称底物区；C 端 17kD 是 CaM 结合区，无酶活性，但 EF 的活化依赖 CaM 参与，CaM 的 N 端在此区与 EF 结合。Labruyere 等用顺序化学断裂光亲和标记的 EF——放射性 CaM 复合物实验显示 EF 分子 C 末端 150 个 aa 残基是 CaM 结合位点。对 EF 底物区进行定位诱变（Site-directed mufagenesis）显示 303～339aa序列是酶活性作用的重要序列：由 24 个 aa 组成的肽与真核细胞腺苷环化酶相类似，考虑是 ATP 结合点的部分；特别是 Lys^{313} 和 $His^{313,351}$ 氨基酸，前者可保证与核苷酸底物的密切结合，后者可深刻影响酶反应的速度。有钙条件下，此区中的 499～532 残基肽将以野生型的亲和性结合 CaM。EF 的催化环由 12 个 aa 残基组成；核磁共振光谱法和突变分析比较 58kD EF 和 58kD EF—CaM 复合物的结构，表明：无 CaM 结合，58kD EF 的催化环无序；而 58kD EF－CaM 复合物的 CaM N 端与 EF 的 C 端 17kD 区结合；有钙条件下，CaM 的 C 端插入 43kD 区，导致 EF 构象改变，催化环有序，EF 被激活，催化率增加 1000 倍。Drum 叙述了 CaM 如何调节和生物活性底物：一旦 CaM 结合底物，引起结构出现构象改变，α 螺旋区平移 15Å 和 30°旋转导致催化点活化，催化点有单一金属离子协调底物和将底物指向 His^{351} 的催化作用，而结合的 CaM 本身处于伸展的构象。傅立叶变换红外光谱学（FTIR）和圆二色性（Circular dichroism，CD）的结构分析显示 EF C 末端 541 个 aa 的二级结构主要是 β 链。

LF（776aa，90kD）系 Zn 金属内切蛋白酶，主要由 α 螺旋组成，分为 4 个结构域。Ⅰ区（N 端 1～263aa），是与 EF_n 竞争结合 pA 部位，又称 LFu，截去 1～36aa 不影响与 pA 结合和易位，由 12 个 α 螺旋束和 6 个 β 链形成的 2 个折叠片构成，Ⅱ区（264～299aa 和 387～550aa）和Ⅲ区（300～386aa）系一条连续肽，Ⅲ区是Ⅱ区特征重复的 4 个不完善序列，插入Ⅱ区，形成空间位阻稳定蛋白结构，有助底物的识别；Ⅳ区（c 端 551～777aa）有锌蛋白酶点，含有 HEXXH 基元的活性点位于 4 链 β 片邻近的 α 螺旋里。底物结合点是由Ⅱ区和部分Ⅲ区组成的长裂缝。

LF 的 N 端 1～255 个残基（LFn），含有 PA 结合区和 LF 易位至胞质溶质部位而无毒性，因 LF 的毒力活性位于 C 末端，如把 LFn 与异种蛋白（多肽）或药物融合成融合蛋白；有 PA 存在则 LFn 可把异种蛋白或药物输送至胞浆。所以炭疽毒素可以用作蛋白的输送系统。已有多篇成功的报道，Ballard 等（1996）将 LFn 和李司脱溶素 O 的细胞毒 T 淋巴细胞表位 9 个氨基酸融合的融合蛋白（$LFn\text{-}LLO_{91\sim99}$）；仅 300pmol $LFn\text{-}LLO_{91\sim99}$ 和 6pmol PA 静脉注射小鼠，不但免疫小鼠脾细胞有特异性 CTL 应答，而且李司脱菌 10^4 cfuIV 攻击，脾和肝内菌数明显少于对照小鼠（P＝0.0051～0.0081）。可见 $LFn\text{-}LLO_{91\sim99}$ 可作为疫苗保护李司脱菌感染和 CTL-肽输送系统。Arora 和 Leppla 曾把 LFn 与绿脓杆菌外毒素（PE）酶活力区（362～613 残基）、白喉毒素酶活力区（1～193 残基）DTA、志贺氏毒素 A1 亚单位（残基 1～251）融合制成嵌合毒素，与 PA 在一起，这些嵌合毒素全能进入真核细胞，阻止细胞内蛋白合成，PE、DTA 等毒素已试用于治疗人肿瘤、AIDS 等疾病。可见，炭疽毒素蛋白具有输送治疗药物潜在价值。1997 年他们又构造基因融合蛋白 LFn-gp120，肥大细胞瘤细胞经 LFn-gp120 和 PA 处理，细胞能提呈被 HIV-1gp120V3 特异 CTL 识别的表位，而引起细胞溶解，结果显示 LFn 能把外源蛋白输送至 MHC-1 加工途径，为发展新的 T 细胞苗提供基础。

三、炭疽的发病经过和死亡原因的探讨

1. 发病经过

炭疽感染多系芽孢被动摄入，不论通过何种途径，芽孢进入机体后，首先在局部出芽、增殖，芽孢边发芽、增殖，边被吞噬，侵犯局部淋巴结。芽孢可被吞噬细胞吞噬、破坏、溶解，也可在吞噬细胞内出芽、生长，破坏吞噬细胞，逃逸到细胞外，进入血流，布及全身。猴子实验表明芽孢在吸入感染 15min 后到达支气管周围淋巴结。细菌在大量增殖过程合成荚膜和毒素。荚膜和菌体脂蛋白能抗吞噬和促进细菌扩散。毒素有细胞毒性，能直接破坏吞噬细胞、诱导细胞因子产生失调和降低机体防御能力。当血中菌数$>10^8$ 个/mL 时，出现非特异性休克样症状而死亡。突发致死性休克是全身性炭疽典型症状之一，“突然死亡”往往是动物炭疽的第一个信号。

2. 死亡原因

早期对炭疽死因有多种推断，目前公认是炭疽 LT 所致。根据正压呼吸器和静注异丙基去甲肾上腺素治疗毒素攻击猴全部活存的结果表明，毒素抑制、麻痹呼吸中枢、呼吸衰竭是死亡的直接原因。虽 LF 的一个底物已明确，毒素对中枢神经系统的作用机理目前还难以阐明。

Collier 提出巨噬细胞介导致死观点。炭疽杆菌侵袭，宿主免疫应答，MΦ 聚集，LT 刺激 MΦ 产生大量 IL-1，积聚胞内，待细胞溶解、IL-1 瞬时排出，造成宿主细胞因子失调、自我损伤而死亡。作者认为，在炭疽感染中巨噬细胞起着双重作用，既吞噬、杀伤细菌，又是致死的介导者。

吸入性炭疽病死率高。几乎所有吸入性炭疽患者尸解时，在纵隔淋巴结、支气管、肺、心、肝、肠、肾、肾上腺和/或中枢神经系统可发现多个出血性病损，危及生命最显著的是血管系统的病变，从中等动、静脉的微血管存在弥漫性血管炎和血管损伤，尤其累及小血管，往往造成组织广泛坏死。Moayeri 等（2004）用高纯化 LT 攻击小鼠、大鼠，实验动物发生循环休克而无炎性细胞因子释放。病理解剖无肉眼病理改变。唯一明显病变

是缺氧性肝衰竭，Leppla 作出结论是 LT 引发缺氧性毒性。并认为 LF 是个多功能毒力因子，在感染的不同阶段起不同作用。在感染早期抑制免疫细胞和细胞因子的产生，有利于细胞增殖。在感染后期，大量毒素使活化吞噬细胞凋亡，细胞因子释放，促使机体出现休克等症状。由此可见 LT 引起的实验动物中毒病变与自然炭疽杆菌感染致死过程截然不同。至今有关炭疽的致病机制尚不清楚，不少学者考虑除炭疽毒素外，炭疽菌也可能像其他好氧芽孢杆菌一样在生长过程中合成和分泌一些引起出血和组织损伤的蛋白因子，增强炭疽菌的致病力，甚至直接起致死作用。Popov SG 2005 年开始这方面的研究工作。

第六节　炭疽毒素的基因学

为纪念巴斯德创造炭疽活苗 100 周年，美国的 Mikesell 重复 42～43℃高温减毒试验，发现炭疽毒株在高温培育过程中，可使质粒（114MD）消除，从而显示炭疽毒素的产生是由质粒介导。

Vodkin（1983）首先检出编码毒素质粒，命名 pBAl，为与荚膜质粒名称统一，改名为 pXO1。pXO1 是热敏质粒，184.5kb，其 GC 含量、酶切点、复制起点和一些功能转录基因点已清楚。炭疽毒素三组分的基因 cya（EF）、pag（PA）和 lef（LF）位于 pOX1 上 25kb 长度之内，cya 与 pag 间隔仅 3kb，cya 和 pag 以相同顺时针方向转录，而 lef 转录是反方向，见图 13-3；LF 和 PA 基因详细酶切图见图 13-4。3 个基因在 pOX1 上不毗连和不位于单一操纵子内，可能存在独立的正或负调的反式作用因子，如以后发现的 atx A 基因产物。

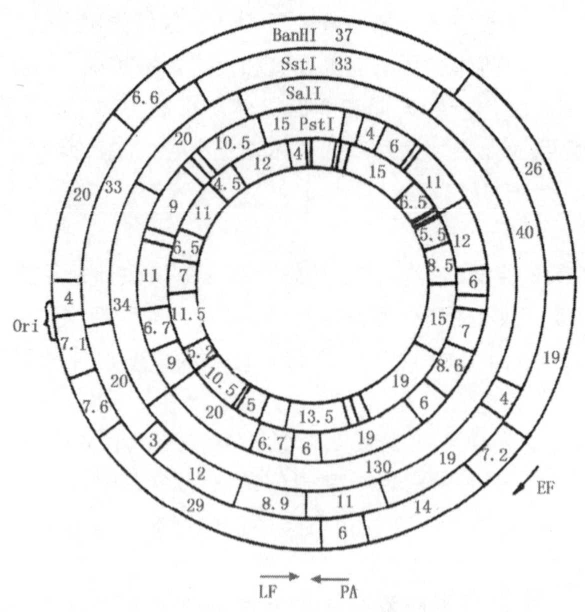

图 13-3　pXO1 环形限制性酶切图

pXO1 大小为 184.5kb；图谱表明了几种酶的全切图，各 DNA 片段大小质粒复制起点 EF、PA、LF 基因位置和转录方向，见图 13-4。

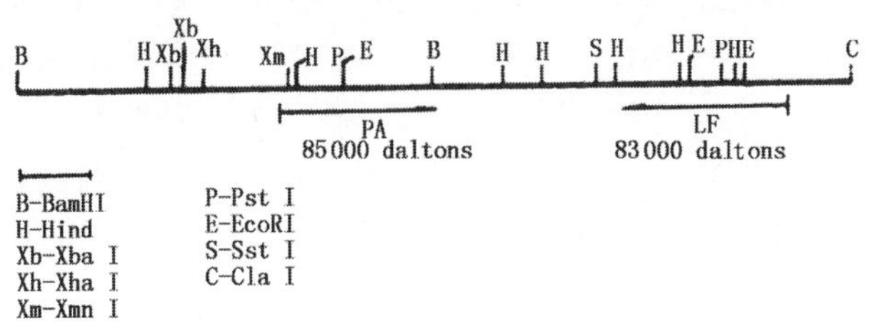

图 13-4 LF 和 PA 基因区详细酶切图

注：表明转录方向和毒素基因 DNA 合成的近似起点

一、水肿因子（EF）

cya 核苷酸全序列已由 Robertson、Mock 等定出，在 ATG 前 15 个氨基酸（aa）由 AAAGGAGGT 序列开始，它是核糖体结合点。ATG 连接 2 400bp 的 ORF 编码 800 个 aaEF 前体，MW 为 92kD；成熟的 EF 由 767 个 aa 组成，MW88 808D，33 个 aa 信号肽在分泌过程被切除，切除位点在丙氨酸与甲硫氨酸间。此信号肽序列与喜氧牙孢杆菌属其他分泌蛋白的信号肽序列相同。cya 密码 DNA 由高 AT 碱基（71%）组成，而百日咳毒素的腺苷环化酶的核苷酸序列是低 AT（35%），表明两者的核苷酸组成有区别，但也存在同源，如有 3 个高度保守序列，其中一个可能是 ATP 结合位点。由 cya 的 1 582～1 605位核苷酸编码的 EF 前体第 347～354 位 aa 序列，与 ATP 结合点 GGK 序列相似。

Mock 发现炭疽 EF 的 342～358 位 aa（17 肽）与百日咳菌腺苷环化酶（AC）活力中心的 54～70 位 aa 序列（17 肽）惊人相符（图 13-5），仅 349 和 352 位 aa 不同，推断相关肽段是炭疽 EF 的催化部位，并带有 ATP 结合位点。Goyard（1989）报告抗人工合成上述两 17 肽的抗体，可特异性地与大鼠脑、百日咳菌和炭疽菌的 AC 起反应，表明真核细胞的 AC 表位与细菌的 AC 表位特异性地相关。

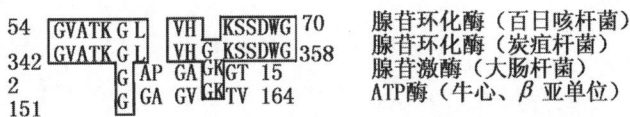

图 13-5 炭疽、百日咳杆菌腺苷环化酶的假定聚磷酸化物结合点与已知 ATP 结合酶序列比较

二、致死因子（LF）

Robertson 等将 lef 克隆至大肠菌并获表达，后又定出其核苷酸序列。与 cya 相似在 ATG 前 16 个 aa 由 AAAGGAG 开始。ATG 后连接 2427bpORF，编码 809 个 aa 的 LF 前体蛋白，MW 为 93 789D。成熟的 LF 由 776 个 aa 组成，MW90 237D，也有 33 个 aa 的信号肽。lef 密码也由高 AT 碱基（70%）组成。从推导的 aa 序列中发现炭疽 LF 蛋白 N 端 300 个 aa 与 EF 蛋白 N 端 300 个 aa 存在广泛同源。这些同源部位是暴露在表面的亲水区，推测是 LF 或 EF 与 PA 的结合部位，而两者的毒性部位（效应部位）均位于各自的 C 端。

Hockob 提出 LF 活性部位定位于 C 端的 10kD 片段内。LF 的 686～690 个 aa 序列与金属蛋白酶的特征性基序 HEXXH 相似，其中 H686 和 H690 被丙氨酸置换和 E687 被半胱氨酸置换，则 LF 与 Zn^{2+} 结合力下降 13%～85%，细胞毒性消失不能杀死巨噬样细胞。可见，LF 的毒性与 Zn^{2+} 结合相关，是一金属蛋白酶，其底物可能与破伤风、肉毒毒素一样特异性很狭窄，属单一蛋白或蛋白家族。

三、保护性抗原（PA）

pag 分离和核苷酸全序列测定，已由 Leppla 等在 20 世纪 80 年代完成。PA 是一分泌蛋白，成熟 PA 的结构基因全长 2 205 个 bp，也是高 AT 碱基（69%），编码 735 个 aa，MW82 683D，有 29 个 aa 的信号肽。PA 一级 aa 序列中无高疏水区，不含半胱氨酸。PA83 分子可分为 4 个区域：N 端 1～167 位可被弗林蛋白酶切割；PA20 脱离后暴露 EF/LF 结合位点为第二区域，估计约为 254 个 aa；C 端 140 个 aa 是细胞受体识别区；中间一段约 428 个 aa，与寡聚化和穿膜有关。

LF 和 EF 前体蛋白氨基酸链 N 端间有 5 个同源区（No1～5），可能代表 PA 结合区。EF 的钙调素依赖腺苷环化酶区位于 EF 的 C 端的 500 个氨基酸；LF 的 C 端 500 个氨基酸可能是 LF 的生物功能区。

从 cya、pag、lef 的核苷酸全序列，发现三者有共同特征：①相似的核糖体结合位点，cya-AAGGA、pay、lef-AAAGGAG；②信号肽长度及切割位点相似；③相似的高 AT 含量 69%～71%。图 13-6 显示了 LF 和 EF 的氨基酸同区位。

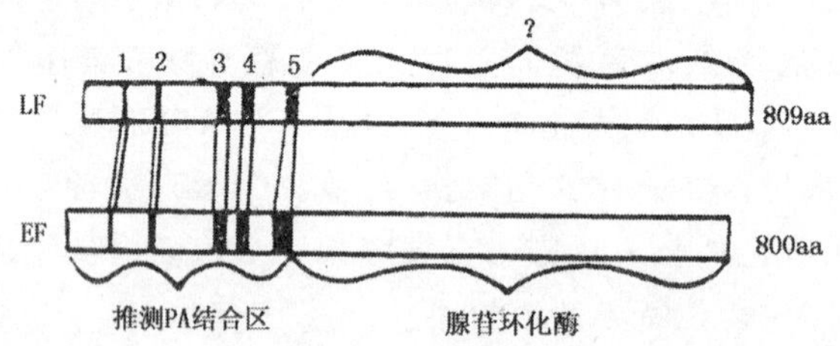

图 13-6　LF 和 EF 的氨基酸同源性比较

Mock 等从 Sterne 株构造了 6 株缺失 1～2 个毒素组分的炭疽变异株；RP31（产生 EF）、RP42（PA）、RP4（LF）、RP8（EF、LF）、RP9（PA、LF）和 RP10（PA、EF）。各株的小鼠毒性、小鼠抗体应答反应和炭疽芽孢攻击后保护作用的实验结果如下。凡产生 PA 的株，不仅抗 PA 抗体滴度高，对芽孢攻击有保护，保护率 70%～100%，而且增强抗 EF、抗 LF 的体液应答，抗 EF 和抗 LF 滴度比无 PA 基因株分别提高 4.8 和 19.2 倍。6 株中仅 RP9 株有小鼠毒性，并显示良好的保护作用，10 只试验小鼠全部活存，但毒力比母株下降 10 倍。RP4 和 RP8 株虽产生的抗 PA 抗体滴度很低，但产生一定量抗 LF 抗体，对芽孢攻击也有较好保护作用，保护率 75%～80%。从这些含不同基因的炭疽工程菌显示 PA 在小鼠致死性、体液应答和免疫保护中起着主要作用，同时 LF 在免疫保护中也起一定作用。此外，消除 pOX1 的 Sterne 株（cap-tox-）不仅无免疫保护作用，血中也测不到抗菌抗体，提示该株在体内发育很差，可能 pOX1 有助于炭疽芽孢在体内发芽、增殖。

四、毒素合成的基因调控

Uchida 等（1993）克隆了编码毒素合成反式激活蛋白的基因，命名为 atxA，位于 pOX1 cya 与 pag 间的 2.0 kb Snab1-EcoRI 限制性片段中，其 ORF 含 1 428 个核苷酸、编码 476 个 aa、Mr55673。atxA 产物通过反式作用激活 pag、lef 和 cya 启动子的转录。早在 20 世纪 60 年代就知培养基中 HCO_3^- 和血清组分影响炭疽 PA 的合成；20 世纪 80 年代后期证实，HCO_3^- 在转录水平调控 pag 表达，添加 0.8%碳酸氢钠可促使 PA-mRNA 量提高 39.1 倍；但 atxA 缺失则无此提高作用。Koelher 等报告 pag 转录的 P_1 和 P_2 两个启动子中，P_1 是 atxA 和 HCO_3^- 双依赖启动子，在其上游的 111 bp 区被 atxA 介导激活。在有 HCO_3^- 环境中，pag 在细菌培育的整个对数生长期都可表达，至对数生长期的晚期达到高峰。cya、lef 基因均只有一个启动子，但激活区尚未确定。看来 3 个毒素组分基因受同一因素调节。atxA 缺失株对小鼠无毒力，小鼠对 3 个毒素蛋白的抗体应答也下降，提示 atxA 基因产物在体内也调节炭疽菌毒素基因的表达。

此外，pOX1 还存在一负调节基因，其编码的抑制物将阻断 atxA 或毒素基因转录。基因的克隆和测序在进行中（Uchida）。

第七节　炭疽的实验诊断和炭疽毒素的测定

一、微生物学检查

炭疽的微生物检查要求是快速检出、分离到病原菌和准确鉴定，以利早期确诊，查清疫源，及时采取防治对策。炭疽动物尸体严禁屠杀解剖，以防芽孢形成，一般割取耳朵或舌尖组织供检。样品采样的原则是在治疗、消毒处理前，尽量无菌、多部位、采足量，注意个人、环境保护，妥善运送。对疑似炭疽的污染样品推荐用多黏菌素-溶菌酶-EDTA-醋酸铊（PLET）选择性琼脂培养基；对含菌量少的样品采用血清肉汤增菌和感染豚鼠、小鼠法以提高检出率。炭疽芽孢杆菌的检验程序见图 13-7。

二、炭疽菌的鉴定

炭疽毒株的鉴定，一般讲根据生物学特性不难与近缘菌鉴别，可查有关书籍的鉴别表。近年来，DNA-DNA 杂交、基因探针、脉冲电场凝胶电泳（PFGE）、PCR、ISRs（基因间区）测序等分子生物学方法已用炭疽杆菌的检验和基因鉴定。美国的 Carl、德国的 Beyer、日本的 Makino 等分别针对质粒 pOX1 的 EF、PA 基因和质粒 pOX2 的 cap 基因的 PCR 和巢式 PCR 法检测炭疽感染动物的血、脾脏或鞣革厂污染环境标本，样品中仅含 1 个炭疽芽孢或 100g 泥土中＜10 个靶拷贝即可被检出。此方法特异性强、时间短（4～16h），检出敏感性比常规检验提高 10^4 倍以上；针对 PA 基因引物的敏感性高于 cap 基因。Carl 为提高方法的特异性和敏感性，建立了生物素、荧光素双标标记探针杂交和引入记录由 pH 值改变而引起的微电伏变化的生物传感器检测系统，但这些方法尚未作为常规方法。

Henderson（1994）用 18 种限制性内切酶切割细菌，再以任意引物和序列特异引物

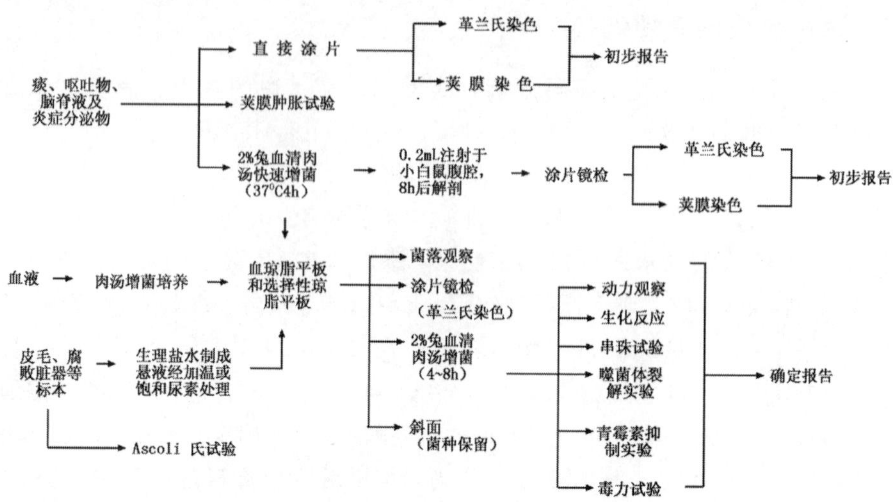

图 13-7 炭疽芽孢杆菌的检验程序

PCR 分析 40 株炭疽、7 株蜡状、5 株苏云金和 1 株蕈状芽孢杆菌。炭疽菌 PCR 图形独特且一致，而其他种存在株间差异，结果提示炭疽杆菌属于几乎完全同源性的单一克隆谱系。Harrell（1995）用 PFGE 和 165～235rDNA、gyrB-gyrA ISRs 测序法发现来自不同地区的炭疽杆菌的 DNA 序列一致，与蜡状、蕈状芽孢杆菌有差别，可用作鉴别诊断。他认为作为种，炭疽杆菌是非常同质性的。Patra（1995）从炭疽菌 pOX1-/pOX2-株构建的黏粒文库，发现一段对炭疽杆菌染色体特异而其他需氧牙孢杆菌缺失的序列，全长 2.1kb，命名 Ba813，已亚克隆和测序，在 EMBL 和 GenB-ank 数据库未找到同源序列。作者设计一对扩增该序列中 152 bp 片段的引物 R_1 和 R_2。用微量夹心杂交和 PCR 结合方法，26 株炭疽菌显示特异性杂交信号，而 11 株近缘需氧芽孢杆菌和代表 12 个属的 16 株异源菌无信号；提示本法适用快速检测炭疽杆菌。综上所述，染色体 DNA 分析可用于鉴定炭疽杆菌。

三、炭疽毒素测定

根据文献资料，测定包括 2 类 4 种方法，致死性、皮肤水肿形成、免疫保护试验和抗原-抗体反应。免疫保护试验除了疫苗制备研究外，一般不用于毒素测定。各方法简述如下。

（一）生物学活性测定

1. 动物致死性

静脉注射死于炭疽的动物血浆或血清即可使实验动物（小鼠、豚鼠、大鼠）死亡。Lincoln 等(1967)用体外炭疽毒素试验，证明小鼠、黑猩猩、豚鼠、兔、猕猴、NZH 黑大鼠和 Fischer344(F344)大鼠 7 种被试动物对炭疽毒素静脉注射敏感（表 13-3）。Beall(1962)发现 F344 大鼠对体外炭疽毒素相当敏感，且在毒素几个 2 倍稀释的浓度范围内与大鼠死亡时间呈直线关系，Haines(1965)指出这是大鼠致死性试验的基础，表 13-4 列出标准炭疽毒素制品（原始浓度为 32 个大鼠单位每毫升毒素）与死亡时间之间关系曲线的直线部分曲线。

表 13-3 不同动物种对炭疽菌及其毒素的敏感性和动物濒死时血中菌数和毒素单位间的相互关系

动物名	对炭疽菌注射攻击的相对敏感性	炭疽芽孢注入量（个）	毒素致死量（U/kg 体重）	濒死时血中信号测定（/mL）	
				毒素单位（U）	菌数
小鼠	非常敏感	5	1000	—	$10^{6.9}$
黑猩猩	敏感		4000	110	$10^{8.9}$
豚鼠（未免疫）	敏感	50	1125	50	$10^{8.3}$
兔	敏感			—	$10^{8.0}$
猕猴	敏感	300	2500	35	$10^{6.8}$
豚鼠（免疫）	不敏感			55	$10^{6.0}$
NIH 黑大鼠	不敏感			25	$10^{5.9}$
Fischer344 大鼠	非常不敏感			<8	$10^{4.0}$
大白鼠	不敏感	1×10^6	15	15	$10^{4\sim6}$
狗	非常不敏感	50×10^6	60		

注：毒素单位 U 均为大鼠单位。

表 13-4 Fischer344 大鼠对炭疽毒素的平均死亡时间

毒素注入量（大鼠单位）	平均死亡时间（min）
512	58
256	54
128	61
64	74.5
32	105
16	223
8	活存
4	活存

从表 13-4 可见，体外毒素静脉注射大鼠后，导致大鼠死亡的最短时间为 54min，而体内毒素有的大鼠可在注入后 10min 死亡，Fish 和 Lincoln（1968）认为这提示体内毒素和体外毒素两者不完全相同，可能分子构型有所不同或两种毒素的组分比存在差异。已知只需 LF 和 PA 就可引起大鼠死亡。根据琼扩滴定，引起大鼠死亡的最小 PA：LF 比值，Molnar 等（1963）提出为 10：8，Fish 等（1968）为 32：4 或 16：8。Smith 经验引起小鼠最大致死性的炭疽毒素需含 EF 组分（个人交流）。

2. 皮肤水肿试验

将炭疽毒素皮内注入（ID）豚鼠或家兔皮肤，定时测量皮肤坏死、水肿病灶的直径和厚度或定时观察能引起皮肤病灶的注入毒素的最高稀释度。家兔皮肤对毒素的敏感性要比豚鼠皮肤大 5～8 倍。在测定体内毒素时，标本一拿到应马上测定，因即使在－20℃贮存，活性也迅速消失。

已知，只需 EF 和 PA 就可造成皮肤水肿，据 Fish 等（1968）报告，EF 纯品（体外毒素 35 倍纯化）18μg 蛋白加入 PA 即可使豚鼠产生可见的水肿应答。

3. 中国地鼠卵巢(CHO)细胞伸长试验(elongation assay)

因豚鼠、小鼠、家兔皮肤水肿试验操作繁琐，且结果不稳定，不易判断。南丽等（1990）用图像分析仪，测得经 EF 和 PA 共同作用的 CHO 细胞的长度可达正常 CHO 细胞的 7.76±0.953 倍。据此特点，向每孔微孔细胞培养板加入不同稀释度的 EF 待检样品 50μL，PA5 μL（10 血凝单位）和 CHO 细胞液 150μL（含 4×10^4～9×10^4 个细胞），置 5%CO_2 孵箱 37℃培育 6h，倒置显微镜观察细胞形态，≥80%细胞明显变长的孔为阳性，以能引起细胞阳性变化的最高稀释度为样品的细胞致病单位（CPU）。

本法样品用量少，灵敏度高，重复性好；比豚鼠皮下水肿试验灵敏度高 23 475 倍，小鼠皮下水肿试验高 869 倍。

4. LF 杀巨噬细胞（MΦ）试验

小鼠和大鼠 MΦ 经 PA 和 LF 各 0.1μg/mL 处理后 2h 可出现 MΦ 溶解。除 MΦ 外，大多数细胞不能被 PA 和 LF（LT）杀死，仅 BHK-21 细胞在细胞浓度很低条件下，培育几天后显示抑制细胞生长现象。

（二）生化方法

本法主要测定 EF 的腺苷酸环化酶的活性，间接换算成 EF 含量。

1. 体外法

将待检的 EF 样品（约含 EF2～10 ng）与 0.02mL 含钙缓冲液及 0.01mL 钙调素(0.05mg/mL)混合，孵育 20min，使三者充分结合。加入 0.01mL [^{32}P] ATP，23℃反应 60min，加中止液终止反应，95～100℃加热 5min，过 Dowex 柱和中性矾土柱，测洗脱液中 [^{32}P] cAMP 含量，如需要换算出 EF 含量。

2. 体内法

分离、提取兔外周血多形核白细胞（PMN），配成细胞悬液、计数、4℃保存备用。测定时按每 10^5 个细胞分别加入 EF 待检样品，PA1.5 血凝单位。以 0.02 小鼠水肿单位为阳性对照，以盐水为阴性对照，37℃孵育 1h，用 1 640 培养液洗 1 次、无菌盐水 100℃10min 破碎细胞，50g 离心 5min，取上清 100μL，70～80℃干燥即为胞内 cAMP 样品。用 RIA 测定样品中 cAMP 含量，根据标准 cAMP 含量曲线求出 cAMP 含量，换算成pmol/10^5个 PMN 细胞（南丽等，1991）。也有用纤维细胞系来测定的报道（Leppla，1982）。

（三）血清学反应

利用抗原-抗体反应原理，只要有纯的炭疽毒素各组分或抗炭疽各组分的特异性抗体，即可敏感地特异性测出相对应的抗原或抗体。文献介绍有琼扩试验、补体结合试验、血凝抑制试验、酶联免疫吸附测定（ELISA）等方法。补体结合试验据报告测定滴度与保护性抗原的免疫力呈相关性，但由于操作复杂、费时，现已不用。血凝抑制试验，十分敏感，苏联学者推荐应用，但需要有高度特异性抗血清，因此在使用上也有一定局限性。目前广泛应用是琼扩试验、衍生的免疫电泳（IE）、对流免疫电泳（CIE）、反相间接血凝法（IHA）和 ELISA。据报道琼扩可检出炭疽毒素每一组分的最小量 PA 为 0.02μg（Strange 和 Thorne，1958）、LF 0.02μg（H. Smith 和 Stanley，1962）和 EF 0.05μg（Stanley 和 Smith，1961）。随着技术改进，测定敏感度可提高 8～16 倍，如加入电泳技术不但提高检测敏感性还可将测定时间缩短到 2h。Turnbull PCB 等介绍用火箭免疫电泳检测 PA、EF、LF。王树林等将 IHA、CIE 用于炭疽保护性抗原的生产和纯化工艺流程中的 PA 测定获得满意的结果；每毫升纯化 PA 制品含有 1 024～8 192 血凝单位（Hu）和 32～64 电泳单位（Eu），比活性分别为 2 657～3 105Hu/mgN 和 24～228Eu/mgN。李胜华等（1988）建立的 BA-ELISA 定量测定炭疽保护性抗原（PA）的方法可检出 PA 的下限为 50ng，PA 在 50～320ng 范围基本呈线性关系，变异系数波动在 0.99%～2.88%之间。庄汉澜等（1987）用 ELISA 对炭疽吸附抗原免疫人群的血中抗体进行半定量测定，经三针基础免疫后，全部 28 名受试者抗体滴度≥1/40，与免疫前相比抗体滴度增高 2～64 倍，增高 4 倍以上者占受试者 92.86%。薛采芳等用提纯炭疽保护性抗原（PA）的

ELISA 检测炭疽接触者（26 名）和炭疽病人（49 名）血中抗 PA 抗体，OD 值分别 0.127 和 0.473 与健康者 OD 值（0.047）差别显著（$P<0.01$），炭疽病人发病后 1 月抗体水平最高，6 个月后仍处于可测出水平。

第八节 炭疽毒素的制备

初期炭疽毒素的制备集中于疫苗（PA）制备的改进，以后才伸延至 EF 和 LF 组分的制备。在此主要介绍美 Leppla 实验组和国内的工作。

（一）产毒菌株的选择和种子的处理

由于强毒炭疽杆菌操作极不安全，荚膜影响毒素收集和纯化，故制备毒素多选用无荚膜的产毒疫苗株（pOX_1^+ pOX_2^-），如 Sterne、V 700-NPI-R、Vollum1B 这类株的毒力至少比野生株低 10^5 倍。国内选用 A16R 株。Leppla 报告膈膜缺损、抗利福平 Sterne 自发突变株 SRI-1 株的毒素产量较 Sterne 株高 50%～75%；但此株不适用于产毒，因细菌增殖形成长丝，除菌困难。菌株应以芽孢悬液或－70℃冻结菌体形式保存，在血琼脂或适用培养基复苏。

作为种子，应先将芽孢或菌体接种肉汤琼脂或其他适用培养基，32～36℃培育、复苏，再按适宜菌数接种产毒培养基。复苏时，培育温度应≤37℃，以防止质粒可能丢失。也有介绍用芽孢悬液按确定的芽孢数接种产毒培养基。

（二）培养基和生长条件

作者改进了 R 培养基（Ristroph，1983），提出 RM 培养基处方。RM 培养基由 17 个氨基酸、核苷酸、硫胺素、葡萄糖、无机盐等 29 个成分组成，成分和终浓度见表 13-5。用优质蒸馏水或去离子水配制，如用极高质纯水，应补充铁和微量元素。RM 培养基处方与 R 培养基不同之处有：①培养基含有 NaCl、KCl、Tris；②提高葡萄糖含量，从 0.25%提高至 0.5%；③KH_2PO_4 用量从 17.2mM 减少至 3.4mM；④用半胱氨酸替代胱氨酸，优越性尚不清。

表 13-5 RM 培养基成分及其终浓度（mg/L）

品 名	终浓度	品 名	终浓度	品 名	终浓度
1 色氨酸	35	11 谷氨酸钠	612	21 盐酸硫胺素	1.0
2 甘氨酸	65	12 脯氨酸	43	22 半胱氨酸	25
3 酪氨酸	144	13 盐酸组氨酸	55	23 KH_2PO_4	460
4 盐酸赖氨酸	230	14 盐酸精氨酸	125	24 Tris	9 060
5 缬氨酸	173	15 苯丙氨酸	125	25 葡萄糖	5 000
6 亮氨酸	230	16 丝氨酸	235	26 $CaCl_2 \cdot 2H_2O$	7.4
7 异亮氨酸	170	17 NaCl	2 920	27 $MgSO_4 \cdot 4H_2O$	9.8
8 苏氨酸	120	18 KCl	3 700	28 $MnCl_2 \cdot 4H_2O$	1.0
9 甲硫氨酸	73	19 硫酸腺嘌呤	2.1	29 $NaHCO_3$	8 000
10 天冬氨酸	184	20 尿嘧啶	1.4		

配制培养基时，按表中浓度称取 1～21 个成分，加入约 4/5 培养基量的蒸馏水中灭菌备用。余下 8 个成分称取后，各个单独溶于灭菌蒸馏水中制成无菌保存液。临种菌时，无菌加入上述部分成分培养基，校正 pH 至 8.0。$NaHCO_3$ 保存液必须新鲜配制，盖严瓶塞，防止 CO_2 逸漏。

产毒时，向 RM 培养基种入琼脂平板上活跃生长的炭疽菌悬液，浓度相当于 $A_{540nm}=8$。在振荡或搅拌条件下，35℃ 培育 18～20h，其间用 1MNaOH 控制培养物 pH 为 8.0。细菌生长一停止，立即收获毒素，可用溶氧量降至 0 作为指标。

（三）从培养上清回收毒素

从大量培养物中收获稀少的蛋白质是一件较难的工作，现可用超过滤或离子交换树脂批量吸附法。作者推荐下述两种方法：

（1）大批量（>10L）：生长停止，加入蛋白酶抑制剂（盐酸菲咯啉 0.05mM，EDTA2mM、苯甲基磺酰氟（PMSF）0.1mM，巯基乙醇 2mM），冷却，用高速连续离心机（12 000r/min，流速 400mL/min）收集上清，在冷室用 0.45μm 滤膜过滤除菌。以下浓缩操作需在 4℃进行。向每 50L培养量的除菌溶液加入约 1L Sepharose CL-4B，再缓慢加入 25kg $(NH_4)_2SO_4$，轻轻搅拌直至盐溶解（2～3h）。令琼脂糖珠沉下，简便方法是冷室过夜。上述所有操作必须在培育停止后当天完成。收集琼脂糖珠，装柱，用 2LpH 8.0，50mM Tris、1mMEDTA、2mM 巯基乙醇液洗脱，收集蛋白峰部分，缓慢加入 $(NH_4)_2SO_4$ 至 75%饱和。2～24h 后，离心收集沉淀，用 100mL pH8.0，10mMTris，0.05mM 菲咯啉，2mM 巯基乙醇缓冲液溶解，相同缓冲液透析，即为粗制炭疽毒素，根据 UV 吸收测定，蛋白含量可达 2～4g。

（2）小批量（<10L）：采用羟（基）磷灰石吸附法。培养物离心除菌，冷却用醋酸纠正 pH 至 7.0，加入蛋白酶抑制剂（1.10 菲咯啉 0.2mM、PMSF0.1mM、巯基乙醇 2mM）。每升除菌培养液加入 5g 羟磷灰石（快速型）和 100g 聚乙二醇（PEG）8 000，PEG 可提高 PA 回收。在 5℃轻轻搅拌，直至 PEG 溶解再搅拌 1～3h；将羟磷灰石装柱，用 pH7.5 的 10mMTris 洗。如不加 PEG 无菌培养液可直接上处理过的羟磷灰石柱，用 pH7.0 的 0.66M 磷酸钾液洗脱。洗脱液加 EDTA 0.01M，对 pH8.0 的 10mMTris，2mM EDTA 液透析，即为粗制毒素。不加 PEG，PA 不能完全吸附，加入 PEG 因 PEG 含有杂质，毒素质量不如大批量。

（四）毒素组分的层析分离

采用羟磷灰石和 DEAE-琼脂糖序贯层析（Seguential Chromatography），主要用于 50L 批量的粗制毒素分离纯化，具体操作程序为：200mL 羟磷灰石柱（2.6×38cm），事先经缓冲液 A（0.005M 磷酸钾、0.1M NaCl、0.05mM 菲咯啉、2mM 巯基乙醇，pH7.0）平衡，加粗制炭疽毒素 2～4g。先用至少 150mL 缓冲液 A 洗柱（50mL/h），然后用缓冲液 A 和含 0.5M 磷酸钾缓冲液 A 各 500mL 梯度洗脱。每 10mL 分部收集至含 0.1mL 100mMEDTA 液的管中，UV 检测，各组分洗脱顺序为 PA→LF→EF。PA、LF 洗脱液分别合并，75%饱和度 $(NH_4)_2SO_4$ 盐析，收集沉淀，缓冲液 B（0.01MTris、0.025M NaCl、0.05mM 菲咯啉、2mM 巯基乙醇、1%甘油，pH8.0）透析。EF 洗脱液超过滤浓缩至约 0.25mL，缓冲液 B 透析。各组分的最终纯化用 DEAE-SepharoseCL-4B 层析，每克凝胶加样 5～10mg 蛋白。PA 用缓冲液 B 和含 0.25M NaCl 缓冲液 B 梯度洗脱，而 LF 和 EF 分别用含 0.4MNaCl 和 0.5M NaCl 的高盐缓冲液 B 洗脱。分部收集的各组分洗脱液，合并，用 pH7.5 的 5mM HEPES、50mMNaCl 缓冲液透析，膜过滤灭菌，速冻，－70℃ 保存。SDS-凝胶分析和 HPLC 呈均一性，可收获 PA400mg、LF75mg 和 EF20mg。

(五)国内情况介绍

国内有不少单位进行了炭疽保护性抗原的制备试验，至今仅庄汉澜和王明俊实验组分别用炭疽杆菌 A16R 和 Sterne 株生产制备的炭疽保护性抗原已试用于人体接种和应用山羊免疫接种的报道。用自制酪蛋白水解液、酵母浸液、葡萄糖和无机盐培养基处方，$NaHCO_3$ 纠正培养基 pH 至 7.9，种入生长活跃的炭疽繁殖体后 36℃培育。浅层静止培育 27～28h，深层搅拌培育 12～14h，可规律地收获炭疽保护性抗原。细菌接种后经过滞延期（约 8h）后活跃生长，分解代谢活跃，培养物中溶氧量和 pH 逐渐下降。待溶氧量降至 0，糖量耗尽，pH 降至最低点，抗原含量达高峰，四者呈平行相关性。因此，在产毒过程中，培养物的 pH，溶氧量和糖含量可作为及时收获炭疽保护性抗原的参考指标。培养物除菌过滤上清液，经超过滤或 $(NH_4)_2SO_4$ 饱和盐析即可收获浓缩的粗制炭疽抗原，不同纯度的炭疽 PA 可从经 DEAE 纤维素层析、免疫亲和层析、HPLC 等方法提纯粗制炭疽抗原获得，皆保留良好的 PA 的免疫原性。HPLC 纯化的 PA 的纯度为 93%。

第九节　炭疽的防治

一、防疫原则

控制消灭传染源、切断传染途径是防止炭疽疫情发生的主要措施。发生疫情可参照《炭疽防治管理办法（草案）》处理。按我国目前炭疽传播情况，病畜应严格隔离或宰杀；死畜严禁剥皮、分割，更不准出售或煮食，必须焚毁或深埋于 2m 以下，并覆盖大量生石灰；对毛、皮、骨粉等牲畜制品发现有染菌者，必须予以彻底消毒；易感牲畜和人员及时和定期接种炭疽疫苗。

二、预防接种

重点应放在消灭畜间炭疽传染源，一般不主张采用广泛疫苗接种和药物预防，只对牧民、屠宰牲畜人员、兽医、制毛人员、制革人员、密切接触牲畜人员、炭疽老疫区、常发地区人群实施疫苗预防。疫情发生时，应实施紧急疫苗接种。

(一)炭疽活芽孢苗

1. 兽用活苗

采用无荚膜减毒株（$Cap^- Tox^+$），免疫原性好，现场报告疫苗接种后 2 周可完全中止畜间炭疽的暴发流行。至今全球包括国内几乎全采用 Sterne 株生产兽用苗，每年接种一次，控制畜间炭疽。每毫升活苗含芽孢 2.5×10^7 个，大动物皮下注射疫苗 1mL，羊、小马、犊牛减半注射。

山羊、美洲驼类对该株较敏感，偶会发生接种反应，引起水肿，甚至死亡，造成接种损失。

2. 人用活苗

只有俄罗斯和我国生产，均为无荚膜弱毒株（$Cap^- Tox^+$）。前苏联用 СТИ-1 株，1954 年生产，国内使用。我国用 A16R 株，能分解动物蛋白，兔、羊、猴等动物试验证明安全和有较好保护效果；1960 年经兰州生物制品所全面检定后生产，每毫升活苗含芽

孢 4×10^9 个，为 20 人份，采用皮上划两个“井”字接种，免疫有效期 1 年。国内使用至今，人群接种安全，但流行病学效果资料尚不够充分。此外，划痕接种操作较难掌握，若改用皮下或皮内注射需进一步研究。

(二) 炭疽无菌苗(PA 吸附苗)人用 PA 苗

英美已于 20 世纪 60 年代和 70 年代初获批准。英国疫苗肌肉注射 0.5mL3 针间隔 3 周，6 个月和 12 个月各加强 1 针（0.5mL）；美国是 Al $(OH)_3$ 吸附福尔马林灭活抗原，皮下注射 0.5mL3 针间隔 2 周，另外，6、12 和 18 个月各加强注射 1 次。以后每年加强一针。国内 20 世纪 80 年代初研制出 Al $(OH)_3$ 吸附 PA 苗，基础免疫 3 针，每次皮下注入疫苗 0.5mL 免疫力可维持一年，曾小量人群使用，尚未投入生产。王明俊等制出兽用 PA 油剂苗已用于山羊免疫。

三、治疗

以抗生素为主，几乎所有的炭疽菌株都对抗生素敏感。青霉素为首选，因绝大多数菌株敏感，偶有青霉素抗性菌株或病人对青霉素过敏，可改用其他广谱抗生素，如四环素、氯霉素、先锋毒素、庆大毒素、强力毒素和红霉素皆有效。对肠型、肺型或严重炭疽可与抗炭疽血清合并使用，效果更好。在治疗过程，局部病灶正确处理和对症治疗也是必需的。死亡是由于继发性休克，所以做好护理也将提高恢复的机会。

(一) 抗生素治疗

动物炭疽应在发病早期治疗，静脉注射青霉素钠盐 $12\times10^3\sim17\times10^3$IU/kg 体重，6～8h 后标准量继续治疗或普鲁卡因青霉素 $6\times10^3\sim12\times10^3$IU/kg 体重注射，继续治疗 24h、48h。

人炭疽，一般轻型无并发症皮肤炭疽，每 6h 口服青霉素 V 500mg 5～7d 即可；通常推荐每 12～24h 肌肉注射普鲁卡因青霉素 600mg 5～7d，此方案在 24h 内局部皮肤病灶即可变成无菌，为了防止细菌在体内扩散，应继续给药。严重的和有并发症病人，开始用青霉素 G 钠盐每 4～6h 内滴注和静注 1 200mg（$\sim2\times10^6$IU），一旦体温恢复正常即改用普鲁卡因青霉素注射，每日 $10\times10^6\sim20\times10^6$IU，疗程 5～7d。对疑患肺炭疽或肠炭疽者，应每 4h 静注青霉素 G1 200mg（2×10^6IU）5～7d。链霉素每天 1～2g 肌注对青霉素有协同作用。

(二) 抗血清治疗

精制冻干抗炭疽血清，采用多株免疫原性好炭疽活菌抗原超免疫马，而获得的含高效价抗菌抗体和抗毒素血浆，经精制、冻干而成。具有中和体内毒素，消除严重水肿，降低持续高热、恢复心血管功能，缩短病程的作用，适用于内脏型炭疽及恶性水肿型炭疽感染的合并治疗。

抗炭疽血清系动物血清会发生过敏休克、血清病等不良反应。使用时应严格按照“使用动物血清制品常规”进行。

（庄汉澜）

参考文献

[1] Parker M T，Duerden Bl. Systematic Bacteriology：Topley and Wilson's Principles of Bacteriology Vi-

rology & Immunity. London:Edward Arnold, 1990(2):187～210.

[2] Smith G R, Easmon C R. Bacterial Diseases: Topley and Wilson's Principles of Bacteriology. Virology and Immunity,London:Edward Arnold, 1990(3):364～380.

[3] Balows A, Murray P R. Manual of Clinica Microbiology 6th ed Washington DC: ASM Press, 1995: 349～356.

[4] Koehler TM edi. Authrax 271 Current Topics in Microbiology Immuology Springer. 2002.

[5] Mourez M Authrax foim Rev. ptysiol Biocteen pharmacd:2004,152:135～164.

[6] Flick-smith HC,*et al*. A Carboxy-ferucinal domain of the PA of B. anffroeis protects mice against auttrox ufection. Inf. Imm. 2002,70:1653～1656.

[7] Popov SG,*et al*. Effective auti proteme-autibiotic treatweut of experimeutal authax BMC infective diseat 2005. 5:25.

[8] Moayeri M,leppla SH,*et al*. The role of anthrax toxin in pathogenesis. Carr. Opin Microbiul 2004,7: 19～24.

[9] Guo Q,*et al*. Structure kineficn aualysis of interacheai of couthrax adengl cyclane foxin with reactain producls CAMP and pyrophosphate J. Biol chem. 2004,279:29427～29435.

[10] Drum CL,*et al*. Structural basis for the actiration of authrox alpenyl cyclce exofoxin by calmodulin. Nature 2002,415:396～402.

[11] Whifing GC. Characterigation of adsorbed authrax Vaccine by too-dimenseinal gel electrophoresio. Vaccine, 2004,22:4245～4251.

[12] Turnbull P C B,*et al*. Bacillus anthracis but not always anthrax. J Appl. Bact, 1992, 72:21.

[13] Beyer W,*et al*. A nested PCR method for the detection of Bac. anthracis in enviromental samples collected from former tannery sites. Microbiol. Res, 1995, 150:170.

[14] Reif T C,*et al*. Identification of capsule-forming bacillus anthracis spores with the PCR and a novel dual-probe hybridization format. Appl and Enviro miccrobiol,1994, 60:1622.

[15] Harrell L J,*et al*. Genetic variability of Bacillus anthracis and related species. J Clin Microbiol, 1995, 33:1847.

[16] Klimpel K R,*et al*. Anthrax toxin lethal factor contains zinc metalloprotease consensus sequence which is required for lethal toxin activity. Mol. Microbiol,1994,13:1039.

[17] Hanna P C,*et al*. On the role of macrophages in anthrax. Proc. Natl Acad. Sci. USA, 1993, 90:10198.

[18] Bhatnagar R,*et al*. Protein synthesis is required for expression of anthrax lethal toxin cytotoxicity. Infect. Immun, 1994, 62:2958.

[19] Gordon V M,*et al*. Proteolytic activation of bacterial toxins by eukaryotic cells is performed by furin and by additional cellular proteases. Infect. Immun, 1995, 63:82.

[20] Milne J C,*et al*. Anthrax protective antigen forms oligomers during intoxication of mammalian cells. J. Biol. Chem, 1994, 269:20607.

[21] 南丽,庄汉澜,胡娟. CHO细胞延长实验测定炭疽水肿毒素活性. 中华微生物和免疫学杂志,1990,10:218～220.

[22] Hoover D L,*et al*. Anthrax edema toxin differentially regulates lipopolysaccharide-induced monocyte production of tumornecrosis factor alpha and interleukin-6 by increasing intracellular cyclic AMP. Infect. Immun, 1994, 62:4432.

[23] Pezard C,*et al*. Protective immunity induced by bacillus anthracis toxin-deficient strains. Infect. Immun, 1995, 63:1369.

[24] Uchida I, *et al*. Cloning and characterization of a gene whose product is a trans-activator of anthrax toxin synthesis. J. Bact, 1993, 175:5329.

[25] Dai Z H, *et al*. The atxA gene product activates transcription of the anthrax toxin genes and is essential for virulence. Mol. Microbiol,1995, 16:1171.

[26] Milne J C, *et al*. Protective antigen-binding domain of anthrax lethal factor mediates translocation of a heterologous protein fused to its amino-or carboxyl-terminus. Mol. Microbiol,1995,15:661.

[27] 李影林主编.临床微生物学及检验. 北京：人民卫生出版社，1995. 142～176,186～194,350～354.

[28] 董树林,何长民编著.炭疽及其防治.银川:宁夏人民出版社,1986.

[29] 芦锦汉主编.医学生物制品学. 北京：人民卫生出版社，1993. 379～393.

[30] 梁旭东主编.炭疽防治手册. 北京：中国农业出版社，1995.

[31] 林万明主编. 医学分子微生物学进展,第一集. 北京：中国科学技术出版社,1991. 82～92.

[32] 罗海波主编. 细菌毒素(第三辑).北京:北京医科大学中国协和医科大学联合出版社,1993:1～13.

[33] 庄汉澜,胡娟,郑愉等.炭疽保护性抗原的理化和免疫原性的初步观察.科学通报,1987(4).

[34] 梁平等.巨噬细胞吞噬和杀灭炭疽芽孢的电镜观察.中华微生物学和免疫学杂志,1986(6):173.

[35] 牟兆钦等.炭疽吸附抗原免疫机理的研究. 解放军医学杂志，1985(8):417.

[36] 庄汉澜,李胜华,高杰英,等.人用炭疽吸附抗原接种人体血清抗体水平的观察.军事医学科学院院刊,1986(10):183～185.

[37] 李胜华,庄汉澜.用 BA－ELISA 定量测定炭疽保护性抗原.中国人兽共患病杂志,1988(4):15～17.

[38] 李胜华,等.炭疽保护性抗原的抗独特性抗体研究.中华微生物学和免疫学杂志,1992(12):112.

[39] 余燕,孙志伟,俞炜源,等.炭疽保护性抗原第 4 结构域在大肠杆菌中的可溶性表达,生物技术通讯,2005,116:389～391.

[40] 余云舟,孙志伟,俞伟源．炭疽保护性抗原第 4 结构域基因在重组 SFV 复制子载体中表达．军事医学科学院院刊,2006.

[41] 董梅,卫希良,庄汉澜．炭疽牙孢杆菌致病机制与疫苗研制策略研究进展军事医学科学院院刊,2006,30:276～279.

[42] 庄汉阔,董梅．炭疽免疫预防研究现状及动向．传染病信息,2006,19:51～52.

第十四章　腊样芽孢杆菌毒素

腊样芽孢杆菌(*Bacillus cereus*)和炭疽芽孢杆菌是需氧芽孢杆菌属中两个主要病原菌。由于腊样杆菌和炭疽杆菌在生物学特征上类似(见表 14-1),因此过去曾有类炭疽杆菌或假炭疽杆菌之称,也有把炭疽杆菌称为腊样杆菌的变种。测定菌体的 DNA 组成中 G+C 含量,11 株腊样杆菌为 35.7(31.7～40.1)mol% TM,5 株炭疽杆菌为 33.2(33.2～33.9)mol%TM,说明两者遗传学关系密切。

表 14-1　腊样芽孢杆菌和炭疽芽孢杆菌的生物特性比较

特　征	腊样牙孢杆菌	炭疽牙孢杆菌
菌体:宽(μm)	1.0～1.2	1.0～1.2
长(μm)	3～5	3～5
革兰氏反应	+	+
原生质中脂肪颗粒	+	+
芽孢椭圆	+	+
芽孢中生或近中生	+	+
孢子囊膨大	−	−
伴孢晶体	−	−
动力	a	−
过氧化氢酶	+	+
厌氧生长	+	+
V.P 反应	+	+
V.P 中的 pH	4.3～5.6	5.0～5.6
生长温度(℃):最高	35～45	40
最低	10～20	15～20
卵磷脂酶	+	+
抗溶菌酶(0.001%)	+	+
NaCl(7%)生长	+	+
pH5.7 培育基	+	+
葡萄糖	+	+
木糖	−	−
阿拉伯糖	−	−
甘露醇	−	−
淀粉水解	+	+
柠檬酸盐利用	+	b
还原 $NO_3 \rightarrow NO_2$	+	+
酪素水解	+	+
酪氨酸水解	+	−
苯丙氨酸脱氨	−	−
青霉素抑菌(10μ/mL)	−	+
溶血反应	+	+
噬菌体裂解	−	+

注:具有指示特征的菌株百分数:+=85～100;a=50～84;b=15～49;−=0～14。

因芽孢对外界抵抗力强,腊样杆菌在自然界表面分布广泛,常存在于尘埃、土壤、空气、水源、植物中,暴露在空气中的各种生熟食物和物品(如肉制品、乳制品、水果、干果、奶粉、奶油、点心、蔬菜、生米、熟饭、以及贮存食物的容器等)受到污染的机会很多。能引起食物中毒的腊样杆菌菌株的芽孢对热的抵抗力高于其他菌株,当大多数生的食物和熟食中含有大量腊样杆菌芽孢时,其中一些芽孢能耐受烹调而存活。在烹调中,食物未低温保存和未作防止污染保存,食物中芽孢将会出芽、繁殖和产生毒素。河端俊治报告,1977～1979 年检验日本市售食品 13 类 7678 份样品,腊样杆菌检出率达 22.1%。各类食品间的检出阳性率差别很大:最高的是豆腐,检出率为 72.9%;最低的是煮豆,仅 0.5%。粪便中也带有腊样杆菌,健康成人和儿童的粪便带菌率分别为 14.5%和 15.5%。Turnbull 报告食物检出阳性率为 0～46%,随食物品种和季节而异。所以,腊样杆菌引起的最常见疾病是食物中毒,腊样杆菌是世界范围的重要食物中毒病原菌。

第一节　致病性和临床意义

20 世纪 70 年代以前认为本菌是非致病腐生菌,事实上,20 世纪初已发现本菌与食物中毒有关,1937 年已从病人血中分离到此菌。直至 1955 年,Hauge 在喝了一份含 92×10^{6} 个本菌/mL 的香草汁后,作出腊样杆菌能引起食物传播疾病的结论,并首次报道挪威发生 4 起腊样杆菌食物中毒涉及 600 人,其后英国、芬兰、匈牙利、日本、印度、澳大利亚、新西兰、美国、加拿大等国家皆有由腊样杆菌引起的食物中毒事件,并呈上升趋势;如英国的 141 起食物中毒中由本菌引起的占 121 起,日本 15 起中 14 起检出本菌。国内 1973 年首次报道腊样杆菌食物中毒。

本菌生长要求不严格,在温度 5～50℃,pH4.3～9.0,有氧或兼性厌氧条件下,都能生长,在夏季室温中更易于繁殖。因此所引起的人食物中毒具有明显的季节性,通常在夏、秋季最多见(3～10 月)。引起中毒的食物有米饭、乳品、禽畜肉类、果汁饮料等,大多为加热、烹调过的熟制品。腊样芽孢杆菌在米饭中极易繁殖,由米饭变质引起的食物中毒在国内外中餐馆颇为常见,特别是“晾干”米饭临时加工的蛋炒饭。中毒食物大多无腐败、变质现象,常呈完全正常感官性状,易忽视,但这应引起食品加工人员特别是食品卫生工作者的注意。预防对策是防止二次污染和低温保存。

由本菌所引发的食物中毒,常发病急,来势猛,根据临床表现可分为腹泻型综合征和呕吐型综合征两类,分别由细菌产生的两类肠毒素——腹泻毒素和呕吐毒素引起。表 14-2 列出两类肠毒素的主要性质、作用原理、检测方法和临床表现。腹泻型属典型腊样杆菌胃肠炎,在进食污染食物后约 8～16h(平均 10～12h)发病,特征是水泻为主,伴有腹痛,里急后重,偶有恶心,呕吐很少。病程短约 16～36h,预后好。由能产腹泻毒素的 2,6,8,9,10 和 12 血清型腊样杆菌污染食物所致,污染食物中菌含量通常达 $5\times10^{5}\sim9.5\times10^{8}$cfu/g。呕吐型与经典腊样杆菌胃肠炎不同,在进食污染食物后 0.5～5h 发生,潜伏期短,多系污染米饭所引起,症状为急性恶心、呕吐、不适,但不腹泻(偶有少数患者会有腹泻),故又称非典型腊样杆菌食物中毒,病程短,仅 8～24h,预后好。由能产呕吐毒素的 1,3,4,5 及 8 血清型的腊样杆菌引起,其中以 1 型为最多。污染食物中菌含量 $1\times10^{3}\sim5\times10^{10}$cfu/g,从患者粪便中也可检到大量本菌。国内以污染米饭,如馊饭、油炒饭引起的呕吐型食物中毒为多见。一般认为如食入细菌繁殖至$\geqslant10^{5}$ 个菌/g 污染食物时,即有可能发生食物中毒,致病物质主要是体外产生的肠毒素积蓄在食物中,但也有人认为细菌也可在胃肠道内繁殖产生肠毒素。国外报道食物中毒者发热病例少,而国内报道有相当比例患者有中等发热,少数达 39℃,且伴有白细胞升高,多形核白细胞达 80%,因此除肠毒素作用外,也不能排除细菌的感染。

表 14-2　腊样芽孢杆菌呕吐和腹泻肠毒素的性质

性状	腹泻毒素	呕吐毒素
组成/分子量 D	多组分蛋白质/38 000～40 000	肽/<5 000
等电点	4.9～5.3	
稳定性：		
热	45℃30min、56℃5min 失活	120℃90min 稳定
pH	<4、>11 不稳定	2～11 稳定
酶	对链霉蛋白酶、胰酶敏感 对 EDTA、β-葡糖醛酸酶和碱有抗性	对胃酶、胰酶有抗性
生产条件：		
食物中	有时事先合成	事先合成
实验室中培养基	脑心浸液或氨基酸等复合培养基	大米培养液
最适温度	32～37℃	25～30℃
合成时期	对数生长后期合成释放	在牙孢形成时出现
生物学活性：		
猴子攻击	0.5～3.5h 后腹泻	1～5h 后呕吐
家兔回肠袢	+(约 150μg)，较大浓度时可坏死	—
皮肤实验(VPR)	+(皮内 1μg)，严重坏死	—
乳鼠	死亡	未测
小鼠致死性	死亡(iv30μg)	未测
细胞毒性：		
HFS. MRC－5，Vero	+(0.1～0.5μg)	/
HEP-2	/	空胞形成
BHK. MDCK	—	/
抗原性	有，特异性抗体针对多种成分	无
作用原理	1. 体液 Na^+、K^+ 吸收倒置 2. 黏膜和其他组织损伤，严重坏死 3. 刺激腺苷环化酶活性，环磷酸腺苷系统受损，降低细胞活力 4. 葡萄糖和氨基酸吸收障碍 5. 毛细血管通透性改变	不详
基因控制	游离基因介导 bceT 基因编码	不详
实验室检测	1. 家兔回肠袢 2. 血管通透性试验 3. 细胞毒性试验 4. 免疫凝胶扩散 5. 反向被动乳胶凝集试验(有商品盒)	1. 喂猴试验 2. 喂猫试验 3. HEP-2 细胞毒性试验
临床特征	腹泻型综合症	呕吐型综合症
潜伏期	8～16h	0.5～5h
病程	16～36h	8～24h
症状	腹痛，腹泻，不发热	恶心，呕吐，偶有腹痛，不发热

除最常见的食物中毒外，因菌株不同，腊样杆菌还可造成多种严重程度不等的胃肠道外感染，近 20 年呈上升趋势(见表14-3)，严重的甚至导致死亡，如患全眼球炎，眼球很少能保全，当然，其中有些属继发或混合感染，腊样杆菌多侵犯体质虚弱和免疫功能低下者。1997 年瑞士 Mohler 报告一名 17 岁健康男孩和其父亲吃了腊样杆菌及其毒素污染的食物(4d 前自制的 Pesto 有异味但仍完全可食用；烹调当天和次日食用未出现任何症候)。进食后 30min，其父出现腹痛、腹泻，伴有高胆红素血症和横纹肌溶解，对症治疗，2 周内恢复。男孩

无腹泻，但在2天内发展成暴发性肝衰竭，横纹肌溶解，急性肾衰竭而死亡。作者还发现分离的腊样杆菌产生的呕吐毒素是一线粒体毒素。

表14-3 腊样杆菌引起的胃肠道外感染的报告(病例)数

临床感染	发病报告数(病例数)
脓肿	2(3)
菌血症/败血症	10(6)
蜂窝织炎	1
大脑和呼吸道坏死	1
结膜炎，全眼球炎	5(>10)
心内膜炎	4(8)
脑膜炎	5
中耳感染	1
新生儿感染	1(约7)
骨髓炎	2
肺部感染包括肺炎	1
肾盂肾炎和尿路感染	1
阴道炎	1
创伤、手术后感染和"坏疽"	7(18)
暴发性肝衰竭	1(2)
牛乳腺炎，少数坏疽和致死	19(许多)
牛流产	4
公山羊乳腺炎	1

胡运贵(1991)自1名习惯性流产妇女的配偶精液中分离到腊样杆菌L型，此后国内多次从产妇血、羊水、心肌炎、脑膜炎、尿路感染患者的血和尿中检出本菌L型，显示消化、呼吸、泌尿生殖系统皆可被感染。近年来用腊样、枯草、地衣杆菌生产微生态调节剂增加了这些细菌的扩散几率。因此对腊样杆菌的致病作用应予重视。腊样杆菌能合成青霉素酶，所以对青霉素有很强的抗性，治疗时应注意。

第二节　腊样杆菌的胞外毒素和其他毒力因子

腊样杆菌引起的感染性疾病谱很广，除已肯定的有致病作用的腹泻毒素和呕吐毒素外，腊样杆菌生长过程中产生多种酶和潜在的毒性物质，有溶血、蛋黄混浊、皮肤血管通透性(VP)改变、细胞毒、小鼠致死等生物学活性。如引起腹泻综合症的腊样杆菌菌株就产生腹泻肠毒素、溶血素和卵磷脂酶。因未纯化，这些潜在性毒力因子的作用和命名较混乱。不少学者进行了工作，20世纪70年代末进入分子水平，报道较系统的有下述几种。

一、溶血素或细胞溶素

1. 腊样溶素(Cereolysin)

又名溶血素Ⅰ，已纯化、在大肠、枯草杆菌克隆、表达，是巯基激活细胞溶素家族成员，但与链球菌溶素O和李氏菌溶素无核苷酸序列同源性，是由518个氨基酸组成的单链多肽，分子量55 000D，pH6.5，不耐热，对多种蛋白酶敏感。在细菌对数生长期产生，合成时为无活性的氧化型，当双硫键被还原显示活性，真核细胞膜的胆固醇是其结合和作用位点。与胆固醇、抗链球菌溶血素O抗体共育，可使其溶细胞和致死活性消失(Kreft，1983)。

2. 腊样溶素AB

很早发现腊样杆菌在增殖期产生磷脂酶C(PL-C)和鞘磷脂酶(SM酶)。Johansen通过亚硝基胍诱变和筛选获PL-C高产的腊样杆菌突变株(SE-1)。PL-C基因由2050bp核苷酸组成，编码283氨基酸蛋白前体，含24个氨基酸信号肽，14个氨基酸前体肽，成熟酶含245个氨基酸，为2850kD，包括2个Zn^{2+}，Tris和抗PL-C抗体将中止酶活性。近来发现哺乳动物的PL-C与腊样杆菌的PL-C有共同抗原性。Gilmore等将腊样杆菌GP-4株的基因片段克隆至大肠杆菌、枯草杆菌获溶血表型克隆，染色体DNA分析显示有2个ORF(cerA和cerB)串联组成一个基因群，每个基因有独立的启动区，cerB位于cerA的下游。cerA的核苷酸序列与腊样杆菌SE-1株的PL-C基因序列相同，表达蛋白(cerA)具有PL-C活性，带cerA的枯草杆菌是卵磷脂酶阳性表型。cerB编码由27个氨基酸信号肽和306个氨基酸组成的SM酶前体，含2个胱氨酸，Mr为36 800D，无信号肽为34 200kD，pI5.6，与PL-C无氨基酸同源区。

SM酶作用需Mg^{2+}、Ca^{2+}、Mn^{2+}等两价金属离子参与，Ca^{2+}增加SM酶的吸附，Mg^{2+}加速SM酶的水解，而Mn^{2+}起到既刺激吸附又加速水解的双重作用。PL-C不能水解完好的人细胞膜内的PC，可水解“鬼影”红细胞。单独SM酶也不能溶解红细胞，必需PL-C和SM酶协同才能促使红细胞溶解。看来SM酶起到处理、重排细胞膜内PC作用，而使PL-C能接近其底物而水解。Ikezawa认为这与PL-C和SM酶的二级结构有关；PL-C约2/3的氨基酸属于α螺旋，构成刚性构型，而SM酶仅1/5氨基酸属于α螺旋，1/4的氨基酸构成β转角，使酶分子保持柔性构型，较易于接近膜。此外，作者还讨论SM酶的吸附点和酶解的动力学。

根据腊样杆菌的PL-C和SM酶协同溶解红细胞和凡溶血表型克隆皆有cerA和cerB两个基因密切串联组成，提示此两酶已和谐地作用成一个细胞溶素，Gilmore认为这个细胞溶素可能就是所谓的耐热的溶血素Ⅱ，并建议命名为腊样溶素AB，以表明系由cerA和cerB串联编码一个细胞溶素，命名巯基激活的腊样溶素为腊样溶素O。

Shinagawa将从呕吐型食物中毒病例分离的腊样杆菌FS-1株，接种脑心肉汤培养基，32℃，振荡培育5～6h，收集培养上清，经硫铵盐析，DEAE-Sephadex A25和Sephadex G75几步纯化，获SDS-PAGE呈一条带、MW33×10^3～34×10^3的蛋白。该蛋白能致死小鼠(8μg IV小鼠2min内死亡)、羊、兔红细胞溶血和兔皮肤水肿(VP反应，1μg)，但无鼠肠袢反应。最适作用pH6～9。37℃加热5min，木瓜酶，胆固醇、卵磷脂、DTT处理，活性不丢失；60℃以上5min加热，胰蛋白酶、台盼兰处理，4℃保存2周活性丧失，仅保留10%左右。作者认为此蛋白虽不完全相同但类似溶血素Ⅱ。

Griffiths针对腊样溶素AB基因设计3个引物作PCR，可高特异性地检出腊样杆菌，对人工污染牛奶的检出灵敏度极限为1cfu/mL。

3. 溶血素Ⅲ

Baida(1995)报告获一新的腊样杆菌溶血素基因(1.45kb)通过pUC19转入大肠菌，筛选到溶血表型克隆。该基因有独立启动子和中止信号，编码由219个氨基酸组成的小蛋白，24.4×10^3，在EMBL核苷酸文库中未找到同源序列。

二、肠毒素

1. 腹泻肠毒素

是腊样杆菌在对数生长期后期合成的胞外毒素，具有肠袢液体积聚和坏死，豚鼠皮肤血管通透性改变和坏死、溶血、细胞毒和小鼠致死等多种生物学活性。与腊样溶素不同，其活性不能被胆固醇中和。不耐热，对胰蛋白酶、链霉蛋白敏感，－20℃保存活性只能保持数周。早期根据其生物活性有多种命名，介绍见下。对本毒素的本质目前还不完全清楚，Thompson 首先提出毒素的毒性由多组分构成。

(1) 腹泻原性致死毒素(diarrheagenic lethal toxin，DLT)：Bitsaeb 和 Ezepchuk 通过对纯化制剂的功能测定，提出 DLT 和炭疽毒素一样，也是 AB 毒素，由 3 个蛋白组分组成 2 个毒素。A、B、C 三组分的 Mr 分别为 37.5×10^3、42×10^3 和 36×10^3，单个组分无生物学活性，B 和 A 刺激兔肠袢液体积聚、诱导水肿，B 和 C 小鼠致死。看来 DLT 作用方式如 AB 毒素，B 识别靶细胞配基，A 是水肿和腹泻原性激活剂，C 是致死因子；目前胞内靶点尚未确定。三组分与炭疽毒素无共同抗原决定簇，也未发现 DLT 有腺苷环化酶活性。

(2) 溶血素 BL(hemolysin BL，HBL)：Beecher 等从腊样杆菌培养上清分离，有溶血和血管通透性，与 Thompson 的肠毒素有免疫相关性。HBL 由 B、L_1 和 L_2 3 个组分组成，Mr 分别为 37.5×10^3、38.2×10^3 和 43.5×10^3，pH 值分别为 5.34、5.33 和 5.33，3 个组分的 N 端氨基酸序列也已测定。单个组分 B、L_1 和 L_2 皆不显示活性，B 和 L_1 产生弱 VP 反应，只有三者协同才显示最大活性。抗 B、L_1 或 L_2 血清不能中和粗制 HBL 的兔肠袢反应，但抗 B 和 L_2 血清则可完全中和该反应。Zn^{2+} 可抑制 HBL 的溶血作用，EDTA 可阻断 Zn^{2+} 的抑制作用，而其他二价离子如 Mg^{2+}、Ca^{2+} 则无此抑制。作者认为 HBL 是一细胞毒肠毒素，B 组分使靶细胞对 L 组分的作用易感。根据 HBL 生物活性与 DLT 性能几乎一样，Beecher (1995)认为两者可能是同一毒素。

Heinrich 等已将含编码 B 组分的 hblA 基因的多顺反子转入大肠菌，表达产物为 41×10^3 (含信号肽)和 38×10^3 的多肽。多肽产物与纯化 L 组分一起，发生典型溶血反应，与抗 B 单克隆抗体作免疫印迹呈阳性。基因全序列已测定。并推导出 B 组分的氨基酸全序列。hblA 基因克隆可以提供纯的 B 组分，为进一步研究 HBL 的作用和本质创造条件。

(3) becT 编码肠毒素蛋白：Agata 等将腊样杆菌 B-4ac 株染色体 DNA2.9kb 片段转入大肠菌，获一阳性克隆 pAGA118。表达产物与抗粗制肠毒素血清起反应，对 Vero 细胞有毒性。通过核苷酸测序和计算机分析显示 ORF 编码 236 氨基酸的多肽链，Mr41039kD，命名 bceT。从 GenBank、EMBL 基因文库和 NBRF 数据库皆未找到同源核苷酸序列和同源蛋白。表达产物含有腹泻肠毒素应具有的 4 种生物活性，每毫克蛋白含 530 细胞毒单位、1 200 血管通透性单位、75 小鼠致死单位和 12 小鼠腹泻原性单位(用鼠肠袢试验测定)，但产量比原株的产量低得多。作者认为 becT 编码的单一蛋白是致腹泻的腊样杆菌肠毒素蛋白，并分析了干扰基因转录的原因。

2. 呕吐毒素

是无抗原性的小分子环肽，对热、酶、酸、碱稳定，在芽孢形成时出现，最适产生温度在 25～30℃，动物模型只有猴。目前还只部分提纯，因此作用原理尚不清楚。对芽孢形成与毒素产生之间的关系，以及基因抑制等方面的了解也很少，Gillbert 等提出毒素产生可能由质粒或附加体介导。流行病学证明，75%的呕吐综合征致病菌株属血清Ⅰ型，表明可能某些菌株才产生呕吐毒素。有人提出产呕吐毒素菌株可能属于不同亚类。

近来有2篇文章提到呕吐毒素是线粒体毒素。Sakurai(1994)将由呕吐型食物中毒病例中分离的腊样杆菌大米浆培养滤液，作HEp-2细胞分析时，出现空胞化；对空胞进行超微结构研究显示空胞相当于肿胀的线粒体，揭示线粒体出现中毒，并发现线粒体显示出氧化磷酸化不能偶联(uncoupled)情况。1997年Mohler报告一名17岁健康男孩吃了被腊样杆菌及其呕吐毒素污染的自制pesto后，2天内死于暴发性肝衰竭。尸检肝肿大，实质有广泛微泡状脂肪性病变和肝细胞坏死。从肝和胆汁检出高浓度腊样杆菌呕吐毒素，从死者肠内和残渣食物中分离到腊样杆菌，此菌的大米培养滤液中的呕吐毒素，经大鼠肝线粒体测定，对线粒体的4种底物[谷氨酸、琥珀酸、棕榈酰辅酶A(Palmitoyl-coA)、棕榈酰肉碱(Palmitoylcarnitine)]氧化有二种效应，对线粒体内膜复合物的电子传递过程的4步反应中降低Ⅲ步氧化率表示抑制电子运输链和明显增加Ⅳ步氧化率，导致呼吸控制比下降，表明肝细胞线粒体氧化磷酸化不能偶联，作者认为呕吐毒素抑制肝细胞线粒体脂肪酸代谢，是一线粒体毒素，也是造成男孩急性肝衰竭而亡的直接原因。线粒体不局限于肝细胞，呕吐毒素的作用是个仍需继续关注的问题。

三、中性蛋白酶 Neutral Protease

Sierecka(1998)报告从超声破碎的腊样杆菌6h龄菌体中提取到一能水解血红蛋白(Hb)、白蛋白的蛋白酶。作者将一株由感染伤口分离的有毒腊样杆菌，接种B琼脂培养基，37℃培育6h后，收集菌体超声破碎，离心收集上清。经硫铵盐析、丙酮沉淀、DE-52纤维素和Bio-gel p100 4步纯化，获SDS-PAGE呈单一成分，MW为29 000的中性蛋白酶。蛋白水解活力在pH7.0和8.0时最强，经米曼动力学测定Km值分别为(86±40)μM(Hb)和(340±100)μM(白蛋白)。纯酶对热不稳定，最适作用温度为40℃。酶在30℃放置30min失去77%起始活性，当置于40℃30min时活性可恢复至起始活性的55%，在70℃时，酶活力不可逆地非活化。作者认为在30℃预温时存在酶分子构象改变，而失去活力，在温度保持在40℃时出现酶活性的热恢复。EDTA、巯基乙醇、DTT、DIPF(二异丙基氟磷酸)、半胱氨酸、组氨酸可使酶完全失活。作者认为此酶是一含有Zn^{2+}和Mg^{2+}金属蛋白酶，损伤人血液中血红蛋白和白蛋白，是腊样杆菌引起胃肠道外疾病的致病因子。

第三节 腊样杆菌及其毒素的检验和鉴定

一、样品采集

怀疑食物中毒时应采集足够量的可疑食品和患者呕吐物、粪便。除分离培养外，对可疑食品必须作活菌计数。

二、细菌检验程序和方法

见图14-1。用于腊样芽孢杆菌的选择性培养基有甘露醇-卵黄-多黏菌素琼脂(MYP)、卵黄琼脂(KG)、多黏菌素-卵黄-甘露醇-溴麝香草酚蓝/溴甲酚紫-多黏菌素琼脂(PEMBA/

PEMPA)。每种培养基的采用原理相似，Peter 比较后认为无一显示特别优越。美国 FDA 推荐用胰黄豆胨-多黏菌素(TSP)肉汤用于检测含菌量少、干燥、淀粉类食物，如肉汤管有菌生长，移种 MYP 培养基，挑选典型菌落移种含黄卵、非选择性腊样杆菌专用诊断培养基(BCM)作鉴定。也可用含 TSP 肉汤的培养基进行数菌。

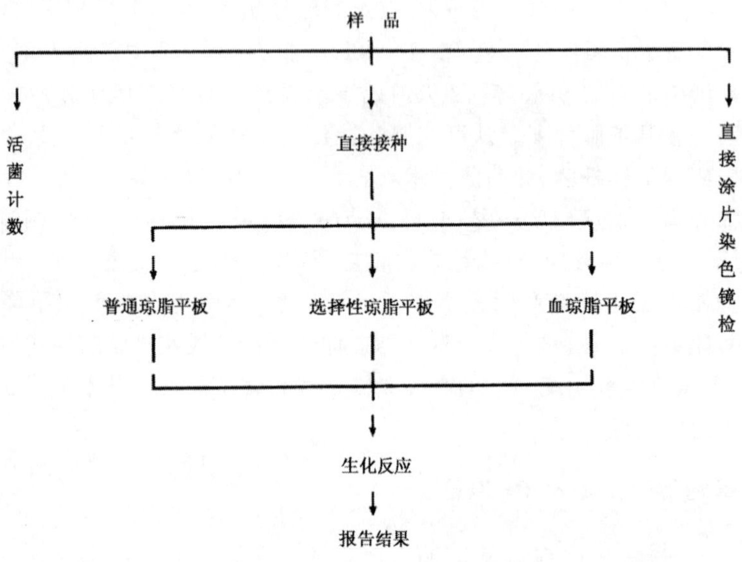

图 14-1 腊样芽孢杆菌检验程序

因食品暴露于空气中，在一定程度上都会受到本菌污染，而食物中毒是由污染的腊样杆菌肠毒素造成，因此检出腊样芽孢杆菌或增菌培养提高检出率的诊断价值不大。Kramer 提出确诊由腊样芽孢杆菌造成的食物中毒事件必须：①从食物中分离出菌数达每克食物≥10^5 cfu，这提示本菌活跃生长，构成潜在危险；②从可疑食品分离到的腊样杆菌菌株与从病人粪便和/或残呕吐物中分离到的菌株属同一血清型。

本菌的鉴定包括形态、生化反应、血清学分型和毒素检测，但目前主要依据生化反应，商品化的 API 系统已试用于腊样杆菌的生化反应检测。小佐(1978)按生化反应结果把腊样杆菌分为Ⅰ～Ⅻ个生物型，但未规范化。根据鞭毛抗原，腊样杆菌有 23 个血清型(Gibert)，但实验室常会遇到一些未能定型的菌株，如兰州生物制品所杆菌专业实验室对国内收集的 94 株腊样杆菌进行分型，有 4 株不能定型。现分型血清还未商品化，凡分离到腊样杆菌菌株必须向专业检测中心请求分型，如英国规定，分离的腊样杆菌必需送中央公共卫生实验室(CPHL)。DeBuno(1988)指出，当血清不能定型时，质粒图谱分析可提供快速、敏感的鉴别，对确定污染来源是一个有用的方法。Mantgneu(1998) 提出可根据腹泻毒素的 hblA 和 becT 基因编码的 DNA 序列来检测产肠毒素腊样杆菌，作者设计了扩增此 DNA 序列的 PCR 引物。结果 33 株被试产肠毒素腊样杆菌全部阳性与 RPLA 试剂盒和 165DNA-RFLP 分析结果相符合，但 becT 引物扩增只有标准株显示阳性。作者认为用 hblA 序列扩增的 PCR 来检测产肠毒素腊样杆菌，可在 2h 内快速出结果，比 RPLA 免疫试剂盒快且可靠。

三、毒素的检测

1. 生活学测定法

(1)腹泻毒素:可用兔、鼠回肠袢法、家兔皮肤水肿法、Vero 细胞测细胞毒性等方法。Jackson(1993)提出用 McCoy 细胞培养快速筛选产毒腊样杆菌,抗肠毒素血清阻断细胞病变发生等方法以提高检测的可靠性。

(2)呕吐毒素:可用大米培养浆喂猴,观察食后反应。Hughes 建立 HEp-2 细胞培养空胞化病变检测法,经几年试用、实用,效果较满意,但存在肉眼观察操作繁琐,不客观,尤其线粒体肿胀短暂,一般约在培育后 16h 首次观察到,至培养后期(23h)完全被颗粒物替代,这可能由于线粒体萎缩造成,而不全是毒素的作用。Finlay(1999)提出在 HEp-2 细胞培养基础上加入 MTT(噻唑蓝)作为细胞存活指示剂的改进法,从而改进了原来方法的不客观性,并可以半自动定量不失为一特异、敏感的生物学测定法。

2. 免疫学方法

已有两个商品试剂盒测定腊样杆菌腹泻毒素:①Oxoid BceT-RPLA 试剂盒采用反向被动乳胶凝集方法,操作方便,出结果快。②Tecra BDE-VIA 试剂盒采用酶联免疫吸附分析法(ELISA),澳大利亚出品。两种盒均已在试用,但其实用性尚存在异议,据 Beecher 报告,两试剂盒针对不同蛋白的检测,BceT-RPLA 盒检测腊样杆菌溶血素 BL 的 L_2 组分,BDE-VIA 盒检测 2 个明显无毒性的蛋白 (40kD 和 41kD),不能检出 HBL 组分。作者认为单独检出 L_2 组分和 BDE 反应蛋白对检测肠毒素是否适用;因此提出在批准普遍使用前应对这些盒进行严格的鉴定。

(庄汉澜)

参考文献

[1] Sneath P H A. Bergry's Manual of Systematic Microbiology. Vol. 2. Balimore: Williams & Wilkins Co, 1986. 1104～1139.

[2] Parker M T,Duerden Bl. Systematic Bacteriology. Topley and Wilson's Principles of Bacteriology Virology & Immunity. Vol. 2. London:Edward Arnold,1990. 187～210.

[3] Smith G R,Easmon C R. Bacterial Diseases: Topley and Wilson's P rinciples of Bacteriology. Virology and Immunity. Vol. 3. London: Edward Arnold,1990. 364～380.

[4] Balows A, Murray P R. Manual of Clinica Microbiology. 6th ed. Washington DC: ASM Press, 1995. 349～356.

[5] Varnam A H. Evans M G. Foodborne Pathogens an illustrated text. England: Wolfe,1991. 267～288.

[6] 董树林,等. 腊样芽孢杆菌及其 L 型在人肠道外感染中的严重性. 纪念巴斯德逝世 100 周年暨 21 世纪的微生物学国际学术研讨会,北京,1995.

[7] Bonventre P, Johnson C E. Bacillus cereus Toxin. Ajl SS edi. Bacterial Toxin VolⅢ Bacterial protein toxin,1970, 415～435.

[8] Turnbull P C B. Bacillus cereus Toxin Pharmacolgy and Therapeutics,1981,13:453～505.

[9] 罗海波主编. 细菌毒素研究进展续编,1987,258～269.

[10] Lund B M. Foodborne disease due of bacillus and clostridium species. Lancet,1990, 336:982～985.

[11] Gilmore M S,*et al*. A Bacillus cereus cytolytic determinant,cerolysin AB, which comprises the phos-

pholipase C and sphingo-myelinase genes: nucleotide sequence and genetic linkage. J. Bact, 1989, 171:744.

[12] Ikezawa H. Sphingomylinase of Bac. cereus as a bacteral hemolysin. Toxicol. Toxin Rev, 1991, 10:169.

[13] Shinagawa K, Matsusaka N, Sugii S, *et al*. Purification and charact erization of vascular permeability factor (VPF) produced by Bac. cereus. J. Vet. Med. Sci., 1991, 53:281～286.

[14] Shingawa K, *et al*. Purification and some properities of a Bac. cereus mouse lethal toxin (MLT). J. Vet. Med. Sci., 1991, 53:469～474.

[15] Baida G E, Kuzmin N P. Cloning and primary structure of a new hemolysin gene from Bacillus cereus. Biochim. et Biophys. Acta, 1995, 1264:151.

[16] Beecher D J, *et al*. Enterotoxic activity of hemolysin BL from Bacillus cereus. Infect. Immun, 1995, 63:4423.

[17] Agata N, *et al*. The bceT gene of Bacillus cereus encodes an enterotoxic protein. Microbiology, 1995, 141:983.

[18] Beecher D, Wong A C L. Identification aand analysis of the antigens detected By two commercial Bac. cereus diarrheal enterotoxin immunoassay. Appl. & Envion. Microbiol., 1994, 60:4614～4616.

[19] Mahler H, Pasi A, Kramer J M, *et al*. Fulminant liver failure in association with the emetic toxin of Bac cereus. New Eng. J. Med., 1997, 336:1142～1148.

[20] Mantynen V, Lindstrom K. A rapid PCR-baased DNA test for enterotoxic Bac. cereus. Appl. & Envion, Microbiol., 1998, 64:1634～1639.

[21] Finlay W J J, Logan N A, Sutherland A D. Semiautomated metabolic staining assay for Bac. cereus emetic toxin. ibid, 1999, 65:1811～1812.

第十五章　椰毒假单胞菌酵米面亚种毒素

椰毒假单胞菌酵米面亚种（*Pseudomonas cocovenenans* subsp *farinofermantans*，简称椰酵假单胞菌）是我国学者于1977年在东北酵米面中毒样品中发现的一种新的食物中毒菌。椰酵假单胞菌主要产生米酵菌酸（bongkrekic acid，BA）和毒黄素（toxi flavin，TF）两种毒素，其中米酵菌酸是引起食物中毒和死亡的主要毒性代谢产物（有关米酵菌酸的内容在后面再进行阐述），肝、脑、肾等主要的实质性脏器是它作用的靶器官。

酵米面是我国东北地区民间流传的一种粗粮细作加工方法，即将玉米、高粱米等加水浸泡10～30d，磨浆过滤，晾晒成粉，然后制成面条、饼、饺子等食品。1953年起陆续报道由于酵米面的制作、保存不当，发生中毒以至全家死亡的消息。1984年，山东东平县暴发了我国首起变质鲜银耳中毒，中毒者达105人，死亡8人。经流行病学调查及实验室病原菌、毒素的分离和检测，确证为椰酵假单胞菌食品中毒。此后，在全国的十几个省陆续发现酵米面和银耳以外的多种不同中毒食品，包括醋凉粉（陕西）、糯米汤圆（四川）、马铃薯粉条（河北）、玉米淀粉（辽宁）、黏小米粑（贵州）、玉米面（江苏）、甘薯淀粉（安徽）、吊浆粑（云南）等。按不同地区间居民饮食习惯、食品加工方法的不同，迄今发现的中毒食品大致可分为三大类，谷类发酵制品（发酵玉米面、糯玉米汤圆粉、玉米淀粉、发酵糯小米、吊浆粑、糍粑、醋凉粉等）、变质银耳和薯类制品（马铃薯粉条、甘薯面、山芋淀粉等）（表15-1）。

据不完全统计，截至1994年底，我国16个省共发生椰酵假单胞菌食物中毒545起，中毒人数3 352人，死亡1 401人，平均病死率高达41.8%（表15-2），远远高于我国真菌毒素（3.75%）、肉毒杆菌（4.38%）、沙门氏菌（0.38%）和葡萄球菌肠毒素（0.07%）食物中毒的病死率，是迄今我国病死率最高的一种微生物性食物中毒。

表15-1　中毒食品种类分析（1985～1994）

食品种类	流行省份	中毒起数	中毒人数	死亡人数	病死率（%）
谷类制品	12	78	499	238	62.12
发酵玉米面	10	45	298	133	
糯玉米汤圆粉	2	29	176	86	
玉米淀粉	2	2	10	8	
发酵糯小米	1	1	11	9	
醋凉粉	1	1	4	2	
变质银耳	5	22	148	54	36.49
薯类制品	3	3	20	9	45.00
马铃薯粉条	1	1	9	2	
甘薯粉条	1	1	6	2	
山芋粉条	1	1	5	5	
合　计	16	103	667	301	45.13

表 15-2 全国椰酵假单胞菌中毒流行情况（1953～1994）

地区	首次中毒时间	1953～1984				1985～1994				总计			
		中毒起数	中毒人数	死亡人数	病死率（%）	中毒起数	中毒人数	死亡人数	病死率（%）	中毒起数	中毒人数	死亡人数	病死率（%）
黑龙江	1953	132	953	419	43.97	10	20	9	45.00	142	973	428	43.99
吉　林	1956	257	1084	425	39.21	7	30	13	43.33	264	1114	438	39.32
辽　宁	1959	10	205	51	24.88	7	78	27	34.62	17	283	78	27.56
广　西	1966	15	150	98	65.33	5	41	20	48.78	20	191	118	61.78
四　川	1981	17	105	45	47.86	28	179	83	46.37	45	284	128	45.07
河　北	1982	3	16	12	75.00	11	83	33	39.76	14	99	45	45.45
内蒙古	1982	1	12	7	58.33	1	7	6	85.71	2	19	13	68.42
山　西	1982	1	7	4	57.14	1	8	7	87.50	2	15	11	73.33
云　南	1982	4	43	30	69.77	6	46	20	43.48	10	89	50	56.18
山　东	1984	1	105	8	7.62	3	10	5	50 00	4	115	13	11.30
河　南	1984	1	5	1	20.00	14	94	36	38.30	15	99	37	37.37
贵　州	1986	—	—	—	—	6	38	28	73.68	6	38	28	73.68
福　建	1986	—	—	—	—	1	3	1	33.33	1	3	1	33.33
陕　西	1987	—	—	—	—	1	4	2	50.00	1	4	2	50.00
安　徽	1988	—		—	—	1	5	5	100.00	1	5	5	100.00
江　苏	1988	—	—	—	—	1	21	6	28.57	1	21	6	28.50
合　计		442	2685	1100	40.97	103	667	301	45.13	545	3352	1401	41.80

第一节　椰酵假单胞菌的生物学性状

本菌为革兰氏阴性、无色透明的杆菌，多形态，大小（0.3～0.5）×（1.0～3.0）μm。单个排列，短杆状或稍弯曲，两端钝圆，有的两端有浓染颗粒，无芽孢，有动力，有鞭毛，呈极生、亚极生和侧生，鞭毛在1%的PDA琼脂（pH5～6）25℃培养3d生长良好。该菌在电子显微镜下可见有细胞壁、板样和管状结构，脂肪颗粒非常丰富，并具有复杂的内膜系统，有的细胞壁外有较厚的黏液层。生长温度为25～37℃，以37℃为最好，但产毒温度以26℃为宜，在马铃薯葡萄糖琼脂培养基（PDA）上菌落表面光滑、湿润、凸起、有光泽、边缘整齐、不透明、呈柠檬黄色，产生水溶性黄色色素，向培养基中扩散，此色素在365nm紫外线下有黄绿色荧光。在卵黄琼脂平板上能分解卵磷脂，在菌落周围形成乳白色浑浊环，并有特殊的虹彩现象，这种特征对本菌的鉴定有重要意义。在King A及B培养基上和沙保弱培养基上，26℃培养48h，产毒色素最佳，在普通琼脂培养基上不产生色素。椰酵假单胞菌的主要生物学性状如表15-3。

表 15-3 椰酵假单胞菌的生理生化性状

试验项目	结果	试验项目	结果
动力	(+)	卫茅醇	(+)
O/F 试验(O)	(+)	硝酸盐还原	(+)
葡萄糖	(+)	尿素	(+)
果糖	(+)	明胶液化	(+)
木糖	(+)	卵磷脂酶	(+)
半乳糖	(+)	侧金盏花醇	(+)
阿拉伯糖	(+)	氧化酶	(-)
甘露醇	(+)	基质	(-)
肌醇	(+)	V-P	(-)
37℃生长	(+)	MR	(-)
柠檬酸盐利用	(+)	H_2S	(-)
精氨酸	(+)	5℃不生长	(-)
石蕊牛乳	(+)	41℃不生长	(-)

椰酵假单胞菌的抗原主要有菌体(O)抗原、鞭毛(H)抗原和表面抗原。利用常规的血清学吸收试验已将椰酵假单胞菌分为 6 种 O 抗原型，依次命名为 O-Ⅲ、O-Ⅳ、O-Ⅴ、O-Ⅵ、O-Ⅶ和 O-Ⅷ，并获得了相应的多克隆抗体和单克隆抗体(刘秀梅，1995；王淑真，1989)。刘秀梅等(1995)运用血清学和免疫杂交瘤技术对 54 株椰酵假单胞菌进行了菌体抗原成分的分析，筛选出了能与迄今获得的所有典型椰酵假单胞菌的菌体抗原发生强阳性反应的单克隆抗体细胞株。所分泌的抗体与铜绿、臭味、荧光等假单胞菌及沙门氏、大肠等常见食物中毒菌无交叉反应，获得了椰酵假单胞菌种特异性的 O 抗原因子 O-Ⅰ的单克隆抗体，建立了小分子细菌毒素的免疫化学检测方法，最低检出限为 20μg/L，从而为该菌的鉴定和食品中米酵菌酸的污染监测提供了重要的技术保障。

第二节 椰酵假单胞菌的分类学研究

椰酵假单胞菌自从 1977 年被发现以来，我国对其进行了广泛和深入的研究。它曾命名为酵米面黄杆菌，1987 年孟昭赫等从我国食物中毒样品中分离到的 200 多个菌株中选出 3 株典型的病原菌株与椰毒假单胞菌、铜绿假单胞菌、洋葱假单胞菌、贪食黄杆菌、脑膜炎黄杆菌、大肠埃希氏菌等进行了系统的生物学对比研究，发现除侧金盏花醇分解不一致外，其大部分生物学性状及产生米酵菌酸的性能与 1934 年印度尼西亚发酵可可豆制品食物中毒菌——椰毒假单胞菌(NCIB9450)类同，所以于 1987 年将原酵米面黄杆菌易名为椰毒假单胞菌酵米面亚种。1992 年，Yabuuchi 等根据 16S rRNA 序列分析将假单胞菌属的 RNAⅡ组的 7 个假单胞菌种划归为一个新的菌属伯克霍尔德氏菌(*Burkholderia*)。1995 年 Gillis 等建议作为假单胞菌属的 RNAⅡ组的椰毒假单胞菌也应划归伯克霍尔德氏菌属，命名为椰毒伯克霍尔德氏菌，同年，赵乃忻等也提出了上述观点。1999 年刘秀梅、焦振泉等运用 16S rRNA 全基因序列分析、G+Cmol%的测定、DNA-DNA 杂交、细菌菌体脂肪酸成分的分析、细菌产毒培养和毒力测定及 Biolog 生化自动鉴定系统对椰酵假单胞菌、椰毒伯克霍尔德氏菌和唐菖蒲伯克霍尔德氏菌进行了全面和系统的研究，利用系统发育信息确定了椰酵假单胞菌的系统发育位置，将三者合并为唐菖蒲伯克霍尔德氏菌。

焦振泉等（1999）利用 16S rRNA 的通用引物通过 PCR 产物的克隆测序和直接测序法获得了椰酵假单胞菌 4 个典型菌株的 16S rDNA 序列，它们在 DDBJ/EMN/GenBank 中的基因序列号分别是 AB0122916、AB013111、AB023647 和 AB023646。通过 Clustalw 软件对伯克霍尔德氏菌属中的各个菌种的 16S rDNA 序列进行了聚类分析，并用 Treeview 软件绘制了伯克霍尔德氏菌属的系统发育进化树。如图 15-1 所示。

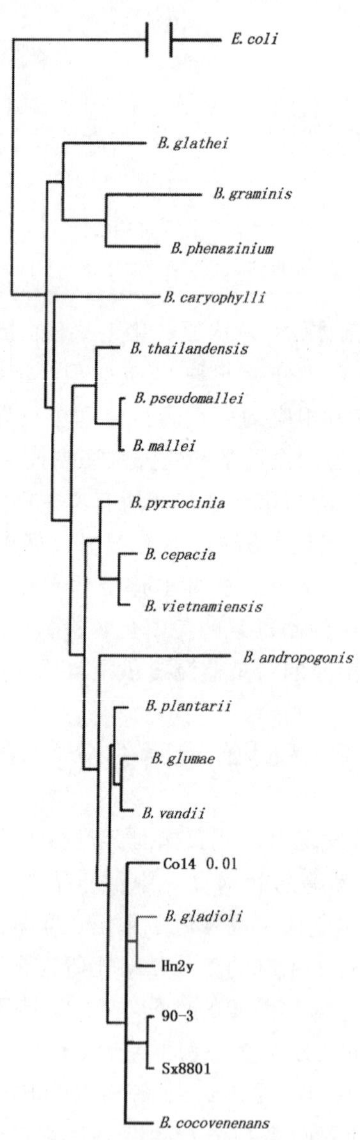

图 15-1 椰毒假单胞菌酵米面亚种的系统发育进化树

（0.01 代表每个核苷酸位置存在 1%的突变率）

从进化树中我们可以看出、伯克霍尔德氏菌属主要由 8 个分支组成，其中 *B. pseudomallei*、*B. mallei* 与 *B. thailandensis* 近缘，三者构成了第一个分支；第二个分支由椰酵假单胞菌 Co14、HN2y、Sx8801、90－3 与 *B. gladioli*、*B. cocovenenans* 6 个菌株组成，它们在遗传距离上非常接近，事实上它们属于同一个菌种；*B. cepacia* 包含在第三个分支中，在这个分支中还有 *B. vietnamiensis* 与 *B. pyrrocinia*，其中 *B. cepacia* 与 *B. vietnamiensis* 近缘；第四个分支由 *B. vandii*、*B. plantarii* 和 *B. glumae* 3 个菌种组成，它们与第二个分支比较近缘；*B. phenazinium*、*B. graminis* 和 *B. glathei* 构成了伯克霍尔德氏菌属的第五个分支；另外 3 个分支由 *B. andropogonis*、*B. sp* 和 *B. caryophylli* 分别占据。

第三节　椰酵假单胞菌的生态分布

中国预防医学科学院营养与食品卫生研究所（1993）组织开展了全国有关食品中椰酵假单胞菌及米酵菌酸的污染调查，在 21 个省、市、自治区采集酵米面（524 件）、银耳（635 件）及其他各类食品（833 件），共 1992 件样品进行了椰酵假单胞菌的检测，结果表明被椰酵假单胞菌污染的地区达 17 个省（占调查地区的 80.95%），占我国行政区域的 56.7%，被调查食品种类，按污染严重情况依次为鲜银耳＞其他谷类＞酵米面＞干银耳。鲜银耳的检菌和检毒阳性率分别高达 4.04%和 8.21%，最高含量达 20mg/kg。

1991 年，从山东外环境土壤、野生杂草、干玉米叶中均分离到产生米酵菌酸的椰酵假单胞菌菌株（刘秀梅等），结合银耳培植环节的跟踪调查结果，提示该菌来源于土壤。多种源于田间的银耳栽培原料，如棉籽壳、麸皮、玉米蕊粉、黄豆粉等都有可能被椰酵假单胞菌污染，继而在银耳的培植过程中大量繁殖并产生毒素，使生长中的鲜银耳被菌体分解变质。

第四节　椰酵假单胞的微生物学检验

椰酵假单胞菌的微生物学检验已经建立了国家卫生标准（食品卫生国家标准 GB/T4789，29-94），主要实验步骤如下：

（1）增菌：对于可疑的样品，无菌称取样品 25g，加入盛有 225mL 增菌液的三角瓶中（鲜银耳样品取 1g，用剪刀剪碎，加入盛有 20mL 增菌液的三角瓶中），置于 37℃培养 48h。

（2）分离、纯化培养：取增菌液 1 接种环，划线接种于 PDA 平板，37℃培养 24～48h。观察平板上生长菌落的形态，挑取可疑单个菌落进行革兰氏染色和氧化酶试验。革兰氏染色阴性、氧化酶试验阴性的菌落再点种卵黄琼脂平板及 SS 琼脂平板，37℃分别培养 48h 和 24h，椰酵假单胞菌在不同分离平板上的菌落特征如前所述。从卵黄琼脂平板挑取卵磷脂酶阳性、并带有虹彩环的单个菌落，接种于 PDA 斜面，37℃培养 24h。

（3）生化性状的鉴定：从中挑取部分菌苔，分别接种于 Hugh-Leifson 培养基、蛋白胨水、缓冲蛋白胨水、西蒙氏柠檬酸盐培养基、糖发酵管和苯丙氨酸培养基，37℃培养，通过椰酵假单胞菌的生化性状进行鉴定。

（4）血清分型试验：用椰酵假单胞菌菌体混合抗血清及 O-Ⅲ、O-Ⅳ、O-Ⅴ、O-Ⅵ、O-Ⅶ、O-Ⅷ因子血清做试管凝集试验，根据试验结果，判定 O 抗原型。如上述检查都符合椰酵假单胞菌的特性而血清学试验不凝集者，可考虑是否是其他类型，保留菌株以便进一步分型。

（5）毒性试验：根据上述椰酵假单胞菌特有的产毒培养方式进行培养制备粗毒素，并利用小鼠灌胃试验进行毒力测定。

（6）毒素检测：按上述方法提取米酵菌酸，并按照 GB11675 方法进行测定。

第五节　椰酵假单胞菌所产生的毒素——米酵菌酸

一、米酵菌酸的特性

米酵菌酸是由椰毒假单胞菌在部分变质的椰子中产生的。它的名字来源于“bongkrek”一种产于 Banjoemas（印度尼西亚地名）的变质椰子，“Bongkrek”是通过用 *Rhizopus oryzae* 与部分变质的椰子共同培养产生的，是印度尼西亚大部分居民每日饭桌上的一道小菜，在以前由于食用“bongkrek”而导致严重引起致命中毒的事件时有发生，是一种病死率极高的中毒物质。在 1933 年 Van Veen 和 Mertens 发现这种食物中毒是由于一种现在称为椰毒假单胞菌的细菌过度生长所致。这种细菌在部分变质的椰子上产生两种极高毒性的复合物，一种是毒黄素 A，另一种是米酵菌酸。

米酵菌酸是一种白色无定形固体，熔点为 50～60℃，易溶于甲醇、乙醚、石油醚、氯仿等有机溶剂和碱性水溶液中。Bruijn 等报道，米酵菌酸的分子式为 $C_{28}H_{38}O_7$，分子结构为 3-羧甲基-17-甲氧基-6，18，21-三甲基-3，4，8，12，14，18，20-七烯二酸，如下所示：

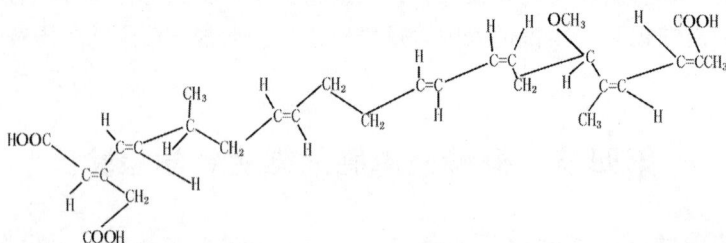

我国学者（胡文娟等，1984）从酵米面、变质银耳等食物中毒样品及椰酵假单胞菌培养物中分离提取出相应的毒性化学物质，经紫外光谱、红外光谱、核磁共振等技术进行检测，确定其结构式为 $C_{28}H_{38}O_7$，与 Bruijn 报道的米酵菌酸的结构完全一致。米酵菌酸对氧化剂及日光不稳定，受日光照射后可逐渐变成米酵菌酸的异构体——异米酵菌酸，但对热稳定，一般烹调方法不易破坏。米酵菌酸具有旋光性，在 2% 的 $NaHCO_3$ 溶液 $[\alpha]_D^{22}=+165$，在 95% 乙醇中 $[\alpha]_D^{22}=+105$，旋光性消失，毒性亦消失。用甲醇作溶剂时，米酵菌酸的紫外光谱有两个最大吸收峰，即 236nm（$\varepsilon=40600$）与 267nm（$\varepsilon=40600$）。

米酵菌酸是一种小分子毒素，其化学本质是多不饱和脂肪二酸衍生物。运用气相色谱技术对椰毒假单胞菌及其酵米面亚种进行了菌体脂肪酸成分的分析及其与产毒机理关系的研究，发现菌株产毒能力的强弱与菌体脂肪酸组成有关，饱和脂肪酸含量高者，产毒力强，尤以 C16∶0 和 Mix2（0.94）与 BA 的合成密切相关，前者可能是合成毒素的原料，后者是毒素的前体。

米酵菌酸主要通过消化道黏膜吸收，经血液散布到全身，潜伏期一般为2～10h。开始多为胃肠刺激症状，如胃区不适、恶心呕吐、腹胀、腹痛等。少数患者出现腹泻，但症状轻微，吐物多为咖啡色，严重者可能出现脑型、肝型和肾型病变。脑型主要表现为神经症状，如头痛、头晕、表情淡漠、嗜睡，也有的极度不安、躁动、抽搐、惊厥以致昏迷。肝型主要表现为肝功异常、肝区痛、肝肿大、黄疸甚至肝昏迷。肾型主要表现为血尿、少尿甚至无尿，肾区痛，浮肿直至肾功衰竭。此外，中毒病人还多见胃扩张、鼓肠、便秘等，有时还常常发生出血倾向。

二、米酵菌酸的分离、提取和测定方法

1. 产毒培养

将已鉴定为椰毒假单胞菌酵米面亚种的菌株接种于PDA斜面，36±1℃培养24h后，加入3mL灭菌生理盐水，制成约10×10^{10}/mL的菌悬液，用无菌吸管吸取0.5mL，滴在铺好灭菌玻璃纸的半固体PDA平板上，用灭菌L形玻璃棒涂布均匀，26±1℃培养5d，取下带菌的玻璃纸，将半固体平板放入消毒锅内，100℃流动蒸气灭菌30min。室温冷却后，置－10～－20℃冰箱过夜。将冰冻好的半固体平板置室温融化，用灭菌吸管吸出冻融液，经滤纸过滤放灭菌试管或三角瓶中，此为米酵菌酸的粗毒素。椰酵假单胞菌实验室条件下的产毒影响因素很多，BA产量在该菌对数生长静止期之后两天达到恒定；在PDA半固体上，pH中性，26℃静止培养5d，BA的产量最高。按影响大小依次为，菌株、培养基、温度、pH和时间（孟昭赫等，1987）。生长基质中不同的糖份与菌株产毒力密切相关，蔗糖和淀粉对椰酵假单胞菌产毒性能影响不大，而在培养基中加入3%～5%的葡萄糖可显著提高菌株BA产量（王静等，1996）。此结果从理论上解释了该菌易于污染含糖食品、发酵类食品和在PDA培养基上生长产毒的现象。

2. 提取方法

（1）产毒滤液中米酵菌酸的提取：产毒培养物滤液中加氯化钠至10%，取4～10mL至刻度离心管中，用0.5mol/L的氢氧化钠调pH至8～9，加4mL的石油醚在微型混合器上振荡5min，3 500r/min离心10min，弃去石油醚层，连续2次，再以1mol/L的盐酸调pH值至1～2，以等体积的石油醚萃取5次，合并于浓缩瓶中，在40℃水浴中减压浓缩至干，加1mL甲醇溶解。

（2）粮食及食品中米酵菌酸的提取：将待测样品粉碎磨细后称取20g，置具塞锥形瓶中，加甲醇16mL使样品湿润后，再分别加入三氯甲烷64mL和85%的磷酸0.16mL，振荡30min，过滤，取滤液40mL移入分液漏斗中，加入与滤液体积相同的4%的氢氧化钠水溶液，振荡2min，静止分层，用带自动控制吸球的吸管取出上层移入另一个分液漏斗中，再用2%氢氧化钠溶液重复提取2次，每次10mL，将3次提取液合并，加入三氯甲烷25mL振荡2min，弃去三氯甲烷层，于分液漏斗中缓慢滴入6mol/L的盐酸调pH至2～3，加入石油醚（沸程30～60℃）50mL，振荡3min，静止分层后吸取石油醚层至梨形瓶中，再重复用30mL和20mL的石油醚各提取1次，合并于同一个梨形瓶中，40℃水浴中减压浓缩至干，加一定量甲醇溶解。

3. 测定方法

研究并建立了酵米面、银耳、玉米中BA的TLC、HPLC（胡文娟等，1986）和紫外分

光光度测定法（王夏等，1986），其最低检出量分别为 0.1mg/L、0.25mg/L 和 0.5mg/L。1994 年，国内首次成功地合成了米酵菌酸牛血清白蛋白结合物（BA-BSA）和米酵菌酸卵清蛋白结合物（BA-EA），二者均具有良好的免疫原性或免疫反应性。经 BA-BSA 免疫后的 BALB/C 小鼠脾细胞与 SP2/O 骨髓瘤细胞融合，筛选出 2 株较好地分泌抗 BA 单克隆抗体细胞株，命名为 1F7、2H9（腹水效价达 10^{-6}）。建立了小分子细菌毒素的免疫化学检测方法，最低检出浓度可达 20μg/L，最低检出量为 1ng/孔（刘秀梅，文卫华，1996）。

三、毒性及代谢产物

椰酵假单胞菌的毒素对小白鼠、狗、猴等实验动物经胃肠道感染，都能引起中毒。用它的活菌或死菌注射或灌胃小鼠，均不能使小鼠死亡。取产毒培养物（粗毒素）原液或 5 倍浓缩液 0.5～1.0mL，对 18～20g 体重的小鼠进行灌胃，小鼠于给药后 2h 内发病，精神萎靡、兴奋躁动、行走不稳、肢体瘫痪、抽搐、角弓反张，先后在 2～5h 左右死亡。该毒素给昆明种小鼠 1 次口服 LD_{50} 为 3.16mg/kg，属于剧毒。连续给小鼠口服米酵菌酸 28d 后，20 只雌性小鼠中仅有 1 只存活，蓄积系数为 2.8，属中等度蓄积性。在 3 项致突变试验中，Ames 试验和小鼠骨髓微核试验阴性，对小鼠生殖细胞可能有致突变作用（韩驰等），用氚标记米酵菌酸，研究其在大鼠体内的吸收、分布与排泄，结果表明肝脏是米酵菌酸代谢的主要脏器，与中毒病例中肝脏为主要靶器官的症状相一致（朱家琦，1989）。

四、中毒机理

米酵菌酸具有很强的生物活性，对人、动物、微生物和培养的组织细胞均有毒性作用。自从发现米酵菌酸主要引起实验动物糖代谢发生紊乱以来，人们一直在探讨其机理。Welling 等（1960）用羊心肌匀浆和大鼠心脏线粒体研究了米酵菌酸对其氧化、磷酸化作用的影响，结果发现米酵菌酸抑制丙酮酸、α-酮戊二酸和苹果酸的氧化，对磷酸化过程抑制更明显。1970 年 Henderson 等用大鼠肝线粒体为材料，研究了米酵菌酸对氧化磷酸化的抑制部位不是在呼吸链，而是在线粒体膜 XADP 转运过程。Weidemann 等（1970）发现米酵菌酸增加 ADP 与线粒体内膜的亲和力，从而阻断 ADP 向内转运。Lauquin 等（1976）的实验证明，米酵菌酸在线粒体内膜上与 ADP 载体形成复合物。Woldegiorgis（1981）对米酵菌酸、ΛTR（苍术苷）、酯酰 CoΛ 与载体蛋白的作用特点进行了详尽的研究，提出载体蛋白结构是不对称的，即米酵菌酸与载体的结合点在膜的内侧面，ATR 在膜外侧面，酯酰-CoA 则在膜内、外侧面均能结合。近几年来发现米酵菌酸与高血糖病有一定的关系，它是心脏和肝脏线粒体氧化代谢极其重要的抑制剂，对线粒体 ADP/ATP 转换酶有特定的抑制作用。葡萄糖促进胰腺 β 细胞分泌胰岛素，在这个过程中，电子对起着一个非常重要的作用，而葡萄糖代谢可以通过抑制 K-ATP 通道促进电子对的活动和胰岛素的分泌。1991 年 Kiranadi 发现米酵菌酸通过刺激对 ATP 敏感的钾通道（K-ATP 通道），可以抑制胰腺 β 细胞的电子对活动，通过与寡霉素的对比研究，证实米酵菌酸可以抑制葡萄糖代谢，可能通过削弱胰腺 β 细胞的功能而诱导高血糖病的发生。

五、米酵菌酸的去毒

米酵菌酸经煮沸和高压均不能被破坏，实验表明，日晒可以去除银耳中的米酵菌酸，去毒效果可以达到90%以上（Kiranadi等，1991），鲜银耳经紫外照射30min后去毒率为40%左右（俞世荣等，1993）。另外，将醋酸（1∶50～1∶800）加入实验材料中，加热100℃的条件下可以去毒，用0.4%的次氯酸钙以及短波紫外线均有去毒作用。

第六节　椰酵假单胞菌食物中毒的治疗和预防

椰酵假单胞菌所导致的食物中毒目前尚没有特异性的解毒治疗方法，基本是对症治疗。总的原则是要做到早发现、早报告和早治疗。如果可疑食品是酵米面和变质银耳，首先要尽快洗胃，以便将有毒食物排除。此外，一人发病，一定要把吃过同批食物者，不论发病与否，一律及时入院治疗。未发病的当作已发病的救治，轻症当作重症治，及早洗胃排毒，千方百计降低病死率。

为了强有力地控制椰毒假单胞菌酵米面亚种食物中毒的发生，综合充分的科研资料并结合我国食品卫生的特定现状，卫生部批准并颁布了三项与椰酵假单胞菌及其毒素有关的食品卫生标准。包括椰毒假单胞菌酵米面亚种的检验方法（GB/T4789.29-94）、银耳卫生标准（含米酵菌酸的限量标准及检测方法，BG11675-89）和椰毒假单胞菌酵米面亚种食物中毒诊断标准及处理原则（WS/T 12-96），为该类食物中毒的正确诊断及预防监测提供了科学执法依据。

推荐预防措施如下：

（1）不用霉变的玉米等制备酵米面。谷类浸泡时要勤换水，保持卫生、无异味；磨浆后要及时晾晒或烘干成粉；贮藏要通风防潮，不要直接接触土壤以防污染。

（2）人工培植银耳要保证菌种的安全来源、及时晒干或紫外照射鲜银耳。银耳中米酵菌酸的含量不得超过0.25mg/kg。禁止出售鲜银耳（刘秀梅等，1993）。

（3）学会正确辨别银耳的质量，切忌食用变质鲜银耳。正常干银耳经水泡发后，朵形完整、较大。耳片呈白色或微黄，弹性好，无异味。变质银耳不成形、发黏、无弹性，耳片呈深黄至黄褐色，有异臭味。

（4）发好的银耳要充分漂洗，弃去变质耳片，摘除银耳黄色基底部。

（5）如发生中毒，要尽早自我催吐，排出胃内容物，减少毒素的吸收量，降低死亡率。

（6）对症治疗，保护肝、脑、肾等重要脏器的功能。

（刘秀梅　焦振泉　孟昭赫）

参考文献

[1] 孟昭赫，苏翠华，李兆普，等．酵米面黄杆菌与椰毒假单胞菌的对比研究．卫生研究，1987，16（6）：17～22.

[2] 刘秀梅，陈晓明，胡文娟，等．变质银耳中毒的病因一实验室研究．卫生研究，1985，14（4）：25～28.

[3] 刘秀梅．我国椰毒假单胞菌酵米面亚种食物中毒流行趋势浅析．中华预防医学杂志，1996，30（6）：372.

[4] 孟昭赫，等．细菌毒素．第三辑．北京：北京医科大学与中国协和医科大学联合出版社，1993.

[5] 刘秀梅．椰毒假单胞菌种特异性O抗原因子（O-Ⅰ）的研究．中华微生物学与免疫学杂志，1995，15（2）：102～104.

[6] 王淑真．酵米面黄杆菌新血清型（O-Ⅵ）的研究．卫生研究，1989，18（3）：27～29.

[7] 刘秀梅. 用单克隆抗体验证椰毒假单胞酵米面亚种 O 抗原型的初步研究，中国食品卫生杂志，1995，7（2）：21～23.

[8] E Yabuuchi, Y Kosako, *et al*. Proposal of Burkholderia gen. nov. and Transfer of Seven Species of the Genus Pseudomonas Homology Group II to the NewGenus, with the TypeSpecies Burkholderia cepacia (Palleroni and Holms 1981) comb. nov. Microbiol Immunol, 1992, 36(12): 1251～1275.

[9] M Gillis, Tran V V, *et al*. Polyphasic Taxonomy in the Genus Burkholderia leading to an Emended Description of the Genus and Proposition of Burkholderia vietnamiensis sp. nov. for N_2-Fixing Isolates from rice in Vietnam. Inter J Syst Bacteriol, 1995, 45(2): 274～289.

[10] Naixin Zhao, *et al*. Phylogenetic Evidence for the Transfer of pseudomonas cocovenenans (van Damme *et al*. 1960) to the genus Burkholderia as Burkholderia cocovenenans (van Damme *et al*. 1960) comb. nov. Inter J Syst Bacteriol, 1995, 45(3): 600～603.

[11] 焦振泉. 椰毒假单胞菌酵米面亚种的系统分类学研究. 博士学位论文.

[12] 焦振泉，等. 椰毒假单胞菌酵米面亚种 16S rDNA 序列测定与分析. 卫生研究，1999, 28(4): 233～237.

[13] 孟昭赫，刘秀梅，陈晓明. 酵米面银耳等食品中椰酵假单胞菌及其毒素的污染调查. 卫生研究，1993, 22(2): 99.

[14] 刘秀梅，杜春明，王玉华，等. 椰毒假单胞菌酵米面亚种在自然环境中的污染调查. 中国公共卫生，1991, 7(4): 155～157.

[15] 中华人民共和国国家卫生标准. 椰毒假单胞菌酵米面亚种的检验. GB/T4789. 29～94.

[16] Hu Wenjuan, Zhang Guangshi, Fun S Chu, *et al*. Purification and Partial Characterization of Flavotoxin A. Applied and Environmental Microbiology, 1984, 48(4): 690～693.

[17] 陈卫真，周方，孟昭赫，等. 椰酵假单胞菌毒素——米酵菌酸形成机理的探讨. 中华微生物学和免疫学杂志，1991, 11(3): 151～154.

[18] 孟昭赫，王夏. 实验室中影响酵米面黄杆菌毒素的研究. 卫生研究，1987, 21(2): 80.

[19] 王静，刘秀梅. 糖对椰酵假单胞菌产毒性能的影响研究. 卫生研究，1996, 25(4): 237～239.

[20] 胡文娟，陈晓明，王主华. 酵米面，银耳，玉米中黄杆菌毒素 A 的薄层及高压液相色谱测定法. 卫生研究，1986, 15(3): 23～25.

[21] 王夏，孟昭赫，胡文娟，等. 酵米面黄杆菌毒素 A 紫外分光光度测定法. 卫生研究，1986, 15(3): 23～25.

[22] 刘秀梅. 文卫华. 米酵菌酸单克隆抗体细胞株的建立. 卫生研究，1996, 25(4): 239～241.

[23] Welling W. Biochamical Farmacology, 1960, 3: 122.

[24] Henderson P J E, *et al*. J Biol Chem, 1970, 245: 1319.

[25] Weidermann M M J, *et al*. Inst Physiol Biochem Biophys Res Commun, 1970, 39: 360.

[26] Lauquin G J M, *et al*. Biochemistry, 1976, 15: 2316.

[27] Woldegiorgis G, *et al*. J. Biol Chem, 1981, 256: 12297.

[28] Kiranadi B, *et al*. Inhibition of electrical activity in mouse pancreatic β cells by the ATP/ADP translocase inhibitor, bongkrekic acid. FEBS letter, 1991, 283(1): 93～96.

[29] 陈晓明，刘秀梅，王玉华，等. 用日晒洗去除银耳中黄杆菌毒素 A 的试验报告. 卫生研究，1986, 15(2): 34～36.

[30] 俞世荣，刘秀梅，杜春明，等. "安全银耳"生产的研究. 卫生研究，1993, 22(2): 101.

[31] 中华人民共和国国家标准. 银耳卫生标准. GB11675-89.

[32] 卫生部推荐标准椰毒假单胞菌酵米面亚种食物中毒诊断标准及处理原则. WS/T 12-96.

[33] 刘秀梅，孟昭赫. 鲜银耳中椰酵假单胞菌的污染 3315384 状况分析及对策. 中华预防医学杂志，1993, 27(4): 227～229.

第十六章 梭菌毒素

梭菌属现已发现的有 140 多种，其中使人致病的不到 20 种。杆菌长(2～4)×(1.0～1.5)μm,能形成芽孢，厌氧，革兰氏染色阳性，有动力的细菌，通常有周毛。致病由外毒素引起。

一般为有机化能营养，能分解碳水化合物、醇类、氨基酸、嘌呤、类固醇或其他有机化合物。细胞壁通常含有内消旋二氨基庚酸。大多数种在温度 30～37℃，pH6.5～7.0 的环境，生长迅速。模式种 DNA 的 G+Cmol%为 27～28，其他种 22～55。模式种是丁酸梭菌。梭菌属是一个大家族，不断有新种报道。重要致病梭菌的主要性状见表 16-1。

表 16-1 重要致病梭菌的主要性状

菌种	卵磷脂	芽孢位置	运动	溶血	硝酸盐还原	乳糖分解	葡萄糖分解	硫化氢	尿素酶	吲哚
产气荚膜	+	中置	0	+	+	+	+	+	0	0
败毒	0	次端	+	+	+	+	+	+	0	0
诺维氏	+	次端	+	+	+	0	+	+	0	0
索氏	+	中置	+		+	0	+	+	+	+
溶组织	0	次端	+		0	0	0	+	0	0
艰难	0	次端	+	0	0	0	+	0	0	0
破伤风	0	端置	+	+	0	0	0	0	0	+
肉毒	0	次端	+	+	0	0	+	+	0	0

梭菌可分散存在，也可呈链状。各种梭菌的耐氧能力、动力、营养需要及生长最适温度各不相同。如溶组织梭菌和第三梭菌（*C. tertium*）等相对耐氧，在有氧条件中仍能生长。但不能形成芽孢。另一些种如诺维氏梭菌、和溶血梭菌是严格厌氧的，在氧浓度超过 0.05%时不能生长，形成芽孢是梭菌的一个特点，芽孢圆形或卵圆形，或中置或偏置一端，芽孢直径往往大于菌体直径，使菌体膨大成梭状。有些梭菌，如常见的产气荚膜梭菌（*Clostridium perfringens*）和多枝梭菌（*C. ramosum*）并不很快形成芽孢。大多数梭菌在低于最适生长温度下，30℃培育时形成芽孢。在淀粉培养基中加温至 70～80℃ 10min（热休克）可刺激芽孢形成。梭菌能否产生 α 毒素（卵磷脂酶）在含有蛋黄的培养基上能检查出来，当产生 α 毒素时，菌落周围有一圈不透明的沉淀圈是由于培养基中的卵磷脂被溶解所致。这一反应可因在培养基中加入气性坏疽多价抗血清而抑制（Nagler 氏反应）。Nagler 氏反应可用来确定产气荚膜梭菌的诊断。同时卵黄培养基还可用来证实脂酶的存在，肉毒梭菌、生孢梭菌（*C. sporogenes*）和诺维氏梭菌（*C. novyi*）A 型能分解卵黄中的游离脂肪酸成为一层油状彩虹色光泽。

梭菌及其所产生的毒素在临床上常引起三类疾病：

(1) 软组织感染——气性坏疽。主要由产气荚膜梭菌引起，其他如败毒梭菌（*C. septicum*）、诺维氏梭菌、索氏梭菌（*C. sordellii*）、溶组织梭菌（*C. hystolyticum*）、谲诈梭菌（*C. fallax*）和双酶梭菌（*C. bifermentans*）也能引起气性坏疽，但常为多种菌混合感染。

（2）肠道疾病。食物中毒（A型产气荚膜梭菌）、坏死性肠炎（C型产气荚膜梭菌）、抗菌素相关性结肠炎（艰难梭菌）。

（3）神经中毒症状疾病。破伤风（破伤风梭菌）、肉毒中毒（肉毒梭菌）（另章介绍）。

梭菌分布在人畜肠道和土壤中，破伤风梭菌在家畜粪中的阳性率达40%，在未开垦的处女地上也发现有梭菌，故有人认为梭菌是腐生菌。一般情况下，梭菌很少造成感染，大多数在感染前受到深的穿刺伤或与其他化脓菌混合感染形成局部厌氧条件才能引起感染。第一次世界大战时，由于主战场在法国的农业区，故破伤风和气性坏疽发病率高达5%，而在北非沙漠地区则很少发生。

梭菌除少数为致病菌外，很多梭菌有工业生产价值，它们是有机酸和醇类的生产者。

近年来，对梭菌毒素的作用机理进行了深入研究发现，所有梭菌神经毒素特别是破伤风和气性坏疽毒素中毒与锌蛋白酶有关。它们都作用于同一细胞器。因而，推测它们可能来自同一进化来源。梭菌神经毒素的锌肽链内切酶活性的一个重要特点是对短肽链不起作用，仅作用于长肽链。因此认为它仅作用于折叠的蛋白靶分子。这说明，神经毒素的专一性 。上述发现使对破伤风和肉毒中毒症作用机理的研究提高到了分子水平，同时，锌肽链内切酶的发现，为细胞生物学家研究胞吐现象（exocytosis）和神经轴索生长和再生机理提供了新的有力的工具。同时梭菌神经毒素的触酶的发现，拓宽了选择性抑制剂的研究领域，为寻找破伤风和肉毒中毒治疗新药提供了条件。

梭菌毒素引起的疾病有：破伤风、肉毒毒素中毒症、气性坏疽、梭菌性肠炎等。

第一节　破伤风梭菌毒素

破伤风（Tetanus）是由破伤风梭菌外毒素引起的一种急性病。主要临床症状为牙关紧闭、局部或全身肌肉呈阵发性或强直性痉挛。预后较差，常因喉痉挛或全身痉挛而死亡。平均死亡率20%～30%，重症可达70%。破伤风世界各地都有分布。病后无持久免疫力，可再次感染。全世界每年约有100万例新生儿破伤风，死亡率80%。我国边远贫困地区目前尚未完全控制，关键在于对育龄妇女和儿童推广破伤风类毒素疫苗接种尚不普遍。

一、破伤风神经毒素的作用机理

破伤风发生的条件：首先受到深的穿刺伤，伤口受到严重的污染，伤口中有异物或局部缺血或有其他化脓菌混合感染。造成厌氧条件使破伤风梭菌迅速繁殖，产生神经毒素（Tetanospasmin）引起发病。本病早在希波克拉底时代就已发现，但直到1884年，当Carle和Rattone把破伤风伤口分泌液注入家兔成功地复制出破伤风时，才得以证实破伤风是一种无传染性的中毒症。近年来的研究发现，梭菌神经毒素的中毒过程分为三步：①与神经细胞结合；②内化（internalization）；③细胞溶质激活。神经毒素的受体位于神经肌肉接头处运动神经元的质膜上。该处存在较多的多唾酸神经节苷脂和酸性脂类，毒素与酸性脂类结合后，向外移动再与蛋白受体结合。Poulain提出的双受体模型对这种结合是最好的解释。神经毒素与蛋白质和脂类的双结合具有高度的亲和力。毒素与神经细胞结合后抗毒素即不起作用。

结合后神经毒素进入神经肌肉接头附近的小泡中。这种小泡的本质目前尚不清楚。破伤风毒素返回神经轴索在突触间隙被释放并进入抑制性中间神经元。实验证明，当把毒素直接注入猫的脊索，破伤风毒素和它的 L-H_N，部分能阻断神经递质释放，而注入肌肉则无效。因为梭菌神经毒素的靶位是细胞溶质，故至少它的 L 触酶部位必须穿过小泡的膜。但细胞中毒的第三步目前了解得最少。

破伤风神经毒素的作用是使脊索反射弧解除抑制，从而使兴奋性反射无限制地增多，造成典型的破伤风痉挛。解除抑制似乎是由于干扰了神经递质-甘氨酸、γ 氨基丁酸的释放，这些递质来自突触前抑制纤维。此外，毒素还可以阻断一系列其他神经递质的释放，包括：自主神经和周围运动神经的乙酰胆碱。毒素还能直接作用于周围运动神经终版、脊索、大脑和交感神经系统。

破伤风病程发展的快慢和严重程度取决于毒素量的多少和从局部到达神经轴索的距离。如毒素量很大，则很快导致咀嚼肌、面肌痉挛，然后影响远处的肌肉，破伤风的潜伏期数天到 21d，最长的可达 50d，死亡率与潜伏期呈反比。潜伏期越短，死亡率越高。

二、临床破伤风类型

(1) 局部破伤风：毒素量比较少，局部肌肉痉挛数周后，逐渐消退，也可能是全身破伤风的前驱症状。一般局部破伤风病死率约 1%。

(2) 头部破伤风：少见，偶尔由中耳炎或头面部创伤感染了破伤风梭菌所致。单个颅神经或多个运动颅神经常被波及。但最多见的是第七对颅神经。头部破伤风潜伏期短，死亡率很高。

(3) 全身性破伤风：全部破伤风病例中 80%属于全身性破伤风。开始特征性的症状为牙关紧闭，随后是颈强直，吞咽困难，腹壁肌强直和体温上升 2～4℃。进一步发展可出现由于面肌痉挛所致的“苦笑”状。肌肉痉挛系阵发性，发作次数不等，可自发，也可因外界刺激如：强光、音响等诱发。全身肌肉强烈痉挛至全身抽搐，并引起呼吸困难、窒息等。神志多清醒，体温多正常，精神紧张痉挛发作后常伴大汗，痉挛间隙期，肌肉仍处于坚硬强直状态。

新生儿破伤风为严重型，潜伏期 0～7d，大多起病于 48h 内出现典型症状。早期为烦躁不安、好哭，继则出现吸吮困难、牙关紧闭、角弓反张等。患儿颈后仰，双臂屈曲，紧握拳头，两腿伸直，脚趾向跖侧屈曲，易并发窒息，病死率高。

三、诊断

根据外伤史凡新生儿有旧法接生史，一旦出现牙关紧闭、苦笑面容、肌肉痉挛及角弓反张即可诊断。伤口分泌物厌氧培养仅 15%～30% 可获阳性。

四、治疗

确诊后的病人，宜立即安置在安静的单人病房。避免各种刺激和不必要的检查，设专人护理，特别加强呼吸护理。必要时应做气管切开。

及时应用破伤风马抗血清(类毒素)以中和游离的毒素。为避免过敏反应，目前多主张应用人破伤风免疫球蛋白（TIG）效果较好。脊椎管内注射每次 250IU 效果更好。未愈伤口中仍有破伤风梭菌繁殖并释放毒素，故仍应注射抗毒素。皮肤过敏试验阴性后，静脉点滴或肌肉注射。

五、预防

自动免疫是最有效的预防措施，全程自动免疫后很少发病。我国采用百日咳、白喉及破伤风三连疫苗，出生后 2 个月即给第一次注射，共注射 3 次，间隔 4～6 周，第二年加强一次；入学时，再加强一次。这样可保持终身免疫。

第二节　气性坏疽毒素

气性坏疽是发展很快、危及生命的梭菌感染。以创伤部位的肌肉坏死、气肿形成为特征，同时伴有发热、神志改变、血压降低等全身症状。若不及时治疗，常很快死亡。单纯刀割伤，刺伤不易引起气性坏疽。在工伤、车祸事故中，尤其在战争条件下，发病率较高，病死率高达 40％～60％。外科手术，特别是肠道和胆道手术后也较易发生。气性坏疽多由数种梭菌混合感染引起。30％由产气荚膜梭菌（*Clostridium perfringens*）引起，10％～40％由诺氏梭菌（*C. novyi*）引起。5％～20％由败毒梭菌引起。溶组织梭菌（*C. histolyticum*）、双酶梭菌（*C. bifermantans*）、生孢梭菌（*C. sporogenes*）、谲诈梭菌（*C. fallax*）等很少单独引起感染。常与上述主要致病梭菌混合感染。产气荚膜梭菌是气性坏疽的主要病原菌。1892 年 Welch 和 Nuttal 首先鉴定此菌为革兰氏染色阳性产气厌氧芽孢杆菌。80％病例培养阳性。

一、毒素的性质

这一组梭菌产生 12 种外毒素，其中 7 种腹腔注入小白鼠引起死亡。主要致病毒素是 α 毒素，分子量 42 528D，由 380 个氨基酸残基构成，对小鼠致死量 3μg，能将卵磷脂分解为磷酰胆碱和甘油二酯以及一个硫醇活化溶血素（θ 毒素，细胞溶解素）。梭菌细胞外的一些酶，如胶元酶、透明质酸酶的作用尚不清楚。1988 年，α 毒素和 θ 毒素的基因结构已经被克隆出来，并在大肠杆菌中表达。可以获得纯毒素供研究用。给实验动物静脉注射 α 毒素能造成大量出血，血小板破坏，毛细血管损伤和死亡。根据梭菌的抗原性和产毒情况，梭菌可分为 5 型：A、B、C、D、E。A 型在人和动物肠内和土壤中为正常菌丛，但 B、C、D、E 型很少在环境中发现。因此，A 型菌经常污染食物。此外，梭菌还有另一些外毒素和酶，如肠毒素可引起梭菌性食物中毒，有些酶可降解蛋白质和核酸。但这些毒素和酶的详细致病机理还不完全清楚。其主要毒素性状见表 16-2 及表 16-3。

主要毒素的基因已在大肠杆菌中表达，从而可生产大量纯毒素供实验用，以阐明毒素的结构和功能的关系。将 α 毒素静脉注射给实验动物结果，发生大量溶血、血小板破坏、毛细血管损伤、最后引起死亡。Kameyama 等证明，用 α 毒素免疫豚鼠后，以产气荚膜梭菌及 α 毒素或 κ 毒素攻击，不发生气性坏疽。Stevens 等证明，α 毒素和 θ 毒素给家兔注射都能产生低血压和慢心率并使心搏出量减少。α 毒素能直接降低心肌的功能，而 θ 毒素则不能。

表 16-2 产气荚膜梭菌的毒素种类及性质

毒素名称	生物活性	菌型
主要的：α	致死性，卵磷酯酶，溶血，坏死	A-E
β	致死，坏死，对胰蛋白酶敏感，注入小肠引起跨壁坏死	B，C
ε（epsilon）	致死，激活通透酶、胰蛋白酶	B，D
τ（iota）	致死，皮肤坏死，双向激活腺苷二磷酸核糖基化和胰蛋白酶	B
次要的：δ	溶血素，致死	B，C
θ	溶血素，细胞溶解素，致死	A-E
κ	胶元蛋白酶，明胶酶	A-E
λ	蛋白酶	B，D，E
μ	透明质酸酶	A-rongxie E
V	脱氧核糖核苷酶，杀细胞素溶血素，溶血，致死	
神经氨酸酶	N-乙酰神经氨酸，糖元水解酶	A-E
肠毒素	肠毒素中毒，细胞毒	A，C，D（B，E 未实验）

表 16-3 产气荚膜梭菌主要毒素的性状

性状	α 毒素	β 毒素	ε 毒素	τ 毒素
分子量	42 528	34861	31402	1a：40 392 1b：80890
N-末端	色氨酸	门冬酰氨酸	丙氨酸	1a：丙氨酸 1b：丙氨酸
C-末端	赖氨酸	异亮氨酸	赖氨酸	1a：异亮氨酸 1b：门冬氨酸
等电点	5.4	5.5	5.4	1a：5.2 1b：4.67
热稳定性	稳定	不稳定	不稳定	1a：稳定 1b：不稳定
胰蛋白酶	敏感	有抗性	有抗性	有抗性
酶活性	磷酯酶 C	?	?	1a：ADP 1b：核糖蛋白转移酶
生物活性	致死（3μg） 坏死，溶血平滑肌收缩	致死（310ng） 坏死	致死（100ng） 坏死 平滑肌收缩	致死： 1a：620ng 1b：940ng 坏死

注：译自 Sakurai J：Toxin of Perfringens. Rev. Med. Microbiol，1993，6（3）：176。

（一）主要毒素

1. α 毒素

各型产气荚膜杆菌都能产生 α 毒素，但以 A 型菌产量最多。此毒素是引起气性坏疽的重要因素，制成的类毒素可预防气性坏疽。此毒素具有磷脂酶 C 活性，裂解卵磷脂 3 位的磷酸二脂键，产生磷酸胆碱和二酰甘油。它还能作用于家兔红细胞膜的磷酯酰乙醇胺和大肠杆菌的胞浆膜，产生磷酸乙醇胺。同时，此毒素还具有鞘磷脂酶活性。此毒素的编码基因已从产气荚膜杆菌的染色体中分离到，其核苷酸序列也已清楚。α 毒素还具有溶血、致死和皮肤坏死作用。

2. β毒素

B型和C型产气荚膜杆菌产生的β毒素，为单链多肽，分子量34 861，具有致死和皮肤坏死作用。

此毒素为单聚体，很容易转变为寡聚体。毒素的单聚体有毒，但寡聚体无毒。寡聚体很难解聚为单聚体，因此此毒素很稳定。但它对蛋白酶敏感，毒素在培养液中达到静止期时即消失。对成年鼠的LD_{50}为310ng/kg（静脉、或腹腔、注射），对豚鼠的皮肤坏死剂量为2ng。

3. ε(epsilon)毒素

B型和D型产气荚膜杆菌所产生的ε毒素，由蛋白酶激活，为一种单链多肽，具有致死和致坏死作用。绵羊、山羊和牛的致死性肠毒素血症常由D型产气荚膜杆菌引起。病畜有严重的肺水肿和肾脏损害，主要病变为脑组织液化坏死。本病常发生在动物饱食淀粉或糖类后，D型菌迅速繁殖产生大量毒素引起。ε毒素前体的分子量为32 891，激活的毒素是在毒素前体的Lys-14-Ala-15位点断裂从毒素前体N-末端分离出的小肽。毒素的致死活性与单独的Trp残基有关。给小羊和母羊注射类毒素或抗血清可预防肠毒素中毒。

4. τ(iota)毒素

τ(iota)毒素由E型产气荚膜杆菌产生，是兔群中流行的严重疾病。被胰蛋白酶所激活，具有致死和致坏死作用。由两种不同的蛋白成分组成：Ia为轻链，Ib为重链。Ia是耐热的，Ib不耐热。致死和致坏死作用必须这两种成分联合作用。这两种成分的编码基因已从E型产气荚膜杆菌的质粒中分离到。根据氨基酸序列分析，iota毒素基因与白喉毒素、假单胞菌毒素A和C以及肉毒梭菌毒素C3有许多相似处，值得进一步研究。

（二）产气荚膜梭菌肠毒素引起的胃肠炎

近年来，气性坏疽病例不断减少，但产气荚膜梭菌引起的肠炎却常有报告。它常与抗生素相关性肠炎、婴儿猝死（sudden infant death syndrom，SIDS）等病有关。这是20世纪60年代末70年代初才突然增多的一种新的疾病，此病特点是，吃了含有大量A型产气荚膜梭菌以后，8～24h发生腹泻和严重腹痛，常有呕吐和发热，少有恶心，多发生在体弱者和老年人，很少死亡。24h内症状逐渐消退。病后无免疫。

一般由于吞入大量芽孢引起。食物中的芽孢由于加温不够，未能完全杀死，在小肠中发芽并产生细胞内肠毒素。当母细胞溶解后释放出肠毒素和成熟的芽孢。有些菌株毒力较强，如新几内亚高地居民中发生的一种坏死性、出血性肠炎，症状较严重，是由C型菌的β毒素引起的。组织学研究发现，用肠毒素处理的肠袢中，有肠上皮和绒毛脱落，并有大量上皮和细胞浆存在于肠腔内。最近，人们用各种细胞系来研究肠毒素作用的分子作用位点，发现VERO细胞对肠毒素特别敏感。毒素与一个分子量为50 000的膜受体结合形成一个160 000的复合体。本毒素用链酶蛋白酶处理失去活性，但对胰蛋白酶不敏感。

二、流行病学

任何开放性创伤的伤口常规培养，20％～80％都被梭菌污染，但气性坏疽很少发生。Max-Lennan报告，第二次世界大战时西部沙漠战场上，20％～30％的伤口被梭菌污染，但气性坏疽的发生率仅0.32％。在187 936例大的开放性创伤中，Altemeier和Furste发现气性坏疽的发病率仅为 1.7%，气性坏疽发生与否其关键是局部伤口是否存在厌氧条件，如伤口中有异物存在、局部循环障碍、或有其他化脓菌混合感染。如果向豚鼠的坏死组织注射梭菌，发生气性坏疽的菌量可减少 1 000 倍。平时发生气性坏疽，大部分由于车祸、工伤造成的开放性骨折或枪伤。肠道或胆道手术也常引起气性坏疽。子宫气性坏疽常发生在非法流产之后，因为女性生殖道中常有梭菌寄生。

三、临床症状

潜伏期 1～4d，最早的症状是局部严重的疼痛。本病发展很快，如不及时治疗可能很快死亡。早期诊断至关重要。临床表现：伤口周围有气体，有恶臭，肌肉坏死，梭菌培养阳性。手术诊断很重要：肌肉苍白或黑色如“煮熟”的肉，对电刺激无反应。重症病人常伴有大汗，心率快与体温不成比例，焦虑不安，出现血管内大量溶血，导致血尿、低血压、肾衰，最后发生昏迷、全身浮肿、皮肤呈棕红色，直至死亡。

四、诊断

早期诊断极为重要，主要依靠临床诊断，包括：高度肿胀，局部皮肤变色，剧痛，肌肉像“煮熟”的肉，软组织触之有“捻发”音，有全身中毒症和心动过速。伤口分泌物有恶臭，CT 检查可见肌肉中有气体。分泌物涂片作革兰氏染色，若发现有阳性的芽孢杆菌，对诊断有意义。

五、治疗

最重要的措施是快速彻底清创，切除坏死组织。发生在四肢，应及时截肢，子宫气性坏疽应及时切除子宫。

使用大剂量抗生素是必要的。这是近年来大量动物实验和临床经验证明有效的。目前仍以大剂量青霉素为主。如发现病人有抗药性，可改用红霉素或利福平。

根据第二次世界大战的经验，马血清抗毒素治疗效果不佳。

有条件时，高压氧仓治疗可作为辅助治疗，因为效果尚有争议。

六、预防

目前尚无有效的疫苗用来预防。但动物实验结果证明，A 型产气荚膜杆菌引起的气性坏疽事先用 α、β、ε 毒素免疫有预防作用。有进一步研究的必要。

第三节 梭菌性肠炎

1945 年，McClung 首先证明产气荚膜梭菌所产生的肠毒素是引起食物中毒的原因，以培养基滤液喂动物可引起腹泻。这种外毒素不耐热，注入家兔的肠攀可引起症状。猴子和人口服培养滤液也可引起腹泻。多数产气荚膜梭菌在发芽时产生肠毒素，但不是所有的产气荚膜梭菌都产生肠毒素。A 型和 C 型梭菌产生的毒素分子量约为 36 000D。此毒素与本菌所产生的其他毒素在免疫原上有共同性。A 型产气荚膜梭菌所产生的毒素可引起气性坏死，但肠毒素不能引起气性坏疽。肠毒素不耐热，能被链酶蛋白酶（pronase）所抑制，但胰蛋白酶无此作用。Duncan 等证明此毒素为芽孢外膜的结构成分，在发芽时产生。此毒素可使大量液体积存在实验动物的肠袢中。

美国在 1973～1987 年所发生的食物中毒病人中，由产气荚膜梭菌引起的共 190 起，发病人数 12 234 人，居食物中毒致病菌的第五位。原因是食物贮藏温度过高、食品从制作到进食相隔时间超过 12h、加温时间不足。20 世纪 40 年代在德国曾发生一次涉及 400 人的食物中毒，称为 Darmbrand 病，也是由产气荚膜梭菌的肠毒素引起。在新几内亚高地居民中举行重大庆典时，常因食用未煮熟的猪肉而发生一种称为 pig-bel 的病，也是由此菌毒素引起的，当地居民把大块猪肉煮后放置几天后方进食，此时芽孢已发芽产生毒素。

一、诊断

任何腹泻如伴有腹痛和中等到重度腹泻而没有发烧和寒战都应考虑到产气荚膜梭菌引起的食物中毒。涉及的食物大都为牛肉、鸡肉煮的时间不够而放置在冷冻条件不良的地方，使梭菌有机会大量繁殖。

最终的诊断依据是从食物和病人粪中分离到相同型的梭菌，如果食物未保留，其他病人分离到梭菌均属相同菌型而与对照组不同，则有诊断意义。

二、治疗

大量抗生素。青霉素首选，也可用甲硝唑。

三、预防

目前没有特效疫苗供预防用。预防主要靠食品卫生监督和个人卫生。

第四节　艰难梭菌毒素

本菌 1935 年首次发现，但直到 1938 年仍不知道它与疾病的关系。Hall 和 O'Tool 于 1935 年发现，艰难梭菌是新生儿肠道中的正常菌群之一，并发现该菌能产生使动物死亡的毒素。过去都把本菌引起的肠炎归咎于金黄色葡萄球菌。1943 年，Hambra 报告了一起艰难梭菌引起的实验动物抗生素相关性结肠炎，作者用青霉素治疗豚鼠的实验性气性坏疽时，发生了致死性结肠炎。病理解剖时发现大肠中充满血性液体。以后的实验显示，几乎所有的抗生素都能引起这种病理变化。目前，艰难梭菌在发达国家已成为严重的肠道致病菌。1974 年，Tedesco 报告了一起涉及 200 人的应用氯林可霉素治疗引起的结肠炎。其中，42 例（21%）有腹泻，20 例（10%）为伪膜性结肠炎。粪便培养未发现金黄色葡萄球菌。当前已知，艰难梭菌是抗生素相关性肠炎唯一的病原体。15%～25%抗生素相关性肠炎病人大便中可发现艰难梭菌。50%～75%结肠炎病人可发现本菌，90%以上伪膜性肠炎病人可发现本菌。1943 年 Hambra 报告，对豚鼠的实验性气性坏疽用青霉素治疗时，引起动物致死性结肠炎，解剖时发现肠内充满血性分泌液，以后的实验发现几乎所有的抗生素都能引起这种病变。1974 年，Green 发现发病动物的粪便和组织提取液对细胞培养物均能引起同样的病变。

一、毒素的特征

艰难梭菌（*Clostridium difficille*）因培养困难而得名。它是产芽孢的专性厌氧杆菌，革兰氏染色阳性。它产生抗原性不同的两种毒素：A 和 B。它们都是高分子量的蛋白质，都能使纤维母细胞组织培养产生特征性的放线状病变。虽然 B 毒素对细胞病变的毒性比 A 毒素强 1 000 倍，但只有 A 毒素能引起实验动物与临床上相同的肠道病变。因此，A 毒素被认为是主要的引起结肠炎的致病毒素，而 B 毒素的作用机理尚不清楚。这两种毒素能被索氏梭菌（*C. Sordellii*）抗血清所中和。

二、致病条件

艰难梭菌为人类和动物肠道内的正常菌群，因此艰难梭菌的芽孢广泛存在于环境中。特别是医院环境中尤为常见，成为院内感染常见的致病菌。其次，艰难梭菌结肠炎多发生于使用抗生素的病人，多数发生在抗生素治疗后 4～9d，甚至停药 2～4 周后仍可发生。抗生素改变了肠道内的正常菌群，由于竞争者被抑制，产毒的艰难梭菌繁殖体大量繁殖，产生毒素引起结肠炎。抗生素相关性结肠炎的发生与年龄有关。新生儿肠道中绝大多数带有艰难梭菌及其毒素，但并不发病，有的学者认为，由于婴儿肠道对毒素不敏感。至于为什么 60 岁以上老人肠道中艰难梭菌毒素的检出率比青壮年人高 10～100 倍，尚不清楚。血清学检测显示，5～10 岁以上人的血清中虽有 A 毒素和 B 毒素的抗体存在，但并不能提供保护。

三、流行病学

艰难梭菌为产芽孢的细菌，在自然界能长期活存，因而广泛分布于各处。特别在医院、幼儿和老人托养单位，常发生流行。Kim 曾对有关单位的环境作过采样调查。有病人的单位阳性率 32%（37/114），对照组为 1.3%（6/445）。培养阳性高的多为厕所、便盆、地板和病人的手。McFarland 所做的肛门拭子培养检查表明，在住院过程中的病人带艰难梭菌者为 26%（112/428），在这 112 人中，有 6 人显然入院前已经感染，23 人入院前曾在托养单位生活。74%（83/428）系在住院期间感染。大多数阳性者并未发病。不同类型病人毒素及梭菌检出阳性率详见表 16-4。

表 16-4　不同类型病人毒素及梭菌检出阳性率

病人类型	分离阳性率	毒素阳性率
抗生素相关性腹泻无结肠炎	15%～30%	15%～25%
伪膜性肠炎	90%～100%	90%～100%
使用抗生素无腹泻	10%～20%	2%～8%
与抗生素无关的胃肠病	2%～3%	0%～1%
健康成人	2%～3%	0%～0.5%
健康婴儿	30%～70%	5%～60%

注：引自 Bartlett JG：Clostridium difficille-asociated Diarrhea and colitis。

带菌率和腹泻率随年龄增高，同时患有严重疾病，以及使用大环内酯类抗生素（如红霉素、麦迪霉素、螺旋霉素、交沙霉素等）而增加。

四、诊断方法

1. 组织培养法

可用索氏梭菌和艰难梭菌的抗毒素中和毒素的原理测定毒素，1 岁以下儿童常有假阳性发生。成人使用抗生素而无腹泻者也偶见假阳性。

2. 乳胶颗粒凝集法

以抗毒素包被在乳胶颗粒上如被检液中有毒素存在，即发生肉眼可见的颗粒凝集现象，即可判为阳性。此法所需设备简单，可快速获得结果。原来用来测定 A 毒素，现发现它与艰难梭菌产生的另一种无毒的蛋白也呈阳性反映。临床结果常有变异。

3. 粪便培养

应用特殊的选择性培养基常能获得阳性结果。所有毒素阳性的病人都可获阳性培养结果。问题是住院病人或使用抗生素的病人而无腹泻者也常出现阳性。

五、临床症状

起病突然，多数发生在抗生素治疗的第 4～9d。甚至停药后 2～4 周仍可发生。腹泻多为水样便，重者每天可达 20 次以上。偶见海苔样墨绿色便或带血丝的稀便。体温可达 40℃。白细胞升到 15 000～25 000。严重的，可导致水、电解质和蛋白质从肠道中大量丢失，血压下降，甚至危及生命。

诊断主要依靠用药史，临床表现，粪便中检出艰难梭菌或它的毒素，必要时可进行结肠镜检查，如发现伪膜样炎症，即可确诊。

六、治疗和预防

1. 治疗原则

(1) 及时停用相关的抗生素；

(2) 肠道休息；

(3) 支持疗法，根据需要补充水、电解质和蛋白质；

(4) 使用抗厌氧菌的药物，如甲硝唑或万古霉素。

万古霉素 125～500mg，口服一天 4 次。连用 7～14d。缺点是价格昂贵，容易复发。也可用杆菌肽（bacitracin）或消胆胺（cholestyramin）。杆菌肽，口服，一天 4 次，每次 25 000u，效果与万古霉素相当。但有些菌株对它有抗药性。

2. 预防

本病比较集中在医院或养老院及腹部手术后的病人中。现已成为医院内感染的一种重要疾病。一个病人的粪便中含菌量可达每克 10^5～10^8，足以引起整个病房的环境污染。因此，当确诊为本病后，为防止交叉感染，应严格采取肠道传染病预防措施。个人应严格执行饭前便后洗手要求。正确掌握抗生素使用指针有利于减少发病。目前尚无疫苗或抗毒素供预防用。

（陈宁庆）

参考文献

[1] Adbe V W. Cephalic tetanus. J. Indian Med Assoc,1980,74:111.

[2] Winthrop S. Chronic tetanus. Clinical report and histochemistry of Muscle. Muscle Nerve, 1981, 4:363.

[3] Gupta ps. Intrathecal human tetanis immunoglobulinin early tetanus. Lancet,1980, 2: 439.

[4] Fairweather N F. The complete amino acid sequences of tetanotoxin. Nucleic acids Res,1986, 14:7809.

[5] Galazka A. Neonatal tetanus in the world and global expanded programme on Immunization. In 8th International Congress on Tetanus. Pythagora Press,Rome.

[6] Brand D A. Adequate of antitetanus prophylaxis in 6 hospital emergency room. N Engl Jmed,1983,309: 636.

[7] Dolly J O. TeNT and BoNT receptors are located on the motor neuron plasmalemme at the neuromuscular junction. Nature,1984, 307:457.

[8] Montecucco C. Mechanism of action of tetanus and botulinus. Molecular Microbiol,1994,13(1):1～8.

[9] MacFarlane M G. The biochemstry of bacterial toxins I. The lecithinase actnity of Clostridium welchii toxins Biochm J,1941,35:884～902.

[10] Tiball R W. Molecular cloning and nucleotide sequence of the alphatoxin of Clost ridium perfringens. Infect Immun,1989, 57:357～376.

[11] Nagahama M. Roles of the carboxy-terminal regionof Clostridium Perfringens alpha toxin. FEMS Microbiol Lett,1994, 120:297～302.

[12] Sakurai J. Regulation of Clostrudium perfringens alpha-toxin activated phospholipase C in rabbit erythrocytes membranes. 1994,62:717～721.

[13] Sakurai J. Purification and charcterization of Clostrudium perfringens beta toxin. Toxicon,1987,25: 1301～1310.

[14] Larence G. prevention of necrotising enteritis in Papua New Guinea vy active immnuisation. Lancet I: 1979, 227～230.

[15] Habeeb AFSA. Studies on ε-prototoxin of Clostridium perfringens type D I Purification methods: evidence for multiple forms of ε-prototoxin. Arch Biochem Biophys,1969, 130:430～440.

[16] Nagahama M. High affinity binding of Clostridium perfringens epsilon-toxin to rat brain. Infect Immun,1992, 60:1237～1240.

[17] Payne D W. Evaluation of a new cytotoxicity assay for Clostridium perfringens type D epsilon toxin. FRMS microbiol Lett,1994, 116:161～168.

[18] Sakurai J. Lethal and dermonecrotic activities of Clostridium perfringens iota toxin:biological activities induced by cooperation of two nonlinked components. Microbiol Immunol,1995, 39:249～253.

[19] Bartlett J G, *et al*. Clindamycin-associated colitis due to toxin-producing speciesof Clostridium in hamsters J. Infect,1977,Dis 136:701.

[20] Tedesco F J. Clindamycin-associated colitis: A prospective study. Ann. Intern. Med. ,1974, 81:429.

[21] Hambra D M. The toxicity of penicillin as prepared for. Clinical use. Am. J. Med Sci. , 1943, 206:642.

[22] Green R H. The association of viral activation with penicillin toxicity in guinea pigs and hamsters Yale. J Biol Med. ,1974, 47:166.

[23] Hall I C. Intestinal flora in newborn infantswith a description of a new pathogenic anaerobe,Bacillus difficiles. Am. J Dis Child,1935, 49:380.

[24] Hafiz S. Clostridium difficile and its toxins. Ph. D Dissertation Leeds,England, University of Leeds, 1974.

[25] Bartlett J G. Antibiotic associated pseudomembranous colitis due to toxin-producing clostridia. N.

Engl. J Med,1978,298:531.

[26] Geoge W L. Selective and differential medium for isolation of Clostridium difficile. J Clin Microbiol, 1979:214.

[27] McFarland L V. Nosocomial acquisition of Clostridium difficile Infection. N. Engl. J. Med. ,1989, 320:204.

[28] Larson H E. Epidemiology of Clostridium difficile in infants J. Infect. Dis. ,1982, 146:727.

[29] Aronsson B. Antimicrobial agents and Clostridium difficile in acute enteric disease:Epidemiological data from Sweden 1980—1982. J. Infect Dos,1985, 151:476.

[30] Taylor N S. Comparison of two toxins produced by Clostridium difficile Infect. Immun, 1981, 34:1036.

[31] Sullivan N M. Purification and characterizatuon of toxin A and B of Clostridium difficile. Infect Immun,1982, 35:1032.

[32] Fekety R. Kim KH. Epidemiologyof Antibiotic-associated colitis. Am. J Med,1981, 70:906.

[33] Chang T W. Cytotoxicity assay in antibiotic-associated colitis. J Infect. Dis,1979, 140:763.

[34] Bartlett J G. Laboratory diagnosis of antibiotic-associated colitis. Lab Med,1981, 12:347.

[35] Bender B S. Is Clostridium difficile endemic in chronic care facilities? Lancet,1986, 2:11.

[36] Malamou-Ladas H. Isolation of Clostridium difficile from patients and environment of hospital wards. J. Clin Pathol,1983, 36:88.

[37] Kim K H. Isolation of Clostridium difficle from the environment and contacts of patients with antibiotic associated colitis. J. Infect. Dis,1981, 143:42

[38] McFarland L V. Risk factors for Clostridium difficile carriage and C. difficile-associated diarrheain a cohort of hospitalizedpatients. J Infect Dis,1990, 162:678.

[39] Johson S. Nosocomial Clostridium difficile colonization and disease. Lancet,1990, 336:97.

[40] Kreutzer E W. Treatment of antibiotic-associated pseudomembranous coliteis with cholestyramine resin. Johns hopkins Med. J,1978, 143:67.

[41] Buggy B P. Therapy of relapsing Clostridium difficile-associated diarrhea and colitis with the combination of vancomycin and rifampin. J Clin. Gastroenterol,1987, 9: 155.

[42] Buggy B P. Comparison of methods for recovery of Clostridium difficile from an environmental surface. J. Clin Microbiol,1983, 18:348.

[43] Clabots C R. Charcterization of a nosocomial Clostridium difficile outbreak by using plsmid profile typing and clindamycin susceptibility testing. J. Infect. Dis,1988,158:731.

[44] Wren B W. Restriction endonuclease DNA analysis of Clostridium difficile. J. Clin. Microbiol, 1987, 25:2402.

第十七章　蓝细菌毒素

早在 100 多年前，澳大利亚的阿德莱特于 1878 年 5 月 2 日在《自然》杂志上发表的一篇论文就提到：“一种被认为是泡沫节球藻（*Nodularia spumigena*）的藻类在默里河入海处，已繁殖到如此程度，形成像绿色油漆那样厚厚一层浮渣，约有 2～6 英寸厚。犹如一锅又浓又稠的粥。牛和其他动物饮用之后，迅速发病，有时可引起死亡。中毒症状为昏迷、神志丧失、虚弱、四肢不断活动，在痉挛发生后，有强直性痉挛使头、颈向后歪，临死之前这些症状才消失。持续时间因动物种类而异。绵羊，1～6h；马，8～12h；狗，4～5h；猪，3～4h。”

从 1978 年起，研究人员已确证节球藻属和包括有毒品系的蓝细菌的其他许多属，的确与家畜和野生动物的大量死亡有关。例如，在美国中西部随季节而迁移的野鸭和雁饮用了蓝细菌污染的水之后，已死亡了数千只。近年来，研究人员还鉴定了许多蓝细菌的化学结构，并已开始阐明毒素使动物发病和死亡的过程。蓝细菌（Cyanobateria）过去都称为蓝绿藻（*Blue-green algae*）。这是由于大多数菌膜在水面都呈蓝绿色而得名。蓝细菌和真的藻类之间也有相同点，它们都能进行光合作用，但它不属于藻类，因为藻类是真核细胞，而蓝细菌是原核细胞。蓝细菌广泛分布于热带和暖温带的水库、江河、湖泊和池塘。尤其在夏秋季繁殖特别旺盛，在水面上形成一层绿色的水华（waterbloom）。近年来，由于大量去污剂和肥料污染水源增加了氮和磷的浓度。这些营养物促进了有害的蓝细菌的繁殖。从而，增加了对人和动物的危害性。有人怀疑中国南方地区人群的肝癌高发区与饮水中含有低剂量的蓝细菌毒素有关。2007 年 6 月，我国太湖水域暴发蓝细菌的严重污染，使数百万人的饮水受到影响。

化石记载表明，蓝细菌在 33 亿～35 亿年前就已存在了。由于它们是能够进行产氧光合作用的最早的微生物，并由此而把二氧化碳转化为氧，所以毫无疑问它们是空气中氧的主要生产者。当时，它们的作用或许为好氧微生物的出现创造了条件。最终，这些蓝细菌失去独立起作用的能力并成为叶绿体，专司植物的光合作用。此外，蓝细菌还具有固氮能力，因而它所需的营养成分很少，在任何水体中都能繁殖。

激发人们对蓝细菌产生好奇心的是它的毒素。有些实验证明，某些蓝细菌毒素可能有助于癌细胞的发育，所以增加接触蓝细菌毒素的可能性就特别令人担忧。美国阿尔伯塔大学的 Paul R. Gorham 教授和他的同事们是最早研究蓝细菌的开创者。他最早把蓝细菌和藻类区别开来。美国明尼苏达大学的微生物学家 Theodore A. Olson 收集水华中的蓝细菌来饲养实验动物后证明，某些水生形态的蓝细菌的确能够使动物中毒。由于蓝细菌在其死亡、衰老和破裂后才释放出毒素，所以通常吞食了整个细胞动物是不会受影响的。可是，假如有人计划用硫酸铜来破坏水华菌膜处理这种水质的话，那么动物就会摄入来自无细胞水中含有的致死的毒素。杀死动物所需蓝细菌的总量决定于蓝细菌细胞产生的毒素的类型和总量、细胞的浓度以及动物的物种、大小、性别和年龄等诸多因素。一般认为，需要几毫升乃至几升。很显然，口渴的动物虽闻到这种污染水的臭味也往往未能阻止它们去喝。

Carol S. Huber 和 Oliver E. Edward 首次测定了蓝细菌毒素的化学结构。由水华鱼腥藻产生的，取名为变性毒素 a (anatoxin a)，原来是一种生物碱——成千种含氮的化合物之一，具有致命的生物效应，通常称为神经毒素。它们干扰神经系统的功能，往往由于呼吸肌麻痹而使动物在几分钟内死亡。迄今已对引起动物死亡的 12 个蓝细菌属的 7 个属的一些种进行了培养。12 个属中没有一个附着在岩石或植被上生长，全部都是浮游于水面的单细胞或丝状细胞。大多数都能产生多种类型的毒素。

另一种毒素为肝毒素，它们伤害肝并在几小时到几天内使动物死亡。已详细研究了 4 种神经毒素，其中变性毒素 a 和变性毒素 a (s) 看来是蓝细菌所独有的。其他两种毒素——Saxitoxin 和 Neosaxitoxin 有些藻类也产生。变性毒素 a (s) 是由鱼腥藻属的菌株产生的。由于它会引起与变性毒素 a 相同的许多症状，所以取了一个相似的名字。补充字母“s”是由于变性毒素 a (s) 看来是引起脊椎动物过度流唾液的变性 a 的一个变种。但是，最近 Carmichael 和 Matsunga 等证明，变性毒素 a (s) 和变性毒素 a 不仅在化学性质上而且在所引发的症状上都有所不同。

变性毒素 a (s) 是一种天然出现的有机磷酸酯，其功能与合成的有机磷杀虫剂非常相似，如对硫磷、马拉硫磷等。据我们所知，它是迄今为止发现的唯一一种天然磷酸酯，虽然，变性毒素 a (s) 的结构有别于合成的化合物，但它的毒杀能力和后者相似，都在于能够抑制乙酰胆碱酯酶。变性素素 a (s) 能阻止乙酰胆碱酯酶去降解乙酰胆碱，从而使乙酰胆碱得以连续不断地刺激——甚至过度刺激——肌肉细胞。

变性毒素 a (s) 作为一种新的有机磷酸酯在理论上可以形成新的杀虫剂的基础。合成的有机磷酸酯被广泛使用是因为它们对昆虫的毒性超过对人的毒性。但是，合成的有机磷酸酯仍遭到一些抨击。它们能溶于脂肪中，故往往积累于任何其他脊椎动物的细胞膜内和其他富含脂肪的部位。而变性毒素 a (s) 则比较能溶于水中，因此是易于生物降解的。所以它比较安全。同时，研究人员用对变性毒素 a (s) 的结构进行修饰已能设计这样一种化合物，它在脊椎动物组织中的积累量将减至最低，但仍能杀死农业害虫。

像变性毒素 a 和变性毒素 a (s) 那样，神经毒素 Saxitoxin 和 Neosaxitoxin 扰乱神经元和肌肉细胞之间的通信。而它们之所以这样是由于它们阻止神经元释放乙酰胆碱。神经元为了分泌乙酰胆碱或其他神经递质，必须首先产生电脉冲。接着，脉冲必须沿一种叫轴突的突出物传送——取决于穿过轴突膜的钠离子流和钾离子流的一种活动。当脉冲到达轴突末端时，末端释放储存的乙酰胆碱。Saxitoxin 和 Neosaxitoxin 阻止向内流的钠离子越过膜通道；它们这样做可阻止任何脉冲并抢先一步阻止乙酰胆碱的分泌。尽管石房蛤毒 saxitoxin 和新石房蛤毒素 Neosaxitoxin 出现于蓝细菌鱼腥藻属和束丝藻属 (*Aphanizomenon*) 的一些菌株中，但尽人皆知这些毒素实际上是双鞭藻的产物。双鞭藻这种海生藻类已造成世界的一些沿海地区发生“赤潮”。这些赤潮已导致反复暴发贝类神经麻痹中毒并阻止贝类在这些区域着床。发现蓝细菌中的 Saxitoxin 和 Neosaxitoxin 给新药和杀虫剂研究提供了新思路。变性毒素 a 的结构改造有朝一日可能用于治疗阿尔滋海默病的慢性智力衰退。也可用于治疗重症肌无力症。

蓝细菌除含有致命的神经毒素以外，另一种主要毒素是肝毒素，Dawie P. Botes 早在 20 世纪 80 年代就已发现，它是肽类。现已确定的肝毒素已形成了一个族，至少包括 53 种有关的环状肽。由 7 种氨基酸组成的肽叫微囊藻素 (microcystin)；由 5 种氨基酸组成的肽叫节球藻素（nodularin）。这些名称反映了这样一种事实，即这些毒素最初都是由微囊藻属和节球藻属的成员分离所得来的。

对肝毒素的研究，Carmichael（1992）领导的实验室做了深入的研究。肝毒素会引起肝细胞皱缩，结果使这些在正常状态下紧密包在一起的肝细胞被分开了。在这些肝细胞分开后，形成肝窦状毛细管的其他细胞也分开了。那时血管载着血液渗入肝组织并在那里积累时，就导致局部组织损伤，往往造成休克。南加利福尼亚大学的 Maria T. C. Runnegar 和澳大利亚阿德赖德大学的 Ian R. Falconer 在研究这些肝毒素如何损伤肝细胞的有关问题时起了带头作用。他们发现毒素对细胞骨架起作用而损伤肝细胞，蛋白质链的网状结构除了其功能之外给细胞以固定的形状。最受肝毒素影响的细胞骨架组织是被称为中间细丝和微丝的蛋白质多聚体。中间细丝不断地补充和失去亚单元，而形成微丝的蛋白质链也不断地结合和解体。但是在全过程中，中间细丝和微丝的总量很少变化。微囊藻素和节球藻素看来使平衡向亚单元丧失和分解的方向倾斜。中间细丝显然最早发生变化，接着就是微丝。由于细胞骨架收缩，指状突出物（肝细胞通过这些突出物与相邻细胞相互作用）回缩，从而破坏肝细胞与其他肝细胞以及与窦状毛细管的接触。

研究人员发现，蓝细菌的肝毒素能够抑制蛋白质磷酸酯酶的启示，使人想到这种肝毒素可能起着这样的破坏作用，即人接受非致死剂量的肝毒素后可能引发癌症。蛋白激酶和蛋白磷酸酯酶除影响细胞骨架纤维的结构和功能之外，还在调节细胞分裂中起着重要的作用。蛋白激酶本身是由各种蛋白质调节的，它在整个细胞分裂周期过程中促进细胞运动。蛋白磷酸酯酶则通过使调节剂的活动静止而帮助阻止细胞分裂。肝毒素通过抑制磷酸酯酶也许就会使激活激酶的蛋白质占优势；因此，它们可以帮助解除对细胞增殖的正常的制动作用。日本崎玉县癌症中心的广田渊木及其合作者已经用培养细胞和整体动物证明，微囊藻素的确能促进肿瘤的发育。看来这些毒素不是诱导细胞逐渐癌变；而是一旦其他某种因素早就诱发了此种变化，肝毒素就能促使癌变进一步发展。美国的 Carmichael 教授和中国科学院武汉分院、上海医科大学合作研究的工作结果使人有理由相信，反复地接触低剂量的肝毒素会促使肠胃道和肝脏的慢性病发展。学者们推测，中国有些地区特别高的肝癌发生率可能与这些地区水中的蓝细菌毒素有关。

蓝细菌除了产生有害的神经毒素和肝毒素以外，产生的一系列其他细胞毒素能够加害细胞但不杀死多细胞生物。夏威夷大学的 Moore Gregory M. L. Patterson 进行了一系列研究也表明，有些细胞毒素有希望作为藻类和细菌的杀手。有的甚至可以作为攻击癌细胞和人类免疫缺陷病毒（艾滋病毒）的药物。

总之，蓝细菌包括大约 500～1 500 种的一个类群。它们对动物和人类来说，既有很大的用处，也有极大的危害。认真地加以开发和利用蓝细菌，可使它们成为生命科学基础研究中有价值的研究对象，也许有一天可能用来治疗疾病。1997 年，Gustaffson 报告从蓝细菌中分离到一种蛋白质，具有抗艾滋病毒的作用。另一个值得注意的问题是近年出现的一种时髦食品——螺旋藻，可能受到蓝细菌或蓝细菌毒素的污染。目前还没有简便、灵敏的方法来检测蓝细菌毒素。

蓝细菌毒素中毒的治疗目前还没有很好的方法。最重要的是预防，人和家畜的饮水一定要经过消毒处理。更重要的是保护水源，免受污染。

（陈宁庆）

参考文献

[1] M J Pearson, et al. Toxic Blue-Geen Algae, A report by The National Rivers Authority. National Rivers Authority, London, September, 1990.

[2] Carmichael W W. A status Report On Planktonic Cyanobacteria (Blue-Green Algae) and their Toxins 1. US Envivonmental Protection Agency Report EPA/600R—92/079, June, 1992.

[3] Halleraeff G M. A review of harmful Algae Blooms and their Apparent Global Increase. Phycologia, 1993, 32 (2): 79～99.

[4] Carmichael W W. Diseases Related to Freshwater Blue-green Algal toxins in Seafood and drinking Water. Ed. by J. R. Falconer Academic Press, 1993.

[5] Yoshida T. State and toxicity of microcystin-LR, a cyanobacterial hepatoxin, in mice. Nat. Toxins, 1997, 5 (3): 91～95.

[6] Gustaffson K R. Isolation, and disulfide bond structure of cyanovirin-Nan anti-HIV protein from the cyanobacterium Histec ellipsosporum. Biochem. Biophys. Res. Common, 1997, 238 (1): 223～228.

[7] Tsuji K. Stability of microcystins from cyanobacteria Ⅳ effect of chlorination on deposition. Toxicon, 1997, 35 (7): 1033～1041.

[8] Codd G A. Cyanobacterial toxin: occurrence, mode of action, health effects and exposure routes. Arch. Toxicol. Suppl, 1997, 19: 399～410.

[9] Ebrahinzadeh A. Diarrhea caused by a cyanobacterium like organism. Eur. J. Epidemiol, 1995, 11 (6): 661～664.

第三篇
真菌毒素

第十八章　真菌毒素最新研究进展

20 世纪 60 年代，发现黄曲霉毒素不仅能引起人畜急性中毒，而且少量长期摄入还可使部分人畜致癌。这一发现，震惊全世界，于是世界各国纷纷普查食物和饲料中黄曲霉毒素污染的情况，并制定相应的限量标准。WHO 还制定了国际推荐使用该食品和饲料中黄曲霉毒素的限量标准。

20 世纪 70 年代，我国部分粮食和饲料因管理不善，受到黄曲霉毒素的污染，影响外贸出口。在有关单位共同努力下，在全国进行了粮食、饲料和油料中的菌以及黄曲霉毒素污染量等调查，随之制定出我国粮、油、饲料中黄曲霉毒素的限量标准。使我国粮、油、饲料进出口有了国家标准，同时提高了国内各部门对黄曲霉毒素的毒性和致癌性的认识，各院校及研究部门也加强了对黄曲霉毒素的研究。为了提高我国人民对真菌毒素危害的认识，1978 年，孟昭赫等邀请国内有关专家分头执笔，编写了《真菌毒素研究进展》一书。

时隔 20 多年，国内外科学技术发展日新月异，检验技术不断更新，新的毒素也时有报告，原来致病机理不明的毒素现已有突破。我国对真菌的研究进步较快，检验方法除薄层层析法之外，已建立了高效液相、红外、紫外、核磁共振、气-质谱连用、酶标、同位素标记等方法，已达到 ng 级或 pg 级，能检验的毒素种类已从一种扩大到许多种毒素。国内许多研究单位已向毒素的分子水平迈进。利用单克隆技术，可以检测 DNA-毒素加合物来证实真菌毒素与疾病的关系。在研究病因不明的疾病时，发现有些真菌毒素与食道癌或地方病有关。如肝癌与黄曲霉、胃癌与杂色曲霉有关、3-硝基丙酸已确证与霉甘蔗中毒有关、烟曲霉震颤素与小猪三日病中毒有关。

（孟昭赫）

第一节　引　　言

从《真菌毒素研究进展》出版到现在，我们对真菌毒素与人类和动物的健康关系有了更深的了解。《真菌毒素研究进展》的作用在于：①介绍了各种真菌毒素和真菌中毒症，详细报道了毒素形成的条件、毒素的理化、毒理及生化性质、去毒方法等。最重要的是该书总结了历史上各种主要真菌中毒症与真菌毒素的关系；②使读者一目了然地领会了这门从 20 世纪 50 年代到 70 年代内兴起的“真菌毒素学”学科与人类和动物生存的重要性；③17 年虽已过去，这本书仍具有极大的价值，是研究真菌不可缺少的一本手册。

在研究真菌毒素的初期主要着重于真菌中毒事故发生的广泛调查。多年来，人类已知道自然界中除了有益的真菌外（如食用、药用等），还有产毒真菌的存在。1950 年以前国内的科学家们已从一些导致真菌中毒症的粮食或饲料中分离出许多产毒真菌，然后将其复制到无菌粮食中使其生长产毒，进而用这些人工污染的粮食进行动物实验，重复病症。所以在这一时期内真菌毒素学正是萌芽时期。1950～1975 年这段时期内，科学家们已分离出许多真菌毒素，了解到这些毒素与中毒症之间的密切关系。真菌中毒症除了有急性中毒外，还发现慢性中毒，并且更具有潜在的危害。在 20 世纪中期（1960 年）发现了粮食中普遍存在的黄曲霉大部分是产毒株，能在粮食中产生有强力致癌作用的黄曲霉毒素。Aflatoxin 这个发现把真菌中毒症的研究带入一个新阶段，也就是在这个时代真菌毒素（Mycotoxin）一词诞生了。所以在 1950～1975 年这段时期，是建立真菌毒素学基础阶段，使这门边缘学科逐步繁荣、发展起来。从 20 世纪 70 年代中期到现在，这门科学已逐步地进入成熟阶段了。这期间除了发现不少新的毒素以外，对许多已知的真菌毒素不论在理化性质、分析技术方面，还是从毒理毒性、作用机理等研究方面都有了更深入的了解和突飞猛进的发展。这些进展也不是偶然发生的，主要的原因是科学家们把其他许多科技的发展，诸如分子生物、生物工程、分子毒理、免疫化学、仪器分析等引进到真菌毒素这门学科中来，在这段期间内有关真菌毒素的专门书籍已有 50 种以上，亦有专门发表真菌毒素的专业杂志，发表的有关文献也达数千。这些进展可从本书的其他章节中见到，因此，作者在写此综述时仅将重心放在近年来研究进展的概况与上版书里提出的一些未解决的问题上面，希望从这些讨论中发掘一点心得，以便展望这门学科将来的研究趋势。

第二节　近年来研究的几个重要的真菌毒素

一、黄曲霉毒素

（一）黄曲霉毒素乃是我们健康的最大的威胁

从发现黄曲霉毒素到现在，这个毒素依然是人类最大的威胁。20 世纪 60 年代至 70 年代中期，我们已知道黄曲霉毒素在粮食和饲料中普遍存在，同时进一步发现黄曲霉毒素 B1 是在自然界产生的最强的致癌物质。因此，近 20 年来世界各国对粮食、食品及饲料中的黄曲霉毒素展开了广泛调查，同时世界各国都制定了国家标准，限制黄曲霉毒素在食品及饲料中的含量。在近年的几篇综述中，Jelinck 等、Wood 和孟昭赫总结了近年来的调查结果，进一步证明了黄曲霉毒素在粮食中普遍的污染。诸如玉米、花生、棉籽、大米、开心果、巴西坚果和一些油料作物（葵花子、椰子、核桃仁等）均发现含有黄曲霉毒素。在这些作物中仍以玉米、花生、棉籽和混合饲料的污染最为严重。在1978～1983 年间调查的结果发现 90%的玉米其含量在 5～20ppb 水平以上，其他谷类平均在 20ppb。花生中的黄曲霉毒素有 90%则在 20ppb 以下。这些结果表明，花生中的含量之所以较前为低，是因为经过多年来的宣传教育、食品行业的自动检查和控制以及政府严格限制在食品中含量已逐步地产生效果。可是，就世界范围来看，黄曲霉毒素在花生中的污染仍然是很严重的问题。

黄曲霉毒素在花生和玉米中严重污染的主要原因是这两种作物在田间未收获前即受到黄曲霉的污染，自然界中黄曲霉毒素产生极难控制，一旦气温和湿度适合黄曲霉的生长，加上昆虫的繁殖和媒介传播，这些作物就会受到污染。最明显的例子是 1988 年美国中西部的玉米普遍污染了黄曲霉毒素。多年的调查，美国东南各州的玉米一直受到黄曲霉毒素污染的原因是，这些州在玉米作物业已成熟即将收获之前的一个月左右，气候炎热，常有干旱，这种气候正适宜黄曲霉的旺盛生长。1988 年美国中部各州夏季大旱，在玉米收获前作物受损，玉米中的水分和当时的气温正适于黄曲霉的生长，加之昆虫的传播，使多年来一直认为在美国中部地区所谓“玉米带”各州的玉米无黄曲霉毒素污染的观念发生了很大的改变。在普查中，不仅发现在玉米中普遍存在黄曲霉毒素，在1988年秋季及1989年春季的乳制品中也发现有M1的存在。这个例子可以供世界其他地区借鉴。也证明了黄曲霉在田间污染作物的程度由当时的气候和雨水而决定。黄曲霉毒素除了田间污染外，许多粮食在储藏期间由于水分与温度太高，水分高于12%，温度在25～30℃。例如大米、麦类等因季节不同，比较不易受黄曲霉的污染，这些作物在田间污染的问题并不严重；但是若未经充分干燥，在储藏期间也会产生大量毒素。在储藏期间产生毒素的作物包括玉米、花生、棉籽和坚核果类，这个问题不可忽视。近年来对于在自然环境和储藏环节产生毒素的条件都有深入的研究。

正因为黄曲霉毒素是最强而且最普遍存在的自然致癌物，为了人类的健康，世界各国政府都已建立了严格的限制，规定在食品中的最低检出量从零到50ppb不等。因黄曲霉在新陈代谢后，产生的黄曲霉毒素M1污染了牛乳，各国亦对M1有了限量标准，为0～0.5ppb。

（二）黄曲霉毒素是否导致人类肝癌的争论

黄曲霉毒素是否导致人类肝癌，这是近20多年来最大的争论问题。在20世纪70年代中期，我们已知道黄曲霉毒素是最强的致癌的自然毒素，同时从肝癌高发区粮食调查的结果也发现了在肝癌发病率与粮食中的黄曲霉毒素有正相关。最近多年的研究，许多学者提供了更多的流行病学调查结果支持此学说，诸如中国启东和广西扶绥、菲律宾、南莫桑比克、泰国等肝癌高发区的粮食中黄曲霉毒素含量均大大高于低发区，同时近年来从分析该区居民体液中的黄曲霉毒素代谢产物（如M1、P1等），黄曲霉毒素与血蛋白及核酸的结合物的结果表明该区居民摄入黄曲霉量与饮食中的黄曲霉毒素含量成正相关。可是许多学者持反对意见，因为近10年来的调查发现这些肝癌高发区内乙型肝炎亦与肝癌发病率成正相关，而最近中国营养普查亦发现有些肝癌高发区营养不良也是一大因素。

为了区别黄曲霉毒素与乙型肝炎和肝癌发病之间的关系，近年来有些流行病学者在这些高发区做了更深入的研究分析，他们把高发区再分区调查，详细地分析黄曲霉毒素的摄入量、黄曲霉毒素在人体液中的代谢物、血蛋白或核酸与黄曲霉毒素的结合物以及乙型肝炎表面抗原的存在。结果发现黄曲霉毒素致肝癌的危险性要比乙型肝炎更大。从中国人尿中样品分析结果，ROSS发现乙型肝炎表面抗原的阳性者，再摄入黄曲霉毒素，其致肝癌的危险性高于未摄入黄曲霉毒素者12.5倍之多。这些结果表明黄曲霉毒素与乙型肝炎之间有协同作用，这种协同作用在动物试验中亦得到证实。黄曲霉毒素的活化在乙型肝炎带毒的旱獭（Wood Chuck）较未感染者为高。这些结果进一步证实了近年来对致肝癌的病因是由于多种因素形成的学说，诸如乙型肝炎、营养、免疫、遗传及环境因子等有关联。由于黄曲霉毒素既是致癌物又是促进素，加之很多流行病学调查结果表明黄曲霉毒素在肝癌高发区的居民体内普遍存在，从而证实了黄曲霉毒素对人类肝癌的形成确实起了很重要的作用。在有的肝癌高发区（如南非及莫桑比克），近年来发病率已有下降趋势，其主要的原因是这些政府在该区对黄曲霉毒素在粮食中的污染进行了有效的控制，使居民减少黄曲霉毒素的摄入量。这一结果也进一步表明黄曲霉毒素与肝癌成因之间的密切关系。

（三）作用机理及与致癌基因转变的关系

1979版《真菌毒素研究进展》对黄曲霉毒素的新陈代谢和中毒机理作了初步的介绍。我们知道新陈代谢对黄曲霉毒素的毒性影响很大，黄曲霉毒素B1一定要经过肝微粒体（P-450）的活化，使其在8，9不饱和链的位置形成一个不稳定环氧环才能与核酸及蛋白质形成结合物。而致癌的几率则取决于AFB1和核酸的形成多少。所以如果新陈代谢作用大于解毒作用，则AFB-DNA结合物相对减少，因此致癌的机会也少。近年来除了提出更多的试验结果证明这种结合物的存在以外，进一步了解到这种作用主要由肝微粒体的p-450NF型的催化所致。不仅如此，对假说中不稳定的AFB1-环氧环也用化学方法合成、纯化成较为稳定的化合物，使能进一步鉴定其化学结构Intercalation。多年来一直认为黄曲霉毒素能与DNA形成嵌合物的学说，最近也由Harris博士的研究小组从核磁共振NMR分析结果提出有力的证明。他们认为黄曲霉毒素B1-环氧环与DNA的嵌合作用是形成加合物的初步反应。在比较了3种不同构型的核酸与黄曲霉毒素作用时他们发现只有β型螺旋（helix）核酸有强力反应，β型比α型与黄曲霉毒素8，9-环氧环的反应强12倍，而与Z型无反应。

加合物的形成主要在DNA的鸟嘌呤N-7位置上。但是黄曲霉毒素与N-7鸟嘌呤结合使鸟嘌呤环不稳定而打开了，所以在动物体液中能检出的加合物是以环打开后的加合物为主，这一加合物已成为近年来流行病学者用来衡量居民摄入黄曲霉毒素量的生物指标。同时由于黄曲霉毒素亦容易与血蛋白形成加合物，而该加合物在体液中比AFB-DNA加合物的存留时间长，近来多数学者以分析血清中的AFB-血蛋白加合物作为摄入量的生物指标。

从很多研究各种因素影响AFB-DNA加合物的形成和探索此加合物的形成与人类和动物致癌关系的报告中，Wogan总结了几点：①由各种动物体外及体内试验表明AFB-DNA加合物的形成，不但具有器官的专一性（人肝细胞）剂量的相关性，且与动物的肝癌的发病率有关；②AFB-DNA的形成与致突变性（mutagenic）、遗传毒性（genotoxic）、姊妹染色体交换（sister-chromtil exchange）组合、染色体的不正常、分解性（clastogonic）的反应等都有直接关系；③如果物质能减低AFB-DNA形成者亦能降低肝癌的发病率。近年来发现许多物质能促进谷胱甘肽转移酶（glutohione traesferase）的活性均足以使AFB-DNA结合物减低，这些物质使黄曲霉毒素活化后形成AFB-谷胱肝肽（glutathione）及AFB-蛋白质的结合物，这一竞争降低了AFB-DNA的形成。

上文已提及黄曲霉毒素作用是在DNA鸟嘌呤的N-7位置，此作用与肝癌有关，正是近10多年来的研究重心。近年来的研究重心放在黄曲霉毒素的致突变(mutation)致癌基因问题上。在70年代末期，许多学者认为黄曲霉毒素仅对DNA中鸟嘌呤作用，而多为配对者。到了80年代初期，Toter等发现黄曲霉毒素的致突变性可使大肠杆菌lac基因上的GC配对转变为TA配对。关于黄曲霉毒素能活化癌基因(oncogene)学说到1985年扬(Yang)等才提出这方面的初步证据，他们发现黄曲霉毒素对癌细胞中高分子量的DNA上有GC-CGC…的组序专一性，同时发现有经过黄曲霉毒素活化过的肝细胞内高分子量的DNA，才能够转化NIH/3T3纤维母细胞，进而在SWISS去免疫的体中鼠发生肿瘤。因为…GGC…此核苷组序可转译为nras癌基因（oncogene）家系内氨基酸、甘氨酸（glycine），故建议黄曲霉毒素能活化癌基因（oncogene）。从1985年来到现在很多学者都提出这种核苷组序专一性的证据。其后，Tashirs等报告黄曲霉毒素能诱变肝癌内R-Ha-ras及C-hryc基因的发现。从体外化学试验，Harris实验室内亦发现黄曲霉毒素对有a（ATGCAT）2及…GCATGC…组序的核苷酸（Nucleotide）作用有其作用专一性。

从1987年到1990年间，许多学者进而在由黄曲霉毒素引起大白鼠肝肿瘤所转化的

C-Ki-ras 和 n-ras（oncogene）进行更深入的定位研究。美国麻省理工学院 Wogan 教授研究室发现黄曲霉毒素导致 C-Ki-ras 癌基因（oncogene）上两处诱变，使 GC 组序变成 TA 或 ATC、使鸟嘌呤二胞嘧啶碱基对变成胸嘧啶-腺嘌呤碱基对或者腺嘌呤-胸嘧啶碱基对。并且确定在密码子（Codon）12 位置上。有 3/8 的大白鼠的肝肿瘤都具有此特性。黄曲霉毒素所引致的肝癌中 N-ras oncogene 的 GC 组序变成 TT（鸟嘌呤二胞嘧啶）胸嘧啶-腺嘌呤碱基对的则在密码子的第 13 位置上，但其诱变几率则较 Ki-ras 癌基因少。除了大白鼠的实验外，奥力根大学 Oregon Bailey 研究小组在鳟鱼实验亦得到类似的结果。他们分析由黄曲霉毒素所引起鱼癌瘤细胞的 DNA 中 C-Ki-ras 基因的活化诱变，在 10 个所引起诱变的 ras 基因型（Genotype）中，7 个均由于在密码子 12 位置上 GGA-GTA 的颠换（Transversion）；2 个是由于密码子 13 位置上的 GGT-GTT 的改变，一个是位于密码子第 12 位上 GGA-AGA 的改变，因近年来发现许多肿瘤中使 K-ras（基因）发生诱变的过程中唯一的配对改变的位置都在 12～14 之间，这些结果支持了黄曲霉毒素及其他化学致癌物质与 DNA 结合进而活化诱变致癌基因的假说。

从动物试验进而研讨黄曲霉毒素和人类致癌基因诱变的关系则是近几年的事。其中，以分析诱变 P-53 抑制致癌基因的诱变性为主。一般而言，任何癌型中的碱基（base）改变，多发生在含有 200 编码子（Codon）内定型区（conserved）的任何位置。其中又以碱基（base）交换，碱基（base）配对的增减又分成 6 小区。可是这种规律在黄曲霉毒素高发区内肝癌上所引起的诱变则不能应用。黄曲霉毒素所引起的转变率则视其毒素在食品中的水平而定，同时由“G”变成“T”的诱变则多发生在编码子 249 的第三个核苷的位置上。但是 P-53 制约是否由黄曲霉毒素所致，目前尚有许多争议。这方面的研究正是方兴未艾。

二、镰刀菌毒素

（一）单端孢霉烯族化合物（Trichothecenes，简称 TCTC）

镰刀菌所产生的毒素已有很详细的叙述，在各种镰刀菌毒素中又以单端孢霉烯族化合物为主。近年的研究除发现了更多的这类毒素以外，并根据毒素的化学结构，发现有各种不同的致毒功能。近 20 多年来，科学家们对此类毒素的研究特别重视。在 80 年代中期，几乎每年都有国际性的学术会议专门讨论这一类毒素的研究进展。促使这方面研究的主要原因有两点：第一，在 70 年代末期到 80 年代初期，有几年加拿大和美国的小麦遭受到呕吐毒素（Deoxynivalenol，DON）的污染，同时发现玉米中有呕吐毒素广泛污染的现象。国内也发现促使赤霉病中毒事件的粮食，包括小麦及玉米中有高含量的呕吐毒素的存在。第二，在 80 年代初期国际间冷战正盛之时，美国认为苏联曾用 T-2 毒素及有关的单端孢霉烯类化合物作为生物武器。这种情报的确实与否在当时引起了很大的争议，在此且不讨论，但是正是这种争议促使各国对这类毒素进行了深入的研究。许多研究结果对以后农业和生命科学的研究及实际问题的解决提供了依据。从近年出版的几本专集可见当时研究的盛况，作者在此仅将重点简介于下。

1. 产毒菌

此类毒素主要生产菌为镰刀菌，但因化学结构复杂，其他菌类如黑葡萄穗霉（*Stachybotrys atra*，*S. alternans*）、漆斑霉（*Myrothecium*）、露湿漆斑霉（*M. roridium*，*M. errueariou*）等则产生带有大环型（*Macrocyclic*）的毒素，而且巴西有一种芋类

(*Bacchrismeqapotamic*)亦产生此大环型的 TCTC 类似毒素，因随侧链（Sidechain）的不同，此类毒素包罗万象，品种达一百种以上。

2. 分型

此类毒素在自然界广泛存在，根据碳在第一位的支链不同又分 A、B、C 型三大类，其中在食品中污染最为广泛的呕吐毒素（DON）属 B 型。它的毒性虽然没有 A 型毒素（如 T-2 毒素等）强，但污染程度通常较 A 型毒素严重。近年来发现许多 DON 污染的样品中除有 DON 外，并有乙酰化的 DON（在碳第 3、第 15 或 3 和 15 位置）。这些乙酰化的 DON 的毒性比 DON 本身为强，所以有时单分析 DON 本身往往忽视了这些比它更毒的毒素。

3. 病因

从很多实验报告中已证明，许多此类毒素与所提到的许多真菌中毒症状有关。诸如 DON 与赤霉病中毒症和动物中的拒食症、T-2 毒素与食物中毒性的白细胞缺乏症（alineutary toxin aleukia，ATA）、大环 TCTC 与葡萄状穗霉毒素中毒症事件等之间的因果关系均提供充分的证据。

4. 病症

因化学结构的不同，TCTC 能导致不同的病症，对许多器官都有损伤，其毒性包括有呕吐、腹泻、外表出血（口、鼻）、内膜出血（胃、肠、心脏）、水肿、皮肤坏疸、拒食、神经不正常、脑出血、血细胞降低、血小板降低、破坏造血系统、抑制免疫性、心血管损伤等。

5. 中毒机理

从中毒机理来看，此类毒素主要以与核糖体（riboseme）中的肽基转移酶 peptic-transferase 形成非共价的结合进而抑制蛋白质的合成；有些毒素抑制启动（initiation）步骤，有些抑制肽（peptide）伸长一步，有些抑制终止（terminatinon）的阶段。近年来发现此类结合物对细胞有直接的损伤，尤其是与细胞膜之间的直接作用，也是促成中毒的原因。

6. 抑制免疫作用

A 型中的许多毒素具有很强的抑制免疫作用。这些毒素几乎对几种免疫的主要参数（Parameters）均有抑制反应。Holt 等认为由于此类毒素与抑制细胞的受体（receptor）作用而造成此抑制作用。DON 的免疫抑制性较弱，而 DON 能促使 IgA 的水平增加。Pestra 等认为 DON 可能与人类由 IgAc 增加所引起的肾脏病有关，可是此种假说并未得到肯定的结论。

7. 毒性的测定

此类毒素的毒性随其侧链的位置不同和数量多寡而不同，诸如其乙酰基于新陈代谢水解后其毒性多半降低，其环氧环破坏后毒性亦大为减少，但是由于环氧环位于分子背端故非常稳定，不易分解，所以此类毒素也很稳定。

8. 致癌方面的研究

虽然在食管癌高发区内粮食中已发现有高含量的 T-2 毒素、DON 等的存在，可是此类毒素是否致癌尚无定论。李铭新教授认为 T-2 毒素等可使食管组织（前胃）破坏进而促使致癌作用。因 T-2 毒素及类似的 TCTC 有强力的抑制免疫作用，Lafarge-Fraysin 等认为这种抑制作用可促使平常被抑制的自发性肿瘤生长。

（二）串珠镰刀菌（*Fusarium moniliforme*）毒素

1. 一般讨论

一般学者都认为串珠镰刀菌是玉米中最普遍存在的真菌，早年已有大量记录发现有些真菌毒素中毒症与串珠镰刀菌在粮食中特别是玉米中的污染情况有关。在70年代末期已发现串珠镰刀菌会产生串珠镰刀菌毒素（Moniliformin），这种毒素在早期认为是一种仅对植物有毒的毒素。近年来的研究发现对动物心肌有损、对三羧酸循环（TCA cycle）中有些还原酶有抑制作用。最近更有人提出假说认为此种毒素在体内可能形成琥珀酸。国内已在这方面展开了深入的研究，其目的是希望探索这种毒素与克山病形成之间的关系。到了80年代初期一些科学家又发现串珠镰刀菌会产生致诱变性的镰刀菌素（C、B、D）；近年来进一步发现有与此化学结构相似的镰刀菌素E及F。有人亦发现禾谷镰刀菌（*F. graminearum*）也产生镰刀菌素C（Fusarin C）。关于镰刀菌素C是否与食道癌有关也是近年来研究的中心。虽然有些科学家们已发现食管癌高发区的粮食中有镰刀菌素C的存在，同时也发现镰刀菌素C除有致突变性外并有致遗传毒性（Genotoxic），但是从动物试验的结果并未能证明是致癌物质。关于镰刀菌素C与致癌关系的研究还在继续进行中。

串珠镰刀菌除产生上述的两类毒素外还产生小镰刀菌素（fusariocin）、镰刀菌酸（Fusaric acid）等毒素，不过这些毒素对人类和动物健康的重要性，远不如下面提到的伏马菌素（fumonisin）。

关于串珠镰刀菌是否产生T-2毒素在20世纪80年代曾引起争论，但多数学者认为此菌并不产生T-2毒素和有关TCTC。

2. 伏马菌素（fumonisin）

90年代面对黄曲霉毒素及上文已提到串珠镰刀菌在玉米中的普遍存在讨论了一些它所产生的毒素。中国和南非的科学家很早就研究和发现了此菌与马驴等家畜的霉玉米中毒症有着密切的关系，同时流行病学家的调查研究发现此菌在食管癌高发区粮食的污染水平与发病率相关。经过长期的研究，1987～1988南非科学家终于找到了有关的毒素命名为伏马菌素（fumonisin）。最初发现有伏马菌素（fumonisin）B_1和B_2，现在已扩至6种化学结构类似的毒素。这一发现又引起真菌毒素研究的新热潮，甚至有人认为其重要性也许与黄曲霉毒素不相上下。作者在此姑且不论，仅将近年来关于此类毒素的研究结果简介如下。

（1）污染状况：近年来很多研究发现此类毒素在玉米中污染情况严重而且污染的含量多在ppm以上，是否在其他粮食作物中有污染目前尚在研究之中。

（2）致癌性：从毒理的观点来看，FMB1是一种强力的促癌物。虽然早期研究发现大白鼠及猿猴喂食串珠镰刀菌的粗提取物，可形成肝细胞癌且其病症类似肝炎，FMB_1是否本身能致癌尚未定论。我们分析从河南省林州收集的30份霉玉米中已发现有高含量的FMB_1（30～150μg/g），且同时有亚硝胺的污染。

（3）感染牲畜情况：多年来在马、驴中常发生所谓的“疑似马脑脊髓炎”（equine leukoencephalmalacia-ELEM）中毒症已证明是由FMB及类似毒素所产生（如1989～1990年美国爱何华州内发生的35例ELEM中，饲料的FMB含量均在10μg/g以上；有8～350μg/g的范围），并且认为猪常发生的肺水肿及离奇中毒症可能与FMB也有关。美国有些州甚至禁止FMB在马饲料中的含量大于5μg/g。

（4）致毒机理：从生化作用致毒机理来看，此类毒素化学基本结构类似神经鞘氨醇（Sphingosine）。目前已发现 FMB1 可抑制神经酰胺（eramide）合成酶进行神经鞘氨醇的合成。这种作用直接影响神经鞘脂类（Sphingolipid）的平衡，使动物致病或影响细胞内蛋白质激酶 C 的水平从而间接地影响癌细胞的成长。最近研究发现 FMB 中毒动物血清中的神经鞘氨醇水平大增，因此 Riley 等建议测定动物或人体血清中的神经鞘氨醇量作为摄入 FMB1 的指标。

（5）对人的危害：虽然 FMB 对一般动物的健康影响较大，但对人类健康的影响尚未定论。大多数学者认为它对不以玉米为主食的居民也许问题不大，但对以玉米为主食，在粮食缺乏情况下的居民其危害性则较大。

（6）其他的几种镰刀菌毒素：镰刀菌本身在分类已很复杂，其产生的毒素亦多，在此不一一叙述，仅将 3 种毒素的研究作一简述。第一，玉米赤霉烯酮类化合物在饲料中的污染仍占很重要的位置。近年来发现这类毒素仍普遍存在，虽然这类主要产毒菌是禾谷镰刀菌，但是它们在粮食中的是否与呕吐毒素同时存在及相关性问题仍未得到确切的答复。近年来的研究多着重于新陈代谢以及与受体之间的相互作用。第二，早期家禽常发生的一种胫软骨发育栓（Tibialdyschondroplasia）病，Mirocha 教授已发现与其所分离出来的镰刀菌色酮（Fusarchromeone）毒素有关，目前已发现有 5 种此类化学结构类似的毒素，主要的产毒菌为木贼镰刀菌（*F. esquisete*）。因其病症很相似，这种毒素可能与大骨节病有关。第三，早年发现的一种有毒性的抗生素沃特曼青霉素（Wortmannin）主要由沃特曼青霉（*Penicilliumwortmannin*）产生，1988 年 Mirocha 教授发现尖孢镰刀菌（F. oxysporum）也能产生此毒素。此种毒素在大白鼠体内能导致内出血（心脏和内脏）、肝脏及淋巴的坏死、尿出血等病症。目前发现它有抑制免疫功能。此毒素能间接地抑制激酶 Kinase 的加磷作用，但不能直接抑制蛋白质激酶 C 的活性，故与细胞反应的受体增强有关。所以也是值得注意的一个镰刀菌毒素。

（三）其他几种主要毒素

很多毒素的研究在近年来都有进展，不能一一简述。作者仅选下列数种为例。

1. 赭曲霉毒素（ochratoxin）

《真菌毒素研究进展》1979 版对该毒素已作了很详细的介绍。近年来对这类毒素有了更进一步的了解。很多报告指出赭曲霉毒素 A（OA）导致猪肾脏病与当地居民所发生的肾脏病极类似；同时发现它是一种致癌原，能导致肾癌。关于赭曲霉毒素 A 可以致癌的试验在 1983 年已有报道，到 1988 年美国食品管理局毒理研究中心方才完成一个有系统的实验证明 OA 是一种特殊的致肾脏癌的天然致癌物。大白鼠每天摄入 70～120μg/kg 体重的剂量即能致癌，而且雄鼠比雌鼠更为敏感。此报告发表后更加引起世界各国对 OA 的注意。

赭曲霉毒素 A 的污染主要是禾谷类（大麦等）粮食在贮藏期间产生的，又由于毒素与血蛋白作用，所以凡是有血清存在的食品如猪血、血肠、猪腰等亦有此毒素。因其与血蛋白的作用，近年来在东欧有些地区如厚南斯拉夫、罗马尼亚、保加利亚、斯堪的纳维亚等的调查发现人血清、人奶和肾脏中都有 OA 存在。证明这些地区不但粮食污染了 OA，而且居民也摄入了 OA。由于这些地区 OA 严重污染，许多政府制定了 OA 在食品中的限量。赭曲霉毒素除了有 OA 还有 OB、OC 等。近年来还发现有些霉菌可产生含有其他氨基酸的赭曲霉毒素如羟脯氨酸、赖氨酸、丝氨酸代替苯丙氨酸。这些新发现的毒素在自然界的存在尚待进一步研究。

虽然赭曲霉毒素 A 在毒性方面研究不少，但对其中毒致癌机理尚未得到结论，早期研究表明 OA 影响肝糖代谢、抑制线粒体呼吸及磷酸化作用、抑制蛋白质的合成（但不及 TCTC 敏感）、对蛋白质合成的抑制有专一性诸如肾脏内磷酸烯醇丙酮酸羧基酶（phosphoenolpyruvatecarboxylase）的合成等。OA 不仅具有专一性还具有竞争性地抑制苯丙氨酸-t-RNA 合成酶。最近发现 OA 增加脂肪的过氧化作用，OA 能与许多蛋白成非共价的反应，它是否能与细胞内的受体作用进而活化癌基因正是一个新的研究内容。因 OA 有抑制免疫作用，Luster 等发现它能抑制自然杀伤细胞。所以 OA 与免疫系统及受体之间的作用也值得更深一步的研究。Kznisawa 发现橘青霉（citrinin）与赭曲霉毒素有协同致肝肿瘤的作用。

2. 杂色曲霉素（ST）

近年来做了不少调查，杂色曲霉素在粮食中的污染，如大麦、玉米、大米、咖啡、奶酪（Cheese）等食品都有 ST 的存在。同时发现在有些食管癌高发区和肝癌高发区的粮食中有 ST 的污染。此类毒素亦为致癌物，因结构类似黄曲霉毒素且为黄曲霉毒素生物合成的前体，近年来许多实验证明其中毒机理及新陈代谢与黄曲霉毒素类似，但是其致癌性要比黄曲霉毒素小 10 倍。我们从体外实验却发现它与 DNA 形成结合物的能力与黄曲霉毒素相比有过之，同时发现大量 ST 很快排泄出去，所以认为 ST 在动物的毒性较弱的主要原因是因为弱吸收及在吸收后，甲基经过水解与葡糖醛酸形成结合物很快排出体外。

3. 展青霉素（PT）

该毒素的研究多着重在分析及调查水果肉的污染，因为许多国家都发现 PT 在果汁中的污染，至少有 20 多个国家包括中国已建立水果中的限量标准。

4. 含有吲哚（Indole）的霉菌毒素

在 70 年代中期，已发现有能导致神经损害的毒素，诸如震颤毒素（Tremorgen）等。这些毒素都含有吲哚，主要是一些青霉和曲霉在粮食、食品贮藏不当时产生的，诸如青霉震颤毒素 A（Penitre）A→F、雀稗震颤素（Paspalitrem）A、B、烟曲霉震颤素（fumitremorgin）、Janthrems（A-G）等均为强的震颤毒素。有些神经毒为娄地青霉素（Roquefortine）类，则常在霉奶酪中发现，还有能引起光过敏性皮炎的孢子菌素（Sporidesmin），可使牛羊发生颜面过敏也损害肝脏，对羊的生产经济影响很大。又如圆弧偶氮酸（Cyclopiazonic acid）也是吲哚类的毒素，除有些青霉及曲霉产生此毒素外，很多黄曲霉也产生此毒素。这种附带在自然界也广泛存在，近年发现它能抑制调节 Ca^{2+} 的（ATPase），而使细胞内液（cytosolic）中的钙量增加。这些毒素对人类及动物的健康也不可忽略。

5. 链格孢的几种毒素

链格孢在自然界广泛存在，50 年代已发现可产生一些植物毒素，诸如链格孢酚（Alternariol，简称 AOH）、链格孢酚甲酯（Alternariolmethyther，简称 AME）和细偶氮酸（Tenuzonic acid，简称 TeA）。但是因毒性较高未能实际应用。70 年代对动物毒性方面有了广泛研究，主要原因是因为从许多家禽中毒事件的饲料中分离出一些产毒交链格孢，近年来的研究总结如下：

(1) 致毒作用：早期发现的一些毒素在粮食及食品中污染情况以 AME、AOH 和 TeA 为多，这些毒素的毒性以 TeA 最高（内出血，抑制蛋白质合成），但较其他真菌毒素污染还低。这些毒素之间也许有相互加强作用。

(2) 致突变性：在各种毒素中已发现 AME 链格孢毒素（Altertoxins）等有弱的致突变性。

近年来已发现一些新的毒素和链格孢毒素Ⅰ、Ⅱ、Ⅲ、葡柄霉毒素Ⅲ（Stempytoxin Ⅲ）等，这些毒素产量较 AME 等为低，但有致突变性；最近发现此类毒性在有还原剂及光照的条件下能产生过氧化物（Superxide）。这种反应是否与致突变性有关值得研究。

(3) 最后值得讨论的是链格孢是否能产生伏马菌素类的新陈代谢物，自从发现串珠镰刀菌产生串珠镰刀菌毒素后，对于链格孢是否也能产生这类代谢物是一个重要的研究中心。主要原因是在 80 年代初期 Bottindt 等发现能致番茄病的宿主（*Hostspecitic*），链格孢能产生一类命名为 AAL 的专一性的植物毒素。这类毒素的化学结构与伏马菌素类似。近年来 Mirocha 研究室发现其产毒菌株不但产生 AAL，亦产生伏马菌素，同时 AAL 的毒性在动物试验上也有许多类似伏马菌素的病症，我们实验室从一些链格孢的粗提取液中也发现有 AAL 及伏马菌素的存在。这些粗提取液是链格孢（*Alternazia alternata*）在大米培养 4 周后的提取液。这些有毒菌株产生大量 AME、AOH 和 TEA。这些初步的实验更表明链格孢的重要性。不过链格孢与致癌之间的关系是否因能产生这类致癌物还需更深入一步的研究。

(4) 霉变甘蔗中毒症：在中国北方几省，儿童因吃了霉变甘蔗而中毒的现象时常发生，这种中毒能致死或发生神经瘫痪。深入的研究已发现由于节菱孢污染产生大量硝基丙酸（3-Nitropropionic acid）所致。

第三节　控制真菌毒素的几种新手段

上面仅提出了一些真菌毒素与真菌中毒症的相关进展，这些讨论使我们了解真菌毒素对人类和动物健康有极大的关系。不论作物发霉、动物死亡、致病中毒等对经济方面都有很大损失。因霉菌在自然界广泛存在，解决这个问题也比较复杂，必须综合治理。近年来对于毒素形成的条件有了更深刻的研究。对于控制霉菌毒素的手段可以简述于下。

一、防霉去毒

(一) 控制霉菌毒素

最有效的方法，阻止其在田间的污染和贮藏期内的防潮，诸如利用具有抗霉作物品种、利用早熟的作物品种轮作、注意灌溉、避免将作物留在田间过冬、避免作物被鸟类、昆虫及机械损害、收获后的清理和及时干燥至 10%～13%水分以下。有时亦可加防霉剂(如丙丁酸)。在贮藏时除水分需保持在 10%～13%以下外，还需保持仓库清洁、防老鼠的污染及通风良好，在花生包装或加工前先分出破损的花生，再用荧光器除去有色素及荧光的颗粒。这样，可使含有黄曲霉的粒子在未包装或加工前尽量除去。

(二) 生物控制

除了上面谈的以外，还须注意的，如有昆虫污染可在田间使用杀虫剂，但这种事后防治的效果总不理想。近年来由于分子生物学研究的进展，开始从生物控制方面来防霉。一方面科学家们寻求新的作物品种，希望能找出有抵抗黄曲霉污染的玉米和花生品种。但是每到田间实验时因环境因子复杂不易控制，所以重复性不好，始终未有圆满结果。另外一方面利用微生物相互竞争的原理使黄曲霉不易繁殖。最后一个较有效的试验是将非黄曲霉孢子散发在田间，使其繁殖，结果发现黄曲霉毒素对玉米的污染明显降低。但是这是初步探索的结果，尚需用系统的大规模的反复试验来验证。对于生物控制的长久打算，科学家们想从控制霉菌的产毒基因上着手，希望能找出控制霉菌的基因，诸如抑制基因，然后加强其抑制作用；或者找出形成毒素的基因，除去此基因或用抗体的手段等使新生成的菌不产毒。这些研究已有一些完满的结果。诸如展青霉、黄曲霉毒素 B1、单端烯族化合物等的生物合成步骤及其参加反应的主要的酶的特性大多数都已了解。有些酶的基因已经找到。最近有些结果证明合成黄曲霉毒素的一些酶的基因多集中在染色体一段，并且找出可能控制这段基因表达的所谓抑制基因。这些研究表示未来的生物控制黄曲霉毒素形成多在分子生物遗传工程方面着手。

（三）从严格检查粮食中的毒素着手

虽然霉菌毒素形成的条件已经知道不少，但对于预防霉菌毒素在粮食与饲料中的污染仍很困难，要想完全除去粮食及饲料的霉菌毒素亦不可能。因此，唯一的方法是人类与动物避免摄入污染的粮食及饲料。在这方面，不仅需要政府制定一些毒素的限量，而且需要对食品及饲料工业作广泛的自动管制。目前几乎所有的国家对黄曲霉毒素有了限量，有些国家对其他毒素亦有限量，世界粮食组织的 CODEX 有降低黄曲霉毒素在食品中限量的打算。

要想得到有效的控制，毒素分析的准确性、敏感性及简单性成了重要的一环，所以近一二十年在这方面的研究也有了很大的进展。这方面的进展有：①因为霉菌毒素化学分子复杂，在食品中多为微量，分析时一般需要预处理，近年来已有许多商品化有效的小柱及有抗体的专一性小柱，使预处理简化很多。因为酶联免疫分析法的普及，有些方面预处理也可省去。②因为仪器的发展，新的气相色谱分析法 GC、高效液相色谱法 HPLC 方法发展得很多，其中以 HPLC 为最显著。为了增加敏感度，有些操作包括入柱前及出柱后的衍生物形成；测定方面，最近可在 HPLC 装置光谱仪器测其光量。GC 方面包括用微细柱的分析。③在仪器的进展方面当以质谱仪（MS）的发展为最，诸如 GC/MS，MS/MS 等的发展，样品经过预处理后，可测出 ppb 以下的水平。

（四）免疫化学方法

在各种分析方法的研究中，当以免疫化学方法为最重要。早期我们建立了制备各种抗霉菌毒素抗体的方法及有效的放射免疫法，到了 80 年代初期我们又建立了酶联免疫分析法等。这些方法到了 80 年代末期已被广泛使用，并且许多应用酶联法原理的快速测定法也建立起来且商业化了。这些快速法可在 10min 内测出粗提取液中（无需预处理）毒素的大概含量。

提到霉菌毒素的分析有两件事不可忽略。第一是采样的问题，因为毒素在饲料及食品中分布不均匀，如果采样不当，所有的分析均属无效，所以要有适当的采样程序。这些手段 Park 和 Pohland 已详述。第二是分析的准确性和标准性。因为分析者对标准品的准确含量及稳定性特别注意。对于分析方法的可靠性，近来已有所谓保证参考物质（certified reference material）出售。这类样品中含有定量的毒素，分析者可分析这些样品作为参考及比较之用，同时以此数据作为校正之用。关于霉菌毒素分析的研究可见作者近年来的一些综述及本书第四篇。

二、如何去毒问题

一旦发现粮食有毒素污染后，去毒便是值得考虑的了，但是有些去毒方法不太经济，所以有些粮食污染后只有丢弃或作为肥料、发酵制酒等用途。去毒方法很多，在物理去毒方法中比重法国内在 70 年代已有报告。近年来，美、加政府对这方面的研究也有很好的结果报道，诸如含有黄曲霉的花生和含有呕吐毒素的小麦和玉米都较轻易浮，证明这种方法可除去部分含毒的颗粒。用物理去毒的方法不是一步奏效的，必须和许多方法共同使用方才有效。以花生为例，Davk 报道从收获后首先除去破皮的花生，再用光电仪除去有色素的果仁，然后用比重法除去轻的果粒，最后再漂白，除去有色的果仁，经过这些步骤后几乎可以除去 99%含有黄曲霉毒素的花生。

用化学方法可以用氨处理黄曲霉毒素污染的玉米、花生和棉籽最为有效。经过这种方法处理的玉米等不仅营养价值不受损失，几乎黄曲霉毒素均被破坏，动物试验也发现无毒性。有些国家已采用此方法去毒。美国粮食局虽未正式批准普遍使用此方法，但有些州政府已许可用此方法作为饲料中黄曲霉毒素的去毒。例如，亚利桑那州 70 年代，因乳牛误食含有黄曲霉毒素的棉籽饲料后牛乳严重污染黄曲霉毒素 M1，但在 1980 年起许可用氨处理去毒，近年来黄曲霉毒素 M1 在牛乳中的含量大为减低，很少在限量 0.5ppb 以上。其他的化学物质如臭氧、氯气、亚硫酸等虽亦有效，但不及氨法去毒效果好。

三、改进膳食或饲料

一般认为黄曲霉毒素和一些其他霉菌毒素的毒性在动物体内受吸收、新陈代谢和排泄的影响很大，诸如营养条件、食品中的添加剂及食品中是否有抗癌物质的存在都能影响其毒性。近年来对于膳食中各种营养成分及这些自然抗癌物和合成黄曲霉毒素与 DNA 结合物形成之间的关系的研究，进一步证明丁基羟基茴香醚、丁基羟氯奎（ethoxyguin）、geniposide，diallyl sulfide（大蒜中有）等，对增加形成去毒代谢物而间接减少 AFB-DNA 合成的化合物都有效果。最近有提倡使用药剂如 Tamoxitcn 使玉米赤霉烯酮与雌激素受体相互作用减少或使用 olitpraze 使引进去毒的微粒酶增加而间接减少 AFB-DNA 形成的。这些都是间接性的改良膳食。比较直接的手段是在饲料中添加吸附剂而阻止霉菌毒素污染，诸如最近研究发现的 Novasil chydrated sodium-calrium alumina silicate 是很好而有效的吸附剂，加在饲料中可阻止或降低黄曲霉、T-2、DON 等毒素在动物体内的吸收。其他的一些吸附剂物 Zeolite、bentonite 和超级活性碳加在饲料中效果亦好。

第四节　小　结

综上所述，近十几年来的研究使我们对真菌毒素有了更深的了解。从各种新发现的真菌毒素中使我们发掘早年许多真菌中毒症的真正病源，而且了解到真菌毒素这个问题会一直与我们人类共存。要解决这个问题也比较困难。虽然过去十多年已发现了更多的毒素，但是我们对于这些毒素之间的相互作用仍然一知半解。好的方面，是在过去的十多年，我们有了许多新手段，而且应用这些新手段已减少一些真菌中毒症事故的发生。有很多例子，例如在 80 年代末期，黄曲霉毒素在美国中部的广泛污染，去年冬季在美国中部及威斯康辛单端孢霉烯类毒素的广泛污染等都是因为有了事先的准备，利用新的分析方法及早预防和教育而避免了中毒事故的发生。本书的各章节将会对近年的进展作更详细的介绍。这些进展都是由几个有关的科学领域共同协作研究的结果。作者在此认为要求解决真菌毒素对人类及动物健康这个问题，今后仍需要各领域科学家们的共同协作。我想在这简介中所讨论的一些问题，本版书一定会有更圆满的答复。

（朱繁生）

第十九章　3-硝基丙酸及变质甘蔗中毒

第一节　3-硝基丙酸中毒

3-硝基丙酸（简称 3-NPA）是一些菌类产生的有毒代谢产物（Wilson，1971），也是几种高等植物中的有毒成分。由于流行病学方面曾有关于含 3-NPA 的高等植物引起牛、羊急慢性中毒的报道，不少作者对其毒性作用进行了研究。刘兴玠、罗雪云、胡文娟等于 1986 年首次报道了节菱孢能产生毒素 3-NPA，并能引起人类致死性食物中毒，因而引起国内外科学界的广泛重视。

一、产生 3-NPA 的菌类及其产生机理

能产生 3-NPA 的主要菌类有黄曲霉、米曲霉、深酒色青霉（*Penicillium atrovenetum*）、链丝菌（*Streptomyces sp*）、放线菌（*Actinomycete*）、丝状菌（*Filamentous fungus*）和节菱孢（刘兴玠等，1984；胡文娟等，1986）。这些菌能合成 3-NPA，多数也能降解 3-NPA 成硝酸盐或亚硝酸盐。

黄曲霉是最活跃的硝化微生物之一，推测 β-氨基丙酸和 3-NPA 都是黄曲霉生成硝酸盐的硝化途径中的中间代谢产物。以后进一步研究，提出 3-NPA 是下列硝酸盐生成途径中的一个关键的中间物质：天门冬氨酸→β-氨基丙酸→3-NPA→亚硝酸盐→硝酸盐（Molina 等，1971）。

有人用^{14}C标记的底物研究了深酒色青霉合成 3-NPA 的机理，指出 β-氨基丙酸不参与合成 3-NPA，而是由天门冬氨酸通过氨基的氧化和失去 C_1 形成的。几年后，Wilson B J 用^{15}N、^{18}O和^{14}C标记的底物进一步证明了这一论点。

二、霉菌产生 3-NPA 的培养基及产生条件

1. 深酒色青霉

有作者用 Raulin-Thom 培养液中加铵盐作为唯一的氮源，同时另用 Czapek-Dox 培养液，以葡萄糖作为唯一的碳源，以硝酸钠作为唯一的氮源。将菌接种以上二种培养基后，在 24℃静止培养 7～10d。然后将培养液用乙醚提取两次，经重结晶后得到 3-NPA 纯品，产量平均为 660mg/L 培养液。

2. 米曲霉

有人研究了米曲霉在不同基质中的产毒情况。在 Nakamura 培养基中，于 32℃和 pH5.1～5.3 条件下培养 6d，3-NPA 产量最高可达 1 279mg/L。在奶酪、花生和大豆培养基中培养 5 天的产量分别为 427μg/g、15μg/g 和 12μg/g。另有报道产毒米曲霉在黄甜薯中比在白马铃薯和成熟的香蕉中产毒低。

3. 节菱孢

据罗雪云等（1986）的研究，节菱孢在麦芽汁-蛋白胨、麦芽汁-酵母膏和马铃薯-酵母膏-蔗糖三种培养基中产毒量高。刘兴玠等（1987）的研究表明其产毒的适宜温度为15～28℃，培养时间2～3周。刘江等（1992）的研究也证明了以上的结论，并认为合适的培养基pH为4.5，且产生3-NPA与菌体脂肪酸C16：0和C18：1可能有一定的关系。

三、能合成3-NPA的植物及其合成机理

据Gustine D L等报道，某些高等植物也能合成3-NPA、3-硝基丙醇（3-NPOH）及其与葡萄糖结合的衍生物，如3-NPA的葡萄糖单酯、双酯、三酯等，并认为植物的合成途径及用以合成的底物与霉菌的不尽相同。丙二酸和3-NPOH可能是植物中3-NPA生物合成的中间产物。

研究表明，有4个科的高等植物，即金虎尾科（Malpighiaceae）、堇菜科（Violaceae）、豆科（Leguminosae）和Corynocar-paceae具有合成3-NPA的能力。

四、3-NPA的化学合成

主要有两种方法，一是以亚硝酸钠与β-丙内酯反应，另一是以亚硝酸银与β-碘丙酸反应生成3-NPA。

五、3-NPA的化学结构和理化性质

$$\underset{\displaystyle NO_2}{\overset{}{\underset{|}{CH_2}}} - CH_2 - \underset{\displaystyle O}{\underset{\|}{C}} - OH$$

3-NPA是一种无色的针状晶体(Muir等,1984),熔点为66.7～67.5℃,溶于水和几种极性有机溶剂,在95%乙醇溶液中的紫外光谱最大吸收波长为273nm(ε=23.7),在二氯化碳溶剂中为272nm(ε=16)。3-NPA的电势滴定显示的中性当量为122(计算值为119),并有两个表观电离常数(NaOH溶液中),pK=3.7和pK=9.1。红外光谱有特征的吸收强峰,$1700cm^{-1}$($-CO_2H$)及1560、$1378cm^{-1}$(NO_2)。^1H核磁共振谱在δ3.13和4.70各有一个三重峰(J=5.8Hz,$CDCl_2$溶剂),三组峰的面积比例为2：2：1。质谱(EI-MS)分子峰(m/e 119)、102(M-OH)、73($M-NO_2$)、55($M-NO_2$-OH-H)、45(CO_2H)。

六、3-NPA的测定方法

Moskowitz等（1974）建立了一个包括三个溶剂系统的薄层色谱法来测定3-NPA，用单向和双向展开，测定发酵液和酶制剂中3-NPA的限量为30μg。Gilbert等（1977）报道了一种较灵敏的方法——电子亲和势气相色谱法，限量为1～3μg/g。其他较灵敏的测定方法有气液色谱法和高效液相色谱法（Muir等，1984）。

胡文娟等（1988）建立了一种简便、准确、灵敏度高的适合我国推广普及的薄层层析测定方法，其最低检出量为0.2μg，测定甘蔗及甘蔗汁样品中3-NPA的方法灵敏度为2μg/g。其回收率范围为80.0%～106.0%。具体方法如下。

1. 原理

样品中的3-硝基丙酸经提取、净化、浓缩，点样液于硅胶G薄层板上，展开后喷以MBTH（3-甲基-2-苯并噻唑啉酮腙水合盐酸盐）显色剂，在长波紫外灯下显示出黄色荧光点。利用目视定量或用薄层扫描仪来测定其含量。

2. 仪器

（1）岛津CS-910双波长扫描仪及C-EIB微处理机；

（2）减压吹气浓缩装置；

（3）层析槽：长25cm，宽6cm，高4cm；

（4）喷雾头装置：日本岛津公司产。

3. 试剂（均为分析纯）

（1）乙酸乙酯、三氯甲烷、苯、冰醋酸；

（2）无水硫酸钠、2%碳酸氢钠、85%磷酸、6N盐酸；

（3）硅胶G：青岛化工厂生产；

（4）显色剂：0.5%MBTH水溶液，置于4℃冰箱保存，每3天重新配制；

（5）展开剂：苯∶冰醋酸(9∶1V/V)，确证用展开剂石油醚∶冰醋酸(9∶1V/V)；

（6）3-硝基丙酸标准溶液：精确称取自制标准品，用乙酸乙酯制成储备液，再将此液用乙酸乙酯稀释成使用液，含3-硝基丙酸为20μg/mL，置于4℃冰箱保存。

4. 操作步骤

（1）3-硝基丙酸的提取和净化

1）甘蔗汁样品：取经去皮后切碎挤压得到的甘蔗汁10mL，置于100mL分液漏斗中，用6N盐酸调pH为2～3，用乙酸乙酯等体积提取三次，合并乙酸乙酯层于另一100mL分液漏斗中，用2%碳酸氢钠30mL和10mL分别萃取，振摇2min，静置分层，将水相置于另一100mL分液漏斗中，弃去乙酸乙酯层。用氯仿20mL萃取碳酸氢钠层弃去氯仿层，用盐酸调pH为2～3，用乙酸乙酯40mL、30mL、20mL分别萃取，将乙酸乙酯吸出于150mL梨形瓶浓缩至干，用少量乙酸乙酯洗瓶壁数次，分别在40～50℃水浴中减压浓缩至干，加1mL乙酸乙酯定溶，待测定。

2）甘蔗样品：将市售经冰冻的样品去皮后切碎，取20g置于具塞200mL锥形瓶中，加无水硫酸钠20g混匀，加乙酸乙酯60mL，85%磷酸0.12mL，浸泡30min后振荡30min，用粗滤纸过滤，取滤液30mL于100mL分液漏斗中。以下按上述“用2%碳酸氢钠溶液”方法操作。

（2）薄层色谱测定

1）制板：取硅胶3g，加水10mL，搅成匀浆，涂布于3块5cm×20cm玻璃板上，薄层厚度为0.3mm，于110℃烘烤3h后，置于干燥器中备用。

2）滴板：以薄板的短边为底边，距底边3cm的基线上用微量注射器滴加10μL标准液（20μg/mL）一个点，以及10μL样液两个点，在其中一个10μL样液点上再滴加10μL标准液（20μg/mL）。

3）展开：上行展开16cm，展开剂为苯∶冰醋酸（9∶1V/V）。

4）显色：展开后的薄板经挥发后，喷以显色剂至刚呈潮湿状，置于145～150℃烤箱中烘烤15min冷却后，在165nm紫外灯下目视定量或用薄层扫描仪定量。3-硝基丙酸Rf

值约为 0.39。

5）扫描条件：岛津 CS910 双波长薄层扫描仪，用疝灯为光源，在 380nm 激发波长，500nm 发射波长条件下，测量标准与样液斑点的荧光强度。

6）目测条件：在 365nm 紫外灯下观察，结果判定为：①标准点应出现黄色荧光，②如样液点在标准点相应处未出现黄色荧光点，则样品中 3-硝基丙酸的含量在测定方法灵敏度以下。如在相应位置上有黄色荧光点，而另一点中样液与标准液点重叠，则为阳性。根据样液点的荧光强度估计减少滴加微升数或稀释后再滴加不同微升数，直至样液与标准点的荧光强度一致为止。并进行确证试验，即用展开剂石油醚：冰醋酸（9：1V/V），展开 16cm 后，显色再测定，Rf 值约为 0.23。

（3）计算公式

$$M\ (\mu g/g \text{ 或 } \mu g/mL) = 0.2 \times \frac{V_1}{V_2} \times D \times \frac{1}{W}$$

式中 M 为甘蔗（或甘蔗汁）中 3-硝基丙酸的量；0.2 为 3-硝基丙酸的最低检出量（μg）；V_1 为加入乙酸乙酯溶液的体积（mL）；V_2 为出现最低检出量时滴加样液的体积（mL）；D 为样液的总稀释倍数；W 为甘蔗取样量（g）或甘蔗汁取样量（mL）。

七、3-NPA 对动物的毒性作用

3-NPA 对多种动物有毒性，如小鼠、大鼠、幼猫和幼狗。小鼠灌胃后约 30min 出现不活泼、竖毛；约 1～2h 后出现神经症状，单侧前肢活动不灵、行走不稳、偏向一侧，进而四肢麻痹，呼吸变慢，大多于实验后 3h 左右死亡。病理检查，除脑组织有轻度水肿外，其他脏器未见有明显病变。

3-NPA 对鸡、牛和羊等也有毒性，主要受累脏器为神经系统、肝、肾、肺等，还可引起高铁血红蛋白血症。但用亚甲蓝治疗不能防止动物的死亡（James 等，1980）。

3-NPA 对小鼠静脉注射的 LD_{50} 为 50mg/kg。灌胃的 LD_{50} 雄性小鼠为 100mg/kg，雌性为 68.1mg/kg。

Gould（1982）在小鼠毒性试验中发现，经腹腔内注射 3-NPA 的中毒小鼠，在神经系统的特定部位产生形态学上独特的损害。在豆状核尾部呈双侧对称性的损害，包括细胞和胞突的明显肿胀和皱缩（表明受损的细胞是神经原）。脑的其他部位则无损害。少数小鼠豆状核尾部出现比较弥散的海绵状改变。在苍白球、内基核、网状组织前黑质神经纤维网出现细微的海绵状改变（不累及细胞核），主要是由于树状突肿胀所致。在中脑、髓质和脊髓的髓鞘管都有损伤。

付以同等用 20mg/kg 体重、40mg/kg 体重和 80mg/kg 体重 3 种剂量的 3-NPA 多次灌胃大鼠，每组 10 只，观察中毒后神经病理改变。结果表明了 3-NPA 的主要损伤部位是尾一壳核，而海马、丘脑、大脑皮层和小脑皮层也可受累。电镜检查可见神经原胞浆疏松，线粒体肿胀和核染色质积聚，最后胞浆和核均发生固缩。轴索膜与髓鞘间水肿，轴索内线粒体肿胀，髓鞘变薄或断裂。星形胶质细胞水肿，血管内皮细胞线粒体肿胀，核固缩，血管周围有肿胀的突起。这些结果与 Gould 的小鼠毒性试验所见结果相类似。

胡霞等（1990）对 3-NPA 做了短期行为学试验，结果雄性小鼠活动量减少较雌性明显，用小鼠跳台法、避暗法及大鼠穿梭箱法测定学习记忆功能，当 3-NPA 在 20～

180mg/kg体重剂量范围内不影响大鼠和小鼠的学习记忆能力。小鼠转轮实验表明，3-NPA 可严重影响小鼠肌张力和协调运动能力。80mg/kg 体重组经四次攻毒后才出现中毒症状。剂量愈大，中毒症状消退时间愈长。

八、3-NPA 的致癌及致突变作用

Hansen（1984）将 3-NPA 样品进行了原样和经重结晶纯化后样品的 Ames 试验，结果原样对无代谢活性系统的 TA100 有致突变性，而经重结晶后其致突变性几乎完全消失。重结晶前后的样品对 TA98 均不致突变。而另一批号的商品 3-NPA 样品则对无代谢活性系统的 TA98、TA100 和 TA1538 均无致突变性。因而作者认为纯的 3-NPA 无致突变性。

九、3-NPA 的中毒机理

关于 3-NPA 所致人类和动物中毒的机理，许多科学家进行了大量的研究。由于 3-NPA 所致的试验动物高铁血红蛋白血症不足以解释其致死机理，因此人们考虑 3-NPA 可能抑制了一些重要的酶系统，导致重要器官的损害而致死。研究发现 3-NPA 对生物体内的过氧化氢酶、谷氨酸脱羧酶、单胺氧化酶（Mohammed 等，1977）、乙酰胆碱酯酶（Osman，1982）、富马酸酶、天门冬氨酸酶（Porter 等，1980）、异柠檬酸裂合酶和琥珀酸脱氢酶（Coles 等，1979；Gould 等，1985）等均有不同程度的抑制作用。其中研究较多的是 3-NPA 对琥珀酸脱氢酶的作用。

由于 3-NPA 与琥珀酸分子中的电子分布很相似，可与琥珀酸脱氢酶发生不可逆的结合而使酶失去活性。3-NPA 与琥珀酸分子中的电子分布如图 19-1 所示。

图 19-1　3-NPA 与琥珀酸分子中的电子分布

Alston 研究了 3-NPA 对小鼠肝脏线粒体中琥珀酸脱氢酶的作用，结果发现，3-NPA 的负碳离子能逐渐地和不可逆地抑制线粒体中的琥珀酸脱氢酶。他推测在生理 pH 条件下，约有 1% 的 3-NPA 转变成负碳离子，然后逐渐与酶的辅基黄素腺嘌呤二核苷酸（FAD）上的 N-5 共价结合，形成无活性的 FAD，从而不可逆地抑制酶的活性，阻碍三羧酸循环的进行。

Coles 研究了由于 3-NPA 的作用而失活的酶的吸收光谱和 FAD 的荧光的变化，发现这些改变是因 3-NPA 竞争性地结合到酶分子中应与底物结合的位置（-SH）上。因此可间接地推测 3-NPA 氧化后，产物 3-硝基丙烯酸与酶分子的-SH 不可逆地结合，从而抑制了酶的活性。

Gould 发现 3-NPA 中毒的小鼠大脑神经细胞线粒体中的琥珀酸脱氢酶的活性减少到对照值的 18%～24%。

付以同（1993）用了 3-NPA（150～250mg/kg 体重）染毒小鼠，以酶组织化学方法研究了 3-NPA 对琥珀酸脱氢酶（SDH）和乙酰胆碱酯酶（AchE）的活性的影响。结果表

明，3-NPA 染毒小鼠的脑、心和肝脏的 SDH 活性均出现下降。表明 3-NPA 对 SDH 活性呈普遍性抑制。另外作者还发现 3-NPA 对 SDH 活性的抑制程度与其中毒症状轻重有一定的关系，因而认为 SDH 活性抑制是 3-NPA 中毒症状产生的原因之一。3-NPA 染毒小鼠脑部 AchE 活性无明显变化。

胡霞等的生化试验结果表明，3-NPA 不影响小鼠大脑蛋白质、RNA 的合成和脑的能量代谢（20～80mg/kg 体重×3d)。随着 3-NPA 剂量的增加其诱发丙二醛（MDA）的产量也逐渐增加，但剂量大于 8×10^{-3}mol/L 时，却又开始抑制 MDA 的产生，并且肝与脑微粒体的结果非常一致。3-NPA 并不影响大鼠和小鼠肝细胞浆内过氧化氢酶的活性，但可使大鼠和小鼠脑细胞浆内谷胱甘肽过氧化物酶（GSH-PX）活性增高。为期 8 周的亚急性试验表明，行为学及脑 DNA、RNA、蛋白质含量测定结果各组间均无差异。大脑内单胺递质测定表明，低剂量 4mg/kg 体重组的多巴胺含量升高，而其代谢产物高香草酸则在最高剂量 25mg/kg 体重组有明显升高。

脂质过氧化已被公认为是引起机体细胞损伤的原因之一，付以同等（1999）研究了 3-NPA 中毒与脂质过氧化的关系。结果大鼠在 3-NPA 中毒后，肝脏可检测到较强的自由基信号，脑内仅见微弱的信号出现。肾上腺素红法体外检测自由基的结果，当 3-NPA 浓度为 $5\times10^{-3}\sim2\times10^{-2}$M 时，肝微粒体和线粒体中自由基形成呈剂量反应关系，脑微粒体和线粒体也存在此现象，但程度较弱。3-NPA 染毒 100mg/kg 体重组大鼠肝脏和脑组织胞浆液中超氧化物歧化酶（SOD）和 GSH-PX 活性均出现上升。MDA 含量的变化与此相同。过氧化氢酶活性变化不大，但 GSH 含量也呈上升趋势。这些结果与胡霞等的结果基本相同。用 50mg/kg 体重剂量染毒时，各种指标的变化均不太明显。100mg/kg 体重 3-NPA 染毒大鼠时，SOD 和 GSH-PX 活性的变化以及 MDA 含量上升均提示有脂质过氧化现象存在。表明 3-NPA 可通过硝基还原而产生硝基阴离子自由基，然后转变成超氧阴离子自由基，这可能就是 3-NPA 诱发脂质过氧化的主要机理。

变质甘蔗中毒后遗症患者脑部 CT 检查可见双侧豆状核对称性软化灶形成，此与 Wilson 病患者脑部损伤部位相同。由于 Wilson 病的发生与微量元素铜代谢异常有关，故付以同等（1999）对 3-NPA 染毒大鼠的铜和锌代谢情况进行了研究。结果中毒大鼠的纹状体、海马和血清中铜的改变均不太明显，说明 3-NPA 所致豆状核病变与铜代谢无明显关系。但纹状体和海马中锌的含量下降，作者认为是一种继发性的改变，这种改变可能是通过影响含锌酶如碳酸酐酶的功能，或干扰蛋白质、DNA 和 RNA 的合成，促进了病变的进展。铜蓝蛋白是一种含铜的糖蛋白，它的活性升高可能与脂质过氧化现象有关，而并不显示有铜代谢异常存在。

十、3-NPA 在动物体内外的代谢

除了早期的一些作者对霉菌和植物中的 3-NPA 的代谢进行了一些研究外，自从发现节菱孢能产生 3-NPA 并能引起人类食物中毒以来，不少作者对其在动物体内外的代谢又做了进一步的研究。

刘勇等（1993）建立了测定血浆中 3-NPA 的气相色谱一热能检定器测定方法（GC—TEA)，其方法灵敏度为 2ng，并用此方法进行了 3-NPA 在大鼠体内的毒物代谢动力学研究。实验结果表明，3-NPA 在胃肠道吸收较快，灌胃 3-NPA 后的达峰时间为 12.12min，峰浓度

为 18.58μg/mL，半吸收期为 4.53min。3-NPA 进入血液后能很快向各组织分布，分布相半衰期较短，血药浓度下降较为迅速。3-NPA 的消除过程较快，包括肾排泄和生物转化。

肖颖等（1991）用 GC-TEA 法测定了 3-NPA 在大鼠主要脏器和不同脑区的分布和排泄。结果表明，3-NPA 经胃肠道吸收后能迅速透过血脑屏障，给药后 5min 即可在不同脑区检出 3-NPA。尿为主要的排泄途径，给药后 24h 游离的 3-NPA 原形物排出量占注入量的 5%～6%，粪中占 2%～3%。

朱家琦等（1993）采用定位氚标记物，对 3-NPA 体内外代谢进行了研究。结果表明，[2，3-^{3}H] 3-NPA 在体外实验条件下不被大鼠肝微粒体酶所代谢。进入动物体内以后，肾、肝的放射性最高，各脑区分布未见明显差别，放射性与脑组织成分无特异性结合。3d 内从尿、粪排出的总放射性为灌胃量的 22.3%，其余的以最终代谢产物均匀渗入各组织中。

第二节　变质甘蔗中毒

变质甘蔗中毒是一种急性食物中毒，由于食用了因贮藏不当而变质的甘蔗所引起。主要表现为中枢神经受损（何凤生等，1987），严重者 1～3d 内死亡，有的病人留下终身残疾的后遗症。该中毒症首例报道于 1972 年，病因不明。直至 1986 年才由刘兴玠和罗雪云等证实病原菌为节菱孢（*Arthrinium spp.*）；胡文娟和刘兴玠等从节菱孢培养物中分离出 3-硝基丙酸（3-nitropropionic acid），并证明为变质甘蔗中毒的致病毒素。

一、流行病学调查

1. 流行情况

变质甘蔗中毒在我国流行已有 20 多年的历史，主要流行于我国 13 个省，到 1989 年已发生病例 884 人，其中死亡 88 人，患者主要为儿童。刘兴玠统计了 1972～1989 年间的中毒资料，见表 19-1 和表 19-2。

表 19-1　变质甘蔗中毒病例的地区分布（1972～1989）

地　区	年　份	发生起数	中毒人数	死亡数	病死率（%）
河　北	1974～1989	79	430	43	10.0
河　南	1972～1989	66	195	24	12.1
山　东	1985～1987	22	155	6	3.8
辽　宁	1982～1988	27	67	8	11.9
陕　西	1985～1987	5	6	1	/
山　西	1987	6	10	2	/
宁　夏	1987	4	6	1	/
青　海	1985	3	5	0	/
新　疆	1987	1	4	0	/
内蒙古	1985	1	1	1	/
江　苏	1985	1	2	1	/
贵　州	1985	1	2	1	/
湖　北	1985	1	1	0	/
总　计	1972～1989	217	884	88	10.0

表 19-2 变质甘蔗中毒发病月份的分布（1972～1989）

月份	病例数	百分比（%）
1	5*	0.9
2	239	43.9
3	232	42.6
4	69	12.6
5～12	0	0
总计	545	100.0

注：*5 例发生于 1 月下旬。

由表 19-1 和表 19-2 中可以看出，变质甘蔗中毒的发病地区主要分布于我国北方诸省市，发病季节多为初春的 2～4 月份。调查表明，以上各地出售的甘蔗均产自广东、广西和福建，在北方保存过冬，由于部分甘蔗保存不当而发生了变质，待春季出售时便引起散发的急性食物中毒（刘兴玠，1992）。

2. 临床症状

变质甘蔗中毒发病急、潜伏期短，一般为 15min 至 2h。病人主要表现为呕吐、眼球偏向凝视、阵发性抽搐、四肢强直、大小便失禁、昏迷，体温、心、肺、腹、眼底检查及血、尿、便常规化验、脑脊液检查皆无异常，见表 19-3 和表 19-4（刘兴玠等，1992 和 1993）。

表 19-3 变质甘蔗中毒临床表现

地区	年份	病例数	年龄	潜伏期	呕吐	眼球偏向凝视	阵发性痉挛	昏迷	脑电图异常
郑州	1972	2	3～27	2～7h	+	+	+	+	/
乐亭	1974	12	4～9	15min～2h	+	+	+	+	+
安阳	1975	3	<10	3～4h	+	+	+	+	/
河间	1982	3	4～16	10min～8h	+	+	+	+	+
黑山	1982	4	4～9	15min～8h	+	+	+	+	+
新乡	1982	3	5～7	2～4h	+	+	+	+	/
秦皇岛	1983	1	9	5h	—	+	+	+	/
衡水	1983	5	3～10	5min～2h	+	+	+	+	/
丰润	1984	1	5	7h	+	+	+	+	/
总计		34	3～27	10min～8h					

表 19-4 8 例急性变质甘蔗中毒的临床表现（1987，张家口市）

病例号	性别	年龄（岁）	恶心	呕吐	嗜睡	昏迷	抽搐	眼球凝视		眼球震颤		对光反应迟钝	病理反射阳性	运动性失语
								向上	偏侧	水平	垂直			
1	女	37	+	+	+									
2	男	6	+	+	±								+	
3	男	8	+	+	+				+	+				
4	男	8	+	+	+			+			+		+	
5	男	8	+	+		+		+					+	
6	女	3	+	+		+	+							
7	女	6	+	+		+	+	+				+	+	+
8	男	10	+	+		+	+		+	+		+	+	+

表 19-4 中的病例 7 和病例 8 均曾持续昏迷一周以上，并分别于中毒后 18d 及 26d 出现阵发扭转痉挛，发作时表现痛苦、呻吟、肌张力增高、瞳孔扩大，每次持续约 15s，10min 内发作 6～8 次。经对病例 7 于病后 53d 做脑 CT 检查，发现双侧豆状核区有一个$(1\times2)cm^2$ 软

化灶，脑沟变宽。病例 8 于中毒后 45d 做脑 CT 检查，示双侧底节有（4×2）cm^2 对称性低密度区，双侧脑室扩大。此两例于病后 4～6 个月，因感染和全身衰竭而死亡。

尸体解剖 3 例见脑沟变浅，无脑疝，肺组织切面湿润，消化道黏膜光滑。组织切片检查见脑神经细胞、神经胶质细胞及小血管周围腔隙扩大，部分神经细胞有皱缩。肺、肝、肾和脾充血，心、肾上腺、胃肠无变化。诊断为脑水肿。有的仅见到脑血管扩张充血（刘兴玠等，1993）。

二、病因研究

1984 年刘兴玠等经过对中毒样品的反复毒性试验，建立了小鼠中毒动物模型。继而通过对 2 起引起中毒的变质甘蔗样品及其他 20 份甘蔗样品进行动物毒性试验和霉菌及细菌的分离鉴定，并取其优势菌进行产毒培养和毒性试验，结果证明了霉菌节菱孢是变质甘蔗中毒的病原菌。两年后，胡文娟等从节菱孢毒性培养物中提取、分离和纯化了毒性物质，经鉴定和元素定量分析，证实为 3-硝基丙酸（3-NPA）。同时将引起中毒的变质甘蔗样品同法进行提取、分离和纯化，并做了薄层色谱、^{1}H-核磁共振谱，结果证明 2 份中毒变质甘蔗样品中皆含有大量的 3-NPA。用节菱孢培养物中提取的 3-NPA 和中毒样品中提取的 3-NPA 以及购自 Sigma 的 3-NPA 进行动物试验，三者的中毒症状和死亡情况一致，因而进一步证实了变质甘蔗中毒的致病毒素是节菱孢的代谢产物 3-NPA。证实节菱孢能产生有毒性的代谢产物 3-NPA，并能引起人类食物中毒，这在国内外是首次报道。

三、病原菌节菱孢的生态学、分布及其在甘蔗中的污染情况

刘兴玠等（1993）从变质甘蔗中毒流行区山东采集了草类、秸秆、树皮等样品共 100 份，进行了节菱孢的分离，结果皆为阴性。罗雪云等（1987）曾分离过 6 个省的土壤样品 184 份，除从 3 份曾长期贮存过甘蔗的仓库土壤中分离出节菱孢外，其他 181 份均为阴性。另从甘蔗产区广东和广西采集甘蔗样品分离节菱孢，结果阳性样品占 7.6%，节菱孢占菌落总数的 1.5%，其中产毒株占 72.9%；而在变质甘蔗中毒流行区河北、河南、辽宁和内蒙古等地采样分离的结果，节菱孢阳性样品占 56.4%，节菱孢为霉菌总数的 25.7%，其中产毒株占 17.6%，见表 19-5 和表 19-6。

表 19-5　甘蔗产区的甘蔗样品中检出节菱孢的情况（1984～1986）

采样地区	采样时间	样品数	阳性样品数及阳性率（%）	样品中检出的霉菌总数（株）	节菱孢菌株数及检出率（%）
广西柳州	1984.11	10	0	389	0
南宁	1984.11	10	0	330	0
横县	1984.11	10	0	326	0
广东中山	1984.12	10	3（30.0）	335	5（5.1）
斗门	1984.12	10	0	805	0
顺德	1984.12	10	3（30.0）	215	11（1.5）
广西柳州	1986.03	19	1（5.1）	998	50（5.0）
南宁	1986.03	8	0	461	0
横县	1986.03	12	1（8.3）	587	11（1.8）
广东中山	1986.03	10	0	557	0
顺德	1986.03	10	1（10.0）	386	4（1.0）
合　计		119	9（7.6）	5399	81（1.5）

表 19-6　变质甘蔗中毒流行区的甘蔗样品中检出节菱孢的情况（1985 年 2～4 月）

采样地区	采样时间	样品数	阳性样品数及阳性率（%）	样品中检出的霉菌总数（株）	节菱孢菌株数及检出率（%）
河北赵县	1985.03	10	6（60.0）	475	195（41.1）
无极	1985.03	10	7（70.0）	488	229（47.0）
正定	1985.03	10	3（30.0）	595	35（5.9）
河间	1985.04	3	3（100.0）	183	96（52.5）
河南郑州	1985.03	9	5（55.6）	677	173（25.5）
开封	1985.03	9	6（66.7）	430	32（7.4）
新乡	1985.03	10	4（40.0）	492	107（21.7）
辽宁黑山	1985.02	13	10（76.9）	849	247（29.1）
铁岭	1985.02	10	5（50.0）	707	213（30.1）
锦州	1985.02	6	1（16.7）	410	17（4.1）
内蒙古包头	1985.04	4	3（75.0）	235	80（34.0）
合　计		94	53（56.4）	5541	1424（25.7）

李秀芳等（1990）对市场销售的甘蔗采样做了节菱孢的污染调查和产毒测定，结果在五个省的 257 份样品中分离到节菱孢 2 株，见表 19-7。

表 19-7　市售甘蔗样品霉菌分离结果

地　区	样品数		接种块数	菌落数	
	检样	节菱孢阳性数		霉菌总数	节菱孢数
河　北	27	1	270	147	1
河　南	88	1	880	528	1
广　东	45	0	450	203	0
广　西	50	0	500	355	0
福　建	47	0	470	209	0
总　计	257	2	2 570	1 442	2

而从 19 份中毒同批甘蔗样品中分离到节菱孢 23 株，从库存一个月的 9 份甘蔗样品中分离到 33 株，见表 19-8，可见节菱孢的污染与甘蔗保存期有密切关系。对所分离的菌株经产毒培养，产毒性各不相同（李秀芳等，1990）。对 168 份甘蔗样品同时进行节菱孢的分离和 3-NPA 的测定，结果二者的相符率为 79.8%，见表 19-9 和表 19-10。

表 19-8　变质甘蔗样品霉菌分离结果

地　区	样品类别	样　品　数		接种块数	菌　落　数	
		检样数	节菱孢阳性数		霉菌总数	节菱孢数
河　南	中毒同批	16	7（43.8%）	160	126	20（15.9%）
河　南	库存一个月	9	6	90	69	33（48.0%）
河　北	中毒同批	3	2	30	14	3（21.4%）
总　计		28	15（53.6%）	280	209	56（26.8%）

表 19-9 节菱孢菌株培养物中 3-NPA 的测定

3-NPA 含量（μg/g）	节菱孢株数
<2	21
2～	4
10～	7
100～	3
400～	2
800～	1
总计	38

表 19-10 3-NPA 测定和节菱孢分离结果的比较

3-NPA 测定结果		节菱孢阳	结果相符样品	
含 量 组 别	样品数	性样品数	样品数	符合率（%）
未检出	126	0	126	100
2～40μg/g	31	0	0	0
>100μg/g	11	8	8	72.8

四、产毒节菱孢的分类鉴定

根据 Ellis（1965）的分类系统，节菱孢属包括 20 个种，其中 5 个种的孢子为双凸镜形，它们主要腐生于甘蔗、竹、芦苇、大戟、草类植物和其他基物中。从引起中毒的甘蔗中分离的节菱孢的孢子形态皆为双凸镜形。刘兴玠等（1988）对变质甘蔗和中毒的甘蔗样品中分离的 163 株产毒节菱孢进行了分类鉴定，结果表明其中甘蔗节菱孢（*Arthrinium sacchari* M. B. Ellis）98 株，占 60.1%；蔗生节菱孢（*A. saccharicola* Stevenson）43 株，占 26.4%；暗孢节菱孢［*A. phaeospermum*（Corda）M. B. Ellis］22 株，占 13.5%。甘蔗节菱孢和蔗生节菱孢分布于波多黎各、委内瑞拉、尼日利亚、巴基斯坦、赞比亚、阿根廷、加纳和印度，中国分离到这两种菌属国内首次报道。5 种节菱孢的鉴定特征见表 19-11。

表 19-11 五种节菱孢的鉴定特征（Ellis，1965 和 1971）

菌种名称	分生孢子量度(μm)		分生孢子梗直径(μm)	寄生植物	地区分布
	正面	侧面			
甘蔗节菱孢	6.0～8.0(7.0)	3～4(3.8)	1～1.5	甘蔗及草类植物	世界性分布
蔗生节菱孢	7.0～10.0(9)	4～6(5.1)	2～4.0	甘蔗	波多黎各、委内瑞拉
暗孢节菱孢	8.0～12.0(9.9)	5～7(5.9)	1～1.5	竹、芦苇、其他基物	世界性分布
蒙塔涅梨孢假壳的节菱孢阶段	5.5～8.0(6.5)	3～3.5(3.8)	0.5	竹及其他基物	世界性分布
大戟节菱孢	4.6～5.5(4.7)	3～4(3.2)	0.5～1	大戟	赞比亚

五、我国部分地区甘蔗中 3-NPA 的含量测定

刘勇等利用薄层色谱测定法测定了河南、河北、广西、福建和广东五省的甘蔗中 3-NPA 的含量，1987 年测定 88 份，阳性率为 21.6%，含量范围为 2～134μg/g；1988 年测定了 308 份，阳性率为 12.7%，含量范围为 2～400μg/g，见表 19-12 和表 19-13（刘勇等，1989）。

表 19-12 1987 年四省甘蔗中 3-NPA 含量测定

样品来源	样品数	阳性样品	阳性率（%）	阳性样品平均值	3-NPA（μg/g）含量范围
河 南	22	5	22.7	49	3～134
河 北	13	6	46.2	32	6～63
广 西	25	8	32.0	13	2～35
福 建	28	0			
总 计	88	19	21.6	28	2～134

表 19-13 1988 年五省甘蔗样品中 3-NPA 的含量测定

样品来源	样品数	阳性样品	阳性率（%）	阳性样品平均值	3-NPA（μg/g）含量范围
河 南	104	23	22.1	63.78	8～400
河 北	58	3	5.1	180	140～200
广 西	51	7	14	5.14	2～20
福 建	50	6	12	5.9	2～10
广 东	45	0	0	—	—
总 计	308	39	12.7	52.73	2～400

这两次调查结果提示，虽然变质甘蔗食物中毒发生在我国北方，但从南方甘蔗样品中也检出了 3-NPA，说明南方甘蔗产地已存在产生毒素的条件，仅含毒量比北方阳性甘蔗低。由于在南方甘蔗产区，甘蔗随割随卖，贮存时间短，甘蔗均很新鲜，这是南方甘蔗产区不发生霉变甘蔗中毒的主要原因。

刘兴玠等报道了不同年份不同地区收集的 6 份中毒病人吃剩的甘蔗样品中 3-NPA 的含量，最低为 285μg/g，最高竟达 6 660μg/g，见表 19-14。

表 19-14 引起中毒的甘蔗样品中 3-NPA 的测定结果

中毒样品编号	3-NPA 含量（μ g/g）
86－1	285
86－2	996
87－20	800
87－21	1600
88－22	320
89－1	6660

以此为据，推算出人类的中毒剂量如下，流行病学调查证明，一般中毒病人进食甘蔗量约 250g，病人多为 4～5 岁儿童，体重约为 16kg，以表 19-14 中毒甘蔗的中等含毒量样品 800μg/g 来计算，可得出 3-NPA 对人的中毒剂量为 800μg/g × 250g ÷ 16kg = 12.5 mg/kg体重，为大白鼠半数致死量的 1/6。说明人类对 3-NPA 的敏感性比动物高。

王玉华等对 3-NPA 在甘蔗的不同部位分布情况进行了调查，结果在 20 份含 3-NPA 的甘蔗样品中经分段测定，证明一根甘蔗不同部位含毒量差异很大，并发现近根部含毒素量大多高于尖端部，推断病原菌节菱孢可能主要由甘蔗根部侵染。流行病学资料曾报道数人食用同一根甘蔗其中毒程度相差悬殊，作者的实验结果，为解释这一流行病学现象提出了科学依据（王玉华等，1999）。

六、急性变质甘蔗中毒症的诊断和治疗

为了指导治疗，判断预后，张寿林等通过总结急性变质甘蔗中毒的临床特点，提出了临床诊断分级标准如下：

1. 轻度中毒

起病急，一般在食入霉变甘蔗后2～3h后出现恶心、呕吐、腹痛等胃肠道症状，无明显神经系统受损的表现。

2. 中度中毒

除轻度中毒的症状外，出现嗜睡、精神萎靡及脑局灶性损害(眼球向上凝视或偏侧凝视、垂直性或水平性眼球震颤、运动性失语、锥体系或锥体外系神经损害)。

3. 重度中毒

在中度中毒症状的基础上，迅速发展为昏迷、抽搐等脑水肿现象。

4. 迟发性锥体外系神经损害

严重中毒后2周至2个月出现扭转痉挛、手足徐动症等锥体外系损害，脑CT有双侧豆状核区对称性软化病灶。

3-NPA具有很强的嗜神经性，目前缺乏特效解毒疗法。变质甘蔗中毒患者多数可以痊愈，但重症患者出现后遗症且病死率可高达50%。轻度患者只需一般处理即可完全恢复正常。病情稍重者采用急性期积极控制脑水肿、促进脑功能恢复、改善脑血液循环、维持水、电解质平衡、防治继发感染等对症及支持疗法，这些对预防后遗症的发生有重要意义（张寿林等，1989）。

Gustine报道了3-NPA及其葡萄糖酸酯可在反刍动物的瘤胃中被降解，并证明这一降解过程是由于瘤胃液中微生物作用的结果。Majak（1981）观察了33株纯瘤胃菌对3-NPA的降解作用，结果发现有10株菌在厌氧条件下可降解3-NPA。在降解过程中测定到了亚硝酸盐。他推测降解途径可能是

$$\text{3-NPA 的葡萄糖酸酯} \xrightarrow[\text{酶}]{\text{水解}} \text{3-NPA} \xrightarrow[\text{分解}]{\text{细菌}} \text{无机亚硝酸盐} \xrightarrow[\text{分解}]{\text{细菌}} \text{氨}$$

结果导致了3-NPA及其衍生物的解毒（Majak等，1981），这些结果只是初步的实验，应用于临床治疗尚需进行大量的研究。

七、变质甘蔗中毒的预防

刘兴玠等对河南、辽宁、山西和北京4个现场的甘蔗在运输、销售和长时间贮存过程中的霉变情况进行了调查研究，共分离甘蔗样品528份，甘蔗切片镜检759份，结果证明贮存期<30d的甘蔗中霉菌侵染率为4.5%～8.9%，节菱孢污染率为0.7%；贮存30d以上的甘蔗霉菌侵染率增高至64.9%，节菱孢侵染率高达34.0%。说明贮存时间是影响甘蔗霉变和被节菱孢侵染的重要环节。进一步调查了502例中毒病人，其所食用的甘蔗皆经过了2个月以上的贮存期，见表19-15，说明长期贮存甘蔗是造成中毒的主要因素。贮存条件对甘蔗霉变也有一定的影响。

表 19-15 引起中毒的甘蔗贮藏期的调查

中毒甘蔗贮藏期（月）	中毒例数	百分数（%）
<1	0	0
1～	0	0
2～	11	2.2
3～	109	21.7
4～	313	62.4
5～	69	13.7
总计	502	100.0

模拟现场药物防霉实验无明显效果。综合以上结果，作者提出控制甘蔗保藏期不超过3周是安全可行的预防变质甘蔗中毒的重要措施。另外检验结果还证明，甘蔗的外观与其霉菌的侵染和含毒情况有明显的关系。外观正常的甘蔗其霉菌侵染率低（3.9%），3-NPA的含量也低（2～40μg/g），远远低于中毒样品的含毒量（285～6660μg/g）。而外观严重变质的甘蔗霉菌侵染率高达79.3%，平均含毒量高达122.7μg/g。故从硬度、瓤部色泽、气味等外观检查加强市场上的监督管理，也是预防变质甘蔗中毒的措施之一（刘兴玠等，1993）。

目前在我国变质甘蔗中毒流行区主要采取的预防措施是控制甘蔗的贮存期，收到了明显的预防效果。此外，利用各种宣传手段对人们进行教育，提高从业人员的卫生知识和职业道德，加强广大群众的自我保护意识，这些工作在预防变质甘蔗中毒的发生上也是很重要的措施。

（李秀芳 刘兴玠）

参考文献

[1] Wilson B J. Miscellaneous aspergillus toxins. In：Ciegler A，et al. Microbial Toxins，Academic press，1971，Vol 6：251～257.

[2] Wilson B J. Miscellaneous Penicillium toxins. ln：Ciegler A，et al. Microbial Toxins，Academic press，1971，Vol 6：475～479.

[3] 刘兴玠，罗雪云，吕可苙，等. 变质甘蔗中毒的病因研究. Ⅰ. 流行病学及临床资料的分析以及中毒样品的毒性试验. 卫生研究，1984，13（5）：24～28.

[4] 刘兴玠，罗雪云，刘秀梅，等. 变质甘蔗中毒的病因研究. Ⅱ. 病原菌的分离及毒性试验. 卫生研究，1984，13（5）：28～33.

[5] 胡文娟，梁晓天，陈晓明，等. 变质甘蔗节菱孢毒性物质－3-硝基丙酸的分离与鉴定. 中华预防医学杂志，1986，20（6）：321～323.

[6] Molina J A E. Alexander M，Formation of nitrate from 3-nitropropionate by Aspergillus flavus. J Bacteriol，1971，105（2）：489～493.

[7] 罗雪云，刘兴玠，李玉伟，等. 变质甘蔗中毒的病因研究. Ⅲ. 节菱孢产毒培养基的研究. 卫生研究，1986，15（3）：25～27.

[8] 刘兴玠，罗雪云，胡霞，等. 产毒节菱孢培养物对动物的毒性研究. 卫生研究，1987，16（5）：26～29.

[9] 刘江，刘兴玠，孟昭赫. 影响节菱孢产毒因素的实验室研究. 卫生研究，1992，21（6）：303～305.

[10] Muir A D，Majak W. Quantitative determination of 3-nitropropionic acid and 3-nitropropanol in plasma

by HPLC. Toxicol Lett，1984，20（2）：133～136.

[11] 胡文娟，王玉华，陈晓明，等．甘蔗及甘蔗汁中3-硝基丙酸的薄层色谱测定法．卫生研究，1988，17（5）：39～42.

[12] 何凤生，张寿林，刘利辉，等．变质甘蔗中毒引起锥体外系神经损害（附三例报告）．中华医学杂志，1987，67（7）：395～396.

[13] James L F，Hartley W J，Williams M C，*et al*. Field and experimental studies in cattle and sheep poisoned by nitro-bearing Astragalus or their toxins. Am J Vet Res，1980，41（3）：377～382.

[14] Hansen T J. Ames mutagenicity tests on purified 3-nitropropionic acid. Food Chem Toxicol，1984，22（5）：399～401.

[15] Gould D H，Gustine D L. Basal ganglia degeneration，myelin alterations，and enzyme inhibition induced in mice by the plant toxin 3-nitropropanoic acid，Neuropathol Appl. Neurobiol，1982，8（5）：377～393.

[16] 胡霞．3-硝基丙酸的行为学效应和生化作用机理研究（之一，行为学实验部分；之二，生化测定部分；之三，小鼠亚急性毒性实验部分）．中国食品卫生杂志，1990，2（3）：1～14.

[17] Mohammed Y S，Mahfouz M M，Osman M Y. Effect of betapropiolactone and beta-nitropropionic acid on rat train monoamine oxidase. Biochem Pharmacol，1977，26（1）：62～63.

[18] Osman M Y. Effect of B-nitropropionic acid on rat brain acetylcholinesterase. Biochem Pharmacol，1982，31（24）：4067～4068.

[19] Porter D J，Bright H J. 3-carbanionic substrate analogues bind very tightly to fumarase and aspartase. J Biol Chem. 1980，255（10）：4772～4780.

[20] Coles C J，Edmondson D E，Singer T P. Inactivation of succinate dehydrogenase by 3-nitropropionate. J Biol Chem，1979，254（12）：5161～5167.

[21] Gould D H，Wilson M P，Hamar D W，*et al*，Brain enzyme and clinical alterations induced in rats and mice by nitroaliphatic toxicants. Toxicol lett，1985，27（1-3）：83～89.

[22] 付以同．变质甘蔗中毒素3-硝基丙酸染毒小鼠的组织化学研究．卫生毒理学杂志，1993，7：270.

[23] 付以同．变质甘蔗中毒素3-硝基丙酸染毒小鼠体内自由基的研究．卫生毒理学杂志，待发表.

[24] 付以同．变质甘蔗中毒素3-硝基丙酸染毒小鼠体内铜和锌代谢的研究．卫生毒理杂志，待发表.

[25] 肖颖，刘泽钦，吴南，等．3-硝基丙酸在大鼠体内的分布与排泄．卫生研究，1991，20（2）：38～40.

[26] 朱家琦，刘泽钦，王颖，等．3-硝基丙酸的代谢研究．卫生研究，1993，22（2）：93～96.

[27] 刘兴玠．Studies on the epidemiology and etiology of moldy sugarcane poisoning in China. Biomedical and Environmental Sciences，1992，5：161～177.

[28] 刘兴玠，李秀芳，孙艳洁，等．变质甘蔗中毒的预防研究．Ⅰ．流行病学的调查分析．卫生研究，1993，22（1）：31～33.

[29] 张寿林，于淑兰，张月君，等．急性变质甘蔗中毒的诊断探讨．卫生研究，1989，18（2）：47～49.

[30] 刘兴玠，孙艳洁，李秀芳，等．变质甘蔗中毒的预防研究．Ⅱ．变质甘蔗中毒病原菌节菱孢生态学的研究．卫生研究，1993，22（2）：96～98.

[31] 罗雪云，刘兴玠，李玉伟，等．变质甘蔗中毒的病因研究．Ⅳ．节菱孢在我国部分地区的分布．卫生研究，1987，16（1）：38～42.

[32] 李秀芳，刘兴玠，刘勇，等．市售甘蔗样品中节菱孢的污染调查及产毒测定．卫生研究，1990，19（1）：33～35.

[33] Ellis M B. Dematiaceous Hyphomycetes Ⅵ. Mycol Pap，1965，103：1～16.

[34] 刘兴玠，罗雪云，李秀芳，等．变质甘蔗中毒病原菌节菱孢的分类鉴定．真菌学报，1988，7（4）：221～225.

[35] 刘勇，王玉华，刘兴玠，等．我国部分地区甘蔗中 3-硝基丙酸含量的调查．卫生研究，1989，18（5）：38～40.

[36] 王玉华，等．甘蔗的不同部位中 3-硝基丙酸含量的调查．卫生研究，待发表.

[37] Majak W，Cheng K J. Identification of rumen bacteria that anaerobically degrade aliphatic nitrotoxins. Can J Microbiol，1981，27（7）：646～650.

[38] 刘兴玠，孙广琴，李援，等．甘蔗变质的规律及防霉措施．中华预防医学杂志，1993，27（4）：198～200。

第二十章　赭（棕）曲霉素

赭曲霉毒素（Ochratoxins）是一组化学结构相似的霉菌代谢产物，有A、B、C、D 4种，其中最重要的是赭曲霉毒素A（OchratoxinA；缩写OA或OTA）。赭曲霉毒素B很少，其他几种则是在实验条件下从菌株培养物中分离得到。OA是20世纪60年代中期在南非的一个实验室里从霉菌培养物中分离得到的，当时没有将其与人和动物的疾病相联系。1969年美国发现该毒素是玉米的天然污染物，但仍没有将其与疾病相联。直到斯堪的纳维亚科学家对猪肾病进行病原学研究时才发现是由霉菌毒素引起的猪肾病，OA是引起疾病的主要原因，现称为猪的霉菌素肾病。此后在绝大多数欧洲国家及北美的谷物中都发现了OA污染，许多欧洲国家都有与OA有关的猪肾病。在几个欧洲国家还发现人与OA的关系，在人血中检出了OA，该毒素可能是发生在巴尔干地区农村的一种特殊形式肾病的病因。OA对实验动物还具有致畸和致癌作用，是对人体健康有重要影响的霉菌毒素。

第一节　产毒霉菌

Krogh（1987）和罗雪云（1992）的资料证明，青霉属和曲霉属的某些菌株能产生OA。这些霉菌是赭曲霉（*Aspergillus ochraceus*）、色曲霉（*A. sulphureus*）、蜂蜜曲霉（*A. melleus*）、洋葱曲霉（*A. alliaceus*）、孔曲霉（*A. ostianus*）及圆弧青霉（*Penicillium*，*cyclopium*）、纯绿青霉（*P. viridicatum*）等。决定霉菌产毒和产毒量的因素包括基质的温度和水分。测定了赭曲霉、圆弧青霉和纯绿青霉产生OA的条件；产生OA的最小水活性因霉菌种类之差而分别为0.83～0.87、0.87～0.90、0.83～0.86。在24℃时最适宜的水活性，赭曲霉是0.99、圆弧青霉和纯绿青霉是0.95～0.99。在最适宜的水活性条件下，赭曲霉的产毒温度范围是12～37℃、圆弧和纯绿青霉是4～31℃。这些实验数据与田间观察的数据相符。在寒冷的气候条件下，例如斯堪的纳维亚和加拿大，纯绿青霉是主要产毒霉菌，大约50％的纯绿青霉是产毒菌株。相反，在温暖的气候条件下，有28％～50％赭曲霉菌株产毒。纯绿青霉产生OA的菌株多于赭曲霉。

第二节　物理和化学性质

赭曲霉毒素是L—β—苯丙氨酸与异香豆素的联合，有A、B、C、D四种化合物，此外还有OA的甲酯、赭曲霉毒素B的甲酯或乙酯化合物。赭曲霉毒素的化学结构式如图20-1。

结构式中：赭曲霉毒素A：R_1＝Cl、R＝H；赭曲霉毒素B：R_1＝H、R＝H；赭曲霉毒素C：R_1＝Cl、R＝C_2H_5；赭曲霉毒素A的甲酯：R_1＝Cl、R＝CH_3；赭曲霉毒素B的甲酯或乙酯：R_1＝H、R＝CH_3或C_2H_5。赭曲霉毒素D是4-羟基赭曲霉毒素A。其中OA在谷物中的污染率和污染水平最高。OA是无色结晶的化合物，从苯中结晶的熔点为

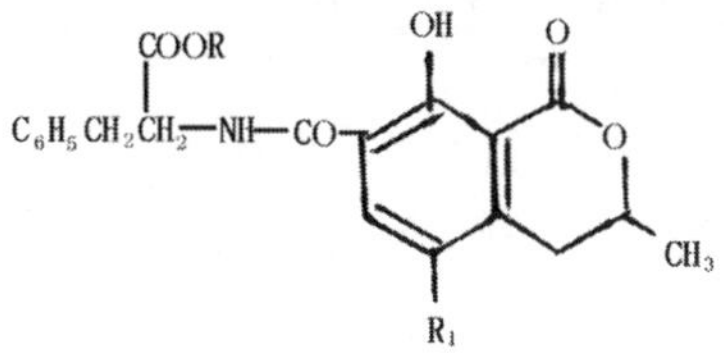

图 20-1 赭曲霉毒素的化学结构式

90℃，大约含 1 分子苯，于 60℃干燥 1h 后熔点范围为 168～170℃。OA 溶于水，稀碳酸氢钠溶液。在极性有机溶剂中 OA 是稳定的，其乙醇溶液可置冰箱中储存一年以上不被破坏；但在谷物中会随时间而降解。OA 的水解产物是苯丙氨酸和异香豆素部分(Oα)。OA 溶于苯－冰醋酸(99∶1,V/V)混合溶剂中的最大吸收峰波长为 333nm，分子量为 403，摩尔消光系数值为 5 550。

第三节 天然发生的赭曲霉毒素 A 中毒

由 OA 引起的天然发生的霉菌毒素病主要有丹麦和瑞典猪的霉菌毒素肾病。该病的特征是肾小管萎缩、间质纤维化进而肾小球透明。屠宰时可见到肿大、灰白、皮质表面不平的肾，病肾断面可见到皮质纤维病变。在病猪肾中能检出 OA，肾中 OA 的浓度高于肝中 OA 的水平。在一些欧洲国家如挪威、芬兰、德国、匈牙利、英国都发生过猪肾病。分析饲料样品发现 50%～60%的样品中含有 OA，0～11%样品含有橘青霉素（Citrinin)。1978 年春在瑞典 6 个屠宰厂的研究表明，发病率为 4.4 例/10 000，26.7%的病肾中含有 OA。匈牙利 1980～1981 年间进行了包括全国 4 个地区的猪肾病流行病学调查，发病率为 2 例/10 000，39%病肾含有 OA 残留。在丹麦 14 只鸡中有 2%罹患肾病。我国有文献报道在 1987 年 6～10 月份山东某养鸡厂的鸡连食含 OA 约 200μg/kg 的饲料后出现明显嗜睡、厌食等病态，造成连续死亡、淘汰率增加、产蛋率下降。OA 还可能与人的巴尔干地方性肾病有关，该病引起的肾功能和肾结构的变化与 OA 引起的猪的霉菌毒素肾病相似，是一种致命的慢性肾病。病症为肾萎缩、伴有皮质曲管的退行性变，间质纤维化和肾小球透明样变。肾功能试验表明，其主要靶器官是近曲小管。大约 1/3 巴尔干肾病垂死病人患有肾盂、输尿管、膀胱乳头瘤或癌，从病人血和尿中能检出 OA。在地方性肾病流行区人血和尿中 OA 的阳性率高于非流行区。污染调查表明地方性肾病流行区谷物中 OA 的含量明显高于非流行区，污染率为 0～42%，33%的小麦样品含 OA 约 100μg/kg，最高达 140μg/kg。另外瑞典曾报道从人乳和血样品中检出 OA,人乳 OA 阳性率为 23/40,含量范围 10～40ng/L,人血 OA 阳性率为 39/40,含量范围 90～940ng/L。意大利从人乳中检出 OA,阳性率 9/50,浓度范围为1.7～6.6ng/L。

第四节 对食品和饲料的污染

OA 首先被发现是玉米的天然污染物，后发现在世界许多地区 OA 是谷物和大豆的污染物。赭曲霉毒素 B 极少存在，在植物产品中没有发现过其他的赭曲霉毒素。在饲料中 OA 的污染率和污染水平高于食品。Krogh（1987）在其关于OA的摘要中指出在1979年前对食品中OA所做的所有污染调查的平均含量为1 035μg/kg，但83%样品中OA的含量低于200μg/kg。在肾病流行区，从发霉的面包中也能检出OA，污染率为18.8%。烹调过程只能减少小部分毒素，切除面包表面霉变部分仍不能避免毒素进入人体，因毒素能深入面包深层。OA还能由动物饲料进入动物组织，给猪喂饲含200、1 000和4 000μg/kgOA的饲料3～4个月，屠宰后在肾中发现高水平的OA（在4 000μg/kg饲料组，肾中OA的平均含量为50μg/kg），在肝脏、肌肉和脂肪组织中含低水平OA（其他组织及血中的OA未进行分析），在被检器官和组织中OA的水平与饲料中的OA水平有很高的相关。有实验表明在猪血中也存在OA，血中OA的浓度高于其他组织。许多欧洲国家对猪肾中OA的残留调查表明，有25%～39%肾病猪的肾中含OA，含量范围为2～100μg/kg。患肾病鸡的肌肉中OA的水平达29μg/kg。由于OA能通过饲料进入动物组织，人也可由食用动物组织而摄入OA。表20-1列出了谷物、饲料中OA的天然污染。表20-2列出了肉和肉制品中OA的污染。

表20-1　食品和饲料中赭曲霉毒素A的污染

品　种	国　家	样品数	污染率（%）	OA含量（μg/kg）
食　品				
玉　米	美　国	293	1.0	83～166
小　麦	美　国	291	1.0	5～115
小　麦	美　国	286	2.8	5～115
大　麦	丹　麦	50	6.0	9～189
大　麦	美　国	127	14.2	10～40
咖啡豆	美　国	267	7.1	20～360
玉　米	南斯拉夫	542	8.3	6～140
小　麦	南斯拉夫	130	8.5	14～135
大　麦	南斯拉夫	64	12.5	14～27
饲　料				
小麦、干草	加拿大	95	7.4	30～6000
小麦、燕麦	加拿大	32	56.3	30～27000
大麦、稞麦	丹　麦	33	56.7	28～27500

表20-2　肉和肉制品中OA的污染

制　品	国　家	年　份	样品数	测定样品（%）	结果范围（μg/kg）
猪　肾	匈牙利	1982	122	39	2～100
猪　肾	波　兰	1984	113	24	痕量～23
肉	南斯拉夫	1982	206		
火　腿				29	40～70
熏　肉				19	37～200
Kulen				13	10～460
红　肠				12	10～920

我国于1980年检测了采自东北和华北地区的130份样品，其中OA阳性样品8份。

在OA阳性样品中，小麦的含量范围为10～100μg/kg，玉米的含量范围为8～80μg/kg，大豆中OA含量为66μg/kg。在1989～1990年间又进行我国谷物中OA的污染调查，结果见表20-3。表示的是正常年份我国供人食用的粮食中OA的污染情况。

表20-3　我国部分地区谷物中OA的污染情况（1989～1990）

品　种	样品数	阳性样品数	污染率（%）	含量范围（μg/kg）	平均含量（μg/kg）
小　麦	610	12	2	8～32	
玉　米	796	10	1.25	8～80	
大　米	36	0			
总　计	1 442	22	1.5	8～80	17

在反刍动物体内没有发现OA，因为OA在被吸收前已被原生动物和细菌酶裂解。给小牛喂含OA300～500μg/kg的饲料，在肾和血里发现非毒性的裂解产物Oα，其含量低于10μg/kg。有1/2的小牛肾中含低水平（5μg/kg）的OA，这可能因为小牛还没有完全具备反刍动物的功能。

第五节　在动物体内的代谢

一、吸收

Krogh（1987）的研究表明，按10mg/（kg·bw）的剂量经口一次给大鼠OA，给药后4h在胃壁中发现最高水平未改变的OA，小肠、大肠和结肠含有少量未改变的OA，说明OA主要在胃里被吸收。在结肠和大肠中检出少量的Oα，可能是由于小肠的微生物的水解作用。在用大鼠作肠吸收的研究中，发现吸收最多的位置是近侧空肠。虽然一些传递是通过淋巴组织发生的，但从小肠被吸收进入门静脉是主要的传递途径。

二、组织分布

在霉菌毒素所致肾病的猪组织中均发现未改变的OA，肾中OA水平最高，OA在组织中的残留量肾＞肝＞肌肉＞脂肪。

三、代谢传递

血液中OA主要与血清白蛋白和其他未知的大分子化合物联结。给大鼠腹膜注射OA，可在尿和粪便中检出Oα，表明OA分解成Oα和苯丙氨酸。

四、排泄

按15mg/（kg·bw）的剂量经口给大鼠^{14}C标记的OA，120h后，在粪便中排出11%OA和23%Oα，在尿中有11%OA和12%Oα，在胆汁中有33%。经口给大鼠未标记的OA，尿中发现6%OA、1.5%(4R)-4-羟基-OA和25%～27%Oα，粪便中有12%OA和9%Oα。用家兔作乳的OA排泄试验表明，按1～4mg/(kg·bw)的剂量给家兔一次静脉注射OA，在最高剂量组乳中含1mg/kgOA，未检出Oα或4－羟基OA。按0.5mg/(kg·bw)剂量一次给山羊^{3}H标记的OA，7d后累计排泄（以放射活性计）粪便中53%、尿中38%、乳中6%、血清中2%。但在乳中仅有少量的放射活性是OA，约为OA总量的0.026%。在小鼠妊娠的不同阶段进行的试验表明，在妊娠的第九天给^{14}C标记的OA，OA能通过胎盘，这时最易产生胎鼠崎形。给bacon猪喂含OA 1mg/kg的饲料1个月，然后再给1个月正常饲料，研究OA在肾、肝、肌肉、脂肪组织中的消失情况，在器官中OA的RL_{50}（半残留期）范围3.5～4.5d。停止给OA后一个月在肾中仍能检出OA。

第六节 毒性作用

一、急性毒性

OA的急性毒性见表20-4。

表20-4 OA的急性毒性（LD_{50}）

动　物	LD_{50}（经口）
鸭雏（一日龄）	150μg/只
小鸭（一日龄）	126μg/只
小鸡（一日龄）	166μg/只
大鼠（雄）	22mg/kg
大鼠（雌）	20mg/kg
豚鼠（雄）	9.1mg/kg
豚鼠（雌）	8.1mg/kg

经口给大鼠OA，肾是OA作用的靶器官，雌鼠比雄鼠敏感，但也有急性肝中毒，可见肝细胞透明变性、点状坏死和灶性坏死。给猪喂以含OA200～400mg/kg的饲料，4个月后发生肾病，病变主要是肾曲管萎缩、肾间质纤维化和肾小球透明样变。

二、致畸性

按5mg/(kg・bw)剂量给妊娠7～12d的小鼠腹腔注射OA，引起胎鼠死亡率增加，胎鼠重量减少，引起畸形，包括露脑、无眼、小眼、唇裂、短颌、并趾和多趾。给妊娠8d的大鼠按6.25、12.5和25mg/(kg・bw)的剂量给以OA，均能引起胎鼠死亡和吸收。将OA溶于丙二醇，注入孵育48、72和92h的鸡蛋气室中，注入量为0.5～7mg/蛋，孵育到第8d时检查，可见眼、露脑和露脏畸形。给妊娠7～9d的豚鼠腹膜内注射5～20mg/(kg・bw)剂量的OA，可见胎鼠死亡率和畸形增加，包括脑水肿、小颌和心脏缺陷。

三、致突变性

试验表明OA无致突变性。

四、致癌性

按50只B6C3F1雄小鼠和50只B6C3F1雌小鼠为一组，共二组。分别喂以含1mg/kg和40mg/kgOA的饲料；另有一组对照组，喂基础饲料，所有动物于24个月后处死。仅在 40mg/kg 组的雄鼠中发现肾癌和肾腺瘤，在 49 只存活至少 20 个月的雄小鼠中有 14 只产生形态学上类似肾癌的赘瘤。所有 40mg/kg 组雄鼠的肾均发生显微病变，并有 24 只患肾腺瘤。在 40mg/kg 组的雌小鼠中有类似的肾病变，但不如雄鼠严重，未见肾癌和肾腺瘤。在对照组和 1mg/kg 剂量组未发现与 OA 有关的损伤。用 ddy 小鼠进行致癌试验表明，给小鼠喂含 OA50mg/kg 的饲料，0～30 周后再喂正常饲料 70 周。给 OA15 周后小鼠发生肾细胞瘤，30 周后 17 只小鼠中有 4 只发生肾细胞瘤，6 只肝瘤；在对照组中未观察到肿瘤发生。

将 Fischer F334/N 大鼠按性别分组，每组 80 只。用管饲法给含 OA 的玉米油，剂量为 0、21、70、210μg/(kg・bw/d)，每周喂 5d 共 103 周。雄大鼠在 70μg/(kg・bw/d)剂量组和 210μg/(kg・bw/d)剂量组，肾癌的发生率分别为 16/51 和 30/50。在低剂量组没有发现肾癌。雌鼠的肾癌发生率普遍低，在高、中、低剂量组分别为 0/50、1/50 和 3/50。在各剂量组的雄鼠中均发现肾腺瘤，其发生率随剂量增加而增加。仅在两个高剂量组的雌鼠中发现肾腺瘤。饲喂 OA 的雌鼠有 45％～56％患乳腺纤维瘤，明显高于对照组。

五、与其他霉菌毒素的联合作用

同时给大鼠 OA 和橘青霉素（Citrinin，CT），可以增强对胎鼠的毒性和致畸性。同时给鸡喂含 300mg/kgCT 和 300mg/kgOA 的饲料，未见相加的和协同的毒性作用。用 OA 和黄曲霉毒素（Aflatoxins，AFT）污染的饲料喂猪，OA-AFT 可增强血清碱性磷酸酶的活性和甘油三酯的水平。OA 和 AFT 合并能影响猪的临床表现，血清生化、血液学评价和器官重量，合并作用的影响强于单个毒素的影响。OA 和 T-2 毒素合并对鸡的一些毒性如增加血清甘油三酯的水平、减少 γ-谷氨酰转递酶的活性、减少血液中钙的水平、肾小管退变等方面，强于单个毒素的影响。

第七节 赭曲霉毒素 A 在食品中的限量标准

一、部分国家已制定限量标准

表 20-5 部分国家 OA 的限量标准

国　家	食品种类	饲料种类	OA（μg/kg）
巴　西	大米、大麦、玉米、豆类		50
罗马尼亚	所有食品	所有饲料	5
捷　克	所有食品		20
	儿童食品		5
	婴儿食品		1
丹　麦	猪　肾		25(1)
	猪　肾		10(2)

注：(1) 整只猪废弃；(2) 所有脏器废弃。

二、FAO/WHO 食品添加剂专家委员会的评价

专家委员会在其 37 次（1991）报告中评价了 OA 的毒性研究资料（表 20-6）。

表 20-6 OA 对各种实验动物的作用（经口）

作用	动物	实验期	最低有作用剂量［mg/(kg·bw/d)］	无作用剂量［mg/(kg·bw/d)］
肾功能衰退	猪	90d	0.008	a
肾近侧管细胞核增大	大鼠	90d	0.015	a
进行性肾病	猪	2 年	0.04	0.008
明显的胎鼠颅面异常	小鼠	b	1	a
肾肿瘤	小鼠	2 年	4.4	0.13
	大鼠	2 年	0.07	0.02
扁桃腺和胸腺淋巴组织坏死	狗	14d	0.1	a
抗体反应降低	小鼠	50d	c	0.5

注：a. 在这些研究中，未表明“无作用剂量”；

b. 在妊娠第九天给予 OA 致畸研究结果；

c. 仅用一个剂量水平。

从表 20-5 可以看出猪是最敏感的动物，肾是 OA 作用的主要靶器官。利用对猪进行 90d 喂养试验引起肾功能衰退可观察到的最低效作用量每日 0.008mg/(kg·bw)和 500 倍的安全系数来估计 OA 允许摄入量，在这基础上建立了每周 112ng/(kg·bw)的暂时允许摄入量（PTWT）。在第 44 届会议上（1995）进一步确认肾脏毒性是 OA 最敏感的毒性作用，OA 高剂量组增加了大鼠良性和恶性肿瘤的发生率。委员会再次认可在第 37 届会议上建立的 PTWT 值，将其四舍五入为 0.1μg/(kg·bw)。

虽然从总体来说食品中 OA 的阳性率是低的，但许多食品都有相当水平的 OA 污染，因此很难估计一般人从总膳食中摄入 OA 的量，估计在不发生肾病地区的人群中，最严重时人每日摄入 OA 的量为 1～5ng/(kg·bw)。据报道 CEN（欧洲标准化委员会）将接受 EU（欧盟）提出的食品中 OA 的限量标准为 2ng/g 的建议。

第八节　监 测 方 法

OA 为有机酸，可溶于稀碳酸氢钠溶液和多种有机溶剂，这是建立 OA 测定方法的基本原理。文献报道的测定方法有薄层色谱法、高效液相色谱法和酶联免疫吸附测定法。现分述如下。

一、薄层色谱法

（一）适用范围

本方法适用于小麦、玉米和大豆中 OA 的测定。

（二）原理

用三氯甲烷－(0.1mol/L)磷酸或石油醚－甲醇/水提取样品中的 OA，样品提取液经液－液分配后根据其在波长 365nm 紫外灯下产生黄绿色荧光，在薄层板上与标准比较测定含量。

（三）操作步骤

1. 样品溶液的制备

(1) 甲法：见图 20-2。

样品（粉碎，20g）
↓加 100mL 三氯甲烷、10mL0.1mol/L 磷酸振荡 30min，过滤。
滤液（取 20mL）
三氯甲烷层弃去— ↓每次加 50mL0.1mol/L 碳酸氢钠溶液振摇 2 次。
水层
↓加 5.5mL 2mol/L 盐酸调节 pH 为 2～3。
↓加 25mL 三氯甲烷振摇 2min，加 10mL 三氯甲烷振摇。
三氯甲烷层
↓加 100mL 水振摇洗涤。
↓蒸发至干。
残渣
↓加 0.2mL 苯一乙腈（98：2，V/V）溶解。
供薄层色谱测定

图 20-2 样品中赭曲霉毒素 A 提取程序Ⅰ

（2）乙法：见图 20-3。

样品（粉碎，20g）
↓加 30mL 石油醚、100mL 甲醇一水（55：45，V/V），振荡 30min，过滤
滤液（取 20mL）
甲醇水层弃去—↓加 25mL 三氯甲烷振摇 2min，加 10mL 三氯甲烷振摇。
三氯甲烷层
↓加 50～100mL 4%氯化钠溶液振摇洗涤。
三氯甲烷层
↓蒸发至干。
残渣
↓加 0.2mL 苯一乙腈（98：2，V/V）溶解。
供薄层色谱测定用

图 20-3 样品中赭曲霉毒素 A 提取程序Ⅱ

2. 测定

（1）薄层板的制备：称取 4g 硅胶 G 加约 10mL 水研磨至糊状后铺成（5×20）cm^2，厚度为 0.3mm 的薄层板三块。在 105～110℃活化 1h，置干燥器中备用。

（2）点样：取两块薄层板，在距薄层板下端 2.5cm 的基线上用微量注射器滴加两个点，在距板左边缘 1.7cm 处滴加 OA 标准溶液 8μL（浓度 0.5μg/mL），在距板左边缘 2.5cm 处滴加样液 25μL，然后在第二块板的样液点上加滴 OA 标准溶液 8μL（浓度 0.5μg/mL）。

（3）展开剂

横展剂：乙醚或乙醚一甲醇一水（94：5：1，V/V/V）

纵展剂：甲苯一乙酸乙酯一甲酸一水（6：3：1.2：0.06，V/V/V）
甲苯一乙酸乙酯一甲酸（6：3：1.4，V/V/V）
苯一冰醋酸（9：1，V/V）

（4）展开

横向展开：在展开槽内倒入 10mL 横展剂，先将薄层板纵展至离原点 2～3cm，取出通风挥发溶剂 1～2min 后，再将该薄层板靠标准点的长边置于同一展开槽的溶剂中横展，

如横展剂不够，可适量添加，展至板端过 1min，取出通风挥发溶剂 2～3min。

纵向展开:在纵展剂中纵向展开薄层板 13～15cm,取出通风挥干至板面无酸味(约 5～10min)。

(5) 观察评定：将薄层板置 365nm 紫外光灯下观察。

方法的灵敏度为 10μg/kg，必要时可进行稀释，概略定量。

(6) 确证试验：用碳酸氢钠乙醇溶液（在 100mL 水中溶解 6.0g 碳酸氢钠，加 20mL 乙醇）喷洒薄层板，在室温下观察，这时 OA 荧光点应由黄绿色变为蓝色，而且荧光强度有所增加，可使方法的灵敏度提高到 5μg/kg。

二、高效液相色谱法

(一) 适用范围

本方法适用于玉米和大麦中 OA 的测定。

(二) 原理

用三氯甲烷－0.1mol/L 磷酸提取样品中的 OA，样品提取液经液－液分配后，OA 进入碳酸氢盐水溶液中，经 C_{18} 柱提取，用具荧光检测器的液相色谱测定。用形成甲酯的方法确证。

(三) 操作步骤

1. 样品溶液的制备

(1) 提取：见图 20-4。

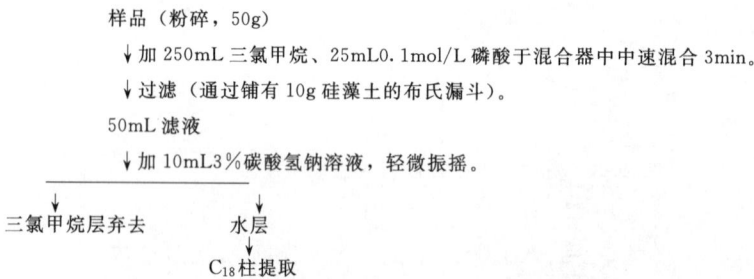

样品（粉碎，50g）

↓加 250mL 三氯甲烷、25mL0.1mol/L 磷酸于混合器中中速混合 3min。

↓过滤（通过铺有 10g 硅藻土的布氏漏斗）。

50mL 滤液

↓加 10mL3％碳酸氢钠溶液，轻微振摇。

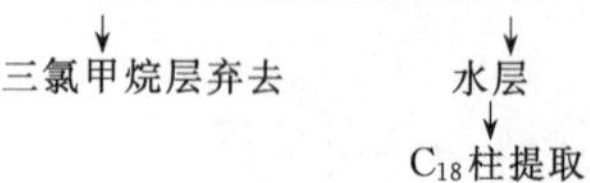

图 20-4　样品中赭曲霉毒素 A 的提取

(2) 柱提取

1) C_{18}柱的预处理。C_{18}柱为内装 500mg40μmC_{18}的聚丙烯管。使用前依次用 2mL 甲醇、2mL 水和 2mL3％碳酸氢钠溶液洗两次。

2) 柱提取。吸取 5mL 样品溶液进 C_{18}柱，用 2mL0.1mol/L 磷酸、2mL 水依次淋洗柱，弃去淋洗液，用 8mL 乙酸乙酯－甲醇－乙酸（95∶5∶0.5，V/V/V）洗脱 OA，收集洗脱液于一装有 2mL 水的 10mL 试管或小瓶中，振摇，放置使分层，吸取上层 OA 提取物置于一小瓶中，置蒸汽浴上用氮气蒸发至干。

2. 液相色谱（LC）测定

(1) 液相色谱议：具荧光检测器，激光波长 333nm，发射光波长 460nm。LC 分析柱为 250mm×4.6mm 内径，内装 5μmC_{18}键合硅胶。

(2) 操作条件：LC 流动相为水－乙腈－乙酸（99∶99∶2，V/V/V），脱气，流速

1.0mL/min，进样体积 20～50μL。

（3）测定

1）制作标准曲线。吸取 25，50，100，200μL 的 OA 标准溶液（浓度 4ng/μL）蒸发至干，各加入 1mL 流动相溶解，使最后 OA 的浓度为 2.5，5，10 和 20ng/25μL。

2）样品测定：溶解样品提取物于 500μLLC 流动相中，通过 0.45μm 微孔滤膜过滤后进行 LC 分析。

3. 确证

用形成 OA 甲酯的方法确证。定量转移剩余的样品溶液于分液漏斗中，用 3×1mL 二氯甲烷淋洗小瓶，振摇分液漏斗，使分层，将下层放入小瓶中，蒸发至干。取 100μLOA 的标准溶液（浓度 4ng/μL）于另一 5mL 小瓶中，蒸发至干。于样品和标准瓶中各加 0.5mL14％三氟化硼一甲醇试剂，密塞，在 50～60℃水浴上加热 15min，于蒸汽浴上用氮气蒸发至干，如有水，加 1mL 乙腈后继续蒸发至干。放冷后用 LC 流动相稀释至与样品 LC 分析相同的体积后，进行 LC 分析。如果是 OA 阳性样品，则 OA 峰消失，出现 OA 甲酯峰（与标准比较）。

4. 注意事项

该方法定量测定 OA 含量大于或等于 10μg/kg 的样品。

三、酶联免疫吸附测定法（ELISA）

（一）适用范围

本方法适用于小麦、大米中赭曲霉毒素 A 的测定。

（二）原理

1. 间接法

将已知抗原吸附在固相载体表面，洗除未吸附抗原，加入一定量抗体与待检样品（含有抗原）提取液的混合液，竞争温育后，在固相载体表面形成抗原抗体复合物，洗除多余抗体成分，然后加入酶标记的抗球蛋白的第二抗体结合物，与吸附在固体表面的抗原一抗体复合物结合，加入酶的底物。在酶的催化作用下，底物发生降解反应，产生有色产物，通过酶标检测仪，测出酶底物的降解量，从而推知被测样品中的抗原量。

2. 直接法

（三）操作步骤

1. 样品溶液的制备

按薄层色谱法“乙法”项下。于三氯甲烷蒸发残渣中加入 20％甲醇－PBS 定容，供酶联免疫吸附测定用（ELISA 测定）。

2. 测定

（1）间接法

1）用 OA-BSA（10μg/mL）包被酶标微孔板，每孔 100μL，4℃过夜。

2）酶标板用 PBS-T 洗三次，每次 3min 后，加入不同浓度的赭曲霉毒素 A 标准溶液（制作标准曲线）或样品提取液（检测样品中的毒素含量）与抗体溶液的混合液（1∶1，每孔 100μL，该混合液应于使用的前一天配好，4℃过夜备用），置 37℃1h。

3）酶标板洗 3 次，每次 3min 后，加入酶标二抗，每孔 100μL，37℃1.5h。

4）同上述洗涤后，加入底物溶液，即取 75μL TMB（10mg TMB 溶于 1mL 二甲基甲酰胺中）溶液＋10mL 底物缓冲液＋10μL30％双氧水，混均。每孔 100μL，37℃30min。

5）用 2N 硫酸溶液终止反应，每孔 50μL。于 450nm 测定 OD 值。

（2）直接法

1）用赭曲霉毒素 A（10mg/mL）包被酶标微孔板，每孔 100μL，4℃过夜。

2）酶标微孔板用 PBS－T 洗 3 次，每次 3min（以下用 3×3 表示），加入不同浓度的赭曲霉毒素 A 标准溶液（制作标准曲线）或样品提取液（检测样品中毒素含量）与抗体一酶结合物溶液（1∶100）的混合液（1∶1，每孔 100μL，该混合液应于使用的前一天配好，4℃过夜备用），置 37℃1.5h。

3）酶标板洗 3 次，每次 3min 后，加入底物溶液。取 75μL TMB（10mgTMB 溶于 1mL 二甲基酰胺中）溶液＋10mL 底物缓冲液＋10μL30％双氧水，混匀。每孔 100μL，37℃30min。

4）用 2N 硫酸溶液终止反应，每孔 50μL，于 450nm 处测定 OD 值。

3. 计算

绘制标准曲线，计算出样品中赭曲霉毒素 A 的含量。

（魏润蕴）

参考文献

[1] Krogh. p. Mycotoxins in Food97～121（Ochratoxins in Food）. Food Science and Technology. A series of monographs，1987.

[2] 罗雪云. 食品卫生讲座 87～90. 北京：中国轻工业出版社，1992.

[3] Pavlovic M，*et al*. Acta Path Microbiol Scand Sect B. 1987（4）：243，1979.

[4] Offcial Methods of Analysis（1984）14th Ed AOAC Sec26・113.

[5] Jelinek，C. F，*et al*. J. Assoc. Off. Anal. Chem. 1989，72（2）：223～230.

[6] 李寅宾，等. 中国商检科技专刊，1988，4：16～20.

[7] 魏润蕴，等. 中华预防医学杂志，1984，18（2）：113.

[8] 魏润蕴. 中国食品卫生杂志，1993，5（3）：36-38.

[9] Thirty－Seventh Report of the Joint FAO/WHO Expert Committee on Food Additive：Evaluation of Certain Food Additives and Contaminants，29～31，WHO Technical Report Series，No. 806，1991.

[10] 中华人民共和国标准. GB13111－91 谷物和大豆中赭曲霉毒素 A 的测定方法，中华人民共和国卫生部发布.

[11] NeSheim，S. *et al*. Journal of AOAc Internatinal，1992，75（3）：481-487.

[12] 中华人民共和国国家标准. GB13111－91 小麦中赭曲霉毒素 A 的酶联免疫吸附测定方法（ELISA）.

[13] Forty－Fourth meeting of the Joint FAO/WHO Expert Committee on Food Additivies：Toxicological Evaluation of Certain Food Additives and Contaminants 363～371，WHOFood Additives Series No35，1995.

[14] General Referee Reports（Committee on Natural Toxins-Mycotoxins）：Journal of AOAC International，1996，79（1）：200-214.

第二十一章　黄曲霉毒素

黄曲霉毒素（Aflatoxin，简称 AF）是真菌的次级代谢产物，具有极强的毒性和致癌性。产生 AF 的真菌是黄曲霉（*Aspergillus flavus*）和寄生曲霉（*Aspergillus parasiticus*）。前者广泛分布于世界各地，是常见的腐生真菌。

1960 年英国 10 万只火鸡发生中毒死亡，解剖见广泛肝细胞变性坏死、出血和胆管增生，称“火鸡 X 病”。调查证明掺入火鸡饲料中的花生粉含有极强的毒素。1961 年证实产毒病原菌为黄曲霉，因此命名该毒素为黄曲霉毒素，同年，Lancaster 证明了黄曲霉毒素能诱发大鼠产生癌症，故而引起科学界的广泛重视，并由此对食品中其他常见真菌的毒性代谢产物展开了广泛的研究。30 多年来已形成专门学科——真菌毒素学（Mycotoxicology），从而在毒物学方面开创了一个新的领域。

第一节　黄曲霉毒素的化学结构及其理化特性

AF 是结构相近的一群衍生物。化学结构式为二呋喃香豆素（difuranocoumarin）。目前已鉴定出的 AF 有十多种，分为 B_1 和 G_1 两大类，见图 21-1 和图 21-2。

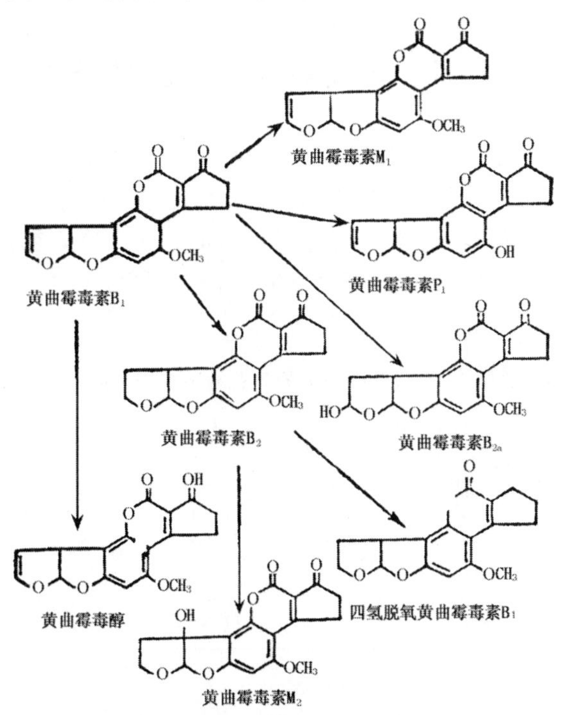

图 21-1　黄曲霉毒素 B_1 及其衍生物

从图 21-1 和图 21-2 可以看出，AFB_1 类为甲氧基、二呋喃环、香豆素、环戊烯酮的结合物，在紫外线下产紫色荧光。G_1 类结构为甲氧基、二呋喃环、香豆素和环内酯，在

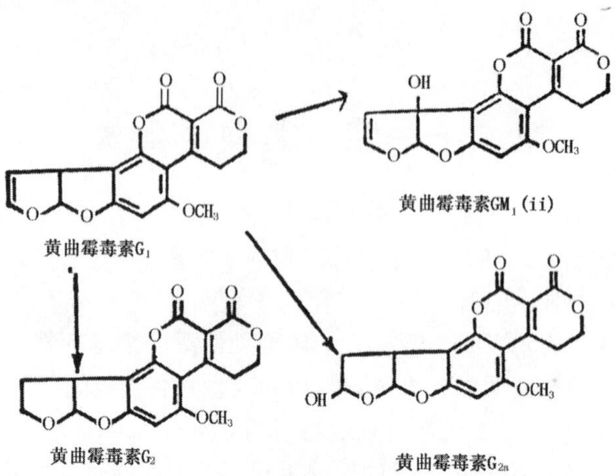

图 21-2 黄曲霉毒素 G_1 及其衍生物

紫外线下产黄绿色荧光。在自然环境下，食物与饲料中污染的 AF 只检出过 AFB_1、AFB_2、AFG_1、AFG_2、AFM_1 和 AFM_2 6 种，其中以 AFB_1 的污染最多见。由于 AFB_1 的毒性和致癌性最强，故在研究和监测工作中以 AFB_1 作为主要污染指标。

AF 的分解温度为 237～299℃，故烹调中一般加热不能破坏其毒性。在有氧条件下，紫外线照射可去毒。

第二节 黄曲霉毒素产生的条件

产生 AF 最基本的条件是产毒真菌的存在。经过大量实验证明，能产生 AF 的真菌仅有黄曲霉和寄生曲霉。寄生曲霉皆具有产生 AF 的性能；黄曲霉的产毒能力则因不同菌株差异很大，产 AF 量可以从 10～10^6 ng/g 不等。有的则为不产毒菌株。刘兴玠等（1981）自中国 17 个省的粮食中分离获得黄曲霉 1 660 株，分别进行了产毒和测毒实验，结果列于表 21-1。

表 21-1 中国 17 省粮食中分离的黄曲霉菌株产 AFB_1 性能的比较

地区	测定菌株数	产毒菌株数		平均产毒量几何均数(ng/g)	强毒菌株(1 万 ppb 以上)		菌株最高产毒量(ng/g)
		株数	%		菌株数	%	
广西	145	86	59.3	106.44	23	15.9	400 000
江苏	66	29	43.9	41.58	7	10.6	100 000
江西	46	20	43.5	98.68	11	23.9	6 000 000
广东	41	17	41.5	86.67	9	22.0	80 000
湖北	54	22	40.7	80.30	10	18.5	500 000
黑龙江	43	12	27.9	39.09	7	16.3	2 000 000
山东	63	16	25.4	11.84	3	4.8	1 000 000
安徽	71	17	23.9	27.59	11	15.5	2 000 000
湖南	57	13	22.4	18.32	5	8.8	150 000
陕西	99	20	20.2	18.02	11	11.1	250 000
吉林	32	6	18.8	6.04	0	0	15
辽宁	58	8	13.8	5.77	0	0	100
河南	108	14	13.0	10.85	5	4.6	60 000
河北	100	12	12.0	10.63	6	6.0	80 000
四川	275	32	11.3	8.46	7	2.6	50 000
浙江	336	25	7.4	7.25	6	1.8	1 000 000
甘肃	66	0	0	0	0	0	0
合计	1 660	349	21.0		121	7.3	

从表 21-1 可以看出，在测定的 17 个省中，除甘肃外皆分离出产毒黄曲霉，说明产毒黄曲霉在我国分布极广。其中以广西毒菌为最多；产毒量也最高。全国的情况是华南、华中和华东产毒菌百分率高（22.4%以上），产毒量也高（18.32～106.44ng/g）。产毒在 10 000ng/g 以上的强毒株占 10%以上。东北和西北地区产毒菌较少，产毒量也低。与国外报道的湿热地区黄曲霉产毒高；寒冷地区产毒低的规律基本一致，同时还发现同一地区不同年份分离的黄曲霉菌株产毒水平变化不大。将 17 省区黄曲霉产毒株阳性率与 17 省区粮食中 AFB_1 污染率以及肝癌调整死亡率进行统计与比较，证明呈等级相关（$P<0.05$）。

黄曲霉菌株培养物中有 40%可同时测出 B_1、B_2、G_1、G_2（Gabal，1994）。从我国分离出的 79 株黄曲霉大米培养物中发现，凡是 AFB_1 阴性者，AFM_1 亦阴性；AFB_1 产量高者 AFM_1 含量亦高。AFM_1 约占 AFB_1 量的 0.1～4.0%（胡文娟等，1980）。

黄曲霉毒素产生的条件中，除菌株本身的产毒能力外，适宜的湿度（80%～90%相对湿度和基质的含水量）、温度（25～30℃）、氧气（1%以上）和培养时间（7d 左右）皆为产毒菌株生长、繁殖和产毒必不可少的条件。此外，菌株腐生的基质也很重要。一般天然培养基比人工综合培养基产毒量高。适于产毒的天然培养基有大米、玉米、花生粉和小麦。

第三节　黄曲霉毒素的急性中毒

一、动物实验

同 AFB_1 进行急性动物实验的报道很多。实验动物的种类不下十几种，兹综合于表21-2。

表 21-2　黄曲霉毒素 B_1 对各种动物的急性毒性

动物种类	年龄或体重	LD_{50}（mg/kg 体重）
家兔	3 个月	0.3
雏鸭	1 日龄	0.34～0.73
狗	成年	0.5～1.0
猫	成年	0.55
乳猪	6kg	0.62
鳟鱼*	9 个月	0.81
大鼠	1 日龄	1.36
小鼠	1 日龄	1.36
豚鼠	250g	2.0
羊	2 年	2.0
狒狒	5kg	2.02
非洲猴	2 年	2.2
地鼠	30d	10.2

注：* 除鳟鱼为腹腔注射外，其他实验动物皆为经口途径。

由表 21-2 可见 AFB_1 对多种动物的 $LD_{50} \leqslant 1mg/(kg \cdot bw)$，因此 AFB_1 的毒性属于“极毒”水平。AFB_1 对不同种类动物的毒性有较大差异。最敏感的动物是家兔和雏鸭。同种动物中不同年龄对 AFB_1 的敏感性也不相同。

二、家禽和家畜中毒

黄曲霉毒素是一种毒性极强的毒物，由于污染油料作物和谷物而造成家禽和家畜大批中毒。20 世纪 60～80 年代国内外有不少报道，如上述的英国火鸡中毒。我国广西地区也曾流行一种猪的“黄膘病”。病理检查发现肝小叶坏死。测定病区的饲料 172 份，其中 127 份（占 73.8%）含 AFB_1 在 500ng/g 以上。因此认为“黄膘病”是 AFB_1 所致的急性中毒症（广西畜牧兽医研究所，1978）。1995 年英国 Cockcroft 报道了乳牛因 AFB_1 中毒导致急性死亡的事例。

三、人类的黄曲霉素急性中毒事例

国内外曾报道过数起中毒事件，其中以 1974 年 10 月印度发生的中毒最严重。印度西部的 200 多个村庄皆以玉米为主食。当年由于雨水过多，造成玉米严重霉变。中毒病人的症状是一过性发烧、呕吐、厌食、黄疸。以后出现腹水，下肢浮肿，死亡很快。病理证明肝胆管增生。从 7 例病人血清中发现 2 例含 AFB_1。5 份病人所食用的玉米，含 AFB_1 高达 6 250～15 600ng/g。推算每人每天摄入 AFB_1 2～6mg。用该含毒玉米喂狗，狗发生同样症状死亡。因此证明了这次中毒事件的病因是 AFB_1（刘兴玠，1990）。

第四节　黄曲霉毒素的致畸性

关于 AFB_1 致畸性方面的报道较少。虽个别学者认为 AFB_1 能使豚鼠产生畸胎，但大多数学者对哺乳类动物的研究皆获否定结果。鸟类和鱼类对 AFB_1 的致畸性比较敏感，这可能是由于实验时，可以将 AFB_1 对卵直接进行处理之故。用 0.2～0.6mgAFB_1 处理孵育中的受孕鸡蛋，结果在存活的鸡胚胎中，有 35%～45%出现前后肢畸形（Busby 等，1984）。

第五节　黄曲霉毒素的致突变性

AFB_1 是一种能导致生物体遗传物质发生变化的致突变化合物，但 AFB_1 本身不能引起突变，而必须在机体内经过代谢活化才具有致突变作用，称为间接致突变物。McCann 等（1975）首次报道了 AFB_1 的 Ames 试验结果，AFB_1 为 7 057、AFG_1 为 116、AFB_2 为 2.1、AFG_2 为 0.43。AFB_1 致突变作用最强。另 7 位作者分别用鼠伤寒沙门氏菌、大肠杆菌进行细菌回复突变试验和枯草杆菌的 DNA 修复试验，证明了 AFB_1 对以上各种细菌皆具有极强的致突变性（Busby 等，1984）。

第六节　黄曲霉毒素对动物的致癌性

AFB_1 对动物的诱癌实验已有大量的文献报道。见表 21-3、表 21-4 和表 21-5。

表 21-3　AFB_1 对动物的致癌实验

动物种类	年龄或体重	饲料剂量	实验期	肝癌发生数	百分比（%）
鳟鱼	0.9g	4ng/g	12 个月	10/40	25.0
鳟鱼	0.9g	8ng/g	12 个月	40/57	70.2
雏鸭	7 日龄	30ng/g	14 个月	8/11	77.7
地鼠	1 月	0.1mg×2/周	11 个月*	0/10	0
大鼠	成年	15ng/g	68～88 周	25/25	100.0
大鼠	65g	500μg×1 次	一次灌胃**	7/16	44.0
小鼠（Swiss）	断乳后	150μg/g	80 周	0/60	0
小鼠（F_1 杂交种）	4 日龄	1μg 体重	腹腔注射 3 次/6d***	28/29	96.0
树鼩（Tree Shrew）	95～140g	2μg/g	172 周	9/12	75.0
雪貂	/	20%含毒花生粉	37 个月	7/9	77.8
松鼠猴	400g	2μg/g 每周喂 5d	13 个月	3/5	61.5
恒河猴	9 日龄	总量 66～1354mg/只	12 年	8/13	62.0

注：*观察 20 个月；**观察 117 周；***观察 82 周，其他实验的观察期与实验期同。

表 21-4　黄曲霉毒素对不同种系动物的致癌性

动物种系		TD_{50}	μg/（kg 体重·d）
		雄性	雌性
大鼠	Fischer	1.3	7.5
	Wistar	5.8	6.9
	Porton	3.1	12.5
小鼠	C3H	>70.0	/
	C57BL	>70.0	/
	SWISS	>5300.0	/
猴	恒河猴	156.0（3.3 年）	/
	非洲猴	848.0（14 年）	/

表 21-5　不同剂量的 AFB_1 对虹鳟鱼的致癌实验

实验组品系	体重	摄入法	攻毒期	观察	剂量	肝癌发生数	百分比(%)
AMt. ShasTa	0.9g	饲料	12 个月	12 个月	4ng/g	10/40	25.0
AMT. ShasTa	0.9g	饲料	12 个月	12 个月	8ng/g	40/57	70.2
AMT. ShasTa	0.9g	饲料	12 个月	12 个月	20ng/g	62/80	77.5
BMt. Shasta	20d 胚胎	水浸	1h	12 个月	50ng/g	32/120	26.7
BMt. Shasta	20d 胚胎	水浸	1h	12 个月	100ng/g	58/118	49.2
BMt. Shasta	20d 胚胎	水浸	1h	12 个月	200ng/g	74/119	62.2
BMt. Shasta	20d 胚胎	水浸	1h	12 个月	500ng/g	79/120	65.8

由表 21-3、表 21-4 和表 21-5 可以总结出 AFB_1 致癌性的几个特点：

（1）AFB_1 能诱发多种动物发生肝癌，包括鱼类、鸟类、哺乳类和接近于人类的灵长类。

（2）不同种动物的致癌剂量差别很大，其中以大鼠最敏感。用含 AFB_1 15ng/g 饲料喂大鼠，经 68 周，12 只雄性大鼠全部出现肝癌；最不敏感的是小鼠，AFB_1 剂量高达 150 000ng/g，尚不能诱发出癌症。灵长类，因种类不同其敏感性也不同。如松鼠猴和恒

河猴的 AFB_1 致癌剂量相差10倍。

(3) 同种动物品系不同的影响，Gold 等应用啮齿类动物终身饲喂实验的资料计算 TD_{50} 值，获得 AFB_1 对不同品系动物致癌性的定量比较（表 21-4），证明了同种动物因不同品系，其敏感性也有差异。

(4) 剂量关系：大鼠的实验证明，小剂量的 AFB_1（15ng/g）长期饲喂或一次大剂量（500μg）攻毒皆能诱发动物发生肝癌，见表 21-3。

(5) 在 AFB_1 诱发鳟鱼发生肝癌的实验中，反映出了明显的剂量—反应关系，见表 21-5。进一步阐明了 AFB_1 与肝癌的因果关系。

第七节　黄曲霉毒素的代谢与排泄

研究AF在动物体内的代谢、排泄和分布，对了解该毒素的转归及中毒机理具有重要意义。用同位素标记法测定证明，57%的 AFB_1 由粪排出，23%由尿排出，肝脏中的放射量为总放射量的17%，较其他器官高，说明 AFB_1 侵入肝脏的剂量大于其他器官，因此肝脏受 AFB_1 毒害也最重。

AFB_1 的代谢主要由肝微粒体酶作用脱甲氧基、羟化和环氧化。香豆素环的—OCH_3 基由微粒体酶脱去甲基而生成 AFP_1，也可羟化而成为 AFM_1。AFP_1 在恒河猴尿中为摄入 AFB_1 的20%以上，AFM_1 仅为 AFB_1 的2.3%。但其他动物尿中 AFP_1 很少。AFB_1 的二呋喃环末端的双键易氧化成环氧化代谢产物。环氧化物反应性强，与AF的毒性、致癌性和致突变性有关。有活性的AF代谢产物是2，3-环氧化物，它的第二个碳原子有很强的亲电子性。一个分子的 AFB_1-2，3-环氧化物能与RNA中300个分子核酸连接。因此考虑该氧化物可能是 AFB_1 的终末致癌代谢产物。AFB_1 不在体内蓄积。停止摄入后一周全部排出（杨恩孚等，1979）。兹将关于 AFB_1 代谢产物的研究资料综合于表 21-6（Busby 等，1984；Zhu J Q 等，1987）。

表 21-6　黄曲霉毒素代谢产物的排泄

代谢产物	动物	检测物	AFB_1 剂量	攻毒途径	结果（相当 B_1）的百分数
AFM_1	大鼠	尿（24h）	3mg/kg 体重	静注	0.9%
	牛	乳（9d）	3.5mg/d	经口	0.1%～0.5%
	牛	乳	0.1937mg/d	经口	2.5%
	恒河猴	尿（24h）	0.4mg/kg 体重	经口	18.8%
AFP_1	恒河猴	尿（4d）	0.4mg/kg 体重	经口	5.0%
AF-鸟嘌呤加合物	大鼠	尿（24h）	0.125～1mg/kg 体重	腹腔注射	0.02%～0.3%

Fukal 等（1988）报道用 2mgAFB_1 对母鸡攻毒，检测它们所产生的200个蛋，发现有43个蛋（占21.5%）AFM_1 为阳性，其中19个含 AFM_1 的量≤0.4～2.5ng/g。

AFM_1 的毒性和治癌性与 AFB_1 相近。动物摄入含 AFB_1 的饲料后，经体内代谢成 AFM_1。由乳中排出 AFM_1 的量为 AFB_1 摄入量的0.1%～2.5%。现今乳及乳制品已成为人们不可缺少的常用食物，因而 AFM_1 已成为食品卫生的又一个问题。

Rasmussen 检查了1981～1985年丹麦的乳及乳制品，包括鲜乳230份、乳油30份、发酵乳 8 份、乳粉 58 份、乳酪 348 份。结果 AFM_1 含量皆低于最高允许量标准（0.05μg/g）。

Fukal 等（1990）调查了捷克的 779 份牛乳，其中 670 份（86.0%）含 AFM_1 <0.025μg/L，仅有 8 份>0.1μg/L。作者认为 AFM_1 在捷克的牛乳中没有构成对健康的威胁。

我国学者对国内的 343 份鲜乳和乳粉进行了测定（1981～1987 年），结果 AFM_1 阳性样品 217 份（63.3%）。阳性样品平均含毒量为 0.69ng/g（mL）。南方地区的样品污染较北方地区严重，与南方地区粮食中 AFB_1 污染较北方严重的情况是相关的（孔忠富等，1985；胡卓汉等，1985；刘兴玠等，1992）。Egmond（1989）综述了 12 个国家测定的资料说明，印度、荷兰、法国、瑞典等国的乳及乳制品中 AFM_1 的阳性率也高达 37%～100%，不过大多数样品含 AFM_1 量<0.5ng/g。1988 年我国制定了牛乳及其制品中 AFM_1 的限量卫生标准为 0.5ng/g，确有利于乳品中 AFM_1 的监控。然而治本的预防措施是应将乳牛饲料中的 AFB_1 列入监测范畴。殷尉申等于 1987～1989 年调查了全国家禽家畜的饲料，计 231 份，其中仅 6 份含 AFB_1（占 2.8%），含毒量为 3～200ng/g。而样品中的乳牛饲料（6 份）未检出 AFB_1。由此可见，近年来饲料的管理有较大的改善。我国乳品中 AFM_1 的问题可望得到控制。

第八节　黄曲霉毒素与人类肝癌关系的研究

大量的动物实验证实了 AFB_1 能引起原发性肝细胞癌（简称 PHC）。动物实验仍是目前有害物质致癌危险性评价的重要依据。但由动物实验的结果外推到人，在定性和定量上都存在不肯定性，主要是种属间对致癌物的易感性存在很大差异。相比之下“人群资料”则更直接和可靠，是有毒物质致癌性评价的主要依据。国际癌症研究所（IARC）根据流行病学资料和动物实验结果，将化学物质对人类的致癌性分为四级，确定致癌物、可能致癌物、不能定性和非致癌物。1987 年 IARC 对 628 种物质进行了对人类致癌危险性的总评价，其中 50 种属于“人类确定致癌物”，AF 是其中之一（周宗灿，1991）。

近年来有些学者对于 AF 作为 PHC 的病因提出质疑。Campbell 等（1990）报道人尿的 AF 定量结果和该地区 PHC 死亡率的相关系数为 0.17，$P>0.05$；而乙型病毒性肝炎（简称 HBV）与肝癌死亡率的相关系数为 0.45，$P<0.001$，因此认为 AF 作为肝癌的病因证据不足。

癌症潜伏期长，又有多种因素的影响，加之人类环境的复杂化，要证明 AF 为人类 PHC 的病因，实属不易。现从人群流行病学和分子流行病学两方面来进行分析和论证。

一、黄曲霉毒素在食品中的污染状况与原发性肝细胞癌地区性分布的关系

PHC 虽然不是一种地方性疾病，但在某些地区，肝癌发病率明显高于其他地区。如东南亚、日本、印度和非洲某些地区，这些地区的气候多为适合霉菌生长产毒的高温高湿地带。在 60～70 年代，国内外有大量的流行病学调查资料证实 AFB_1 的污染与 PHC 发病的关系。现仅举我国肝癌高发区广西的资料如下。

严瑞琪等（1977）调查了我国广西各地区粮油食品中 AFB_1 的污染情况，发现 AFB_1 的阳性率与各地区 PHC 死亡率呈平行关系，见表 21-7。

表 21-7 广西各地区肝癌死亡率与粮油含 AFB_1 阳性率的比较

地区	肝癌死亡率（十万分之）	粮油 AFB_1 阳性率（比例值）
南宁	25.55	4.35
河池	23.40	4.37
百色	16.93	2.69
柳州	15.00	2.39
玉林	15.49	2.66
钦州	15.05	2.00
梧州	9.89	1.89
桂林	8.32	1.00

张丽生等于1972～1980年对我国肝癌高发区广西扶绥县进行调查，发现各区居民主粮中 AFB_1 的污染量水平与PHC死亡率呈明显的平行关系，见表21-8。

表 21-8 扶绥县不同地区肝癌死亡率与主粮中 AFB_1 污染的比较(1972～1980)

地区	肝癌死亡率(10万分之·年)	检样数	AFB_1 检出率%	样品平均含 AFB_1 量(ppb)
高发病区	131.4	706	62.6	164.8
中发病区	30.7	688	51.3	56.4
低发病区	14.1	635	51.3	25.6

二、黄曲霉毒素的摄入量与肝癌的关系

AFB_1 摄入量调查法是消除烹调过程中毒素的损失和个体摄入量的差异，比单纯的食物分析更直接地反应机体接受毒物的剂量，兹将国内外几位作者对不同地区有关 AFB_1 摄入量调查的资料，按每日、每人、每千克体重摄入量的大小排列，与PHC发病率进行比较，列表21-9（张丽生等，1990；Shank等，1972；Peers等，1976）。

表 21-9 人类黄曲霉毒素 B_1 摄入量与原发性肝癌发病率的比较

地区	AFB_1 摄入量 [ng/kg·bw·d)]	PHC 发病率 [病例数/(10万·a)]	PHC 观察人数 (万人/a)	PHC 病例数 (例)	参考文献
肯尼亚	3～5	3.1	3.2	1	Peers (1976)
泰国	5～8	2.0	10.0	2	Shank (1972)
斯威士兰	5～9	4.1	26.9	11	Peers (1976)
肯尼亚	6～8	6.3	30.0	19	Peers (1976)
斯威士兰	9～14	7.4	39.0	29	Peers (1976)
肯尼亚	10～15	8.6	29.1	25	Peers (1976)
斯威士兰	15～20	18.7	2.1	4	Peers (1976)
中国广西	29.9	19.4	16.1	31	张丽生等 (1990)
斯威士兰	43～53	16.5	25.5	42	Peers (1976)
泰国	45～77	6.0	10.0	6	Shank (1972)
中国广西	＞45.7	34.0	15.6	53	张丽生等 (1990)
中国广西	＞137.1	82.7	13.9	115	张丽生等 (1990)

注：$r=0.8676$；$P<0.0005$。

由表 21-9 可以看出，由 4 位学者分别在 12 个不同地区进行的大数量人群调查的结果，表明了 AFB_1 的摄入量与各地区 PHC 的发病率存在正相关关系（$r=0.8676$，$P<0.0005$），并且有高度显著性。这种大数量人群调查资料表现的剂量反应关系是 AFB_1 作为 PHC 病因的有力证据。

Peers 等（1987）调查了斯威士兰 4 个地区在 1979～1983 年间的 PHC 发病率与 AFB_1 摄入量以及血液检查 HBV 的记录进行比较分析。结果证明，4 地区之间 PHC 发病率相差 5 倍，AFB_1 摄入量差别也相差 5 倍以上（3.1～17.5ng/人・d）。而 4 地区居民血液中 HBV 抗原阳性率的差别却很小（21%～28%）。因此说明在斯威士兰地区，AFB_1 作为 PHC 的病因比 HBV 更具证据。俞顺章等（1992）证明广西居民 AFB_1 摄入量与肝癌死亡率呈正相关（$r=0.56$，$P<0.0001$）。涂文升等（1993）对广西肝癌高发区＞50/（10 万・a)的 372 名儿童和相对低发区＜25/(10 万・a)245 名儿童的 AFB_1 摄入量进行调查，结果证明高发区儿童 AFB_1 摄入量为相对低发区儿童的 4 倍。

三、肝癌高发区人尿和人乳中黄曲霉毒素 M_1 的调查

人摄入 AFB_1 后，可从尿和乳中测出 AFM_1。胡文娟等（1981）对广西 PHC 高发区扶绥的居民进行了 AFB_1 摄入量和尿中 AFM_1 排出量的调查。结果证明，调查的 112 人中 99 人（88.4%）摄入了 AFB_1，摄入量为 0.1～100μg/(人・d)。当摄入 AFB_1 的量达 30μg/（人・d）时，其 24h 尿中 AFB_1 的阳性率为 100%。由测定结果推算出该人群 4h 尿中 AFB_1 的排出量为摄入 AFB_1 量的 1.08%。

邬少明等（1984）用抗体层析柱法测定了我国肝癌高发区江苏启东县的人尿 15 人份，AFM_1 皆为阳性，24h 尿中 AFM_1 含量＞1 000ng。同时还测定了肝癌低发区北京居民 15 人的 24h 尿，AFM_1 为阴性（＜2ng）。证明了 PHC 高发区居民摄入 AFB_1 的量，远远高于 PHC 低发区。如用胡文娟（1981）报道的推算方法，可计算出启东县居民摄入 AFB_1 的水平为＞100μg/（人・d）。与 PHC 高发区扶绥居民摄入 AFB_1 的量相近。

Wild 等（1987）用 ELISA 方法测定了人乳中 AFM_1 的含量，方法灵敏度为 2pg/mL。结果在 54 份来自津巴布韦的人乳中，发现 6 份阳性（占 11%），最高含量为 50pg/mL；18 份采自苏丹和加纳，4 份阳性（22%）；42 份法国人乳样品全部阴性。Saad 等（1995）分析 Abu Dhali，UAE 地区 445 份母乳，AFM_1 阳性者占 99.5%，含量为 2pg～3ng/mL。

由以上的研究证明，测定人尿和人乳中 AFM_1 含量以阐明人类 AFB_1 的摄入量是一个很好的流行病学调查手段。调查结果也证明了 AFB_1 与 PHC 的发生有关。

四、黄曲霉毒素加合物（AF-adducts）的研究

近年来发展的 AF-加合物的研究是观察被研究的个体对 AF 的作用所产生的损害在分子水平上的计量测定。因此对 AF-加合物的研究也最能确切地说明 AF 对机体的损害作用。

Wogan(1983)介绍了 AFB_1 在体内和 DNA 结合形成加合物(adducts)的研究及 AFB_1 的生物作用，以及加合物致癌作用的意义。AFB_1 由肝微粒体酶活化为亲电子物，即 AFB_1-2,3-环氧化物，该环氧化物的 C_2 与 DNA 的鸟嘌呤酮基结合形成 AFB_1-DNA 加合物。此外，AFB_1 的代谢产物 AFM_1 和 AFP_1 也能转变成亲电子物而与 DNA 结合。AFB_1-DNA 加合物经去嘌呤反应形成 AFB_1-N_7-鸟嘌呤，使 DNA 分子产生无嘌呤位置的

缺口，因而造成DNA的损伤。如图21-3。

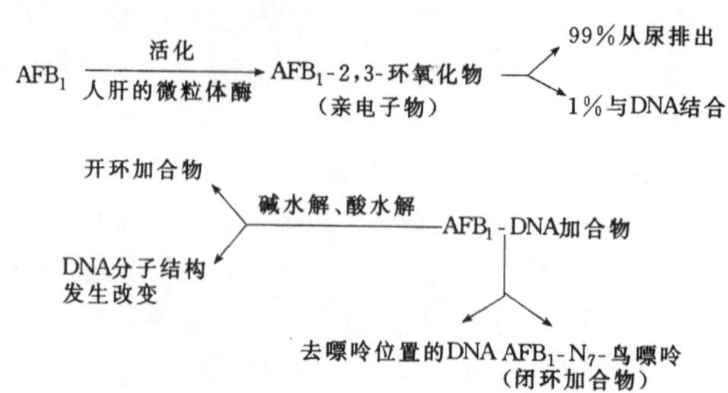

图21-3 AFB_1的活化和DNA加合物的形成

目前认为无论是DNA去嘌呤造成的损伤，还是由于经碱、酸水解不断蓄积开环加合物而使DNA分子发生的改变，都是突变前的一种改变，都有进一步发展为癌症的可能。二者在致癌机理方面同等重要。实验证明：一次给予大鼠25mgAFB_1，结果造成每一个细胞的基因组中具有6.9×10^5个损伤，能产生很强的突变作用（Wogan，1983）。

Groopman等（1992）已建立人尿中AFB_1-DNA加合物的测定方法，可用来了解人接触AFB_1的量以及AFB_1在人体内的活化和排泄，进而研究AFB_1的致癌机理。AFB_1被染色体P-450酶代谢，产生不稳定的和高反应性的8，9-环氧化物，可以和细胞的大分子如DNA或血清白蛋白产生共价结合而形成AFB_1-N_7-鸟嘌呤加合物和AFB_1-赖氨酸加合物。AFB_1的去毒是通过氧化代谢酶的作用形成结合物而排出。AFB_1对细胞或机体的生物学损害是以上的共价结合和去毒反应综合性平衡的最终结果。因此测定尿中AFB_1-N_7-鸟嘌呤加合物和血液中的AFB_1-赖氨酸加合物是一种反映个体受AF毒害危险程度的确切指标。

Groopman和朱家琦等（1992）在中国肝癌高发区扶绥对30个男性和12个女性进行了AFB_1摄入量调查，用HPLC和放免法分析尿中AFB_1、AFP_1、AFB_1-N_7-鸟嘌呤和血中的血清白蛋白-加合物。结果证明AFB_1摄入量与尿中AF-N_7-鸟嘌呤的相关系数为0.65，$P<0.000001$；并证明了尿中AFB_1-N_7-鸟嘌呤与血清白蛋白加合物相关，$P<0.000001$。AFM_1与AFB_1的测定结果相关（$r=0.55$，$P<0.0001$）；AFP_1与AFB_1不相关。因此测定血中的加合物是对人接触AFB_1危险评价很有价值的指标。

Wild等（1986）测定了动物进食AFB_1后血中的AFB_1-白蛋白加合物的含量。大鼠经口一次剂量为3.5～200μg/kg体重，发现在24h内AFB_1-血浆蛋白加合物的量与AFB_1摄入量呈一定比例（0.98%～2.15%）。如用慢性试验，一次剂量为0.5mgAFB_1，每天2次，于2、3、7、14、21和24d宰杀，测定血浆白蛋白加合物的积累量，结果证明，慢性实验中的血浆白蛋白加合物3倍于一次剂量组。7～14d含量达高峰，并持续至实验终了。

由以上结果可以认为，小剂量长期摄入AFB_1比一次大剂量对肌体的损害大。实验还证明了AFB_1-白蛋白加合物的半衰期比AFB_1-DNA加合物半衰期长得多。因此AFB_1-白蛋白加合物的测定更有利于流行病学调查的应用。Wild对食品中严重污染AFB_1的冈比亚、泰国和污染轻的法国采取成人血清样品，用ELISA水解法进行测定，结果见表21-10（Wild，1990）。

表 21-10 人血清中 AFB_1-白蛋白加合物的测定

样品来源	样品数	阳性样品数（%）	含量范围（pg/mg）
冈比亚	19	17（89.5）	7～180
泰国	38	5（13.2）	4.5～50
法国	14	0（0）	—
总计	71	22（31.0）	7～180

由表 21-10 说明，AFB_1 污染严重的地区，居民血清中 AFB_1-白蛋白加合物含量高，作者认为该测定法可作为 AFB_1 与肝癌关系的流行病学研究的有效手段。

Wild（1991）还测定了冈比亚的 30 位 24 岁孕妇静脉血和其胎儿的脐带血中的 AFB_1-白蛋白加合物。母血 21 例阳性（占 70%）；脐带血 29 例阳性（占 97%），母血与其胎儿脐带血中加合物含量的相关系数 $r=0.52$，$P<0.001$，说明二者显著相关。该学者取冈比亚3～4 岁儿童血清 117 份，其中 115 份（占 98.3%）AF-白蛋白加合物阳性含量为 2.2～250.4pg/mg alb。同时还测定了转氨酶（ALT），结果证明 AF-加合物与 ALT 相关（$r=0.4$，$P<0.001$）。而与乙型肝炎的感染无统计学意义（Wild，1993）。

Diallo（1995）在西非几内亚调查 75 份血清，AFB_1-白蛋白加合物阳性率为 90%。含量最高达 385pg/mg alb，乙肝表面抗原阳性为 14.7%。

五、黄曲霉毒素致癌性的基因研究

癌症的发生是基因变化的积累所形成的。现已知 P_{53} 是癌的抑制基因，P_{53} 的变异是多种肿瘤发生的物质基础之一，因此用 P_{53} 的变异作为指标来研究肿瘤病因是近期开创的一种新手段。

Bressac 等（1991）对南非的 10 例 PHC 病人进行研究，发现其中 5 例具有 P_{53} 基因变异。该 5 例中的 4 例为 249 密码子第 3 碱基对有点突变，为 G—T 颠换（Transversion）。因此认为 249 密码子的突变，可能是肝癌发病的特点。

Hsu 等（1991）对中国肝癌高发区启东的 PHC 病人进行研究。在 16 例中发现 8 例的 249 密码子第 3 碱基对有点突变，其中 7 例为 C_T—T 颠换，1 例为 G—C 颠换。此现象与用 AFB_1 进行动物实验的结果相同。因此认为启东肝癌高发区病人 P_{53} 基因的突变，可能是 AFB_1 作用的结果。

Ozturk 等（1991）从 14 个国家收集了 167 例 PHC 病人的肝癌组织，进行 DNA 的提取和分析。结果证明，食品中 AFB_1 高的 4 个国家的 49 例病人组织中有 11 例在 P_{53} 基因的 249 密码学位置有点突变，阳性率为 22.5%。而食品中 AFB_1 污染较轻的其他 10 个国家的 118 例中，只发现 1 例阳性，阳性率为 0.8%。该作者还分析了 PHC 高发区莫桑比克和低发区 Transkei 的 PHC 病人的 HBV 感染和 P_{53} 基因突变的关系。两地区 HBV 的带病毒率分别为 11.2% 和 11.6%；而 P_{53} 基因的 249 密码子突变阳性率依次为 53.3%(8/15)和 9.1%(1/12)。结果表明 HBV 的感染与当地 PHC 的发病以及 P_{53} 基因的突变呈现相关关系。因此作者认为，用 P_{53} 基因的 249 密码子的突变作为指标，证明了呈地区性高发的肝癌与 AFB_1 摄入有关，而与 HBV 感染无关。Aguilar 等（1994）报道了中国广东、泰国和美国居民肝组织的 P_{53} 变异情况，与该地 AFB_1 污染状况呈平行关系。Denedetti 等（1995）调查了阿拉斯加 14 例 PHC 病人，无一例出现 P_{53} 变异，该地食物中亦未

测出 AFB_1。在欧洲和香港地区的调查，也证明了 P_{53} 的突变与乙肝病毒感染无关；AFB_1 污染轻的地区，PHC 病人的 P_{53} 基因很少出现变异（Uolkman 等，1994；NgIO 等，1994）。

从以上五个方面的调查研究，都证明了肝癌的发生与 AFB_1 有关，AFB_1 是肝癌致病因素之一，已毋庸置疑。因此食品中 AF 的监测与控制是防癌的重要措施。

第九节　食品中黄曲霉毒素的测定方法

一、食品中 AFT B_1 的提取、净化和浓缩

在 AFT 中，AFT B_1 的毒性最大，并且含量较多。在一般情况下，如未检查出 AFT B_1，就不存在 AFT B_2 和 AFT G_2，故食品中污染的 AFT 含量常以 AFT B_1 为主要指标。测定 AFT 常用薄层色谱法、高效液相色谱法、荧光分光光度法、免疫分析法等。在测定前必须进行样品的预处理，将食品中的 AFT B_1 提取出来，并进行净化和浓缩。我国标准分析方法规定，多数食品按下述方法进行。

取样品 20g，加 30 mL 正已烷（或石油醚），100 mL 甲醇—水，进行振摇提取，此时食品中的油脂、色素等杂质进入正已烷层（可弃去）；AFT B_1 和一些水溶性杂质存在甲醇—水层。根据试验，甲醇与水的比例以 55 mL：4 5mL 较好，甲醇能溶解 AFT B_1，加水的作用是能使食品组织膨胀疏松，便于提取其中的 AFT B_1，也有利于两相间能很好分层。然后取 20mL 甲醇—水（相当原样品 4g），加三氯甲烷进行萃取，由于 AFT B_1 更易溶于三氯甲烷，所以几乎全部 AFT B_1 转入三氯甲烷层，而水溶性杂质则留在甲醇一水层（可弃去）。在该步操作中可能出现乳化现象，可用滴管吸取少量甲醇插入三氯甲烷层慢慢放出，促使分层。将三氯甲烷层通过无水硫酸钠过滤至蒸发皿中，并在通风处蒸发至干。放冷后，准确加入 1mL 苯—乙腈（98：2，V/V）溶解 AFT B_1，密塞冷藏，供薄层色谱点样用。此 1mL 点样液，相当于 4 g 原食品样品。

以上为多数食品中 AFT B_1 的提取、净化和浓缩方法。如果样品含油脂太多，可先在索氏提取器中用石油醚回流 8h 以上，以脱去油脂，然后再用三氯甲烷提取 AFT B_1。对于含水较多的食品，如酱油、醋等，应扣除所含的水，通常可取 10mL 这些样品加入 12mL 甲醇，使甲醇与水的比例仍接近 55：45。

二、食品中 AFT B_1 的 TLC 测定法

目前国内外主要采用薄层色谱法来测定食品中的 AFT，不少国家已把该法作为法定方法，我国也是用薄层色谱法作为标准方法。测定前通常先用筛选法，若结果为阴性，就不再做确证和定量，只有当结果为阳性的样品，才做确证和定量测定。筛选法要求能快速且可靠地筛掉阴性样品，从而可减少大批样品的定量测定工作。已有很多作者推荐用微柱管法进行筛选，其主要原理是将样品的三氯甲烷提取液，直接通过装有硅镁吸附剂的微柱，在紫外光照射下观察微柱上有无蓝紫色荧光环，以对 AFT 作粗略的半定量测定。此外，还有玉米的直观法，即取约 2 kg 玉米样品在紫外灯下观察，若看到有亮黄绿色荧光，则可再进行定量测定；若看不到黄绿色荧光，应将玉米敲碎后再观察，若仍看不到则为阴

性样品。还有把霉坏花生选出来在低倍显微镜下检查，若检查不出黄曲霉菌，则该批花生检出 AFT 的机会很少。以上的一些粗略方法，对于工业生产与粮食收购上都有一定的实用价值。

经筛选后呈阳性的样品，用薄层色谱法进行定性和定量测定。

1. 定性

将点样液和 AFT B_1 标准液点在硅胶 G 薄层板上，放在展开槽内，用丙酮—三氯甲烷（8∶92）作展开剂进行展开，如果样品和标准在 R_f 值在 0.6 左右处出现荧光，说明可能含有 AFT B_1，但为了避免其他荧光物质的干扰，即防止假阳性，还应做确证试验。方法是在点样处覆盖三氟乙酸（trifluoroacetic acid，TFA），由于 TFA 酸性较强，能促使 AFT B_1 水解成 AFT B_{2a}。反应式如下：

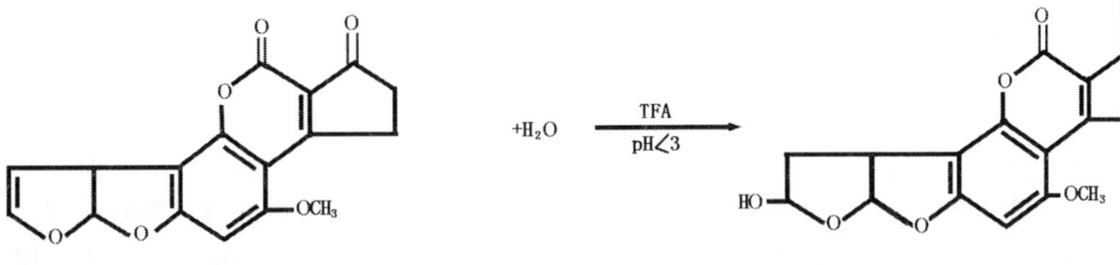

$$B_1 + H_2O \xrightarrow[pH<3]{TFA} B_{2a}$$

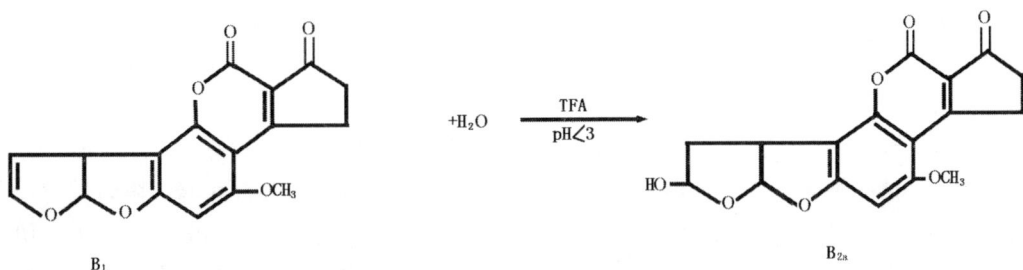

由于在 AFT B_{2a} 结构中增加了羟基，极性增强，故 R_f 值下降，由原来的 0.6 变为 0.1 左右。

如果样品在 R_f 值 0.6 左右处无荧光斑点，则可能不存在 AFT B_1，当然也可能由于其他原因所引起的假阴性。如果点上 AFT B_1 标准溶液也无荧光，可能薄层板未制好或层析条件有问题，应重新制板或改进层析条件；如果标准液有荧光，样品上加标准液经展开后无荧光，则样品中可能含有荧光猝灭物质，此时应改进样品提取和净化操作。只有当标准液有荧光，样品加上标准液经展开后也有荧光，唯有样品液不出现荧光时，才能确证样品中不含 AFT B_1。如果经定性确证不含 AFT B_1 的样品，可不再做定量测定。

2. 定量

当定性试验 AFT B_1 成阳性的样品，应做定量测定，确定其含量是否超过国家规定的卫生标准。

通常采用 20cm×20cm 的硅胶 G 薄层板，用微量注射器或血色素管点上标准液和点样液，以最低检出量法进行定量，即点 10μL AFT B_1 标准液（0.04μg/mL）。此点作为 AFT B_1 的最低检出量（0.0004μg AFT B_1）。为了便于观察荧光斑点的位置，还可点 10μL AFT B_1 的标准液（0.2μg/mL）作定位用。此外，点不同体积的点样液（如 5、10、15、20μL）在同一张薄层板上，每一点间隔 1～1.5cm，经展开后，在紫外光照射下观察多少微升点样液的荧光斑点，与标准的最低检出量(0.0004μg)的荧光斑点一致，便可计算出食品中 AFT B_1 的含量。

$$\text{黄曲霉毒素 } B_1\ (\text{ppb}) = \frac{0.0004}{m \times \frac{V_2}{V_1}} \times 100$$

式中：0.0004——黄曲霉毒素的最低检出量(μg)；

V_1——点样液的总体积(mL)；

V_2——与最低检出量相当的点样液体积(mL)；

m——制备样品时相当样品的质量(4g)。

如果样品斑点的荧光比标准的最低检出量的荧光强，也可将点样液稀释适当倍数后再点样，但计算结果时应乘以该稀释倍数。

该法是测定黄曲霉毒素 B_1 的通用方法，其最低检出量 0.0004μg 是各实验室所公认的数字。

三、快速、简便的微柱管法

1. 样品处理和被测物的提取

(1) 食用植物油类：取油样 2.3mL（约重 2g）置于 25mL 比色管中，加入 10mL 石油醚混匀，再加 10：1 甲醇水（5.5：4.5），振摇 2min，静置分层，吸净上层石油醚，加 4mL 氯仿，振摇 2min，加水至 25mL，轻轻颠倒 4 次，待分层后吸去上层甲醇水，再加水至 25mL，颠倒 4 次，分层后吸净上层水，加入 1.5g 无水硫酸钠盖严塞，间断振摇 10min，放置待测。

(2) 谷类、豆类、薯类、花生、花生酱、酱豆腐：称取粉碎混匀样品置于 25mL 具塞比色管中，加石油醚 6mL，甲醇水 20mL，盖塞振摇 30min，吸出石油醚，摇匀过滤，立即倾入放有折叠式快速定性滤纸的漏斗中。用具塞 25mL 比色管收集 10mL 甲醇水（切勿有石油醚带进滤液中），然后加入 4mL 氯仿振摇 2min，待分层后吸去甲醇水，加水至 25mL，轻轻颠倒 4 次，待分层后吸去上层甲醇水，再加水至 25mL，颠倒 4 次，分层后吸净上层水，加入 1.5g 无水硫酸钠盖严塞，间断振摇 10min，放置待测。

(3) 酱油、醋和有色发酵酒及饮料：取样 2mL（约 2g）置于 25mL 比色管中，加入 2.5mL 甲醇，4mL 氯仿，振摇 2min，待分层后吸去上层甲醇水，加水至 25mL，轻轻颠倒 4 次，待分层后吸去上层甲醇水，再加水至 25mL，颠倒 4 次，分层后吸净上层水，加入 1.5g 无水硫酸钠盖严塞，间断振摇 10min，放置待测。

无色的发酵酒及饮料，含有 CO_2 的样品先加热赶除，吸取混匀样品 2mL 于 25mL 比色管中，加 4mL 氯仿，振摇 2min，吸出上层水，加水至 25mL，轻轻颠倒 4 次，待分层后吸去上层甲醇水，再加水至 25mL，颠倒 4 次，分层后吸净上层水，加入 1.5g 无水硫酸钠盖严塞，间断振摇 10min，放置待测。

2. 测定

取微柱管一支，用小砂轮锯开两端，空端较短的一头插入带孔的橡皮塞中并安于 80mL 三角烧瓶口上。

向微柱管内加入提取液 1mL，待加液流至顶层时，再加入展开剂（丙酮：氯仿=1：9）1mL，展开剂流完时即可观察结果。

3. 评定

将加样展开后的微柱管于 365nm 紫外灯下观察，当样品管的硅镁吸附层仅出现微黄色或黄白色荧光环时为未检出（<5μg/kg）。若在微柱管下端硅镁吸附层 1.5cm 处出现蓝紫色荧光环为 AFT B_1 阳性。呈微弱蓝紫色光环示检出量为 2.5ng，稍强为 5ng，中强为 10ng，很强者示 AFT B_1 含量很高，可用提取液稀释再测。如果依次稀释 0、1、2、3、4、5…倍，仍能出现微弱蓝紫色光环时则表示检出量为 2.5、5.0、7.5、10.0、12.5、15.0…（ng），即

检出浓度为5、10、15、20、25、30…（μg/kg）。根据荧光强度酌情稀释测定。

本法在向微柱管加入1mL提取液时最低检出量为2.5ng，最低检出浓度为5 pg/kg，如果加入2 mL提取液其最低检出浓度为2.5pg/kg。

根据国家卫生标准的要求可由取样量的多少、提取液的增减、稀释测定，可得到很好的评定，如超标者可逐渐递减取样量或稀释提取液进行测定，由此获得AFT B_1 在该食品中的粗含量。

四、HPLC法测定黄曲霉毒素 B_1 的含量

高效液相色谱法是分析各种黄曲霉毒素的好方法，如配以荧光检测器，则具有灵敏度高、分离能力强、特异性好、测定结果准确可靠等优点，在国外已广泛地用于食品中黄曲霉毒素的测定，并已被推荐作为AOAC－IUPAC的暂定方法。但食品样品成分复杂，在进行液相色谱分离前，需对样品作彻底有效的净化处理。常用的分离净化和浓缩手段，一开始就和高效液相色谱法结合用来测定粮食、饮料、尿、血和奶中的黄曲霉毒素。

1. 方法原理

使用国产硅镁型吸附剂制备层析柱，对天然污染的黄曲霉毒素 B_1（AFT B_1）进行分离纯化，再用反相HPLC配荧光检测器测其含量。最低检出量为0.08ng，黄曲霉毒素 B_1 含量在0.5～60ng范围内线性关系良好。

2. 仪器设备及试剂

（1）仪器设备：Water高压液相色谱仪，510型输液泵，U6K进样器，420荧光检测器，746数据处理机。

（2）试剂：甲醇（色谱纯），氯仿，正己烷，丙酮，三氟醋酸，磷酸二氢钾（AR.），硅镁型吸附剂(100～200目)，上海化学试剂供应站，AFT B_1，FTB_2，FT G_1，AFT G_2，AFT M_1(Sigma)。

3. 测定步骤

（1）硅镁净化柱的制备：将硅镁型吸附剂置烘箱中250℃烘2h，冷却后放入干燥器中。使用前二日取出，称4.0g放在烧杯中，加0.6mL蒸馏水混匀。在烧杯口蒙上塑料薄膜，平衡48h使其活化符合使用要求。

取长25cm，内径1cm的层析柱一只，加入过40目筛孔，经130℃烘2h的无水硫酸钠至2cm，加氯仿5mL，用玻璃棒轻轻搅动排出硫酸钠层内的空气。在上述装有硅镁吸附剂的烧杯中加入15mL氯仿，轻轻搅动使硅镁吸附剂悬浮。打开层析柱下口活塞，使柱内氯仿缓慢流出，同时将悬浮的硅镁吸附剂倒入柱中。硅镁吸附剂自然下沉，当氯仿液面下降至硅镁吸附剂层上3cm时，关闭活塞，加入无水硫酸钠2cm。

（2）样品萃取：准确称取经粉碎过20目筛的样品（如玉米粉）10.0g，放入200mL具塞锥形瓶内。用滴管将5mL重蒸馏水均匀滴在样品上使其湿润。加入50mL氯仿，振荡器上振摇30min。加入无水硫酸钠10g，振摇后静置10min，经快速滤纸滤入具塞量瓶中。

（3）上柱纯化：将硅镁吸附柱中氯仿放出，使液面至无水硫酸钠表面。加入样品提取液5mL，打开层析柱下口活塞，使样品提取液进入柱内，直到液面与上层无水硫酸钠表面齐。依次加入氯仿—己烷（1∶1）混合液6mL，氯仿—甲醇（9∶1）混合液10mL，以2mL/min淋洗除去杂质。吸附在硅镁型吸附剂上的黄曲霉毒素用丙酮—水（99∶1）混合

液 15mL 洗脱。收集洗脱液，用旋转蒸发器 40℃下浓缩挥发干。用氯仿转入到 2mL 具塞小瓶内，氮气吹干。加入 200μL 正己烷，50μL 三氟醋酸，加塞，在振荡器上摇匀。放置 30min 后用氮气吹干，残渣用 100μL 流动相溶解后供选样用。

（4）色谱条件：用 0.01mol/L 磷酸二氢钾—甲醇（1∶1）混合液为流动相；UltrasphereODS 柱（4.6mm×150mm），流动相流速：1.5mL/min；进样量：20μL。

（5）AFT B_1 标准曲线制备：吸取 AFT B_1 标准液 0.5，1.0，5.0，10.0，20.0，40.0，60.0ng 依次进样做色谱测定，用峰面积与相应的浓度得回归方程式 $Y=0.62+4.52X$。

4. 结果计算

根据样液色谱峰面积，由 AFT B_1 标准回归方程式得样液 AFT B_1 钠克量，再换算为每公斤样品中 AFT B_1 钠克量。

在本实验条件下，黄曲霉毒素标准混合样（AFT B_1 0.5ng，AFT B_2 1ng，AFT G_1 1ng，AFT G_2 1ng，AFT M_1 1ng）进行色谱分析，20min 内，五种黄曲霉毒素能得到很好的分离。

5. 注意事项

提取过程中，石油醚和甲醇水必须吸净，否则会影响结果；提取的氯仿液中水份必须除净；向微柱管内加入样品提取液和展开剂后流速以每分钟 4～10 滴为宜；在实验条件未能全面掌握时可能出现假阳性或假阴性，因此适当增加展开剂用量，以 0.5～1mL 为宜，可以避免；如果在中性氧化铝底层发现蓝白色荧光杂质带，将会影响结果评定，则样品应重新提取。

五、食品中 AFT B_1 的免疫分析法

免疫分析法（immunoassay）是利用抗原与抗体的特异性结合带进行分析的方法。抗原是一类能刺激机体免疫系统使之产生抗体，并能与相应抗体发生特异性结合的物质，其相对分子质量通常应在 1 万以上，才具有免疫原的性质，相对分子质量越大，抗原性越强。像 AFT B_1 这样的小分子（Mr=312），本身不能产生抗体，必须将它结合到大分子（如蛋白质）上才能作为免疫原，注入动物体内才能产生抗体，并对小分子的 AFT B_1 产生特异的结合力，通过与标记物竞争结合，便可用标准曲线法测定其含量。根据免疫分析的标记方法不同，可分为酶免疫分析法、放射免疫分析法、荧光免疫分析法等。现着重介绍 AFT B_1 抗体的制备、酶联免疫吸附分析法（ELISA）和免疫亲和柱法。

1. AFT B_1 抗体制备

（1）抗体的制备：AFT B_1 为小分子，本身不能产生抗体，但由于它的分子中含有羰基，能与羧甲基羟胺反应生成含羧基的衍生物，便可与牛血清白蛋白（BSA，相对分子质量约69 000）生成大分子化合物，注入兔体内就有可能产生抗体。

制备 FATB_1 羰基衍生物为，将 AFT B_1 与羧甲基羟胺半盐酸盐溶于甲醇中，在搅拌下回流加热，当反应完全时，蒸干溶剂，用制备薄层柱色谱法进行纯化，即得 AFT B_1 的羧基衍生物。反应式为：

$+ (H_2NOCH_2COOH)_2 \cdot HCl \longrightarrow$

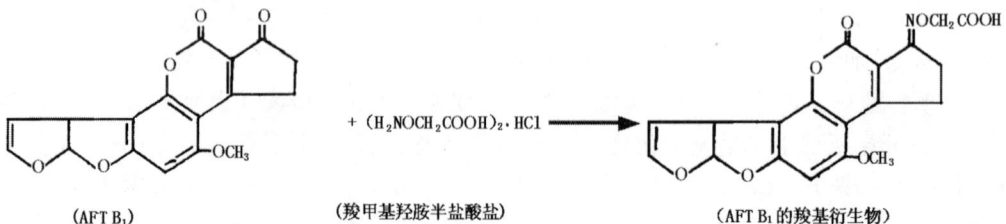

（AFT B_1）　　（羧甲基羟胺半盐酸盐）　　（AFT B_1的羧基衍生物）

(2) 与蛋白质形成结合体：AFT B_1 的羰基衍生物在二环己基碳二亚胺存在下，能与牛血清白蛋白中的氨基起反应，形成大分子的结合体（即抗原）。

(3) 使兔免疫产生抗体：将上述制得的抗原溶于磷酸盐缓冲波，加完全弗氏佐剂制成乳浊液，注入经关养1周的小白兔背部，等待产生抗体。从第三周起每周抽取兔耳血，并用硫酸铵溶液沉淀蛋白质，纯化抗血清。至沉淀为白色时，加水溶解，装入透析袋，放在磷酸盐缓冲液中透析除去电解质及小分子杂质，取出透析袋内的抗血清，以液氮迅速冷冻成固体，并进行真空干燥，贮于冷暗处。取少许测定其效价，必要时再注入抗原与不完全弗氏佐剂的乳浊液，以加强免疫，观察抗体的滴度曲线，选择效价较高的抗体，进行免疫分析。

2. 用 ELISA 法测定 AFT B_1

用直接竞争 ELISA 法测定 AFT B_1 的基本步骤如下：

(1) 去杂质：将抗体包被于酶标板的孔穴中，于4℃冰箱放置过夜，以含0.05%的磷酸盐缓冲液洗板，洗去未交联的抗体及杂质。

(2) 洗净：在酶标板的各孔穴中，分别加入 50μL 不同浓度的 AFT B_1 标准液或样品萃取稀释液，再加入 AFT B_1 与辣根过氧化物酶（HRP）的结合物，放置 30min 进行竞争吸附，然后以缓冲液洗去未作用的物质。

(3) 显色：加邻苯二胺底液（含邻苯二胺和过氧化氢的缓冲液），每孔 100μL，进行显色。如果样品中所含 AFT B_1 少，则结合在抗体上的酶(AFT B_1—HRP)就多，促使底液中的过氧化氢分解较多的氧，氧化邻苯二胺显较深的红色；反之，如果 AFT B_1 的含量多，则颜色较浅。用 1mol/L 盐酸终止反应后，可在 490nm 波长处测定其吸光度，与标准曲线比较便可计算出样品中 AFT B_1 的含量。显色的反应式为：

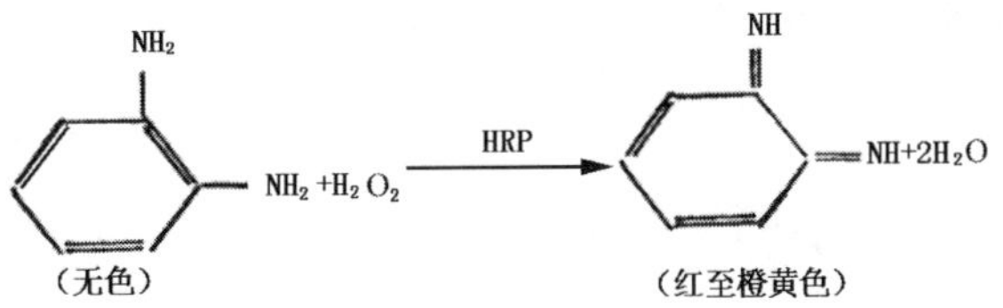

NH_2

$NH_2 + H_2O_2$ —HRP→ NH, $NH + 2H_2O$

（无色）　　（红至橙黄色）

3. 用免疫亲和柱法测定 AFT

根据抗体能与待测小分子半抗原进行特异性结合，结合后的抗体和半抗原，其结构和活性均不被破坏，并在一定条件下能结合得特紧，可将 AFT B_1 的抗体联结在小柱中，做成免疫亲和柱，用来测定 AFT 的含量。美国已研制出 Aflatest－10 亲和柱的成品，专用于玉米中 AFT 含量的测定，其操作步骤是：称取捣碎混匀的玉米样品 50 g，加入 100mL 60% 甲醇，高速搅拌提取 1min，加入 150mL 水，混匀，通过折叠滤纸过滤。取滤液 5mL，通过亲和柱，此时 AFT 被结合在柱上，用水洗柱 2 次，弃去洗液。准确吸取 1.5 mL 甲醇，在加压下通过亲和柱，此时 AFT 被完全洗脱，收集流出液于清洁干燥的试管中，放在专用荧光计的孔穴中，便可直接读出 AFT 的含量。该法简便省时，结果准确可靠，关键是制备价廉的亲和柱，以便于推广。

六、测定 FAT 的注意事项

1. 样品的采集和制备

由于食品中 AFT 的分布很不均匀，给检验带来较大的困难。因为样品中污染 AFT

的霉粒所占的比例较小，分布又不均匀，有时一颗霉粒比很多颗正常颗粒所含的AFT总量都多，为了避免取样带来的误差；必须取大样，将大量样品粉碎，混合均匀，才有可能得到相对可靠的结果。因此，采样必须注意：①根据规定采取有代表性的样品；②检验局部发霉变质的样品，应单独取样检验；③每份分析用的样品应由大样粉碎并连续多次分样缩减成至少1～2kg，全部粉碎，粮食样品全部通过20目筛孔，花生样品通过10～20目筛孔。花生油、花生酱等样品取样时应搅拌均匀。

对于成批大样的采取，美国对花生的采样方法是有实际意义的，其作法如下，对成批样品每批取三份大样，每份22kg，先取第一份按制备样品作平行测定，两次测定的平均结果若在16ppb以下则认为AFT检验合格；如在75ppb以上，则认为不合格；这两种情况都可不作第二份大样测定；若结果在16～75ppb之间，则应作第二份大样测定。

第二份大样作法同第一份大样。第二份大样测得的数据和第一份大样测得的数据，即4个测定值的平均值若在22 ppb以下，认为合格；若在38 ppb以上，认为不合格；这两种情况均不再作第三份大样；如果结果在22～38ppb之间，则应作第三份大样的测定。三次数据是包括一、二次数据共6个测定值的平均值，若平均值在25ppb以下认为合格；若在25ppb以上，则为不合格。

2. AFT B_1 标准溶液的配制

先配一标准贮备液，即称取1mg AFT B_1 标准品，用苯—乙腈（98∶2）溶解，并稀释至100mL，然后用黑纸包好放在冰箱中保存。此溶液的近似浓度为10μg/mL。其准确浓度应在紫外分光光度计上进行标定。即于AFT B_1 的最大吸收波长346 nm处，测定该溶液的吸光度，当吸收液厚度为1cm时，其吸光度为：

$$A=\varepsilon C=\varepsilon\frac{\text{mg/Mr}}{\text{mL}}=\varepsilon\frac{\mu\text{g/（Mr}\times1000)}{\text{mL}}=\varepsilon\frac{\mu\text{g}}{\text{mL}\times\text{Mr}\times1000}$$

$$\text{AFT B}_1\ (\mu\text{g/mL})=\frac{A\times\text{Mr}\times1000}{\varepsilon}$$

式中：A——测得的吸光度值；

Mr——AFT B_1 的相对分子质量（312）；

ε——AFT B_1 在苯—乙腈（98∶2）溶剂中的摩尔吸光系数19 800。

其他AFT的相对分子质量、最大吸收波长和摩尔吸光系数见表21-11。

表21-11　AFT的一些数据

AFT的名称	相对分子质量	最大吸收波长（nm）	摩尔吸光系数（ε）
B_1	312	346	19 800
B_2	314	348	20 900
G_1	328	353	17 100
G_2	330	354	18 200
M_1	328	345	17 450
M_2	330	346	18 950

必须指出同一种 AFT 在不同的溶剂中和在不同的波长下其 ε 是不同的。例如，以苯—乙腈（98∶2）为溶剂，在 346nm 处其 AFT B_1 的 ε 为 19 800；若以甲醇为溶剂，在 265nm 处，其 ε 为 12 400。若在 361nm 处，则为 21 900。所以，在查表时应注意条件，否则将导致错误。如果紫外分光光度计不标准，应乘一校正因子 *CF*，此时上式应改为：

$$\text{AFT } B_1\ (\mu g/ml) = \frac{A \times Mr \times 1000 \times CF}{\varepsilon}$$

仪器的校正因子 *CF*，可用重铬酸钾标准溶液来确定。因为重铬酸钾易制得纯品，又很稳定，它在 0.009mol/L 硫酸溶液中的摩尔吸光系数为 3 160，根据 $A=\varepsilon C$，$\varepsilon = A/C$，配制三种不同浓度的重铬酸钾溶液（1×10^{-4} mol/L、2×10^{-4} mol/L、4×10^{-4} mol/L），分别于 346nm 波长处测其吸光度，计算 ε，然后取平均值，再根据 $CF=3160/$平均 ε，便求得校正因子。如果 $CF>0.95$ 或 <1.05，可不作校正，不会引起较大误差；如果 *CF* 相差大，才要乘该校正因子。

用已知准确浓度的 AFT B_1 标准贮备液，以苯—乙腈（98∶2）稀释成 0.2μg/mL 和 0.04μg/mL 的 AFT B_1 标准使用液，供定位和测定用。

3. 实验过程中的防护

由于 AFT 是强致癌物质，使用时应特别小心，应严格按以下规定进行实验操作和实验后的洗消工作：

（1）实验过程中应戴口罩；配标准液时应戴外科手套，并严防散落于实验台上。

（2）取标准液和样液严禁用口吸。

（3）若衣服被污染时，可用 50 g/L 碳酸钠或次氯酸钠溶液浸泡 15～30min，再用清水洗净。

（4）散落于实验台上或仪器上的 AFT，可用 50g/L 的次氯酸钠溶液洗消。

（5）对剩余的阳性样品液，应先用次氯酸钠溶液处理后再倒指定的地方。

（6）当皮肤被污染时，可用次氯酸钠溶液搓洗后，再用肥皂水洗净为止。

（7）离开实验室之前，可在紫外光灯照射下检查，是否还有消毒不彻底的部位，如有，则再用 50g/L 次氯酸钠溶液消毒。

第十节　黄曲霉毒素在食品中的污染调查

AF 在食品中的污染波及世界各地，而以气候湿热地区污染严重。被污染的食品主要为粮油类食物。其中以花生、玉米和棉子最易受污染，含毒量往往很高。60～80 年代 12 个国家调查的结果，花生阳性率为 0.9%～50%，平均含毒素量为 25～1 000ng/g，含毒量最高的样品达 25 000ng/g。玉米的阳性率为 3.5%～73%，平均含毒量为 5～400ng/g，最高含毒量为 12 500ng/g。棉子的阳性率为 6.5%～8.6%，平均含毒量为 30～211ng/g，最高含毒量为 387ng/g。

现将近几年报道的 AFB_1 污染调查的结果综合列于表 21-12。

表 21-12　各国粮油食品中 AFB_1 的污染调查

样品种类	采样地区	采样年限	检样数	阳性数（%）	含毒量（ng/g）	参考文献
花生及制品	尼日利亚	1988	32	31（98.7）	19～455	Akano 等（1990）
	叙利亚	1990	7	3	0.4～2.7	Haydar 等（1990）
	冈比亚	—	18	—	18～943	Hudson 等（1992）
	中国广西	1992	65	36（55.6）	平均 11.1	张镝等（1996）
玉米	丹麦	1987～1988	197	6（3.0）	5～174	Modsen 等（1990）
	美国（乔治亚州）	1991	28	27（96.0）	平均 72	Chamberlain 等（1993）
	中国广西	1992	125	20（15.6）	10	张镝等（1996）
大豆	埃及	—	100	35（35.0）	3～35	Elkadg 等（1993）

由表 21-12 可以看出，近年来 AFB_1 对粮食油类食品的污染与 70～80 年代初期相比，污染率明显下降，样品含毒量也普遍降低。但不少地区的花生及其制品和玉米中 AFB_1 的污染仍超过限量标准。因此，AFB_1 的污染仍是一个值得重视的食品卫生问题。

除主要粮油食品外，有的人还调查了其他食品中 AFB_1 的污染，兹列表于 21-13。

表 21-13　黄曲霉毒素在其他食物中的污染调查

采样地区	食物种类	检样数	阳性数（%）	含毒量（ng/g）	参考文献
南非	酒花	211	82（38.9）	1.1	Trinder（1988）
	啤酒	150	8（5.3）	0.05～0.1	Trinder（1988）
捷克	麦芽	42	9（21.4）	1～20	Fukal（1990）
	啤酒	34	0	<1ng/g	Fukal（1990）
埃及	肉饼及午餐肉	150	11（7.3）	4～150	Aziz（1995）
	胡椒	100	8（8.0）	22～35	Aziz（1995）
叙利亚	干无花果	4	2	2.5～11.8	Haydar（1990）
瑞典	无花果	1	1	289	Steiner（1988）
	无花果酒	1	1	22.1	Steiner（1988）
瑞士	无花果（进口货）	5	5	0.4～37.0	Moeller（1991）

由表 21-13 可见除粮油以外的食物也常被 AF 污染，但普遍较轻。值得注意的是作为酒原料的无花果污染 AF 较普遍。Steiner（1988）用荧光法选出带亮黄绿荧光的无花果 62 个，分别进行测定，结果 41 个阳性（占 66.1%），其中 12 个含 AFB_1 量竟高达 1 000～10 000ng/g。Moeller（1991）证明用含 AFB_1 的无花果所制出的酒，其含毒浓度为原料毒素浓度的 10%。Sharman 等（1994）测定 200 份无花果样品，66 份（33%）AFB_1 阳性，平均含量为 15ng/g，最高含量达 227ng/g。

中国学者观察到中草药由于保存不当而致发霉的现象较普遍，因此对中药进行了 AF 的测定。杜平华等（待发表）用 ELISA 法分析了 305 份中药，包括中药材、中成药和片剂。结果列于表 21-14。

表 21-14　中药材及各类制剂中 AFB_1 测定结果（1992）

样品种类	检样数	阳性数（%）	含毒量范围（ng/g）
中药材	45	17（38.7）	30～130
丸剂	150	24（16.0）	24～140
冲剂	45	2（4.4）	40
片剂	37	0（0）	
含豆豉曲类丸剂	28	17（60.7）	20～140
总计	305	60（19.7）	20～140

测定 305 份中药材和中成药，AFB_1 阳性率达 19.7%。特别是含豆豉曲类丸剂，阳性率达 60.7%，有的含量高达 140ng/g，这类药部分经过发酵，发酵可能是污染的环节。片剂和冲剂污染轻。可能是经提取达到了去毒的效果。

第十一节　黄曲霉毒素最高允许量标准

AF 为剧毒物和强致癌物，不少国家都制定了食品中 AFB_1 的最高允许量标准。1975 年世界卫生组织建议食品中 AFB_1 标准量定为 15ng/g，美、英、法、德、加拿大、丹麦、比利时、意大利、瑞典、波兰、挪威、日本、以色列、印度、马来西亚等国根据自己的国情制定了 AFB_1 最高允许量标准。大多数国家食品中 AFB_1 的限量标准为 0～25ppb；饲料中 AFB_1 限量标准为 20～700ppb（刘兴玠，1990）。

我国为制定 AF 食品卫生标准，于 1972～1974 年用统一方法对 22 个省、市、自治区的 2 万多份粮油食品测定了 AFB_1 的含量，并取得 AF 诱发肝癌的我国自己的动物实验数据，以大鼠实验的终生致癌剂量（450μg/kg）计算出人的无作用剂量，应每人每天＜0.012μg/kg。以上实验结果说明食品中含有极微量的 AFB_1 对人体也是不安全的。综合以上普查和毒理实验结果，参考各国的标准，于 1975 年提出 AFB_1 最高允许量试行标准，经过几年的试行，于 1978 年 5 月 1 日颁布执行，见表 21-15（刘兴玠，1990）。

表 21-15　我国食品中黄曲霉毒素允许量标准

食品种类	黄曲霉毒素 B_1 允许量标准
玉米	20ppb
花生及其制品	20ppb
大米	10ppb
食用油	10ppb
其他粮食、豆类及发酵食品	5ppb
婴儿代乳食品	不得检出

以上限量标准虽不是安全的剂量水平，但在实际工作中，要做到使人不致食用高出此标准的食物，也还需付出很大的努力。也就是要加强防霉去毒工作，使食品中不含毒或少含毒。此外，需要建立更为简便、易于推广基层的测定方法，使食品卫生监督工作能有效地执行，以保障人民的健康。

（刘兴玠　高志贤）

参考文献

[1] Lancaster, M. C. Jenkins. F. P. Philp, J. M. Nature, 1961, 192: 1095～1096.

[2] 胡文娟（孟昭赫等主编）. 真菌毒素研究进展. 北京：人民卫生出版社，1979. 144～154.

[3] 刘兴玠，尹秀英，李玉伟，等. 我国各地区食粮中黄曲霉菌株产毒性能的调查研究. 中国医学科学院学报，1981，3 (4)：266～269.

[4] Gabal, M. A., Hegazi, S. A., Hassanin, N. Afatoxin production by A. flavus fiddisolates. Vet. Hum. Toxicol, 1994. 36(6): 519～521.

[5] 胡文娟，魏润蕴，韩玉莲，等. AFM_1 的简易制备方法及我国菌株中 AFM_1 的测定. 卫生研究，1980，9 (3)：20～23.

[6] 广西畜牧兽医研究所. 猪黄膘病的调查，黄曲霉毒素的防霉去毒学术会议资料，广西南宁. 1978.

[7] Cockcroft, P. D. Sudden death in dairy cattle with putative Acute aflatoxin B_1 Poisoning. Vet. Rec., 1995, 136 (10): 248～250.

[8] 刘兴玠（孟昭赫等主编）. 食品卫生检验方法注解. 北京：人民卫生出版社，1990. 434～443.

[9] Busby, W. F., Wogan, G. N., Searle, C. E. Chemical Carcinogens, Washington DC. American Chemical Society, 1984, 945～1134.

[10] MeCann, J., Choi, E.. Y amasaki, E., Proc, Natl. Acad. Sci. U. S. A., 1975, 72: 5135～5139.

[11] Gold. L. S. Sawyer, C. B., Magaw, R., *et al*. A carcinogenic potency datahase of the standardized results of animal bioassays, Environ, Health Perspect., 1984, 58: 319～322.

[12] 杨恩孚，于守洋，宋圃菊（孟昭赫等主编）. 真菌毒素研究进展. 北京：人民卫生出版社，1979，109～124.

[13] Zhu, J. Q., Zhang, L. S., Hu, X, *et al*. Correlation of dietary flatoxin B_1 levels with excretion of Aflatoxin M_1 in human urine. Cancer Res, 1987, 47 (7): 1848～52.

[14] Fukal, L., Sora. Z. The occurrence of aflatoxin in eggs. Vet, Med. Praha, 1988, 33 (11): 675～681.

[15] Rasmussen, G., *et al*. Publikation Levnedsmiddelsty－relsen, 1988, 165: 28.

[16] Fukal, l., Brezina, P. Deutsche Lebensmittel Rundschau, 1990, 86 (9): 289～291.

[17] 孔忠富，舜英，胡文娟，等. 几种动物性食品中 AFM_1 污染调查及预防措施的研究. 食品卫生学进展，1985，3 (2)：68～73.

[18] 胡卓汉，等. 上海市区婴儿黄曲霉毒素 M_1 摄入量调查. 上海第一医学院学报，1985，12 (1)：36～40.

[19] 刘兴玠，李秀芳，温世凡，等. 应用 ELISA 直接竞争法测定奶粉中黄曲霉毒素 M_1. 卫生研究，1992，21 (5)：249～251.

[20] Ven Edmond H. P. Mycotoxins in Dairy Products. New York: Elsevier Science Publishing Co. Inc, 1989. 19～22.

[21] 中华人民共和国标准. 北京：中国标准出版社，1988，GB9676-88.

[22] 殷蔚申，张耀东，吴小荣，等. 我国饲料中真菌和真菌毒素. 中国粮油学报，1992 (2)：32～37.

[23] 周宗灿（徐厚恩主编）. 卫生毒理学基础. 北京：北京医科大学出版社，1991. 107～120.

[24] Compbell, T. C., Chenl J., Brun, T. A. Aflatoxin and liver cancer. Lancet, 1990, 335 (8698): 1165.

[25] Stoloff. L. Aflatoxin is not a probably human carcinogen: the published evidence is sufficient, Regul. Toxicol. Pharmacol, 1989, 10 (3): 272～283.

[26] Ankrah，N. A.，Rikimaru，T. Ekuban，F. A. Observations on AFS and the liver status of Ghanaian subjects. East Afr. Med.，J.，1994，71（11）：739～741.

[27] 严瑞琪．黄曲霉毒素的危害及预防，广西医学院学报，1977，（3）：44～70.

[28] 张丽生，等．黄曲霉毒素 B_1 与扶绥肝癌关系的流行病学研究．广西医学院学报，1990，7（3）：12～16.

[29] Shank，R. C. Wogan，G. N. Dietary aflatoxins and hunan liver cancer. Cosmet. Toxicol.，1972，10：61～69.

[30] Peers, F. G., Gilman, G. A., Linsell, C. A. Dietargy Aflatxins and human liver cancer. Int. J. Cancer. 1976, 17(2): 167～176.

[31] Peers，F. G. Linsell，C. A.，*et al*. Brit. J. Cancer，1976，27：473～484.

[32] Peers，F. G.，Bosch，X.，Kaldor，J.，*et al*. Aflatoxin exposure，hepatitis B virus infection and liver cancer in Swaziland，Int. J. Cancer，1987，39（5）：545～553.

[33] 俞顺章，成克强，染任祥，等．AFB_1 与原发性肝癌关系的研究．中华预防医学杂志，1992，26（3）：162～164.

[34] 涂文升，刘宗河，莫林华，等．广西肝癌高低发区儿童摄入 AFB_1 与尿中排出 AFM_1 关系的研究．中华预防医学杂志，1993，27（4）：218～220.

[35] 胡文娟，丁正荣，等．广西肝癌高发区人群尿中黄曲霉毒素 M_1 排出量的调查．卫生研究，1981，10（2）：152～154.

[36] 邬少明，等．北京及启东居民尿 AFM_1 排出水平的研究．中华肿瘤杂志，1984，6（3）：163～166.

[37] Wild，C. P.，Pionean，F. A.，Montesano. R.，*et al*. Aflatoxin detected in human breast milk by immunoassay，Intl. J. Cancer，1987，40：328.

[38] Saad，A. M.，Abcldgadir，A. M.，Moss，M. O. Exposure of infants to AFM_1 from mother' s breast milk in Abu Dhali. UAE，Food Addit. Contam.，1995，12（2）：255～261.

[39] Wogan，G. N. 黄曲霉毒素与 DNA 加成物的形成及致癌机理．食品卫生学进展，1983，1（1）：56～64.

[40] Groopman，J. D.，Zhu，J. Q.，Donahue，P. R.，*et al*. Molecular dosinetry of urinary afflatoxin-DNA adducts in people living in Guangxi Autonmous Region. P. R. C.，Cancer Res. 1992，52（1）：45～52.

[41] Wild，C. P.，Garner，R. C.，Montesano.，R.，et al. AflatoxinB_1 binding to plasma albumin and liver DNA upon chronic administration to rats. Carcinogenesis（Lon.），1986，7：853.

[42] Wild，C. P.，Jiang，Y. Z.，Sabbioni，G.，*et al*. Evaluation of methods for quantitation of Aflatoxin-albumin adducts and their application to thman exposure assessment. Cancer Research，1990，50：245.

[43] Wild，C. P. Rasheed，F. N.，Jawla，M. F. B.，*et al*. In—utero exposure to aflatoxin in West Africa [letter]. Lancet，1991，337（8757）：1602.

[44] Wild，C. P.，Fortuin，M.，Donato，F.，*et al*. Aflatoxin liver enzymes and bepatitis B virus in fection in Gambian children. Cancer Epidemiol. Biomarkers Prev.，1993. 2（6）：555～561.

[45] Diallo，M. S.，Sylla，A.，Sidibe，K.，*et al*. Prevalence of Exposure to AFB_1 and HIV B，HIV C in Guinea. West Africa，Nat. Toxins 1995，3（1）：6～9.

[46] Bressac，B.，Kew，M. Wands，J.，*et al*. Selective G To T mutations of p53 gene in hepttocellular carcinoma from southern Africa. Nature，1991，350（6317）：429～431.

[47] Hsu，I. C.，Hetcalf，R. A.，Sun，T.，*et al*. Mutational hotspot in the p53 gene in human hepatocellular carcinomas. Nature，1991，350（6317）：427～428.

[48] Ozturk，M.，Bressac. B. P53 mutation in hepatocellular carcinoma after aflatoxin exposure. Lancet，1991，338 (8779)：1356～1359.

[49] Aguilar，F.，Harris，C. C.，Sun，T.，*et al*. Geographic Variation of P53 mutational profile in non-analguant human liver. Science，1994，264 (5163)：1317～1319.

[50] De-Benedetli，V. M.，Welsh，J. A.，Trivers，G. E.，*et al*. P53 is not mutated in hepatocellular carcinomas from Alaska Natives. Cancer Epidemiol. Biomurkes Prev，1995，4 (1)：79～82.

[51] Volkman，M.，Hofmann，W. J.，Muller，M.，*et al*. P53 overexpression is frequent in European hepatocellular carcinoma and largely independent of the codon 249 hot spot mutation. Oncogene，1994，9 (1)：195～206.

[52] Ng. I. O.，Srivastava，G.，Chang，L. P. *et al*. Over expressior and point mutation of p53 tumor suppressor gene in hepatoce llular carcinomas in HongKong Chinese people. Cancer，1994，74 (1)：30～39.

[53] 刘兴玠（孟昭赫等主编）. 真菌毒素研究进展. 北京：人民卫生出版社，1979，125～143.

[54] 中国医学科学院食品卫生检验所等. 食品中毒曲霉毒素的薄层层析测定法. 中华预防医学杂志，1979，13：114.

[55] 中国医学科学院食品卫生检验所等. 食品中黄曲霉毒素的微柱层析测定法. 中华预防医学杂志，1978，12 (1)：54～56.

[56] 池凤. 高效液相色谱法测定粮油食品中黄曲霉毒素. 中华预防医学杂志，1988，22 (5)：299～301.

[57] Chu，F. S.，Hsin. M. T. S.，Sun，F. Preparation and Characterization of AFB_1-O-carboxymethyamine. JAOAC，1977，60 (4)：791～794.

[58] 李秀芳，温世凡，罗三云，等. 黄曲霉毒素 B_1 抗体的制备研究. 卫生研究，1989，18 (4)：31～33.

[59] 孙宗棠，等. 抗 AFB_1 的单克隆抗体及其应用潜力. 中华肿瘤杂志，1983，5 (6)：401～404.

[60] Wogchik，N. A.，Hinsdill，R. D.，Chu，F. S. Production and character－iration of monoclonal antibodies against aflatoxin M_1. Appl. Environ，Microbiol，1984，48 (6)：1096～1099.

[61] 李秀芳，刘兴玠，胡霞，等. ELISA 法测定玉米中 AFB_1 的研究. 卫生研究，1987，16 (1)：29～31.

[62] Morgan，M. R. A.，Kang，A. S.，Chan，H. W. S. Aflatoxin determination in peanut butter by enzyme－linked immunosorbent assay. J. Sci. Food Agric.，1986，37：908.

[63] 刘滨磊，刘兴玠，李秀芳，等. ELISA 间接竞争法测定食品中的黄曲霉毒素 B_1. 卫生研究，1990，19 (4)：28～32.

[64] 聂晶，刘滨磊，刘兴玠，等. ELISA 间接竞争法测定 AFM_1 的研究. 中华预防医学杂志，1993，27 (4)：233～234.

[65] Pesta，J. J.，Lee，Y. K.，Harder，W. O.，*et al*. Comparison of a radio－mmunoassay and ELISA for the analysis of Aflatoxin M_1 in milk. J. Assoc. Off. Anal. Chem，1981，64：294.

[66] Akano，D. A.，Atanda，O. O. The present level of aflatoxin in Nigerian groudnut cake. Letter's in Applied Microbiology，1990，10 (4)：187～189.

[67] Haydar，M.，Benelli，L.，Brera，C. Occurrence of aflatoxims in Syrian foods and foodstuffs：a preliminary study. Food Chemistry，1990，37 (4)：261～268.

[68] Hudson，G. J.，Wild. S. P.，Zarba，A.，*et al*. Aflatoxins isolated by immunoaffinity chromatography from foods consumed in The Gambia. West Africa，Nat. Toxins，1992，1 (2)：100～105.

[69] 张镝，张靖，刘畅. 1992 年我国部分省市粮油中 AFB_1 污染调查. 中国食品卫生杂志，1996，8 (1)：35～36.

[70] Modsen, B., Rasmussen, G. Aflatoxin B_1, B_2, G_1 and G_2 in m maize, rice, millet, buckwheat, leutils, beans and Similar commodities in 1987 and 1988. Publikation lerenedsmiddelstyrelsen, 1990, 200: 30.

[71] Chamberlain, W. J., Bacon, C. W., Norred, W. P., *et al*. Levels of AFB_1 in corn naturally contaminated with AF. Food Chem. Toxicol, 1993, 31 (12): 995～998.

[72] El kadg, I. A., Youssef, M. S. Survey of mycoflorca and mycotoxins in Egyptian soybean seeds. J. Basic Microbiol, 1993, 33 (6): 371～378.

[73] Trinder, D. W. A survey of aflatoxins in industrially brewed South African sorghum beer and beer strainings. J. of the Institute of Brewing, 1988, 94 (5): 307～309.

[74] Fukal, L., Prosek, J., Rakosova, A. Radiochemical determination of aflatoxin in barley, malt and beer. Monotsschrift fuer Brauwissenschaft, 1990, 43 (6): 212～215.

[75] Aziz, N. H., Youssef, Y. A.. Occurrence of aflatoxins and aflatoxin－producing moulds in fresh and processed meat in Egypt, Food Additives and Contaminants, 1991, 8 (3): 321～331.

[76] Steiner. W. E., Ricker, R. H., Battaglia. R. J. Aflatoxin Contamin－ation in Dried Figs: Distribution and Association with Fuoresconce. Agri. C. Food Chem., 1988, 36: 88～91.

[77] Moeller, T., Nilsson, K. Aflatoxins in fig wines. Var. Foeda, 1991, 43 (2): 111～113.

[78] Sharman, M., Macdonald, S., Sharkey, A. J., *et al*. Sampling bulk consignment of dried figs for AF anglysis. Food Addit. Contan, 1994, 11 (1): 17～23.

[79] 杜平华，王森民，赵鲁青，等．中药材及中成药中黄曲霉毒素的调查及测定方法的研究（待发表）.

第二十二章 麦角及麦角中毒

麦角病是由真菌麦角属（*Claxiceps*）侵袭谷类作物产生的。在这些寄生真菌中黑麦角（*Claviceps purpurea* Fr）Tul 是主要品种，以在寄生植物的子房中形成紫黑色、具有真菌结构的长角菌核为特征。菌核形成时多露出子房外，性状似动物的角，故称麦角（Ergot）。其宿主多为禾本科植物，迄今为止可作为该菌寄生的植物多达 600 多种，且新的菌种和宿主仍不断被发现。世界范围内种植的小麦、大麦、黑麦、大米、小米、玉米、高粱和燕麦 8 种主要谷类作物均可被麦角菌侵染。麦角作为一种有益的药用菌，医学上常用来收缩子宫以促进产程、止血、治疗偏头痛及高血压等；另一方面，麦角也是谷类作物的重要病害，不但能造成谷类减产，人畜误食被麦角污染的粮草后会引起以损害血管、神经为特征的中毒。本文就麦角中毒及麦角污染的流行病学、主要毒素及其化学结构、麦角对人及动物的毒理作用及机理、麦角生物碱的监测、预防麦角中毒的措施等方面进行简要综述。

第一节 麦角中毒的流行趋势

麦角病在世界上许多国家均有发生。最著名的麦角产地是前苏联南部、西班牙北部、波兰、葡萄牙等地，从热带到寒带随着禾本科植物的分布，全世界都有发生。在德国、爱尔兰、法国、比利时和前苏联，多发生黑麦麦角病，而小米麦角病多发生于加拿大、美国、英国等国家，瑞典和阿尔及利亚大麦麦角病较多；此外，墨西哥、秘鲁、印度、美国、哥伦比亚等地也发现玉米麦角病，我国谷类麦角病发病率较低，如河北、新疆、安徽、浙江、江苏、北京等地[4]。据调查，我国小麦麦角污染水平极低，1988 年和 1989 年产小麦麦角最高含量分别为 0.065g/kg 和 0.014g/kg，即比目前国内提出的 100g/kg 的暂订标准（分别为暂订标准的 2/3 和 1/7）为低，也低于世界上某些国家粮食中麦角的允许量标准。因此，降低暂订标准，制定出适合我国国情的小麦中麦角允许量标准实属必要。

第二节 麦角中毒的流行病学

麦角中毒是最早为人们熟知的是真菌毒素中毒症。对人类造成了严重危害的麦角中毒发生于公元前 430 年到 18 世纪的欧洲大陆[6,7]。当时人们因食用被麦角严重污染的黑麦而发生了麦角中毒，成千上万的人为之丧生、致残。据记载，10～18 世纪，麦角中毒患者的平均病死率为 10％～20％[1]，在某些情况下会更高，危害十分严重。进入 20 世纪，虽然对麦角中毒采取了一系列预防措施，但中毒事件仍不断发生。1951 年法国 Pont St. Esprit 城镇暴发了一起因食用污染了麦角的黑麦而引起的麦角中毒[1]，中毒患者达 200 多人，其中 4 人死亡，许多人留有神经系统后遗症或残废。最近 20 年各地仍有麦角中毒的报道，1975 年印度西部 Rajasthan 省的居民因食用污染了麦角的珍珠粟而中毒[8]；1979 年伊索比亚的 Western Wollo 村的村民食用感染了麦角菌的野生燕麦，也发生了坏疽型麦角中毒[9]。麦角中毒的暴发与进食特定的粮食有关，不传染，抗生素等药物对其疗效甚小或无效。麦角中毒在日照时间短、土地贫瘠、以生产粮食为主的地区比土地肥沃、自然资源丰富、生活水平较高的地区多见。这是由于贫困地区往往粮食供应不足，特别是 7 月下旬至 8 月上旬，日照时间以冬麦为主的地区，正值青黄不接，农民常食用前一年从优质粮中剔除的，富含麦角的劣质粮食或将麦收时落在地上的麦穗捡来食用，而这些麦穗中常含有麦角，因此这些地区的麦角中毒多发生于麦收前后。人和动物的麦角中毒在我国未见报道，但麦角对我国人民健康的潜在危害依然存在。以小麦为例，尤其在最近十几年里，我国进口的小麦中不断有麦角检出，如 1982 年在天津、大连、秦皇岛等港口入关的加拿大、美国产小麦约 20 万吨被麦角严重污染；1983 年在天津、大连、广州等地进口的近 14 万吨加拿大小麦麦角污染严重；1987 年在天津进口的小麦也发现麦角含量超标。上述小麦麦角含量不仅远远超过我国暂订标准，而且大大超过出口小麦麦角的允许量标准。进口小麦中麦角含量如此之高，不仅危害消费者的健康，更为严重的是国家花大量外汇购入了麦类麦角病的污染源，必将贻害无穷。

第三节 麦角的特征及其毒素的化学结构

一、麦角的一般特征

不同的麦角菌产生的麦角大小各异，长度由 0.3～8cm，直径 1～7mm 不等，重量也不一。据 Deufel[10] 报道，100 个二倍体黑麦麦角重 8.2g，而同等数量的四倍体黑麦麦角重 24.5g。麦类麦角外观呈黑色或暗紫色，麦面有纵沟及横裂纹，形状不规则，有的呈香蕉状、圆球形、椭圆形，还有的呈纺锤形、棒状、牛角状、无麦类的正常结构。剖面中间灰白，边缘暗紫，质脆易断裂。

二、麦角毒性成分及其化学结构、性质

麦角成分复杂，除含蛋白质、脂肪、糖、矿物质和色素外，主要含有一组具有药理学活性并能引起人畜中毒的生物碱，即麦角碱（ergot alkaloids）。麦角碱是一类物质的总称，按其溶解性可分为水溶性麦角碱和非水溶性麦角碱，除麦角新碱易溶于水外，其他麦角碱均不溶于水；按其化学结构可将麦角碱分成两大类，即棒状菌素生物碱（clavine alkaloids）和麦角酸及其衍生物类生物碱（lysesrgicacide）。棒状菌素生物碱是野草感染麦角菌产生麦角中的主要生物碱；而麦角酸及其衍生物类生物碱是麦类麦角中主要生物碱成分，后者又分麦角酸、简单的麦角酸酰胺、肽碱等[11]，而麦角胺（ergotamine）、麦角毒碱（ergotoxin）、麦角新碱（ergometrine）是麦角酸及其衍生物类生物碱的主要成分，其中麦角毒碱又是麦角克宁（ergocnine）、麦角克碱（ergocristine）、麦角隐亭（ergocryptine）的混合物。两类麦角生物碱都是吲哚的衍生物。

麦角碱为白色结晶，具有碱的一切化学性质，与酸反应生成盐，对热不稳定，见光易分解，在紫外灯下发蓝色荧光且随光照时间的延长其荧光强度减弱；其特异性反应是与对二甲氨基甲醛反应生成蓝色溶液，以此作为比色分析的指示反应。

麦角总碱含量范围约 0.01%～0.5%，碱多集中分布于外层，越靠近中心含量越低。不同的麦角菌产生麦角大小不同，含碱量不一，一般体积大的麦角较体积小者含碱量高；

同一种菌在不同宿主上产生的麦角大小不一，含碱量各异，此外麦角中碱的含量与宿主体内的含氮量有关，宿主体中含氮量高，所形成麦角中的碱含量也高，反之亦然。其原因可能由于麦角碱分子中的氮必需从宿主体内摄取，因此，一切有利于麦角菌生长及麦角碱合成的条件均使麦角碱的浓度升高[12]。

第四节 麦角对人及动物的毒理作用及中毒机理

麦角对人和动物的毒理作用按生物碱作用部分分为中枢性和外周性；按中毒后的临床表现分三型，即痉挛型、坏疽型和混合型麦角中毒。

痉挛型麦角中毒（convulsive ergotism），该种类型麦角中毒流行于北欧和前苏联一带，最早发生于16世纪末，主要表现为胃肠道及神经系统的症状。轻型痉挛型麦角中毒以感觉疲劳、头昏、四肢无力、胸闷和胸痛为特征，有时出现腹泻，伴有或不伴有呕吐，常持续数周。常见的早期症状是周身刺痛感，许多病人主诉手脚麻木，几周后出现随意肌的疼痛性抽搐和肢体痉挛。痉挛从指趾开始，逐渐向身体的上部扩展。其他肌群如面部、声带、食管、膈肌等也可能受侵发生痉挛，严重的病例出现周身剧烈的疼痛性、阵发性肌肉痉挛，发作时常持续几分钟到几小时不等。中毒患者病死率达10%～20%，幸存者多留有智力障碍等神经系统后遗症。上述体征是麦角对中枢神经系统的毒性作用的结果。麦角对中枢神经系统的毒性作用主要是麦角碱能激活脑内的多巴胺受体[11]，引起多巴胺神经元活性增强，而多巴胺递质系统多集中于大脑的黑质－纹状体、中脑边缘系统和结节漏斗部。多巴胺对纹状体内神经元主要起抑制反应，从而解除纹状体对苍白球的抑制作用，因而苍白球对脊髓前角运动细胞的抑制机能增强，产生供给失调，肌张力降低，随意肌发生痉挛等。慢性运动实验结果表明，麦角使大鼠出现盲目地、不自主地、无节奏地快速运动、翻转过多、狂躁不安、易激惹等现象[13]。

坏疽型麦角中毒（gangrenous ergotism），在人类中，坏疽型麦角中毒主要发生于9～14世纪的法国及地中海一带[1]，当地人们多食用黑麦面包，如黑麦被麦角污染，食用后即可引起中毒。粮食检验与医学统计相关关系的结果麦明，粮食中若含1%以上的麦角时即可引起中毒，若麦角含量达7%时可引起致命性中毒[1]。坏疽型麦角中毒的特征为中毒初期四肢忽冷忽热，发热时伴有灼烧般疼痛，当时人们认为是圣火燃烧所致，故此病又谓圣火（holy fire）。此后患者四肢麻木，温度感、痛觉、触觉消失，皮肤发黑、皱缩、干瘪变硬，似干树皮一样，即所谓干性坏疽，此后坏疽部分慢慢脱落。随病情的发展及麦角的不断摄入，坏疽继续向身体上部扩展。中毒严重的病例病情进展快，肢体突然出现剧烈的疼痛和坏疽，坏疽部分往往从关节部位自行脱落，常常不伴有出血。坏疽的范围不等，指趾甚至整条肢体均可发生坏疽，内脏有时也会出现坏疽。如孕妇发生坏疽型麦角中毒，除出现肢体坏疽外还可引起流产[1]。坏疽原因是麦角碱不仅直接作用于血管壁平滑肌引起血管收缩，而且还能降低中枢神经系统血管舒缩中心的活动，刺激中脑，特别是下丘脑交感神经元，使交感神经支配的器官活动加强，肢端末梢血管收缩，组织供血不足，导致干性坏疽。

混合型麦角中毒的临床表现兼有痉挛型和坏疽型麦角中毒的特点。

动物摄取被麦角污染的饲料后，其毒性作用取决于动物的种属、麦角的种类、含有麦角总碱及各种麦角碱的百分比、麦角的摄入量、暴露时间的长短、外界环境等[13～15]。寒冷潮湿的气候促进中毒的发生。不同种类的麦角碱急性毒性的 LD_{50} 不一，麦类麦角中几种常见麦角碱对不同动物的 LD_{50} 见表 22-1。

表 22-1　麦类麦角中几种常见麦角酸类生物碱的 LD_{50}(mg/kg)[11]

碱	动物种属	给药途径	LD_{50}
麦角新碱	小鼠	静脉注射	160
		皮下注射	370
		口　服	460
	大鼠	静脉注射	120
		口　服	670
	兔子	静脉注射	3.2
		口　服	27.8
	鸽子	静脉注射	38
麦角胺	小鼠	静脉注射	265
		皮下注射	>1000
		口　服	1300
	大鼠	静脉注射	38
		皮下注射	200
		口　服	3200
	兔子	静脉注射	3.6
		皮下注射	6.6
		口　服	550
	鸽子	静脉注射	0.88
		口　服	340
麦角星	小鼠	静脉注射	33.5
	大鼠	静脉注射	30
		皮下注射	7200
	兔子	静脉注射	1.23
		皮下注射	0.7
麦角克碱	小鼠	静脉注射	110
	雄性大鼠	静脉注射	6.4
	雌性大鼠	静脉注射	150
	兔子	静脉注射	1.9
	猫	皮下注射	3.0
麦角隐亭	小鼠	静脉注射	210
	大鼠	静脉注射	49
	兔子	静脉注射	0.78
麦角克宁	小鼠	静脉注射	275
		口　服	2000
	大鼠	静脉注射	95
		皮下注射	>500
		口　服	>500
	猫	皮下注射	30

由表 22-1 可知，麦类麦角中几种主要麦角碱的毒性范围较宽，在几种常用试验动物中，家兔最敏感，各种麦角碱的 LD_{50} 为 0.7～27.8mg/kg。

进食受麦角污染的饲料引起动物中毒，许多国家早有报道[16]，动物麦角中毒的体征包括进食量下降、体重减低、坏疽、流产、痉挛、过敏、瘸腿、供给失调、有激惹现象、生育力降低等。慢性动物实验结果表明[12]，雌性大鼠较雄性大鼠对麦角敏感，给雄性大鼠250mg/kg剂量的麦角灌胃3个月，结果实验组大鼠睾丸/体重之比高于对照组，而雌性大鼠子宫/体重之比低于对照组。麦角能使大鼠肝细胞胞浆深染、核固缩、核仁消失，肝细胞呈散在性、坏死性改变，且有正相关的剂量—反应关系。可能由于麦角在肝脏代谢过程中产生一系列有害物质使肝细胞受损所致[13]。OsvaldoM等[17]报道，用合成麦角碱的中间产物2-溴-2-麦角隐亭在体内外与人及兔子淋巴细胞共培养，未发现淋巴细胞染色体结构改变及细胞姐妹染色单体交换率增加，因此麦角碱的诱导作用有待于进一步研究。

第五节　麦角生物碱的监测

目前常用以下几种方法检测谷物及其碾磨制品中的麦角及其生物碱含量：[1,11,18,19]

(1) 颜色反应和简单的比色法；

(2) 麦角碎片的显微镜下检测；

(3) 麦角总碱含量的化学分析（包括荧光法、光密度法及比色法）；

(4) 麦角色素含量的测定；

(5) 麦角生物碱的定量分离（常用柱色谱和结晶、纸色谱、薄层色谱、气粗色谱和高效液相色谱）；

(6) 确定谷类制品中麦角碱对实验动物的生物学作用。

本文介绍一种常用的麦角总碱含量的测定和目前选用的用来定量分离麦角生物碱的方法，即薄层色谱法和高效液相色谱法。

一、麦角总碱含量的测定

目前测定麦角总碱含量最常用的方法为Van Urk建立，后由Michelon和Kelleher发展的Van Urk法，我国也有人利用该法测定麦角总碱含量[20]。其原理是麦角总碱在强酸性条件下(常用硫酸)与显色剂对二甲氨基苯甲醛反应生成蓝色溶液进行比色，测得样品中麦角总碱的含量。所测结果包括有活性、无活性麦角生物碱及其水解产物的总和，不能确定各种麦角生物碱在总碱中占的百分比。此外含有吲哚结构的物质和色氨酸等对Van Urk反应可产生干扰。但Van Urk反应目前仍是一种最简单、最灵敏的检测总麦角生物碱的方法之一。

二、各种麦角生物碱的定量分离

1. 薄层色谱法（thin lager chromatography，TLC）

自Rochelmeyer（1958）首次用TLC分离麦角生物碱以来，TLC法已广泛用于麦角生物碱的定量分析[21~25]。麦角生物碱经薄层分离后再进行定量分析的方法有如下几种：

(1) 荧光扫描；

(2) 将薄层板喷显色剂（对二甲氨基苯甲醛）后进行比色法定；

(3) 紫外灯（365nm）下与标准品最低检出量比较进行半定量测定。

上述3种方法中以荧光扫描最灵敏且误差较小。3种方法对样品的预处理过程基本相同，其过程如图22－1[22~24]（避光进行）：

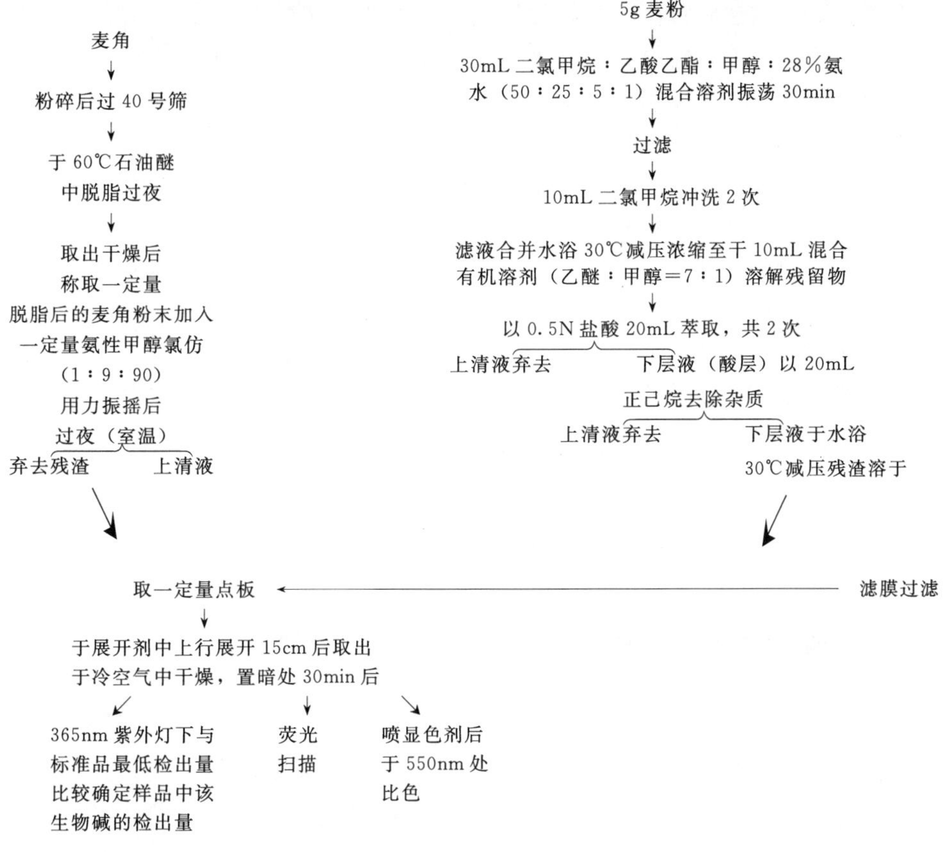
麦角
粉碎后过 40 号筛
于 60℃石油醚
中脱脂过夜
取出干燥后
称取一定量
脱脂后的麦角粉末加入
一定量氨性甲醇氯仿
（1∶9∶90）
用力振摇后
过夜（室温）
弃去残渣
上清液
5g 麦粉
30mL 二氯甲烷∶乙酸乙酯∶甲醇∶28%氨
水（50∶25∶5∶1）混合溶剂振荡 30min
过滤
10mL 二氯甲烷冲洗 2 次
滤液合并水浴 30℃减压浓缩至干 10mL 混合
有机溶剂（乙醚∶甲醇＝7∶1）溶解残留物
以 0.5N 盐酸 20mL 萃取，共 2 次
上清液弃去
下层液（酸层）以 20mL
正己烷去除杂质
上清液弃去
下层液于水浴
30℃减压残渣溶于
滤膜过滤
取一定量点板
于展开剂中上行展开 15cm 后取出
于冷空气中干燥，置暗处 30min 后
365nm 紫外灯下与
标准品最低检出量
比较确定样品中该
生物碱的检出量
荧光
扫描
喷显色剂后
于 550nm 处
比色

图 22-1　测定麦角生物碱步骤

试验所用展开剂种类繁多，常用如下几种体系，异丙醚∶苯∶丙酮∶甲醇∶二乙胺（2∶2∶1∶0. 5∶0. 1)；乙酸乙酯∶庚烷∶二乙胺（5∶6∶0. 005)；苯∶无水乙醇（10∶0. 005)；氯仿∶甲醇（4∶1)；氯仿∶丙酮（95∶5）等。

上述经薄层展开后 3 种定量测定麦角生物碱的方法中，与标准品最低检出量比较荧光强度只能对样品中含有的生物碱进行定性和粗略估计样品中该生物碱的含量，可用于样品的筛选和为进一步精确测定该生物碱的含量提供参考依据；比色测定法虽然操作简单易于掌握，但存在来自仪器、操作者等误差。荧光扫描是测定经 TLC 分离麦角中生物碱的最适宜方法。该灵敏度高，可达 μg/kg 级，精密准确，在反射法直线扫描测定方法中几乎不受薄层板厚度的影响，样品之间的误差极小，荧光强度与样品中生物碱含量存在如下关系：

$I_{EL} \approx I_o（1-10^{-W-D-C}）$

I_{EL}：荧光强度

C：样品浓度（ng/mm^2）

I_O：激发光密度

d：薄层厚度（mm）

W：吸收系数（mm/ng）

实验条件：激发光密度波长 320nm 左右，发射光波长 450nm[22,24]。

2. 高效液相色谱法（high perfomance liquid chromatography，HPLC）

高效液相色谱法是目前检测粮食及其制品中麦角生物碱（特别是有活性的麦角生物碱）以及从麦角碱混合物中分离各种麦角碱的首选方法，常用正、反相系统，其中反相系统能更好地区分鉴别麦角酸二乙胺[25~29]。HPLC 常配合紫外检测器和荧光检测器两种，后者较前者有较高的灵敏度和选择性[29]。因为：

(1) 在用荧光检测器分离麦角生物碱时，其他混杂因素（如咖啡因、巴比妥等）不产生色谱峰，因此能确保分析的单一化。

(2) 荧光检测器可用于麦角碱分解产物的估计，而紫外光检测器则无此功能。

(3) 紫外光检测器工作波长 220nm，荧光检测器的激发光波长为 310nm，发射光波长为 400nm[29]。

HPLC 分析麦角生物碱样品的前处理过程如图 22-2（一切操作应避光进行）。

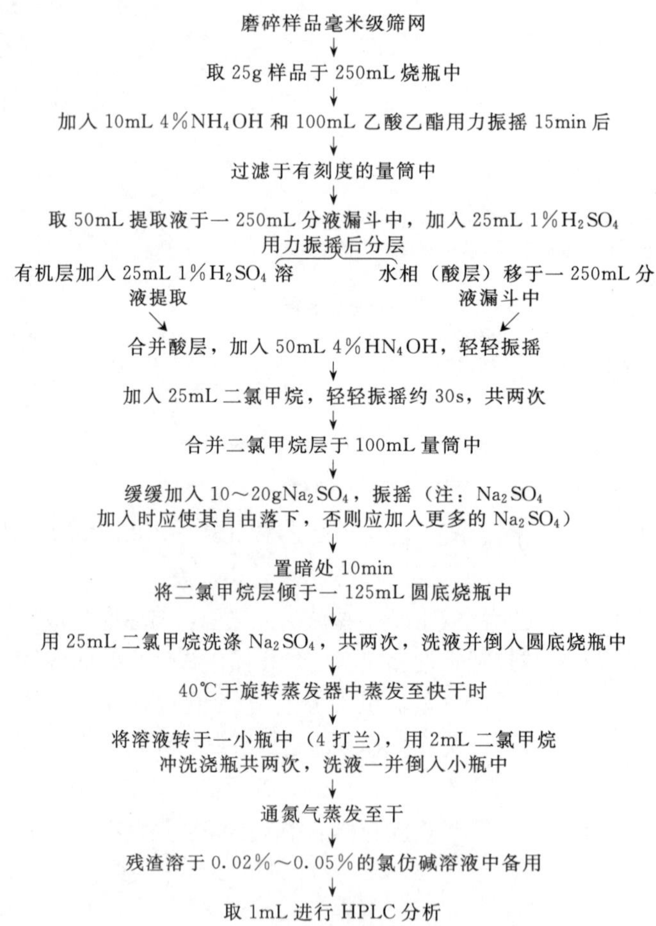

磨碎样品毫米级筛网
取 25g 样品于 250mL 烧瓶中
加入 10mL 4%NH_4OH 和 100mL 乙酸乙酯用力振摇 15min 后
过滤于有刻度的量筒中
取 50mL 提取液于一 250mL 分液漏斗中，加入 25mL 1%H_2SO_4
用力振摇后分层
有机层加入 25mL 1%H_2SO_4 溶液提取
水相（酸层）移于一 250mL 分液漏斗中
合并酸层，加入 50mL 4%HN_4OH，轻轻振摇
加入 25mL 二氯甲烷，轻轻振摇约 30s，共两次
合并二氯甲烷层于 100mL 量筒中
缓缓加入 10～20gNa_2SO_4，振摇（注：Na_2SO_4 加入时应使其自由落下，否则应加入更多的 Na_2SO_4）
置暗处 10min
将二氯甲烷层倾于一 125mL 圆底烧瓶中
用 25mL 二氯甲烷洗涤 Na_2SO_4，共两次，洗液并倒入圆底烧瓶中
40℃于旋转蒸发器中蒸发至快干时
将溶液转于一小瓶中（4 打兰），用 2mL 二氯甲烷冲洗浇瓶共两次，洗液一并倒入小瓶中
通氮气蒸发至干
残渣溶于 0.02%～0.05%的氯仿碱溶液中备用
取 1mL 进行 HPLC 分析

图 22-2　HPLC 分析麦角碱样品的预处理过程

HPLC 法对所用试剂要求皆为分析纯，流动相为磷酸二氢氨-水-乙腈混合液［将 6.6g 磷酸二氢氨（0.05M）溶于 1L 水-乙腈混合液（55：45）中即得］。麦角生物碱的标准液为其相应的甲醇溶液。LC 柱为 15cm×5mm（i.d）的不锈钢柱外包一层 10μm 聚苯乙烯-丁二烯苯橡胶（或十八烷基海拔斯尔合金）。实验过程中记录样品与标准品的保留时间及峰值，通过与标准品的保留时间及峰值比较确定各麦角生物碱及其含量，具体计算公式

如下：

麦角碱（ng/g）样品＝（A×B×C）/（D×E×F）

A：麦角碱标准液的浓度（ng/μL）　　B：标准体积（μL）

C：样品峰高（mm）　　D：标准峰高（mm）

E：样品浓度 g/μL　　F：注射提取液的体积（μL）

（如果样品用 12.5g，则为 0.0125g/μL）

HPLC 法较 TLC 法省时、灵敏、误差小、精密度高，但试验所用仪器、试剂以及对操作人员的技术水平要求较高，实验成本高，因此不利于基层开展。但 HPLC 作为一项检测麦角生物碱最灵敏的方法，目前仍为首选。

第六节　麦角中毒的预防

一、防止麦角菌对农作物的污染

预防麦角中毒的根本措施是消除麦角菌对农作物的污染，因此加强田间管理至关重要。

主要包括以下措施：

（1）清除田周围的杂草和自生麦，消灭野生寄主植物。

（2）不同作物轮作。

（3）选用不带菌核的种子。由于麦角菌核比麦粒大[30]，采用物理筛选或离析器可以剔除 82%的麦角，残留的麦角小颗粒再用对麦种无害的 20%盐水或 30%氯化钾剔除。

（4）清除麦收后留在麦田里的麦角。方法有二，一是将田里的麦角一一捡起来，但这一方法费时费力，行之不易；另一是秋季将土地深耕，把麦角深埋于土中（25～30cm 以下），使菌核不能发芽，不能产生孢子。

（5）选用对麦角菌有抵抗力的农作物品种。

二、制定粮食中麦角的限量标准

粮食检测统计结果表明，粮食中若含 1%的麦角或更多，人食用后可引起中毒；含麦角 7%时，食用后能引起致命中毒[1]。目前世界上许多国家已制定了粮食中麦角的容许量标准。但不同国家对不同种类粮食中麦角的容许量规定不一，有关国家麦类麦角的限量标准见表 22-2。

Ames[31]提出，供人类食用的面粉麦角的容许限量也为 0.05%，前苏联规定面粉中麦角的安全限量也为 0.05%。由表 22-2 可知，我国目前使用的暂订标准即比国内的实际污染水平高（据 1988～1989 年的调查结果），同时也高于某些国家（如英国）小麦中麦角的容许量标准，因此为了保障消费者的身体健康，有必要制定出适合我国国情的麦角容许量标准。

综上所述，目前人类的麦角中毒虽已不多见，但麦角对人类健康的潜在性危害依然存在，特别是动物的麦角中毒仍不断发生，由于许多问题尚未明了，因此麦角中毒不再是一个简单的问题。不同种属的动物或同一种属的不同个体之间对麦角的耐受量如何？不同麦类的麦角对动物的毒性差异，麦类产品在储存加工过程中对麦角潜在性毒性的影响以及麦角毒素的致突变作用等仍有待于进一步探讨。

表 22-2 部分国家麦类麦角的限量标准

国家	麦子种类	限量标准（g/kg）
美国	小麦	3.0
	黑麦	3.0
	黑小麦	1.0
加拿大	小麦[(1)]	0.6
	小麦[(2)] 一级麦	0.1
	小麦[(2)] 二级麦	0.2
	小麦[(2)] 三级麦	0.4
英国	小麦	0.01
保加利亚	小麦	0.2
	黑麦	0.2
德国	黑麦	1.0
前苏联	黑麦	1.5
	大麦	5.0
欧盟	小麦	1.0
	黑麦	5.0
日本	小麦	0.4
中国	小麦[(3)]	0.1

注：(1) 该标准适用于本国食用小麦；

(2) 该标准适用于对外出口小麦；

(3) 我国国产小麦无麦角限量标准，0.1g/kg 为暂订标准，只适用于进口小麦。

（李凤琴）

第二十三章　T-2 毒素

T-2 毒素是一类单端孢霉烯族真菌毒素（trichothecenes）中一个具有代表性的毒素。这一类真菌毒素是由多种不完全真菌（fungi imperfecti）在特定条件下产生的一组化学结构相近的有毒代谢产物。镰孢霉属真菌是这类毒素最重要的来源，故通称其为镰刀真菌毒素，或称镰刀菌毒素（fusarium mycotoxins），亦常称之为单端孢霉烯族真菌毒素（孟昭赫，1979）。

这类毒素对人、畜危害较大，是天然存在的食品污染源（WHO，1973）。第二次世界大战后期，前苏联西伯利亚一些地区闹粮荒，居民摄食留置在雪地过冬的霉变粮食后，曾发生数以万计中毒死亡病例。当时病因未明，称其为“食物中毒性白细胞缺乏病”（alimentary toxic aleukia，ATA）。至 60 年代末才查明其病因为以 T-2 毒素为主的镰刀菌毒素中毒（Purchase，1974）。

1982 年美国曾指责前苏联在阿富汗、老挝、柬埔寨等地区使用了所谓“黄雨”生物——化学武器（Haig，1982）。据称其中有 4 种镰刀菌毒素，T-2 毒素为其主要成分。近年来围绕着镰刀菌毒素，科学家们进行了大量研究工作，取得了很多进展。

本章就 T-2 毒素的生物学活性、理化性质、检测、污染、与人畜疾病的关系、中毒的预防等方面进行探讨。

第一节　生物学活性与中毒机理

一、生物学活性

（一）急性毒性

动物实验研究结果和临床病例报告表明，T-2 毒素对人和动物具有广泛而强烈的生物学活性（Shinozuka 等，1988；LiG 等，1997）。它可经胃肠道、呼吸道、皮肤黏膜等多种途径吸收进入机体，造成全身多系统、多器官损伤。

（1）中毒表现：在猫、狗、猴、猪、啮齿类动物实验中，T-2 毒素经不同途径中毒均可引起拒食、恶心、呕吐、腹泻、便血、倦怠、萎靡不振、共济运动失调、颤抖、惊厥、昏迷等症状与体征。人中毒病例也可有类似的造血系统、消化系统和神经系统的症状与体征。

（2）实验室检查：体内 T-2 毒素中毒可见全血白细胞、淋巴细胞与血小板计数减少；外周血凝血因子活性降低；骨髓中未成熟粒细胞、CD_{44}^{+} 和 CD_{45}^{+} 细胞减少；脾红髓中成红细胞减少；胸腺皮质和脾滤泡的淋巴细胞计数呈剂量依赖性减少；CD_{4}^{+} 和 CD_{8}^{+} 细胞亚群亦减少。中毒动物还有心电图和脑电图改变及酸碱平衡失调。体外 T-2 毒素对培养的 CFU-GM 的生长有迅速而强烈的抑制作用，对人 CFU-GM 生长的抑制作用较弱，但两者的 IC_{50} 差别不大。

（3）组织病理学检查：大体解剖可见动物胃肠黏膜广泛充血、出血、坏死，肝、脾、脑膜和肾上腺充血、出血，心、脑血管出血等。显微镜检查可见小肠黏膜隐窝上皮细胞结构破坏严重，有核固缩、核破裂的死亡细胞；细胞胞体皱缩、胞核染色体固缩与断裂，可见许多 DNA 碎片。大量死亡细胞及其碎片被 Kupper 细胞吞噬，表明该细胞对 T-2 毒素中毒引起的凋亡细胞有清除作用。小肠隐窝细胞凋亡指数随中毒时间的延长而增加，凋亡指数存在动物品系和性别的差异，但对有丝分裂指数的影响没有差异。在严重中毒的动物上可见脾和骨髓荒芜，残余淋巴细胞核固缩、破裂。中毒动物胸腺损伤严重，但多可自动恢复。还见中毒动物心、肝细胞肿胀、变性和坏死。毒素对造血组织的损伤主要是通过诱导细胞凋亡，其次是破坏造血微环境。

（二）亚急性和慢性毒性

给大鼠、小鼠、豚鼠和小牛摄入含 T-2 毒素的饲料数周后检查，可见胃鳞状上皮增生、角化过度、血管栓塞、心肌变性、造血功能严重受损和粒细胞严重缺乏。在人中毒病例中，可见精神压抑、部分反射减弱或消失、肌张力增强等。亚急性中毒动物的脾早期造血细胞的耗竭恢复较快，10 d 后细胞数明显增加。骨髓中有核细胞和红系造血细胞群恢复比脾中稍慢。动物中毒后 10～50 d，红系造血对失血的应激能力明显增强。慢性中毒动物中可见多种免疫功能抑制，包括体液介导的免疫参数改变。在亚慢性中毒鼠上，胎肝淋巴细胞、骨髓 CD_{44}^{+} 和 CD_{45}^{+} 细胞数显著减少，毒素对未成熟的 B 淋巴细胞有高选择性，表明 B 细胞前体也是受攻击的靶点之一（Ihara，1997；Godov，1997）。

（三）特殊毒性

早在 70 年代就有人发现 T-2 毒素可能有潜在的致畸、致突和致癌作用。孕鼠 T-2 毒素中毒后，可致胎鼠畸形，如短（缺）尾、缺趾、腭裂、脊柱融合等。已证明 T-2 毒素能引起淋巴细胞 DNA 链断裂，导致培养的人外周淋巴细胞染色体畸变，畸变率 6.8%，对照组 0.2%，两者统计学上有显著差异。低剂量毒素可促进正常细胞增殖和染色体断裂、缺失，大剂量则抑制有丝分裂，引起细胞凋亡。口服毒素可引起大鼠胃、十二指肠、胰、肺、肝等多器官肿瘤。在体外 T-2 毒素对小鼠黑素瘤 B16 细胞、人粒性白血病 K562 细胞和人宫颈癌 HeLa 细胞的增殖均呈双向作用，即小剂量有促进瘤细胞增殖作用，大剂量则抑制瘤细胞的生长（Juranic，1998）。

（四）皮肤黏膜毒性

给局部皮肤损伤动物涂以 T-2 毒素溶液后数小时引起局部炎症反应，如红斑和水肿，重者 2d 出现局部坏死。助渗剂可增强正常皮肤对毒素的吸收能力。不同动物皮肤对毒素的吸收速度顺序为：兔＞大鼠＞豚鼠＞小鼠＞猴。人离体皮肤对毒素的吸收速率比小鼠、豚鼠离体皮肤的慢。局部严重染毒可致全身中毒症状，其表现与其他途径中毒相似。长期摄入 T-2 毒素的动物有发生口周皮肤损害的报道。T-2 毒素可经呼吸道黏膜迅速吸收，如吸入气溶胶 T-2 毒素动物的中毒症状凶猛，中毒动物大多在 5h 内死亡。

（五）毒代动力学

1. 吸收、分布与排泄

T-2 毒素经各种途径中毒均可吸收人血并分布到全身，经呼吸道吸入和静脉注射吸收最快，皮肤染毒吸收最慢。在胃、肠、心、肝、肾、脾、胎盘、淋巴和神经组织均检出该毒素及其代谢物，在亚细胞结构中也检出 ^{3}H 标记的 T-2 毒素。动物在静注 10 min 内血液毒素浓度达峰值，口服 30min 内达峰值，排泄（呈双相）较快，原形毒素排泄较少，主要分解为 HT-2 和 HT-2 四醇等产物并由粪便中排出。T-2 毒素的半衰期为 10～20min，消除呈二室开放模型。

2. 生物转化

T-2 毒素在体内代谢较快，生物转化场所主要在肝脏、皮肤、皮下组织和胃肠道。不同种属动物对 T-2 毒素的代谢差异较大，代谢酶主要有肝微粒体酶和羧酸酯酶。该毒素生物转化的方式主要有水解、羟化、脱环氧基和结合反应。其代谢产物有：HT-2、T-2 三醇、T-2 四醇、3-羟基 T-2、3-羟基 HT-2 等。

二、中毒机理

T-2 毒素攻击分裂旺盛的细胞，其作用涉及亚细胞结构和多种细胞生理、生化过程。

(一) 化学结构与生物学活性的关系

Islam 等（1998）给小鼠单剂量注射 T-2 毒素及其代谢物，进行化学结构与毒性关系的分析。发现将 T-2 毒素的结构改变为 3-羟基 T-2 毒素时，其诱导细胞凋亡活性与其原形的基本相同；若将 C_8 改变或将 C_9 与 C_{10} 的双键还原后的产物诱导 DNA 裂解的能力减弱；将 T-2 毒素和 3-羟基 T-2 毒素的 C_4 水解成 HT-2 和 3-羟基 HT-2 时，其诱导 DNA 链断裂能力大大减弱；分解为没有酯基的 T-2 四醇则不能诱导细胞凋亡。上述结果表明，在 T-2 毒素分子中，C_4 上的乙酰基和 C_8 上的异戊基或 3-羟异戊基对诱导细胞凋亡是至关重要的。此外，12，13-环氧基更是其产生生物活性必不可少的基团。

(二) 对脑内神经递质的影响

Wang J 等（1998）给大鼠口服含 T-2 毒素 0.1、1.0、2.5mg/kg 的谷物油后，分别于 2、6、10 h 处死动物，测定脑不同部位神经递质的含量。中毒大鼠全脑 5-羟-3-吲哚苯乙酸（DOPA）和 5-羟色胺浓度增高；去甲肾上腺素的含量在中缝大核呈暂时性增高，在蓝斑呈轻度降低；在前脑内侧束、蓝斑以及海马的室旁核 DOPA 的浓度增高，在嗅球 DOPA 的浓度下降；在各神经核内肾上腺素和多巴胺的水平与对照无明显差异。该毒素小剂量中毒时，即可影响脑生物胺和单胺氧化酶的浓度，但各核团间无明显差异。不影响心功能剂量的毒素即可改变脑单胺类总的水平，提示大脑是 T-2 毒素攻击的原始靶点。作者推测 T-2 毒素中毒动物的神经生物学变化可能是由于大脑缺氧造成的，但引起这种神经化学紊乱的机理尚未明了。

(三) 对生物膜及血脑屏障的影响

已知 T-2 毒素对淋巴细胞、红细胞等生物膜具有直接损伤作用。在其血浓度达到 1mg/L 时可引起红细胞膜产生微孔或裂隙，作用于中国仓鼠卵巢细胞可使其膜上出现泡状物，泡内容物为核糖体和线粒体。低浓度毒素即可影响成肌细胞的膜功能，如使其膜对 Ca^{2+}、葡萄糖、亮氨酸和酪氨酸的摄取减少。它可抑制大鼠线粒体对丙酮酸和琥珀酸的氧化，抑制 ADP 偶联，阻断氧化磷酸化中电子传递链上电子的传递，从而导致细胞氧利用的障碍（Wang J 等，1998）。

T-2 毒素可增加血脑屏障的通透性。大鼠在给 T-2 毒素注射后 2h，发现脑各部位对 ^{14}C 标记的甘露醇的通透性明显增加；大鼠连续摄入 T-2 毒素 7d，可轻度增加小脑、脑桥和大脑皮质对 ^{14}C 标记的甘露醇的摄取。此外，还观察到中毒大鼠脑内单胺氧化酶活性降低。

（四）对 DNA 和蛋白质的作用

Islam（1998）已证明 T-2 毒素可抑制淋巴细胞 DNA 的合成，还引起成纤维细胞 DNA 的非程序合成。该毒素诱导的染色体 DNA 损伤和基因突变可能与其结构中的环氧基有关，该基团有类似烷氧剂的作用，能与 DNA 碱基共价结合，并与蛋白质巯基反应，从而改变遗传信息，引致细胞恶性转化，最终导致肿瘤的发生。

T-2 毒素对胸腺、小肠等淋巴细胞蛋白质合成的抑制最为显著。它可与核糖体的 60S 和 80S 亚单位结合，抑制肽基转移酶、阻断肽链合成中的起始与延伸，从而使蛋白质的合成减少。它还抑制网织红细胞球蛋白 mRNA 的翻译、抑制脑神经细胞蛋白质合成中亮氨酸的掺入、阻断牛肾细胞系和仓鼠卵巢细胞蛋白质的合成。在体内该毒素大剂量可抑制蛋白质合成的起始、延伸和终止的全过程，但小剂量却呈现弱的促进蛋白质合成作用。

第二节　T-2 毒素的理化性质和检测

一、T-2 毒素的化学组成和理化性质

（一）化学组成

以 T-2 毒素为代表的单端孢霉烯族毒素衍生物具有三环骨架的单端孢霉烷（trichothecane）母体，属于倍半萜烯（$C_{15}H_{24}$）类化合物。这类毒素结构的化学名为 12，13-环氧单端孢霉-9-烯（12，13-epoxy-trichothec-9-ene）。可将其分为 4 组：A 组的标志是 C_8 位上的一个取代基为 H，OH，OAc 或 $OCOCH_2CH(CH_3)_2$，T-2 毒素等列入该组；B 组的标志是 C_8 位上为＝O 基，雪腐镰刀菌烯醇（NIV）、脱氧雪腐镰刀菌烯醇（DON）等列入该组；C 组的标志是 C_7～C_8 位上为环氧基；D 组的标志是 C_4～C_{15}之间形成带酯基的大环。T-2 毒素的化学结构式及其化学命名见图 23-1。

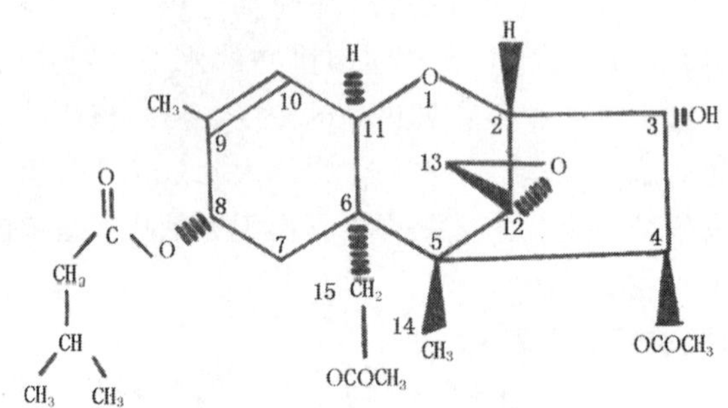

图 23-1　T-2 毒素的化学结构式

T-2 毒素　$C_{24}H_{34}O_9$＝466.2193　4β，15-二乙酰氧基-8α-（3-甲基丁酰氧基）-3α-羟基-12，13-环氧单端孢霉-9-烯

T-2 毒素和这一系列的毒素一样，在结构上具有的特点为：① 含有一个带氧原子的六元环；② C_{12}～C_{13}位上有一个含特殊意义的环氧基环；③ C_9～C_{10}位间为双键，故 C_9 位有乙烯甲基；④ C_5 和 C_6 位上各有一个叔甲基；⑤ C_3，C_4，C_8 和 C_{15}分别连接带有氧原子的取代基，T-2 毒素 C_8 位上的 3-甲基丁酰氧基尤为特殊；⑥ 与骨架相连接的氢原子或取代基的键有 α（虚线）和 β（实线）之分（用费歇尔投影式显示），以表明化合物的立体构型。

(二) 理化性质

单端孢霉烯族化合物的理化性质（Richard，1981）系无色结晶，具有光学活性。T-2毒素为白色针状结晶（通过苯-正己烷重结晶得到），熔点151～152℃。比旋光 $[\alpha]_D^{26}=+15°$（C=2.58于乙醇）；其乙酸酯衍生物为无定形固体（通过乙醚-戊烷重结晶得到），比旋光 $[\alpha]_D^{30}=+27°$（C=0.9于95%乙醇）。

以T-2毒素为代表的这类化合物，其化学结构中尽管含有反应性能较活泼的环氧乙烷环系，化学性质仍然非常稳定，这在相当程度上可归因于环氧基团不易受亲核试剂攻击而遭受破坏所致。此环一旦开裂，生物活性随即丧失，因为12，13-环氧基是产生生物活性必不可少的基团。C_9～C_{10}位之间的双键可经氢化还原，还原后的产物比其母体的毒性下降75%～80%。上述化学结构式右侧的环可被开裂，但裂解后的产物即使保留环氧基，也不再具有细胞毒性。大多数单端孢霉烯族毒素带有酯基（烷酰氧基），用碱处理后水解成相应的醇，如碳酸钾、氢氧化钠或氢氧化铵能将T-2毒素水解成为T-2四醇。T-2毒素在温和条件下进行碱性水解，也可生成HT-2毒素（C_4上取代基为OH基）或T-2三醇。即使用稀的热碱液处理，也不能破坏环氧基环。在各种有机溶剂中或在温和的酸性条件下回流不受影响。但长时间在水中煮沸或处于强酸条件下，会引起骨架重排，环氧基环破裂。总之，单端孢霉烯族化合物相对来说是稳定的，T-2毒素在正常条件下可长时期贮存而不变质。

二、T-2毒素的检测

T-2毒素的检测方法主要可以分为三大类：生物学检定法、免疫学检定法和物理化学检定法。

(一) 生物学检定法

T-2毒素的生物检定包括皮肤毒性（Cleno等，1970；Wei R等，1972）、细胞毒性（Sukroongreug等，1984）、抑制蛋白质合成（Thompson等，1984）、植物毒性（Burmeister，1970）等方法。如表23-1所示。

表23-1　T-2毒素的生物学检定方法

方法	检定原理	灵敏度（ng）
皮肤毒性	动物皮肤发红、水肿、坏死	50～100
细胞毒性	对酵母的细胞毒性作用，抑制酵母菌生长	200
抑制蛋白质合成	抑制组织细胞中的蛋白质合成	10～20
植物毒性	抑制5%种子发芽	100～1 000

从表23-1中可以看出，生物检定法简便、经济，但同时也存在专一性差、费时等缺点。

(二) 免疫学检定法

免疫学方法包括放射免疫和酶联免疫吸附法。放射免疫法首先将毒素与半琥珀酸结合成毒素衍生物后，再和牛血清白蛋白结合，以此为抗原使免疫动物产生抗体，然后用来检测毒素。Chu于1979年制成了T-2毒素的抗体，并以此检定T-2毒素，其灵敏度达到1～20ng。1983年，Fontelo提出了一种改进后的放射免疫检定法，对血清、尿和盐水中的

T-2 毒素进行了分析。在这一方法中，血、尿样品可不经任何纯化处理而直接测定，该方法灵敏度为 1ng。我国的夏求洁于 1986 年制成了 T-2 毒素单克隆抗体杂交瘤，经亲和色谱和放射免疫两步免疫技术，首先测出我国食管癌高发区林州的霉玉米中存在不同含量的 T-2 毒素，检测灵敏度达 1ng。

酶联免疫吸附法近年发展很快，国外已有 ELISA 商品试剂盒出售，可用于定性定量分析。Saeger(1996)报道了快速检测小麦中 T-2 毒素的酶免疫分析法，灵敏度可达12ng/g。酶联免疫吸附法具有不使用放射性同位素、方法稳定、试剂便于保存、灵敏度高等特点，较之放射免疫法更为实用。

（三）物理化学检定法

T-2 毒素的理化检定和定量方法主要有：薄层色谱、薄层扫描、高效液相色谱、气相色谱、质谱等方法。

1. 薄层色谱法

薄层色谱法操作简单，使用方便，但灵敏度不高。薄层色谱常用展开系是：氯仿-甲醇（98∶2）。薄层扫描可用于 T-2 毒素的定量测定。

2. 气相色谱法（GC）

GC 法灵敏度高，应用较广泛（Scott 等，1986；罗毅，1991；刘石磊，1998；Charles 等，1986），常用检测器有电子捕获检测器（ECD）和火焰离子化检测器（FID）。由于 T-2 毒素结构中含有多个羟基，因此在 GC 分析前，一般要进行衍生化。衍生化方法有两种，全氟酰化法和硅烷化法。七氟丁酰咪唑（HFBI）是分析中使用得较为普遍的衍生化试剂，所形成的 HFB-衍生物挥发性强，稳定性好，对 ECD 响应良好。一般情况下，GC-ECD 方法的灵敏度比 GC-FID 高。在用 GC-MS 检测时，由于 HFB-衍生物质量高，可产生高质荷比的碎片，用 SIM 方式，噪音低，灵敏度较高，尤其采用 NICI（负离子化学电离）方式时，灵敏、准确、实用性强。

3. 高效液相色谱法（HPLC）

HPLC 法不需要衍生化，并可直接测定 T-2 毒素及其代谢物的葡萄糖醛酐加合物。Corley（1986）用 C18 柱对 T-2 的 21 种代谢物进行分离。近年来，液相色谱-质谱联用技术发展很快，增强了 HPLC 检测的专一性。

Voyksner（1987）用热喷雾接口的 HPLC-MS 方法研究了 T-2 毒素及其代谢物，UVD（254 nm）检测，MS 用 PI（大气压电离）和 CI（化学电离）方式，检测限在 ng/mL～pg/mL 范围内，与一般情况下的 GC-NICIMS（负离子化学电离）检测限相当。

4. 质谱法（MS）

质谱的结构定性能力强，与 GC 或 HPLC 联用，增强了鉴定的可靠性。在质谱的离子化方式中，EI（电子轰击电离）方式最常用，但 NICI 方法的专一性更强，灵敏度更高，可在 ppb 级水平上检测血样中的毒素，无干扰峰。直接进样质谱法，虽然检测限和精密度不如 GC 进样，但不用衍生化，分析时间短。

如被分析体系过于复杂，单级 MS 的专一性较差，可改用串联质谱（MS/MS）法，SIM 方式。Kostiaien（1987）用 NH_3 DCI（Desorption CI）MS/MS，GC-NICIMS 对血浆中的 T-2 的 HFB-衍生物进行了成功的鉴定。以后随着 MS/MS 仪器及技术的普及，对复杂样品中痕量物质的选择性和灵敏度会有较大发展。

T-2 毒素的理化分析方法很多，除上述检测方法以外，还有紫外检测、核磁共振检测、红外光谱检测等方法。但较常用的仍是薄层色谱法、气相色谱法、气相色谱-质谱联用等方法。

在检测 T-2 毒素的三大类方法中，各类均有其长处和不足之处。生物检定法灵敏、简单，但特异性不足、费时。免疫分析法，方法灵敏，特异性也较好，尤其是酶联免疫吸附法，操作简便、时间短，适合野外和实验室使用。物理化学方法也各具特点，这类方法总的来说灵敏度高，特异性强，既可定性，也可定量。由于需用昂贵仪器和大仪器，一般只适合实验室分析用。

第三节　T-2 毒素的污染

T-2 毒素由镰刀菌属（*Fusarium*）的真菌产生，这类真菌广泛地生存于土壤、植物和其他基质上，侵染麦类、玉米等田间作物后，除使谷物减产外，还能产生有毒物质，人畜食后，可引起中毒。

一、T-2 毒素的产毒镰刀菌

1968 年 Bamburg 首先从美国威斯康辛州被霉菌污染的玉米饲料中分离到三线镰刀菌（*F. tricinctum*）进行纯培养，得到结晶 T-2 毒素，是目前已发现的单端孢霉烯族毒素中毒性最强的。Ueno（1973）报道除三线镰刀菌外，还发现有拟枝孢镰刀菌（*F. Sporotrichioide*）、梨孢镰刀菌（*F. poae*）、黄色镰刀菌（*F. Culmorum*）、燕麦镰刀菌（*F. avenaceum*）、粉红孢镰刀菌（*F. roseum*）、茄病镰刀菌（*F. solani*）、可可梢枯镰刀菌（*F. rigidiusculum*）、尖孢镰刀菌（*F. oxysporum f. sp. carthami*）、异孢镰刀菌（*F. heterosporum*）等均能产生 T-2 毒素。我国匡开源（1985）从河北省土壤中分离获得一株梨孢镰刀菌 M-17 也可产生 T-2 毒素。张树荣（1992）采用气-质联用分析方法检出由三线镰刀菌、梨孢镰刀菌和拟枝孢镰刀菌污染大米培养物能产生 T-2 毒素，并获得结晶 T-2 毒素（1.14g/kg）。将上述产毒三线镰刀菌、梨孢镰刀菌的孢子悬浮液诱导感染扬花期的麦穗，能引发患病麦粒。封剑楠（1992）用直接酶联免疫检测法（ELISA），检出浙江一起食物中毒的霉大米中含有 T-2 毒素（含量达 420mg/kg），并在该大米中分离出异孢镰刀菌和禾谷镰刀菌（*F. graminearum*）二种优势菌。杨建伯（1995）用在内蒙古大骨病区分离的一株镰刀菌进行菌粮人工培养，用气-质联用法检测到 T-2 毒素。我国俞大绂（1955）报道从小麦病穗和麦粒上分离到禾谷镰刀菌和燕麦镰刀菌。李克昌（1981）从国内 21 个省、市、自治区的赤霉病麦中，分离出以禾谷镰刀菌为优势种的 18 种菌种，其中黄色镰刀菌、木贼镰刀菌（*F. equiseti*）也为多见，还有三线镰刀菌、拟枝孢镰刀菌、梨孢镰刀菌等亦有所见。从上述可见，在我国不少地区（包括南方气候较温暖地区）的谷物上常见有禾谷镰刀菌存在，此外亦还有多种其他菌种的镰刀菌，这类霉菌，如果遇适宜的生态环境、气候条件、谷物田间生长及收获、贮存等适宜情况，就有可能成为污染谷物的 T-2 毒素产毒镰刀菌。

二、镰刀菌的产毒条件

各类镰刀菌的产毒能力大小是根据菌株、谷物种类、培养基的内含、培养温度、谷物贮存时小气候条件和谷物含水量不同而有明显差别。Ueno（1975）研究茄病镰刀菌（M-1-1、M-1-2)、拟株孢镰刀菌（3 株）、粉红镰刀菌（3 株）和三线镰刀菌（4 株）共 12 株的产毒条件，用 3 种液体培养基，采用振荡培养、发酵罐培养或静止培养，发现从霉玉米中分离出来的茄病镰刀菌 M-1-1 产生 T-2 毒素的能力最强。同一种产毒镰刀菌在不同温度条件下产毒效果亦不同，Burmeister（1971）研究三线镰刀菌 NRRL3299 在 15、20、25 和 32℃四种温度条件下，用白玉米碎粒培养物培养 3 周，产 T-2 毒素的能力分别为 9.96、5.40、0.67 和 0 g/1.2 kg，表明该菌在低温条件下，产生 T-2 毒素能力最强。匡开源（1986）研究三线镰刀菌 M-20，在一定的培养温度范围内（5～20℃)，其产毒能力随温度上升而下降。

谷物种类对镰刀菌株产生 T-2 毒素能力也有明显的影响。Burmeister（1971）研究三线镰刀菌 NRRL3299 的产毒能力，在白玉米渣、麦子和大米三种不同谷物固体培养物中 20℃培养 3 周，仅在白玉米渣中得到 T-2 毒素（0.5g/1.2kg)，而麦子和大米中未得到。匡开源（1986）研究三线镰刀菌 M-20，在白玉米碎粒、大米、黄玉米碎粒、麦片、麦粒、绿豆等多种谷物固体培养基上的产毒能力，发现以白玉米碎粒和大米二组产 T-2 毒素能力较强。

三、T-2 毒素在国内谷物中的污染情况

阳传和（1991）对国内几个地区小麦（330 份）中 T-2 毒素的污染状况进行了调查，发现 T-2 毒素的污染率较高，阳性率平均达 80%，样品中毒素含量平均为 53.3ppb，其中以安徽、江苏和上海华东地区三省市不仅阳性率高、含量高，且毒素含量大于 100ppb 的样品比率亦高，并发现相对湿度和降水量与该地区小麦中 T-2 毒素含量呈线性正相关。4～5月正值小麦抽穗、扬花期，多雨、高湿易导至小麦赤霉病流行，镰刀菌污染的病麦粒易于产生毒素。计融（1992）从浙江省桐山县采集引起食物中毒的霉大米中，检出 T-2 毒素(117～418ppb)。杨建伯[37]和孙殿军（1995，1997）在国内一些大骨节病病区的病户主食样品（面粉、玉米)，检出不同含量的 T-2 毒素（面粉中最高为 350～1549ng/g，玉米中最高为 237～588ng/g)，而大米、小米和黄米中却极少检出。

从上述可见，国内广泛存在有产 T-2 毒素的镰刀菌，在适宜的气候条件和贮存条件下，就有可能产毒，从而导致谷物被 T-2 毒素污染。

第四节　T-2 毒素与人畜疾病的关系

镰刀真菌在自然界粮食及饲料上寄生或腐生后，可产生毒性代谢产物，或称镰刀菌毒素（罗海波等，1993)。这类毒素一般说来抗热能力较强，不因通常的加热而破坏。如果食品或饲料是用带毒的粮食或草料所制备，当人畜食用这些食物或饲料后，根据所污染的真菌毒素种类、摄入量，以及机体的敏感性，就可能发生不同种类和程度的急性、亚急性或慢性中毒。

不同镰刀真菌可产生不同的真菌毒素，一种镰刀真菌又可产生几种毒素。所以，污染粮食或饲料的真菌毒素经常是几种混合的，镰刀菌毒素中毒症亦以混合型为多见，但也可表现为以一种毒素中毒为主。

一、食物中毒性白细胞缺乏病

自19世纪以来，俄国就陆续发生食物中毒性白细胞缺乏病，即ATA病（alimentary toxic aleukia）。1932年以来，在前苏联、西伯利亚的一些地区呈地方性发病。在第二次世界大战后期及战后几年，西伯利亚西部地区闹粮荒，居民捡拾被雪覆盖遗留在田地里过冬的发霉粮食充饥而中毒。本病后果特别严重，病死率极高，全家人甚至全村居民可被波及。由此，该病引起人们的广泛注意。

本病发作时，皮肤出现典型的出血斑点，坏死性咽峡炎、极度的白细胞减少、中性粒细胞缺乏、多发性出血、败血症、骨髓造血功能衰竭乃至死亡（Purchase等，1974）。

在上述雪地越冬霉变粮食中，经检验发现镰孢霉属和芽枝霉属真菌明显增多，并以拟枝孢镰刀菌和梨孢镰刀菌最为多见，毒性亦较强。对这些真菌进行产毒培养，可获得T-2毒素、HT-2毒素、新茄病镰刀菌烯醇、玉米赤霉烯酮等。Mirocha等曾对原样品进行分析，检测到有T-2毒素，因此人们认为以T-2毒素为主的镰刀菌毒素急性中毒导致ATA病的可能性较大。

二、大牲畜霉玉米中毒症

驴、马、骡等大牲畜喂饲霉玉米后所引起的中毒情况，文献报道较多。我国也多次发生大牲畜霉玉米中毒。

大牲畜霉玉米中毒后，其临床诊断的特征以神经症状较为明显。一般为神色沉郁、迟钝与兴奋、狂躁交替出现，视力减退或消失，口唇麻痹，吞咽困难，四肢蹬地打转，体温无异常。这些大牲畜中毒的前驱症状并不明显，一旦出现症状，病程急者2～3 h死亡，慢性死于2～3 d或10 d后。对中毒死亡的大牲畜进行尸检，其病变为神经系统、胃肠道、脑膜、脑实质性充血和出血，以及脑液化性坏死灶，口腔黏膜糜烂、溃疡，胃肠黏膜、浆膜和肠系膜均有出血斑。对致大牲畜中毒的霉玉米进行病原菌分离，曾分离到茄病镰刀菌、串珠镰刀菌等。用霉玉米和分离到的菌株产毒培养物分别进行大动物模型复制试验，可发生上述类似的中毒症状，证实了霉玉米是驴马等大牲畜中毒的病因，在发霉玉米中腐生有镰刀菌等真菌，大牲畜吃了霉玉米中镰刀菌的毒性代谢产物后中毒而死亡。

在1980～1982年间，我国东北部分地区也发生了大批骡马等大牲畜霉玉米中毒，我们曾对该地区送检的霉变饲料进行分析，检测到T-2毒素、镰刀菌烯酮-X等镰刀菌毒素。

三、赤霉病麦中毒症

赤霉病麦中毒症属真菌毒素性食物中毒。小麦赤霉病由多种镰刀真菌为其病原菌，以禾谷镰刀菌为常见（即小麦赤霉菌）。赤霉菌主要侵袭小麦、元麦、大麦、玉米等农作物，也可在稻谷、蚕豆、甘薯、甜菜等作物上生长繁殖。被赤霉菌侵染的粮食不但影响产量而且在粮食粒中存留着有毒霉菌代谢产物，人畜误食这种粮食后可引起急性中毒，多数在1h内出现症状，如恶心、呕吐、胃部烧灼感、头晕、头痛、腹痛、腹泻、全身乏力等。

导致麦类赤霉病的镰刀菌可产生两类真菌毒素，一类是有呕吐作用的赤霉病麦毒素，属单端孢霉烯属类化合物，以脱氧雪腐镰刀菌烯醇（又称呕吐毒素）为主要代表，包括T-2毒素、HT-2毒素、新茄病镰刀菌烯醇、二乙酰藨草镰刀菌烯醇、雪腐镰刀菌烯醇、镰刀菌烯酮-X等。另一类为具有雌激素作用的玉米赤霉烯酮类毒素。

20世纪70年代我国华东地区曾发生过大面积地区的小麦赤霉病，当时全国小麦赤霉病研究协作组成员曾自病麦中分离出脱氧雪腐镰刀菌稀醇及另一种新的镰刀真菌毒素，定名为赤霉病毒素Ⅱ（CBD_2），该毒素为脱氧雪腐镰刀菌稀醇的3位乳酸酯化合物。

四、其他与单端孢霉烯族毒素中毒有关的疾病

除上述3种人畜单端孢霉烯族毒素中毒症外，文献上报道较多的尚有下述几种。

1. 葡萄状穗霉毒素中毒症（stachybotryotoxicosis）

本病主要发生在驴、骡、马等家畜中。当葡萄状穗霉属真菌腐生于饲料或草料时，可产生一组葡萄状穗霉毒素（satratoxins）。给家畜喂饲这种霉变的饲料或草料，可使动物中毒发病。中毒症状有明显的神经症状，如沉郁、兴奋、撞墙、顶槽、口腔、咽喉、鼻黏膜炎症溃疡、坏死；腺体胀肿、疼痛；白细胞计数减少、发高烧；死亡率较高。本病虽在驴、马家畜中多发，但猪、牛、羊等家畜同样亦可发病。人员如吸入或皮肤接触污染有葡萄状穗霉属真菌及其毒素的饲料、稻草或其粉末时，亦可引起呼吸道或皮肤中毒。

2. 家畜烂蹄坏尾病（fescue foot）

兽医文献上曾报道过牛及其他大牲畜喂饲霉变草料或铺垫发霉稻草时，可在四肢蹄和尾部产生炎性病变，虽以局部病变为主，但亦有全身性中毒症状。改用干燥无霉变稻草后，病变过程可逆转。姜玉富等（1984）报道，自霉变草料中检出有雪腐镰刀菌、尖孢镰刀菌和砖红镰刀菌。Yates（1971）报道，自霉变草料中分离出三线镰刀菌，体外产毒培养可获得T-2毒素、丁烯酸内酯（butenolide）和另一种未知毒素。

3. 克山病

克山病是一种原因不明的地方性心肌病，主要的病因学说有几种，如营养缺乏学说、环境低硒学说、病毒感染学说、真菌毒素中毒学说等。

1961年郭可大认为克山病的病因很可能是由食用了发霉粮食所引起的真菌毒素特别是镰刀菌毒素中毒所致。史艇、李季伦（1985）提出克山病致病因子是存在于克山病病区粮食和水中的串珠镰刀菌素（moniliformin）。姚姬（1991）采用高效液相（HPLC）法测出云南和陕西克山病区的粮食中污染有串珠镰刀菌素。迄今为止，镰刀菌毒素中毒作为克山病多种病因学说之一，仍处于学术争鸣阶段，尚未得到公认。

4. 大骨节病

大骨节病是一种致人类脊柱、肢、指骨关节畸形的慢性地方病。对大骨节病有3种病因学说，即环境低硒、饮水中有机物中毒和粮食中镰刀菌毒素中毒。镰刀菌毒素致大骨节病学说最初是20世纪30年代由前苏联科学家提出，曾引起过许多争议，一直未有定论。杨建伯（1995）对镰刀菌毒素致大骨节病问题进行了系统深入的研究后，提出镰刀菌毒素中最具代表性的T-2毒素是大骨节病的发病因子，通过污染粮食侵入人体引起发病。罗毅等（1992）在我国大骨节病病区的玉米和小麦中检测到多种镰刀菌毒素，如脱氧雪腐镰刀菌烯醇（deoxynivalenol）、雪腐镰刀菌烯醇（nivalenol）、玉米赤霉烯酮（zearalenone）

等，各毒素的污染率及污染水平在病区和非病区之间有显著差异。冯国忱（1987）对大骨节病区产的玉米进行分析，结果在30个样品中有22个检测到丁烯酸内酯的类似物，浓度范围为0.02～0.40 mg/kg，而非病区产的28个样品中没有检出丁烯酸内脂或其类似物。

镰刀菌毒素中毒作为大骨节病的病因，尚需进一步的流行病学调查及科研实验重复证明，才能得到较肯定的结论和公认。

5. 恶性肿瘤病变

近年来，由于在许多恶性肿瘤高发地区发现有镰刀菌严重污染粮食的现象，对于镰刀菌毒素的致癌性问题引起了越来越多的注意。T-2毒素的致癌性亦引起了人们的重视。

夏求洁（1988）对我国食管癌高发区林州玉米样品进行检测，发现该地玉米中广泛存在T-2毒素、脱氧雪腐镰刀菌烯醇（DON）、雪腐镰刀菌烯醇（NIV）等多种单端孢霉烯族毒素，与国内外食管贲门癌低发区主食比较，其含量明显为高，种类也明显为多，并与食管、贲门癌发病率呈正相关。

李铭新（1988）用小剂量T-2毒素进行慢性动物致癌实验，T-2毒素可诱发大鼠前胃上皮增生并发生癌变，同时还有其他肿瘤的发生，如垂体、肾上腺、胰岛等肿瘤，而这些肿瘤的自发率是较低的。作者认为，T-2毒素具有较弱的致癌作用。

关贵民（1991）采用叙利亚地鼠胚胎细胞和人胚胎肺成纤维细胞证明T-2毒素可诱导离体细胞恶性转化，从而证实T-2毒素对动物细胞和人体细胞均具有致癌活性；给小白鼠长期饮用含T-2毒素（0.05～0.1 mg/kg）的饮水18个月，可使肿瘤发生率明显升高，诱发的肿瘤包括乳腺癌、肺腺瘤、卵巢黄体瘤、皮肤鳞状细胞癌等（郑德琪等，1991）。

上述结果虽说明在动物实验中，出现了一些阳性结果，但T-2毒素在人体的致癌病因尚未有肯定意见。目前认为T-2毒素对人类有很高的致癌危险性。

第五节　T-2毒素中毒的预防

T-2毒素是镰刀菌毒素中较具代表性的毒素之一。镰刀菌毒素污染粮食时一般不是单一毒素存在，常为几个毒素混合污染。在适宜气候条件下，镰刀菌可在田地间农作物上寄生或腐生产毒，亦可在不良储存条件的粮仓、粮堆和容器中产毒。摄食污染T-2毒素的粮食后，可引起人畜中毒，摄入量较大时可造成急性或亚急性中毒（如ATA病、霉玉米中毒病等）。

这一类毒素可耐受煮米饭、玉米、蒸馒头、下面条时的热度（＜115℃），不会被分解。人们进食后，毒素自肠胃道侵入人体。这一类毒素有累积中毒作用，当年收割的粮食自秋收后，人们天天摄食污染有毒素的粮食，累积到一定程度，2～3个月后可出现慢性中毒症状或亚急性中毒症状，一次摄入毒素量较多时，可在几小时后或一二天内出现急性中毒症状。

T-2毒素中毒的预防应考虑以下环节：

1. 容许量标准（限量标准）

我国尚未制订粮食中T-2毒素的容许量标准。前苏联制订的T-2毒素在粮食中的容许量标准为100 ppb（即100μg/kg、0.1μg/g或100 ng/g）（Egmond，1987）。

杨建伯教授（1998）在《中国大骨节病防治策略》一文中提出：“……应推广科学种

粮，干燥储粮，降低食粮污染程度，把 T-2 毒素含量减少到 300 ng/g 以下”（0.3μg/g 或 300 ppb）。这个容许量比前苏联的容许量高 3 倍，我们认为这是一个比较切合目前我国现状的可实行的限量规定。

2. 对污染粮食的除毒

对污染粮食的除毒问题，目前尚没有比较满意的办法，有的办法仅能部分除毒，有的则基本无效。

（1）加热除毒法：上海第一医学院营养卫生教研室采用食品加工方法，研究高温对赤霉病麦的麦粒、面粉和成品中污染毒素的去除效果。结果发现，除油煎薄饼外，烘、烤等加热措施均不能对污染粮食完全除毒。这类毒素一般能耐高温（100～150℃），物理加热法不是除毒的好办法。

（2）化学除毒法：采用化学药品处理受污染的粮食。采用过的化学品如过氧化氢、次氯酸钠、亚硫酸氢钠、抗坏血酸、氢氧化铵、臭氧、氯气、氨气等。但除毒的效果很不彻底，还降低了粮食质量的等级。化学除毒法亦不是除毒的好办法。

（3）剔除病粮法：镰刀菌毒素污染粮食时不是处于均匀分布状态，而是集中于部分颗粒上，污染较严重时，肉眼就能识别。如能事先将这些部位有病变的粮粒分离剔除，则可去除掉大部分毒素。病粮较轻，亦可采用吹风、盐水漂浮、泥浆水漂浮等方法。陆刚等曾对赤霉病小麦进行过除毒方法的研究，曾推荐过一些有效的措施。

3. 良好的储粮条件

镰刀菌在农作物上（玉米、麦粒、稻谷等）寄生或腐生过程中，在适宜气候条件下（如雨量大、湿度高、昼夜气温变化幅度大）繁殖过程中可产生毒素。作物收割时要快收、快打、快干燥，避免淋雨，勿在田野里留置时间过长，尤其不要冻在田地里打冻场，埋在田野雪堆下过冬更是不允许。

储粮场所要保持通风、干燥、凉爽，勿在不通风、潮湿、温热地方存放，粮食一捂，霉菌极易生长，产生毒素在所难免。国家粮仓对入仓粮的含水量有严格规定，水分高于15%的粮食，不能入库保存，平时还应经常检测各项小气候数据，及时纠正。

4. 药物预防

对镰刀菌毒素中毒目前尚未有针对性的解毒或抗毒作用的预防药物。但在动物中毒实验中，曾多次证明硒有抗镰刀菌毒素毒性的作用（彭双清，1994 和 1995）。在大骨节病病区及克山病病区，专业卫生人员长期给病区居民口服硒片（亚硒酸钠片）取得明显的防病效果，亦未见有明显副作用发生。一般推荐的服硒剂量为，成人每周或每十天口服亚硒酸钠片一片（每片含硒量为 1 mg），但该法尚未列入法定“规范”或有关“标准”中，目前可考虑每半年中连服五个月（每 7～10d 服一次）后，暂停一个月。病区居民可连续服数年之久。

（杨进生　李春德　顾杜新　李　莉　匡开源）

参考文献

[1] 孟昭赫主编．真菌毒素研究进展．北京：人民卫生出版社，1979.1，437.

[2] Third Joint/WHO Conference on Food Additive and Contaminant，agenda item 1973.

[3] Purchase IFH(Ed). Mycotoxins，Amsterdam-Oxford-New York，Elsevier，1974，229～262.

[4] Haig AM. Chemical Warfare in Southeast Asia and Afghanistan, Report to the Congress Secretary of State, March 22, 1982.
[5] Shinozuka J, Suzuki M, Noguchi N, *et al*. Toxicol Pathol, 1998, 26(5):674～681.
[6] Li G, Shinozuka J, Uetsuka K, *et al*. Exp Toxicol Pathol, 1997, 49(6):447～450.
[7] Ihara T, Sugamata M, Sekijima M. *et al*. Nat Toxins, 1997, 5(4):141～145.
[8] Godov HM, Faifer GC, Velazco V. Nat Toxins, 1997, 5(4):152～156.
[9] Juranic Z, Stojiljkovic MP, Bocarov-Stancic A, *et al*. J Exp Clin Cancer Res, 1998, 17(1):33～40.
[10] Islam I, Nagase M, Ota A, *et al*. Biosci Biotechnol Biochem, 1998, 62(8):1492～1497.
[11] Wang J, Fitzpatrick DW, Wilson JR. Food Chem Toxicol, 1998, 36(11):947～953.
[12] Wang J, Fitzpatrick DW, Wilson JR. Food Chem Toxicol, 1998, 36(11):955～961.
[13] Islam Z, Nagase M, Yoshizawa T, *et al*. Toxicol Appl Pharmacol, 1998, 148(2):205～214.
[14] AD/A 137115, 1983: 12, 17, 93.
[15] Richard JC. Handbook of Toxic Fungal Metabolites. New York: Academic Press, 1981. 152～263.
[16] Ueno Y, Ishikawa Y, *et al*. J Exp Med, 1970, 40:33.
[17] Wei R and Smalley EB, *et al*. Appl Microbiol, 1972, 23:1029.
[18] Sukroongreug S, Schappert KT, *et al*. Appl Environ Microbiol, 1984, 48(2):416.
[19] Thompson WL, Wannemacher RW. Appl Environ Microbiol, 1984, 48:1176.
[20] Burmeister HR and Hesseltime CW. Appl Microbiol, 1970, 20:437.
[21] Chu FS, Grossman S, *et al*. Appl Environ Microbiol, 1979, 37(1):104.
[22] Fontelo PA, Beheler J, *et al*. Appl Environ Microbiol, 1983, 45(2):640.
[23] 陈光曼,夏求洁,等.控制真菌感染可降低食管癌发病率.光明日报,1986-2-25.
[24] De Saeger S, Van Peteghem C. Appl Environ Microbiol, 1996, 62:6.
[25] Scott PM, Kanhere SR. J Chromatogr, 1986, 368:374.
[26] 罗毅.博士学位论文,1991.
[27] 刘石磊.硕士学位论文,1998.
[28] Charles E. Kentz, Albert Verweij. J Chromatogr, 1986, 355:229.
[29] Corley Richard A., Swanson Steven P, *et al*. J Agric Food Chem, 1986, 868.
[30] Voyksner RD, Hagler WM and Swanson SP. J Chromatogr, 1987, 394:183.
[31] Kostiaien R. Biomed Environ Mass Spectrum, 1987, 16:197.
[32] Bamburg JR, *et al*. Tetrahedron, 1968, 24:3329.
[33] Ueno Y, *et al*. Appl Microbiol, 1973, 25:699.
[34] 匡开源.真菌学报,1985,4(3):193～196.
[35] 张树荣.上海师范大学学报(自然科学版),1992,21(3):77～80.
[36] 封剑楠.中华预防医学杂志,1992,5:284～286.
[37] 杨建伯.中国地方病学杂志,1995,14(3):146～149.
[38] 俞大绂.植物病理学报,1955,1(1):1～18.
[39] 李克昌.上海师范学院学报,1981, 1:117～124.
[40] Ueno Y et al. Appl Microbiol, 1975, 30(1):4～9.
[41] Burmeister HR. Appl Microbiol, 1971, 21:739.
[42] 匡开源.上海农业学报,1986,2:67～70.
[43] 阳传和.科学通报,1991,9:697.
[44] 计融.单克隆抗体通讯,1992,8(2):12～16.
[45] 孙殿军.中国地方病学杂志,1997,16(4):207～209.

[46] 罗海波(主编). 细菌毒素(第三辑). 北京:北京医科大学、中国协和医科大学联合出版社,1993. 341～345.

[47] Purchase IFH(Ed). Mycotoxins. Amsterdam-Oxford-New York, Elsevier, 1974. 227～262.

[48] 郭可大. 医学研究通讯,1986,15(10):295.

[49] 史艇,李季伦. 北京农业大学硕士论文,1985.

[50] 姚姬. 中华医学会杂志,1991,71(1):14～15.

[51] 杨建伯. 中国地方病学杂志,1995,14(4):201～204.

[52] 罗毅,郑集声,杨进生,等. 中国地方病学杂志,1992,7(2):71.

[53] 冯国忱,孙崇延,张宇秋. 中国地方病学杂志,1987,6(5):266～271.

[54] 夏求洁,陆小秋,吴建丽,等. 中华肿瘤杂志,1988,10(1):4～8.

[55] 李铭新,王歌风,程书钧,等. 中华肿瘤杂志,1988,10(5):326～329.

[56] 关贵民,王治桥,杨进生. 癌变・畸变・突变,1991,3(2):85.

[57] 郑德琪,张理汉,关贵民. 军事医学科学院院刊,1991,15(4):266～270.

[58] Egmond HP Van. In "Current limits and regulations on Mycotoxins", Joint FAO/WHO/UNEP, Second international conference on mycotoxins, Bankok, Thailand, 28 sep to 3 Oct, (1987).

[59] 杨建伯. 大骨节病病因研究. 中国大骨节病防治策略. 哈尔滨:黑龙江科学技术出版社,1998. 336～339.

[60] 彭双清. 中国地方病学杂志,1994,13(2):80～82.

[61] 彭双清. 军事医学科学院院刊,1995,19(1):1～4.

第二十四章　毒蕈中毒

蕈是生活在自然界的一类真菌（Fungi），其中不少种类不但无毒还可食，而且味道鲜美，营养丰富，甚至有些还能治病，誉称“健康食品”。蕈种类繁多，目前世界上有 8 000 多种，已知 5 000 多种。我国已知可食蕈 600 余种，毒蕈近 200 种，其中常引起中毒报道的约 20 余种。由于毒蕈与可食蕈往往混生，且形态相似，辨别困难，每年因误食毒蕈中毒人数不少。欧洲大陆吃野生蕈很盛行，每年有数百例毒蕈中毒，仅德国每年就有 200 多例中毒报道。其中死亡病例多数由于进食毒伞（*Amanita phalloides*）所致。在美洲毒伞属中白毒伞（*Amanita verna*）是常见中毒的毒蕈。在美国毒蕈中毒人数每年以 100 例递增。日本每年毒蕈中毒人数达 500～1 000 例。在中国毒蕈中毒占含毒植物性食物中毒死亡的 75％。同时，毒伞属中一些毒蕈也是世界各国常见中毒致死的毒蕈。

一、我国毒蕈中毒现状

我国 1985～1991 年全国各省因误食毒蕈而引起中毒的有 1 712 起，中毒 10 145 人，死亡 748 人，病死率为 7.3％。主要发生于二三季度，其中三季度为高峰，多见于农村误食鲜蕈所致。云、贵、川三省发生中毒事件较多。

国内已查明约 151 起中毒事件是由毒蕈中毒引起的。毒蕈多属于毒伞属（*Genus amanita*）、环柄菇属（*Genus lepiota*）、盔孢伞属（*Genus galerina*）、丝盖伞属（*Genus inocybe*）和红菇属（*Genus russula*）（表 24-1）。

表 24-1　151 起毒蕈中毒情况（1977～1991 年）

	中毒起数	中毒人数	病死人数
毒伞属	64	845	193
环柄菇属	43	2763	119
盔孢伞属	6	103	41
丝盖伞属	11	70	12
红菇属	9	77	24
牛肝蕈属	7	317	0
月夜蕈	3	51	1
胶陀螺	2	10	0
其他	6	239	2
合计	151	4475	392

注：其他主要包括包脚黑伞、窝柄黄乳菇、薰花蕈、毒粉褶蕈、条纹鬼伞、叶状耳盘蕈。

毒伞属中的白毒伞、毒伞、豹斑毒伞（*Amanita pantherina*）为我国常见中毒的毒蕈，致死率高(表 24-2)。该属已知的有 30 余种，真正可供食用的为数极少，而多数为剧毒、有毒或不能食用者。毒伞属的生物学特点多数有蕈托、蕈环，夏秋季生长于杂木林地，多为散生。

环柄菇属中肉褐鳞小伞（*Lepiota brunneo－incarnata*）、褐鳞小伞（*Lepiota helveola*）为我国常见中毒的毒蕈，病死率高。该蕈体形矮小，有蕈环，蕈盖表面布满鳞片，生长于芦苇、野外林地、草丛。

盔孢伞属中秋生盔孢伞（*Galerina aulumnalis*）、条盖盔孢伞（*Gaterina gulciceps*），体形矮小，常误认为可食的假蜜环蕈（*Clitocybe tabescehs*）而引起中毒，致死率高。生长于夏秋季林中腐树桩或腐木屑上，分布各地。

丝盖伞属中各种蕈，形如斗笠，体形矮小，多数有毒。夏秋季生长于混合林地，散生或群生。

表 24-2　我国常见中毒的毒蕈

毒蕈名称	中毒起数	中毒人数	死亡人数	病死率（%）	中毒地区
毒伞	12	152	84		四川、广西、河南、山东、辽宁、广东、河北、福建
白毒伞	31	258	95		四川、广东、广西、江西、北京、河南、安徽、江苏
鳞柄白毒伞	2	85	2		北京、四川
白鳞粗柄伞	1	29	9	22.8	四川
角鳞白伞	2	9	0		广东
豹斑毒伞	13	143	0	0	四川、安徽、辽宁、广东、福建
片鳞毒伞	2	169	2		四川
色脚黑伞	1	3	1		北京
肉褐鳞小伞	42	2929	108		河南、江苏、河北、黑龙江、天津、湖南
褐鳞小伞	1	33	11	4.3	上海
条盖盔孢伞	1	9	4		江西
秋生盔孢伞	5	94	37	39.8	四川、贵州、湖南
毛脚丝盖伞	2	32	9		四川
肝褐丝盖伞	1	8	3		四川
星孢丝盖伞	1	3	0		福建
裂丝盖伞	7	27			北京
亚稀褶黑菇	9	68	22		福建、湖南、四川、贵州
毒红菇	1	9	2		江西
窝柄黄乳菇	1	100			黑龙江
蕉花蕈	1	105			黑龙江、云南
胶陀螺	2	10			河北、辽宁
小美牛肝菌	2	68			云南、四川
牛肝菌（干）	5	249			四川、贵州、云南、北京
毒粉褶蕈	1	9			贵州
月夜蕈	3	51	1		贵州、福建、湖南
条纹鬼伞	1	7	1		江苏
叶状耳盘蕈	1	15			湖南

近年来，福建、湖南、四川、贵州、江苏等省报道因误食亚稀褶黑菇（*Russula subnigricans*）而中毒者较多，病死率高。亚稀褶黑菇属于红菇属，与新鲜的可食蕈稀褶黑菇（*Russula nigricans*）形态极为相似，亚稀褶黑菇的蕈受伤后损伤处变红，以后不再变色，干燥后变成污灰色。而稀褶黑菇可由红变黑，干燥后子实体全变成黑色。

月夜蕈（*Lampteromyces iaponicus*）被误认为侧耳。平菇，与木耳相似的叶状耳盘菌（*Condierites frondosa*）、胶陀螺菌（*Bulgaria inguinans*）作为木耳采拾，而引起日光性皮炎者已有数起报道。

二、蕈的形态特征

蕈因种类不同，其形态特征、生态习性也不同，是鉴别毒蕈和可食蕈的主要依据。蕈的形态结构包括菌丝体（mycelium）和子实体（fruitbody）两大部分。菌丝体系多年生无色丝状物，一般肉眼不易看见，是蕈的营养器官，生长在土壤或其他基物里。它的主要作用为摄取基物中的营养物质。当温度、湿度适宜时，菌丝体大量繁殖，经一定的发育阶段，破土而出，产生子实体。子实体一般称为蕈，外形像伞，也叫伞菌（gill fungi）。伞菌的子实体主要有菌盖（cap）、菌褶（gills）、菌柄（stem）三部分。有的还有菌环（ring）和菌托（cup）（图 24-1）。菌褶位于菌盖下面，有的呈叶片状，称为菌褶，有的呈管状称为菌管（pores）。菌褶表面密布形态各异、大小不同、颜色差异的孢子（spore），它是分类鉴别的重要依据。

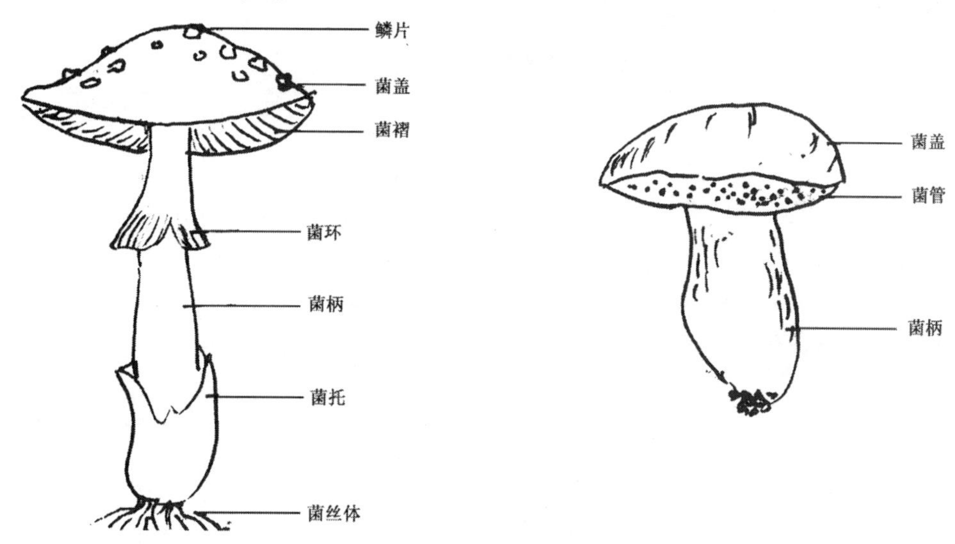

图 24-1　伞菌的子实体形态

三、毒蕈的有毒成分及其毒理

毒蕈的有毒成分比较复杂，往往一种毒素存在于几种毒蕈之中，或一种毒蕈又可能含有多种毒素，有的相互拮抗，有的互相协同。毒蕈所含毒素的多少，与地区、季节和生态环境不同而有所差异，个人体质、烹调方法和饮食习惯与能否引起中毒或中毒轻重也有密切关系。根据毒蕈所含毒素和中毒临床表现不同，可分为：

(一) 具有原浆毒作用的毒素

毒蕈中具有原浆毒作用的毒素，主要是毒肽类（toxic peptide），集中在毒伞属、盔孢伞属、环柄菇属、丝盖伞属和丝膜菌属（*genus cortinarius*）中一些毒蕈，它们占毒蕈中毒死亡的95％以上。毒肽类主要包括两大类，即毒伞七肽（phallotoxins）和毒伞十肽（amatoxins）（图 24-2，图 24-3，表 24-3，表 24-4），它们都是一种以环肽化合物为主架的化合物，紫外吸收波长为 302nm，其主要差别在于某些化学特征和毒性作用的不同（表 24-5）。

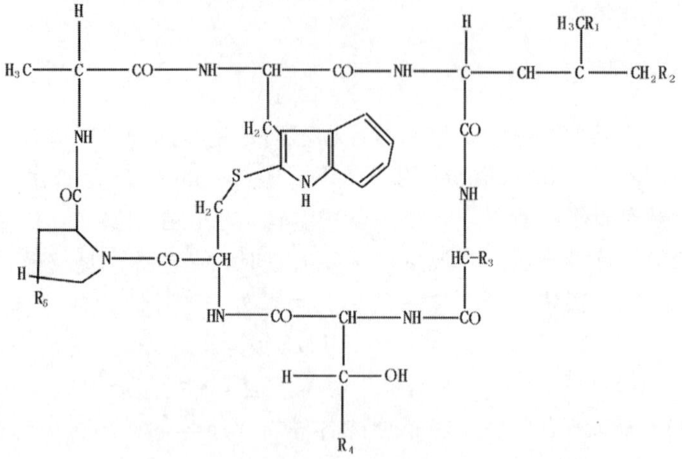

图 24-2 毒伞七肽的化学结构式

表 24-3 毒伞七肽的官能团

	R_1	R_2	R_3	R_4	R_5	LD_{50}（mg/kg）
二羟毒伞七肽	OH	H	CH_3	CH_3	OH	2.0
一羟毒伞七肽	H	H	CH_3	CH_3	OH	1.5
一羟毒伞七肽	H	H	CH_3	CH_3	H	＞100
三羟毒伞七肽	OH	OH	CH_3	CH_3	OH	2.5
羟基毒伞肽酸	H	H	CH（CH_2）$_2$	COOH	OH	1.5
羟基毒伞肽酸	OH	H	CH（CH_3）$_2$	COOH	OH	1.5
羟基毒伞肽酸	OH	OH	CH（CH_3）$_2$	COOH	OH	1.4

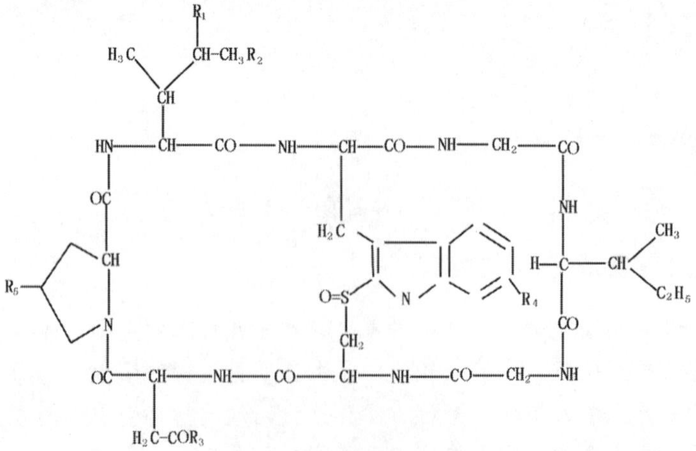

图 24-3 毒伞十肽的化学结构式

表 24-4 毒伞十肽的官能团

	R_1	R_2	R_3	R_4	R_5	LD_{50} (mg/kg)
α-毒伞十肽	CH_2OH	OH	NH_2	OH	OH	0.3
β-毒伞十肽	CH_2OH	OH	OH	OH	OH	0.5
r-毒伞十肽	CH_3	OH	NH_2	OH	OH	0.2
ε-毒伞十肽	H_2OH	OH	OH	H	OH	0.3
三羟毒伞十肽	CH_3	OH	OH	OH	OH	0.5
一羟毒伞十肽	CH_2OH	OH	NH_2	H	OH	0.3
一羟毒伞十肽	CH_3	H	NH_2	OH	OH	>20
一羟毒伞十肽	CH_3	H	OH	OH	OH	>20
一羟毒伞十肽	CH_3	H	HN_2	OH	H	>20

表 24-5 毒伞七肽与毒伞十肽的区别

区别项目	毒伞七肽类	毒伞十肽类
LD_{50} (mg/kg)	1.5～2.5	0.15～0.5
致死时间 (h)	1～4	15～100
氨基酸 (1个)	7	8
γ-羟基氨基酸	亮氨酸	6-羟色氨酸
连环核键形式	硫醚	亚砜
肉桂醛呈色反应	蓝色	紫色

据研究，γ-羟基与毒伞十肽毒性有关，是不可缺少的，如将此羟基改为醛基，即变为无毒。毒伞七肽的毒性相当稳定，它的γ-羟基有无，与毒性无关。

据报道误食50g鲜毒蕈可以使人致命（内含7mg毒伞十肽）。毒伞十肽主要作用于肝、肾两个靶器官，对肾近曲小管上皮细胞和肝细胞具有强亲和力，对肾上腺、脑、心、横纹肌也有某些退行性变或充血水肿。但毒伞七肽似乎特别作用于肝，可引起肝细胞浊肿，脂肪变性与坏死，肝细胞大片坏死，肝索支架塌陷，即肝窦扩张呈急性或亚急性肝坏死（红色和黄色肝萎缩）。肾脏受累主要是肾病性变化，肾小球无明显受损，肾小管细胞浊肿，脂肪性变甚至坏死和细胞核萎缩，肾间质充血、水肿。

用同位素氚示踪 ^3_1H 研究毒伞七肽注射后2h在鼠体内分布如下，肝57.2%、肾2.7%、脾0.2%、血液6.0%、肺0.9%、心0.2%、横纹肌9.4%、脑0.1%，从尿中排出占10%。但对毒伞十肽代谢研究报道很少。

毒肽类毒主要通过DNA聚合酶而起作用，使RNA形成受阻，而导致细胞破坏。

目前报道的主要是鹿花蕈属（*Genus gyromitra*）中一些毒蕈，内含的鹿花蕈素（Gyromitrin）是甲基联氨化合物，也是一种原浆毒，除有消化道症状外，还可引起肝、肾损害、血红蛋白尿和溶血。其化学结构见图 24-4。

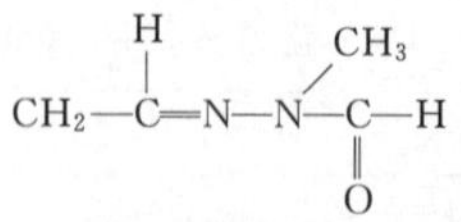

$$CH_2-\overset{H}{\overset{|}{C}}=N-\overset{CH_3}{N}-\underset{\overset{\|}{O}}{C}-H$$

图 24-4 蕉花蕈素的化学结构式

日本 Nagano 用毒伞属中 *A. abrupta* 的这种毒蕈提取物，注入 ICR（美国肿瘤研究所）雄性小鼠腹腔，研究其对肝脏的急性作用。结果显示，注射 6h 后，血糖和肝糖元较对照组小鼠下降 10%～60%，尤其注射 12h 后，血浆中谷草转氨酶和谷丙转氨酶增加 3～8 倍，酶活性增高持续 24h。组织学观察发现，处理后的动物肝脏细胞大片坏死及糖元颗粒消失。血糖水平下降、肝糖元的迅速下降与组织学结果一致。最近的研究尚不明了糖代谢变化原因，可能是与糖异生的抑制或糖酵解增强有关。

（二）能引起神经精神症状的毒素

1. 毒蕈碱（Muscarine）

首先是从毒蝇伞（*A. muscaria*）中提取获得，后来在丝盖伞属、杯菌属（*Genus clitocybe*）和毒伞属中一些毒蕈也分离出毒蕈碱，可引起神经兴奋，具有乙酰胆碱样作用，易溶于酒精和水，不溶于乙醚，一般烹调方法对其毒性无影响。阿托品可对抗毒蕈碱的毒性。LD_{50} 为 0.23mg/kg，分子式为 $C_8H_{17}O_2N$，结构式见图 24-5。

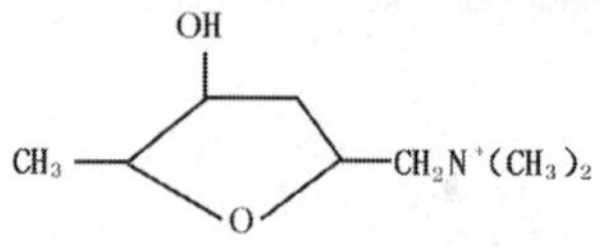

OH

CH_3 — （环）— O — $CH_2N^+(CH_3)_2$

图 24-5 毒蝇碱

2. 异噁唑（Isoxazol）衍生物

最初认为毒蝇伞、豹斑毒伞的中枢兴奋症状由毒蕈碱所致，后来证明其毒蕈碱含量较少，主要由异噁唑衍生物和毒蝇醇所致，见图 24-6。一般烹调时，对它们的活性无明显影响，但在干蕈中，活性可逐渐降低。

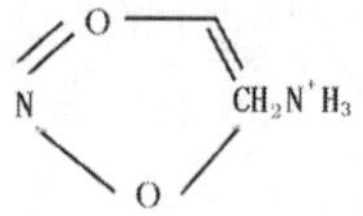

O　N　O　$CH_2N^+H_3$

图 24-6 毒蝇醇

3. 光盖伞素（Psilocybin）与赛洛西（Psilocin）

在光盖伞属（*Genus psilocybe*）、花褶伞属（*Genus panaelus*）中一些毒蕈含有上述物质，图 24-7。

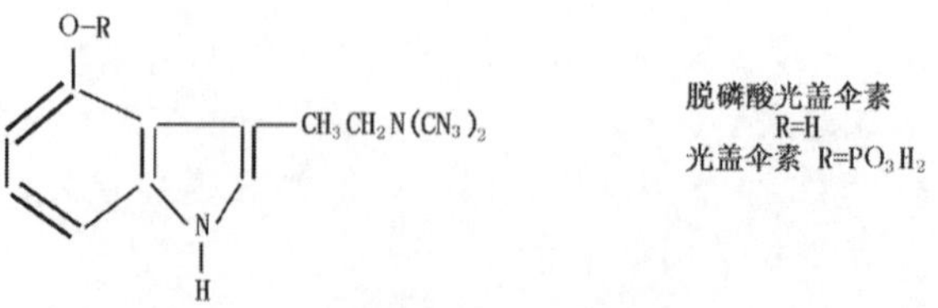

O-R

$CH_2CH_2N(CN_3)_2$

N
H

脱磷酸光盖伞素 R=H
光盖伞素 $R=PO_3H_2$

图 24-7 光盖伞素

进食后大约 1h 发病，可出现精神异常，瞳孔散大，幻视，时有跳舞、唱歌、狂笑，时有说话困难。光盖伞素与赛洛西作用一致。

4. 致幻剂（Hallucinogens）

（1）橘黄裸伞（*Gymnopilus spectabilis*）：含有幻觉原，误食后 15min 可出现头昏、眼花、视物不清，形如醉汉，并感觉物体颜色奇异、房屋变小，亦有恶心等症状，一般数小时后可恢复。

（2）小美牛肝菌（*Loletus speciosus*）：也含有幻觉原，误食 1～2h 后，可出现小人国幻觉。

（三）肠道刺激物质的毒素

黑伞蕈属（*Genus agaricus*）中一些毒蕈酚（Phenol）或甲酚样（Creol-Like）化合物，喇叭蕈（*Cantharellus floccosus*）、牛肝蕈属（*Genus boletus*）分离出松蕈酸（Agaricus acid），具有肠道刺激症状。红菇属、乳菇属（*Genus lactarius*）中一些毒蕈也含有肠道刺激物质，可导致胃肠道症状，含毒成分不清，有的还可致死，如亚稀褶黑菇，可引起肝肾损害，小鼠经口 LD_{50} 为 4 996mg/kg。

（四）其他类的毒素

墨汁鬼伞（*Coprine atramentarius*）和杯蕈属中一些毒蕈含鬼伞毒素（Coprine），它是一种氨基酸，具有类四乙秋兰姆化二硫反应的毒素。该毒素可灭活乙醛脱氢酶在醛的阶段，阻断醇的代谢，与酒同饮或进食该毒蕈 3～5d 再饮酒，可出现皮肤颜面发红、头晕、恶心、呕吐、感觉异常、心悸、胸闷、呼吸困难，有时心律失常、血压下降等症状。

四、临床表现

毒蕈中毒，因蕈属种和所含有毒成分的不同，而引起的临床表现也各有差异，一般分为四型：

（一）胃肠炎型

引起此型中毒的毒蕈多见于红菇属、乳菇属、粉褶蕈属（*Genus rhodophyllus*）、黑伞蕈属（*Genus agaricus*）和牛肝菌属中一些毒蕈中含有石炭酸或甲酚样化合物刺激胃肠道黏膜所致。潜伏期约 0.5～6h，临床表现为恶心、呕吐、腹痛和剧烈腹泻，腹痛以脐区或上腹部为中心的阵发性疼痛，有的呈绞痛。腹泻为水样便，每日 3～5 次，多者 10 余次。吐泻严重者可因失水过多而导致脱水，引起电解质紊乱和周围循环衰竭。如及时抢救治疗，可迅速恢复。

（二）神经、精神型

引起此型中毒的毒蕈，所含有毒成分复杂，多种并存，故对中毒者须辨别以神经症状为主，还是以精神症状为主。

误食豹斑毒伞、毒蝇伞、丝盖伞属和杯蕈属中一些毒蕈，潜伏期一般 10～30min。典型症状与乙酰胆碱作用相似，如瞳孔缩小、流涎、流泪、出汗、脉搏缓慢等。部分患者除上述症状外，还有胃肠炎症状。重症患者伴有血压下降、呼吸不稳、谵语、抽搐、昏迷、精神错乱、幻视和幻觉。

花褶伞（*Panaeolus retirugis*）、橘黄裸伞和牛肝菌属中一些毒蕈含有异噁唑衍生物，能使患者产生幻觉、狂笑、手舞足蹈、共济失调，形如醉汉。如中国云南地区的小美牛肝菌、华丽牛肝菌（*Bloetus magnificus*），因烹调不当或进食量过大，可引起“小人国幻觉”，食后6～24h发病（食蕈时饮酒者即可出现幻觉），前驱症状为头昏，少数有恶心、呕吐，随之出现生动活泼的“小人国幻觉”，闭眼时幻觉更鲜明。多数患者经3～12d自行消除幻觉。未见死亡病例。少数患者出现较明显的精神分裂症状，病程长达1～3月，极易误诊为急性精神分裂，严重者出现木僵，但预后一般良好。

（三）溶血型

此型中毒多见于误食鹿花蕈属一些毒蕈。进食1～2d后开始腹胀、腹痛，继有剧烈呕吐、腹泻、头痛、倦怠、肝脾肿大、肝区疼痛、黄疸、血红蛋白尿等。严重者出现心律不齐、谵妄、昏迷和抽搐。有时也可引起坏死性肾小管变性，发生急性肾功衰竭，导致愈后不良。

（四）内脏损害型

误食毒伞属、盔孢伞属、丝盖伞属和环柄菇属中一些毒蕈后可引起急性中毒，临床过程可分为六期。

1. 潜伏期

误食后6～72h发病，以24h内发病为多。潜伏期长短与进食量、体质强弱等有密切关系。潜伏期长者，预后不良。

2. 胃肠炎期

患者首先表现为恶心、呕吐、腹痛、腹泻。吐泻一般较重，数次至10余次，甚至更多。有的类似霍乱样呕吐、腹泻而导致严重脱水，电解质紊乱。腹痛多以脐周为主，有的呈绞痛。腹痛往往在腹泻之后出现。腹泻为水样或黏液便，一般无脓血，无里急后重感。伴胃肠炎而同时出现的尚有头痛、头昏、倦怠等神经症状。胃肠炎症状可持续1～2d后逐渐缓解。

3. 假愈期

进食毒蕈后1～2d，胃肠炎症状自行缓解，出现短暂无明显症状期，有的患者尚能少量进食，起床活动，给人以轻松的感觉。有的患者入院后自动要求出院或被劝其出院。正是此期毒素由肠道吸收，通过血液进入脏器与靶细胞结合，逐渐侵害实质脏器，血清中尿氮、肌酐、转氨酶开始增高。因此，对假愈期的患者，一定要注意观察，以免殆误治疗造成患者死亡。

4. 内脏损害期

进食后2～3d（短者1d以内，长者4～5d），患者出现内脏损害，以肝、肾、脑、心为主，其中有的肝脏损害最为严重（如误食白毒伞、毒伞、积生盔孢伞等），胃肠与横纹肌亦可受累。出现肝大、黄疸、肝功异常，特别是转氨酶明显增高。重者可发生急性或亚急性肝昏迷。在此期内亦发生弥漫性血管内凝血（DIC），表现为呕血、咯血、鼻衄、皮肤和黏膜下出血。误食片鳞鹅膏曲霜（*A. agglutinata*）、角鳞白伞曲霜（*A. solitaria*）等一些毒蕈后，可引起严重肾脏损害，血肌酐、尿素氮明显升高，出现少尿、无尿、血尿、蛋白尿、酸中毒和急性肾功能衰竭。死亡常发生于食毒蕈后2～5d内。部分严重患者继胃肠炎后，迅速恶化，出现休克、昏迷、抽搐、全身广泛出血，呼吸衰竭，短期内心脏停止跳动而死亡。这可能与急性肝坏死、高度脑水肿、中毒性心肌炎、广泛性出血等原因有关。

此期如中毒症状较轻或经积极治疗有效者，可经1～2周进入恢复期。

5. 精神症状期

通常此期是继内脏损害期后出现烦躁不安、谵语、嗜睡、抽搐、反复惊厥，最后昏迷而死亡。尚有部分患者出现精神失常，时哭时笑，唱歌，善谈，数日渐转安定。

6. 恢复期

有的患者经过 2～3 周后，中毒症状逐渐消失，肝功好转，有的迟至 4～6 周方能痊愈，不留后遗症。

内脏损害型，据国内外文献报道死亡率为 50%～95%，如抢救及时，可大大降低死亡率。

五、诊断与治疗

（一）早期诊断

主要依靠警惕蕈中毒，在夏秋季有急性胃肠炎症状的患者，如有进食野生蕈的历史，首先应考虑毒蕈中毒。要求知情人到怀疑蕈采集地点调查，如获得标本，应送有关部门检验。并可通过患者呕吐物，检查有无蕈的残片和孢子形态，确定是否为毒蕈中毒。

（二）一般治疗

中毒患者 10h 内，或稍长时间无频繁呕吐者，应尽快催吐、洗胃、灌肠，并口服活性炭和泻药，以便及时排除体内毒物，防止毒素继续吸收而加重病情。吐泻严重的患者，首先应纠正水、电解质紊乱。立即输入 10%葡萄糖液和生理盐水（1∶1），输入速度、用量，视其脱水程度而定。

（三）内脏损害型的治疗

内脏损害型的治疗措施，除及时催吐、洗胃、加强支持疗法和给有效药外，还应密切注意循环代谢、低血糖症、凝血、肝肾功能等情况。在催吐、洗胃后即灌注或口服活性炭 2～3g，及时安放十二指肠引流，每小时吸出一次，有效地排除体内毒素，防止毒素继续吸收而加重病情。

中毒早期肾脏损害不明显时，利尿是一种有效排毒方法。有放射免疫测定说明，通过数小时利尿治疗，大量毒素可从尿中排出。

化学药物治疗，硫辛酸（Thioctic acid）是治疗内脏损害型首选药物，它是一种三羧酸循环辅酶，同毒素相竞争与血清蛋白相结合，从而限制毒素对肝、肾细胞毒作用，使更多的游离毒素从肾脏排出。使用方法，硫辛酸与葡萄糖一起，开始标准量为 300mg/(kg·d)，分四次静脉滴注，当临床症状改善或转氨酶水平有降低时，剂量逐渐减少。相反，转氨酶急剧增高时，则硫辛酸可增至 600mg/(kg·d)。此法可同时治低血糖症，但应以胃肠道外输入葡萄糖，且需经常核查血糖水平。硫辛酸疗程为 4～7d。

青霉素可以和硫辛酸、类固醇（地塞米松）联合作用，与毒伞肽竞争结合血清蛋白，而限制毒素吸收，使较多毒素从肾脏中排出。青霉素剂量为 250mg/(kg·d)，静脉注射。类固醇每日 20～40mg，静脉注射。同时使用维生素 K 静脉滴注，每日 40mg，对毒伞中毒也有一定效果。

有资料报道，有些毒蕈中毒吸收后，乙醇可以通过干扰毒素进入肝细胞而减少肝的损害。

Silibinin 是水飞蓟属植物的活性成分，20～50mg/(kg·d)静脉注射，吸收后可持续

48h，通过干扰毒素的肠肝循环而抑制肠对 α-毒伞十肽的重吸收，并阻止 α-毒伞十肽通过稳定的细胞渗透入肝脏。

在法国，Bastien 提倡口服胡萝卜汤和静脉注射维生素 C，每日 3g，效果良好。

腹膜透析（CAPD）对毒蕈大分子毒素清除效果良好。资料报道因毒蕈所致急性肾功能衰竭，血肌酐、血尿素氮明显升高，经紧急腹膜透析 1 000mL，每日交换 10 次，3～7d 症状消失，8～15d 肾功能恢复正常。该方法设备简易，携带方便，并发症少，见效快，对基层抢救急性中毒引起的肾衰，是一种有效的好方法。

资料报道毒蕈中毒后使用活性炭血液灌注法可排除血中毒素，但这种治疗效果未得到证实。

六、毒伞肽检验

毒伞肽是目前国内外毒蕈中毒引起死亡的主要成分。毒伞十肽和毒伞七肽都含有少数氨基酸，其中有些氨基酸是一般蛋白质所没有的。它们的共同特点都是环肽，有相同的含硫键，以胱氨酸硫的形式与色胺酸的吲哚核相结合，并有 r-羟基化的氨基酸。目前文献报道有如下几种检测方法：

（一）薄层层析法

干燥样品研成细末，取样 500mg，用甲醇在索氏抽提器中反复抽提，并将抽提液浓缩至 1mL，供点样用。吸附剂为硅胶 G，展开剂为甲醇∶甲乙酮（1∶1），显色剂用 1% 桂皮醛甲醇液喷雾，然后置于盐酸蒸气中熏蒸。点样量为 1～10μL，如出现紫色或蓝色斑点，表示有毒伞十肽或毒伞七肽存在。

（二）RNA 聚合酶Ⅱ法

资料报道，用抑制 RNA 聚合酶Ⅱ的方法，能检出 0.05μg 毒伞肽。但该检测方法既繁琐，又不能区别各种毒伞肽。

（三）放射免疫法

放射免疫方法检测毒伞肽已有发展，用该方法能检出 50～500pg 毒伞肽。如同 RNA 聚合酶Ⅱ的方法一样，不能区分各种毒伞肽。

Faulstich 等用亮氨酸、异亮氨酸、γ-羟基化酶氨基酸定量分析方法，检测出毒伞肽中个别毒素。

七、预防

（一）广泛宣传

毒蕈生长、分布具有一定地区性和季节性。在中国曾成立全国预防毒蕈中毒研究协作组，进行调查、研究与交流，编制“我国常见毒蕈”宣传挂图，供各地宣传应用。各省根据本省毒蕈种类，也印制大量资料进行广泛宣传，有效地降低了毒蕈中毒的发生。

（二）注意毒蕈形态的识别

欧美、日本毒蕈中毒致死多见于毒伞属中毒伞、白毒伞，在中国毒蕈中毒除毒伞外，还有环柄菇属、盔孢伞属、丝盖伞属、红菇属和牛肝菌属中一些毒蕈（图 24-8～图24-22，见文前）。这些毒蕈形态特征各异，有的有菌环、菌托，体形高达 10cm 余，有的体形矮小，高不及 6～7cm，形如小斗笠或盘状。虽然这两大类蕈也包括一些可食蕈，但毒蕈与可食蕈形态相似，很难辨别，不少人将这些毒蕈误认为可食蕈而食后中毒。因此，不采、不食这些野生蕈是十分重要的。采拣野生稀褶黑菇（俗名火炭蕈）时，注意与亚稀褶黑菇鉴别。采集野蕈时，用舌尖品尝，凡有苦、辣、麻味，或在暗处发光，切忌食用。

在中国四川市售野生干蕈调查中也曾发现混有豹斑毒伞和白毒伞等为主的毒蕈。湖南干蕈中毒报道中也曾检出毒伞。因此，购买干蕈时也应遵守上述原则进行挑选。

(三) 注意食用方法

野生蕈多数含有生物碱、溶血素等有毒物质，易溶于水和酒精。据资料报道贵阳地区55种野生蕈调查，其中54种蕈含有生物碱，检出率为98%。因此，野生蕈烹调前应充分洗净，加水煮沸，滤去水，然后加调料烧煮。一次进食量不宜过大。

民间流传识别毒蕈方法很多，如毒蕈能使银器、象牙、大蒜变黑；毒蕈色泽鲜艳；破损后能流出乳汁等，认为无毒。经调查与试验证实，此法用于识别毒蕈均不可靠。

（杨仲亚　林玲）

参考文献

[1] 张云峰，等．误食毒蘑菇中毒的调查，中华预防医学杂志，1980，4 (3)：171～173.

[2] 李乐民．一起误食胶陀螺蘑菇发生的光感性皮炎．中华预防医学杂志，1983，17 (2)：118.

[3] 刘我鹏．两起毒草中毒病例报告．中华预防医学杂志，1983，17 (6)：383.

[4] 林惠添．星孢丝盖伞中毒3例报告．中华预防医学杂志，1984，18 (4)：231～233.

[5] 杨仲亚．毒草中毒防治手册．北京：人民卫生出版社，1984. 13～49.

[6] 杨仲亚，等．四川野生干草调查及其混杂毒草毒性的研究．食品卫生学进展，1985，3 (2)：62～67.

[7] 周雪梅，等．干草中毒20例调查分析．中华预防医学杂志，1984，18 (6)：349～350.

[8] 孙太亮．抢救7例蘑菇中毒患者的体会．重庆医学，1986，15 (6)：56.

[9] 唐侠民，等．毒肽与毒伞肽检验方法的探讨．全国食菌与毒菌科研究资料汇编，1987：220～225（内部资料）.

[10] 李澄平. 野生菌类毒物检查及方法探讨. 全国食菌与毒菌科研资料汇编，1987：226～239(内部资料).

[11] 杨仲亚，等．秋生盔孢伞中毒报告．中国公共卫生，1987，6 (3)：141～142.

[12] 卯晓岚，等．盔孢伞属一极毒蘑菇．中华预防医学杂志，1988，22 (4)：247～248.

[13] 黄智勇，等．腹膜透析抢救10例新型毒草中毒并急性肾衰疗效好（内部资料）.

[14] 秦淑惠．一起亚稀褶黑菇中毒调查报告．中国食品卫生杂志，1990，2 (2)：49.

[15] 张树溪，等．毒木耳中毒．中国食品卫生杂志，1990，2 (2)：63.

[16] 孔生．三起误食毒草中毒调查报告．广东卫生防疫，1991，17 (4)：42.

[17] 鲍勇等．食用野生蘑菇中毒二则．中国公共卫生（基层版），1991，7 (2)：17.

[18] 穆源浦．1985～1990年我国毒草中毒现状分析．卫生研究，1992，21 (3)：151～152.

[19] 卫生部食检所．1991年全国食物中毒统计年报（内部资料）.

[20] 翁学斌，等．两种新毒草中毒调查．中国公共卫生，1992，8 (6)：247～248.

[21] 于德泗．毒伞中毒8例报告．中国公共卫生，1992，8 (6)：247～248.

[22] 张树溪，等．秋生盔孢伞中毒调查报告．中国食品卫生杂志，1992，4 (3)：33～34.

[23] 杨家明．一起严重的野草中毒事故．湖南预防医学杂志，1992，4 (1)：51.

[24] Lancet，1980，(8190)：351～352.

[25] Lancet，1980，(8199)：859.

[26] Mitchel D H. Amanita mushroom poisoning. Ann. Rev. Med. , 1980, 31: 51～57.

[27] Dipalma J. Mushroom poisoning. Am Family physician. , 1981, 23: 169～172.

[28] Olsen KR, Pond SM, Seward J, *et al*. Amanita phalloides－type mushroom poisoning. west J Med. , 1982, 137: 282～289.

[29] Y. Yamaura, H. Maezawa, E. Takabatake, *et al*. Biochemical effects of poisonous mushroom suspected of causing cholera－like symptoms in mice. Jap. Food. Hyg, soc, 1983, 23: 314～316.

[30] John P. Hanrahan, Morris A. Gordon. Mushroom poisoning. JAMA. , 1984, 251 (8): 1057～1061.

[31] Olson KR, Woo OF, Pond SM. Treatment of mushroom poisoning [Letter] . J. A. M. A. , 1984, 252: 3130～3131.

[32] Floersheim GL. Bianchi L. Ethanol diminishes the toxicity of the mushroom Amanita, phalloioides Experientia. 1984, 40: 1268～1270.

[33] Floersheim Gl. Treatment of mushroom poisoning [Letter] . J. A. M. A. , 1985, 253: 3252.

[34] St. Omer FB, Giannini A, Botti P, *et al*. Amanita Poisoning; a clinical－histopathological study of 64 cases of intoxication. Hepato－gastroenterology, 1985, 32: 229～231.

[35] Kroncke KD, Fricker G, Meier PJ, *et al*. Alpha－amanitin uptake into hepatocytes. J Biol. Chem. 1986, 261: 12562～12567.

[36] Yoshio yamaura, *et al*. Hepototoxic action a poisonous mushroom, Amanita abrupta in mice and its toxic component. Toxicology. 1886, 38: 161～173.

[37] J. Homann, *et al*. Amatoxinnachweis und therapie bei akuter knollenblatterpilzvergiftung 2 stunden nach pilzverehr. Intensivmed. , 1988, 25: 158～159.

[38] Donald stallard , *et al*. Muscarinic PoiSoning from meications and mushroom. Postgraduate Medicine, 1989, 85 (1): 341.

[39] Walter F. *et al*. Role of the Clinical laboratory in guiding treament of Amanit virosa mushroom poisoning: Report of two cases. Clin. Chem, 1990, 36 (3): 571～574.

[40] John P Hanrahan. 蘑菇中毒病例报告和治疗回忆. 美国医学杂志中文版, 1984, 3 (5): 280～284.

[41] 河端俊治, 等编著. 张洪祥等译. 实用食品卫生. 北京: 北京大学出版社, 1992. 129～134.

第二十五章　杂色曲霉素

1954 年，初田勇一和久山真平首次从杂色曲霉（*Aspergillus versicolor*，异名 *Sterigmatocystis versicolor*）培养物中分离到一种色素，命名为杂色曲霉素（*sterigmatocystin*，简称 ST）。1962 年，Bullock 等修正了初田勇一等提出的 ST 的结构式，确定了现在公认的 ST 的结构式。ST 是第一个被发现的含有双氢呋喃苯并呋喃系统（dihydrofurobenzofuran system）的天然产物。因结构与黄曲霉毒素 B_1（AFB_1）很相似，在 20 世纪 60 年代发现 AFB_1 的强烈毒性和致癌性后，ST 也自然受到了关注。为了确定 ST 的生物效应（包括急慢性毒性、遗传毒性、细胞毒性、致突变性、致畸性、致癌性等多方面），南非和日本的学者做了大量工作；而在研究 ST 的理化性质、产毒菌、建立对 ST 的检测方法、调查 ST 与某些人畜疾病的关系等方面，美国、印度、中国、加拿大等国的研究者也尽了极大努力。40 多年来，有关 ST 的研究报告达几百篇，综述性文章至少有 8 篇[2~9]，由此不难看出 ST 所受到的重视。本文对 ST 的理化性质、产毒菌种、分布、ST 的生物效应、代谢途径、ST 的危害和对 ST 的检测方法作较系统的述评，并指出今后的研究方向。

第一节　ST 的理化性质

ST 的理化性质已有多篇报道（IARC，1976；Richard 等，1981；Engelbrecht 等，1972；Torres 等，1970；Lou Jian－long，1994；Bullock 等，1962）。

常温下，ST 是一种淡黄色针状结晶。分子式 $C_{18}H_{12}O_6$，分子量 324.0633，结构式见图 25-1，化学名为 3a，12c-双氢-8-羟基-6-甲氧基呋喃［3′,2′：4,5］呋喃［3，2-c］呫吨-7-酮（3a，12c-Dihydro-8-hydroxy-6-methoxy-furo［3′,2′：4,5］furo［3，2-c］xanthen-7-one）。熔点 246℃（分解点）。旋光度 $[\alpha]_D^{20}=-398$℃（溶于氯仿，c=1g/mL）。

ST 不溶于水，难溶于极性溶剂，能溶于大多数非极性溶剂（表 25-1）。氯仿对 ST 的溶解度最大，可作为萃取 ST 的首选溶剂。

ST 不十分稳定。热的强碱醇溶液可把 ST 转化为无旋光性的异杂色曲霉素（isosterigmatocystin）。枇杷木炭可将溶于冰醋酸的 ST 催化成双氢杂色曲霉素（dihydrosterig-matocystin）。硫酸二甲酯和碘代甲烷均可将 ST 甲基化。少量的高锰酸钾可将 ST 氧化成3，8-二羟基-1-甲氧基呫吨酮-4-羧酸（3，8-Dihydroxy-1-methoxyxanthone-4-carboxylic acid）；而过量高锰酸钾与 ST 一起在丙酮中回流时，ST 被彻底氧化成 γ-二羟基苯甲酸（γ-resorcyclic acid）。在酸性条件下，甲醇和乙醇均可与 ST 的乙烯醚基反应而分别产生双氢甲氧基杂色曲霉素（dihydromethoxy-sterigmatocystin）和双氢乙氧基杂色曲霉素（dihydroethoxy-sterigmatocystin）。将 ST 溶入冰醋酸中回流，不加催化剂时，可制得 α，β-乙酰氧基双氢杂色曲霉素（α，β-acetoxy-dihydro-sterig-matocystin）。ST 溶入吡啶后，与乙酸酐在温和条件下反应，产物是 O-乙酰杂色曲霉素（O-Acetyl-sterigmatocystin）；而在剧烈条件下反应时，其产物是 O-乙酰双氢-乙氧基杂色曲霉素（O-acetyldihydroacetoxy-sterigmatocystin）。溶于氯苯中的三氯化铝可将 ST 转化成 1，3，8-三羟基 呫吨酮（1，3，8-trihydroxyxanthone）。将 ST 溴化可制得分

子式为 $C_{18}H_{11}O_7Br_3$ 的三溴衍生物。ST 还可转化成双氢曲霉毒素（dihydroaspertoxin）。上述 ST 的部分衍生物的结构式见图 25-1。

对 ST 的光谱学鉴定数据有：最大紫外吸收波长[7] λ_{max}^{ETOH} nm(ε)＝208(19 000)，235(24 500)，249(27 500)，329(13 100)。（另一份报告[4]认为 λ_{max}＝205，233，246 和 325nm）。

红外吸收特征波数 $V_{max}^{KBr}cm^{-1}$＝3470，3340（br），3090，1650，1630，1590，1485，1460，1410，1360，1305，1275，1230，1200，1126，1092，1062，974，950，900，844，824，775，730，640。

核磁共振氢谱（^{1}HNMR data）：H1，6.48（J＝2.0，2.50）；H2，5.42（J＝2.5）；H3，4.75（J＝2.0，7.25）；H4，6.79（J＝7.25）；H5，6.35；H8，6.78（J＝8.25，1.0）；H9，7.45（J=8.25）；H10，6.70（J=8.25，10）；H18，3.96。

核磁共振碳谱（^{13}CNMR data）：C1，145.1d；C2，105.7d；C3，47.9d；C4，113.1d；C5，90.4d；C6，163.0s；C7，154.7s；C8，106.4d；C9，135.4d；C10，111.0d；C11，162.1s；C12，108.8s；C13，108.9s；C14，105.7s；C15，153.7s；C16，106.4s；C17，164.3s；C18，56.6q。

质谱主要离子峰质荷比（m/z）：324，306，295，278，265。

结构式及编号	取代基				名 称
	R_1	R_2	R_3	R_4	
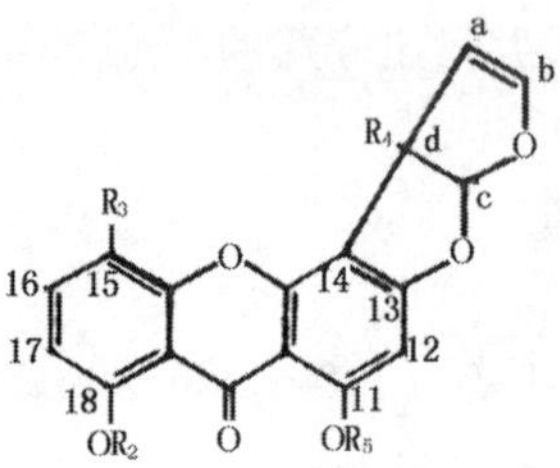	CH_3	H	H	H	Sterigmatocystin
	CH_3	H	CH_3O	H	5-Methoxysterigmatocystin
	H	H	H	H	Demethylsterigmatocystin
	CH_3	CH_3	H	H	O-Methylsterigmatocystin
	CH_3	CH_3	H	OH	Aspertoxin
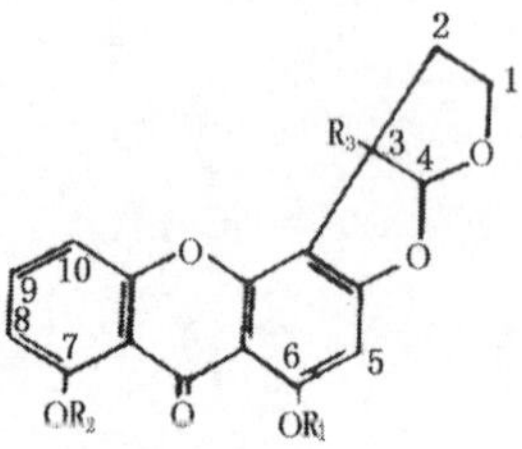	CH_3	H	H		Dihydrosterigmatocystin
	H	H	H		Dihydrodemethylsterigmatocystin
	CH_3	CH_3	H		Dihydro-o-Methylsterigmatocystin
	CH_3	CH_3	OH		Dihydroaspertoxin
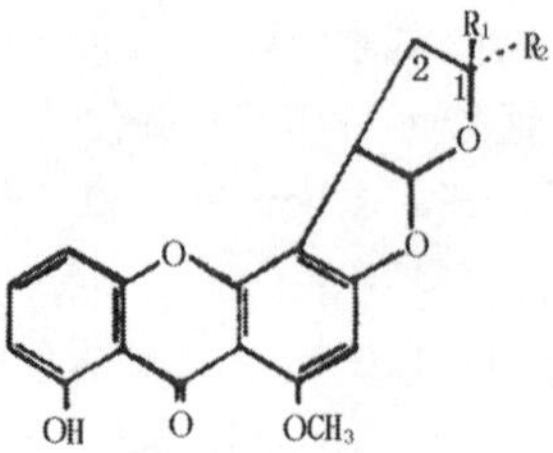	OCH_3	H			Dihydromethoxysterigmatocystin
	OC_2H_5	H			Dihydroethoxysterigmatocystin
	H	$COCH_3$			α-Acetoxydihydrosterigmatocystin
	$COCH_3$	H			β-Acetoxydihydrosterigmatocystin
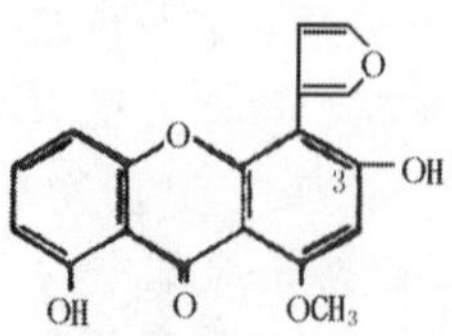					Isosterigmatocystin

图 25-1 杂色曲霉素及其衍生物的结构式

表 25-1 ST 在部分溶剂中的溶解度

（25℃时能溶于 100mL 溶剂中的最大毫克数）

溶剂名称	ST 毫克数	溶剂名称	ST 毫克数
氯仿	7138.0	甲基乙基酮	466.8
吡啶	1815.0	丙酮	442.3
N，N-二甲基酰胺	1400.0	乙酸乙脂	330.8
四氢呋喃	1206.0	己烷	327.0
二甲亚砜	1100.0	庚酮-2	309.4
1，4-二噁烷	1104.0	乙腈	176.0
2，4，6-三甲吡啶	909.3	异辛烷	153.8
聚氯乙烯	621.0	环己烷	125.0
苯	470.5	甲基异丁基酮	203.0
甲苯	295.0	乙酸正戊酯	140.7
甲醇	34.5	乙醇	27.8
乙二醇	18.0	丙醇	46.2
丙二醇	16.5	异丙醇	11.6
丙三醇	7.0	正丁醇	16.1
异丁醇	12.1	丁二醇	76.3
正戊醇	43.4	异戊醇	37.2
甲酰胺	36.0	四氯化碳	16.2
油酸乙脂	52.0	油酸	55.0
甲醇＋水（98∶2，96∶4，94∶6，92∶8，90∶10）	<0.1	0.05M 或 0.1M，pH5.0 乙酸缓冲液	<0.1
0.05M 或 0.1M，pH7.0 磷酸盐缓冲液	<0.1	0.05M 或 0.1M，pH9.0 Tris 缓冲液	<0.1

第二节 产生 ST 的真菌种类及其在自然界的分布

已知有 21 种曲霉（*Aspergillus* 及其有性阶段 *Emericella* 或 *Eurotium*）、2 种毛壳菌（*Chaetomium*）、1 种离蠕孢霉（*Bipolaris*）、1 种青霉（*Penicillium*）、1 种单毛菌（*Monocillium*）和 1 种 *Farrowia*. sp 能够产生 ST（Bennett 等，1989；Rabie 等，1977；Tsuruta，1980；Martin，1975），见表 25-2。

可被 ST 污染的食品和饲料种类繁多，见表 25-3。ST 污染量最高达 16.3mg/kg。ST 的主要产生者杂色曲霉、构巢曲霉等，在自然界分布极广，在许多食品中都是优势菌，且产毒菌比例在 80% 以上（孙鹤龄等，1983 和 1984；Jia Zhen-zhen，1989；Horie 等，1991；Torres 等，1970；Vesonder 等，1985；Abramson 等，1983）。在合适的培养条件下，有些杂色曲霉的 ST 产量可达 12g/kg 培养基（Martin 等，1975），构巢曲霉的 ST 产量可达 412mg/kg 培养基（Rabie 等，1977）。不仅从食物中易分离到 ST 产生菌，从药物、饮料、土壤甚至病人的耳垢、脑组织、胃液、肾组织中也可分离到ST产生菌（孙鹤龄等，1983；Horie等，1991；贾珍珍等，1988；Lepom等，1988；Mills等，1990）。

表 25-2　已报告的ST产生菌一览表

菌种名称	最高ST产量	参考文献
Aspergillus flavus	381μg/培养瓶	72
A. versiColor	12 g/kg 培养基	13
A. parasitiCus	12μg/培养瓶	72
A. nidulans	412mg/kg 培养基	11
A. rugulosus	7 900μg/培养瓶	72
A. chevalieri	40 000μg/l 培养基	69
A. ruber	10～100μg/L 培养基	69
A. amstelodami	1 375μg/kg	72
A. aurantio-brunneus	66mg/kg	11
A. quadrilineatus	98mg/kg	11
A. ustus	15mg/kg	11
A. sydowi		12
A. variecolor		12
Emericella corrugata		12，73
E. heterothallica		12，73
E. nidulans var. *acristata*	5.64μg/g 大米	16
E. nidulans var. *dentata*	1.45μg/g 大米	16
E. nidulans var. *lata*	2.18μg/g 大米	16
E. nidulans var. nidulans	5.87μg/g 大米	16
E. parvathecia		12
E. purpurea		12
E. guadrilrneata		12，73
E. rugulosa		12，73
E, spectabilis		12，73
Eurotium amstelodami		12，73
Eurotium chevalieri		12，73
Eurotium rubrum		12，73
Biplaris sorokiniana(*Drechslera* sp)		74
Chaetomimum udagawae	15mg/kg 培养基	75，76
C. thielavioideum(= *C. virescens* = *Achaetomiella virescens*	50mg/kg 培养基	76
Farrowia sp	50mg/kg 培养基	75，76
Penicillium Luteum		77

注：因几位报告者没有使用统一的产毒培养条件，最高ST产量只有参考意义，不能就此作为菌种间产毒力的比较；每个菌种的产量单位也无法统一。

表 25-3　报告有ST污染的物品（不包括人工产毒培养基）一览表

物品名称	ST污染量（μg/kg）	参考文献
大米	800～16 300	78，79
稻谷	48	63
小麦	300	80
面粉	34.4	64
大麦	6 000	81
小米	76	63
火腿	800	82
奶酪	600	83
花生	64	84，63

续表

物品名称	ST 污染量（μg/kg）	参考文献
玉米	150	85，86，87
大豆	48	88，63
芝麻	340	63
高粱	200	63
红薯干	32	63
绿咖啡豆	1 143～12 000	89，90，91
美洲山核桃	20 000	92
奶牛饲料	100～7 750	43，61，93
鸡饲料	2 300	44
猪饲料	40	63
动物饲料	280	94
阿月浑子	42～53	95
糜草	320～6 500	48，54
甘草秧	1 100	48
麦秸秆	740	48
燕麦	380 000	85，96
药材	＞100	69
调味品	142	97
面包	＞1 000	98
清水酸菜	118.6	56
人胃液	“很高含量”	56

第三节 ST 的生物效应

用斑鱼苗、海虾、鸡胚、小鼠、大鼠、翠猴等多种生物检测 ST 的毒性，结果发现 ST 对所有测试对象均有中等强度以上的毒性。在特定染毒方式下的半数致死量值见表 25-4。

对体外培养细胞，ST 显示了强烈的细胞毒性。不同细胞对 ST 的毒性反应列于表 25-5。Ames 试验（Mori 等，1986；Horie 等，1989）、DNA 损伤修复试验(UDS)(Mori 等，1986；Stich 等，1982)、微核试验（Ueda 等，1984）、姊妹染色单体互换试验（SCE）（Curry 等，1984）等一系列的生物学短期试验都证实了 ST 具有强致突变性和遗传毒性（表 25-5）。

较长期的动物试验表明，无论是一次给毒还是长期染毒，ST 对多种动物均显示了强致癌性，且所诱发的肿瘤种类繁多（表 25-6）。

比较 ST 及其结构类似物（例如 AFB1，双氢杂色曲霉素等）的生物效应（Richard 等，1981），发现 ST 双呋喃环上的 1－2 双键对于其毒性和致癌性的发挥极为重要。若 ST 被加氢还原成双氢杂色曲霉素，则其毒性显著减弱。若 ST 的双呋喃环被打开成异杂色曲霉素，则不能抑制体外培养猴肾细胞的有丝分裂和 DNA、RNA 的合成。ST 衍生成 O-甲基杂色曲霉素或 C6 上的甲基被去掉，则其抑制猴肾细胞 DNA 合成的能力显著降低[23]。这说明其他官能团在保持 ST 的生物效应方面也有一定的作用。ST 衍生成乙酰杂色曲霉素时，由于后者在极性溶剂中的溶解度增加，更易被细胞摄入，所以对大鼠的急性毒性增加。但若进一步把 O-乙酰基杂色曲霉素衍生成二甲基二乙基杂色曲霉素，则并不显著地增加其抑制鸡胚肝细胞合成 RNA 的能力。总之，ST 虽然具有强烈的生物学效应，但因其极难溶于极性溶剂，所以它并非总能在每种生物中都全面地将其效应表现出来。

表 25-4　ST 对部分动物的半数致死量（LD_{50}或 LC_{50}）

受试对象	染毒方式	半数致死量（10d LD_{50}）	参考文献
海虾	浸泡	0.54μg/mL（16h LC50）	100
斑鱼苗	浸泡	0.24μg/mL（25h LC50）	101
鸡胚（5 日龄）	气囊或卵黄内接种	5～14.9μg/egg	102
小鼠（成年）		>800mg/kg bw	103
小鼠（新生的 Balb/c 与 DBA/2 杂交一代）	S.C（溶于明胶）	5～10mg/kg bw	19
大鼠（雄性，Wistar）	口服（溶于 DMF）	166（113～224）mg/kg	104
大鼠（雌性，Wistar）	口服（溶于麦芽油）	120（92～155）mg/kg	104
大鼠（雄性，Wistar）	I.P（溶于 DMF）	60（46～77）mg/kg	104
大鼠（雄性，Wistar）	I.P（溶于麦芽油）	65（37～109）mg/kg	104
翠猴（雄性，0.5～5.5kg）	I.P（溶于 DMSO）	32（15～70）mg/kg	105

注：大鼠及猴 LD_{50}括号中数值为 95%可信区间。

表 25-5　ST 的细胞毒性和遗传毒性

受试对象	ST 染毒剂量（时间）	毒性反应	参考文献
原代培养的鸡胚肝细胞、肝间质细胞	1μg/mL（100min～6h）	核仁逐步分解成颗粒状物、密纤维和淡纤维三部分，RNA 合成受抑制	7，106 57
原代培养的大鼠肝细胞	3.24μg/mL	核固缩，细胞崩解	17
	32.4～324ng/mL	UDS 增加	
原代培养的猴肾上皮细胞	2μg/mL（24h）	核仁组分分离、固缩、碎裂，有丝分裂停滞	107，23 108
	0.01μg/mL（24h）	UDS 增加	
人皮肤成纤维细胞	5×10⁻⁴M	UDS 增加与 ST 浓度成正比	99
	6μM（30min）	染色体畸变（断裂，交换）增加	109
人胚胎腭间质细胞	1ng/mL～10μg/mL（72h 或 S-9 一起 6h）	严重抑制细胞生长	110
人血管内皮细胞	3.24～64.8μg/mL（0.5～72h）	细胞变形，崩解	18
成人肝细胞	3.24～64.8μg/mL（0.5～72h）	细胞变形，崩解	18
人胃壁成纤维细胞	3.24～64.8μg/mL（0.5～72h）	细胞变形，崩解	18
FM3A 小鼠乳腺癌细胞	0.32～1μg/mL（24h）	染色体畸变（异常中期相、断裂）增加 30 倍，诱发抗 8-氮杂鸟嘌呤突变	111
HeLa 细胞	1μg/mL（3d）或	UDS 增加抑制 50%细胞生长	112
	1.2μg/mL（2d）	UDS 增加	108
L5178 细胞	4μM	抑制 50%的细胞生长	112
小鼠骨髓细胞	0.06～6.0mg/kg bw	SCE 增加	21
大鼠骨髓细胞	0.1mM（I. P. 12h）	染色体畸变增加	20
啤酒酵母 D_s	50μg/板（S－9 活化）	引起有丝分裂性基因重组	113
沙门氏菌 TA－1538	0.5μg/板	引起移码突变	114
沙门氏菌 TA－98	0.1～10μg/板（加 S－9）	引起移码突变	115
沙门氏菌 TA－100	0.1～10μg/板（加 S－9）	引起移码及碱基置换突变	116
枯草杆菌	1μg/assoy(无 S－9 活化)	抑制 DNA 损伤修复缺陷菌的生长	22

表 25-6 ST 的致癌性

试验动物	染毒方式	诱发肿瘤种类、发病率	参考文献
虹鳟鱼	14 日龄鱼苗浸入含 0.5mg/L ST 的水中 1h	13%的 1 年龄成鱼出现肝癌	24，117
Balb/c∈DBA/2 杂交一代的新生小鼠	ST 溶于 1% 明胶，以 1～5μg/g 体重的量皮下注射	1 年后，14/23 的雄鼠和 12/32 的雌鼠出现肺腺瘤，肝细胞性腺瘤颌下腺腺瘤或恶性淋巴组织瘤	
NIH 近交系小鼠	含 ST39μg/kg 的饲料喂 47 周后，再用含 ST58.5μg/kg 的饲料喂 23 周	58 周时 7/21，78 周时 8/14 小鼠出现胃腺不典型增生和肺腺癌	25
ICR SWISS 小鼠	以含 ST 5mg/kg 的饲料喂 58 周（与正常饲料以 2 周的间隔交替饲喂）	21/25 出现肺腺癌和其他腺瘤病，9/25 出现肺腺瘤	118
Wistar 大鼠	以 0.15～1.5mg/鼠/日的 ST 饲喂 52 周，每周喂 5 天，以含 10、20、100mg/L ST 的饲料喂 1 年	42 周起，40%～100%实验出现肝细胞癌 90%～100%实验鼠出现肝细胞癌 85%实验鼠出现胃棘皮瘤	7，119 26
Wistar 大鼠	含 10mg/L ST 饲料喂 40～62 周	50%～75%实验鼠出现肝细胞癌 部分肝癌呈腺形结构，分化良好或极差	120
Wistar 大鼠	0.5mg ST（混于 0.5mL 花生油）皮下注射给大鼠，每周 2 次，共 24 周	47 周起 3/6 出现支下肉瘤 50 周时 1/6 出现肝细胞瘤 62 周时，1/6 出现胆管瘤	121
Wistar 大鼠	1mg ST 溶于 DMSO 或丙酮中，涂于剃毛后的大鼠皮肤上，每周 2 次，共 70 周	40 周开始出现皮肤乳头癌，70 周 100%受试鼠（20/20）出现皮肤乳头癌或鳞状细胞癌，85%（17/20）受试鼠兼有肝细胞癌或肝损伤	122
Donryn 大鼠	含 5～10mg/L ST 的饲料喂 100 周	5ppm 组 11/13 出现肝癌 10ppm 组 12/12 出现肝癌 其中 26%的肝癌有腺样结构	123
翠猴	每 2 周灌服 ST20mg/kg 共 24 个月	肝变形，出现直径达 2cm 的局灶性结节，显微检查发现肝细胞呈多样形，核过大，有肝细胞癌	2
罗猴		肝细胞癌	27
非洲猴		肝细胞癌	27

第四节　ST 在产毒菌和其他生物体内的代谢

产毒菌中与 ST 合成有关的酶有多少？合成 ST 是否需要辅助因子？控制 ST 产生的基因位于染色体上还是在质粒上？这些问题至今无法回答清楚。但借助于放射性标记技术、基因转化技术和代谢抑制剂，选用特定的产毒或不产毒菌株，现已基本确定了 ST 在真菌体内的合成途径（Rhatnagar 等，1989；Jeenah 等，1983；Yade 等，1989；Henderberg 等，1988；Chung D H 等，1989；Cleveland 等，1990），乙酸或乙酸盐→Polyketide→Norsolorinic acid→Averantin→Averufanin→Averufin→Versiconal hemiacetal acetate→Versicolorin A→ST。某些菌株中，还可由ST经O-甲基杂色曲霉素进一步合成AFB_1、AFB_2、AFG_1和AFG_2（Jeenah等，1983；Yade等，1989；Henderberg等，1988）。因此，ST不仅直接危害动物和人，还可以作为黄曲霉毒素的合成前体，进一步给人畜造成威胁。

ST被动物或人摄入后，最终的代谢部位和代谢产物并不十分清楚。但有证据表明（Wang D S等，1991；JiXH等，1992；Walkow等，1985；Martin等，1975），ST的主要靶器官是肝，另外也可在肾、肺、胃等实质器官及皮肤、血管、肠道等处发挥特定效应。经口进入体内的ST可能大部分并不被机体吸收，被吸收的ST则在代谢后主要经粪尿途径排出（Wang D S等，1991；Yamazaki等，1975；Thiel等，1973；Terao，1978）。

ST在生物体内的转运可能有二条途径，一是与血清蛋白结合后随血流到达实质器官（Meerarani，1987）；二是被巨噬细胞吞噬后转运到靶器官（Terao，1978）。Meerarani等（Meerarani，1987）和楼建龙等（楼建龙，1993）发现ST在肝、肺、肾细胞等实质细胞中有多个作用位点。在大鼠肝细胞内，ST与DNA结合最多，其次是与蛋白质和RNA的结合，而与脂类几乎不形成共价结合物（Meerarani，1987）。以0.04～4μm的ST作用于体外培养的大鼠肝细胞2d后，细胞92%～98%的DNA合成受到抑制（Walkow等，1985）。溶于葵花子油的ST以0.5mg/kg体重的量经腹腔注射给大鼠，隔天一次，连续24周。最后一次给毒后24h，测定血液、肝、肾中下述酶的活力——精氨酸酶、鸟氨酸氨甲酰转移酶、α-酮戊二酸脱氢酶、琥珀酸脱氢酶、苹果酸脱氢酶、NADH脱氢酶、细胞色素C氧化酶等，发现实质细胞中这些酶的活力严重下降（Meerarani，1987；Shamsia，1988），而肝中γ-谷氨酰转移酶活力升高（Martin等，1975），这些直接影响到尿素循环和三羧酸循环，干扰蛋白质、脂肪和糖的代谢，抑制了DNA与RNA的合成。Kawai（1984）发现ST使大鼠肝细胞线粒体ATP合成受阻，氧化磷酸化解偶联，但不引起线粒体肿胀。Tashiro（1986，1988）等观察到ST可显著减少细胞核上的糖皮质激素受体。3.5μg/L的ST能抑制那些正常情况下受激素诱导而改变活力的酶发挥作用——例如肝脏特异的酶（如酪氨酸转氨酶、磷酸烯醇式丙酮酸转羧酶、谷丙转氨酶、谷草转氨酶）的活力明显受到抑制。但以$1/5LD_{50}$的ST量连续饲喂大鼠30d后，鼠肝中的核酸酶活力并无改变（Kempff等，1973）。用某些细胞所作的试验表明（Engelbrecht等，1972；Terao等，1975），ST比AFB_1对DNA、RNA的合成有更强的抑制作用。在HeLa细胞和L5178Y细胞，ST通过影响其碱基的转入而抑制DNA的合成，而对核苷结合到正在复制中的DNA或RNA链上没有明显影响（Bhatnagar等，1988）。无论是体内代谢还是在体外用微粒体混合功能氧化酶活化后，ST与DNA的加合物形式都是DNA-1，2-二氢-2-（N^7-胍基）-1-羟基杂色曲霉素。约每100～150个核苷酸中，有一个鸟苷的碱基与ST形成共价结合。以60mg/kg bw的ST经腹腔注射给小鼠，2h后测定其肾细胞中吞噬溶酶体的活力，发现肾细胞对^{125}I标记的白蛋白摄入和分解量分别减少20%和80%，对低渗性冲击的敏感性上升40%，肝的吞噬溶酶体功能未受影响（Farb等，1988）。

用酶抑剂所作的试验也表明，微粒体混合功能氧化酶系统在ST的活化和解毒方面有重要作用（Raney等，1992）。Shimada（1989）和Fukuhara（1989）分别观察到了动物肝脏中活化ST及其同系物的酶，细胞色素P-450-AFB和P-450 3A4（又名P-450NF），两位研究者没有报告酶的理化特性，所以这二种细胞色素酶是同功酶还是同物异名尚不清楚。

王殿升等（1991，1992）用^3H标记的ST饲喂大鼠，发现3h后大鼠血中、前胃上皮、腺胃黏膜浅层、肝胆管及肝细胞中 ST 浓度达到高峰，而完全排除 ST 需 9d 以上。楼建龙等（1993）发现给大鼠灌服 ST（137mg/kg 体重，溶于 2mL DMSO）6h 后，免疫组织化学技术显示 ST 主要分布于肝、肺、肾等实质细胞的细胞浆和细胞核，心肌细胞中几乎不见 ST。Thiel 等（1973）报道，以 14mg/kg 体重的量一次性灌服 ST 给翠猴，75％的 ST 与葡萄糖醛酸结合后从尿中排出，结合发生在 ST 酚羟基上，结合形式是 ST-β-D-葡萄糖醛酸。

第五节　检测 ST 及其代谢产物的生物学及理化学方法

在研究 ST 及其代谢产物的急慢性毒性和三致（致畸、致癌、致突变）性时，鼠伤寒沙门氏菌、枯草杆菌、啤酒酵母、豆芽、体外培养细胞、幼虾、鱼苗、蛙、鸡胚、雏鸡、小鼠、大鼠、仓鼠、豚鼠、猴子等生物都曾是试验对象（参见表 25-4～表 25-6）。生物学检测法往往费时较长，难得明确的定量指标，重复性较差，无法推广应用。所以，检测 ST 及其代谢产物在检样中的含量时，理化学检测法就几乎完全取代了生物学检测法。

理化检测法的基本原理是，应用物理或化学手段将 ST 及其代谢产物从受检样品中提取出来，经过纯化，再利用 ST 及其代谢产物各自的理化性质（例如：受激发射的荧光、吸收特定波长的紫外光、质谱离子峰等）进行定性与定量测定。迄今为止已发展起来的方法有：薄层色谱（TLC）、气相液相色谱法（GLC）、气质联用法（GC—MS）、高效液相色谱法（HPLC）等。

理化学检测法测定 ST 及其代谢产物时，样品预处理是必不可少的。预处理包括：①对固体样品的粉碎（过 10 目以上筛孔）；②称取一定量（10～50g）筛后样品或量取一定量液体检样，用提取液抽提 ST 及其代谢产物；③用萃取、色谱等手段初步纯化。经过初步纯化的 ST 及其代谢产物用 TLC、HPLC、GC—MC 等方法进行定性、定量测定。提取 ST 的溶剂为有机溶剂与高离子强度盐水的混合物，例如甲醇—4％NaCl 水溶液（9∶1，体积比，下同）（Abramson 等，1983）、乙腈—4％KCl 水溶液（9∶1）（AOAC，1990）、20％H_2SO_4—4％KCl—乙腈（2∶20∶178）、甲醇—4％KCl（9∶1）、甲醇—氯仿（3∶17）。一般用提取液振摇浸提 30min 以上，过滤，取上清，用正已烷或石油醚或异辛烷脱脂，去蛋白，接着用三氯甲烷萃取，浓缩，定量溶于苯或三氯甲烷，直接用于 TLC 检测，或进一步用柱色谱纯化后用 TLC（AOAC，1990）、HPLC（Michael 等，1976；楼建龙，1991 和 1993）、GLC、GC—MC 等方法检测。

TLC 检测 ST 时，多有硅胶 H 或 G 为固相色谱介质（例如：adsorbosil—1、硅胶 60，40μM 硅胶 G），铺板后薄层厚度约 0.2～0.3mm。也可选用其他介质，例如：硅藻土，硅镁型吸附剂、氧化铝等。硅胶板使用前先经 105℃，1h 或 100℃，2h 活化。点样量 1～100μL（量大时需重复点样）。点样间隔 0.5～1cm。展开剂系统有许多种，ST 在不同展开系统中的比移值 R_f 值变化较大（表 25-7）。展开有单向展开（AOAC，1990）与双向展开（GB5009.25-85）。展开后在薄层板上喷一层 20％$AlCl_3$ 乙醇液，置 80℃反应 10min，在长波或短波紫外光下观察，ST 的衍生物显示亮黄绿色荧光（未衍生前显较暗的砖红色荧光）。比较样品中 ST 对应点荧光强度与标准点的荧光强度（用肉眼观察或薄层扫描仪）可推算出样品中的 ST 的含量。对于 ST 的进一步确证也是通过衍生化法，ST 与三氯乙酸（在 40℃以下）或盐酸（在100℃左右）反应，其衍生物与ST在同一板上展开［展开剂用冰乙酸—苯（1∶9）或丙酮—氯仿（5∶95）］，再喷一薄层20%KOH—甲醇液，长波紫外光下观察，ST及其衍生物均显黄色荧光，但ST的衍生物的 R_f 值约等于ST之 R_f 值的四分之一。另一确证方法是将ST与乙酸酐在蒸汽浴中反应30min（吡啶作溶剂），其衍生物在长波紫外光下显蓝色荧光；当与ST在同一薄层板上点样，用丙酮—氯仿（5∶95）展开时，其 R_f 值约等于ST之 R_f 值的二分之一。当然，确证检样中是否含有ST，可能需要将检样先用TLC法纯化，刮取"疑似点"的硅胶，再用甲醇提取出ST，做衍生化反应，然后点样、展开、观察（GB5009.25-85，1986；AOAC，1990；楼建龙，1993）。

表25-7　ST在硅胶G TLC板上的比移值(R_f)

展开剂(体积比)	R_f 值
甲苯∶乙酸乙酯(1∶3)	0.75
乙醇∶乙酸乙酯∶丙酮(1∶4∶4)	0.98
甲苯∶乙酸乙酯∶氯仿(2∶1∶1)	0.70
氯仿∶甲醇∶丙酮(1∶1∶1)	0.92
甲苯∶乙醇(1∶1)	0.91
甲苯∶乙酸乙酯∶甲酸(6∶3∶1)	0.68
丙酮∶氯仿(3∶97)	0.72
乙醚∶环己烷(3∶1)	0.51
氯仿∶乙醚∶乙酸(85∶15∶5)	0.87
乙酸∶苯(10∶90)	0.75～0.81
乙酸∶苯∶甲醇(5∶90∶5)	0.68

干扰物太多的检样，测定ST可用双向展开TLC法，或将浓缩量的检样先用柱色谱纯化再用TLC或其他方法测定。

柱色谱的吸附剂多为颗粒较粗的硅胶(0.063～0.2mm)或硅酸镁(florisil,60～100目)也可用聚苯乙烯微珠Bio—Beads S—X_8 等其他介质。介质不同，柱子大小也要不同。硅胶及硅酸镁柱可用22×（300～400）mm，Bio—Beads S—X_8 就需用9×（600～1 000）mm。装柱时先填一层玻璃棉和5～10g无水硫酸钠，再用湿法装硅胶入柱（柱中先盛1/2柱体积的正己烷或环己烷），沉降后再加入15g无水硫酸钠，放出溶剂至柱面为止。定量上样，以环己烷—乙酸乙酯（4∶1）或氯仿—甲醇（97∶3）洗脱ST，浓缩后用TLC或其他方法测定。对于以florisil为吸附剂的色谱柱，装柱溶剂用乙醇—水（9∶1），淋洗杂质用正己烷，洗脱ST用丙酮—二氯甲烷（5∶95）。对于Bio—Beads S—X_8 为介质的色谱柱，介质溶胀及ST洗脱均用四氢呋喃。

HPLC测定ST时多用充填 μ—Bondapak ^{18}C 的不锈钢反相柱，流动相由几种极性溶剂按一定比例配成，例如乙腈—水—乙酸（55∶45∶2）（Leitao等，1988；楼建龙等，1995），0.1MKH_2PO_4—乙腈（7∶5）（沙勇波等，1992）进样量10～100μL。同时需要配置压力泵（例如Chromatem M380 Altex—Beckman）、计算机数据处理系统（例如Vista 401 Chromatography Data System）和溶剂脱气过滤装置（例如Branson B—52超声发生器及Millipore过滤器）。

GLC 测定 ST 时可选用多种分离柱，例如充填含有 OV—1，OV—17（Varian 公司）或 Dexsil—300GC（Analabs 公司）的 Chromosorb G、Chromosorb W、Chromosorb T 等填充料，内径 2mm 的玻璃柱或石英柱。载气和燃气用氮气、氢气和空气（流速依次为 30、30 和 300mL/min），检测用火焰电离检测器。操作柱温 250℃，进样器和检测器操作温度 300℃，气相色谱仪可选用 Varian Model 1200 等。

GC—MS 法测定 ST 时选用 25cm 长的玻璃柱作分离柱，内径 2mm，外径 7mm，充填含 3%OV—17 的 Chromosorb G 介质。载气为氦气。操作柱温 210℃，分离器 220℃，分析器 50℃气相色谱仪用 Finnigan Model 9500。控制及数据处理用 Finnigan Model 6000 Computer Data System。质谱仪轰击电子能量 70eV，加速电压 2kV，分析器真空度 6×10^{-6}torr。对 ST 的检测选用质荷比 m/z 为 295，306 和 324 的三个离子峰作定性标准。

TLC 法对 ST 的检测灵敏度为 4～100μg/kg，最低检出量约为 4ng。HPLC 对 ST 的检测灵敏度在 5μg/kg 左右，最低检出量为 4ng。GLC 法对 ST 的检测灵敏度在 50～100μg/kg，最低检出量为 20ng。GC—MS 对 ST 的检测灵敏度为 5μg/kg，最低检出量为 1μg/kg（4ng）。

不难看出，TLC 法检测 ST 操作简单，不需要复杂精密的仪器设备，不必专门配置仪器操作人员，适于基层单位直接在田间现场应用，易于普及推广。但对 ST 含量的确定只凭肉眼观察，主观随意性较大，结果可靠性差，精确定量极为困难。HPLC、GLC、GC—MS 等法对 ST 的检测在灵敏度、结果可靠性、定量精度等方法均优于 TLC 法，但这些方法都要求对检样进行复杂的预处理，需要昂贵的仪器设备和专门的仪器操作人员，难以通用化。另外，对大批量检样的筛选检测，上述所有方法都无法在短时间内经济快捷地完成，这对于流行病学调查和阐明 ST 与某些人畜疾病的关系极为不利。所以，人们一直在寻求更理想的方法来检测 ST，以弥补现有方法的不足。

第六节　免疫化学技术在 ST 研究领域的应用及其前景

免疫化学技术（ICT）是一种融合了免疫识别的高特异性和某些化学反应的高灵敏性而发展起来的综合分析技术。借助于抗原体抗体反应的特异性化学标记物的理化性质的特殊性，人们已成功地将 ICT 应用到农业、环保、医学、动物医学、生物工程等许多学科领域。例如，某种抗体用放射性同位素、荧光素、酶、重金属或其他特定试剂标记后，可用于该抗体所识别的相应抗原的示踪、检测、定位分析，这对许多生命现象的探索非常有利。如果把某种抗体固定到固相载体上，利用抗原抗体的特异而又可逆的结合，可以将相应抗原从众多杂物中“挑选”出来，从而达到分离纯化该抗原的目的。

ICT 应用于真菌毒素的分析测定及定位研究还不足 20 年，但由于其潜在的和已显示的优越性，应用 ICT 研究真菌毒素的报告越来越多，每年都有上百篇。这可以从“美国官方分析化学家协会”每年 2 或 3 月发表在 JAOAC 上的“真菌毒素年报”中看到，也不难从其他学科（例如：卫生学、医学、食品加工、农业、生物技术等）有关杂志中看出。朱繁生（Fun. S. Chu，1991）教授对此作出了巨大贡献。

ICT 分析真菌毒素的基本步骤是：①将小分子的真菌毒素进行化学修饰，偶联到大分子的载体上，使其获得免疫原性或抗原性；②用具备了免疫原性的真菌毒素免疫动物，制备特异性识别该毒素的多克隆抗体或单克隆抗体；③应用制得的抗体建立免疫化学分析方案，检测、纯化或定位研究真菌毒素；④配合其他分析测试技术研究真菌毒素，考证对某些毒素的免疫化学分析方案的可靠性。下面分步叙述 ICT 在 ST 研究领域的应用及其前景。

一、偶联

根据 ST 的化学结构，可以用多种方法将其偶联到大分子载体（蛋白质、核酸或其他有机高分子材料）上，已报道的有四种。分别用衍生后还原烷化法、癸二酰氯搭桥法、甲醛交联法、酶催化法把 ST 偶联到牛血清白蛋白、血蓝蛋白、卵清蛋白、核酸等生物大分子上，制得复合抗原。

二、抗体制备

抗 ST 的抗体，总体上也可分为二大类，单克隆抗体（McAb）与多克隆抗体(PcAb)。一般地，PcAb 的制备比较简单，与 ST 及其衍生物的亲和力较高，但往往异质性严重，与 ST 结构类似物的交叉反应较多，产量有限，在应用时较难实际标准化操作。McAb 的制备需要以杂交瘤技术为基础，比较繁杂困难。但 McAb 同源均质性好，产量几乎无限，这就为抗体应用时的质量控制和标准化操作创造了条件。抗 ST 的 PcAb 制备方案是，将 ST 与蛋白偶联而成的免疫原与佛氏佐剂充分乳化，多点皮内、皮下或肌肉注射给兔子（或大鼠、猪、山羊等），5～7 周后可能在动物血液中检测到针对毒素的抗体。为了提高抗体效价，常常需要强化免疫 2～4 次，一般在首次免疫后每隔 1 月强化一次。被免疫动物血中含有高滴度的抗体时即可采血，分离提取 PcAb。

抗 ST 的 McAb 的制备方案是，ST 与蛋白偶联而成的免疫原与佛氏佐剂充分乳化，腹腔内及皮下接种免疫 Balb/c 小鼠，2～4 周后强化免疫，每周一次。当鼠血清中出现抗 ST 抗体时，再脾内注射或静脉注射一次免疫原（不加佐剂），3 天后取脾细胞与骨髓瘤细胞融合，筛选杂交瘤细胞，用该细胞在体外培养条件下生产 McAb 或将细胞注射到小鼠体内，从其腹水中提取 McAb。

制备 PcAb 和 McAb 时极为重要的一点是必须在合成免疫原的同时，准备好检测时使用的 ST 标记物——即用不同载体偶联的 ST 分子。对于制得的抗体，在应用之前必须就三个方面进行鉴定，抗体的免疫球蛋白类型、抗体的特异性（与 ST 的结构类似物的交叉反应率）和抗体与 ST 的亲和力。

已报道的抗 ST 抗体有三种 PcAb 和一种 McAb。应用方面，一是利用抗 ST 抗体建立 Dot—ELISA 和 ELISA 分析法，测定粮食、饲料和培养物中的 ST 含量，分析 ST 对食物的污染状况和生物合成途径（用 McAb 时对 ST 的检出下限是 0.1μg/kg)，用 PcAb 时检出下限是 2μg/kg（楼建龙等，1991)；对 ST 的半缩醛衍生物检出下限是 40μg/kg（楼建龙等，1991；Chung D H 等，1989)；二是利用抗 ST 的 McAb 建立免疫组织化学分析法，研究 ST 的毒性机理，确定 ST 在体外培养细胞和中毒动物体内的分布。此外，还应用抗 ST 抗体建立了亲和色谱柱和测定 DNA 与 ST 的加合物的 Southern—Western blot 法，可望用于 ST 中毒病的诊断和 ST 危害状况的分子流行病学调查（楼建龙，1993)。

三、抗体应用与ICT

检测真菌毒素的常用免疫化学方法是放射免疫分析法（RIA）和酶联免疫吸附试验（ELISA）法。RIA分析样品中毒素含量时，需制备带放射性标记（常用^{3}H或^{125}I）的标准毒素，让它与检样中可能存在的未经标记的毒素竞争结合定量的抗体。将结合的毒素与未结合的毒素分离，分别测定二部分中的放射性，从预先用定量标准毒素制定的标准曲线上查出检样中的毒素含量。一般地，样品中的毒素含量越高，竞争抑制带放射性标记的标准毒素与抗体结合的能力越强，则结合部分的放射性就越低，而游离部分中的放射性就越高。分离结合与未结合毒素的方法很多，例如硫酸铵沉淀法、双抗法、亲和固相RIA技术、葡聚糖包裹的活性炭柱色谱分离法、白蛋白包裹的活性炭分离法、聚乙二醇6000分离法等。RIA对真菌毒素检测的灵敏度约是2～5μg/kg（0.05～0.5ng/样品），检出下限是1～5 μg/kg。RIA测定时，样品中一般不必进行复杂的预处理，但用Sep—Pak微柱等预处理，可提高检测灵敏度1～5倍。RIA检测真菌毒素时必须使用放射性同位素，这使它的应用受到多方面的限制（毒素的放射性标记物半衰期、同位素操作许可证、放射性废物处理、同位素射线分析仪器等）。而ELISA法在兼有RIA的优点的同时，克服了其缺点，所以变得日益普遍。但同位素标记物的结构与待检物完全一致，在某些方面应用时，ELISA还不能完全取代RIA。

ELISA法检测ST的操作方案分为二种，一是直接竞争ELISA（Direct Competitive ELISA，简称DC—ELISA）；二是间接竞争ELISA（Indirect Competitive ELISA，简称IC—ELISA）。在DC—ELISA中，先将抗ST抗体包被在固相载体上，然后让样品液与酶标记的标准ST一起孵育（37℃，0.5～2h），洗涤后，加酶所催化的底物来显示固着在载体上的酶量，反应产物颜色的深浅与酶总量成正比，而与检样中的ST含量成反比（Chu F S，1991）。在IC—ELISA中，先将ST标记物（即ST与某种载体偶联而成的不同于免疫原的抗原）包被固相载体，然后把检样（或标准ST）与抗体一起孵育（37℃，0.5～2h），洗涤后加入一种酶标记的葡萄球菌A蛋白或抗抗体（即抗种系特异性的抗体，例如羊抗兔IgG，羊抗鼠IgG，兔抗鼠IgM，等），孵育后（37℃，0.5～1h）洗涤，加底物显色。反应产物颜色的深浅与样品中的ST含量成反比（Li Yaguan等，1984；Morgan等，1986；楼建龙，1993）。ELISA常用的固相载体是聚氯乙烯或聚苯乙烯微量滴定板（Chu F S，1991），也可用上述材料加工成的棒、珠、盘、管，或NC膜、聚丙烯酰胺凝胶颗粒、尼龙珠等。常用的酶是辣根过氧化物酶（HRP）和碱性磷酸酶（AKP）。HRP的底物有磷苯二胺（OPD）、四甲基联苯胺（TMB）、5-氨基水杨酸（5-ASA）、邻联甲苯胺（OT）、二氨基联苯胺（DAB，反应物不溶于水）等多种。AKP的底物是一系列有机磷酸酯，例如β-甘油磷酸酯、苯磷酸酯、溴苯基磷酸酯等。一般地，DC—ELISA的检测灵敏度比RIA高10～100倍，制定标准曲线时，可测出2.5～5pg的标准毒素。对食品及饲料中的毒素，检测灵敏范围在0.05～50μg/kg（Chu F S，1991；Pestka，1988），但因每一种毒素都要用酶标记，所以应用不甚方便。IC—ELISA的检测灵敏度与DC—ELISA相似或更高。酶标抗抗体有商品供应，所以IC—ELISA通用性更强。另外，IC—ELISA所用抗毒素抗体约是DC—ELISA中所用的百分之一。但IC—ELISA所需测定时间比DC—ELISA略长一些。迄今为止，用于ST检测的方案都是IC—ELISA。无论用哪种方案测定粮食或饲料中的ST含量，样品都只需用有机溶剂与盐水溶液浸提，稀释一下即可，不必作太多的预处理。当然，加上某种预处理方案，可能有助于提高检测灵敏度，必要时也值得那么做。

从检样或培养基质中纯化ST的免疫化学方法有免疫亲和色谱法（ImmunoAffinity Assay 简称IAA）。其基本操作方案是：把抗ST的PcAb或McAb交联到Sepharose 4B或其他载体上，装到色谱柱中，先用磷酸缓冲液把杂质洗去，再用含50％二甲亚砜的磷酸缓冲液把ST洗脱，收集后直接测定（楼建龙，1993；楼建龙等，1995）。对ST的定位及示踪研究可用放射免疫技术（RIA）、免疫荧光技术（IFT）、免疫酶组织化学技术（IEHCT）、免疫金—银染色法（IGSS）等。这些技术方法的基本原理和操作步骤是：①用放射性同位素（例如^{125}I）、荧光素（例如FITC）、酶（例如HRP）、胶体金标记抗ST的抗体或抗抗体；②将待定位的含有ST的菌丝，培养细胞，组织器官等用常规方法固定、切片；③依次用ST的抗体、带标记物的第二抗体（抗抗体）孵育切片，洗涤；④用放射线检测仪或感光乳胶（RIA时）、荧光显微镜（IFT时）、光学或电子显微镜（IGSS时）观察追踪定位ST的分布；⑤用IEHCT定位时，先加酶能催化的底物（例如DAB），反应生成不溶于水的产物，再用光镜或电镜观察反应产物的分布位置，定位毒素，必要时还可借助于其他生物反应放大系统（例如Avidin－Biotin Complex）来提高检测灵敏度（楼建龙，1993；楼建龙等，1995）。

除上述应用外，免疫化学技术还可以用于检测人畜细胞及体液中的ST与DNA、RNA、蛋白质等生物大分子的加合物及其他ST代谢产物（楼建龙，1993），评估人畜接触ST的真实“暴露量”。通过建立快速筛选ST含量用的试剂盒，大规模调查粮食、饲料中ST污染状况，评估ST与人畜某些疾病的关系。把对ST的免疫化学检测法与传统的理化方法结合起来，可以创造出免疫色谱法（Immunochromatography 简称IC）——即在TLC或HPLC等色谱分离的基础上，用免疫化学技术来确定每个色谱组分的免疫反应性及可能结构，从而有助于ST代谢途径的阐明。

总之，随着免疫化学技术及其他学科的发展，借助于已经制得和将要制得的抗ST抗体——特别是单克隆抗体，研究ST的分布及其与某些人畜疾病的关系将会变得比较容易，控制ST对人畜的危害将会成为现实。

第七节　ST与某些人畜疾病的关系

从ST的结构、分布、生物效应等分析，ST可能给人畜健康造成很大的威胁。但迄今为止，证实了的ST造成的疾病或死亡并不多。究竟是由于未能诊断出ST诱发的疾病还是ST所致的疾病本来就很少，这依然是个谜。

Toores等（1970）在60年代末观察到，莫桑比克、班图等非洲国家的肝炎病人的病理变化与ST诱发的大鼠肝损伤的病理变化有许多相似之处，而Vandar watt等（1974）从同一地区的储粮和加工后食品中都检出了ST，所以该作者的结论是：他们的观察结果与“真菌毒素可能与非洲人肝炎、肝癌高发有关”这一结论相一致。

除了人工饲喂或以其他方法染毒，曾经诱导试验动物急慢性中毒和致癌外（参见表25-4～表25-6），至少有四个国家报道自然发生的家禽或家畜的ST中毒病。Shreeve等在

1975 年报告英国某农场的奶牛发生中毒，从饲料中检测到 0.1μg/g 的 ST，因而怀疑奶牛中毒系由 ST 所致。Abramson 等（1983）在 1983 年报告加拿大西部某蛋鸡场发生 ST 中毒病。1 600 只产蛋鸡受侵害，7～10d 中产蛋量下降 15%～25%，蛋壳颜色变浅；饲料消耗量下降；33%的病鸡肝脏出血和形成脂肪肝；65%的病死鸡肝脏颜色变得苍白灰暗。从中毒鸡食用的混合饲料中检测到毛霉（*Mucor*. sp.）、灰绿曲霉（*Aspergillus glaucus gr*. spp.）、圆弧青霉（*Penicillium verrucosum* var. *cyclopium*）、枝孢霉（*Cladosporiun cladosporioides*）、帚霉（*Scopulariopsis*）等多种真菌和 2.3mg/kg 的 ST。Vesonder 等[43]在 1985 年报告美国田纳西州某奶牛场 1983 年发生一起奶牛的 ST 中毒病，中毒症状包括产奶量锐减、血性腹泻和急性死亡。从 1 100g 由玉米、棉籽和蛋白质添加剂混合组成的奶牛饲料样品中检测到了杂色曲霉（*A. versicolor*）、白曲霉（*A. candida*）、丝孢酵母（*Trichosporon* sp.）、局限青霉（*P. restrictum*）、阿姆斯特丹曲霉（*A. amstelodami*）、赤曲霉（*A. ruber*）等多种真菌及 ST7.75μg/g 饲料。从饲料中分离的 9 株杂色曲霉 100%产毒，在玉米培养基上的 ST 产量为 13.1～89.3μg/g 培养基。邹康南等在 1987 年首次报告了流行于中国西北部的二种疾病——马属动物“黄肝病”和羊的“黄染病”——的真实病因是“以杂色曲霉为主的中毒病”。其后的一系列研究（蔡文华等，1991；沙勇波等，1992）证实了这个结论。中毒动物的主要症状包括食欲减退以至拒食、进行性消瘦、精神沉郁、虚弱、死亡；临死前眼结膜潮红、充血、高度黄染，有的病畜出现异嗜、腹泻、齿龈糜烂。病死动物尸检时表现皮下组织、脂肪、浆膜、黏膜等均呈黄染；肝脏肿大，色彩斑驳，质脆或坚硬，有中毒性炎症反应表现；有的病畜肝纤维化、硬变；脾、肾等实质脏器肿大、变性。仅 1984 年 1～5 月，宁夏盐池县就有骡 58 头、驴 5 头、马 5 匹发病，死亡共 42 头（骡 36，驴 5，马 1）。宁夏灵武县 8 个羊羔群的 299 只羔羊，发病 110 只，死亡 97 只。可见 ST 中毒造成的损失之大。蔡文华（1991）等从病区饲料中分离出 15 属、20 多种真菌，优势菌为杂色曲霉、构巢曲霉。从饲料中直接检测到 ST 320～850μg/kg 饲料。选取 6 株杂色曲霉和 6 株构巢曲霉在固体培养基和液体培养基上进行产毒培养，100%受试菌产生 ST。培养后最高产量达 277.31mg/kg 培养基（构巢曲霉）或 51.42mg/kg 培养基（杂色曲霉）。沙勇波等（1992）以 4mg/kg 的 ST 量投服给骡，10d 后改用 8mg/kg 投服，17d 后骡出现中毒症状，37d 时，3/4 骡死亡。受试骡中毒症状及死后剖检变化与自然发生病例完全一致，从而进一步证实了邹康南等人的结论。

中国七、八十年代所作的几次流行病学调查表明，胃癌高发区粮食和食品的真菌污染非常严重，高发区慢性胃病患者空腹胃液真菌的检出率明显高于胃癌低发区的，且杂色曲霉是胃内检出产毒菌中的最优势菌（孙鹤龄等，1983）。杂色曲霉在病人胃液中的检出量与胃内亚硝酸盐含量及慢性胃炎病变的严重程度呈正相关，且这些杂色曲霉在体外培养试验中 ST 产毒菌株达 85.7%，最高 ST 产量达 333mg/kg 培养基（孙鹤龄等，1984）。在胃癌高发区甘肃武威县的清水酸菜中检出 ST 达 118.6μg/kg，同时还检出了 ST 的前体 Versicolorin A，含量达 136.9μg/kg。在对胃癌高发区福建蒲田县慢性胃炎患者空腹胃液的检测中，25%的检样含有 ST，而在低发区贵阳花溪区慢性胃炎患者胃液中未能检出 ST（徐光炜，1990）。楼建龙等（1995）用间接竞争酶联免疫吸附试验法测定了 208 份粮食样品的 ST 污染量，发现采自九县（市）胃癌、肝癌高发区的 107 份样品，有 44.9%含 20μg/kg 以上的 ST，而低发区三县（市）的 61 份样品中只有 14.8%含 ST 在 20μg/kg 以上，二者有极显著的差异。ST

最高含量达 340μg/kg。高发区样品的 ST 污染量加权平均值为(19.6±21.6)μg/kg，而低发区样品的 ST 污染量加权平均值为(12.2±11.8)μg/kg，二者也有显著差异。田禾菁等(1995)从 5/5 份肝癌患者和 7/9 份胃癌患者的癌组织或癌周组织中检测出了 DNA—ST 的加合物。又从 28/29 份人的血样及 5/30 份尿样中检测到 0.01～113.09μg/kg 的 ST。所以 ST 与人的胃癌、肝癌的高发有密切的联系（孟昭赫等，1995）。

对 ST40 多年的研究成果综合起来看就是，查明了它的主要理化性质、产生菌和部分生物效应；确定了它的毒性与某些动物疾病、人类癌症等的关系；研制了一些测定 ST 的理化方法及免疫化学方法；部分确定了 ST 的合成及在其他生物体内的代谢途径。至于如何进一步阐明 ST 的代谢、控制 ST 的产生、破坏 ST 的毒性、确定 ST 与其他人畜疾病的相关性、利用免疫化学技术于 ST 的检测控制、甚至改造 ST 的结构使之成为有利于人类健康的制剂等，都是有待研究的课题。

（楼建龙）

参 考 文 献

[1] 初田勇一，久山真平．日本农芸化学会志，1954，28(12)：989～1101.

[2] Van Der Watt JJ. In：Purchase I. F. H.，ed. Mycotoxins. New York：Amsterdam：Elsevier Science Publishing Co，1974. 369～382.

[3] IARC(International Agency For Research on Cancer) Monographs on the Evaluation of Carcinogenic Risk of Chemicals to man. LYON. 1976，10：245～249.

[4] 孟昭赫等主编. 真菌毒素研究进展. 北京：人民卫生出版社，1979. 85～89.

[5] Richard J Cole，Richard H Cox，eds. Handbook of Toxic Fungal Metabolites. New York：Academic Press IHC，1981. 67～93.

[6] Wlliam F Busby Jr，Gerald N Wogan. In：Searle CE ed. Chemical Carcinogens 2nd edition，American Chemical Society Monography 173#. 1981：199～219.

[7] Kiyoshi Terao. J Toxicol. Toxin Reviews，1983，2(1)：77～110.

[8] 王殿升. 国外医学—卫生学分册，1987，2：68～72.

[9] 楼建龙. 国外医学—卫生学分册，1992，4：218～220.

[10] Bennett JW，A Henderberg，K Grossman. Mycopathologia，1989，105：35～38.

[11] Rabie CJ，M Steyn，GC van Schalkwyk. Appl. Environ. Microbiol.，1977，33(5)：1023～1025.

[12] Tsuruta O. Proc. Jap. Assoc. Mycotoxicol，1980，12：8～13.

[13] Martin Steyn，CJ Rabic. J. Assoc. OFF. Anal. Chem，1975，58(3)：622～623.

[14] 孙鹤龄，吴铁铃，苏成玉，等. 中华肿瘤杂志，1983，5(1)：19～22.

[15] JIA Zhen—zhen. In：S. Natori，K. Hashimoto & Y Ueno. Eds. Mycotoxins and Phycotoxins'88. AmsterdaM：Elsevier，1989. 135～144.

[16] Horie Y，K. Nishimura，M. Miyagi，*et al*. Proc. Jpn. Assoc. Mycotoxicol，1991，34：15～21.

[17] Mori H，S Sugie，N. Yoshimi，*et al*. Mut. Res.，1986，173：217～222.

[18] 楼建龙. 杂色曲霉素的研究. 中国预防医学科学院 1993 年优秀博士学位论文. 1993：10.

[19] Fuju K，H Kurata，S Odashima *et al*.，Cancer. Res.，1976，36(5)：1615.

[20] Ueda N，K Fujie，KG Mimura，*et al*.，Mut Res.，1984，139：203.

[21] Curry PT，RN Reed，R M Martino，*et al*. Mut. Res.，1984，137：111～115.

[22] Ueno. Y，K Kubota. Cancer，ReS.，1976，36：445～451.

[23] Engelbrecht JC,B. Altenkirk,J. Natl. Can. Inst,1972,48(6):1647～1655.

[24] Hendricks JD,RO Sinnhuber,JH Wales,*et al*.. J. Natl. Can. Inst. ,1980,64:1503～1509.

[25] 谢同欣,王凤荣,谭少波,等. 中华肿瘤杂志,1990,12(1):21～22.

[26] Maekawa A,T Kajiwara,S Odashima,*et al*. Gann. ,1979,70:777～781.

[27] Adamson RH. Cancer Detect Prev. ,1989,14(2):215.

[28] Bhatnagar D,TE Cleveland,EB Lillehoj. Mycopathologia,1989,107:75～83.

[29] Jeenah MS,MF Dutton. Biochem. Biophys. REs. Com. ,1983,116:1114～1118.

[30] Yade K,Y Ando,J Hashimoto,*et al*. Appl. Environ. Microbiol. ,1989,55:2172～2177.

[31] Henderberg A,JW. Bennett,LS Lee. J. Gen. Microbiol. ,1988,134(3):661～667.

[32] Wang DS,HL Sun,FY Xiao,*et al*. In: I. D. O′Neill,J Chen and H. Bartsch,eds. Relevance to human cancer of N－nitrosocompounds,tobacco smoke and mycotoxins. Lyon:IARC. ,1991. 424～426.

[33] Yamazaki M,M. Takano,K. Terao. Proc. Jap. Assoc. Mycotoxicol. 1975,1:26.

[34] Thiel PG,M Steyn. Biochem. Pharm. ,1973,22:3267～3273.

[35] Meerarani S,ERB Shanmugasundaram. Ind. J. Experiment. Biol. ,1987,25(2):122～127.

[36] Walkow J,G Sullivan,D. Maness,*et al*. J. Am. Coll. Toxicol. ,1985,4:45.

[37] Tashiro F,N Horikoshi,N Tanaka,*et al*. Proc. Jpn. Assoc. Mycotoxicol. ,1986,23:35～40.

[38] Essigmann JM,LJ Barker,KW Fowler,*et al*. Proc. Natl. Acad. Sci. USA. ,1979,76(1):179～183.

[39] Baertsohi SW,KD Raney,T Shimada,*et al*. Chem. Res. Toxicol. ,1989. ,2:114～122.

[40] Shimade T,FP Guengerich. Proc. Natl. Acad. Sci. USA. ,1989,86:462～465.

[41] Torres FO,Purchese I. F. H & Van der watt JJ. J. path. ,1970,102:163～169.

[42] 孙鹤龄,陈重升,王克强,等. 中华预防医学杂志,1984,18(5):277～278.

[43] Vesonder RF,BW Horn. Appl. Envirom. Microbiol. ,1985,49(1):234.

[44] Abramson D,JT Mills,BR Boycott. Can. J. Comp. Med. ,1983,47:23～26.

[45] 中华人民共和国国家标准 GB5009. 25-85. 食品卫生检验方法(理化部分). 北京:中国标准出版社,1986. 95～97.

[46] Leitao J,GDS Blanquat,JR Bailly. J. Chromatog,1988,11(11):2285～2293.

[47] Chu FS. In: Vanderlaam M ed. Immumoassays for monitoring human exposure to toxic chemicals in food and environment. Washington,D. C. American Chemical Soc. ,1991. 140～157.

[48] 楼建龙,邹康南. 中国公共卫生学报,1991,10(6):367～370.

[49] Chung DH,MM Abouzied, JJ Pestka. Mycopathologia,1989,107:93～100.

[50] Li Yaguan, FS Chu. J Food Safety,1984,6:119～127.

[51] Morgan MRA, AS Kang, HWS Chan. J. Sci. Food Agric. ,1986,37:873.

[52] Groopman JD, TW Kemsler. Pharmacol Therapy,1987,34:321.

[53] 邹康南,文永昌,朱普智,等. 中国兽医科技,1987,12:36～37.

[54] 蔡文华,邹康南,文永昌. 南京农业大学学报,1991,14(1):70～76.

[55] 沙勇波,曹光荣. 见:第二届中日国际真菌学会议论文摘要汇编,北京,1992,7. 20～23. P93.

[56] 徐光炜. 我国胃癌防治研究的回顾与展望. 中华肿瘤杂志,1990,12(2):152～157.

[57] Terao K, M Takano, M Yamazaki, Chim-Biol. Interactions,1975,11:507～522.

[58] Schwarte A G. Cancer Res. ,1974,34:10～15.

[59] Raney KD, T Shimada,DH Kim *et al*. Chem. Res. Toxicol. ,1992,5(2):202～210.

[60] Fuckuhara M, T Nohmi, K Mizokami, *et al*. J. Biochem. ,1989,106(2):253～258.

[61] Shreeve. BG, DSP Patterson, B A Roberts. Vet. Res. ,1975,97:193～196.

[62] 楼建龙,郭振泉,孟昭赫. 中华预防医学杂志,1995,29(2):92～95.

[63] 楼建龙，田禾菁，郭振泉，等. 卫生研究，1995，24(1)：28～31.

[64] 田禾菁，楼建龙，杜春明，等. 中华预防医学杂志，1995，29(5)：275～278.

[65] LOU Jian-long，MENG Zhao-he，WANG Dian-sheng. Biomed. Environ. Sci.，1994，7：293～302.

[66] LOU Jian-long，GUO Zhen-quan，MENG Zhao-he. Biomed. Environ. Scl.，1996，9：16～25.

[67] Bullock E.，J C. Roberts and JG Underwood. J. Chem. Soc.，1962：4179～4183.

[68] Steyn M. J. AOAC. 1974，57(1)：225～227.

[69] 贾珍珍，齐祖同，贺玉梅，等. 中华预防医学杂志，1988，22(6)：328～330.

[70] Lepom P，H Kloss. Mycopathologia，1988，101(1)：25～29.

[71] Mills J T. Can. J. Physiol. Pharm，1990，68(7)：982～987.

[72] Schroeder H W，W H kelton. Appl. Microbiol，1975，30(4)：589～591.

[73] Horie Y，S I Udagawa，K Nishimura，*et al*. In：K. Aibara et al. eds. IUPAC'88 AND ICPP'88 Mycotoxins and Phycotoxins，Supplement No. 1，Amsterdam：Elsvier，1989：41～42.

[74] Rabie. C J，A Lubben，M Steyn. Appl. Environ. Microbiol.，1976，32：206～208.

[75] Udagawa S.，T. Muroi，H Kurato. Can. J. Microbiol.，1979，25(2)：170～177.

[76] Udagawa S.，T. Muroi，H Kurato. Trans. Mycol. Soc. Jpn.，1979，20：475～480.

[77] CAST(Council for Agricultural Science and Technology) TASK FORCE REPORT. No. 116，November，1989. Mycotoxins：Economic and Health Risks. P7.

[78] Mnanbe W，O Tsuruta. Trans. Mycol. Soc. Jpn.，1975，8：539～543.

[79] Takahashi H，H Yasaki，U. Nanayama. Cereal Chem.，1984，61(1)：48～52.

[80] Scott P M，van Walbeek，W Kennedy，*et al*. Agri. Food. Chem.，1972，20：1103～1109.

[81] Abramson D，R N Sinha，J T Mills，*et al*. Cereal. Chem.，1983，60(5)：350.

[82] Halls N A，J C Ayres. Appl. Microbiol.，1973，25(4)：636～637.

[83] Martin D. Northolt. JAOAC.，1980，63(1)：115～119.

[84] 胡文娟，田长清，王玉华，等. 微生物学通报，1984，11(1)：25.

[85] Michael E. S.，S Nesheim，WL Brown et al. J AOAC.，1976，59(5)：966～970.

[86] 郑重. 真菌学报，1985，4(1)：60～67.

[87] Devi R G，H Polasa. Curr. Sci.，1982，51：751.

[88] 贾珍珍，等. 见：中华预防医学会卫生检验学会编，第一、二届全国卫生检验学会学术交流会论文摘要集(卫生微生物学部分). 1988，11：76.

[89] Purchase I F H，M E Pretorius. J AOAC.，1973，56(1)：225～226.

[90] Colette Levi，JAOAC.，1980，63(6)：1282～1285.

[91] Depalo D，G Gabucei，S. Valussi. Colloq Sci. Int. Cafe.，1977，8：539～543.

[92] Schroeder H W，Hugo Hein Jr. Can. J Microbiol.，1977，23(5)：639～641.

[93] Juszkiewiez. T，J Piskorska-Pilszezynsa. Med. Weter.，1977，33：193～196.

[94] Kumar S Ranjan，A Ksinha. India J. Sci. Food Agric.，1991，56：39～47.

[95] Sommer N F，J R Buchanan，RJ Fortiage. Appl. Environ. Microbiol.，1976，32(1)：64～67.

[96] Miyaki K，M. Yamazaki，Y. Horie，*et al*. Ann. Rept. Inst. Food Microbiol. Chiba Univ.，1970，23：31～39.

[97] Saxena J，B S Mehrotra. J. Food Comp. Anal.，1989，2：286～292.

[98] Reiss G，Z. Lebensm. Unters. Forsch.，1976，160：313.

[99] Stich H F，等，见：陈祖辉等编译，环境致变物致癌物生物学短期试验，北京：人民卫生出版社，1982. 285～294.

[100] Harwig. J，P M Scott. Appli. Microbiol.，1971，21：1011～1016.

[101] Abedi Z H，P M Scott. JAOAC.，1969，52：963～969.

[102] Rodrichs J V, Henery-Logen X R, Campbell A D, *et al*. Nature, 1968, 217:668.

[103] Lillehoj E B, A Ciegler. Mycopathologia, 1968, 35:373～376.

[104] Purchase I F H, van der Watt JJ. Food Cosmet. Toxicol, 1968, 7:135.

[105] Van der Watt JJ, IFH Purchase. Brit. J. Exp. Path., 1970, 51:183～190.

[106] Terao K, M Takano, M Yamazaki. Chem Biol. Internations, 1975, 11:507～522.

[107] Engelbrecht J C. S. Afr. Med. J. 1970, 44:154.

[108] Martin C N, A C McDermid, RC Garner, Cancer Res., 1978, 38:2621～2627.

[109] Stich H F, B A Laishes. Int. J. Cancer, 1975, 16:266～274.

[110] Tsuchiya T, A Matuoka, S Sekita. Teratog. Carcinog. Mutagen, 1988, 8(5):265～272.

[111] Umeda M, T Tsutsui, M Saito. Gann, 1977, 68:619～625.

[112] Kunimoto T, Y Kurimoto, K Albara, *et al*. Cancer Res., 1974, 34:968～973.

[113] Kukzuk M H, P M Benson, H Heath, *et al*. Mut. Res., 1978, 53:11～20.

[114] Ames B N, W E Durston, E Yamasaki *et al*. Proc. Natl. Acad. Sci. USA., 1973, 70:2281～2285.

[115] Wong J J, R. Singh, D P H Hsieh. Mutation. Res., 1977, 44:447～450.

[116] Wehner F C, P G Thiel, van Rensberg, *et al*. Mutation Res., 1978, 58:193～203.

[117] Hendricks J D, Wales J H, R O Sinnhuber, *et al*. Feder. Proceed., 1980, 39:3222～3229.

[118] Zwieker G M, W W Carlton. Food Cosmet. Toxicol., 1974, 12:491～497.

[119] Purchase I F H, van der Watt JJ. Food Cosmet. Toxicol., 1970, 8:289～295.

[120] Terao K, T Alkawa, K Kera. Food. Cosmet. Toxicol., 1978, 16:591.

[121] Dichens F, H E H Jones, H B Waynforth. Brit. J Cancer, 1966, 20:134.

[122] Purchase IFH, van der Watt JJ. Toxicol. Appl. Pharmacol., 1973, 26:274～281.

[123] Ohtsubo K, M Salto, H Kimura, *et al*. Food Cosmet. Toxicol., 1978, 16:143～149.

[124] Cleveland T E. Bhatnagar. Can. J. Microbiol., 1990, 36(1):1～5.

[125] Ji X H, Y X Liang, H L Sun, *et al*. In: Makoto, *et al*. eds. Proceedings of Second China-Japan International congress of mycology, July 20～22, 1992, Beijing. 149.

[126] Terao K. Gann. 1978, 69:237.

[127] Meerarani S, ERB Shanmugasundaram. Ind. J Biochem. Biophy., 1987, 25(2):122～127.

[128] Shamsia Banu, ERB Shanmugasundaram. Ind. J Experi. Biol., 1988, 26(11):858～859.

[129] Kawai K, T Nakamaru, Y Nozawa *et al*. Appl. Environ. Microbiol., 1984, 48:1001～1003.

[130] Horikoshi N, F Tashiro, N Tanaka, *et al*. Cancer Res., 1988, 48(18):5188.

[131] Kempff P G, M J Pitout, JJ van der Watt. Biochem. Pharmacol., 1973:2490～2493.

[132] Bhatnagar D, T E Cleveland. Biochemic., 1988, 70(6):743.

[133] Farb R M, J L Mego, A W Hayes. J Toxicol. Environ Health., 1976; 1985Cleveland. Biochemic. 1988, 70(6):743.

[134] Brian W R, M A Sari, M Iwasaki, *et al*. Biochem., 1990, 29:11280～11292.

[135] AOAC official methods of analysis: Natural Poisons 973.38 sterigmatocystin in barley and wheat. In: Kenneth Helrich, ed. fficial methods of analysis of the association of official analytical chemists Vol. 2, 15th edition. AOAC Inc. Verginia. USA. 1990:1210～1211.

[136] 楼建龙,王月芳,孟昭赫,等.微生物学报,1995,35(5):358～363.

[137] Pestka JJ. JAOAC. 1988, 71:1075.

[138] 孟昭赫,楼建龙,郭振泉,等.见:卫生部科教司编.卫生部医药卫生科学技术进步奖项目汇编(1995),(内部资料):113.

第二十六章 烟曲霉震颤素

烟曲霉震颤素（Fumitremorgins，简称 FT）是主要由烟曲霉（*Aspergillus fumigatus* Fres）产生的、对实验动物有较强毒性的一类真菌毒素，包括烟曲霉震颤素 A－N，结构类似的震颤性真菌毒素（tremorgenic mycotoxin），还有疣孢青霉原（Verruculogen，VERR）和 TR-2 毒素等，见表 26-1。

表 26-1 部分震颤性真菌毒素

序号	毒素	分子式	熔点(℃)	产生的主要真菌
1	penitrem A	$C_{37}H_{44}NO_6$	237～239	*Penicillium cyclopium* *p. palitans* *p. crustosum* *p. granulatum*
2	penitrem B	$C_{37}H_{45}NO_5$	185～195	
3	penitrem C	—	—	—
4	Fumitremorgin A	$C_{32}H_{41}N_3O_7$	211～212	*Aspergillus fumigatus*
5	Fumitremorgin B	$C_{27}H_{33}N_3O_5$	208～210	*A. fumigatus* *P. lanosum* *P. piscarium* *P. scespitosus* *P. janthinellum* *P. brevicompactum* *A. ustus*
6	Fumitremorgin C (SM－Q)	$C_{22}H_{25}N_3O_3$	125～130	*A, fumigatus*
7	Verruculogen	$C_{27}H_{33}N_3O_7$	233～235	*P. Verruculosum* *P. caespitosus* *P. paraherquei* *P. paxilli* *P. piscarium* *P. janthinellum*
8	TR-2	$C_{22}H_{27}N_3O_6$	150～152	*A. fumigatus*
9	Paxilline	$C_{27}H_{33}NO_4$	252	*P. Paxilli*
10	Roquefortine	$C_{22}H_{23}N_5O_2$	195～200	*P. roqueforti*
11	Tryptoquivaline	$C_{27}H_{30}N_4O_2$	153～155	*A. clavafus*
12	Nortryptoquivaline	$C_{26}H_{24}N_4O_6$	202～204	*A. clavatus*
13	lolitrem B	$C_{42}H_{55}NO_7$	—	*A. flavus*

山崎等（1971）在研究食源性毒性真菌时，分离出 8 株烟曲霉（*A. fumigatus* Fres），

并从其产毒培养物中分离出两种对小鼠具有震颤毒性的代谢产物，经纯化鉴定后，命名为烟曲霉震颤素 A 和 B（简称 FTA，FTB）。1981，Horie 等首次从 *Neosartorya fischeri*（*Anamorph* sp. *fischerianus*）中分离出 FTA 和 FTB。在震颤毒素中，以 FTA，FTB，FTC 和疣孢青霉原较为常见。国外对 FTA、FTB 等的理化性质、毒性、化学合成、中毒机理等方面进行了较为广泛的研究，但未见人类食物中毒的报道。到目前为止，已从 7 种真菌的代谢产物中检出震颤毒素[3~9]，见表 26-1。

震颤毒素被认为与串珠霉症[13]（moniciosis）、燕麦草蹒跚症（ryegrass stagger）、伐木工人病（wood trimmer's disease）[12,14,55]等有关。燕麦草蹒跚症是指放牧的马、牛、羊、鹿等家畜大量摄取燕麦草之后出现的剧烈的神经系统紊乱所引起的症状，包括震颤、共济失调、对外界刺激高度敏感、强直性痉挛等，轻者可恢复，重者可导致死亡。伐木工人病依工种不同又称为农民肺（farmers' lung）或麦芽工人病（malt－workers' disease），是大量摄入高浓度气源性孢子后引起的人类过敏性肺炎，急性症状包括发烧、颤抖、咳嗽、呼吸困难，一般在接触后 4～8h 发病，24h 后恢复。反复接触可导致慢性症状，如进行性呼吸困难和肺纤维化。

对 FTA、FTB 等震颤毒素的研究，还有助于建立动物惊厥模型、对抗惊厥药物的筛选和防治的研究[16]。本文就烟曲霉的分布及产毒情况、毒素的理化性质、影响毒素产生因素、毒理学等方面予以介绍。

第一节 烟曲霉的分布及产毒情况

烟曲霉在世界各地分布极广[18]，尤其是在高温（40℃以上）情况下为主要优势菌，经常污染粮食和饲料，曾发现与此菌有关的、有痉挛症状的鸡烟曲霉中毒，对人畜的健康构成潜在性威胁。堀江等[2,17]在研究烟曲霉及其同源菌属产生 FTA、FTB 能力时发现，104 株烟曲霉中，仅有 3 株能产生 FTA，而且产毒量较低（0.9～11.6mg/kg 培养物），而有 98 株能产生高含量的 FTB（4.8～3052.0mg/kg 培养培养物），从日本 22 个县采集的 1147 份土壤样品中，共有 673 份（59%）分离出烟曲霉，其中稻田和菜地土样中该菌检出率较高，分别为 69%～100%和 36%～100%，而在森林地带（5%～74%）、草地、牧场（5%～82%）和果园（23%～100%）中的分布相对较少。将其中 90 株烟曲霉进行产毒培养实验，89 株可产生 FTB，只有 1 株产生 FTA。

第二节 震颤素的生物合成、分离及测定

FTB 产毒培养基的选择，一类是天然培养基，如消毒的大米、玉米、小麦、燕麦等，另一类是半合成的人工培养基，如含 1.6%酵母浸膏的 Difco 微生物肉汤培养基（Czapek Dox Yeast Extract Broth，CDY）、察氏酵母浸膏自溶物琼脂培养基（Czapek Dox Yeast Autolysate Sugar，CYA）、马铃薯－牛奶－蔗糖肉汤培养基（Patato－Milk－Sucrose Broth，PMS）、加有 L-色氨酸的基础培养基等。

除天然培养基之外，人工半合成培养基中某些成分的添加与否，对 FTB 的产生至关重要。如将烟曲霉 IFM4482 接种于基础培养基（每 1 000mL 蒸馏水含葡萄糖 25g，琥珀

酸铵 1.6g，KH_2PO_4 0.5g，$MgSO_4$ 0.5g，酵母浸膏 0.1g 和其他一些微量元素)[1]，几乎难以检出 FTs 的存在。在基础培养基中加入少量的 L-色氨酸即可检出 FTs 的存在（表 26-2）。从表 26-2 可以看出 L-色氨酸对震颤素的产生所起的作用。现在多采用上述提到的培养基进行产毒培养。

表 26-2　L-色氨酸对 FTs 产生的影响

培养基	培养基 pH	菌膜干重（g/L）	粗毒素含量（mg/L）
基础	4.8	8.3	痕量
基础＋L-色氨酸（125mg）	4.8	9.1	19.2
基础＋L-色氨酸（250mg）	4.2	8.6	49.3

将产毒菌株接种于培养基 25℃静止培养 14～21d 后，用乙酸乙酯、氯仿或氯仿－甲醇（2∶1，V/V）提取，浓缩后用正己烷，90％甲醇水（1∶1，V/V）提取，硅胶柱反复分离，以苯－丙酮或苯－乙酸乙酯（95∶5，V/V）洗脱或用乙酸乙酯—环已烷（3∶1，V/V）和二氯甲烷—丙酮（95∶5，V/V）顺序洗脱，最后在甲醇或甲醇－二氯甲烷中重结晶，制备出纯度较高的制品，一般各实验室都根据自己的情况对提取方法加以改变，但均以上述方法为基础。图 26-1 为其中的一种提纯方式。

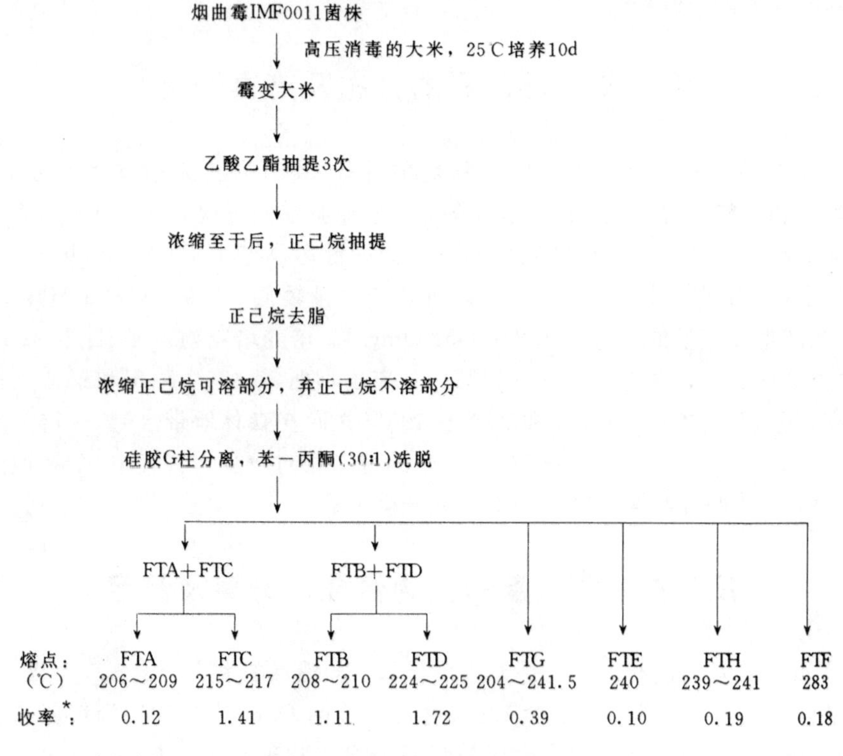

图 26-1　烟曲霉震颤素的分离

震颤素的检测现多采用 TLC 方法、HPLC 方法，多用于毒素的鉴定。TLC 方法中，常用的展开剂为苯－丙酮（10∶1，V/V），显色剂为 10％硫酸，烘烤 15～20min，紫外灯下观察，HPLC 方法多采用 C18 反相色谱柱，流动相为乙腈一水或甲醇一水，紫外检测器，225nm 或 278nm 检测，到目前为止，TLC 方法和 HPLC 方法多用于 FTB 的定性和半定量检测，尚未见有定量测定的报道。

第三节　震颤素的结构及理化性质

通过质谱、红外、元素分析、核磁共振氢谱和碳谱、X-线衍射等手段，山崎(1974)、Cole (1975)、Eickman 等 (1975) 各自确定了 FTA、FTB、FTC 等的化学结构和空间立体结构，FTA、FTB、FTC 和疣孢青霉原 (VERR)、TR-2 结构非常相似，均含有 6-甲氧基吲哚结构（图 26-2），各自的理化性质见表 26-3。

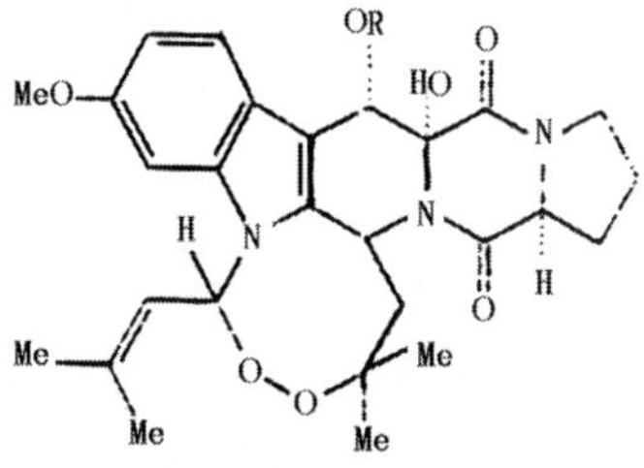

R=-CH_2CH=CMe_2

fumitremorgin A

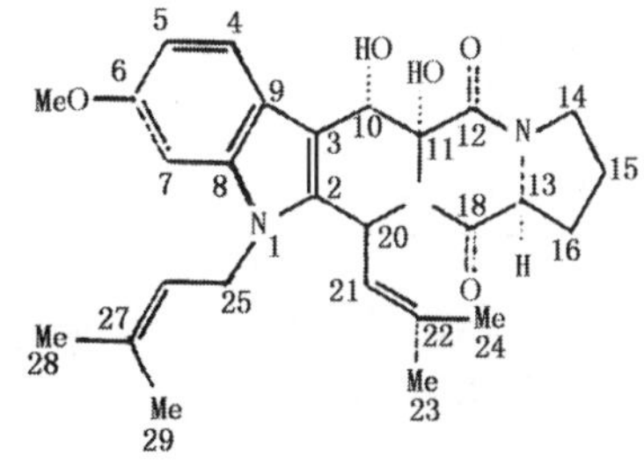

fumitremorgin B

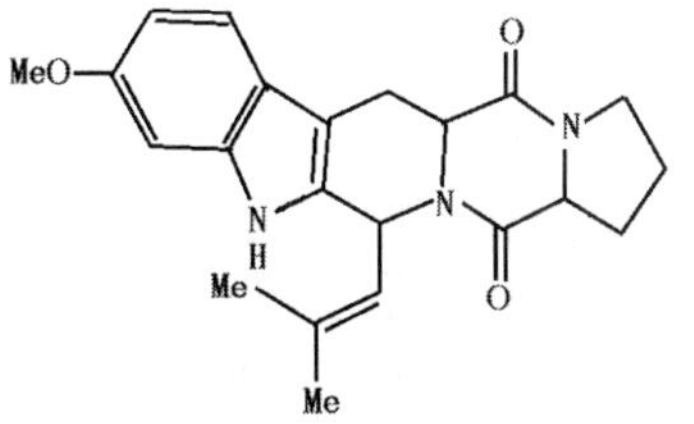

fumitremorgin C

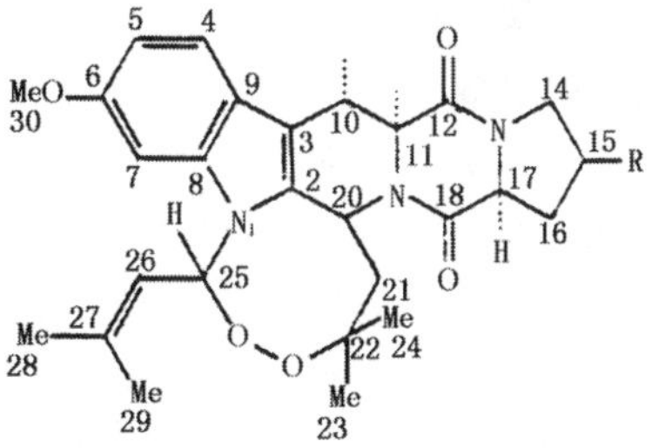

R=H

Verruculogen

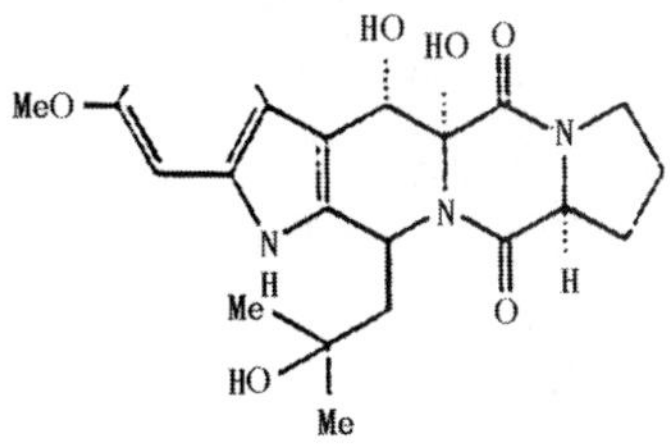

T-R-2

图 26-2　FTA，FTB，FTC，VERR 和 TR-2 的结构

表 26-3　部分震颤毒素的理化性质

参数	FTA	FTB	FTC
m. p.	206～209（MeOH）	208～210（CH_2Cl_2－MeOH）	125～130（ethyl acetate）
M. W.	$C_{32}H_{41}N_3O_7$（m+：m/e579）	$C_{27}H_{33}N_3O_5$（M+：m/e479）	$C_{22}H_{25}N_3O_3$（m/e，379）
$[\alpha]_D$	+61°（Acetone）	+9°（CHloroform）	－9°（methanol）
λ_{max}^{EtOH}nm（ε）	226（31700），278（5300），296（4900）	226（31700），278（7300），295（7900）	224，272，294（MeOH）
$\gamma_{max}^{KBr}cm^{-1}$	3480，1690，1682	3500，1688，1668	3260，1665

参数	Verruculogen	TR-2
m. p.	233－235（苯－乙醇）	150－152（苯－乙醇）
M. W.	$C_{27}H_{33}N_3O_7$	$C_{22}H_{27}N_3O_6$
$[\alpha]_D$	－27.7°（苯－乙醇）	—
λ_{max}^{EtOH}nm（ε）	226（47500），277（11000），295（9759）	—
$\gamma_{max}^{KBr}cm^{-1}$	3520，3460，1655	—

从前面的结构和理化性质中可以看出，这 5 种震颤毒素每个分子中均含有 3 个 N 原子，都含有一个 6-甲氧基吲哚结构残基，很可能是色氨酸、脯氨酸和一个或几个二羟基甲基戊酸部分通过生物合成而形成的。

L-色氨酸是震颤毒素生物合成的有效前体，并且与脯氨酸形成二氧哌嗪环。事实上，山崎等（1975）证实，DL-（3-^{14}C）色氨酸、L-［U-^{14}C］脯氨酸和（3RS）-（2-^{14}C）-二羟基甲基戊酸都能有效地结合进入 FTA 和 FTB 的结构中去。

不仅如此，Schroeder 等（1975）从 *ASP. caespitosus* 的产毒培养物中同时提取了 FTB 和疣孢青霉原，产量分别为 172mg/kg 和 325mg/kg。Gallayher 等（1983）亦从 *P. piscarium* Westling 中同时分离出 VERR 和 FTB。这二者同时存在于同一菌株培养液中，并且结构极为相似，说明两者很可能具有共同的生物合成起源。

在 *P. verruculosum* 的培养基中加入的（1，2-^{13}C）乙酸钠，被结合进 VERR 中，而 VERR 的核磁共振碳谱表明在 $C_{14}-C_{15}$，$C_{17}-C_{18}$，$C_{20}-C_{21}$，$C_{22}-C_{23}$，$C_{25}-C_{26}$，和 $C_{27}-C_{29}$ 位置上含有完整的乙酸基结构，结果表明从头合成脯氨酸时，有两个乙酸基单位被整合进脯氨酸分子中，即乙酸基单位→三羧酸循环→谷氨酸→脯氨酸，而其他四个乙酸基单位被整合进 VERR 中由二羟基甲基戊酸衍生的异戊(间)二烯基(Prenyl)基团中。

尽管震颤毒素与毒性分子中某一相应的特定结构之间的关系尚未确定，但毒素分子中二氧哌嗪环的形成和构型可能影响其毒性活性，其关系如何，有待于进一步研究。

在对震颤毒素 20 余年的研究工作中，约一半左右的研究集中在其化学合成上，试图寻找特定结构与毒性之间的关系、特定结构与中枢神经毒性之间的关系，但都未得出较为明确的结果。通过不同途径和方法合成震颤毒素大都获得成功。如 Nakatsuka 和 kodato 等（1986，1988）从头合成了 FTB 及其衍生物。Hermkens（1988）和 Hino 等（1989）分别用不同方法合成了 FTC，Hermkens 等（1988）还从头合成了 VERR 和 TR-2，但合成产率均不理想（合成震颤毒素情况见表 26-4）。

表 26-4　震颤毒素合成一览表

合成物	作者及发表日期
FTB	Harrison 等（1986）
（±）-12-脱氧-12-FTB 异构体	Nakatsuka 等（1986）
FTB	Nakatsuka 等（1986）
FTB	Nakagawa 等（1986）
6-去甲氧基 FTC	O'Malley（1986）
（±）FTB 及其异构体和去甲氨基衍生物	Kodato 等（1988）
VERR. TR-2	Hermkens 等（1988）
(-) -FTC	Hermkens 等（1988）
12α-FTC	Hino 等（1989）
12β-FTC	Hino 等（1989）

由于震颤毒素的化学结构极为相似，所以在化学合成过程中可以从同一个前体或中间体进行连续合成，而且在同一菌株的产毒培养物中有时可同时存在两种以上结构相近的震颤毒素，这也提示了震颤毒素在生物合成上也可能具有同源性。

事实上，一些实验结果已初步证实了这种推测的可能性，除了在化学合成过程中选用同一前体或中间体外，溶解在丙酮中的 FTA 在 0.1%硫酸（pH3.0）中回流，其次要生成物中就有 VERR，而使乙醇中的 VERR 在钯的作用下氢化就可产生 TR-2。*P. raistrickii* 在生物合成 VERR 和 FTB 时，TR-2 是有效的中间体，至少有 29%的(^{14}C) TR-2 整合进 VERR 和 FTB 分子中去。见图 26-3。

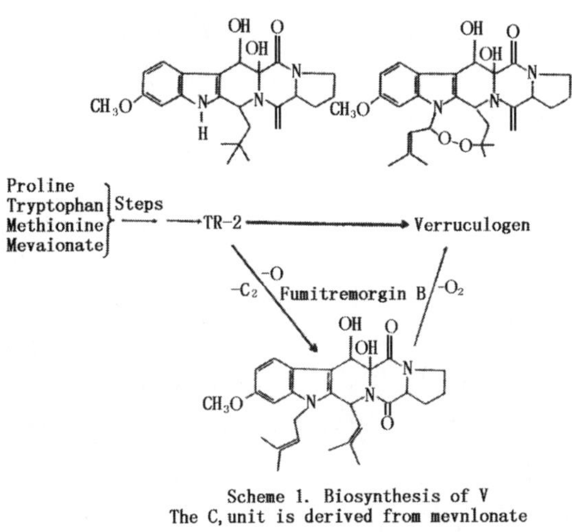

图 26-3　Verruculogen 的生物合成

第四节　影响震颤毒毒产生的因素

一些青霉菌可以在不同的生长环境中生长并产生震颤毒素和神经毒素，导致实验动物震颤和共济失调。在 4℃或 28～30℃培养 7d 或 120d 时，均可产生震颤毒素。而且不同的培养基初始 pH 为 3.9～6.8 时亦可产生毒素。产毒菌株能在变化如此大的培养范围均产生震颤毒素，说明培养条件对毒素的产生并不起决定作用。尽管如此，在其他条件相同的情况下，单独改变培养基的某种组分。即可影响毒素的生长水平，选择合适的培养条件可以增加毒素的生物合成数量。

Di Menna 等（1986）对 7 种（每种 4 株）具有震颤毒性的青霉菌株进行了研究，对不同培养条件下菌株的产毒性能进行了检测，选用的培养基为 CDY 和 PMS，培养温度为 17℃、20℃、26℃和 30℃，培养为 1、2、4、6 周，并分别采用光照（波长为 360nm 和 690nm，每天 12h）和避光条件以及静置和振荡培养（振荡速度为 264rpm）。

结果表明，在避光条件下，毒素的产量随着培养时间的延长而增加，*P. canescens* spp. 和 *P. janthinellum* Biourge 菌株在 PMS 培养基中培养时震颤毒素的产量较在 COY 培养基中培养时为高（$P < 0.05$），而 *P. crustosum* Thom，*P. melinii* Thom 和 *P. simplicissimum* Thom 菌株在 CDY 培养基中培养时的产毒量较在 PMS 培养基中为高。*P. janczewskii* 和 *P. novaezeelandiae* 菌株在 CDY 和 PMS 两种培养基中的毒素产量无明显差异，培养温度为 20℃或 26℃时，震颤毒素产量最高，振荡培养可导致毒素产量下降。光照对毒素产量无显著性影响。培养时间的延长并不意味着毒素产量的相应增加，对于青霉属菌株而言，震颤毒素的产生并不受单一因素的绝对影响。

对于 *Neosartorya* Fischeri 菌株的产毒量受培养条件的影响的研究更为详细、系统。Beuchat 等和 Nielsen 等（1989，1988）研究表明，*N. fischeri* 菌株在 CYA 培养基中 25℃静止培养时，能产生较高的 FTA、FTC 和 VERR，培养基初始 pH 为 2.5 时，以产生 FTA 和 FTC 为主，但此时真菌的生长情况较 pH3.5 和 pH4.5 时为差。培养基的初始 pH 对 *N. fischeri* 的生长影响显著，当 pH 从 7.0 降至 2.5 时，*N. fischeri* 的生长受到明显抑制。pH7.0 时，菌丝体的生长比 pH 为 3.5 时滞后，而在 pH7.0 时 *N. fischeri* 的生长速率（以菌落直径作为指标）是 pH3.5 时的 2 倍，但在氧含量为 0.1%培养 18d 后，二者的生长速度保持相同，菌落直径约增加 1mm/d，尽管在培养基 pH 为 3.5 和 7.0 菌落大小不同，但震颤毒素的产量在二者之间没有明显差异。

在特定的培养基 pH 时，向培养基加入的酸的种类（柠檬酸、苹果酸、酒石酸）能影响毒素的产量，水活性（a_w）较高时，毒素的产量较大。在 CYA 培养基中分别加入葡萄糖、果糖、蔗糖以及环境中的氧浓度均能影响菌的生长和毒素的产量。在 CYA 培养基中分别加入山梨酸钾和苯甲酸钠能明显抑制菌的生长，当二者浓度达到 50mmol/L 时，能完全抑制 *N. fischeri* 孢子发芽，而 SO_2 对该菌生长抑制作用较弱，加入山梨酸钾和苯甲酸钠对菌株产生 FTC 和 VERR 的数量分别有不同影响。在培养基初始 pH 为 2.5 时加入柠檬酸、苹果酸和酒石酸能促进 *N. fischeri* 的生长，从中可以看出，*N. fischeri* 的生长和毒素的产生受培养基 pH 值和加入的酸的种类、数量相关。

N. fischeri 在 CYA 培养基中合成震颤毒素所需的最适含氧量为 3.0%～20.9%，将 *N. fischeri ascospores* 置于含氧量为 0.0095%或纯氮气（含氧量<10μg/g）的环境中，经 38 天培养不能生长，但若随后置于大气含氧量水平中培养 36h，孢子就可以出芽生长，说明低氧状况不能灭活 *N. fischeri* 孢子。

N. fischeri 在 pH7.0 CYA 培养基中培养初期（≤7d，含氧量 20.9%），震颤毒素产量高于在 pH3.5 CYA 培养基中培养，但随着培养时间的延长（28～32d），在两种 pH 的培养基中震颤毒素的产量没有明显差异。震颤毒素产量在用塑料袋培养时稍低于在有恒定气体交换的干燥罐中培养。含氧量从 20.9%降至 3.0%时，FTA 和 FTC 的产量不受太大的影响，在含氧量 3.0%培养 28 天时，FTA 和 FTC 产量最高，分别为 562μg/皿和

56μg/皿,并且在 pH7.0 和 3.5 时产量相同，当含氧量从 20.9%降至 3.0%时，VERR 的产量明显减少（$P<0.05$）。当含氧量从 3.0%降至 1.0%和 0.1%时，震颤毒素产量明显减少。由此可见，在一些未能密封的零售水果制品容器中，如葡萄汁、葡萄酒等，*N. fischeri* 仍可以生长并产生震颤毒素。

N. fischeri 同其他真菌相比高度耐热，在 10～52℃条件下均可生长，最适生长温度范围为 26～45℃，是引起果汁和经加热处理的水果制品腐败的主要耐热菌之一。在水果等制品制造过程中，带染 *N. fischeri* 就可能产生 FTA、FTC 和 VERR，从而对公众健康构成威胁，因为在密封良好的玻璃容器中含氧量可达 0.16%～0.58%，这虽然不是 N. fischeri 的理想产毒条件，但可以生长并产毒，而密封不好的容器就更令人担忧，在这方面应引起足够的重视[55～60]。

Neosartorya fischeri 广泛分布于土壤中,经常引起水果腐烂。*N. fischeri* 首先从草莓罐头中分离得到并在腐烂水果和经热处理的水果制品中也分离到。*N. fischeri* 菌株能产生震颤毒素，包括 FTA、FTB、FTC、疣孢青霉原、TR-2 等等。在研究温度、光照和水活性（a_w）对 *N. fischeri* 生长和毒素产生的影响作用时，Nielsen 等（1988）发现，*N. fischeri* 在 CYA 培养基中（pH7.0）产生震颤毒素的最适温度分别为：疣孢青霉原 25℃、FTA 30℃、FTC 37℃，在 15℃培养能延缓震颤毒素的产生，但延长培养时间可使毒素产量接近在 25℃培养时毒素的水平产量。在培养基 pH7.0 25℃培养时，光照可使毒素产量稍有增加，但无显著性差异。在 CYA 培养基中加入葡萄糖、果糖和蔗糖可明显增加毒素产量，增加的幅度远超过光照的增加幅度。CYA 培养基在水活性为 0.980 时加入葡萄糖或果糖，或在水活性为 0.990 时加入蔗糖，毒素的产量最高，在水活性为 0.925 时，CYA 培养基中加入葡萄糖可以观察到菌的生长以及毒素的产生，但在水活性为 0.910 时，CYA 培养基中即使加入蔗糖也观察不到菌的生长也未检测到震颤毒素。在所有的培养基中，以疣孢青霉原的产量最高，其次是 FTA 和 FTC。

这几种震颤毒素具有非常相似的化学结构，很有可能 FTC 转变为疣孢青霉原，然后疣孢青霉原再部分转变为 FTA，这些转变通过一条不同的生物合成旁路，只有在 TR-2 转变为疣孢青霉原的过程得到确证，如果这条生物合成旁路存在，那么 FTC 转变为疣孢青霉原的过程在 37℃时被抑制，从而导致在 37℃时 FTC 浓度较高，而疣孢青霉原浓度较低，因为在 21℃培养 FTC 含量最低，而疣孢青霉原在 21℃和 15℃培养时含量相当高，说明 FTC 转变为疣孢青霉原的最适温度接近 21℃，同样，由于 FTA 在 30℃和 37℃培养时浓度很高，而在 15℃和 21℃培养时浓度很低，提示疣孢青霉原转变为 FTA 的酶系统所需温度较高。对于疣孢青霉原而言，最适产毒温度为 25℃，而其他毒素在此温度时产量亦较高，所以 *N. fischeri* 菌株的产毒培养温度应选为 25℃。

第五节　震颤毒素的毒理学

FTA、FTB 对小鼠、大鼠、家兔、蟾蜍、猪、羊等都能引起强烈的痉挛，小鼠腹腔注射震颤毒素引起痉挛的 ED_{50}（μg/kg 体重）FTA 为 177，FTB 为 3 500，小鼠静脉内注射 FTA 的 LD_{50} 为 185μg/kg 体重，95%可信限为 159～215μg/kg 体重。随着剂量的增加和实验时间的延长，实验动物出现震颤，阵发性惊厥，体位呈袋鼠样，强直性肌肉痉挛，乃至死亡，其间伴有眼球震颤和缩瞳，脑电图无明显改变，有些神经性药物，如抗惊厥剂等可以减轻上述症状或延缓症状出现的时间。

Land 等（1987）在研究伐木工人病的病因时，从 5 个不同的伐木厂的木材堆、操作间的墙壁、地板和室内空气中分离出 8 株烟曲霉，分离培养基为 MEAM（麦芽汁浸膏 25g，琼脂 15g，苹果酸 5g，蒸馏水 1 000mL）。木材堆中心温度从 35～60℃不等，相对湿度较高，这种环境非常适合嗜热菌和耐热菌的生长，在这种环境中，主要优势菌为 *A. fumigatus*（Fres）、*Paecilonyces* Variotii（Bain）和 *Rhizopus rhizopodiformis*（cohn）。经过产毒培养，将粗提物经口给予大鼠，发现能引起大鼠的震颤反应，且反应较为剧烈，其中 4 株产物能引起中度震颤反应。HPLC 分析表明引起震颤反应的 5 株粗提物中含有 FTC 和疣孢青霉原，在 1 株未引起明显震颤反应的粗提物中检测出疣孢青霉原（表 26-5）。

表 26-5　5 个伐木厂中烟曲霉培养物的震颤毒性反应和震颤毒素

提取物	伐木厂	震颤毒性反应	检测出的震颤毒素
A	a	强	VERR FTC
AW	a	强	未做
B	a	无	VERR
C	a	中等	VERR
D	b	中等	FTC
E	b	无	
F	c	中等	FTC
G	d	无	
H	e	中等	FTC
I		无	
J		无	
Oil_1		无	
Oil_2		无	

注：I：消毒液体培养基对照；J：消毒的木材对照；Oil_1：花生油对照；Oil_2：花生油＋氯仿，N_2 吹干，对照。

由于伐木工人病急性中毒期的症状和上述的 FTC 和疣孢青霉原的急性中毒期症状极为相似，说明伐木工人病和其他类似的职业性疾病在某种程度上属于真菌毒素中毒症，而且在其他职业人群，如农场工人，也存在类似的情况。

在震颤毒素的毒性机理方面，Yamazaki 等（1983）认为这些症状与羟色氨酸和/或 γ-氨基丁酸（γ-aminobutyric acid，GABA）受体有关。Gant 等（1987）认为疣孢青霉原与 GABA 受体的 Cl^- 通道结合，抑制了 $GABA_A$ 的功能，结果提示疣孢青霉原的震颤毒性作用可能是由于对 GABA 受体功能的部分抑制作用而引起的。Suzuki 等（1984）的研究也提示震颤毒素的毒性作用与多巴胺受体和 GABA 受体有关。

Nishiyama 等（1986，1989，1960）经过数年的研究发现，当给予神志清醒的家兔 FTA（10～200μg/kg，i. v.）经过一段潜伏期后，可引起阵发性痉挛和强直性痉挛，并伴有眼球震颤和瞳孔缩小，即使给经去皮质和去脑处理的家兔静脉注射 FTA（100～200μg/kg），也同神志清醒的兔子一样，能引起剧烈的运动作用。用乌拉坦和氯醛糖轻度麻醉后，需要大剂量的 FTA（＞100μg/kg）才能引起阵发性痉挛和强直性痉挛，FTA 能促进膈神经、迷走神经和颈交感神经的外释放。酚妥拉明可同时抑制 FTA 引起的肌肉紧张，阿托品和/或双侧迷走神经切断术可以消除，FTA 引起的心搏徐缓和心律失常，静脉注射 FTA 后，脑电图表现为持续性强烈唤醒（arousal）反应，未观察到癫痫发作类型的脑电波。

提示 FTA 的主要作用位点在脑干部分，因为 FTA 引起的强有力的痉挛活动未伴随脑电图的癫痫发作类型波，也说明 FTA 的作用方式与戊四唑（pentylenetetrazol）的作用方式不同，FTA 引起痉挛作用的作用点可能位于中枢神经系统较低部位的几个局限区。作为亲神经性的真菌毒素，静脉注射 FTA（100～200μg/kg）可以导致用乌拉坦和氯醛糖轻度麻醉的兔子脊椎 L_7 突触和腓侧神经同时释放，而且释放量增加，这些异常的释放方式对应 FTA 引起的痉挛作用。脊椎单突触反应变得不规则，在多数实验动物中，多突触反应被抑制，将脊椎较上部位进行横断处理可以消除 FTA 引起的这些变化。提示 FTA 对脊椎单神经元没有促进作用，作用部位可能位于棘上中枢神经系统。用乌拉坦和氯醛糖轻度麻醉的家兔，电刺激网状系统可以促使腓骨神经和胫骨神经递质的大量释放，氯丙嗪（0.1～1.0mg/kg，i.v.）、麦酚生（5～10mg/kg，i.v.）和苯巴比妥（5～15mg/kg，p.o.）可以抑制 FTA 的作用。由以上可以看出，FTA 的作用位点在棘上中枢神经系统，FTA 激活中脑网状结构的神经元，引起周围末梢运动神经递质突然大量释放，从而引起中毒症状。

Dowd 等（1988）研究了震颤毒素对灰翅夜蛾和玉米棉铃虫（*Sposdptera frugiperda* & *Heliothis zea*）两种昆虫的作用，发现毒素可以明显抑制这两种昆虫的生长，认为若加以开发利用，有可能形成新一代的杀虫剂，但在使用剂量及对其结构进行何种处理而开发成为对人体无害的药物，尚有待于进一步探讨。

（刘 江 孟昭赫）

参考文献

[1] Yamaaki M, *et al*. Chem Pharm Bull, 1971, 19(8):1739～1740.

[2] Horie Y, *et al*. Nippon Kingakkai Kaiho, 1981, 22(1):113～119.

[3] Yoshizawa T, *et al*. Appl Environ Microbiol, 1976, 32:441～442.

[4] Di Menna M, *et al*. Appl Environ Microbiol, 1986, 51(4):821～824.

[5] Cole R J, *et al*. Appl Environ Microbiol, 1972, 24:248～256.

[6] Schroeder H W, *et al*. Appl Microbiol, 1975, 29:857～858.

[7] Dix D T, *et al*. Chem Commun, 1972:1168～1169.

[8] Yamazaki M, *et al*. Chem Commun. 1974:408～409.

[9] Gallagher R T, *et al*. Appl Environ Microbiol, 1977, 33(3):730～731.

[10] Cole R J, *et al*. J Food Prot, 1981, 44:715～722.

[11] Cole R J, *et al*. Appl Microbiol, 1972, 24:248～256.

[12] Mantle G, *et al*. vet Annal, 1981, 21:51～52.

[13] 孟昭赫，孙玉书译. 真菌毒素图解. 北京：人民卫生出版社，1983.

[14] Land C J, *et al*. Appl Environ Microbiol, 1987, 53(4):787～789.

[15] Perera K P W C, *et al*. Appl Environ Microbiol, 1981, 42:916～917.

[16] Nishiyama M, *et al*. Jpn J Pharmacol, 1986, 40:481～489.

[17] Horie Y, *et al*. Proc Jpn Assoc Mycotoxicol, 1985, 21:44～46.

[18] 孟昭赫. 中华医学杂志，1973，7:434.

[19] 孟昭赫主编. 食品卫生检验方法微生物学部分. 北京：人民卫生出版社，1990.

[20] Steyn PS, *et al*. In: Herz W *et al*. Ed Progress in the Chemistry of Organic Natural Products. 48. Wien, New York: Springer-Verlag, 1985. 55.

[21] Cole R J, *et al*. J Agric Food Chem, 1977, 25:826.

[22] Cole RJ, *et al*. Handbook of Toxic Fungal Metabolites, New York: Academic Press, 1981.

[23] Yamazaki M, *et al*. Tetrahedron Lett, 1975:1241.
[24] Eickman N, *et al*. Tetrahedron Lett, 1975:1051.
[25] Nakatsuka S, *et al*. Tetrahedron Lett, 1986,27(52):6361～6364.
[26] Nakagawa M, *et al*. Tetrahedron Lett, 1986,27(51):6217～6226.
[27] Kodato S, *et al*. Tetrahedron 1988,44(2):359～377.
[28] Hermkens P H H, *et al*. Tetrahedron, 1988,44(7):1991～2000.
[29] Hino T, *et al*. Tetrahedron, 1989,45(7):1941～1944.
[30] Hermkens P H H, *et al*. Tetrahedron Lett, 1988,29(11):1323～1324.
[31] Yamazaki M, *et al*. J Food Hyg Soc Jpn, 1971,12:370.
[32] Yamazaki M, *et al*. In:Proc 19th Symp on Chemistry of Natural Products. Hiroshima, Japan, 1975.
[33] Beuchat LR, *et al*. In:Bioact Vol 10(Mycotoxins & Phycotoxins'88),89:7～12.
[34] Nielsen P V, *et al*. J Appl Bacteriol, 1989,66(3):197～207.
[35] Nielsen P V, *et al*. J Food Sci, 1989,54(3):679～682.
[36] Nielsen P V, *et al*. Appl Environ Microbiol, 1988,54(6):1504～1510.
[37] Yamazaki M, *et al*. J Pharm Dyn, 1979,2(2):119～125.
[38] Yamazaki M, *et al*. J Pharm Dyn, 1983,6:748～751.
[39] Suzuki S, *et al*. J Pharm Dyn, 1984,7:935～942.
[40] Gant D B, *et al*. Life Sci, 1987,41(19):2207～2214.
[41] Nishiyama M, *et al*. Jpn J Pharmacol, 1986,40:481～489.
[42] Nishiyama M, *et al*. Jpn J Pharmacol, 1989,50:167～173.
[43] Nishiyama M, *et al*. Jpn J Pharmacol, 1990,52:201～208.
[44] Dowd P F, *et al*. J Antibiot Tokyo, 1988,41(12):1868～1872.
[45] Yamazaki M, *et al*. Chem Pharm Bull, 1980,29(1):245～254.
[46] Nakagawa M, *et al*. Chem Pharm Bull, 1989,37(1):23～32.
[47] 山崎干夫.有机化学合成,1977,35(6):479.
[48] Physicochemical Data fo Some Selected Mycotoxin, Pure & Appl Chem. ,1982,54(11):2219.
[49] Yoshizawa TN, *et al*. Appl Environ Microbiol, 1976,32:441.
[50] Cole RJ, *et al*. J Agric food chem,1973,21:927.
[51] Willingale J, *et al*. Biochem J. ,1983,214:991.
[52] Ciegler A, *et al*. Appl Microbiol, 1969,18:128～129.
[53] Hou CT, *et al*. Appl Microbiol, 1971,21:1101～1103.
[54] Yamazaki M, *et al*. Chem Pharm Bull. ,1980,28:245.
[55] Beuchat LR. J Food sci,1986,51:1506.
[56] Ciegler A, *et al*. Appl Microbiol, 1969,18:128～129.
[57] Hockin A D, Pittj J I. CSIRO Food Res Q, 1984,44:73.
[58] Samson RA, *et al*. infroduction to Food Borne Fungi. Baarn, 1984:40.
[59] Thrame U. Appl Microbiol, 1986,3:93.
[60] Conner DE, Beuchat LR. J. Food Microbiol. ,1987,4:303.
[61] Kavanaugh J *et al*, Nature, 1963,198:1322
[62] Scott V N. J Food Pro, 1987,50:18.
[63] Henningsson B. J wood Preserv, 1979,1:131.

第二十七章　展 青 霉 素

展青霉素（Patulin，简称 Pat）是由真菌产生的一种有毒代谢产物。Glister 在 1941 年首次发现并分离纯化，命名为 Pat。当时发现 Pat 对革兰氏阳性、阴性细菌（如大肠杆菌、痢疾杆菌、伤寒、副伤寒杆菌等）都有抑制作用。研究重点集中在如何把 Pat 作为一种抗生素应用于临床而做了大量抑制微生物的实验。实验发现 Pat 是一种广谱抗生素，它可以抑制 70 多种革兰氏阳性、阴性细菌，还可抑制典型真菌、原生生物和各种细胞培养物的生长。Boyd 认为 Pat 对一般感冒有治疗效果。但同时发现 Pat 对实验动物（如小鼠、大鼠、猫、兔子等）有较强的毒性，不能作为药物用于临床，从此人们便把注意力转向 Pat 的毒性研究及其对食品和饲料污染上来。

第一节　展青霉素的污染情况

可产生 Pat 的真菌有十几种，侵染食品和饲料的主要有青霉（荨麻青霉、扩展青霉、木瓜青霉、圆弧青霉）、曲霉（棒曲霉、土典霉）和主要侵染水果的雪白丝衣霉。调查研究表明，Pat 不仅大量污染粮食饲料，而且对水果及其制品的污染尤为严重。在苹果中发现 Pat 是 20 世纪 50 年代后期首次报道的。美国曾对 Pat 的污染情况进行了调查，在威斯康辛州路摊零售的苹果汁 40 份中有 23 份检出了 Pat，含量在 10～350μg/L 范围内，平均含量为 50.7μg/L，大多数阳性样品中 Pat 含量小于 50μg/L。在华盛顿地区检测的 13 份样品中有 8 份呈阳性，Pat 含量在 44～309μg/L 范围内。1984 年从佐治亚州采集的 5 份消毒过的苹果汁中均检出 Pat（含量在 244～3 990μg/L，平均量含 1 902μg/L）。其他一些国家亦报道了在苹果制品中检出 Pat 的情况。从 5 个新西兰生产厂家采集的 20 份苹果汁中有 13 份检出了 Pat，含量在 106～216μg/L 范围内。1978 年和 1979 年从波兰的 8 个加工厂采集的 165 份苹果汁中有 48%检出 Pat，平均含量为 30μg/L。研究发现，在腐烂的苹果中有 53%被 Pat 污染，含量为 1～250mg/kg；烂梨中 Pat 的污染率为 33%，含量在 0.9～10mg/kg 范围内。Gimeno 等报道了在 66.6%的腐烂苹果中检出 Pat，含量为 0.8～100mg/kg。1989～1990 年，中国预防医学科学院营养与食品卫生研究所与山东、大连等 9 个省市防疫站协作，对我国水果制品 Pat 的污染情况进行了调查，共测定 401 份样品，其中 39 份为水果制品的半成品（原汁、原酱），阳性率为 76.9%，含量在 18～953ppb 范围内，平均含量为 214ppb；362 份为水果制品的成品，阳性率为 19.6%，Pat 的含量在 4～262ppb 范围内，平均含量为 28ppb。以上调查结果表明，Pat 对水果及水果制品的污染是比较严重的。

第二节　展青霉素的理化特性

Pat 是一种内酯类化合物，其结构式如下：

化学名称为 4 羟基-4H-呋［3，2C］吡喃-2（6H）-酮，分子式为 $C_7H_6O_4$，分子量为

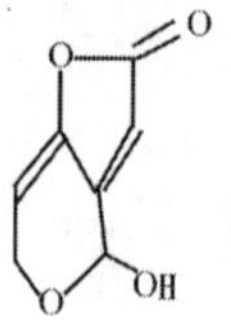

154.1。Pat 为无色晶体，熔点为 112℃；λ_{max}（EtOH）=276nm（ε=14 500）；υ_{max}（药用润滑油）为 3 390，1 768，1 745cm^{-1}，（KBr）3 580，3 340，1 782，1 755cm^{-1}。Pat 是一种中性物质，溶于水、乙醇、丙酮、乙酸乙酯和氯仿，微溶于乙醚和苯，不溶于石油醚。Pat 在碱性溶液中不稳定，其生物活性被破坏。

第三节　Pat 的毒性作用

一、急性毒性

啮齿动物急性中毒常伴有痉挛、肺出血、皮下组织水肿、无尿直至死亡。1953 年日本发生一起奶牛中毒事件，由于饲料发芽致使 100 多头奶牛死亡。事后从饲料中分离出荨麻青霉，检出 Pat。中毒奶牛的症状包括上行性神经麻痹、中枢神经系统水肿和灶性出血。但实验动物并不一定表现出神经系统的中毒症状。小鼠注射 Pat 后出现皮下组织水肿、腹腔和胸腔积液、肾淤血及变性、明显肺水肿、呼吸困难、尿量减少、注射处出现水肿、感染、组织坏死。表 27-1 列出了 Pat 对部分动物的半数致死量（LD_{50}），其范围为 6～1 000mg/kg。

二、亚急性毒性

Speijers 等[9]研究了 Pat 的亚急性毒性作用。选 Wistar 大鼠，分为 4 组，其中一组为对照组。将 Pat 溶于 1mM 柠檬酸盐缓冲液（pH6.0）中，配成 0，24，84，295mg/L 的 Pat 水溶液，喂养大鼠 4 周。推算大鼠的摄入量为 0，3，9，27mg/(kg·d)与对照组大鼠相比，中高剂量组大鼠的水、食物摄入量均下降，尤其是雄性大鼠食物摄入量下降明显。虽然没有观察到血管小球的形态学损伤，但高剂量组大鼠的肌酸酐清除率降低。在高剂量组发现有胃部基底溃疡和十二指肠增大，同时，在中高剂量组还存在十二指肠纤毛充血。高剂量组尿样中尿蛋白和胆红素浓度轻度增加，并伴有隐性血球。所有实验组雌性大鼠尿量明显减少，尿蛋白和尿肌酸酐浓度增加，并与 Pat 呈剂量反应关系。中高剂量组雄性大鼠尿量减少。此实验结果表明，给大鼠高剂量的 Pat，对肾和胃肠系统有毒性作用。由于肾上腺的相对重量和组织病理学没有明显变化，提示胃部基底溃疡是由 Pat 的直接作用而非间接作用引起的。

三、致癌性

Dickens 等在做内酯类化合物致癌性实验时发现 Pat 具有致癌性。将 Pat 溶解在生油中，给两个月的雄性大白鼠皮下注射，每次 0.2mg，每周两次。从第 58 周起在皮下注射部位发生局部肉瘤。经口服的实验动物未发现致癌现象。

表 27-1　Pat 对部分动物的 LD_{50}

实验对象	给药途径	LD_{50}（mg/kg）
小白鼠	皮下注射	8～10
小白鼠	皮下注射	10.0
小白鼠	皮下注射	15
小白鼠	静脉注射	15.6
小白鼠	静脉注射	25
小白鼠	静脉点滴	5.7
小白鼠	静脉点滴	7.5
小白鼠	静脉点滴	7.6
小白鼠	经口服	29
小白鼠	经口服	35
小白鼠	经口服	48
小白鼠	经口服	17
大白鼠	皮下注射	15
大白鼠	皮下注射	25
大白鼠	静脉注射	25～50
大白鼠（断奶期）	静脉点滴	5.9
大白鼠（断奶期）	经口服	108～116
大白鼠（新生鼠）	经口服	6.8
仓鼠	皮下注射	23
仓鼠	静脉点滴	10
仓鼠	经口服	31.5
狗	皮下注射	10.4
鸡胚（4d）		2.35μg（每个鸡胚）

四、Pat 的致畸、致突变性

Pat 能抑制植物和动物细胞的有丝分裂，有时伴有双核细胞的形成和染色体紊乱。Pat 对 HeLa 细胞、大鼠肺细胞初级培养物均具有细胞毒性作用，致畸实验表明，Pat 对大鼠和小鼠没有致畸作用，但对鸡胚有明显的致畸作用。给雄性和雌性大鼠经口服 1.5mg/kg 的 Pat，每周 5～7 次，连续 10～14 周，孕鼠妊娠正常，子鼠未发现畸胎，只是生殖率低于对照组；给小鼠腹腔注射 Pat 6d，每天剂量为 2.0mg/kg，表现出以着床胚胎发生吸收等为特征的胚胎毒性，但没有致畸作用。给 4d 的鸡胚注射低剂量的 Pat，35%～45%的小鸡产生严重的致畸反应，主要表现为小鸡外张爪、踝关节运动受限、颅裂、喙畸形、突眼等。Pat 对鼠伤寒沙门氏菌不具有致突变性。Pat 可诱导 FM3A 小鼠乳腺癌细胞中致突变物 8-氮杂鸟嘌呤的产生，产生的量随 Pat 的剂量增加而增加。Pat 在酒酵母菌中可产生前突变物，一种可能控制线粒体基因突变的物质。在一些细菌及哺乳动物细胞系中可观察到 Pat 与细胞 DNA 的直接结合，通过测定 Pat 对枯草杆菌野生型和缺陷型菌株生成的抑制作用的差别，可以观察到 Pat 诱导的 DNA 重组修复缺陷。10g/L 的 Pat 可使大肠杆菌细胞中 DNA 单股断裂，50g/L 可使双股断裂，32g/L 的 Pat 可使 HeLa 细胞 DNA 单股和双股断裂。以更低剂量 3.2g/L 处理 2h 后，发现 FM3A 小鼠乳腺癌细胞 DNA 单股断裂。将人周血淋巴细胞与 Pat 一起培养，在合适浓度时可使 SCE 增高。Pat 可导致中国仓鼠 V79-E 细胞染色体畸变，同时加入肝微粒体，则 Pat 失去活性；但在不引起 V79-E 死亡的剂量范围内使 SCE 增高。提示 Pat 对大鼠的遗传毒性是由于其与染色体蛋白质反应所致。Auffray 等用 SOS 比色检测方法对 11 种真菌毒素进行了检测，以确定它们的遗传毒性，结果表明，Pat 只能引起轻度的 SOS 反应，说明其遗传毒性较低。Smith 等用 WEC 测定了 Pat 在体外的致畸作用，即将胚胎置于用 Pat（0～62mmol/L）处理的大鼠血清 45h，结果表明 Pat 导致蛋白质和 DNA 含量、卵黄囊直径、顶臀长度及体节数显著降低，同时还可增加畸胎发生的几率，畸胎症状包括生长迟缓、中脑和端脑发育不全、下颌突发育不全或起疱。

五、细胞毒性

Riley 等对 Pat 和乌巴因（ouabain）的作用进行了研究。乌巴因是一种特异性的 Na^+-K^+ ATP 酶抑制剂，二者对 Na^+ 内流和 K^+ 外流的动力学作用明显不同，并且对 LLC-PK_1 细胞系的巯基反应亦不同。作者还研究了 Pat 对 Na^+ 内流、K^+ 外流、膜电位、细胞活性（LDH 释放）和细胞形态学变化，结果表明，Pat 的作用与其浓度和作用时间有关。当 Pat 浓度大于 10μM 时，细胞间负电位短暂性升高（<1h），随后是持续性的去极化现象（>1h），这与完全的 Na^+ 内流、K^+ 外流、LDH 全部释放和疱形成有关。但在 Pat 浓度为 5～10μM 时，表现为持续性的细胞间负电位升高（4～8h）、部分 Na^+ 内流和 K^+ 外流、无明显的 LDH 释放和相对较少的疱形成。高极化现象的形成可能是胞膜对 K^+ 的通透性高于 Na^+ 的结果。虽然细胞间负电位升高与 Pat 的作用时间和浓度有关，但 Pat 对乌巴因标记物的结合没有影响。实验结果证实了以前的假设，即 Pat 能改变细胞膜的通透性，更利于 K^+ 外流。即使用 Pat 进行短暂的处理，Pat 对 LLC-PK_1 细胞系的毒性作用也是不可逆的。在某种程度上，Pat 引起的主要毒性损伤包括对大分子物质合成的抑制，而且可能是对细胞膜本身的抑制作用。而在小鼠 FM3A 细胞内，Pat 可抑制蛋白质的异戊二烯化。当 Pat 浓度为 7mmol/L 时，可使进入蛋白质内的［^{3}H］甲羟戊酸降低 50%。细胞分析表明，290mmol/L 的 Pat 可抑制小鼠脑法尼基（一种抑制蛋白质异戊烯化的蛋白质转移酶）。不仅如此，Pat-半胱氨酸在体外对 L1210 和 P388 细胞的毒性低于 Pat，而半胱氨酸在体内不仅降低 Pat 的毒性，而且还可降低 Pat 的抗肿瘤活性。

Riley 等的研究还发现，当 LLC-PK_1 细胞系暴露于 50μMPat 时，脂质过氧化、Ca^{2+} 大量内流、严重的疱状病变和 LDH 全部释放均与脂膜结构完整性丧失的每一步骤密切相关。Pat 还可引起非蛋白质巯基的耗竭、增加 $^{86}Rb^+$ 外流等，最终导致细胞活性的丧失，而抗氧化剂不能防止这些改变。经 Pat 处理后，细胞最早期的变化为非蛋白性巯基减少，$^{86}Rb^+$ 外流增加（5min），随后蛋白结合性巯基明显改变。

六、对免疫系统的影响

Pat 对免疫系统有不同程度的影响，Escoula 等选用 Swiss 雌性小鼠，将 Pat 和环磷酰胺溶于生理盐水中，经口给小鼠，将白色念球菌混悬于 0.5mL 生理盐水中，配成含菌量为 1×10^6 或 1×10^8 的活菌液，在第二天进行腹腔内注射。在体外 Pat 对白色念球菌菌悬液（10^7）的最小抑制浓度不低于 20μg/mL。与对照组相比，Pat 和环磷酰胺经口染毒不增加动物对白色念球菌（10^6）的易感性，相反，Pat 可以增加小鼠对白色念球菌（10^8）感染的抵抗力。小鼠经 Pat 染毒后，在第五天和第十天时中性白细胞的数量明显高于对照组，经 Pat 和环磷酰胺染毒后，受白色念球菌感染的小鼠免疫球蛋白水平（IgA、IgM、IgG）均明显下降，Pat 可以明显地抑制腹膜巨噬细胞的化学荧光反应，降低淋巴细胞，特别是 B 细胞的数量。

Pat 在体外对鼠腹膜巨噬细胞的一些功能也有影响。Bourdiol 等将巨噬细胞预培养 2h，加入 0.01～2μg/mL 的 Pat，当 Pat 浓度超过 0.1μg/mL 时，吞噬作用和吞噬一溶解作用消失，超过 0.5μg/mL 时，溶菌酶的杀微生物活性消失。只有当浓度超过 2μg/mL 时，O_2^- 的生成被抑制，表明 Pat 的杀伤机理不依赖于氧化作用，而且在上述实验剂量条件下，不影响细胞活性。

亚致死剂量的 Pat 对小鼠和兔免疫系统均有影响，Escoula 等选用 Swiss 小鼠和新西兰白兔，分别经胃管［小鼠，10mg/(kg・bw)］和腹腔内注射（兔，2.5mg/kg）给予 Pat，小鼠和兔腹膜白细胞的化学荧光反应均被明显抑制。化学荧光反应用于检测巨噬细胞的氧化反应激发活性，而氧化反应的激发是巨噬细胞杀灭微生物的主要机理。Pat 在 1～2μg/mL时能轻度抑制 $H_2O_2^-$ 产生的化学荧光，在 4～8μg/mL 时能强烈抑制，这种抑制作用只有白细胞在体外用半胱氨酸（10μg/mL）预处理 5min 后才消失，对新西兰白兔的白细胞也得到类似的结果。经 Pat 处理后，小鼠脾淋巴细胞的绝对数量有所下降，但同时 Ts 细胞相对增加。同样经 Pat 处理后，细胞对有丝分裂原 PHA、ConA，特别是 PWM 的反应减弱，加入半胱氨酸后恢复正常。与此同时，随着对 PHA、ConA 和 PWM 反应的减弱，小鼠和兔血清中免疫球蛋白（IgG、IgA、IgM）水平下降。Pat 的免疫抑制作用是可逆的，而且 Pat 对免疫球蛋白水平的影响具有时间依赖性。

第四节 Pat 的毒性作用机理

Pat 能不可逆地与细胞膜上的-SH 基结合，抑制含有-SH 基的酶的活性，如乳酸脱氢酶、磷酸果糖激酶、Na^+-K^+ ATP 酶、Mg^{2+} ATP 酶、脑中乙酰胆磷酯酶等，并抑制网状细胞依赖 Na^+ 的甘氨酸转运系统。体外实验证实，Pat 抑制酶活性存在简单的剂量关系。1μM Pat 可抑制乙醇脱氢酶、乳酸脱氢酶的活性，但对磷酸果糖激酶没有影响，Pat 亦可抑制小鼠脑、肾 Na^+-K^+ ATP 酶和小鼠脑、肾、肝线粒体 Mg^{2+} 依赖性 ATP 酶的活性。在雏鸡肾和小肠中也观察到同样现象。半胱氨酸可降低 Pat 对脲素酶活性的作用，说明 Pat 与脲素酶的作用是通过 Pat 与酶分子中-SH 基作用来体现的。

Burghardt 等[20]运用数种活性荧光生物分析方法研究了 Pat 对大鼠卵泡细胞内粒层细胞的毒性作用机理，结果表明，Pat 对细胞谷胱甘肽（GSH）有耗竭作用，并与剂量和作用时间有关。在对照研究中，Pat 对肝 Clone9 细胞系和肾 LLC-PK_1 细胞系的 GSH 具有同样的耗竭作用。说明 Pat 的毒性作用可能包括对细胞 GSH 水平、线粒体功能和细胞膜的直接作用。

第五节 检 测 方 法

一、薄层色谱法

研究 Pat 初期，测定 Pat 多采用薄层色谱法。AOAC 采用的便是薄层色谱法，此法操作步骤繁琐，灵敏度较低（20μg/L）。Gimeno 等对此方法进行了改进，能同时测定 Pat、黄曲霉毒素、橘青霉素，但其测定 Pat 的灵敏度比 AOAC 法还要低（120～130μg/kg）。

刘勇等建立了 Pat 的双向薄层扫描定量测定法。样品用乙酸乙脂提取，1.5%碳酸钠净化后除杂质。在自制 0.3mm GF254 薄层板上点样，展开剂为氯仿—丙酮（30：1.5）（横向）；甲苯—乙酸乙脂—甲酸（50：15：1）（纵向），R_f 值为 0.35。此方法改善了色谱条件，利用双向展开而省去了纯化步骤。用此法测定苹果及制品中 Pat 的平均回收率为 90%～104%，变异系数为 2.2%～8.1%，Pat 的最低检出量为 2ng。而 1993 年 Durakovic 等建立了 Pat 的薄层扫描检测方法，用乙酸乙酯提取苹果汁中的 Pat，柱色谱和制备薄层色谱净化，然后将薄层板置于浓氨中衍生，采用荧光猝灭法进行荧光光度分析，检出限为 100μg/L，平均回收率为 97.8%。

二、气相色谱法

气相色谱法多用三甲基硫烷（TMS）衍生 Pat，采用电子捕获检测器（ECD）或质谱（MS）检测器。其测定灵敏度高于 ng 水平。将 Pat 衍生为乙酸和氯代乙酸的衍生物，再用气相色谱检测亦有报道，其最低检出限为 12ng。Bergner－Lang 等认为用三氟醋酸（TFA）或七氟丁酰（HFB）衍生 Pat，测定结果亦不令人满意，而 Tarter 用毛细管柱气相色谱、电子捕获检测器测定 Pat-HFB 获得了较好的结果，可检出≤10μg/L 的 Pat。

三、高效液相色谱（HPLC）法

随着 HPLC 分析技术的发展，HPLC 很快便取代了传统的 TLC 和 GC 方法，目前 HPLC 是测定食品中 Pat 的最理想的方法。IUPAC 食品化学委员会于 1988 年决定建立 HPLC 测定的国际推荐分析方法，并选择了两种分析方法供协作研究。其平均回收率分别为 77%和 85%，变异系数分别为 7.3%和 15%。Hurst 等建立了 HPLC 同时测定可可豆中 Pat、青霉酸、玉米赤霉烯酮和杂色曲霉的方法，PAT 的检出限为 200ppb，变异系数为 2.8%。Forbito 等建立了快速测定苹果汁中 Pat 的方法，检出限达 0.32ng，回收率高于 75%。吴楠在前人工作的基础上，对 HPLC 测定 Pat 的色谱条件进行了改进，采用 Partisil-10 SCX 柱，流动相为 0.02mol/L 的 Na_2HPO_4。此方法测定 PAT 的检出限为 2μg/kg，回收率为 81.2%～103%，变异系数为 2.0%～4.8%，适于苹果、山楂制品中 Pat 的测定。Prieta 等建立的反相 HPLC 方法的检出限为 1μg/L，回收率为 85%。而 Bartolome 等利用二极管阵列检测器建立了分辨率较高的 HPLC 法，检出限为 8.96μg/L。

第六节　稳定性及去毒方法

有文献报道，Pat 的水溶液长期置放后会失去其生物活性，颜色变黄，酸性增加。pH 值在 3.3～6.3 时，Pat 水溶液保持其生物活性。pH 值为 2 时，加热到 100℃ Pat 仍保持其生物活性。另外，Pat 在不同食品中的稳定性也不一样。Scott 等发现 Pat 在橘汁中不稳定，这可能是由于橘汁中含有巯基化合物，而不是 pH 的影响。橘汁中每百毫升含-SH 基 0.02mmol，这样的浓度足以使 Pat 破坏，而在苹果汁和葡萄汁中含硫化合物的浓度很低，每百毫升少于 0.003mmol，通常苹果汁和葡萄汁中的含硫量是微不足道的。他们在实验中发现，苹果汁在80℃加热10～20min后Pat不被破坏，22℃存放3周Pat不减少。Pohland在市售的苹果汁中加入Pat 8mg/L，每天测定Pat的含量，连续测定10d，发现Pat很稳定。Pohland所做的Pat稳定性研究表明，在干燥的玉米中Pat（6μg/g）可稳定存在14d，同样浓度的Pat在湿玉米中两天内就损失95%，说明Pat的稳定性与其存在介质的水活性有关，一般认为Pat在水中和甲醇中会慢慢分解。刘勇在实验中发现，Pat在山楂汁中稳定性很高，他的实验也证实了Pat在甲醇中会慢慢分解。虽然Pat在80℃加热30min是稳定的，但Kubacki报道，当样品在120℃加热30min时，有30%的Pat损失掉；此外，他还注意到，在浓缩阶段有24%的Pat损失掉。

值得注意的是Pat可与存在于食品中的含硫化合物反应，因此，许多学者通过向食品中加入含硫化合物的方法研究Pat的去毒。Roland等发现，加入25mg/L和50mg/L的SO_2可降低*B. nivea*的产Pat量，在21℃和50mg/L SO_2存在的情况下不产生Pat。刘勇的去毒实验结果表明，0.16%的Na_2SO_3可使果汁中的Pat完全消失；3%的维生素C可去除71.4%的Pat；茶叶水和茶多酚对Pat都有破坏作用。

鉴于Pat的毒性及其污染情况，有十几个国家制订了水果和水果制品中Pat的最高允许量标准，一般为50μg/kg。而由于我国水果及其制品中Pat的污染也相当严重，我国根据具体情况也制订了相应的最高允许量标准，即苹果和山楂半成品中最高允许量定为100μg/kg，而果汁、果酱、果酒、罐头和糖果类定为50μg/kg，并提醒消费者不食用有霉变或腐烂的水果，以保证身体健康。

（俞士荣）

参考文献

[1] Glister,GA. Nature,1941,148:470.

[2] Kubacki,SJ. The analysis and occurrence of patuln in apple juice. In Mycotoxins and Phycotoxins,1986,293～304.

[3] Scott,PM. J. Food Prot.,1984,47:489～499.

[4] Wheeler,JL. J. Food Sci.,1987,52:479～480.

[5] Wilson,PD,*et al*. Food Sci. Technol. Abstr.,1983,15(4):4H579.

[6] Gimeno,A,*et al*. J. Assoc. Off. Anal. Chem.,1983,66(1):85～91.

[7] 吴楠，等. 卫生研究，1992,2(2):101～103.

[8] Le Bourhis,B. Med. Nutr.,1984,20:23.

[9] Speijers,GJA,*et al*. Food. Chem. Toxicol.,1988,26(1):23～30.

[10] Lee,KS,*et al*. Appl. Environ. Microbiol.,1986,52:1064.

[11] Cooray,R,*et al*. Food Chem. Toxicol.,1982,20:893.

[12] Auffray,Y,*et al*. Mycopathologia,1987,100:49～53.

[13] Riley,RT,*et al*. Toxcol. Appl. Pharmacol.,1990,102:128～141.

[14] Riley,RT,*et al*. Toxcol. Appl. Pharmacol.,1990,109:108～126.

[15] Escoula, L,*et al*. Mycopathologa,1988,103:153～156.

[16] Bourdol,D,*et al*.,1990,28(1):29～33.

[17] Escoula,L,*et al*. Int. J. llmmunopharmac.,1988,10(8):983～989.

[18] Zachenko,AM. Miokrobiol Zh,1984,46:32.

[19] Devaraj,H,*et al*. Curr. Sci.,1986,55:998.

[20] Burghardt, RC, *et al*. Toxicol, Appl. Pharmacol. ,1992,112:235～244.
[21] Offical Methods of Analysis,13th Ed. AOAC,Arlington,VA,26. 111～26. 116.
[22] Gimeno, A, *et al*. J. Assoc. Off. Anal. Chem. ,1983,66(1):85～91.
[23] 刘勇,等. 卫生研究,1988,17(4):42～46.
[24] Skierska, D, *et al*. Rocz. Panstw. Zakl. Hg,1984,35:69.
[25] Chaytor, JP, *et al*. J. Chromatogr. ,1981,214:135.
[26] Kellert, M, *et al*. Fresenius Z. Anal. Chem. ,1983,315:245.
[27] Bergner－Lang, B, *et al*. Dtsch. Lebensm. Rundsch. ,1983,79:400.
[28] Tarter, EJ. J. Chromatogr. ,1991,538:441～446.
[29] Hurst, WJ, *et al*. J. Chromatogr. ,1987,392:389～396.
[30] Forbito, PR, *et al*. J. Assoc. Off. Anal. Chem. ,1985,68:950～951.
[31] 吴楠. 卫生研究,1991,21(5):264～267.
[32] Smith, EE, *et al*. Arch. Environ. Contam. Toxicol. ,1993,25(2):267～270.
[33] Miura, S, *et al*. FEBS Lett. ,1993,318(1):88～90.
[34] Krivobok, S, *et al*. Pharmazie,1994,49(4):277～279.
[35] Durakovic, S, *et al*. Arh. Hig. Rada. Toksikol. ,1993,44(3):263～268.
[36] Prieta, J, *et al*. Analyst,1993,118(2):171～173.
[37] Bartolome, B, *et al*. J. Chromatogr. A. ,1994,664(1):39～43.
[38] Gottlieb D, *et al*. Rev. Pathol. Veg. Ser. Ⅲ,1964,4:455.
[39] Scott P Mety, *et al*. J. Agric. Food Chem. ,1963,16:483.
[40] Pohland A E. J Assoc. Off. Anal. Chem. ,1970,53:688.
[41] 刘勇. 水果及其制品中 Pat 的测定及其稳定性研究. 研究生毕业论文. 1987.
[42] Roland J O, *et al*. J Food Sci. ,1984,49:402.

第二十八章　串珠镰刀菌及有关毒素

在全球范围内，串珠镰刀菌（*Fusarium moniliforme* Sheld）是污染玉米等粮食作物的主要优势菌。串珠镰刀菌可以产生多种具有致癌性的代谢产物和具有急慢性毒性的化合物。其中主要的毒性物质有串珠镰刀菌素（moniliformin，简称 MON）、Fusarin C、伏马菌素 B_1、B_2、B_3（Fumonisin B_1、B_2、B_3，简称 FB_1、FB_2、FB_3）等，本章主要对这几种毒素加以介绍。

自 1973 年 Cole 等首次从串珠镰刀菌的培养物中分离提取到 MON 以来，国内外对串珠镰刀菌及有关毒素进行了大量研究。到目前为止，串珠镰刀菌的有毒产物被认为与马脑白质软化症（ELEM）、猪肺水肿症候群（PPE）、人类食道癌、克山病等有关，对人类健康和畜牧业构成威胁。

第一节　生态学及污染情况

串珠镰刀菌素对玉米的污染尤为严重。由于世界各地区的温度、湿度、日照、通风等情况不同，玉米带染的情况亦不一致。

Marasas 等从南非 3 个不同地理区域的玉米样品中分离出 3 种镰刀菌，依数量多少依次为 *Fusarium moniliforme* var *subglutinans*、*F. moniliforme* 和 *F. graminearum*。在收获季节，3 者的带染率分别为 8.9%、6.6% 和 4.7%。在贮存 8 个月后，带染率分别为 15.3%、12.1%和 7.2%。说明玉米在贮存过程中，这 3 种菌的平均污染率均有所增加。不同的地理区域污染占优势的镰刀菌也有所不同。在最热的区域（日平均最高气温为 25.4℃）优势菌为 *F. moniliforme*，在最冷的区域（日平均最高气温为 23.0℃）优势菌为 *F. moniliforme* var. *subglutinans*，在温度较温和的区域（日平均最高气温为 24.3℃）优势菌为 *F. graminearum*。在 23 株 *F. moniliforme* var. *subglutinans* 中，有 16 株培养物中含有 MON（浓度范围为 120～1 170mg/kg），而在 14 株 *F. moniliforme* 的产毒培养物中均未发现 MON。在南非 Transkei 地区，其西南部为食道癌高发区，而东北部的食道癌发病率相对较低，在整个 Transkei 地区的主食均为玉米。Marasas 在这个地区经过 3 年的生态学研究表明，食道癌高发区的玉米受到串珠镰刀菌的大量污染，在数量上和种类上均明显高于低发区，带染的镰刀菌以 *F. moniliforme* var. *subglutinans* 为主，随着贮存时间的延长，带染率和带染菌的种类均有所增加。

同样在 Transkei 地区，Sydenham 等采集了受污染和未受污染的玉米样品，进行了真菌学分类，并分析了受真菌污染样品中的几种镰刀菌毒素，包括脱氧雪腐镰刀菌烯醇（DON）、二乙酰基藨草镰刀菌烯醇（DAS）、串珠镰刀菌毒素（MON）、雪腐镰刀菌烯醇（NIV）、T-2、玉米赤霉烯酮（ZEN）、FB_1、FB_2 等。在受污染的样品中，含有高浓度的 DON、MON、NIV、IEA、FB_1 和 FB_2，统计学分析表明，镰刀菌的发生率和真菌毒素水平与各镰刀菌的毒素产生能力密切相关，并且在食道癌高发区采集的未受污染的玉米样品中，FB_1 和 FB_2 的水平（分别为 3.45～46.9μg/g 和 0.9～16.3μg/g）均高于低发区未受污染的玉米样品中的含量（分别为 0.45～18.9μg/g 和 0.15～6.75μg/g）。

从上面对南非 Transkei 地区镰刀菌污染玉米的研究中可以发现，这个地区受真菌污染的玉米和镰刀菌有内在的联系。发霉的玉米样品受到数种镰刀菌的严重污染，而且可以进入人类的食物链。镰刀菌污染程度和种类以及真菌毒素的数量和种类在食道癌高发区和低发区之间有一定的区别。

第二节　串珠镰刀菌素（MON）

Cole 等 1973 年首次从串珠镰刀菌的培养物中提取出一种毒性物质，命名为串珠镰刀菌素（moniliformin，简称 MON）。MON 为水溶性，分子式 C_4HO_3R（R＝Na/K），结构式见图 28-1。其自由酸（R＝H）的化学名称为 3-羟基环丁-3 烯-1，2 二酮。

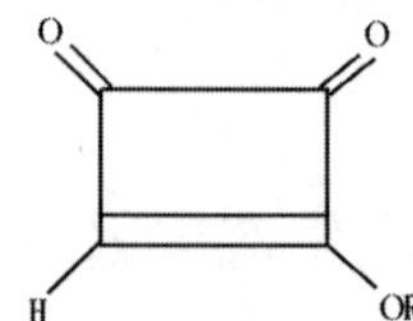

图 28-1　串珠镰刀菌毒素（MON）的结构

MON 通常以 Na 盐的形式存在于自然界中，MON 的主要理化性质为，UV 扫描谱 $\lambda_{max}^{H_2O}$ 为 229nm（ε＝19100），260nm（ε＝5600），$\nu_{max}^{MeOH}cm^{-1}$：3 570，3 370，3 300。

在 UV 扫描谱中，MON 在酸性和碱性条件下紫外峰均没有漂移。Springer 等[6]运用单晶 X 线衍射技术，确定了 MON 的空间立体结构。

MON 对试验动物有强烈的毒害作用，对 7 天龄北京鸭的 LD_{50} 为 3.65mg/kg，对雌性和雄性大白鼠的 LD_{50} 分别为 41.57mg/kg 和 50.0mg/（kg·bw）。主要症状是危害心肌[6]。MON 除对试验动物有较强的毒害作用外，对植物还有生长调节和毒性作用。

到目前为止，在试验研究中发现能产生 MON 的菌种有：

F. moniliforme　　*F. moniliforme* var. *subglutinans*
F. oxysporum　　*F. avenaceum*
F. fusarioides　　*F. acuminatum*
F. culmorum　　*F. proliferatum*
F. sambucinum　　*F. sprorotrichioides*
F. beomiforme　　*F. concotor*
F. dlamini　　*F. equiseti*
F. naniforme　　*F. nygamai*
F. semitectum　　*F. tricincium*
F. anthophilum　　*F. solani*

在这些菌株中，产毒量最高的为一株从南非分离到的镰刀菌，达 33.7g/kg。

MON 的培养一般采取灭菌的玉米粒作为培养基。接种菌悬液后，Steyn 等直接在 25±1℃培养 21d，章红等则在 25℃培养 10d 后，转至 0～5℃培养 7d（促进 MON 的产生），再转至25℃培养10d。在MON的提取和纯化过程中,章红等对Steyn等的方法进行了改良,直接由培养物中加约2倍重量的蒸馏水,用组织捣碎机将玉米培养物粉碎,经抽滤后含毒素的水溶液用1/4体积三氯甲烷除去一些色素和脂溶性物质后,将水溶液上201×7型阴离子交换柱(Cl^-型)。之后,用离子水洗脱去除杂质,0.2mol/L NaCl水溶液洗脱,用薄层色谱法检测洗脱情况,收集富含毒素部分,浓缩至干,再用无水甲醇溶解毒素,去除不溶的NaCl,浓缩滤液至干,加入甲醇—水(7∶3)得到浅棕色针状结晶,并在此基础上进行重结晶。此法比较经济、简便、快速。TLC检测条件为硅胶G薄板,展开剂可为数种之一,氯仿—甲醇(3∶2,V/V)、丙酮—水(92∶8,V/V)和氯仿—醋酸—甲醇(6∶7∶1,V/V/V);显色剂为1% 2,4-二硝基苯肼的6N H_2SO_4溶液。

Scott等建立了检测谷物中MON的液相色谱方法。将玉米和小麦样品用乙腈—水(95∶5,V/V)提取后,用正己烷脱脂,C_{18}小柱和中性氧化铝小柱顺序净化后进行液相色谱分析,其分析条件为:C_{18}反相柱;流动相为10%~15%(V/V)甲醇或乙腈的离子对溶剂四丁基氢氧化铵水溶液;紫外检测器,测定波长为229nm和254nm。回收率分别为80%(玉米,$n=20$)和85%(小麦,$n=12$),检出限为0.01~0.18μg/g。实验结果表明,检测波长为229nm时的灵敏度为254nm波长的3倍,乙腈—水溶液作流动相优于甲醇—水溶液。

Jansen等于1984年建立了检测疏菜食品和种子中MON的方法。与其他方法相比,其最大的改进是采用酚试剂(N-methylbenzthiazolon-2-hydrazone,MBTH)作为TLC的显色剂。

Shepherd等采用离子对高压液相方法检测MON,方法回收率为70%~80%(MON加入量400~1 600μg/kg)和60%(加入检出限量MON 100μg/kg)。提取时用四丁基氢氧化铵水溶液提取,用弱酸性阴离子交换树脂柱分离,二氯甲烷净化,紫外检测器,波长为227nm,5个样品从提取到HPLC测定仅需5~6h。而Thiel等选用阴离子交换柱(流动相为0.01M的磷酸二氢钠)和反相柱的离子对色谱法(流动相为含0.005M四丁基氢氧化铵硫酸盐的甲醇—磷酸钠盐缓冲液pH7.0),229nm处检测,毒素标准品的检出限为1ng。

Kriek等[6]进行了MON的急性毒理学实验,结果表明,MON对实验动物有强烈的毒性,MON的口服LD_{50}对7日龄鸭雏为3.68mg/(kg·bw),对BDIX大鼠为50.0mg/(kg·bw)(雄性)和41.57mg/(kg·bw)(雌性)。主要症状均为进行性肌无力、呼吸抑制、紫绀、昏迷直至死亡。对大鼠的病理解剖发现有急性充血性心力衰竭,组织学损伤表现为急性灶性心肌变性和坏死,在肝、肾、胰腺、肾上腺、小肠等处有严重的肿胀及散在的单细胞坏死。用含有MON的饲料喂养实验动物一段时间后,所有各实验组动物在肝、肾、胰腺、肾上腺、小肠等处均有急性水肿性变性,Zenker氏坏死灶,瞳孔缩小和纤维化病变。急性毒性可能由于MON的直接细胞毒性引起,心肌和其他脏器的急性损伤提示MON对依赖ATP的细胞转运具有抑制作用。引起细胞内渗透压调节紊乱,从而导致严重的细胞内水肿,而亚急性毒性可能由于亚致死量MON的持续蓄积毒性导致的心肌无力。

Burmeister等用含有MON的饲料喂养小白鼠,在3周的喂养过程中,各组小鼠均存活,与对照组相比,实验组小鼠体重增加量略低于对照组,但没有显著性差异。在饲料中含有高浓度MON(接近经口LD_{50})实验组,小鼠未出现明显的中毒症状。这表明小鼠能迅速排泄MON或者其体内具有灭活MON的机理。

章红等的研究发现,MON对离体的雏鸭心肌细胞在供血时血钾升高,引起高血钾症,心房扩张，呈心肌劳损状态，继而心室扩张，心室颤动，导致心脏停搏。硒只在一定范围内对MON中毒有一定的防护作用，但没有治疗作用。心肌细胞膜在MON作用下有不同程度的损伤，主要位于左心室内层，室间膈和乳头肌。作者认为MON很可能干扰心肌细胞膜上的K^+、Na^+平衡，损害心肌细胞膜的通透性，作用于线粒体，选择性抑制丙酮酸脱氢酶的活性，导致ATP合成减少，使心肌细胞得不到足够的能量供应。

Thiel等通过体外大鼠肝线粒体耗氧试验，表明低浓度的MON可选择性抑制线粒体丙酮酸和α-酮戊二酸的氧化，5μM和4μM的MON即可分别抑制50%的氧化率。在NADH和琥珀酸的氧化保持负值时，MON浓度的增加可完全抑制线粒体丙酮酸和α-酮戊二酸的氧化。结果还表明，MON可抑制线粒体丙酮酸进入三羧酸循环，由于在线粒体内丙酮酸氧化过程中的氧摄取可被完全抑制，提示MON的作用是阻断丙酮酸转化为乙酰CoA。在这一过程中，氧的利用与NADH的氧化有关。丙酮酸氧化成乙酰CoA和α-酮戊二酸氧化成琥珀酰CoA具有相似的多酶系统，这两个多酶系统均含有3种酶和5种辅酶。砷化物能使硫辛酸失活，从而特异性地抑制上述多酶系统的活性，但目前尚不清楚MON是否具有砷化物的活性。

MON对Wistar大鼠心肌的GSH-Px和GSSG-R均具有抑制作用，对GSH-Px的抑制作用较强，具竞争特性，而对GSSG-R的抑制作用较弱，且为非竞争特性，结果提示MON对Wistar大鼠心肌的毒性损伤与一些酶，如GSH-Px和GSSG-R等，不能有效地清除自由基密切相关，并且可能与克山病有关(Chen等)。

Wehner等为了探讨MON的致突变能力，用组氨酸缺乏的鼠伤寒沙门氏菌株TA98、TA100、TA1535和TA1537对MON进行了致突变性实验，结果表明，MON可能不具有致癌能力，而利用大鼠肝原细胞进行的非程序DNA合成(UDS)实验中，MON没有表现出遗传毒性(Norred等)。但对MON潜在致癌能力的确定尚需慢性动物实验的结果。

由于MON在动物体内引起的病变，特别是心肌病变，与我国特有的克山病人心肌病变很相似。MON能引起小鼠和大鼠心肌细胞线粒体损伤(Zhao等)，能严重损害健康大鼠的心肌功能，超微结构可见肌原纤维和肉膜的中度损伤，并且心肌细胞内有不同数量的胶原产生。姬政等采取离子对高压液相色谱法，用紫外和二维紫外光谱法测定MON，在云南和陕西两克山病区的7份食粮中皆测出MON，最高含量分别为252和264μg/kg，而在非病区北京的一份大米中未检出MON，作者认为这为克山病的毒素致病学说提供了重要资料，但尚无法确定MON与克山病之间的关系。

第三节　镰刀菌素(Fusarins)

Bjeldanes和Wiebe等从串珠镰刀菌的培养物中分离出一种具有致突变性的有毒物质，命名为镰菌素C(Fusarin C)。Gelderblom等从串珠镰刀菌MRC826菌株中亦分离出Fusarin C。Ames实验证实了其致突变性。

Gelderblom等用核磁共振、X线衍射技术确定了Fusarin C的立体结构，其分子式为$C_{24}H_{29}NO_7$，其主要理化性质为：$\lambda_{max}^{MeOH}=358nm(\varepsilon=32000)$，$\nu_{max}^{CHCl_3}\ cm^{-1}$：1720，1630，1590。

与Fusarin C结构相似的还有Fusarin A和Fusarin D，分子式分别为$C_{23}H_{29}NO_6$和$C_{23}H_{29}NO_7$，三者结构见图28-2。

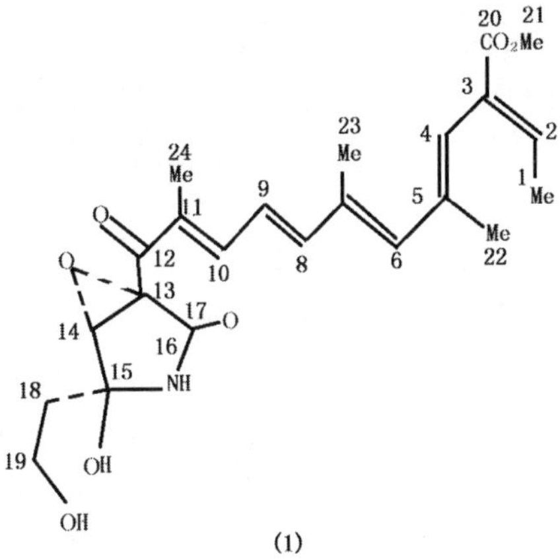

图 28-2 Fusarin A(1),Fusarin C(2)和 Fusarin D(3)的化学结构图

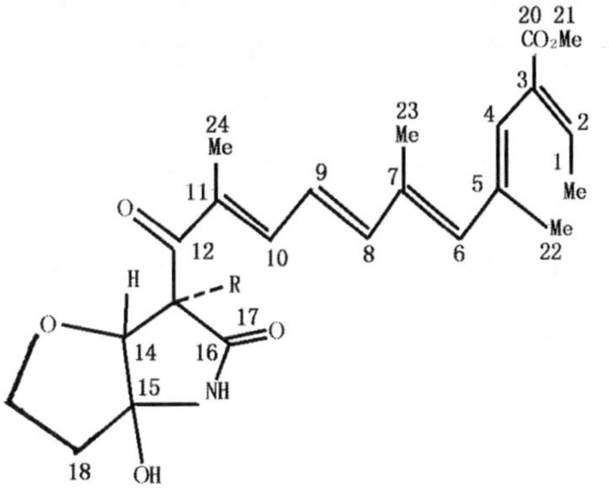

将 MRC826 菌株接种于玉米培养基中,25℃避光培养 2 周,10℃培养 1 周,最后在 25℃培养 1 周。将培养物磨碎,用 $CHCl_3$—iso-Proh(1∶1,V/V)提取两次,无水 Na_2SO_4 萃取,40℃挥干,用石油醚、三氯甲烷和 MeOH-$CHCl_3$(1∶9,V/V)顺序提取。硅胶柱净化用 $CHCl_3$—MeOH-$CHCl_3$(1∶19)洗脱,再用液相硅胶柱和 Sephadex LH-20 柱纯化(CH_2Cl_2 洗脱)。Fusarin C 暴露于紫外线较长时间(>10min)或高温下均丧失其全部的紫外吸收峰和致突变性。

Fusarin C 是一种具有高度致突变性的物质,其致突变性质与黄曲霉毒素 B_1 和杂色曲霉素相似,而 Fusarin A 和 Fusarin D 不具有致突变性。在 20 株 *F. moniliforme* 培养物中,均检出 Fusarin C(浓度范围为 0.63~724mg/kg 干重),在 5 株 *F. graminearum* 培养物中也都检出了 Fusarin C(浓度范围为 1~39mg/kg 干重),而在 5 株 *F. moniliforme* var. *subglutinans* 培养物中均未检出 Fusarin C。在致突变性潜力比较实验中,杂色曲霉素的潜在致突变能力最高(约为 Fusarin C 的 4 倍),黄曲霉毒素 B_1 次之(约为 Fusarin C 的 2 倍),Fusarin C 最低,是潜在的致突变剂。从上述结果可以看出,Fusarin C 是一些 *F. moniliforme* 和 *F. graminearum* 菌株的二级代谢产物。从 HPLC 分析来看,采集的玉米样品不管是否带染串珠镰刀菌,均含有 Fusarin C,即使暴露于长波紫外线下,受照射后的 Fusarin C 的峰形仍与原来的相同。

Zn 对 Fusarin C 和脂类的合成有一定的影响,其作用依赖于葡萄糖的原始浓度。当葡萄糖浓度为 30g/L 时,Zn(5ppb,3200ppb)能抑制 Fusarin C 和脂类合成,而促进乙醇合成。当葡萄糖浓度为 90g/L 时,加入 Zn 可同时促进 Fusarin C 和乙醇的合成。在 Zn 缺乏的培养基中,总脂中含有较高的不饱和脂肪酸(油酸含量较高而硬脂酸含量较低)。在 Zn 缺乏的合成培养基中,用尿素或硫酸铵作为氮源,果糖、蔗糖或葡萄糖作为碳源时,Fusarin C 产量最高。而在培养基中加入不同浓度的葡萄糖和硫酸铵时,不论硫酸铵浓度高低,形成糖多余的高浓度葡萄糖能明显提高 Fusarin C 的产量。而在其他研究中发现,半合成液体培养基中含 40g 蔗糖/L 时,Fusarin C 产量较高,同时羟基脯氨酸在生物合成 Fusarin C 时是较为理想氮源,缺乏羟基脯氨酸则 Fusarin C 不能合成,在其他条件相似的情况下,以 28℃培养 14d 产量最高。

Norred 等对引起马脑白质软化症(EEM)的两组玉米样品进行了研究,这两组玉米样品均受到串珠镰刀菌的严重污染。作者用 Sprague Dawley 大鼠肝原细胞对玉米样品的三氯甲烷—甲醇(1∶1,V/V)提取物进行了毒理学研究,发现中性和酸性提取物对肝细胞乳酸脱氢酶的释放有轻微的影响,对非程序 DNA 合成没有影响,表明没有遗传毒性和较低的细胞毒性。但同时发现中性提取物含有抑制 DNA 合成物质,影响肝细胞中[^{3}H]颉氨酸的整合。从南非引进的能引起 ELEM 的菌株 MRC826 的玉米培养物同样具有对蛋白质合成的抑制作用。作者认为,肝原细胞在阐明真菌产生的有生物活性的二级代谢产物中,是一种有用的生物检测手段。

在苯巴比妥诱导的大鼠肝微粒体活化后,Fusarin C 具有遗传毒性,同时在微粒体作用下,Fusarin C 在体外可代谢产生两种新的代谢产物,Fusarin Z 和 Fusarin X,Fusarin Z 和 Fusarin X 均由 Fusarin C 在 C-1 位羟化后形成。Ames 试验结果表明,Fusarin Z 和 Fusarin X 的致突变能力分别是 Fusarin C 的 500 倍和 60 倍。Fusarin Z 的结构是一个 γ-内酯,包括 2、3 位双键,C-21 位甲基酯化以及新形成的 C-1 位羟基基团的分子内酰基转化作用,在微粒体系统内 Fusarin X 不能转化为 Fusarin Z(Zhu 等)。Fusarin X 通常存在于已烹制的玉米制品中,同 Fusarin C 一样,Fusarin X 在 100℃条件下不稳定,尤其在高 pH 值时迅速降解,并可为 GSH 所分解。将玉米面窝头用流动蒸汽蒸 30min,Fusarin C 含量减少 89%(HPLC)而致突变活性减少 97%(Ames)。Fusarin C 在酸性和中性条件下较为稳定,模拟胃环境(pH1.0～7.0,37℃)处理 30min,仅有 15%的 Fusarin C 降解,随着 pH 值的上升,尤其在碱性条件下 Fusarin C 降解加快,因此在微碱环境中烹制食品利于 Fusarin C 降解,减少对人体的危害。

苯巴比妥在诱导大鼠微粒体产生和活化 Fusarin C 的同时,可抑制酯酶活性,成倍加强 Fusarin C 的致突变活性,而一氧化碳可抑制 Fusarin C 的致突变活性,说明在 Fusarin C 表达其致突变活性时有含有血红素的酶的参与。对苯巴比妥诱导的细胞色素 P-450 酶(PB-4 和 PB-5)特异的单克隆抗体,能抑制 p-硝基茴香醚(p-nitroanisole)的 O-脱甲基作用以及黄曲霉毒素 B_1 的致突作用,但对 Fusarin C 的致突作用无影响,提示这些酶不参与 Fusarin C 的活化 ,或者 Fusarin C 在与细胞色素 P-450 酶的结合过程中可以强有力地与这些抗体竞争。不仅如此,Fusarin C 对沙门氏菌检测菌株和 V79 细胞株具有致突变性,用 Fusarin C 处理裸鼠食道上皮细胞有细胞恶性转化的特征出现,这些恶性转化细胞可以在无表皮生长因子(EGF)的选择性培养基和半固体琼脂上生长形成细胞集落,染色体数量增加,致癌基因 c-myc 和 v-erb-B 表达增强。接种恶性转化细胞后可引起裸鼠鳞状细胞肿瘤,DBA 小鼠和 Wistar 大鼠的食道肿瘤和前胃肿瘤。经胃给予大鼠^{3}H-Fusarin C 后,放射性物质在肠、胃、肝中含量最高,随后是肾、膀胱、食道和脾,在肺和脑中较低。喂饲后 3h,血中放射性物质含量达到高峰,24h 后血中含量约下降 50%,48h 尿中排泄约 30.7%,粪便中约 27.8%;在尿中约有 5.4%的 Fusarin C 以原型排出,其余 94.6%均以代谢后的形式排出,并在大鼠食道中有 Fusarin C-DNA 加合物出现。

第四节　伏 马 菌 素

串珠镰刀菌能产生具有致癌性的代谢产物和急性毒性物质。在南非和中国,串珠镰刀菌的培养物能引起大鼠肝脏的癌性损伤,而不是食道损伤。从这些培养物中分离出的致突变性物质 Fusarin C，看起来不是致大鼠肝脏癌变的物质，因为致癌性菌株 MRC826 产生的 Fusarin C(104mg/kg 培养物)远远低于非致癌性菌株 MRC1069(364mg/kg 培养物)。Jaskiewicz 等[24]选用具有强烈毒性的 MRC826 和毒性很小的 MRC1069(二者培养物中均不含有 MON)，将其产毒培养物加入到饲料中喂养 BDIX 大鼠(体重 110g/只，30 只/组，共 3 组)。第一组为对照组。第二组饲料中加入 5%的 MRC1069 培养物，第三组饲料中加入 5%的 MRC826 培养物。喂养期为 2 年，用 HPLC 检测各组饲料中的 Fusarin C 含量，喂养实验结束时，各组动物生存良好，病理学检查表明，第二组动物有轻度的胆管细胞增生，γ-谷胱苷肽转移酶(GGT)阳性点，腺纤维化和食道基质细胞增生。第一组和第二组动物均未发现肿瘤发生。在第三组 21 只存活大鼠中，共计发现有胆管细胞瘤 8 处，肝细胞瘤 2 处，贲门窦上皮细胞肿瘤 4 处，食道乳头瘤 1 处，因为肿瘤性损伤仅限于第三组，而其饲料中 Fusarin C 的含量远远小于第二组，提示 MRC826 培养物的致癌性可能与 Fusarin C 无关，同时也表明 *F. moniliforme* 菌株的毒性与它们的致癌性有关。

直到 1988 年，Gelderblom 等从 MRC826 培养物中分离出一组新的水溶性代谢产物，命名为伏马菌素(Fumonisins)。在短期促癌生物分析试验中，伏马菌素表现出促癌活性，实验终点为出现 γ-谷胱苷肽转移酶阳性点。这组化合物可导致肝脏癌变，用含有 0.1%的伏马菌素 B_1(纯度 92%)的饲料喂养雄性 BDIX 大鼠，可诱发 γ-谷胱苷肽转移酶阳性点。

在提取伏马菌素过程中，将样品用乙酸乙酯、$CH_3OH—H_2O$(3∶1，V/V)顺序提取，绝大多数具有促癌作用的物质存在于 $CH_3OH—H_2O$ 部分中，用 $CH_3OH—H_2O$(1∶3，V/V)和氯仿进行液—液分配过程中，则绝大部分存在于水相中，$CH_3OH—H_2O$ 部分用 Amberlite SSAD-2 柱进行柱色谱，用 H_2O、$CH_3OH—H_2O$(1∶3，V/V)、$CH_3OH—H_2O$(1∶1，V/V)和 CH_3OH 顺序洗脱，则具有活性部分被洗脱在 CH_3OH 中。将 CH_3OH 部分用硅胶柱初步净化，洗脱剂为 $CHCl_3—CH_3OH—CH_3COOH$(6∶3∶1，V/V/V)，再用 C_8 反相柱进行最后纯化。经上述处理后，伏马菌素 B_1(FB_1)的纯度可达 92%。在给予 0.1%伏马菌素 B_1(FB_1)饲养的动物组中，4 周后体重增长明显低于对照组($P<0.0001$)，并明显诱发肝脏 γ-谷胱苷肽转移酶阳性点的形成($P<0.0005$)。说明伏马菌素 B_1 对大鼠的促癌作用与毒性作用密切相关。病理解剖结果显示，FB_1 引起的病理改变表现为进行性肝炎样毒性，随着喂养 FB_1 时间的延长，大鼠的肝炎性病变进行性加重。

Bezuidenhout 等用质谱和核磁共振方法确定了 FB_1、FB_2、FB_3 等的结构，见图 28-3。

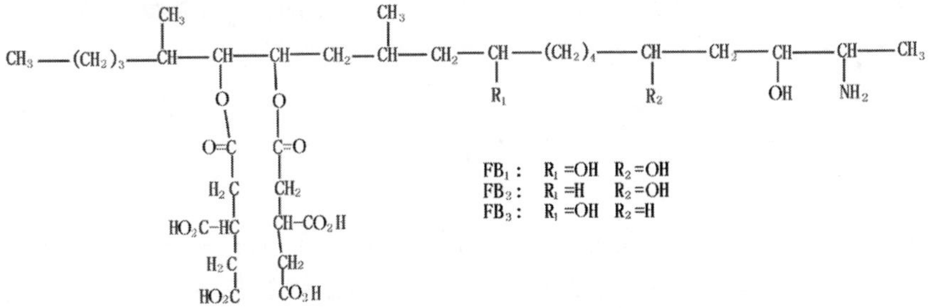

$CH_3—(CH_2)_3—CH(CH_3)—CH(O—CO—CH_2—CH(CO_2H)—CH_2—CO_2H)—CH(O—CO—CH_2—CH(CO_2H)—CH_2—CO_2H)—CH_2—CH(CH_3)—CH_2—CH(R_1)—(CH_2)_4—CH(R_2)—CH_2—CH(OH)—CH(NH_2)—CH_3$

FB_1：R_1=OH　R_2=OH
FB_2：R_1=H　R_2=OH
FB_3：R_1=OH　R_2=H

图 28-3　FB_1、FB_2、FB_3 的结构

此后，Plattner 等从串珠镰刀菌 MRC826 菌株培养物中分离出一种新的伏马菌素，经核磁共振和质谱分析表明，这种 FB 是 FB_2 的同分异构体，在 C-3 和 C-10 位含有自由的羟基基团，在大多数串珠镰刀菌的培养物中出现，其含量与 FB_2 大致相同。

Sydenham、Scott、Stack 等分别建立了用液相检测食物、种子和玉米中 FB_1、FB_2 的方法，使用了不同的反应体系。Sydenham 等还首次指导了自然存在的 FB_3。由于篇幅的原因，这些检测方法就不一一详细介绍了。

Rottinghous 等[30]建立了快速、灵敏的 TLC 检测 FB_1，FB_2 的方法。采用反相 C_{18} TLC 薄层板，展开剂为乙腈-1％KCl 溶液（1∶9，V/V），显色剂为顺序喷 0.1M 硼酸钠缓冲液、fluorescamine 和 0.01M 硼酸等，长波紫外灯下观察 FB_1，FB_2 均呈明亮的黄绿色光带，R_f 值分别为 0.5 和 0.1。方法检出限为 0.1μg/g（玉米样品），回收率大于 80％。Shephard 等[63,64]建立了反相 HPLC 法检测血浆和尿样中的 FB_1，采用固相阴离子交换净化（O-phthadialdhyde）衍生化，荧光检测，检出限 50ng/mL，回收率高于 85％。随后又建立了从灵长类（vervet 猴）粪便中检测 FB_1 的方法，用 0.1M EDTA 反复提取，C18 反相柱纯化，邻苯二醛衍生化后用反相 HPLC 检测，方法重现性好（相对标准误差为 2.6％），回收率可达 93％±2.9％。

FB_1 污染粮食作物情况比较严重，从意大利、西班牙、波兰、法国等地的玉米、高粱、小麦和大麦中分离到数种镰刀菌，从菌株的产毒培养结果来看，玉米菌株的平均产毒量最高（FB_1 1259mg/g），其次为小麦（FB_1 769mg/g），大麦（FB_1 320mg/g），高粱约为玉米的 1/2。产毒情况与北非调查结果极为相似（Visconti 等）。而在美国佐治亚州检测的 28 份样品中，在 27 份中检出 AFT(73ppb)，24 份中检出 FB_1（0.87μg/g），在 23 份样品中同时检出 AFT 和 FB_1（Chamberlain 等）。在我国，Yoshizawa 等从食道癌高发区林州市和低发对照区上丘县共采集 47 份玉米样品，两地样品中 FB_1 和 FB_2 的含量基本相同（FB_1 872～890ng/g，FB_2 330～448ng/g），但林州玉米样品的污染率约为上丘县的 2 倍。而 Chu 等从林州采集 31 份样品，在 16 份明显受真菌污染的样品中检出 FB_1（18～155μg/g，平均 74μg/g），在 15 份肉眼未见污染的样品中亦检出 FB_1（20～60μg/g，平均 35.3μg/g），样品中黄曲霉毒素含量较低（1～38.4ppb，平均 8.61ppb），但 A 型单端孢霉烯族化合物在 16 份受污染的样品中含量较高（139～2 030ppb，平均 627ppb）。

Marasas 等用串珠镰刀菌 MRC826 的产毒培养物通过胃饲养马，从培养物中提取的 FB_1 含量约为 1g/kg，脑部病理学检查发现有明显的肝病样改变和延髓髓质水肿。同时给马静脉注射 FB_1，用量为 FB_1 0.125mg/(kg·bw·d)，共 7 次，在第八天出现明显神经中毒症状，包括精神紧张、淡漠、偏向一侧的蹒跚、震颤、共济失调、行动迟缓、下嘴唇和舌轻度瘫痪，不能进食水，在第十天出现强直性痉挛。病理解剖表明主要病理损伤为脑部重度水肿，延髓髓质有早发的、两侧对称的斑点样坏死。MRC826 菌株的产毒培养物除可诱发 ELEM 外，同时还可以引起猪肺水肿症候群(PPE)、羊的肝病样改变和肾病，大鼠的肝坏死、心室内形成血栓。

Ross 和 Wilson 等研究了 FB_1 的存在情况及其与 ELEM 的关系。Wilson 等选用阿拉伯纯种马，饲喂 FB_1 含量为 37～122μg/g 的饲料，大体病理解剖发现脑白质部分有液化损伤，脑干部分有不同大小的出血点，组织病理发现脑白质软化改变。Gelderblom 等用含有 FB_1 约 50mg/kg 的 MRC826 菌株培养物喂养大鼠 26 个月，在第 6，12，20 和 26 月时分别取杀 5 只大鼠，发现 FB_1 对大鼠毒性作用的主要靶器官为肝脏，肺脏的病理改变与以往报道的相似，从第 18 个月时肝脏出现大小结节硬变，在肝门处出现胆道纤维化引起的大的扩张性结节，在18～26个月时出现原发性肝细胞肿瘤并迁移至心、肺、肾。26个月后肾脏发现有慢性间质性肾炎，在食道、心脏以及贲门窦未发现损伤，说明 FB_1 具有致癌变作用和肝脏毒性，但无其他毒性作用。Haschek 等认为 FB_1 对猪毒性作用的靶器官为肺、肝、胰腺，FB_1 能引起猪肺水肿症候群(PPE)，导致死亡。作者选用雌性交叉杂交的猪，静脉注射 FB_1，在症状出现以前进食量明显下降，血清中肝脏酶系统、总胆红素和胆固醇水平增加，但心电图、心率和体温未受影响。肺间质水肿、呼吸抑制，有胸膜渗出物、肝细胞结构破坏及坏死、胰腺腺泡细胞降解等。

1989年，Voss 等选取两份受 *F. moniliforme* 污染并引起 ELEM 的玉米样品(含 FB_1、FB_2)，研究了其对大鼠的亚急性(＜30d)毒性作用，特别是对雄性 Sprague-Dawley 大鼠的肝脏毒性。共分三组，喂养4周，在实验结束时，所有大鼠均存活，在外观和行为学方面各组动物之间均无明显差别。各组动物均表现有体重下降和不规律进食，这可能与玉米饲料本身的营养缺乏有关，仅在实验组发现有肝细胞降解、坏死、增生，并伴有胆管增生。作者认为这些病理改变与 *F. moniliforme* 有关。在4周喂养过程中两个实验组动物的血清转氨酶和碱性磷酸酶活性与对照组动物相比均有明显升高，只有一个实验组动物的血清胆红素浓度明显升高。在所有实验组动物中，肾皮质均有肾小管病变(tubuler nephrosis)，肾重量的绝对值和相对值均明显高于对照组。

1984年，Marasas 等用 MRC826 菌株培养物对雄性 BDIX 大鼠进行了终身慢性毒性实验，培养物用加热和冷冻两种方法进行干燥，对大鼠进行5种处理。在饲料中含8%培养物时，两种方法干燥的培养物均引起肝脏毒性，大鼠死亡率100%，肝脏损害包括肝硬变、结节增生和胆管增生；当用含4%培养物的饲料喂养286d，随后改用含2%培养物的饲料喂养时，两种方法干燥的培养物均对肝脏表现出致癌性并引起肝细胞肿瘤(占实验动物的80%)，同时引起肝胆管肿瘤(占63%)，大鼠存活超过450d，对照组未发现肝细胞肿瘤和肝胆管肿瘤。肝硬变严重的大鼠均产生肝细胞肿瘤，并表现出结节增生，在肝细胞肿瘤发生的同时亦伴随着腺纤维变性。用冷冻干燥的培养物喂养大鼠，食道上皮的基底细胞增生的发生率明显高于用加热法干燥的培养物喂养的大鼠。

150μg/g 的 FB_1 对雄性和雌性大鼠具有肝脏毒性，并且在较低浓度时对大鼠具有肾皮质损伤作用(雄性≥15μg/g FB_1，雌性≥50μg/g FB_1)，FB_1 对肝、肾的亚急性毒性损伤与串珠镰刀菌培养物的结果一致，亦说明高纯度 FB_1 是培养物对肝、肾亚急性毒性损伤的主要原因(Voss 等)。肾脏比肝脏更为敏感，而雄性大鼠的肾脏比雌性大鼠更易受到攻击。不仅如此，当给予仓鼠12.0mg/(kg·bw)的 FB_1 时，所有胎鼠均死亡并被吸收，说明 FB_1 对仓鼠具有妊娠毒性，在不引起母鼠临床中毒症状的条件下，随着 FB_1 量的增加可导致胎鼠死亡数量和吸收数量的增加(Floss 等)。在研究 FB_1 的促癌作用时发现，FB_1 是一种慢性促癌剂。在21d喂养实验中(饲料含 FB 1000mg/kg)，只有 FB 具有促癌作用。在实验初期，大鼠体重明显减少。比较 FB 对大鼠肝原细胞的细胞毒性作用，FB_2 的毒性最高，FB_3 次之，FB_1 最低。通常情况下，FB 对肝细胞毒性较低，引起肝细胞乳酸脱氢酶50%释放的 FB_1 和 FB_2 浓度分别为2 000mM 和1 000mM。FB 的 N-乙酰化衍生物伏马菌素 A(Fumonisin A)亦显示出细胞毒性作用，但其毒性作用低于 FB。

FB_1 对鸡胚具有致病性和致死性，早期鸡胚变化包括脑积水、喙大、颈长，病理改变包括肝、肾、心、肺、肌肉骨骼系统、肠等。给1日龄鸡雏喂饲 FB_1 饲料，毒性表现为腹泻、体重下降 19%、相对肝重增加 30%等。病理解剖发现有多处肝坏死、肌肉坏死、肠道杯状细胞增生等等。暴露于 FB_1 可导致鸡对细菌感染的敏感性增高。

FB_1 可引起猪、仔猪 PPE 症候群和胸腔积水。在 14d 喂养实验中(猪饲料中含 $FB_1 \geqslant 23\mu g/g$),自由的神经鞘氨醇在肝、肺、肾中的水平升高,神经鞘氨醇 N-乙酰化衍生物是 FB_1 的首要攻击目标。sphinganine/sphingosine 比值上升在其他生化指标和组织变化未改变之前即有明显改变,而且在 FB 含量较低($5\mu g/g$)时即可显现,敏感性较高,表明这个比率的变化可以作为检测食用 FB_1 污染饲料的有效的早期指标。在 90d 喂养实验中,FB_1 对猪的慢性毒性表现为肝结节性增生和远侧食道黏膜增生斑。

Fincham 等在低脂碳水化合物类饲料中加入 MRC826 培养物(≤0.5%, w/w),可引起灵长类动物血浆中致动物粥样硬化样的脂肪改变,表现为血浆中纤维蛋白质含量增多和血液凝集因子Ⅶ活性增高同时出现,患动脉粥样硬化危险性增高。这种变化可能是继慢性肝毒性后血清学改变,表现为肝纤维化,血清中白蛋白、胆固醇和一些酶(AST、ALT、LD、GGT、ALP)增高。

Norred 等以大鼠肝原细胞的非程序 DNA 合成(UDS)作为检测指标,研究了 FB_1 的遗传毒性。结果发现,FB_1 对 UDS 检测未表现出毒性。在沙门氏/微粒体致突变试验中,在每平板的菌中加入 100mg FB_1(标准纯度约 90%)未表现出致突变活性。同样,自然污染的玉米样品和经加氨处理的样品亦均未表现出致突变活性,经加氨处理后,HPLC 分析表明 FB_1 含量平均降低 79%。而运用费氏弧菌(Vibro fischeri)的生物发光特性来检测化合物遗传毒性的 Mutatox 试验表明,在没有 S-9 存在的情况下,AFT B_1 环氧化物和 FB_1 均表现出直接的遗传毒性,而 AFT B_2 和赭曲霉素 A 则不具备遗传毒性。在这一方面有待进一步研究。

Shephard 等对 FB_1 在动物体内的代谢进行了研究。给大鼠腹腔注射 FB_1(7.5 mg/kg),FB_1 被迅速吸收,20min 后血浆内达到最大浓度,在体内半衰期为 18min,毒代动力学符合一室模型。24h 尿样分析表明只有 16%的 FB_1 以原型排出。将用 ^{14}C 标记的 FB_1 经腹腔注射和管饲法进入大鼠体内,24h 后,经腹腔注射的 FB_1 的放射性有 66%进入粪便内,尿中 32%,肝中 1%,在肾脏和血红细胞内仅有微量(<1%),经管饲法的 FB_1 放射性全部表现在粪便内,在尿、肝、肾和血红细胞内仅有微量,绝大多数放射性是未经代谢的 FB_1 原型。在雄性 Wistar 大鼠腹腔内注射 7.5mg/(kg·bw)的 FB_1,在 24h 内 67%的 FB_1 由胆汁分泌,而其中 88%的 FB_1 在注射后 4h 内分泌,当用管饲法给予同样剂量的 FB_1 时,24h 内仅有 0.2%的 FB_1 由胆汁分泌,说明胆汁分泌虽是 Wistar 大鼠清除循环系统中 FB_1 的主要途径,但从肠道中吸收的 FB_1 只占较小的比例。在串珠镰刀菌液体培养基中加入 ^{14}C-甲基蛋氨酸可生物合成 ^{14}C 标记的 FB_1(Norred 等),将这种 ^{14}C-FB_1 用胃饲法给予 Sprague-Dawley 大鼠,高达 80%的标记物在粪便中出现,尿中含 3%,其余分布在各种组织中,其中以肝、肾和血液中含量较高。经静脉内注射给予的 ^{14}C-FB_1,有 35%的标记物由粪便清除,同时也表明 FB_1 和/或它的代谢物可通过胆汁分泌,结果表明在 96h 实验期内,一部分 FB_1 进入肝、肾,并持续存在。

有关 FB 的中毒机理,近两年有较多的研究报道。Norred 等认为,FB 能抑制大鼠肝原细胞神经鞘脂类合成,半数抑制率 $IC_{50}(FB_1)=0.1mM$,但无明显的中毒性症状。对猪肾细胞内神经鞘脂类的合成也有抑制作用,半数抑制率 $IC_{50}(FB_1)=35mM$,并抑制细胞的繁殖。

肾上皮细胞暴露于高浓度 FB_1(≥70mM)3d 后导致细胞死亡。FB_1 对神经鞘脂类合成的抑制是特异的，表现在抑制酰基鞘氨醇或羟基鞘脂氨醇的形成。Wang 等则认为 FB 主要能抑制神经鞘氨醇 N-乙酰转移酶，此酶可作为检测早期接触 FB_1 的指标。随后的研究表明，FB 与 sphingosine 和 sphinganine 的结构极为相似，均为神经鞘脂类的 sphingoid 的长链骨架，是神经鞘脂类生物合成的潜在抑制剂。在为期 4 周的喂养实验中，引起 Sprague-Dawley 大鼠肾毒性损伤所需的 FB_1 剂量远远低于引起肝毒性损伤所需的剂量。而且神经鞘脂类代谢的损伤程度与超微结构损伤的程度密切相关，肾脏比肝脏更为敏感。作为酰基鞘氨醇合成的抑制剂，FB_1 在体内外实验中均可抑制海马神经元中酰基鞘氨醇的合成，同时经 FB_1 处理后，神经节苷脂的合成及浓度均下降，在细胞表面未能检出神经节苷脂 GD_{1b}。经 FB_1 处理后，神经轴索长度在 2～3d 未见生长(对照组增加 170～240microns)。在用 FB_1 处理的同时加入酰基鞘氨醇则可抵消这种抑制作用，说明 FB_1 通过抑制酰基鞘氨醇来发挥抑制作用，同时也说明在神经轴索生长期间，神经鞘脂类的合成是必要的。FB_1 可以增强酵母神经鞘脂类和 2-羟基脂肪酸的蓄积以及 2-羟基十六碳烯酸(2-hydroxyhexadenoic acid)和 2-羟基十八碳烯酸(2-hydroxyoctadecenoic acid)的蓄积，但可减少 8,9,13-三羟基二十二碳烯酸(8,9,13-trihydroxydocosanoic acid)的蓄积。神经鞘氨醇在转变为二氢酰基鞘氨醇(dihydroceramide)的过程中形成 sphingosine 的 4,5-反式双键，FB_1 通过抑制这个过程来阻断神经鞘氨醇的合成。在小鼠微粒体中，FB_1 以与神经鞘氨醇和十八烷基辅酶 A(Steayoyl-CoA)竞争的形式来抑制酰基鞘氨醇的合成。FB_1 抑制小鼠脑神经元细胞的神经鞘脂类的合成，表现为自由神经鞘氨醇在原位蓄积、神经鞘脂类总量减少等等。FB_1 对神经鞘脂类合成的抑制作用是可逆的，停止暴露 48h 后即可恢复正常。

FB_1 抑制神经鞘氨醇 N-乙酰转移酶，从而从头(DE NOVO)阻断神经鞘脂类合成，导致 sphingoid bases 的蓄积。在 Swiss 3T3 细胞中加入神经鞘氨醇和其 1-磷酸盐可刺激 DNA 合成。同加入 sphingoid bases 一样，FB_1 可以引起 Swiss 3T3 成纤维细胞内神经鞘氨醇和神经鞘脂类的蓄积，刺激胸腺嘧啶核苷整合进入 DNA，增强胰岛素的有丝分裂原样作用，并呈剂量—反应关系。FB_1 本身不引起神经鞘氨醇 1-磷酸盐的蓄积，即 sphingoid bases 本身可刺激 DNA 合成。从实验结果来看，FB_1 通过 sphingoid bases 的蓄积作用，而不是抑制整个神经鞘脂类的合成来体现它的有丝分裂原样作用，所以这一实验结果从分子水平上提供了 FB 致癌性的可能机理。

FB_1、FB_2 能抑制 LLC-PK_1 细胞的增生，高浓度时可杀死细胞，并具有细胞毒性作用，FB_1 对 LLC-PK_1 细胞的毒性作用是可逆的，而 FB_1、FB_2 对神经鞘脂类合成的抑制作用是对 LLC-PK_1 细胞毒性作用的早期表现(Yoo 等)。Porter 等的研究结果提示 FB 能引起功能紊乱，即大鼠脑中 5-HT 代谢紊乱和 5-HIAA 清除功能紊乱。另据 Sauviat 等报道，FB_1 能缩短青蛙心肌细胞动作电位的平台期，抑制 Ca^{2+} 流，加速 $Na^+ - Ca^{2+}$ 离子交换。而且不止一个 FB_1 分子与 Ca^{2+} 通道作用，FB_1 对 Ca^{2+} 离子流的作用可导致心力衰竭。

Alberts 等对串珠镰刀菌产生 FB_1 的特性进行了研究。*F. moniliforme* 在 25℃和 20℃培养 4～6 周时达到生长静止期，并在活动生长期(第二周后)开始产生 FB_1，在生长静止期 FB_1 持续增长，13 周后 FB_1 浓度开始下降。培养温度 25℃时 FB_1 产量明显高于 20℃培养的产量，FB_1 的产生在第七周(25℃)和第九周(20℃)达到平台期，培养温度为 30℃时 FB_1 产量明显下降。Branham 等发现，在串珠镰刀菌生物合成 FB_1 的过程中，丙氨酸是 FB_1 的有效合成前体，在静止培养和振荡培养条件下，^{13}C-和^{2}H-L-丙氨酸均可以完整的分子状态整合到 FB_1 的结构中去，在静止培养条件下，FB_1 的产量较低，但 L-丙氨酸的整合率较高，而在振荡培养时则恰恰相反。在 MRC826 菌株的对数生长期内，每天向其玉米培养基中加入 L-[甲基-^{14}C]-蛋氨酸作为 FB_1 的合成前体，蛋氨酸的整合位于 C-21 和 C-23 位上，同时加入未标记的 L-蛋氨酸可以增强这种整合作用。尽管加入未标记的 L-蛋氨酸对标记前体的整合是至关重要的，但最佳整合条件为在 9d 内 30g 玉米培养基中加入 50mg 的未标记 L-蛋氨酸和 200μCi 的标记前体，这样可获得 36μCi/mmol 的^{14}C-FB_1。而在 100mL 串珠镰刀菌的培养物中加入 200mg 的^{3}H-甲基-L-蛋氨酸，FB_1 产量最高，并且有较多的^{2}H 整合进去。约 90%的 FB_1 含有 6 个^{2}H 原子，9%含有 3 个^{2}H 原子，^{2}H 主要体现在甲基基团中。仅加入 5mg 标准的蛋氨酸即可促进 FB 的产生，但仅有 5%的 FB 含有 3 个^{2}H(Plattner 等)。

Ross 等[33]运用薄层色谱、气质联机和高效液相色谱等技术对 12 株串珠镰刀菌培养物进行 FB_1、FB_2 检测。其中 *F. moniliforme* 9 株，FB_1 浓度范围为 960～2 350μg/g，FB_2 为 120～320μg/g，*F. proliferatum* 3 株，FB_1 浓度范围为 1 670～2 790μg/g，FB_2 为 150～320ng/g。FB_1/FB_2 的比值范围为 5.6～14.4。作者首次报道了 *F. proliferatum* 能产生 FB_1、FB_2。由于 *F. proliferatum* 与 *F. moniliforme* 的种属关系较近的镰刀菌亦可能产生 FB。建议以后在检测与 ELEM 有关的镰刀菌时，应检测其他相近的菌属。

Azcona-olivera 等用霍乱毒素作为半抗原 FB_1 的载体蛋白和佐剂，免疫小鼠，筛选出针对 FB_1、FB_2 的多克隆抗体，并建立了间接竞争 ELISA 检测方法，对 FB_1 的检出限为 100ng/mL，可广泛应用于粮食、饲料和组织中 FB 的检测。

伏马菌素 A_1 和 A_2（FA_1，FA_2）分别是 FB_1，FB_2 的 N-乙酰化衍生物。与 FB_1、FB_2 的毒理学特性和促癌活性相似，在相同的实验条件下，未检出 FA_1 的生物学活性，尽管 B 族伏马菌素在沙门氏菌实验中缺乏致突变性，在肝原细胞 DNA 修复试验中缺乏遗传毒性，但同许多其他致癌剂一样能导致肝细胞类似的病理变化（Gelderblom 等）。

Sydenham 等从进口到南非的玉米中抽样 10 份（均以颗粒为主），过 3mm 筛后，≥3mm的部分约占总重量的 80%～95.3%，FB 含量 530～1 890ng/g，而小于 3mm 部分约占总重量的 4.3%～20%，但 FB 含量却高达 12 340～27 460ng/g，即去除小于 3mm 部分可降低样品中 26.2%～69.4%的 FB 含量，因此在进一步处理之前，去除较细颗粒部分可以作为初步降低 FB 含量的有效手段。Norred、Voss 和 Scott 等发现，经加氨处理后，玉米样品和培养物中 FB_1 含量分别减少 30%和 45%，虽然 FB_1 含量减少，但培养物对大鼠的毒性并没有降低，因此此种去毒方法对 FB_1 效果不明显（尽管加氨处理对消除玉米、棉籽中的黄曲霉毒素有效）。而在以玉米为原料的食品中加入 FB_1 和 FB_2，在 190℃干热条件下约 60%的 FB 被破坏，而 190℃湿热条件下约 70%～80%的 FB 被破坏，在 220℃条件下则完全被破坏。

由于对串珠镰刀菌分布广泛，且可产生多种有毒代谢产物，因此其在食品微生物研究中越来越受到人们的重视。对串珠镰刀菌及其有关毒素的深入研究，将有助于减轻它们对人类健康的威胁，在某种程度上保障人类的健康。

（刘　江）

参考文献

[1] Cole R J, *et al*. Science, 1973, 179: 1324~1326.
[2] Marasas W F O. Phytopathology, 1979, 69: 1181.
[3] Marasas W F O. Phytopathology, 1981, 71: 792.
[4] Sydenham E W, *et al*. J Agric Food Chem, 1990, 38: 1900.
[5] Springer J P, *et al*. J Am Chem Soc, 1974, 96: 2267.
[6] Kriek N P J, *et al*. Fd Cosmet Toxicol, 1977, 15: 579.
[7] Chelkowski J, *et al*. Mycotoxin Res, 1990, 6: 41.
[8] Rabie C J, *et al*. Appl and Environ Microbiol, 1982, 43 (3): 517.
[9] Steyn M, *et al*. J AOAC, 1978, 61 (3): 578.
[10] 章红，等. 微生物学报，1989，29 (2): 93.
[11] Scott P M, *et al*. J AOAC, 1987, 70 (5): 850.
[12] Jansen C, *et al*. Fresenius E Anal Chem, 1984, 319: 60.
[13] Shepherd M J, *et al*. J Chromatogr, 1986, 358: 415.
[14] Burmeister H R, *et al*. Appl and Environ Microbiol, 1980, 40 (6): 1142.
[15] Thiel P G. Biochem Pharmacology, 1978, 27: 483.
[16] Wehner F C, *et al*. Appl and Environ Microbiol, 1978, 35 (4): 659.
[17] 姬政，等. 中华医学杂志，1991，71 (1): 13.
[18] Bjeldanes L F, *et al*. Environ Mutagesis, 19802: 240.
[19] Wiebe L A, *et al*. J Fd Sci, 1981, 46: 1424.
[20] Gelderblom W C A, *et al*. Toxicon, 1983, 21 (4): 467.
[21] Gelderblom W C A, *et al*. J Chem Soc Chem Commun, 1984, 123.
[22] Gelderblom W C A, *et al*. J Agric Fd Chem, 1984, 32: 1064.
[23] Norred W P, *et al*. Fd Chem Toxic, 1990, 28 (2): 89.
[24] Jaskiewicz K, *et al*. J NCI, 78 (2): 1987, 321.
[25] Gelderblom W C A, *et al*. Appl and Environ Microbiol, 1988, 54 (7): 1806.
[26] Bezuidenhout S C, *et al*. J Chem Soc Chem Commun, 1988, 743 (com1476).
[27] Sydenham E W, *et al*. J AOAC Int, 1992, 75 (2): 313.
[28] Scott P M, *et al*. J AOAC Int, 1992, 75 (5): 829.
[29] Stack M E, *et al*. J AOAC Int, 1992, 75 (5): 834.
[30] Rottinghous G E, *et al*. J Vet Diagn Invest, 1992, 4 (3): 326.
[31] Marasas W F O, *et al*. Onderstepoort J Vet Res, 1988, 55: 197.
[32] Wilson T M, *et al*. J Vet Diagn Invest, 1990, 2: 213.
[33] Ross P F, *et al*. Appl and Environ Microbiol, 1990, 56 (10): 3225.
[34] Voss K A, *et al*. Fd Chem Toxic, 1989, 27 (2): 89.
[35] Marasas W F O, *et al*. Brit J Cancer, 1984, 54: 383.
[36] Rabie C J, *et al*. Appl and Environ Microbiol, 1982, 43: 517.
[37] Gelderblom W C A, *et al*. Carcinogeneses, 1991, 12 (7): 1247.
[38] Haschek W M, *et al*. Mycopathologia, 1992, 117 (1~2): 83.
[39] Norred W P, *et al*. Fd Chem Toxicol, 1992, 30 (3): 233.
[40] Shephard G S, *et al*. Fd Chem Toxicol, 1994, 32 (5): 489.
[41] Shephard G S. Toxicon, 1992, 30 (7): 768.

[42] Norred W P, *et al*. Mycopathologia, 1992, 117 (1~2): 73.
[43] Wang E, *et al*. J Nutr, 1992, 122 (8): 1706.
[44] Porter J K, *et al*. Proc Soc Exp Bid Med, 1990, 194 (3): 265.
[45] Sauviat M P, *et al*. Toxicon, 1991, 29 (8): 1025.
[46] Alberts D J, *et al*. Appl and Environ Microbiol, 1990, 56 (6): 1729~1733.
[47] Azcona-olivera J I, *et al*. Appl Environ Microbiol, 1992, 58 (1): 169.
[48] Marasass WF, *et al*. Mycopathologia, 1991, 113 (3): 191.
[49] Thiel PG, *et al*. J Environ Pathol Toxicol Oncol, 1990, 10 (3): 162.
[50] Norred W P, *et al*. Food Chem Toxicol, 1992, 30 (3): 233.
[51] Chen LY, *et al*. Mycopathologia, 1990, 110 (2): 119.
[52] Zhao D, *et al*. Biomed Environ Sci, 1993, 6 (1): 37.
[53] Fan LL, *et al*. Biomed Environ Sci, 1991, 4 (3): 290.
[54] Jackson MA, *et al*. FEMS Microbiol Lett, 1993, 108 (1): 69.
[55] Jackson MA, *et al*. FEMS Microbiol Lett, 1991, 66 (3): 323.
[56] Li G, *et al*. 微生物学报, 1992, 32 (1): 63.
[57] Zhu B, *et al*. Chem Res Toxicol, 1993, 6 (1): 97.
[58] Lu FX, *et al*. Chem Res Toxicol, 1993, 6 (1): 91.
[59] Zhu B, *et al*. Nutr Cancer, 1993, 18 (1): 53.
[60] Lu SJ, *et al*. Biochem Pharmacol, 1989, 38 (21): 3811.
[61] Li FX, *et al*. Sci China B, 1991, 34 (12): 1469.
[62] Norred W P, *et al*. Nat Toxins, 1994, 1 (6): 341.
[63] Shephard GS, *et al*. J Chromatogr, 1992, 574 (2): 299.
[64] Shephard GS, *et al*. Food Chem Toxicol, 1994, 32 (1): 23.
[65] Visconti A, *et al*. J AOAC Int, 1994, 77 (2): 546.
[66] Chamberlain WJ, *et al*. Food Chem Toxicol, 1994, 31 (12): 995.
[67] Yoshizawa T, *et al*. Appl Environ Microbiol, 1994, 60 (5): 1626.
[68] Chu FS, *et al*. Appl Environ Microbiol, 1994, 60 (3): 847.
[69] Plattner RD, *et al*. Mycopathologia, 1992, 117 (2): 23.
[70] Floss JL, *et al*. Vet Hum Toxicol, 1994, 36 (1): 5.
[71] Javed T, *et al*. Mycopathologia, 1994, 123 (3): 185.
[72] Brown TP, *et al*. Avian Dis, 1992, 36 (2): 450.
[73] Qureshi MA, *et al*. Poult Sci, 1992, 71 (1): 104.
[74] Gelderblom WC, *et al*. Carcinogenesis, 1994, 15 (2): 209.
[75] Colvin BM, *et al*. Mycopathologia, 1992, 117 (2): 79.
[76] Rilley RT, *et al*. Toxicol Appl Pharmacol, 1993, 118 (1): 105.
[77] Casteel SW, *et al*. J Vet Diagn Invest, 1993, 5 (3): 413.
[78] Park DL, *et al*. Mycopathologia, 1992, 117 (1~2): 105.
[79] Sun TS, *et al*. J AOAC Int, 1993, 76 (4): 893.
[80] Fincham JE, *et al*. Atherosclerosis, 1992, 94 (1): 13.
[81] Kaneshiro T, *et al*. Lipids, 1993, 28 (5): 397.
[82] Harel R, *et al*. J Biol Chem, 1993, 268 (19): 14476.
[83] Merrill AH, *et al*. J Biol Chem, 1993, 268 (36): 27299.
[84] Wang E, *et al*. J Biol Chem, 1991, 266: 14486.

[85] Riley RT, *et al*. J Nutr, 1994, 124 (4): 594.
[86] Schroeder JJ, *et al*. J Biol Chem, 1994, 269 (5): 3475.
[87] Zhang H, *et al*. J Biol Chem, 1990, 265: 76.
[88] Zhang H, *et al*. J Cell Biol, 1991, 114: 155.
[89] Yoo HS, *et al*. Toxicol Appl Pharmacol, 1992, 114 (1): 9.
[90] Branham BE, *et al*. Mycopathologia, 1993, 124 (2): 99.
[91] Alberts JF, *et al*. Appl Environ Microbiol, 1993, 59 (8): 2673.
[92] Plattner RD, *et al*. Mycopathologia, 1992, 117 (1~2): 17.
[93] Gelderblom WC, *et al*. Mycopathologia, 1992, 117 (1~2): 17.
[94] Sydenham EW, *et al*. Food Addit Contam, 1994, 11 (1): 25.
[95] Norred WP, *et al*. Food Chem Toxicol, 1991, 29 (12): 815.
[96] Voss KA, *et al*. Mycopathologia, 1992, 117 (2): 97.
[97] Scott PM, *et al*. J AOAC Int, 1994, 77 (2): 541.
[98] Gelderblom W C, *et al*. Food Chem Toxicol, 1993, 31 (6): 407.
[99] Gelderblom W C, *et al*. Carcinogenesis, 1992, 13 (3): 433.
[100] Voss KA, *et al*. Nat Toxins, 1994, 1 (4): 222.

第二十九章　玉米赤霉烯酮

镰刀菌广泛存在于自然界中，既营腐生又营寄生，这类苗侵染农作物，诱发萎蔫病和各种类型的腐烂病（如赤霉病），导致农业减产；使贮藏的谷物、粮食和饲料发生霉变，造成严重的经济损失。它们还能产生有毒的代谢产物，即真菌毒素，危害人和动物的健康。

在种类繁多的真菌毒素中，玉米赤霉烯酮（Zearalenone，又名 F-2、FES 或 RAL，以下简称 ZEN）是唯一由镰刀菌产生的非甾类雌激素型毒素。

第一节　流行病学

1927 年，Buton 首次记述了猪雌激素中毒综合征。1928 年，McNutt 等观察到母猪在采食霉玉米后，外阴肿胀、乳腺膨大，严重时出现阴道和直肠脱垂的现象，提出"明显的起因于喂饲了腐败的玉米粒"的观点。1952 年，McErlean 指出，猪雌激素过多症与禾谷镰刀菌（*Fusarium graminearum*）有关，并怀疑病原因子即为禾谷镰刀菌产生的代谢产物。1962 年，Stob 等报告，从引起猪雌激素过多症的霉玉米中分离到玉蜀黍赤霉（*Gibberella zeae*，禾谷镰刀菌的有性世代），又从其培养物中获得 ZEN，并且通过动物实验证明了 ZEN 能引起雌激素过多症。Christensen 等（1965）在明尼苏达大学的工作则进一步确认了这种因果关系。

在多种畜禽中，猪对 ZEN 最为敏感，因此有关猪中毒的报告也最为多见。自 20 世纪 70 年代以来，我国四川、江苏、河北、安徽、上海郊区、贵州等地均因猪群饲用霉玉米、赤霉病麦等而发生过类似中毒，并在河北的霉饲料中检测到 2μg/g ZEN，从贵州的有关霉玉米中分离、提纯到 ZEN。除美国外，加拿大、墨西哥、英国、丹麦、匈牙利、南斯拉夫、罗马尼亚、前苏联、意大利、南非、日本、法国、澳大利亚等国也都有类似报告。就世界范围而言，零星发生的猪雌激素过多症几乎年年皆有。在气候反常年份，如雨水偏多和气温偏低时，作物易受镰刀菌的侵染而污染 ZEN，从而导致严重的繁殖问题，包括不孕、假孕、流产、死胎、仔猪窝重减轻等。

肉牛和奶牛也有采食污染 ZEN 及其衍生物的牧草和饲料的可能性。1968 年，Mirocha 等首次报告，在与奶牛不孕症有牵连的干草中检测到 14μg/g ZEN。22 年之后，随着分析技术的进步，Plasencia 等用 GC-MS/MS 分析 2 份有繁殖障碍的奶牛尿样，发现其中一份含有 1ppb ZEN，另一份则含有 14ppb α-玉米赤霉烯醇（α-Zearalenol，以下简称 α-ZEL）。

自 20 世纪 70 年代后期起，在波多黎各曾有数以千计的儿童（包括婴幼儿）出现早熟青春期变化的症状。经化验，在某些患儿的血液中发现了 ZEN。Saeng 等怀疑过早的性发育可能与患儿或他们的母亲食入污染有雌激素的食物有关。因此，ZEN 及其衍生物玉米赤霉烯醇（Zearalanol，又名 Zeranol；以下简称 ZAL）均被列为可疑的致病因子。

第二节 理化性质

如前所述，Stob 等最先自玉蜀黍赤霉的培养物中获得具雌激素性质的代谢产物。Andrews 和 Stob 对其进行了早期的化学结构测定工作。1966 年，Urry 等应用经典化学方法、核磁共振和质谱技术确认了它的化学结构（图 29-1），并且以其生物学和化学结构特点为依据，命名为“Zearalenone”。Kuo 等（1967）和 Taub 等（1968）分别测定了 10′-不对称碳原子的绝对构型后，确认天然存在的对映体为 S 型。Shipchandler（1975），Pathre 和 Mirocha（1976）[23]，Mirocha 等（1977）以及 Hidy 等（1977）[25] 就 ZEN 的化学性质、化学合成、生物合成及其衍生物等方面分别作了综述。

一、化学结构式与理化性质

如图 29-1 所示，ZEN 的化学结构式为 6-（10-羟基-6-氧代-E-1-十一碳烯基）-β-二羟基苯甲酸内酯。在 Chemical Abstracts 中曾编目为［S-（E）］-3，4，5，6，9，10-hexahydro-14，16-dihydroxy-3-methyl-1*H*-2-benzoxacyclotetradecin-1，7（8*H*）-dione。

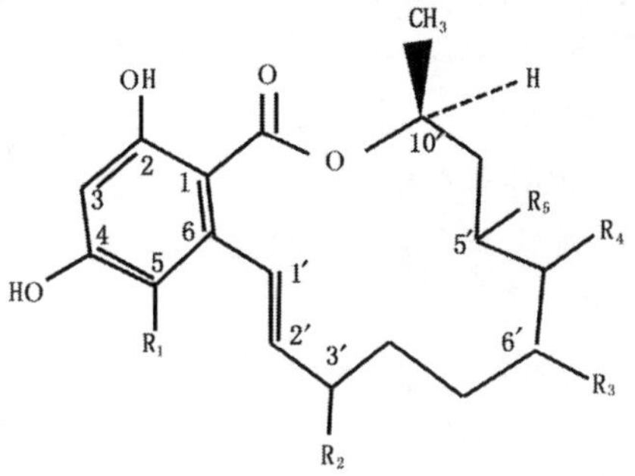

	R_1	R_2	R_3	R_4	R_5
zearalenone	—H	H_2	O	H_2	H_2
zearalenol	—H	H_2	OH	H_2	H_2
8′-hydroxyzearalenone	—H	H_2	O	H_2	OH
6′，8′-dihydroxyzearalene	—H	H_2	OH	H_2	OH
3′-hydroxyzearalenone	—H	OH	O	H_2	H_2
5′-formylzearalenone	—CHO	H_2	O	H_2	H_2
7′-dehydrozearalenone	—H	H_2	O	H	H

图 29-1 玉米赤霉烯酮及其衍生物

ZEN 为白色晶体，分子式 $C_{18}H_{22}O_5$，分子量 318。熔点 164～165℃，在甲醇溶液中的旋光性 $[\alpha]_{546}^{25}=-170.5°$。ZEN 溶于氯仿、二氯甲烷、醋酸乙酯、乙腈、醇类和苯；微溶于石油醚和正己烷；不溶于二硫化碳和四氯化碳；几乎不溶于水（溶解度 2mg/100g，25℃），但溶于碱性水溶液。

ZEN 的紫外光谱有 3 个特征性吸收峰，在乙醇溶液中分别为 236nm（∈ 29 700）、

274nm（∈ 13 909）和 316nm（∈ 6 020）。在 360nm 和 365nm 长波长紫外光照射下，ZEN 呈现蓝绿色荧光；当换以 260nm 或 254nm 短波长紫外光照射时，ZEN 的荧光强度则明显增强。该性质可用来定性鉴别 ZEN。但是，无论在乙醇溶液中，还是在 TLC 板上，当激发波长为 314nm 左右时，可获得发射波长为 450nm 的最强荧光值，C2 上的羟基、内酯结构中的羰基、1′－2′双键都是 ZEN 产生荧光的必需结构。如果 1′－2′双键的质子由反式（trans）结构转化为顺式（cis）结构，荧光强度将明显减弱。利用这些特性，可以方便地在 TLC 板上鉴别或筛选 ZEN 及其某些衍生物。红外光谱的特征性谱带位置为 3 300（C2-羟基），1 688（酮基），1 645（内酯羰基），1 612 和 1 578（芳香环），以及 968cm^{-1}（反式烯键）。质谱的主要特征为（m/z）基峰 188，分子离子峰 318。其他重要的离子峰有 161，151，125，112、97 等。

ZEN 对热稳定，于 120℃加热 4h 未见变化。

二、ZEN 的衍生物

在硼氢化钠作用下，ZEN 的 6′-酮基可还原成羟基，生成 2 个非对映异构体，即 α-和 β-ZEL；以阮内镍为催化剂加压氧化时，不仅 6′-酮基还原成羟基，同时 1′－2′双键饱和，由此得到另外 2 个非对映异构体，即 α-和 β-ZAL。

过去曾以为天然存在的 ZEN 均为 trans（反式）构型，只有在强烈的紫外光照射下，ZEN 才由 trans 型异构为 cis（顺式）[27]。到了 20 世纪 90 年代，发现 cis-ZEN 也是天然污染物。实际上，cis-ZEN 对大白鼠具有更强的子宫增重活性。α-和 β-ZEL 也有 trans 和 cis 构型，而且 cis 构型的雌激素活性比 trans 构型的高。将 trans－ZEN 与 trans－ZEL 作比较时，则发现后者的活性比前者高[29]。

图 29-1 中所示的衍生物，均可自镰刀菌培养物分离得到，并已确认 ZEL 是饲料的天然污染物[36~37]。在天然受镰刀菌侵染的玉米中，α-ZEL 往往与 ZEN 并存，只是数量少得多，约为 ZEN 的 3%[30]。

第三节 污 染 情 况

自 1968 年以来，有很多关于 ZEN 污染情况的报告，涉及的地域相当广，品种也相当多。这些报告按其内容大致可归纳为 3 类：①ZEN 天然污染状况；②ZEN 产生菌的种类及其分布；③与其他真菌毒素交叉污染状况。

一、天然污染状况

玉米、小麦和配合饲料污染 ZEN 的报告较多，此外，也有其他麦类、高粱、芝麻、甜菜、青贮料、干草等污染 ZEN 的报告。

1967～1976 年，美国曾多次进行玉米及其制品、小麦和高粱的污染情况调查，具体数据见表 29-1。ZEN 在各国的污染情况见表 29-2。

表 29-1 1967～1976 年美国谷物污染玉米赤霉烯酮情况[38]

年 份	谷物种类	样品数	污染不同水平 ZEN（μg/g）的阳性样品率（%）				
			未检出	0.4	0.4～0.9	1.0～5.0	>5.0
1967	玉米	283	99		1		
1968～1969	玉米	293	98		2		
1972	玉米	223	83	9	4	4	
1973	玉米	315	94	6		0	
1975	小麦	112	83	1	2	12	2
	大豆	180	100				
1975～1976	高粱	197	71	2	8	18	1

表 29-2 ZEN 在各国和地区污染情况

样 品	来 源	ZEN	
		检出率（%）	含量范围（μg/g 或 μg/mL）
玉米	意大利	25	0.003～0.15
玉米	新西兰	75	0.1～16
玉米	西班牙	11.7	0.7～9.9
玉米	阿根廷	29.1	0.2～0.75
玉米及其制品	加拿大	1.6	0.2
玉米(酿造用)	赞比亚		<0.01～0.8
玉米啤酒	赞比亚		<0.01～4.6
配合饲料	赞比亚		0.05～0.6
小麦(饲料用)	原联邦德国	58	max 1.560
小麦	巴西		0.65～9.83
精加工小麦	韩国	20	0.008～0.04
精加工黑麦	韩国	60	0.003～0.004
大麦	韩国	27	0.183～1.416
大麦和大米	印度	85.9	max 0.006
花生	印度	1.96	0.72～1.84
小麦粉	日本	11.3	0.001～0.006
大麦粉	日本	100	0.001～0.004
精加工大麦	日本	33.3	0.006
高粱	美国	31	0.002～1.468
甜菜纤维	美国	41.3	0.013～4.65
谷物类食品	英国	14.3	<0.051
谷物	荷兰	62	max 0.677
粗饲料	荷兰	31	max 3.1
饲料	南斯拉夫	26	max 0.96
发酵食品	斯威士兰	10.9	8～53
啤酒	莱索托	12.1	0.3～2
小麦	中国北京	0	0
面粉	中国上海	71.4	0.004
小麦	中国台湾	75	0.016

Mirocha 等长期从事 ZEN 的研究工作，曾对引起家畜或宠物疾病的饲料进行过详细分析。具体数据分别摘录在表 29-3 和表 29-4 中。由表 29-3 的分析数据可知，每千克饲料即使仅污染 0.1mgZEN，也有可能导致猪雌激素过多症。

表 29-3 与雌激素中毒有关的饲料中天然污染的玉米赤霉烯酮

样品编号	饲料种类	ZEN (ppb)
FS－435	玉米粒	100～150
FS－469	玉米粒	6 400
FS－470	商业性颗粒配合饲料	6 800
FS－475	西非高粱	2 000～5 600
FS－477	芝麻饼粉	1 500
FS－443A	干母猪日粮	250
FS－443B	玉米粒	200
FS－447A	泌乳期日粮	1 000
FS－447B	妊娠期日粮	500
FS－453A	分娩期日粮	66
FS－453B	干母猪日粮	150
FS－449D	干母猪日粮	150
FS－468A	玉米粒	120
FS－468B	配合饲料玉米	120

表 29-4 饲料中天然存在的镰刀菌毒素[64]

样品编号	镰刀菌毒素	含量 (ppb)	中毒症状	样品种类
FS－356	DON ZEN	1 800 250	猪拒食	玉米粒
FS－362	DON ZEN	1 000 175	猪拒食	玉米粒
FS－398A	DON ZEN	100 1 750	猪拒食	玉米粒
FS－463	DON ZEN	40～60 3 600	猪拒食，血便	商业颗粒饲料
FS－417	T－2 毒素 ZEN	76 700	牛血便	配合饲料
FS－483	DON ZEN	1 000 500	狗呕吐	配合饲料

Tanaka 等收集了 19 个国家的谷物样品（大多产自 1983～1985 年），进行了 ZEN、脱氧雪腐镰刀菌烯醇（Deoxynivalenol，简称 DON）和雪腐镰刀菌烯醇（Nivalenol，简称 NIV）的污染情况调查[65]。分析结果表明，在 500 份受检样品中，有 219 份程度不同地

污染了 ZEN，阳性率达 43.8%，阳性样品的 ZEN 平均含量为 45ng/g。其中，大麦的阳性率最高，为 73%；其次是玉米，为 58%。但是，玉米的 ZEN 平均含量最高，达 165ng/g。在所有的受检样品中，仅大豆例外，未检测到 ZEN，这与 Shotwell[66] 的报告相符。看来，大豆对 ZEN 产生菌的抗性可能比较强。

1976～1977 年，Marasas 等[67] 在南非的食管癌高、低发区收集霉玉米样品，检测 ZEN 和 DON。低发区样品污染 ZEN 和 DON 的平均水平分别为 2 750 和 250μg/kg，而高发区则分别为 5 750 和 250 050μg/kg，即高发区霉玉米中 ZEN 平均水平为低发区的 2 倍。Luo 等[68] 在中国的食管癌高、低发区采集玉米和小麦样品，检测单端孢烯族化合物和 ZEN。结果表明，在高、低发区的玉米样品中，ZEN 阳性率分别为 59.3% 和 5.0%，污染水平分别为 14～169ng/g 和 39 ng/g。但小麦样品无明显差别，而且污染水平均小于10ng/g。

罗雪云等测定了江苏、安徽、河南、甘肃和上海的 435 份小麦样品，发现有 31.7% 样品的 ZEN 污染量范围在 50～500μg/kg[69]。

二、ZEN 产生菌的生态分布

哪些真菌能产生 ZEN？哪些条件有利于产生 ZEN？ZEN 产生菌的分布有无规律？这些有关生态学方面的问题均为人们所关注。

许多国家进行了有关 ZEN 产生菌的研究工作[70～74]。综合各国的研究结果，ZEN 的产生菌均为镰刀菌，主要有禾谷镰刀菌、大刀镰刀菌（*F. culmorum*）和木贼镰刀菌（*F. eguiseti*）。此外，还有燕麦镰刀菌（*F. avenaceum*）、半裸镰刀菌（*F. semitectum*）、紧密镰刀菌（*F. compactum*）、克地镰刀菌（*F. crookwellence*）、锐顶镰刀菌（*F. acuminatum*）、拟枝孢镰刀菌（*F. sporotrichioides*）、三线镰刀菌（*F. tricinctum*）和囊突镰刀菌（*F. gibbosum*）。关于串珠镰刀菌（*F. moniliforme*），各实验室报告的结果不一致，可能有少数菌株产生微量的 ZEN。从我国情况来看，29 个省、自治区和直辖市（不包括海南和台湾省）都存在着具有产生 ZEN 能力的镰刀菌，分属 7 个种。其中，禾谷镰刀菌占 85.3%。来源于小麦的 ZEN 产生菌检出率最高，其次为燕麦和玉米。来源于高粱、稻谷、蚕豆和大豆的受检菌，未发现 ZEN 产生菌。43 株受检串珠镰刀菌，无一产生 ZEN。

早期曾以为“与 F－2 生物合成有关的酶显然受低温诱导”[75]，随着研究工作的深入开展，发现并非如此。在高粱培养基上，有些菌株在 25℃ 培养的产量比 10℃ 时高；在大米培养基上，有些菌株 20℃ 时的产量也比 10～12℃ 时高。总之，温度与 ZEN 合成量之间不存在必然相关性，而是随菌株而异。

Caldwell 和 Tuide 发现接种穗腐病病原菌玉蜀黍赤霉（ZEN 高产菌株）的玉米穗，在田间积累的 ZEN 量并不足以引起猪雌激素过多症。他们认为，ZEN 的积累主要发生在贮藏期间。气候和湿度影响较大，在雨水多的年份，或植株倒伏，或将含水量超标的谷物入仓都有利于 ZEN 产生菌的生长和 ZEN 的产生。就穗腐病玉米穗而言，顶部受侵染的玉米粒、轴以及苞叶中的 ZEN 含量可能是基部玉米粒的 10 倍以上。

三、与其他真菌毒素的交叉污染

ZEN 产生菌还往往具有产生单端孢烯族化合物的能力，*F. roseum*“Gibbosum”就是一个典型的例子。该菌株来源于美国明尼苏达州，从引起猪雌激素过多症的饲料中分离得到。在大米培养基上，它除了产生大量ZEN外，同时还产生8种单端孢烯族化合物；三醋酸薰草镰刀菌烯（Triacetoxyscirpene，简称TAS）；3种二醋酸薰草镰刀菌烯醇（Diacetoxyscirpenol，简称DAS，即3，4-DAS、3，15-DAS，4，15-DAS）；3种单醋酸薰草镰刀菌烯醇（Monoacetoxyscirpenol，简称MAS，即3-MAS，4-MAS和15-MAS）；薰草镰刀菌烯三醇（Scirpentriol）[78]。

在自然界中，ZEN也常与其他的真菌毒素发生交叉污染。其中，尤以DON最为多见(表29-4)。我国也有类似情况。由于真菌毒素的作用机理具有多样性，交叉污染的真菌毒素之间又往往产生协同作用，以致中毒发生时临床症状更为复杂，同时也增加了分析和诊断的难度。

第四节　毒性与活性

一、毒性

尽管人们做了许多有关ZEN毒性方面的试验，仍然难以像处理其他真菌毒素那样，以多种实验动物的半数致死量（LD_{50}）来表示其急性毒性。这是因为剂量过大，无实际意义。但是，ZEN确实是毒素，其对动物的毒性主要起因于雌激素效应，表现为对繁殖的影响，包括生殖器官及其功能，可导致雌激素过多综合征。

用较高剂量的ZEN处理啮齿类动物，可引起精囊和睾丸萎缩、阴道角质化、子宫内膜增生、骨硬化病等，而且大白鼠比小白鼠更为敏感[42]。以2～32mg/（kg·bw）剂量油剂对雌性幼龄小白鼠进行皮下注射，每天1～2次，共3d，即可见到子宫角明显增重(图29-2)，增重效果与剂量呈正相关。禽类对ZEN的抗性较强，尤其是鸡。通常，用天然污染ZEN的饲料喂鸡时，由于ZEN有促合成代谢的作用，提高了生长速度，抵消了某些不利影响，因而不易察觉饲料存在问题。但是，当雏鸡长期摄入人工污染0.8mg/kg ZEN的饲料时，60日龄后新城疫抗体效价显著降低。而且，这种影响很可能自40日龄时即已开始。ZEN与鸡的新城疫免疫处理失效之间是否存在某种联系，则有待深入研究。在所有的试验动物中，猪最为敏感。就发育期猪而言，估计其无不良作用剂量(NOAEL)为0.06mg/(kg·bw·d)。0.02mg/(kg·bw)的剂量已可引起小母猪外阴肿胀，当剂量增至0.1mg/(kg·bw)以上时，则出现雌激素过多症候群，包括乳腺、乳头和子宫膨大，卵巢萎缩，乃至阴道脱垂。

ZEN对繁殖的影响是各国普遍关注的问题。与17β-雌二醇的雌激素活性相比，ZEN对啮齿动物的子宫活性仅为千分之一；但是，在改变啮齿动物初生仔鼠的性成熟程度趋势方面（如改变繁殖系统和中枢神经系统方面)，活性上升为雌二醇的1/25～1/10。这可能是由于初生仔鼠体内存在高浓度的α-胎蛋白，与17β-雌二醇具有高度亲和力，却难与ZEN结合，导致ZEN对初生仔鼠表现出强的活性[90]。用天然污染ZEN的谷物或产生ZEN的镰刀菌培养物进行动物实验时，所产生的有害影响远比纯ZEN要严重。推测这是由于谷物或培养物中还存在着其他的镰刀菌毒素与ZEN协同作用的结果。表29-5概要地摘录了ZEN对畜禽繁殖的影响。

表 29-5 玉米赤霉烯酮对畜禽繁殖的影响

试验动物		剂量(经口)		试验周期	影响作用
种类	性别和年龄	mg/(kg·bw)	ppm(日粮)		
猪	母猪	0.37 0.75 1.5	2.5 50 100		持续发情,不孕或假孕 子代重量减轻和幼年雌激素过多症
	小母猪 (性成熟)	0.06 0.16 0.18	3 6 9	全妊娠期	繁殖率下降,仔猪存活率下降,假孕增加,但无流产
	小公猪 (30d)	0.06 0.12 0.18	3 6 9	330d	精子浓度、睾丸重量和附睾重量均下降,但对生长率,性欲和初情期无影响
	母猪 (泌乳期)		0 5 10	泌乳期至断奶后 40d	断奶到发情的间隔延长,胎猪平均数量减少,第 2 次临产的胚胎死亡率是上升趋势
	小公猪		40	14～18 周	血清中烯酮含量下降,性欲减退
	小母猪		3.61 4.33	妊娠期 (至配种后 80d)	子宫重量、胎盘膜和胚胎重量均下降
牛	公牛		20	72d	生殖上皮变性,精子退化率 75%
鸡	母鸡(210d)	0.7 59	10～800	56d	血浆胆固醇下降,但不影响鸡蛋大小和产量
火鸡	母鸡(225d)	4	100	56d	产蛋量下降 20%,无其他不良影响

对啮齿动物研究的结果表明 ZEN 不是致畸物。但是，用高剂量 ZEN 处理小白鼠，进行为期 2 年的致癌性研究中，观察到在统计学上存在显著阳性趋势的垂体腺瘤发生率。综合多次研究结果，IARC（国际癌症研究中心）将 ZEN 列入“有限证据”致癌物类。在引起微生物和哺乳动物 DNA 损伤和修复能力的鉴定试验中，ZEN 可能属于弱基因毒性类物质。在去势仓鼠肝脏微粒体雌激素羟化酶作用下，ZEN 成为形成儿茶酚结构的良好基质，而目前已经知道有些雌激素在其 A 环代谢为儿茶酚结构后具有辅诱变剂（co－mutagens）性质。总之，有关 ZEN 的基因毒性尚有许多研究工作待做。

对大白鼠腹膜注射 ZEN，子宫的 RNA 聚合酶活性和 RNA 的合成均有所增加。已知子宫激素诱导蛋白（IP）为肌酸激酶，其诱导作用既与细胞质受体吸收的雌激素有关，也与受体的结合亲和力有关。实验证明 ZEN 和 ZEL 在大白鼠子宫内对 IP 也都有诱导作用。此外，与子宫组织生长有关的鸟氨酸脱羧酶，已在初生大鼠子宫内用 ZEN 和 ZEL 诱导成功，并为真实的子宫生长所证实。

值得注意的是，ZEN 在人体内的代谢与啮齿动物有较大区别，而与猪比较相似。在人体内，ZEN 先大量地还原成具有更强雌激素活性的 ZEL，然后再降解。用污染 ZEN 的饲料喂猪，30min 后，ZEN 即迅速地代谢为 α－ZEL。显然，这种类似激活性质的代谢作用是有害的。另外，ZEN 与 ZAL 在人体内不仅半衰期均较长，而且在血液中达到的浓度要比包括猴在内的实验动物高许多倍。

二、生物活性

与其他的真菌毒素不同，ZEN 还具有调节真菌有性繁殖和促进动物蛋白质合成的生物活性。

1. 调节真菌的有性繁殖

ZEN 不仅对动物具有雌激素活性，而且对包括其产生菌玉蜀黍赤霉在内的某些真菌也表现有性激素活性。例如，ZEN 对玉蜀黍赤霉具有促子囊壳形成的双重调节作用，在低浓度（0.1～10ng）时，促进子囊的形成；高于 10μg 时，则抑制子囊壳的形成。此外，ZEN 的作用还有时间性，一般以 2～4 天龄的菌丝体最为敏感。试验结果还表明，在玉蜀黍赤霉的菌丝体中存在 cAMP，当用外源 cAMP 处理培养物，浓度范围在 0.1～1.0μg/皿时，既对子囊壳的产生起正调节作用，也提高［$1-^{14}C$］乙酸掺入 ZEN 分子的总量。cAMP 似乎先作用于 ZEN 的合成，也可能是合成 ZEN 的先决条件，然后，ZEN 才对形成子囊壳的系列进程产生影响。

2. 促合成代谢

ZEN 是唯一具有促蛋白质合成的真菌毒素，其衍生物 α-ZAL 的作用更强，是 ZEN 的 3～4 倍。美国原商业溶剂公司以 ZAL 为主要原料制成弹丸（商品名 Ralgro），植入牛或羊的耳根皮下，有明显的增重效果。北京农业大学以自制的 ZEN 弹丸剂进行肉牛增重试验，效果也很显著。欧洲共同体及其他某些欧洲国家则严禁激素类增重剂的使用，其中包括 Ralgro。

第五节　分析方法

如表 29-6 所示，目前已有许多分析 ZEN 的方法，包括薄层色谱法（TLC）、气相色谱法（GC）、气相色谱－质谱法（GC－MS）、高压液相色谱法（HPLC）和酶联免疫法（ELISA）。上述方法各有优点，可按照工作需要和实际条件予以选择。

如果单项分析 ZEN 及其衍生物，氯仿和乙酸乙酯是常用的萃取剂；如果需与其他极性变化较大的真菌毒素一起进行系统分析，则选用甲醇－水或乙腈作萃取剂为宜。净化过程大多采用硅胶柱、硅镁吸附剂（Florisil，又名弗洛里硅土）柱或稀 NaOH 处理措施。

表 29-6　玉米赤霉烯酮的分析方法

方　法	原　料	检测限 (ng/g)
TLC	玉米	300
TLC（手工铺板）	小麦，玉米，饼干	50
HPTLC－TLC Scannar	大米培养物	300
TLC	玉米，高粱，小麦	85～160
HPLC－FL	玉米	50
HPLC－FL	玉米	2
HPLC－FL	血浆 尿	0.5 (ng/mL) 5
HPLC－FL	谷物和饲料	10

续表

方 法	原 料	检测限 (ng/g)
HPLC－UV	组织	10
HPLC－EC	组织	5
HPLC	牛奶	0.2（ng/mL）
GLC	玉米，大麦	
GLC	玉米	
GC－MS	饲料	1
GC－MS	谷物	1
Mb－ELISA	谷物	25
Mb－ELISA	尿	10（ng/mL）
Mb－ELISA		0.3（ng/mL）

一、TLC

TLC 具有快速、简便的特点，适于分析大量样品，如污染情况调查、产生菌生态分布状况等。

Shotwell 等（1976）改进了 Eppley（1968）建立的方法，并组织 10 个国家的 22 个实验室参与验证。公职分析化学家协会（AOAC）将其采纳为标准方法，并沿用至今。该方法以氯仿为萃取剂，经硅胶柱净化后点板，在乙醇－氯仿（5∶95 或 3.5∶96.5）系统中展开后，置于短波长紫外灯下检测。ZEN 斑点呈蓝绿色荧光，R_f 值约为 0.5。如有疑点，再用 20%$AlCl_3$－乙醇溶液喷板，经 130℃加热 5min 后，置于长波长紫外灯下观察，此时 ZEN 呈蓝色荧光。Shotwell 等还比较了目测和光密度计检测的结果，认为目测的数据不够稳定，而且偏高。

罗雪云等用手工涂布的 TLC 板建立目测法，展开剂为氯仿－甲醇（95∶5）或甲苯－乙酸乙酯－甲酸（6∶3∶1）。小麦样品在 100～1 000μg/kg 范围内，回收率为 83.8%～96.9%，变异系数为 3.5%～16.7%[69]。北京农业大学应用军事医学科学院的机理高效薄层板（HPTLC），以石油醚－乙酸乙酯（2∶3）为展开剂，建立了用岛津 CS-910 薄层扫描仪进行 ZEN 定量分析方法。结果表明，荧光检测（Ex313nm，Em450nm）明显优于紫外检测。在小于 600ng 范围内，ZEN 量与荧光积分值呈线性关系，并通过原点。HPTLC 板的检测限为 60ng，变异系数为 3%～9.5%。Gimeno 以坚牢紫色 B 盐溶液为显色剂，使 ZEN 检测限降至 85～110ng/g。

二、HPLC

HPLC 的灵敏度和检测限都比 TLC 好，不仅可以分析谷物和饲料中的 ZEN，也可用来分析动物组织和体液中的 ZEN。常用 C_{18} 或 C_8 柱和荧光检测器，流动相则种类较多。

Bennett 等（1985）建立的方法经不同实验室验证后，已相继被 AOAC、AOCS（美国油脂化学家协会）和 AACC（美国谷物化学协会）采纳为标准分析方法。玉米或饲料样品经氯仿萃取，转入 2%NaOH，滴加柠檬酸中和后，再用二氯甲烷萃取。流动相采用甲醇－乙腈－水（1.0∶1.6∶2.0）。此法对玉米中的 ZEN 和 α-ZEL 的检测限均为 50ng/g。Bagnaris 等报告，用 HPLC 分析玉米、大麦、燕麦、高粱和饲料的检测限可达 10ng/g。

Olsen 等用 HPLC 分析猪体液中的游离型及结合型 ZEN 和 α-ZEL。该法需先加入 β-葡糖苷酸酶保温处理样品，以释放结合型 ZEN 或 ZEL。然后依次用氯仿萃取、硅胶小柱和 NaOH 溶液处理，再用氯仿萃取。最后，溶于流动相（水饱和的二氯甲烷，含 2%丙醇）中进样。血浆和尿样的检测限分别为 0.5 和 5ng/mL。Scot 等报告，用 HPLC 从牛奶中检出低至 0.2ng/mL 的 ZEN 和 α-ZEL，以及 2ng/mL 的 β-ZEL。

三、GC 和 GC/MS

ZEN 经酯化后，可用 GC 或 GC/MS 分析。常用的衍生化试剂有 N-七氟正丁酰基咪唑（HFBI）和三甲基硅烷化类试剂，如 BSTFA、复合试剂 BT、TBT 等。如上述试剂来源有困难时，也可考虑选用三氟乙酸酐（TFAA）。常用的柱子有 OV-1、OV-17 填充柱、SE-52 石英毛细柱等。检测器用 FID 或 ECD。为了提高灵敏度和分辨率，可采用程序升温。

当样品中干扰物质较多，虽经净化处理，仍然难以分辨 ZEN 及其衍生物时，需用内标来确认。另一种行之有效的方法是应用 GC/MS，进行选择性离子检测（SIM），即分析 ZEN 的三甲基硅烷基酯的特征性离子碎片，如 462，447，429，333，305，260 和 151（m/e）。该方法的检测限为 15ng。

四、ELISA 和 RIA

对于大量样品的常规性定量检测，免疫分析具有简便、成本低的优点。

1983 年，Thouvenot 和 Morfin 首先建立了 ZEN 的放射免疫检测分析方法，检测限为 250pg。以后，Liu 和 Warner 分别建立了 ZEN 多克隆抗体间接和直接酶联免疫分析方法，检测限均为 50pg。1987 年，Dixon 等建立了 ZEN 多克隆抗体间接和直接酶联免疫分析方法，检测限均为 50pg。1987 年，Dixon 等建立了产生 ZEN 和 α-ZEL 单克隆抗体杂交瘤细胞系，检测限为 25pg。随后，隋新建等也建立了多克隆抗体直接酶联免疫分析方法，检测限 6.5pg。但是，上述方法均以 6′-羧甲基-ZEN 肟为基础合成酶标物，可与 ZEN 的衍生物发生交叉反应，尤其是 α-ZEL 更为显著，从而干扰了 ZEN 的检测。

1990 年，Teshima 等采用 5-氨基-ZEN 制备抗原，建立了抗 ZEN 单克隆杂交瘤细胞株，所产生的单克隆抗体（Ab7-1-144）对 ZEN 具有高度专一性。与 α-ZEL 的交叉反应降至 0.9%；与 β-ZEL 和 ZAL 的交叉反应均降至 0.1%以下，还对 ZEN 分子中 C2 和 C4 上的羟基有识别功能。此方法的另一优点是 ZEN 的响应范围较宽，在 1～100ng/mL 范围内，近于线性。检测限为 0.3ng/mL。

第六节 去毒研究

如前所述，Caldwell 等认为，玉米中的 ZEN 主要是在贮藏期间产生的。20 年后，Wicklow 和 Bennett 的报告进一步证明了这个观点。他们对田间已抽丝的玉米穗接种玉蜀黍赤霉（NRRL13188，ZEN 产生菌），然后比较收获时以及经 12～16℃贮藏 10 周后玉米穗中的 ZEN 和 DON 含量。数据表明，穗腐病玉米穗经贮藏后，ZEN 含量明显上升，增至收获时的 1.7～2.3 倍，而 DON 含量无明显变化。由此可见，为了控制 ZEN 的污染和预防雌激素中毒，从田间到贮藏都需要加强工作。然而，由于种种条件的限制，就目前而言，要完全杜绝 ZEN 谷物的利用和去毒方法的研究仍具有重要意义。

一、污染谷物的利用

选粒、回避和稀释三种方法均可有效地降低谷物中的 ZEN 污染量。

1. 选粒法

与黄曲霉毒素相似，ZEN 在谷粒上的分布也是不均匀的，所以，剔除镰刀菌侵染的病粒，就有可能大幅度降低污染量。例如，用 8.0～8.9m/s 风力扬除赤霉病麦粒、人工剔除粒腐病、穗腐病玉米粒等。

2. 回避法

不同种类的动物对 ZEN 的敏感性和耐受力有差别。由于猪对 ZEN 最为敏感，所以，污染 ZEN 的谷物不能作猪饲料，此即回避之意。但是，可酌情将污染谷物用于敏感性较低的动物作饲料。

3. 稀释法

将污染谷物与正常的原料按计算比例混合，使饲料中的 ZEN 含量降至相对安全的范围。

以上三种方法经常混合使用，以在保证安全的前提下，最大程度地利用污染谷物，减少经济损失。

二、去毒研究

污染 ZEN 的谷物的去毒研究主要有物理、化学和生物三个途径。

1. 物理法

Matsuura 等在面粉中加水，使 ZEN 污染量为 20μg/g，然后分别在 100、150 和 200℃加热处理 1h。结果表明，ZEN 分别降解了 13.8%，28.5%和 69.1%。

Bennett 等报告，污染 0.9～9.4μg/g 的玉米，经湿法磨粉加工后得到的淀粉仅含少于 0.1μg/g 的 ZEN，有的甚至低到检测不出。但是，谷蛋白和溶解物中富集了 ZEN。Trenholm 等用筛分和去皮两种物理方法对污染谷物进行去毒试验。污染 0.5μg/gZEN 的大麦粉碎后过筛，留在 9 目筛中的玉米粉占总重的 65.7%，其 ZEN 含量下降一半；而 24 目以上玉米粉的 ZEN 含量却增加了 2 倍。污染 1.21μg/gZEN 的玉米粒粉碎后也过筛，9 目和 16 目筛出的玉米粉分别含 ZEN0.88 和 0.77μg/g，而占总重 53.6%的 24 目以上玉米粉中 ZEN 含量增至 1.58μg/g。大麦和小麦的去皮试验则表明，ZEN 富集在外皮中。所以，脱皮后的大麦和小麦，ZEN 含量可降低 78%以上。上述加工试验结果表明 2 种物理方法对大麦和小麦均有效，尤以去皮为佳；筛分法对玉米虽有一定效果，但损失太大，无实用意义。

我国民间有许多处理赤霉病麦的方法。例如用石灰水清液浸泡赤霉病麦，去除病麦外层而利用精白面等。这些方法由来已久，虽无详细数据报告，但去毒效果良好。

2. 化学法

过氧化氢、过硫酸铵等强氧化剂可以降解 ZEN，但是需要较长时间或进行加热处理。

Bennett 等曾分别利用 7 种化学试剂和加热措施处理污染 ZEN 的玉米。其中，以甲醛的效果最好，其次是氢氧化铵（表 29-7，29-8）。虽然氢氧化铵的效果稍差，但是在加热后不残留影响动物食欲的特殊气味，是其一大优点。

3. 生物法

如以污染 ZEN 的玉米粒为原料，进行酒精发酵，可以获得不含 ZEN 的酒精。但是，ZEN 并未降解，而是富集在酒糟中，即使加入 15%氢氧化铵并在 50℃保温 16h，仍难以破坏酒糟中的 ZEN[137]。

表 29-7　不同处理对人工污染 ZEN 玉米渣的去毒效果

处理组别	处理条件	破坏 ZEN 的效果（%）
丙酸	3%，室温 3d	0
乙酸	3%，室温 3d	0
盐酸	1.85%，室温 3d	0
碳酸氢钠	10%，50℃16h	0
过氧化氢	3%，室温 3d	0
过氧化氢	3%，50℃16h	0
甲醛（溶液）	3.7%，50℃16h	100
甲醛（蒸气）	室温 10d	96*
氢氧化铵	3%，50℃16h	80
加热	150℃44h	0

注：*人工污染 10μg/g ZEN。

表 29-8　化学处理对天然污染 ZEN 玉米面的去毒效果

化学处理剂	浓度	ZEN（μg/g）
对照		33.5
过氧化氢	3.0	32.0
氢氧化铵	3.0	12.0
甲醛	3.7	2.1
甲醛	0.7	5.3

注：*所有样品均在 50℃加热 16h。

Lepon 等以污染玉米为原料，进行了为期 12 周的青贮试验，发酵 11d 后，镰刀菌已不能存活，但是，ZEN 含量几乎无变化。这一方面说明了乳酸菌不降解 ZEN，另一方面则证明了青贮玉米中的 ZEN 来源于田间或贮藏阶段。

（朱彤霞）

参 考 文 献

[1] Christensen,C M,cenference on mycotoxins in nimal feeds and Grains related to animal,FDA Rockville Maryland USA 1979.
[2] 徐和友,涂述华.猪霉玉米中毒病的研究.兽医科技杂志,1984(4):23～27.
[3] 胡在朝.猪赤霉病中毒报告.畜牧兽医,1987,19:235.
[4] 谢贤庆,侯正宗,等.卫生研究,1988,17(1):40～42.
[5] Mirocha ,cl. Harrison J,*et al*. Appl Microbiol,1968,16:797～798.
[6] Vrry,*et al*. Tetrahedron Letter,1966,27:3109～3114.

[7] Mirocha cl, *et al*. In Mycotoxins in haman ard animal health Pathotox Publihers Ine, 1977: 345～369.

[8] Bata, A and Orsi, F. Acta Aliment, 1981, 10: 161～162.

[9] 罗雪云,等.卫生研究,1993,32:112～115.

[10] 朱彤霞,张篪.真菌学报,1991,10:141～148.

[11] ZUTX and Mirocha CJ. In altracts of 97 AOAc Ann. international Meeting and Expe Siton Washington DC, 1983(10): 3～6.

[12] 张全成,刘永仁.畜牧兽医,1990(4):163.

[13] 方立合.中国兽医杂志,1991,17(5):33～34.

[14] 刘坤元.中国兽医杂志,1991,17(11):39.

[15] 李季伦,朱彤霞,等.北京农业大学学报,1980(1):13～26.

[16] 李庆怀,辛德颐,等.中国兽医科技,1987,13:3～5.

[17] Mirocha CJ and Chritenven CM, In Mycotoxins led Purchase (IFH) 129 ～ 148 klsevier Amsterdam 1974.

[18] Chang K. Kurtz and Mirocha CJ. Amer. J, Ver Ree, 1979, 40: 1260～1267.

[19] Allen, NK. Poult Sci, 1980, 59: 1577.

[20] IARC Monograph on Evaluation of the carcinogenic risk of to humans; Some Food Addi tives and Naturalty occurring Substances Val, 1983, 31: 279～291.

[21] Walf, IC, Mirocha CJ. Appl. Microbiol, 1976, 33: 546～550.

[22] 张篪.北京农业大学学报,1981,7(2):102～103.

[23] 张志文,冯仰廉,等.畜牧杂志,1984(1):35～37.

[24] 朱彤霞,吕冬.高等农业院校中心实验室管理及学术交流研讨会学术论文集,1986:70～73.

[25] 李楠,李莉,朱彤霞.四种镰刀菌毒素气相色谱测定方法.环境科学,1993,14(3):73～75.

[26] Liu, MT. Ram, Bp, *et al*. Apl. Environ Microbiol, 1985, 50: 332～336.

[27] Wicklow DT, Bennett GA. plant Disease, 1990, 74: 304～305.

[28] 徐达道.微生物学通报,1982,9(2):79～82.

[29] Bennett, GA J. Amer. oil chem. Soc, 1981, 58: 974～975.

第三十章 交链孢毒素

交链孢毒素产生于交链孢属（*Alternaria* Neas ex Wallr，链格孢属）真菌，属于真菌门（Mycota）、半知菌亚门（Imperfect fungi）、丛梗孢目（Moniliales）暗梗孢科（Dematiaceae）。

交链孢（*Alternaria* sp.）分生孢子梗暗褐色，单枝长短不一，顶生不分枝或偶尔分枝的分生孢子链。分生孢子暗褐色，具壁砖形纵横隔膜，棒状，椭圆形或卵圆形，顶端有喙，常呈链状排列。菌落褐黑色，背面黑色[1]。

第一节 流 行 病 学

交链孢广泛存在于田野中、腐朽或垂死的植物组织内，但也寄生于活的植物[2,3,4]。谷物、杆草、贮存饲料也常被其污染。也是农作物生长期常见的污染菌[5]。

属于交链孢属的菌种繁多，在我国存在的菌种据初步了解主要是互隔交链孢（*Alternaria alternata*，链格孢）。被其污染的粮食主要是小麦、稻谷和玉米[6]。Seitz 曾报道，在美国该菌还严重污染 9、10 月份多雨地区的高粱[7]。

第二节 交链孢毒素的结构和性状

交链孢可产生 40 多种毒素和衍生物，根据其结构可分为联苯吡喃酮类、四酰胺酸类、二氢吡喃酮类、醌类、酰胺类、肽类等 10 大类。现就其主要常见者的化学结构和性状分述如下：

1. 交链孢酚（alternariol，AOH）

分子式：$C_{14}H_{10}O_5$

分子量：258

熔点：350℃

无色针状结晶

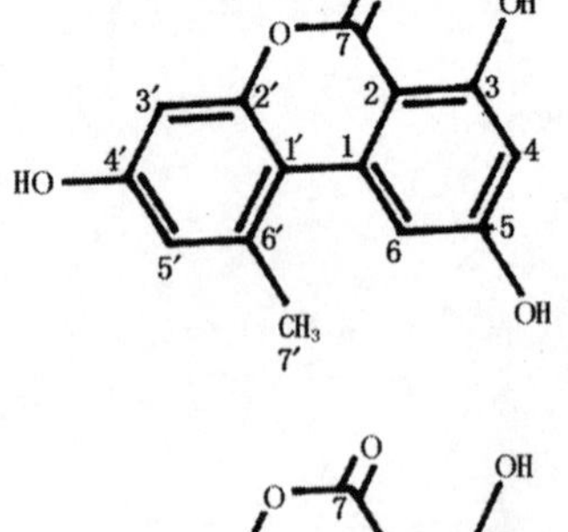

2. 交链孢酚甲醚（alternariol methyl ether，AME）

分子式：$C_{15}H_{12}O_5$

分子量：272

熔点：267℃

无色针状结晶

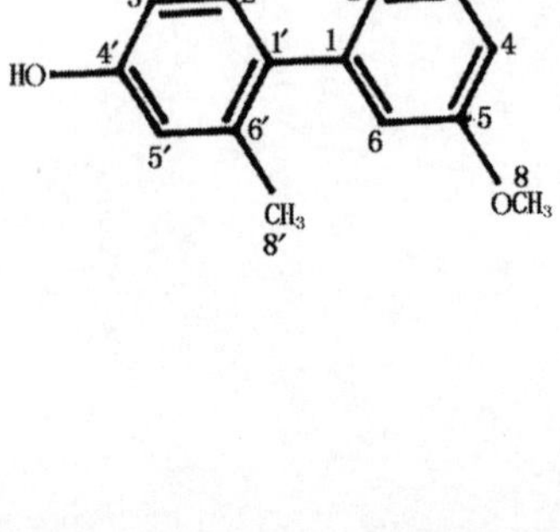

3. 细交链孢菌酮酸（tanuazonic acid，TA） 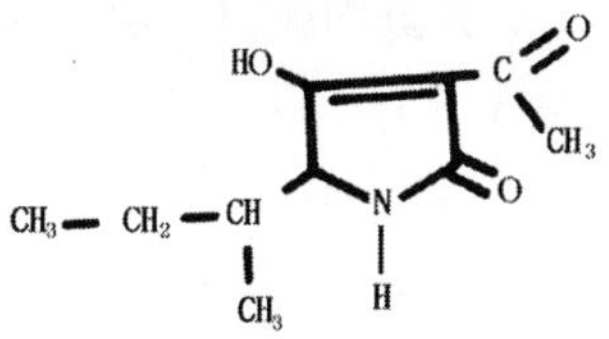
分子式：$C_{10}H_{15}O_3N$
分子量：197
沸点：117℃/0.035mmHg
棕色黏性胶状

4. 交链孢烯（altenuene，ALT） 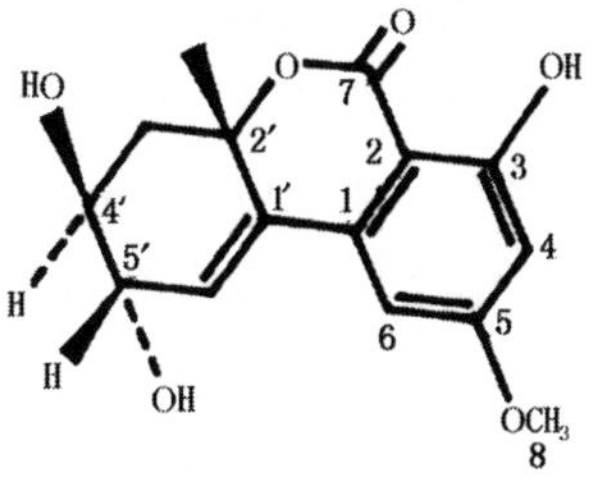
分子式：$C_{15}H_{16}O_6$
分子量：292
熔点：190～191℃
无色针状或棱柱状结晶

5. 交链孢毒素Ⅰ（altetrtoxin Ⅰ，ATX_Ⅰ） 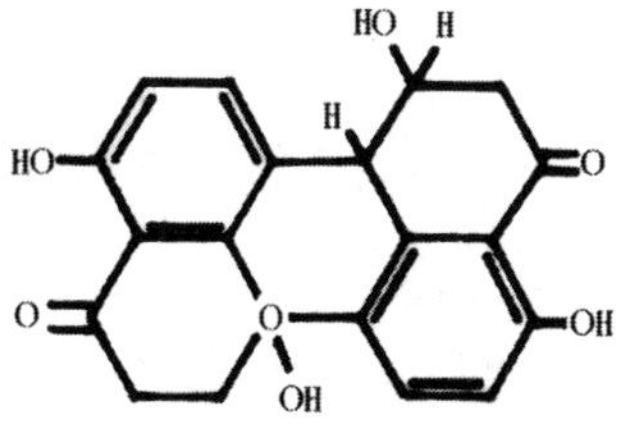
分子式：$C_{20}H_{16}O_6$
分子量：352
分解点：210℃
黄色无定形固体

6. 细交链孢酸Ⅱ（altenuic acidⅡ） 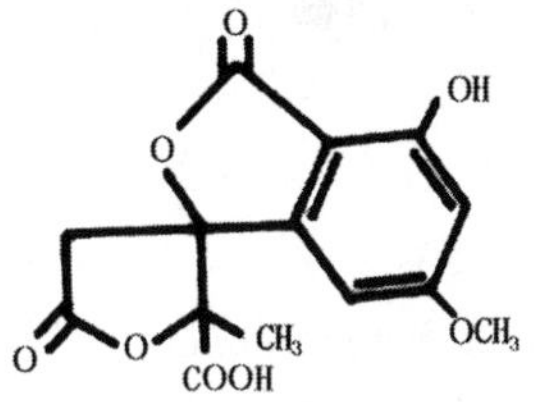
分子式：$C_{15}H_{14}O_8$
分子量：322
熔点：245～246℃
无色片状结晶

7. 细交链孢醇（altertenuol） 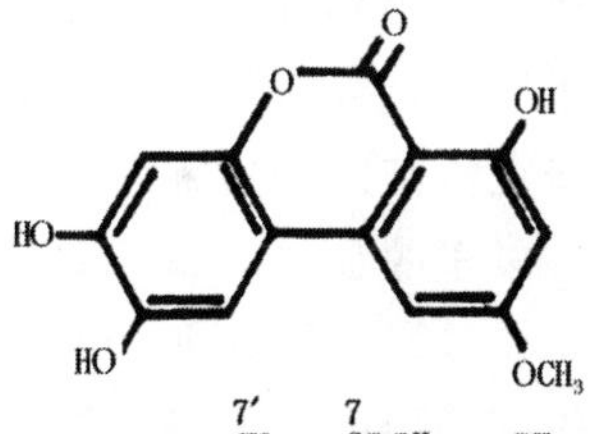
分子式：$C_{14}H_{10}O_6$
分子量：274
熔点：284～285℃
浅黄色棒状结晶

8. 细交链孢素（altenusin） 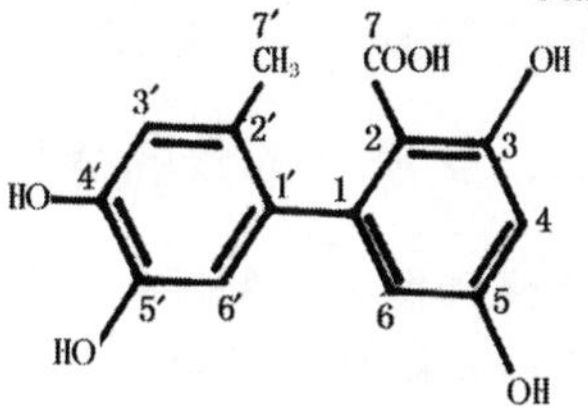
分子式：$C_{15}H_{14}O_6$
分子量：290
分解温度点：202～203℃
无色柱状结晶

9. 异细交链孢素（altenuisol，ASL） 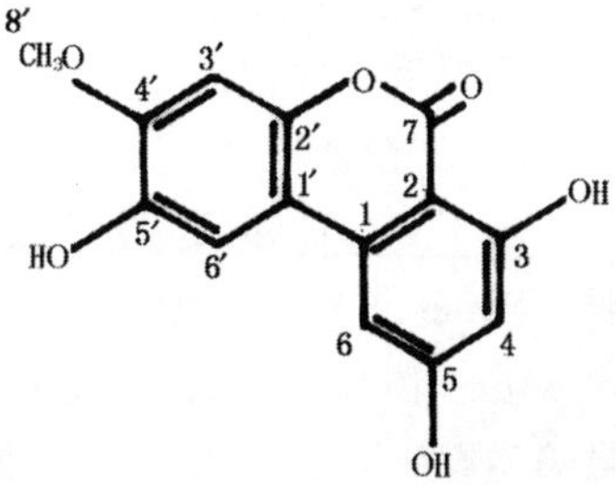
分子式：$C_{14}H_{10}O_6$
分子量：274
熔点：277～282℃
针状结晶

10. 脱氢细交链孢素（Dehydroaltenusin）

分子式：$C_{15}H_{12}O_6$

分子量：288

熔点：190～193℃

分解温度：189～190℃

黄色单斜晶块状/针状晶体

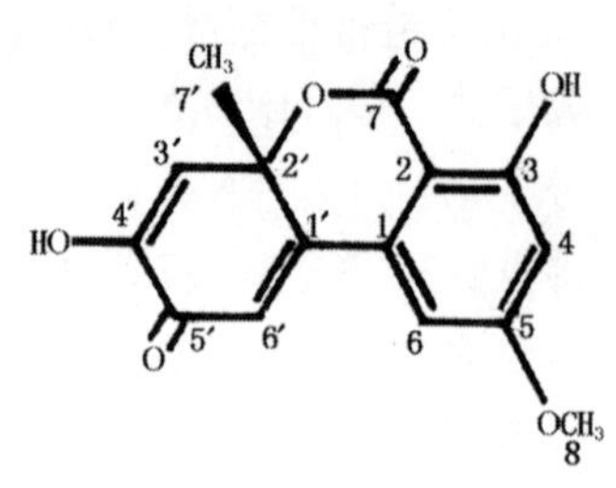

交链孢毒素 AOH、AME 和 TA 产量最多。存在最广泛。与人类关系最密切的主要是 AOH 和 AME。

第三节 交链孢毒素的毒性作用

一、交链孢的致病性

交链孢为多种植物的病原菌，如烟叶的棕色斑点病、西红柿和土豆的早期枯萎病、柑橘苗的萎黄病均由交链孢引起[9]。

交链孢污染的谷物可引起人的食物中毒，从食品中分离的交链孢的培养物混以玉米、大米喂鸡和大鼠，可引起动物死亡[9]。

虽然 40 多年前就已经注意到夏秋季节空气中含有大量的交链孢孢子，可引起人的吸入性变态反应[10,11]。Pederson 也曾报道两例由交链孢引起的皮肤感染，并综述了 10 例类似的交链孢所致皮肤病病例[12]。但过去人们对其毒性的注意点主要集中于对植物毒性作用的研究，直到近十几年来人们才对其动物的毒性作用引起重视。迄今为止，对交链孢毒素的了解还是很有限的。从 1975 年以来，河南省肿瘤防治研究队和河南医科大学食管癌病因研究协作组在这方面做了大量的工作，初步发现互隔交链孢对河南省食管癌高发区粮食的污染率明显高于低发区（$P<0.001$）。尤其对小麦的污染更为突出[6]。近几年来，对其主要毒素 AME 和 AOH 的诱变性与致癌性做了一系列的工作，初步查明互隔交链孢所产生的 AME 和 AOH 两种毒素对林州粮食的严重污染为林州食管癌高发原因之一。

二、交链孢毒素的急性毒性作用

1. 交链孢烯（ALT）

Harran 和 Pero 等报道，ALT 在剂量为 28μg/mL 时对 HeLa 细胞有毒性[13,14]。每个平皿 125μg 浓度对分枝杆菌有毒性。给小鼠腹腔注射 50mg/kg 体重 3 只受试小鼠 1 只死亡[14]。Pero 还报道，在剂量大于每平皿 250μg 时，对革兰氏阳性菌和阴性菌均有毒性[15]。

2. 交链孢酚甲醚和交链孢酚（AME 和 AOH）

由于 AME 和 AOH 产量最多，分布最广，人们对其毒性较为注意。其急性毒性很弱。Sauer 等用小剂量的 AME、AOH 的饲料喂大鼠和小鸡，两种毒素剂量达到每克饲料含 54μg 时，在 21d 内未见到肉眼和镜下明显毒性表现[16]。Pollock 等在 30d 内给小鼠口服 AME 剂量达到 39mg/μg 体重亦未见致病结果[17]。Pero 等给小鼠口服 AME 和 AOH 剂量分别达到 400mg/kg，服药后几分钟内呈现毒性作用，两眼发呆，偶见腹肌痉挛。最后 10 只 AME 受试小鼠中 1 只死亡。10 只 AOH 受试小鼠中 3 只死亡[14,18,19]。

Plllock 给叙利亚地鼠腹腔注射 AME200mg/kg，发现许多受试动物的肺出现病变，并显示对子代的致畸作用[17]。Pero 发现从交链孢中提取出的 AME 和 AOH 在剂量分别为8～14μg/mL和 6μg/mL 时对 HeLa 细胞有毒性[14]。

Spalding 等报道，6μg/mL 的 AOH 对 HeLa 细胞和 L5178Y 淋巴瘤细胞均有毒性，可完全抑制细胞的繁殖，但此作用是可逆的，并不引起蛋白质的合成抑制。两株细胞中均有微核出现，提示 AOH 对细胞有丝分裂期可影响染色体的分布[20]。

人们特别感兴趣的是 AME 和 AOH 的协同作用。Pero 等研究表明：100mgAME ＋ 100mgAOH/（kg・bw）可使 30％受试小鼠死亡。这一剂量远远低于单独用 AME 或 AOH400mg/（kg・bw）的致死量[14,17]。此现象有助于解释交链孢粗提物的活性较大的现象。

3. 细交链孢酮酸（TA）

TA 是交链孢所产生的毒素中最重要的一种，有关研究很多。Smith 证明一次或多次对小鼠、大鼠、狗和猴给药，可导致器官损伤。尤其是肠胃道的出血更甚，甚而死亡[21]。Sauer 等也发现大鼠饮食中含 TA145mg 和 370mg/kg 时亦可引起肠胃道出血并在 9～12d 死亡[16]。

Giambrone 和 Davis 报道从互隔交链孢和细交链孢分离出来的 TA 对 10 日龄鸡胚的 LD_{50} 为 50mg/（kg・bw），18 日龄的鸡胚的 LD_{50} 为 5mg/（kg・bw），1 日龄的雏鸡的 LD_{50} 为 37.5mg/（kg・bw）。鸡的耐受性较大、小鼠的较小。用 12.5 或 2.5mg/（kg・bw）给雏鸡灌胃 3 周，动物未死亡，但许多组织出现充血和出血[22,23]。

Hashimoto 等证实，TA 不能阻断肉瘤细胞有丝分裂，但其结构类似物则有此作用[24]。TA 在体内试验中可抑制鼠肝的蛋白质合成，在体外其左旋钠盐可抑制氨基酸掺入艾氏腹水瘤细胞的蛋白质。认为其机理是抑制新合成的蛋白质从核糖体内释放，从而干扰核糖体从 tR-NA 接受氨基酸[25]。Carrasco 和 Vazquez 发现抑制蛋白质合成的作用位点在核糖体 60S 亚单位肽链转移中心，通过选择性的阻断底物连接到受体位点而抑制肽链的形成[26]。

Meronuck 总结了 TA 的毒性作用和其在自然界的存在，认为鉴于霉谷中产生 TA 的低水平和食物中缺乏可测水平的证据，以及相当大的剂量才可产生毒性效果。他还认为 TA 不可能引起急性中毒，但其慢性毒性作用还需要进一步研究[27]。

4. 交链孢毒素Ⅰ、Ⅱ（ATX-Ⅰ、Ⅱ）

从苹果落叶交链孢分离出来的 ATX-Ⅰ、Ⅱ剂量分别有 200mg/kg 时，使受试小鼠 100％死亡。死前可见心内膜下、蛛网膜下腔和脑室出血。在剂量分别为 20μg/mL 和 0.5μg/mL 时，对 HeLa 细胞有毒性[13]。ATX-Ⅰ对小鼠的 LD_{50} 为 150mg/（kg・bw）[28]。Sauer 等用含有这两种毒素和其他化合物的交链孢提取物饲喂动物，可引起过敏、体重减轻和肠胃道出血[16]。

交链孢毒素的急性毒性作用的研究虽然已有不少报道，但其对人的危害性尚未见报道。Harvan 和 Pero 指出，不仅在不发达国家有人群暴露于引起急性中毒的交链孢毒素剂量问题存在，而且在发达国家也存在着人群暴露于可能引起慢性中毒的低水平毒素的可能，因此，对这些毒素的研究应更进一步深入[9]。

三、交链孢毒素的致突变性与致癌性

近年来交链孢毒素的三致作用虽然引起人们的重视，但有关这方面的报道还是很少。近几年来河南医科大学食管癌病因协作组的安玉会、裴留成先后从污染食管癌高发区林州粮食的互隔交链孢中分离出 AME 和 AOH 后[29,30]。对 AME 和 AOH 的致突变性和致癌性做了大量的工作。

1. AME 和 AOH 的致突变性

Scott 报道，AME 在细菌回复突变试验中对鼠伤寒沙门氏菌 TA98 有弱诱变性，而 AOH 却无此诱变性[31]。AME 的直接致突变性也得到 Pollock 的证实(17)。苏堤等报道，AME 和 AOH 在细菌回复突变试验中不加 S-9 时对鼠伤寒沙门氏菌 TA_{102} 菌株和大肠杆菌 ND_{160} 菌株均呈现致突变效应。ND_{160} 对 AOH 较 AME 更为敏感，用相同的剂量 AOH 对 ND_{160} 的诱变比值（MR）比 AME 高 2～7 倍，说明 AOH 的诱变性较 AME 更强[32]。

Spalding 等用 AOH 处理 HeLa 细胞和小白鼠 L_{5178} Y 细胞，诱发了微核出现率增高。说明 AOH 对细胞分裂期染色体的分布有影响[20]。石智勇报道，将 AME 注入大鼠腹腔可诱发大鼠骨髓嗜多染红细胞微核形成率明显增高[33]。臧梦维报道，用 AME 处理 V_{79} 细胞可诱发 V_{79} 细胞，6-巯基鸟嘌呤抗性突变。随着 AME 剂量的增大而突变频率升高。不加 S-9 时比加 S-9 时作用更强[34]。祁园明报道，AME 可诱发人胚肺成纤维细胞（2BS）的姐妹染色单体互换（SCE）频率升高，并发现 AME 和 AOH 均可诱发人胚肺成纤维细胞染色体断裂，而且 AOH 的作用比 AME 大 8～10 倍[35]。杨胜利报道，AME 和 AOH 均可不同程度地诱发正常人外周血淋巴细胞的程序外 DNA 合成（uDS）。亦发现 AOH 的作用较 AME 更强[36]。

以上报道的材料充分证明 AME 和 AOH 均具有显著的直接致突变作用，而且 AOH 的作用较 AME 的作用强。

2. AME 的细胞转化作用与致瘤性

张小燕报道，分别以 12.5μg/mL，25μg/mL 和 50μg/mL3 个剂量处理 NIH/$3T_3$ 细胞，在不加 S-9 的情况下可诱发 NIH/$3T_3$ 细胞转化，其转化率分别为 9.50%、16.36% 和 30.47%。加 S-9 后作用消失。将转化细胞接种裸鼠，8～12 周形成 2.5cm^3 的纤维瘤，说明 AME 既能转化 NIH/$3T_3$ 细胞，而且有致瘤性[37]。

3. AME 和 AOH 的致癌作用

从刘桂亭在林州用自然发霉食物诱发了大鼠的食管癌[38]，河南医科大学食管癌病因协作组对从林州粮食中分离出的互隔交链孢内分离纯化出主要毒素 AME 和 AOH，并用它进行一系列的诱变试验和细胞转化试验均获得阳性结果，河南医科大学食管癌病因协作组接着对 AME 和 AOH 与人类食管癌是否有关问题又进行了大量的研究工作。

（1）诱癌试验：钱玉珍首先用 AME 处理人胚食管上皮，食管上皮底层细胞明显增多，细胞排列紧密紊乱，细胞核浆比例增加，核不规则，大小不等，浓染，可见核分裂相，且乳头状向内增生。此变化和甲基硝基亚硝基胍（MNNG）与甲基苯基亚硝胺（MPNA）所诱发的人胚食管上皮癌前病变类似[39]。董伟华用 AOH 处理人胚食管上皮，24h 后可见食管上皮细胞层次增多、细胞增大、排列紧密紊乱、细胞核大而不规则、着色较深、核仁突出，可见双核仁，上皮细胞向固有层生长，形成上皮细胞团，呈明显乳头状内生性增生。黏膜下层亦可见上皮细胞团，分化较好。以上现象是正常细胞在致癌因素作用下向癌变发展的癌前病变表现。

刘桂亭报道，将体外培养的人胚胎儿食管用 AOH 处理 24h 后再培养 2 周，然后分别接种于裸鼠皮下和腹腔。皮下接种的 3 只裸鼠中一只接种的人胚食管组织块形成鳞状上皮细胞癌，其余 2 只和接种腹腔的 2 只动物的食管组织呈明显增生或乳头状增生。空白对照组所接种食管组织块未见增生，提示 AOH 在食管癌的病因学中起着重要作用[41]。

（2）致癌机理探讨

1）AME 和 AOH 对人胚食管上皮肿瘤基因的激活及与 DNA 结合键型：张鹏报道，体外培养的人胚食管上皮组织经 AME 短期处理后，人胚食管上皮的 DNA 可转化 NIH/$3T_3$细胞，转化的细胞接种软琼脂在软琼脂上呈现克隆生长，再接种于裸鼠结果具有成瘤性。转化的细胞中存在有人特异性高度重复序列 ALU。经 AME 处理的人胚食管上皮组织中发现有 H-ras 基因和 myc 基因的扩增，转化的 NIH/$3T_3$ 细胞中也有 H-ras 基因的扩增，说明正常胎儿食管上皮组织中的 myc 和 H-ras 基因可被 AME 激活[42]。张鹏还报道了用紫外吸收光谱分析法研究 AME 对人胚食管 DNA 的结合作用及结合键型的结果。发现 AME 与 DNA 结合的最大吸收峰向长波方向明显位移，结合之间存在着剂量效应关系，结合的最大分子比例为 5∶1 000，结合反应平衡常数 $K=2.8\times10^6$，结合部位可能在碱基，无明显碱基特异性。热变的 DNA 能结合更多的 AME。盐离子可严重干扰其结合，而脲却无影响。提示 AME 与 DNA 的主要结合键为离子键，而不是氢键。此种结合可能在 AME 的诱变性/诱癌性中起重要作用[43]。郝慧玲亦用紫外吸收光谱法研究了 AOH 对人胚食管 DAN 的结合作用。所得结果与张鹏所作 AME 的结果相似[44]。

2）AME 和 AOH 对组织的亲和性：石智勇报道，给大鼠和小鼠腹腔注射^{3}H-AME 后，在不同时间检测不同脏器的放射活性，结果在 9 个所检测的脏器中 2h 肝脏含量最高，食管下段在大鼠和小鼠分别为各脏器的第四位和第三位，大鼠和小鼠分别在 72h 和 24h 食管下段含量最高[45]。姬新颖报道，小鼠口服 $83\mu g/(kg \cdot bw)$ ^{3}H-AME 后，经胃肠道迅速吸收，血中 30min 达高峰，组织中 2h 出现放射性 4～8h 达高峰，放射性在各脏器均可检出。24～96h 其他脏器处于低峰时，食管、前胃、胸腺组织中放射性相对地高，第六天组织中再出现高峰时，食管、胃、大肠和肺中最高。提示口服 AME 可从肠道吸收，它与食管等组织的结合具有特异性而且亲和力很强[46]。

杨胜利报道，用 AME 和 AOH 诱发大鼠的肝细胞、肺细胞和食管上皮细胞的程序外 DNA 合成（UDS），结果呈现 AME 和 AOH 不能诱发肝细胞的 UDS，而能不同程度地诱发食管上皮细胞和肺细胞的 UDS，尤以食管上皮细胞的 UDS 更为明显。提示 AME 和 AOH 对食管上皮有显著的亲和性。大鼠食管在体内可能就是 AME 和 AOH 攻击的靶器官[47]。关于 AME 和 AOH 不能诱发肝细胞的 UDS 的原因，一方面可能是由于组织亲和性低，另一方面可能是由于 AME 和 AOH 均为直接诱变剂，在实验中由于新鲜肝细胞中微粒体酶的作用而灭活。

3）AME 和 AOH 对人胚食管上皮和胃上皮脂质过氧化的影响：丙二醛和自由基是脂质过氧化的分解产物，致癌过程中自由基起着重要作用，它可以损伤细胞膜和核酸。因而在研究 AME 和 AOH 的化学致癌机理时，用 AME 和 AOH 处理人胚食管上皮或胃上皮组织后检测丙二醛的含量变化，即可判断 AME 和 AOH 的致癌作用。

董子明报道，在体外培养中用AOH攻击人胚食管上皮和胃上皮，结果在两种组织中丙二醛含量均升高，升高程度与AOH的剂量相关，AOH对食管上皮的影响大于胃上皮。提示AOH可引发食管上皮和胃上皮的脂质过氧化，并有一定的器官选择性[48]。张鹏报道，用AME攻击人胚食管上皮和胃上皮，检测丙二醛的含量，得到与董子明的实验相同的结果，并发现随着AME作用时间的延长丙二醛的含量逐渐升高，4h达最高峰[49]。根据以上结果可推论AME和AOH可能为食管癌的病因。

4）AME对线粒体超氧化物歧化酶的影响：超氧化物歧化酶是人体内自由基对细胞损伤的防御系统抗氧化酶之一。超氧化物歧化酶的降低与肿瘤的发生发展有一定的关系。刘金玲用不同剂量的AME注射小鼠腹腔后，小鼠肝匀浆中MnSOD、CuZnSOD的活性随着AME的剂量升高而降低。给小鼠注射同一剂量90.9mg/kg的AME，在给药10d后MnSOD、CuZnSOD活性降低，提示AME有降低超氧化物歧化酶的作用[50]。从以上的结果也可以推论，AME与食管癌的发生可能有关。

第四节　交链孢毒素的检测

交链孢毒素虽然种类甚多，但经常污染粮食和食品且含量较高易被检出的主要是AME、AOH等几种，因此对交链孢毒素的检测也主要是针对以上几种毒素。检测方法，一种是常用的化学检测法，一种是酶联免疫检测法，分述如下：

一、化学分析检测法

1. 薄层色谱（TLC）[51]

（1）样品处理：被污染的粮食经粉碎后加入甲醇或二氯甲烷等有机溶剂，搅拌浸泡数小时后滤过，如此重复提取3次，合并滤液浓缩至胶状，再加少量甲醇或二氯甲烷溶解过滤，除去不溶部分，将此滤液再浓缩至原体积的1/10，低温保存备检。

（2）实验操作

1）将硅胶G加0.3% CMC-Na水溶液调至糊状，在载玻片上制板，110℃活化30min。

2）用微量注射器吸取待检样品浓缩液10μL点板，同时用标准毒素点板作对照。

3）用石油醚：乙酸乙酯（50：50）作展开剂展开。

4）在365nm波长紫外光下观察样品的荧光斑点，计算R_f值，对照标准毒素初步判断样品中所含毒素成分。

5）对阳性结果的薄板用不同显色剂喷雾显色：

a. 用50%乙醇硫酸喷雾，AME呈现绿色，AOH呈蓝色。

b. 用三氯化铁溶液喷雾，AME和AOH均呈紫色。

c. 在碘蒸汽中AME和AOH均呈黑色。

2. 高效液相分析（HPLC）[52]

（1）样品处理：称取被污染的粮食500g，粉碎后置于试剂瓶中加入甲醇1 000mL，浸泡搅拌30min后滤过，重复提取三次，集中三次提取液浓缩至干，用10mL甲醇定溶，作HPLC分析用。

（2）分析方法

1）仪器：Waters 高效液相色谱仪，510 型 HPLC 泵，680 型自动梯度控制器，440 型双波长吸收检测仪，740 型数据处理机。

2）HPLC 分析条件

层析柱：ultrasphere-ODS C_{18}反相柱。

流动相：甲醇∶1.5%乙酸（50∶50）洗脱 15min 后，二相溶剂线性增加到 65∶35 洗脱 30min，随后用 100%甲醇洗脱 15min。

流速：1.1mL/min。

检测器波长：254nm。

进样量：20μL。

3）定量：交链孢毒素标准溶液和样品溶液各进样 20μL，根据峰面积比求被检样品中交链孢毒素的含量。计算：　　$X = C \times A / S \times V \times 1 / W$

式中：X——为被检样品中交链孢毒素的含量（μg/g）；

C——交链孢毒素标准液的浓度（μg/mL）；

A——被检样品的峰面积；

S——交链孢毒素标准液的峰面积；

V——加入的甲醇溶液的体积（mL）；

W——甲醇溶解时相当样品的重量（g）。

如果被检样品中交链孢毒素含量高，超出了线性范围，可用甲醇稀释，计算时乘以稀释倍数。

二、检测 AME 的酶联免疫试验[53]

1. 抗 AME IgG 的制备

AME 为低分子化合物，是无免疫原性的半抗原，为了制备其高效价、高特异性抗血清，先将 AME 重氮化后与牛血清白蛋白结合成 AME—N—N—⟨○⟩—CO－HN－BSA 。此结合物即可作为免疫原。将此免疫原加福氏完全佐剂，以 150～200μg/2.5(kg · bw)对家兔进行皮内多点注射。每两周一次，共注射 5 次，即可获得满意的抗 AME 血清。

2. 包被抗原（AME－血蓝蛋白）的制备

（1）称取适量血蓝蛋白溶于 0.1M pH7.4PBS 溶液中（内含 0.1M NaCl，1mM $MgCl_2$）制成 2.5mg/mL 溶液。

（2）称取 EDPC25mg 溶于 100μL0.1M PBS（pH7.4 内含 0.1M NaCl，1mM$MgCl_2$）。在冰浴中边搅拌边逐渐滴加血蓝蛋白溶液。

（3）将 10mg 重氮化的 AME 加 0.3mL 二氮六环溶解后吸取 200μL 在冰浴中，在搅拌条件下，逐滴加入上述混合液中，溶液呈橘红色。20min 后加入 4mgEDPC，搅拌反应 2h 后再加入 EDPC10mg，继续搅拌反应。2h 后再加入 EDPC10mg，然后 4℃搅拌反应 24h。

（4）用 0.01M PBS（pH7.4）透析 5h，再用 0.005M PBS（pH7.4）透析 24h。

（5）分装小瓶，冻干备用。

3. 酶标抗 AME Ig G（AMEIgG－HRP）的制备

（1）活化：称取辣根过氧化物酶（HRP）15mg 溶于 15mL$NaHCO_3$ 溶液（pH9.2）中，然后边搅拌边滴入 1.5mL20mM 高碘酸钠（$NaIO_4$）溶液，慢速搅拌 1h。

（2）标记：在纯化的抗 AME IgG/mL 中加入 2mL pH9.2 $NaHCO_3$ 溶液，将 HRP 活化液与抗 AME IgG 液混合，搅拌，加入干燥的 Sephadex－G25，室温搅拌 1h 后，4℃继续搅拌 3h。

（3）稳定：将上述标记溶液离心，除去 Sephadex－G25，在上清液中加入 1/20 体积的新配的 5mg/mL（0.1MNaOH）$NaBH_4$，30min 后再加入 3/20 体积的新配制的 $NaBH_4$ 溶液。

（4）透析浓缩：开始用生理盐水，3～4h 换一次水，用盐水透析五次后，改用蒸馏水再透析三次。

（5）加等量甘油，分装小瓶－20℃保存备用。

4. 检测

（1）包被：用 40μg/mL 的 AME－N＝N－血蓝蛋白溶液（HCO_3^-/CO_3^{2-} ＝ pH9.6）包被反应板，每孔 100μL，4℃过夜。

（2）加样：用吐温—20PBS 洗 3 次后，1～9 孔分别加入 0.1～500ng/mL 的 AME50μL/孔作为标准曲线，其余加入被检样品 50μL/孔，同时各孔加入 AME－IgG－HRP50μL，37℃/h。

（3）显色：用吐温－20PBS 洗板 4 次，加入显色剂（磷苯＝胺溶液）100μL/孔，37℃20min，用 50μL/孔 2MH_2SO_4 终止反应。用酶联仪 490nm 测 OD 值。

（4）根据被检样品的 OD490nm 值查标准曲线，计算出粮食中 AME 的含量。

第五节　交链孢毒素的去毒

被交链孢侵染的粮食中可能有不等量的交链孢毒素的存在，如何去除粮食中的交链孢毒素至今尚无理想有效的方法。不过交链孢侵染小麦后，菌丝体主要生长繁殖于麦粒的胚芽和麸皮层，严重时也侵染麦粒的胚乳，真菌毒素主要存在于菌丝体中，这样在用小麦加工面粉时弃去麸皮部分也可去除被污染小麦中的大量毒素。在液体培养物中，虽用离心机除去菌体后，在剩余液体培养物中仍有大量毒素存在。

交链孢对玉米的侵染主要侵染胚芽部分，现在对玉米的加工分两部分：一部分是将玉米的胚乳加工成淀粉，这部分因无交链孢菌侵染所以也无毒素的存在。另一部分是将玉米的胚芽加工成玉米油，用被交链孢污染玉米加工的玉米油中可能有较多的交链孢毒素，用麦饭石吸附可除去油中的毒素。

（甄立中）

参考文献

[1] 魏景超．真菌鉴定手册．上海：上海科学技术出版社，1979．566～571.

[2] Aleropoulous CJ and CW Mims (eds). Introductory Mycology. 3rd ed. New York: 1979 John wiley.

[3] Wolf FA and FT Wolf (eds). The Fungi. New York：1947 John Wiley.
[4] 角田广，等著. 真菌毒素图解．孟昭赫，等译．北京：人民卫生出版社，1983. 223～224.
[5] Christensen CM and DB Saner：Microflora. In Storage of cereal grains and their products. 3rd ed. American Association of cereal Chemists，Monograph Series，1982. 219～240.
[6] 甄应中，等. 中华肿瘤杂志，1984，6：27～29.
[7] Seitz LM，*et al*. Weathered Grain Sorghum. Natual Occurence of Alternariols and Sterability of the Grain Phytopatholog，1975，65：1259.
[8] Cole RJ，Cox RH. Handbook of Toxic Fungal Metabolites. New York，London，Toronto，Sydney，San Francisco：Academic Press，1981. 488～496，614～645.
[9] Harvan DJ，RW Pero. The structure and toxicity of Alternaria metabolites，In Rodichs JV (ed)：Mycotoxins and Other Fungi Related Food Problens. Washington DC：America Chemical Society，1976. 344～355.
[10] Nyde NA，*et al*. Trand Dr Mycol Soc，1976，29：78.
[11] Webster JD (ed). Introduction to Fungi. 2nd ed. Cambridge，London，New York，New Rochelle Melbourhe，Sydney：Cambridge University Press，1980. 394～555.
[12] Perderson NB，*et al*. Br J Dermatol，1976，94：201.
[13] Harvan DJ，*et al*. Adv Chem，1976，149：344.
[14] Pero RW，*et al*. Environ Health Perspect，1973，6：87.
[15] Pero RW，*et al*. Biochcm Biophys Acta，1971，230：170.
[16] Sauer DB，*et al*. J Agr Food Chem，1978，26：1380.
[17] Pollock GA，*et al*. Fook Chem Toxicol，1982，20：899.
[18] Pero RW，*et al*. Tetrahedron Lett，1973，12：945～948.
[19] Carlton WW，GM Szczech. Mycotoxicoses in laboratory animals，In Wyllic TD，*et al* (eds)：Mycotoxic Fungi，Mycotoxins，Mycotoxicoses. New York and Basel：Marcel Dekker Inc，1978. 374～375.
[20] Spalding JW，*et al*. J Cell Biol，1970，47：199a.
[21] Smith ER，*et al*. Cancer Chemtherop Rep，1968，52：579.
[22] Davis HD，*et al*. Appl Environ Microbiol，1977，34：155.
[23] Giambrone，*et al*. Poultry Sci，1978，57：1554.
[24] Hashimoto Y，*et al*. GANN，1972，63：79.
[25] Shigeura HT and CN. Gordon Biochemistry，1963，2：1132.
[26] Carrasco L and D Vazguez. Biochem Biophy Acta，1973，319：209.
[27] Meronuck RA，*et al*. Appl Microbiol，1972，2：613.
[28] Hesseltine CW. Mycotoxins other than aflatoxins，in Proceedings of the third international biodegradation symposium. London：Applied Science Publishers Ltd，1976. 607～623.
[29] 安玉会，等．河南医科大学学报，1986，21：204～207.
[30] 裴留成，等．河南医科大学学报，1990，25：266～268.
[31] Scott PM and DR Stolty. Mutat Res，1980，78：33.
[32] 苏堤，等．河南医科大学学报，1991，26：239～240.
[33] 石智勇，等．河南医科大学学报，1991，26：5～7.
[34] 臧梦维，等．中国病理生理杂志，1989，5：154.

[35] 祁园明，等．河南医科大学学报，1991，26：225～228.
[36] 杨胜利，等．河南医科大学学报，1990，25：145～148.
[37] 张小燕，等．北京实验动物科学，1988，5：25～26.
[38] 河南省肿瘤防治研究队．肿瘤防治研究，1975，3：19～25.
[39] 钱玉珍，等．河南医科大学学报，1990，25：1～3.
[40] 董伟华，等．中国病理生理杂志，1991，7：425，448.
[41] 刘桂亭，等．河南医科大学学报，1990，25：115～118.
[42] 张鹏，等．中华病理杂志，1991，20：14～17.
[43] 张鹏，等．河南医科大学学报，1991，26：115～119.
[44] 郝慧玲，等．癌症，1991，10：371～374.
[45] 石智勇，等．河南医科大学学报，1990，25：136～140.
[46] 姬新颖，等．河南医科大学学报，1990，25：315.
[47] 杨胜利，等．河南医科大学学报，1991，26：98～100.
[48] 董子明，等．河南医科大学学报，1988，23：314～318.
[49] 张鹏，等．中国病理生理杂志，1990，6：36～39.
[50] 刘金玲，等．河南肿瘤学杂志，1992，5：32～34.
[51] 张光华，等．医学情报，1987，8～9：44～47.
[52] Chu FS and SC Bennett. J Assoc Off Anal Chem，1981，64：950～954.
[53] Pastka JJ，*et al*. Appl environ Microbiol，1980，40：1027～1031.

第三十一章　真菌毒素的化学测定法

真菌毒素是由产毒真菌在适宜的环境中产生的有毒代谢产物，大量的实验结果已证实产毒真菌对人类和动物的健康具有很大的危害。由于真菌毒素对食品及饲料的污染难以避免，由此每年在世界各地造成了不同程度的经济损失，因此建立灵敏、简单、特异性好的测定食品和饲料中真菌毒素的方法是极为重要的。过去在这一领域里，各国学者曾进行了大量的研究工作，发表了许多学术论文。近年来，随着分析化学的快速发展和分析仪器的进步，真菌毒素的检测手段亦不断改进。由于篇幅的限制，本章作者不可能在这一章里纵观所有真菌毒素方法学的内容，而是要针对那些污染较为严重、国内外学者开展工作较多的真菌毒素的化学测定方法做一概述。

第一节　测定真菌毒素的步骤

由于不同真菌毒素的结构和理化特性均有一定的差异，真菌毒素在样品中的分布也是不均匀的；另外，不同的样品存在着不同的基质干扰物，因此在选择分析方法时要考虑这些问题。例如：在 AOAC 测定黄曲霉毒素的方法中，花生样品所用方法与玉米、棉籽和其他干果所用方法是不同的。真菌毒素的测定一般包括采样、样品提取、样品净化、分析测定和确证 5 个步骤。

一、采样

采样是真菌毒素分析测定的一个重要环节。真菌毒素在试样中的分布是不均匀的，因此如何正确地采样就成为整个分析过程的首要问题。如果以错误的方案去采样，随之而来的分析无论如何正确也是没有意义的。采样时要依据试样的种类和试样单体的大小来确定采样个数、采样部位和采样量。有关采样方法，Horwitz、Campbell 等、Dickens 等及 Park 等有详细的论述。

二、样品提取

采样完成之后，真菌毒素分析的下一步就是样品提取。样品的提取一般是用溶剂将待测成分从样品中提取到溶剂内，而大部分的非测定成分则不被提取。提取的方法应根据样品和待测成分的性质进行合理选择，如固体样品多用浸渍法、索氏提取法、洗脱法；液体样品则多用液－液萃取法。样品提取时所用的溶剂，需根据待测成分的极性强弱以及它在提取溶剂中的溶解度等性质来选择。

已有多种溶剂成功地用于真菌毒素的提取。在早期的研究中，非极性溶剂用得比较多，然而随着溶剂价格的增长，同时对某些有机溶剂毒性的考虑，目前趋向于应用价廉、极性大的溶剂提取毒素，如不同比例的甲醇－水或乙腈－水广泛地应用于黄曲霉毒素和单端孢霉烯族化合物的提取中。常用的提取真菌毒素的溶剂系统列于表 31-1 中。

表 31-1 一些真菌毒素的提取和净化方法

毒素名称	提 取	净 化	参考文献
AFT			
B_1 B_2 G_1 G_2 M_1	20g 样＋10mL 水＋100mL 三氯甲烷 或 20g 样＋10mL 饱和 NaCl ＋10mL 三氯甲烷	Florisil 柱 洗脱剂：丙酮—水（99：1）	24
B_1 B_2 G_1 G_2	50g 样＋200mL 甲醇—水（85：15）	Silica gel 柱 洗脱剂：三氯甲烷—丙酮（9：1）	25
B_1 B_2 G_1 G_2	50g 样＋50mL 饱和 NaCl＋250mL 二氯甲烷	液—液分配	26
B_1 B_2 G_1 G_2	50g 样＋200mL 甲醇＋50mL0.1N HCl	Silica gel 柱 洗脱剂：二氯甲烷—丙酮（9：1）	5，27 28
B_1 B_2 G_1 G_2	50g 样＋25g 硅藻土＋25mL 水 250mL 三氯甲烷	Sep-Pak Florisil＋Sep—Pak C18 洗脱剂：丙酮—水（15：85）	29
B_1 B_2 G_1 G_2	50g 样＋20g 硅藻土＋25mL 水 250mL 三氯甲烷	Silica gel 柱 洗脱剂：三氯甲烷—甲醇（95：5）	30
B_1 B_2 G_1 G_2	10g 样＋200mL 乙腈＋30mL 水	Sep—Pak Silica 柱 洗脱剂：三氯甲烷—乙醇（98：2）	31
B_1 B_2 G_1 G_2	25g 样＋12.5mL 饱和 NaCl ＋125mL 二氯甲烷	Silica gel 柱 洗脱剂：水—二氯甲烷—环己烷 （2.5：7.5：1.0）	32
B_1 B_2 G_1 G_2	50g 样＋25g 硅藻土＋25mL 水 250mL 三氯甲烷	Sep—Pak Silica 柱 洗脱剂：正己烷—丙酮（1：1）	33
B_1 B_2 G_1 G_2	10g 样＋30mL 乙腈—水（60：40）	免疫亲和柱 洗脱剂：乙腈	34
B_1 B_2 G_1 G_2	25g 样＋5gNaCl＋125mL 甲醇—水 （7：3）	亲和柱 洗脱剂：甲醇	35
B_1 M_1	100g 样＋10mL 柠檬酸＋20g 硅藻土＋ 200mL 二氯甲烷	Silica gel 60 柱 洗脱剂：正己烷—乙醚—乙腈 （6：3：1）	36
B_1 M_1	100g 样＋40mL 饱和 NaCl＋300mL 丙酮	Silica gel 柱 洗脱剂：三氯甲烷—丙酮（98：2）（B_1） 三氯甲烷—丙酮（4：1）（M_1）	37
M_1	20g 样＋40mL 水＋120mL 丙酮	Sep-Pak C18＋Sep-Pak Silica 柱 洗脱剂：三氯甲烷—丙酮（4：1）	38
M_1	50mL 牛奶 或 5g 奶粉＋50mL 饱和 NaCl＋120mL 三氯甲烷	液—液分配	39，40
M_1	25g 样＋5mL 饱和 NaCl ＋100mL 三氯甲烷	Silica gel＋Sep-Pak C18 柱 洗脱剂：0.1M 磷酸二氢钾—乙腈（7：3）	41
M_1	100mL 牛奶＋5mL0.4%叠氮化钠 取上清液	Sep-Pak C18＋Silica gel 柱 洗脱剂：三氯甲烷—甲醇（9：1）	42
M_1	50mL 牛奶＋200mL 乙腈—水（80： 20）	Sep-Pak C18＋Sep-Pak Silica 柱 洗脱剂：乙腈—水（35：65）	43
M_1	20g 样＋50mL 二氯甲烷＋5mL 饱和 NaCl	Sep-Pak Silica 柱 洗脱剂：二氯甲烷—乙醇（95：5）	44
M_1	50mL＋牛奶＋10mL 饱和盐溶液 120mL 三氯甲烷	液—液分配	45
M_1	10mL 牛奶＋10mL 水	Sep-Pak C18 柱 洗脱剂：乙酸—乙腈—水（1：30：70）	46
B_1 OCHA	10g 样＋5g 硅藻土＋5mL 水＋50mL 三氯甲烷	Sep-Pak Silica 柱 洗脱剂：三氯甲烷—丙酮（19：1）（B_1） 甲醇—90%甲酸（19：1）（OCHA）	47

续表

毒素名称	提　取	净　化	参考文献
B_1	灰尘+150mL三氯甲烷+15mL水 15g硅藻土	Silica gel柱 洗脱剂：乙醇—三氯甲烷（5：95）	48
B_1	50g样+20g硅藻土+10mL20% 柠檬酸+20mL二氯甲烷	Silica gel 60柱 洗脱剂：丙酮—二氯甲烷（1：4）	49
B_1	25g样+12.5硅藻土+12.5mL水 125mL三氯甲烷	Kiesel gel 60板　双向展开 展开剂：1. 乙醚 2. 三氯甲烷—丙酮—水（88：12：0.2）	50
TCTC			
DON	50g样+50mL乙腈—4%KCl（9：1）	C18 Silica gel柱	51
DON	50g样+200mL乙腈—水（84：16）	活性炭—氧化铝—硅藻土柱 洗脱剂：乙腈—水（84：16）	6，8，9 11，12,13
DON	100g样+200mL甲醇—水（95：5）	Amberlite XAD-4+Florisil柱 洗脱剂：三氯甲烷—甲醇（9：1）	10
DON	20g样+10g硅藻土+200mL 乙腈—水（84：16）	活性炭—氧化铝—硅藻土柱 洗脱剂：乙醚	7
DON	50g样+200mL乙腈—水（84：18）	活性炭柱+C8反相柱 洗脱剂：乙醚	20
DON	50g样+250mL甲醇—水（1：1）	Silica gel 60柱 洗脱剂：三氯甲烷—甲醇（95：5）	52，53
DON	10g样+200mL三氯甲烷—甲醇 （8：2）	Sep-Pak SilicaGel+SephadexLH-20 洗脱剂：甲醇—二氯甲烷（2：8）	54
DON	25g样+10mL水+125mL 三氯甲烷—乙醇（8：2）	Silica gel柱 洗脱剂：三氯甲烷—甲醇（95：5）	55
DON	25g样+125mL水	Sep-Pak Silica gel柱 洗脱剂：甲醇—二氯甲烷（1：9）	56
DON	25g样+10mL水+125mL 甲醇—三氯甲烷（2：8）	Silica gel柱 洗脱剂：甲醇—二氯甲烷（5：95）	58
DON　NIV	50g样+150mL甲醇—水（7：3）	Silica gel柱 洗脱剂：甲醇—三氯甲烷（1：9）	59
DON　DAS HT-2　T-2 ZEA	10g样+200mL乙酸乙酯	Silica gel柱 洗脱剂：苯—丙酮（1：1）	60
DAS T-2 HT-2　NIV	50g样+100mL乙腈—水（9：1）	活性炭—氧化铝—硅藻土柱	12
DAS　T-2 NIV　NEO HT-2 ZEA	100g样+200mL甲醇—水（95：5）	Amberlite XAD-4+Florisil柱 洗脱剂：甲醇—三氯甲烷（1：9）	10
DAS　T-2 HT-2　NIV FUS-X	25g样+100mL乙腈—水（84：16）	活性炭/氧化铝 柱 洗脱剂：乙腈—水（84：16）	11
DAS　T-2 HT-2	50g样+250mL甲醇—水（1：1）	Sep-Pak Silica gel+Cyano柱 洗脱剂：三氯甲烷—正己烷（1：1）	61
T-2	2.5mL血浆+0.5mLM磷酸盐缓冲液 +50μL iso-T-2内标+mL苯	Florisil柱 洗脱剂：三氯甲烷—甲醇（95：5）	62
ZEA	60g样+180mL乙腈+20mL4%KCl的 0.1HCl溶液	液—液分配	63
ZEA	20g样+200mL乙腈—水（3：1）	Florisil柱 洗脱剂：三氯甲烷—甲醇（9：1）	64

续表

毒素名称	提 取	净 化	参考文献
ZEA	25mL 牛奶+10 滴氨水+70mL 乙腈	Bond Elut NH2 柱 洗脱剂：甲醇	65
ZEA	50g 样+25g 硅藻土+20mL 水 +250mL 三氯甲烷	——	66，67
ZEA	5mL 样+25mL 三氯甲烷	Sep-Pak Silica 柱 洗脱剂：甲苯—丙酮（88∶12）	68
ZEA	3g 样+10mL 三氯甲烷	Sephadex LH-20 柱 洗脱剂：苯—甲醇（85∶15）	69
ZEA	50g 样+20mL 水+250mL 二氯甲烷	液—液分配	70
ZEA	2.5g 样+4mLpH7.8 磷酸盐缓冲液 +200mL 水—乙醇—三氯甲烷 (2∶50∶75)	液—液分配	71
ZEA OCHA	50g 样+250mL 三氯甲烷+25mL 水	Sep-Pak Silica 柱 洗脱剂：甲苯—丙酮（95∶5）	72
ZEA	4g 样+8mL 水+25mL 乙腈+2mL 饱和 醋酸铅	液—液分配	73
OCHA	50g 样+25mL0.1M 磷酸+250mL 三氯甲烷	C18 柱 洗脱剂：乙酸乙酯—甲醇—乙酸 （95∶5∶0.5）	74
OCHA	25g 样+20mL5%乙酸+200mL 三氯甲烷—乙醇（80∶20）	Silica gel+Cyano 柱 洗脱剂：三氯甲烷—乙酸（90∶10）	75
OCHA	50g 样+200mL 甲醇—1%碳酸氢钠 (1∶1)	Sep-Pak C18 柱 洗脱剂：40%乙腈	76
OCHA	50g 样+2.5mL0.1M 磷酸 +30mL 三氯甲烷	5cm×10cm KC-18 RP-TLC 展开剂：在己烷和甲醇—水（70∶30） 中各展开一次	77
OCHA	50g 样+200mL 三氯甲烷—甲醇—己烷 (8∶2∶1)	液—液分配	78
OCHA	50g 样+270mL 甲醇+30mL4%氯化钾	液—液分配	79
CPA	50g 样+200mL 甲醇—2%碳酸氢钠 (7∶3)	Sep-Pak Silica 柱 洗脱剂：三氯甲烷—甲醇（95∶5）	80
CPA	100g 样+250mL 三氯甲烷—甲醇 (80∶20)+0.5mL85%磷酸	——	81
CPA	50g 样+200mL 三氯甲烷—甲醇 (80∶20)+0.5mL6N 盐酸	Silica gel 柱 洗脱剂：甲醇—乙酸（99∶1）	82
CPA	50g 样+0.5mL85%磷酸+250mL 甲醇—三氯甲烷（20∶80）	液—液分配	83
PAT ZEA PCA STE	50g 样+250mL 乙腈—10%磷酸(95∶5)	Bond Elut 柱 洗脱剂：正丁醇—三氯甲烷（91∶9）	84
PAT	5mL 果汁+5mL 乙酸乙酯	1.5%碳酸钠洗涤	85
PAT CIT	60g（60mL）样+180mL 乙腈+20mL 4%氯化钾	——	86
CIT	60mL 样+180mL 乙腈+20mL10% 冰醋酸	异辛烷脱酯	87
CIV	50g 样+10g 硅藻土+150mL 二氯甲烷	SPE-SI 柱 洗脱剂：乙腈—乙醚（1∶3）	88
MON	10g 样+100mL 乙腈—水（95∶5）	Beker-10 SPE C18 柱 洗脱剂：水	89

续表

毒素名称	提　取	净　化	参考文献
MON	100g 样＋200mL 甲醇—水（95∶5）	Amberlite XAD-4 柱 洗脱剂：水	10
MON	50g 样＋300mL 甲醇　索氏提取 5h	环己烷脱酯	90
MON	30g 样＋149mL＋1mL 四丁基羟胺	Amberlite IRC-50＋Sep-Pak C18 柱 洗脱剂：	91
FB_1　FB_2 FB_3	25g 样＋50mL 甲醇—水（3∶1）	SAX 柱 洗脱剂：乙酸—甲醇（1∶99）	92 93 94
STE	30g 样＋170mL 乙腈＋30mL4％氯化钾	碱式碳酸铜柱 洗脱剂：三氯甲烷	102
3-NPA	20g 样＋20g 无水硫酸钠＋60mL 乙酸乙酯＋0.12mL 85％磷酸	液—液分配	131

注：AFT＝Aflatoxins（黄曲霉毒素）；
DON＝Deoxynivalenol（脱氧雪腐镰刀菌烯醇）；
DAS＝Diacetoxyscirpenol（二醋酸藨草镰刀菌烯醇）；
FUS-X＝Fusarenone-X（镰刀菌烯酮-X）；
NIV＝Nivalenol（雪腐镰刀菌烯醇）；
NEO＝Neosolaniol（新茄病镰刀菌烯醇）；
CIT＝Citrinin（橘青霉素）；
PAT＝PatμLin（展青霉素）；
PCA＝Penicillic acid（青霉酸）；
CPA＝Cyclopiazonic acid（圆弧偶氮酸）；
CIV＝Citreoviridin（黄绿青霉素）；
STE＝Sterigmatocystin（杂色曲霉素）；
ZEA＝Zearalenone（玉米赤霉烯酮）；
OCHA＝Ochratoxin-A（棕曲霉毒素 A）；
TCTC＝Trichothecenes（单端孢霉烯族化合物）；
MON＝Moniliformin（串珠镰刀菌素）；
FB_1、FB_2、FB_3＝Fumonisins B_1、B_2、B_3；
3-NPA＝3-Nitropropionic acid（3-硝基丙酸）。

三、净化

在样品提取液中常含有各种非测定成分，如脂肪、蛋白质、色素、蜡质等，由于所用提取方法的不同，提取液中所含非测定成分的含量也不相同。这些物质的存在，将干扰待测成分的测定，因此必须将样品提取液经过适当的处理，除去干扰物质，而又不使待测成分遭到损失，这个处理过程称为净化。净化的方法随样品性质不同而异。现将常用的几种净化方法介绍如下。

（一）柱色谱法

柱色谱法是最常用的净化方法，其具体方法虽因样品不同而有所差异，但其基本操作是相同的。根据静相物质的性质，柱色谱净化可分为吸附色谱柱及分配色谱柱。常用的吸附剂有硅镁型吸附剂、氧化铝、活性炭、硅胶等，聚酰胺也可用作净化剂。常用的分配色谱静相物质有硅藻土、纤维素等。用柱色谱净化，除使用单一的吸附剂外，也可将多种吸附剂混合使用，其方法有二种：其一是分段装柱法，如用硅藻土、硅镁型吸附剂、活性炭等分段装柱净化提取液；其二是混合装柱，即将各种吸附剂混合后装柱，如活性炭、氧化铝、硅藻土混合装柱净化脱氧雪腐镰刀菌烯醇的提取液。

正相硅胶柱色谱是真菌毒素最常用的净化方法。早期研究一般用长达 20mm×300mm

的大柱子。然而，随着大容量添料的出现及分析所需样量的减少，小柱净化得到了普遍的应用。这种方法不仅节省溶剂而且大大缩短了净化时间。几种市售预处理小柱包括正相Sep—pak、反相Sep—pak柱、Bond—Elute NH_2、Florisil、液—液萃取柱和活性炭—氧化铝柱曾被用于真菌毒素提取液的净化。Hetmanski等在分析测定黄曲霉毒素时采用凝胶过滤的方法达到净化的目的。

（二）液—液分配法

提取出的待测物质与其他杂质在互不相溶的两种溶剂中的分配系数是不同的，本法即利用此特性而达到分离净化的目的。这种方法特别适用于含脂肪量高的食物样品提取液的净化。液—液分配是一种常用而又简单的净化方法。例如：在AOAC分析测定花生中的黄曲霉毒素方法中，毒素先用甲醇—水—正己烷混合溶剂从样品中提取出来，分离掉正己烷层，然后再用氯仿萃取。在采用TLC法测定黄曲霉毒素 M_1 方法中，首先在牛奶中加入NaCl，用氯仿提取。对于带有极性基因的真菌毒素，通常用调pH值的方法将毒素提到有机溶剂中，棕曲霉毒素的提取、净化便是一个典型的例子。Shepherd等用HPLC法测定串珠镰刀菌素时，用离子型溶剂四丁基羟胺提取毒素，净化过程包括串珠镰刀菌素——四丁基羟胺化合物的形成和解析。表31-1列出了部分真菌毒素的净化方法。

四、分析测定

在经过净化处理除去干扰物后，将要进行毒素的定量分析。由于不同的真菌毒素其化学结构不同，在定量测定之前要采用不同的方法分离相关的化合物和污染物。对于像黄曲霉毒素、玉米赤霉烯酮这类带具有较大摩尔吸光系数和荧光强度大的发色团的真菌毒素，一般采用薄层色谱法或高效液相色谱法分析，通过与标准 R_f 值或保留时间比较鉴定毒素，测定洗脱峰、斑点的吸光度或荧光强度进行定量。而单端孢霉烯族化合物没有完好的最大吸收峰，一般采用气—液色谱（GC或GLC）和气相色谱/质谱（GC/MS）分析。含有这类毒素的样品提取液，经净化处理后，GLC分析之前一般要进行衍生化。虽然也有用TLC和HPLC方法分析测定这类毒素的，但这些方法是非特异性的且灵敏度低。然而用TLC测定谷物中脱氧雪腐镰刀菌烯醇的方法比较多，其检出限为50～100ng/g。

五、确证方法

（一）利用真菌毒素衍生物进行确证

经过净化处理后，样品提取液中有时仍存在一些干扰物质，需要确证待测毒素的存在。最常用的确证方法是将毒素提取物衍生化，衍生物再经TLC和HPLC分析。衍生前后化合物的理化特性不同，因此 R_f 值和保留时间将发生变化。如AOAC测定黄曲霉毒素的方法是将 AFB_1、AFG_1 和 AFM_1 用三氟醋酸衍生成 AFB_{2a}、AFG_{2a} 和 AFM_{2a}，衍生后毒素的极性增大，R_f 值变小。

（二）光谱确证法

目前光谱确证法得到广泛应用。近年来先进的仪器相继问世，采用TLC、HPLC、GC/MS等方法可将分离、定量、确证同时完成。这种方法简单、快速，因此很快得到了普及应用。

第二节 测定真菌毒素的方法

一、薄层色谱法（TLC）

TLC 具有设备简单、速度快、费用低、分离效果好、灵敏度高、能使用腐蚀性显色剂等优点，是一种微量的分离分析方法。目前，真菌毒素分析亦常用这种方法。

TLC 法按分离机理可分为吸附、分配、离子交换、凝胶色谱等方法。本节主要讨论吸附 TLC。薄层色谱技术包括吸附剂的选择、制板、点样、展开、显色等步骤，现分述如下：

（一）吸附剂的选择和制板

分析测定真菌毒素一般采用正相硅胶为吸附剂。分析用薄板厚度为 0.25mm，制备用薄板厚度为 0.5mm。在一定尺寸的玻璃板上涂上吸附剂后，在室温下自然干燥，在 100～110℃活化一定时间后使用或储存在干燥器中备用。为了增加含有极性基因真菌毒素的分离效率可将酒石酸、草酸、乙醇酸、EDTA 等有机酸与硅胶混合后再制板，对于已制好的薄板，可在使用前在有机酸中展开后再点样。近年来的研究中也有采用反相硅胶和小颗粒硅胶，如高效 TLC（HPTLC）。由于制备这类薄板要比正相硅胶板复杂得多，故一般应用市售薄层板。

（二）点样

点样可用微量移液管或微量注射器来完成。点样量与薄板的性能、涂层厚薄、显色剂的灵敏度等有关。点样时，原点面积越小越好，每次点样后，原点的扩散直径以不超过 2～3mm为宜。

（三）展开剂的选择和展开方法

TLC 中选择展开剂的原则是极性大的化合物需用极性大的展开剂。梯度洗脱法对 TLC 亦适用。如果发现 R_f 值较大，斑点都在溶剂前沿附近时，则应降低展开剂的极性，使 R_f 值在 0.3～0.8 之间；如果某展开剂展开某一化合物时 R_f 值太小，甚至停留在原点时，则应适当增加展开剂的极性，或先用单一溶剂展开，然后根据被分离物质在薄层上的分离效果，再选用不同极性的混合溶剂进行展开。

在用 TLC 法测定真菌毒素时多采用一维 TLC，即在一种展开剂中向一个方向展开，依据毒素的理化特性和所用吸附剂的不同，展开剂随之相应变化。在少数情况下，薄层板在两种不同的展开剂中同一方向展开的除去干扰物质，非极性的展开剂可除掉非极性的物质到溶剂前沿，而待分析物质则停留在点样线上，之后再在另一种适宜的展开剂中展开达到满意的分离效果。然而，在一维 TLC 和在两种展开剂中同一方向展开仍不能得到满意分离效果时，有必要采用二维 TLC 方法进行测定，即将薄层板在一种展开剂展开后，旋转 90°，在另一种展开剂中展开。因为展开的目的就是分离掉干扰毒素测定的物质及使结构不同的毒素得以分离，在选择展开剂时，应从被测物质的极性、吸附剂的活性和展开剂的极性这三个因素进行综合考虑。

（四）显色

1. 紫外线照射法

有些真菌毒素在紫外线照射下能产生荧光，如黄曲霉毒素、杂色曲霉素、棕曲霉毒素、橘青霉素等，对这类物质，只要用紫外灯照射即可看到斑点。对于那些本身不带荧光的真菌毒素，如展青霉素、青霉酸、B族单端孢霉烯族化合物等，可使用掺入荧光剂的吸附剂铺板，如市售硅胶 GF_{254}。经展开后，分离的各斑点掩盖了紫外线对其照射的强度，即真菌毒素猝灭荧光而产生黑色或蓝色斑点。

2. 喷显色剂法

根据待测真菌毒素不同结构特征，选择合适的显色剂直接喷洒在薄层板上进行显色，一般情况下需将薄层板加热到适当的温度才能显色。虽然大多数显色剂是非特异性的，但有些也可有选择地鉴定真菌毒素分子，如酚试剂可用鉴定含有羰基的化合物如展青霉素、青霉酸、串珠镰刀菌素等。对于那些没有特征反应基因的真菌毒素，如单端孢霉烯族化合物，可用硫酸炭化薄板，使得这类化合物在薄板上产生不同颜色的斑点。

（五）定性

TLC 定性主要根据待测物比移值 R_f 与标准纯品的 R_f 值进行对照予以确认。但薄层的 R_f 值同样受到许多因素的影响，最重要的因素是吸附剂的性质、展开剂的性质、洗脱能力和样品中存在的干扰物，在有些情况下仅靠 R_f 值定性是不够的，需要做确证试验。

（六）定量

1. 目视定量法

在同一块薄层板上，滴加不同量的标准品系列溶液，再在其旁滴加被测样品液。将其展开、显色后，用目视比较色斑的深度与面积大小，求出被测物样品含量的近似值。

2. 薄层扫描仪器定量

滴板、展开和显色方法与目视定量相同，只是在测定时利用薄层扫描仪，它可在薄层板上直接扫描各个斑点，得出积分值，根据标准曲线进行定量计算。此法速度快，准确度高。

3. 捕集斑点洗脱定量法

将一系列不同浓度的标准毒素溶液滴加在薄层上，经展开、显色后，按照它们的相应位置将其色斑刮下并收集于试管中，再用合适的有机溶剂洗脱，用分光光度计测量这些洗脱液的吸光度，做成标准曲线。再以同样的方法测定样品溶液的吸光度，然后从标准曲线上求出样品中毒素的含量。这种方法的准确度较高，其缺点是洗脱往往不完全，从而影响分析结果。对于洗脱率较低的样品，不宜采用洗脱定量法。

（七）确证方法

（1）用特定的试剂处理样品提取液，使待测真菌毒素转化为其相应的衍生物，衍生前后 R_f 值发生了变化，如用三氟醋酸与黄曲霉毒素 B_1（AFB_1）和黄曲霉毒素 G_1（AFG_1）反应，使其变成衍生物 AFB_{2a} 和 AFG_{2a}，后者的 R_f 值比前者小，且荧光加强。

（2）在不同极性的展开剂中展开，测定 R_f 值。

（3）在未知样品点上滴加标准物质，看看样品点与标准点是否重合。

（4）将样品点从薄层板上刮下，用一定的溶剂洗脱，再用其他方法测定，如荧光光谱、分光光度、质谱等方法。

（5）薄层板在薄层扫描仪上直接扫描荧光光谱或吸收光谱确证。

TLC 法测定一些真菌毒素的情况列于表 31-2 中。

表 31-2 一些真菌毒素的 TLC 测定方法

毒素名称	吸附剂	展开剂	检出限（ng/g）	回收率（%）	变异系数（%）	参考文献
AFT						
B_1 B_2 G_1 G_2	Sil G-25HR	三氯甲烷—丙酮（176：24）	2～2.8（B_1 G_1） 2（B_2 G_2）	96～100	—	86
B_1 B_2 G_1 G_2 M_1	—	三氯甲烷—丙酮（9：1） 乙醚—甲醇—水（94：4.5：1.5） 三氯甲烷—异丙醇—丙酮（85：5：10）	0.2（B_1 G_1） 0.1（B_2 G_2 M_1）	91（B_1 G_1） 89（B_2） 78（G^2） 92（M_1）	12.39（G_1） 24.99（G_2） 6.87（M_1）	24
B_1 B_2 G_1 G_2	Sil G-GHR	三氯甲烷—丙酮（9：1）	—	71～92（B_1） 36～77（B_2） 16～110（G_1） 14～55（G_2）	3.1～11.3（B_1） 1.8～3.2（B_2） 14.1（G_1） —	98
B_1 B_2 G_1 G_2	Sil G 60	三氯甲烷—丙酮（9：1）	2（B_1）	78～86（B_1） 83～87（B_2） 81～103（G_1） 87～127（G_2）	3.8～4.8（B_1） 4.6～6.1（B_2） 2.8～7.7（G_1） 3.2～9.6（G_2）	25
B_1 B_2 G_1 G_2	Sil G 60	三氯甲烷—丙酮（88：12） 甲苯—乙酸乙酯—甲酸	—	82（B_1） 84（B_2） 95（G_1） 94（G_2）	6.8（B_1） 4.3（B_2） 6.9（G_1） 7.6（G_2）	26
B_1 M_1	Sil G 60	1. 乙醚—甲醇—水（93：6：1） 2. 三氯甲烷—丙酮—异丁醇	≤0.1	90（B_1） 80（M_1）	— —	36
M_1	Sil G 60	乙醚—甲醇—水（95：4：1）	—	75～87	—	97
M_1	Sil G-215HR	乙醚—甲醇—水（95：4：1）	0.5	—	—	39
M_1	Sil G-25HR	1. 甲苯—乙酸乙酯—乙醚—甲酸（25：35：40：5） 2. 正己烷—丙酮—三氯甲烷（15：50：35）	0.3	—	—	40
M_1	Sil G 60	三氯甲烷—丙酮—异丙醇（85：10：5）	0.2	84.75～97.25	3.9～37.9	100
M_1	Sil G 60	1. 乙醚—甲醇—水（95：4：1） 2. 三氯甲烷—丙酮（70：30）	10	＞90	6	38
B_1	Sil G	1. 苯—正己烷（3：1） 2. 甲苯—乙酸乙酯—甲酸（60：30：15）	5～7	80	—	99
B_1	Sil G	正己烷—四氢呋喃—乙醇（70：20：10）	—	75～86	—	37
B_1	Sil G 60	1. 乙醚—甲醇—水（94：4.5：1.5） 2. 三氯甲烷—丙酮（90：10）	1	—	—	47
B_1	Sil G	三氯甲烷—丙酮—水（91：9：1）	9	—	—	48
B_1	sil G-25HR	1. 三氯甲烷—丙酮—水（90：10：1.5） 2. 二氯甲烷—丙酮—水（90：10：1.5）	2	85.9～92.8	18.6	49
B_1	Sil G	三氯甲烷—丙酮（85：15）	1～2	67-70	—	124
TCTC						
DON	Sil G	三氯甲烷—丙酮—异丙醇（8：1：1）	50	76～93	4.6～18	7
DON	Sil G 60	三氯甲烷—丙酮—异丙醇（8：1：1）	—	78～96	—	20
DON NIV FUS	Sil G 60	乙酸乙酯—甲醇（20：1）	—	99（DON） 92（NIV） 99（FUS）	8 15 9	11

续表

毒素名称	吸附剂	展开剂	检出限（ng/g）	回收率（%）	变异系数（%）	参考文献
DON DAS T-2 HT-2 NIV MON FUS-x NEO ZEA Sil G 60	Sil G 80	三氯甲烷—甲醇（93：7） 甲苯—丙酮—甲醇（5：3：2） 甲苯—丙酮（97：3） 甲苯—丙酮—甲醇（5：1：1）	100～500（DAS） 20～25（DON） 100～500（T-2） 100～500（HT2） 20～50（NIV） 20～50（FUS～x） 50～100（MON） 100～500（NEO） 10～50（ZEA）	78～102（DAS） 89～93（DON） 72～83（T～2） 87～92（HT-2） 71～82（NIV） 78～90（FUS-x） 71～82（MON） 98～108（NEO） 82～90（ZEA）	— — — — — — — — —	10
DON	MK 6-F	1. 乙酸乙酯 2. 三氯甲烷—丙酮—异丙醇（8：1：1）	1～1.5	—	—	51
DON	—	乙酸乙酯—乙醚（1：1）	0.1	＞80	—	8
DAS NEO HT-2	—	甲苯—乙酸乙酯—90%甲酸（6：2：1）	—	90（DAS） 96（NEO） 98（HT-2）	15（DAS） 15（NEO） 13（HT-2）	11
DAS T-2 HT-2	Sil G 60	甲苯—乙酸乙酯—90%甲酸（5：4：1）	100ng/spot（DAS） 50ng/spot（T-2） 50ng/spot（HT-2）	—	—	101
OCHA	Sil G 60	1. 甲苯—乙酸乙酯—90%甲酸（5：4：1） 2. 三氯甲烷—丙酮（9：1）	20	95	—	47
OCHA	Sil G 60	甲苯—乙酸乙酯—90%甲酸（5：4：1）	10	86～160	0.26	79
CIT	Sil G-25HR	甲苯—乙酸乙酯—三氯甲烷—90%甲酸（90：45：50：5） 乙酸—乙酸乙酯—正己烷—90%甲酸（70：40：90：2）	30～40	86～96	—	86
CIT	Sil G-25HR	乙醚—乙酸乙酯—正己烷—90%甲酸（70：50：90：2） 甲苯—乙酸乙酯—三氯甲烷—90%甲酸（70：50：50：20） 乙醚—乙酸乙酯—正己烷（50：100：50）	15～20	91～98	0.6～2.17	87
PAT	Sil G-25HR	甲苯—乙酸乙酯—三氯甲烷（80：70：50） 乙醚—环己烷（150：50）	120～130	89～95	—	86
PAT	Sil GF254	1. 三氯甲烷—丙酮（30：1.5） 2. 甲苯—乙酸乙酯—甲酸（50：15：1）	2ng	90～104	2.2～8.1	132
CPA	Sil G	乙酸乙酯—异丙烷—氢氧化铵（50：15：10）	—	71.3～99.3	6.4～30.7	83
STE	—	苯—甲醇—冰醋酸（85：10：5）	2 —	86.4～88.3 59.3～90.7	10.2～13.9 —	102 103
ZEA	Sil G-25HR	甲苯—乙酸乙酯—三氯甲烷（95：55：50） 甲苯—乙酸乙酯—三氯甲烷—90%甲酸（100：50：50：0.5） 甲苯—三氯甲烷—丙酮（30：150：20） 甲苯—三氯甲烷—丙酮—90%甲酸（30：150：20：0.5） 苯—乙酸乙酯—90%甲酸（100：95：5） 三氯甲烷—丙酮（176：24） 苯—乙酸（180：20） 乙醚—己烷（120：80）	85～110	94～99	—	63
MON	Sil G 60	三氯甲烷—甲醇（3：2）	75ng/spot	51～97	—	90
3-NPA	硅胶 G	苯—冰醋酸（9：1）	2000	80-106	—	131

二、气—液色谱法（GC）

对于不含有发色基团、荧光基团或具有弱荧光或弱吸收的真菌毒素，GC是一种常用的检测方法，它是分析测定单端孢霉烯族化合物最为理想的方法。此外，展青霉素、青霉酸、玉米赤霉烯酮、由*Alternaria*属真菌产生的真菌毒素等也有用GC方法测定的。在进行GC分析之前样品提取液需纯化，对于含有极性基因的真菌毒素在GC分析之前要将其转化为相应的酯。

（一）衍生、测定及确证方法

衍生方法随检测方法的变化而有相应的变化。若使用火焰离子化检测器（FID），需将样品硅烷化或酰化。这种方法的灵敏度为每份分析试样1～10ng。衍生剂一般用三甲基甲硫烷（TMS）酯和三氟醋酸（TFA）酯。然而，如果使用电子捕获检测器，应制备含有卤素的衍生剂，如七氟丁酰（HFB）酯。电子捕获法比火焰离子化法大约灵敏10倍。虽然灵敏度是选择衍生方法时一重要的指标，但其他因素包括形成酯的稳定性、难易程度、衍生是否彻底、衍生物的挥发性、各种衍生物在GC柱上的分离情况和确证方法应加以考虑。因此，这两种方法都用于真菌毒素的分析。在用GC方法分析真菌毒素时一般采用质谱方法进行确证。

（二）GC测定条件

GC测定条件包括色谱柱的选择、流动相、温度、载气种类、检测方法等，一些毒素的GC测定结果列于表31-3中。

表31-3 GC测定真菌毒素的方法

毒素名称	检测器	衍生剂	检出限	回收率（%）	变异系数（%）	参考文献
DON DAS T-2 NIV HT-2	电子捕获检测器	PFPA	0.02～0.05ng/L	65（DON） 80（DAS） 85（T-2） 97（HT-2） 86（NIV）	—	12
DON	电子捕获检测器	HFBI	≤10ng/g	72～80	10.0～10.2	52
DON	电子捕获检测器	HFBI	—	77.3～86.3	7.44～7.91	53
DON	电子捕获检测器	HFBI	50ng/g	89.8	4.0	54
DON	电子捕获检测器	HFBAA	118ng/g	88，92.2	8.6	55 58
DON	电子捕获检测器	HFBI	20ng/g	81.6～97.8	—	56
DON	电离质谱	TFA	1ng/g	—	5.3	57
DON DAS T-2 HT-2 FUS-x ZEA	—	BSTFA	70.5（DON） 80.5（DAS） 73.5（T-2） 77.2（HT-2） 72.9（FUS-x） 79.7（ZEA）	—	—	60
DAS T-2 HT-2	电子捕获检测器	HFBI	100ng/g（T-2） 50ng/g（HT-2） —	65～87.4（T-2） 80～91（HT-2） 71～99（DAS）	3.4～15.0（T-2） 4.9～14.6（HT-2） 1.7～16.2（DAS）	61
T-2	电子捕获检测器	HFBI	0.025ng/L	98	—	62
ZEA	MS/MS	Tri-Sil BT	0.001ng/L	55～108	—	110
DAS T-2	火焰离子化检测器	—	3.6ng/g（DAS） 0.7（T-2）	—	—	108

续表

毒素名称	检测器	衍生剂	检出限	回收率（%）	变异系数（%）	参考文献
DON DAS T-2 NIV HT-2	—	HFBT	—	57（DON） 65（DAS） 55（T-2） 72（HT-2） 42（NIV）	18（DON） 17（DAS） 16（T-2） 18（HT-2） 9（NIV）	109
PAT	电子捕获检测器	—	10ng/mL	84	—	104
3-NPA	热能检测器	—	2ng	99.22	8.4	130

注：BSTFA - N，O-Bis（trimethylsil）-trifluoroacetamide；
HFBI - N-Heptafluobutylylimidazole；
HFBAA - Heptafluorobutyric acid anhydride；
PFPA - Pentafluoropropionic acid anhydride；
Tri - sil BF - Trimethylsilyl ether。

三、高效液相色谱法（HPLC）

HPLC 法测定真菌毒素是在 20 世纪 70 年代中期发展起来的，随着色谱柱填充材料化学的发展和仪器的逐步改进，分析的灵敏度和重现性均大大得到改善，目前，HPLC 已成为一种极为普遍的真菌毒素的检测手段。

（一）HPLC 测定条件

在用 HPLC 法进行测定时要同时考虑的分析条件有：色谱柱的选择、流动相、温度和检测方法。通常这些条件是相互制约的，相互间有一定的影响，因此，分析测定时要综合考虑这些参数。从理论上讲，TLC 分析条件可作为 HPLC 方法建立的一条线索。

在早期的研究中通常使用各种类型的正相硅胶柱，因此一般选用非极性溶剂与一定比例的极性溶剂混合使用来作为流动相。如用正相硅胶 μ-Porisil 柱分析黄曲霉毒素最常用的一种展开剂三氯甲烷—环已烷—乙腈（25∶7.5∶1）就是一个例子。随着极性溶剂作为提取剂和简化的纯化方法的出现，目前，像 C18 和 C8 这类反相色谱正得到广泛应用，常用水—甲醇或水—乙腈做流动相。对于极性较大的真菌毒素，在流动相中加入少量的酸如乙酸，可改善反相 HPLC 的分离效果。流动相一般为一定 pH 的缓冲溶液、离子溶液，溶剂中含有金属离子和高 pH 流动相也偶尔使用。由于流动相和 pH 值的变化对真菌毒素的吸光度/荧光强度有一定的影响，因此适当改变流动相的组成可提高分析灵敏度，提高分离效率。

（二）测定和确证方法

经色谱柱分离后，通过测定从柱上洗脱下来待测物的吸光度或荧光强度来定量，由于可记录整个分析过程的光谱，因此测定和确证同步完成。最近，较为先进的紫外可见光电二极管阵列检测器的应用，使真菌毒素的检测和确证方法又向前发展了一大步。

荧光检测方法是在适宜的激发和发射波长处测定荧光强度，因此提高荧光强度便可提高分析灵敏度。目前，多采用填充硅胶的流动池或衍生化的方法来提高待测物的荧光强度。例如，AFB_1 和 AFG_1 与三氟醋酸反应后转化为具有强荧光的 AFB_{2a} 和 AFG_{2a} 衍生物，经 C8 反相柱分离后，荧光检测器测定荧光强度，这种方法将分离、定量和确证一步完成，是目前应用最多的较为理想的测定黄曲霉毒素的方法。B-环葡聚糖被用于 HPLC 分析玉米中黄曲霉毒素的柱后荧光增强剂。目前，用碘或溴溶液柱后衍生黄曲霉毒素的方法同样引起各国学者的关注。

除了紫外和荧光检测方法外，还有几种检测真菌毒素的方法，如电化检测器成功地用于黄曲霉毒素的测定，双电极电量检测器和单电极电流检测器用于纳克级*Alternaria*属真菌毒素的检测。一些真菌毒素的HPLC测定结果列于表31－4中。

表31-4 一些真菌毒素的HPLC测定方法

毒素名称	测定方法	检出限 (ng/g, ng/mL)	回收率（%）	变异系数（%）	参考文献
AFT					
B_1 B_2 G_1 G_2	I_2衍生，荧光检测器 流动相：水—甲醇—乙腈 （130∶170∶40）	<1（B_1）	87（B_1） 86（B_2） 81（G_1） 82（G_2）	3.1（B_1） 3.6（B_2） 5.2（G_1） 3.8（G_2）	29
B_1 B_2 G_1 G_2	荧光检测器 流动相：三氯甲烷—环己烷—乙腈—异丙醇（750∶225∶30∶20）	0.25（B_1） 0.2（B_2） 0.5（G_1） 0.2（G_2）	79～81 （总量）	2.2～7 4.8～7.4 3.7～15.8 8.3～26.7	28
B_1 B_2 G_1 G_2	TFA衍生，荧光检测器 流动相：水—乙腈—甲醇 （700∶170∶170）	0.3	70～93（B_1） 88～104（B_2） 79～93.2（G_1） 84～108（G_2）	3.1～4.7（B_1） 1.7～15.2（B_2） 2.4～8.7（G_1） 3.2～9.0（G_2）	5
B_1 B_2 G_1 G_2	TFA衍生，荧光检测器 流动相：水—乙腈（1.5∶0.5）	2.5	82～98（B_1） 87～90（B_2） 86～93（G_1） 82～99（G_2）	4.0～11.6（B_1） 1.1～9.5（B_2） 0.6～5.5（G_1） 0.8～5.6（G_2）	31
B_1 B_2 G_1 G_2	荧光检测器 流动相：甲苯—乙酸乙酯—甲酸 （85∶25∶5）	0.4～0.8（B_1） 0.2～0.4（B_1） 0.4～0.8（G_1） 0.2～0.4（G_2）	70（B_1） 83（B_2） 69（G_1） 79（G_2）	——	72
B_1 B_2 G_1 G_2	I_2衍生，荧光检测器 流动相：水—四氢呋喃（80∶20）	0.1（B_1） 0.02（B_2） 0.1（G_1） 0.02（G_2）	77～81.7（B_1） 78.1～88.3（B_2） 71.7～77.8（G_1） 75.2～86.7（G_2）	2.7～6.7 2.8～5.7（B_2） 3.2～8.4（G_1） 4.1～10.4（G_2）	116
B_1 B_2 G_1 G_2	电化学检测器 Britton-Robinson缓冲液—甲醇—乙腈（62.7∶17.9∶19.4）	5	76（B_1） 77（B_2） 87（G_1） 81（G_2）	0.8（B_1） 6.2（B_2） 10（G_1） 7.5（G_2）	120
B_1 B_2 G_1 G_2	Br_2衍生，荧光检测器 流动相：水—甲醇—乙腈（13∶7∶4）	0.8（B_1 G_1） 0.4（B_2 G_2）	——	1.3（B_1 G_1 G_2） 1.2（B_2）	118
B_1 B_2 G_1 G_2	I_2衍生，荧光检测器 流动相：水—乙腈—甲酸（60∶30∶10）	1	65～103（B_1） 69～104（B_2） 66～105（G_1） 73～104（G_2）	——	119
B_1	I_2衍生，荧光检测器 流动相：乙腈—水（3∶7）	＜1	83～93.2	——	50
M_1	TFA衍生，荧光检测器 流动相：甲醇—0.01M磷酸二氢钾 （35∶65）	0.01	91.6～93.2	2.63～4.52	41
M_1	荧光检测器 流动相：乙腈—乙酸—水（15∶3∶82）	0.1	90.8～94.1	6.5～9.3	114
M_1	TFA衍生，荧光检测器 流动相：水—乙腈 梯度洗脱	0.08	70～97.6	3.0～9.0	43
M_1	TFA衍生，荧光检测器 流动相：甲醇—0.01M磷酸二氢钾（1∶1）	0.01	87.42～95.06	0.21～3.48	115
M_1	荧光检测器 流动相：水—乙腈（73∶27）	0.05	93.4～99.1	4.01～5.60	44
M_1	TFA衍生，荧光检测器 流动相：乙腈—乙酸—水（25∶1∶75）	0.014	100.2	——	45

续表

毒素名称	测定方法	检出限 (ng/g, ng/mL)	回收率(%)	变异系数(%)	参考文献
M_1	荧光检测器 流动相:三氯甲烷—2—丙醇—四氢呋喃(95:1:4)	0.01	87.7~94.7	4~8.8	117
M_1	TFA衍生,荧光检测器 流动相:30%乙腈—甲醇(1:1)	0.02	76.3~91.8	——	46
DON	电化学检测器 流动相:甲醇—40mM硼酸盐缓冲液(35:65)	25	——	——	119
DON	紫外检测器 流动相:甲醇:水(2:23)	2.5	90—100	——	6
DON	紫外检测器 流动相:甲醇:水(23:77)	30	90.6	3.24	13
CPA	紫外检测器 流动相:100mL(10%乙酸胺—0.25%4—十二烷二乙撑三胺—0.01M乙酸锌)+200mL水+30mL异丙烷400mL乙腈	——	70.4	——	82
CPA	紫外检测器 流动相:40%乙腈—30%异丙醇—1%乙酸胺—0.025%4—十二烷基乙三胺—0.001M醋酸锌	4ng	72.9~85.9	0.4~12.86	81
CPA	紫外检测器 流动相:甲醇—水(85:15)含4mM硫酸锌	50~100	72~84	3.5~7.4	80
PAT	紫外检测器 流动相:0.8%四氢呋喃	0.32ng	73.6~102.2	——	85
PAT PCA STE	紫外检测器 流动相:己烷—丙醇—冰醋酸(95:3:2)	520(PCA) 200(PAT) 13(STE)	101~112(PCA) 79~88.4(PAT) 100.5~108.3(STE)	3.7~3.9(PCA) 2.4~2.8(PAT) 3.4~4.2(STE)	84
PAT	紫外检测器 流动相:0.2%磷酸—乙腈(95:5)	0.02	95~105	——	128
PAT	紫外检测器 流动相:0.02M磷酸氢二钠	2	81.2~103	2.0~4.8	129
STE	荧光检测器 流动相:甲醇—水 梯度洗脱	——	31~96	2.8~5.4	121
CIV	荧光检测器 流动相:乙酸乙酯—正己烷(7:3)	2	89~102.8	6.5	88
OCHA	荧光检测器 流动相:甲醇—水(70:30)	——	92~95	2.6	77
OCHA	荧光检测器 流动相:甲醇—0.1%磷酸(1:1)	10	92.8~101	2.1~3.4	78
OCHA	荧光检测器 流动相:乙腈—0.1%磷酸(55:45)	1	90	——	78
OCHA	荧光检测器 流动相:乙腈—水—乙酸(55:45:1)	——	86~95.9	2.3~5.93	75
OCHA	荧光检测器 流动相:乙腈—水—0.2M磷酸盐缓冲液(50:47:3) pH7.5	0.2~5	80.7~92.1	3.43~5.93	76
OCHA	荧光检测器 流动相:甲醇—磷酸钾缓冲液(63:37)含10mM四丁基溴化胺	0.02	——	——	126
ZEA	荧光检测器 流动相:三氯甲烷—环己烷—乙腈—乙醇(50:15:2:1)	1	85.7~94.7	——	64

续表

毒素名称	测定方法	检出限（ng/g，ng/mL）	回收率（%）	变异系数（%）	参考文献
ZEA	荧光检测器 流动相：甲醇—水—乙腈（61∶35∶4）	0.2	84	——	65
ZEA	荧光检测器 流动相：乙腈—0.1%磷酸（50∶50）	1	——	——	72
ZEA	紫外检测器 流动相：乙腈—水（60∶40）	——	82.6～95.1	4	73
ZEA	荧光检测器 流动相：甲醇—水（70∶30）	10	84	24.6	67
ZEA	紫外检测器 流动相：甲醇—水（65∶35）	2.0	——	——	69
MON	紫外检测器 流动相：乙腈—水（16∶84）+0.01M四丁基氢氧化胺磷酸盐	100	60	——	122
MON	紫外检测器 流动相：乙腈—水—四丁基氢氧化胺（10∶90∶0.13）	10～180	80	——	89
MON	紫外检测器 流动相：乙腈—10mM四丁基氢氧化胺	100	70～80	——	91
MON	紫外检测器 流动相：乙腈—水—四丁基氢氧化胺（15∶85∶1.3）	50	81～96	——	127
FB_1 FB_2 FB3	OPA衍生，荧光检测器 流动相：甲醇—0.1MNaH_2PO_4（68∶32）	50（FB_1） 50（FB_2） ——	—— —— 96.8	—— —— 2.3	92
FB_1 FB_2	NBD-F衍生，荧光检测器 流动相：甲醇—0.05MNaH_2PO_4（1∶1）	100（FB_1） 100（FB_2）	84～115 76～120	—— ——	93
FB_1 FB_2 FB3	OPA衍生，荧光检测器 流动相：乙腈—水—乙酸（50∶50∶1）	10（FB_1） 10（FB_2）	67 71	5 3	94

（俞世荣）

参考文献

[1] Horwitz, W. Natural Poisons. In chapter 26 of official Methods of Analysis (13th Ed.). Virginia: AoAc, Artington, 1980.

[2] Campbell, A. D, *et al*. Pure and Appl. Chem., 1986, 58: 305～314.

[3] Dickens, J. W, *et al*. Modern Methods in the Analysis and Structural Elueiation of Mycotoxins(Cole, R. J. ed.). N. Y: Academic Press, 1986. 29～49.

[4] Park, D. L, *et al*. J. Assoc. Off. Anal. Chem., 1989, 72: 399～410.

[5] Tarter, E. J, *et al*. J. Assoc. Off. Anal. Chem., 1984, 67: 597～601.

[6] Trenholm, H. L, *et al*. J. Assoc. Off. Anal. Chem., 1985, 68: 645～649.

[7] Trucksess, M. W, *et al*. J. Assoc. Off. Anal. Chem., 1986, 69: 35～36.

[8] Eppley, R. M, *et al*. J. Assoc. Off. Anal. Chem., 1984, 67: 43～45.

[9] Trucksess, M. W., *et al*. J. Assoc. Off. Anal. Chem., 1984, 67: 40～43.

[10] Kamimura, H, *et al*. J. Assoc. Off. Anal. Chem., 1981, 64: 1067～1073.

[11] Romer, T. R, *et al*. J. Assoc. Off. Anal. Chem., 1986, 69: 699～703.

[12] Rood, H. D, *et al*. J. Assoc. Off. Anal. Chem., 1988, 71: 493～498.

[13] Chang, H. L, *et al*. J. Assoc. Off. Anal. Chem. , 1984, 67: 52～54.
[14] Cohen, H, *et al*. J. Assoc. Off. Anal. Chem. , 1984, 67: 1105～1107.
[15] Hutchins, J. E, *et al*. Arch, Envrion. Contam. Toxicol. , 1989, 18: 319～326.
[16] Rosen, J. D, *et al*. J. Chromatogr. , 1986, 335: 241～251.
[17] Hu, W. J, *et al*. J. Food Prot. , 1984, 47: 126～127.
[18] Scott, P. M, *et al*. J. Assoc. Off. Anal. Chem. , 1988, 71: 1176～1179.
[19] Kamimura, H, *et al*. J. Assoc. Off. Anal. Chem. , 1985, 68: 458～461.
[20] Eppley, R. M, *et al*. J. Assoc. Off. Anal. Chem. , 1986, 69: 37～40.
[21] Hetmanski, M. T. Food Additives and Cont. , 1988, 6: 35～48.
[22] Chu, F. S. CRC Critical Rev. Toxicol. , 1977, 2: 499～524.
[23] Shepherd, M. J, *et al*. J. Chromatogr. , 1986, 358: 415～422.
[24] Kamimura, H, *et al*. J. Assoc. Off. Anal. Chem. , 1985, 68: 458～461.
[25] Trucksess, M. W, *et al*. J. Assoc. Off. Anal. Chem. , 1984, 67: 973～975.
[26] Pennington, L. J. J. Assoc. Off. Anal. Chem. , 1986, 69: 690～696.
[27] Park, D. L, *et al*. J. Assoc. Off. Anal. Chem. , 1990, 73: 260～266.
[28] Francis, O. J, *et al*. J. Assoc. Off. Anal. Chem. , 1982, 65: 672～676.
[29] Paulsch, W. E, *et al*. J. Assoc. Off. Anal. Chem. , 1988, 71: 957～961.
[30] Campbell, A. D, *et al*. J. Assoc. Off. Anal. Chem. , 1984, 67: 312～316.
[31] Cohen, H, *et al*. J. Assoc. Off. Anal. Chem. , 1981, 64: 1372～1376.
[32] Awe, M. J, *et al*. J. Assoc. Off. Anal. Chem. , 1981, 64: 1377～1382.
[33] Hutchins, J. E, *et al*. J. Assoc. Off. Anal. Chem. , 1983, 66: 1458～1465.
[34] Patey, A. L, *et al*. J. Assoc. Off. Anal. Chem. , 1991, 74: 76～81.
[35] Trucksess, M. W, *et al*. J. Assoc. Off. Anal. Chem. , 1991, 74: 81～88.
[36] Stubblefield, R. D, *et al*. J. Assoc. Off. Anal. Chem. , 1981, 64: 964～968.
[37] Trucksess, M. W, *et al*. J. Assoc. Off. Anal. Chem. , 1984, 67: 317～320.
[38] Bizl, J. P, *et al*. J. Assoc. Off. Anal. Chem. , 1987, 70: 472～475.
[39] Serralheiro, M. L, *et al*. J. Assoc. Off. Anal. Chem. , 1985, 68: 952～954.
[40] Serralheiro, M. L, *et al*. J. Assoc. Off. Anal. Chem. , 1986, 69: 886～888.
[41] Hisada, K, *et al*. J. Assoc. Off. Anal. Chem. , 1984, 67: 601～606.
[42] Foos, J. F, *et al*. J. Assoc. Off. Anal. Chem. , 1984, 67: 1111～1114.
[43] Cohen, H, *et al*. J. Assoc. Off. Anal. Chem. , 1984, 67: 49～51.
[44] Yousef, A. E, *et al*. J. Assot. Off. Anal. Chem. , 1985, 68: 462～465.
[45] Chang, H. L, *et al*. J. Assoc. Off. Anal. Chem. , 1983, 66: 913～917.
[46] Takeda, N. J. Chromatogr. , 1984, 288: 484～488.
[47] Roberts, B. A, *et al*. J. Assoc. Off. Anal. Chem. , 1981, 64: 961～963.
[48] Shotwell, O. L, *et al*. J. Assoc. Off. Anal. Chem. , 1981, 64: 1060～1063.
[49] Shannon, G. M, *et al*. J. Assoc. Off. Anal. Chem. , 1983, 66: 582～586.
[50] Tuinstra, L. G. M. Th, *et al*. J. Chromatogr. , 1983, 282: 457～462.
[51] Shannon, G. M, *et al*. J. Assoc. Off. Anal. Chem. , 1985, 68: 1126～1128.
[52] Scott, P. M, *et al*. J. Assoc. Off. Anal. Chem. , 1981, 64: 1364～1370.
[53] Bennett, G. A, *et al*. J. Assoc. Off. Anal. Chem. , 1983, 66: 1478～1480.
[54] Cohen, H, *et al*. J. Assoc. Off. Anal. Chem. , 1982, 65: 1429～1434.
[55] Ware, G. M, *et al*. J. Assoc. Off. Anal. Chem. , 1984, 87: 731～734.

[56] Terhune,S. J,*et al*. J. Assoc. Off. Anal. Chem. ,1984,67:1102～1104.

[57] Wreford,B. J,*et al*. Food Additives and cont. ,1987,5:141～147.

[58] Ware,G. M,*et al*. J. Assoc. Off. Anal. Chem. ,1986,69:899～901.

[59] Scott,P. M,*et al*. J. Assoc. Off. Anal. Chem. ,1986,69:889～893.

[60] Bata,A,*et al*. J. Assoc. Off. Anal. Chem. ,1983,66:577～581.

[61] Cohen,H,*et al*. J. Assoc. Off. Anal. Chem. ,1984,67:1105～1107.

[62] Swanson,S. P,*et al*. J. Assoc. Off. Anal. Chem. ,1983,66:909～912.

[63] Gimeno,H. J. Assoc. OH. Anal. Chem. ,1983,66:565～569.

[64] Tanaka,T,*et al*. J. Chromatogr. ,1985,328:271～278.

[65] Scott,P. M,*et al*. J. Assoc. Off. Anal. Chem. ,1988,71:1176～1179.

[66] Bennett,G. A,*et al*. J. Assoc. Off. Anal. Chem. ,1985,68:958～961.

[67] Bagneris,R. W,*et al*. J. Assoc. Off. Anal. Chem. ,1986,69:894～898.

[68] Olsen,M. E,*et al*. J. Assoc. Off. Anal. Chem. ,1985,68:632～635.

[69] James,L. J,*et al*. J. Assoc. Off. Anal. Chem. ,1982,65:8～13.

[70] Chang,H. L,*et al*. J. Assoc. Off. Anal. Chem. ,1984,67:741～744.

[71] Trenholm,H. L,*et al*. J. Assoc. Off. Anal. Chem. ,1984,67:968～972.

[72] Howell. M. V,*et al*. J. Assoc. Off. Anal. Chem. ,1981,64:1356～1363.

[73] Turner,G. V,*et al*. J. Assoc. Off. Anal. Chem. ,1983,66:102～104.

[74] Nesheim,S,*et al*. J. Assoc. Off. Anal. Chem. ,1992,75:481～487.

[75] Cohen,H,*et al*. J. Assoc. Off. Anal. Chem. ,1986,69:957～959.

[76] Terada,H,*et al*. J. Assoc. Off. Anal. Chem. ,1986,69:960～964.

[77] Frohlich,A. A. et al. J. Assoc. Off. Anal. Chem. ,1988,71:949～952.

[78] Hurst,W. J,*et al*. J. Chromatogr. ,1986,362:79～85.

[79] Soares,L. M. V,*et al*. J. Assoc. Off. Anal. Chem. ,1985,68:1128～1130.

[80] Vrano,T,*et al*. J. Assoc. Off. Anal. Chem. ,1992,75:319～322.

[81] Lansden,J. A. J. Assoc. Off. Anal. Chem. ,1984,67:728～731.

[82] Norred,W. P,*et al*. J. Assoc. Off. Anal. Chem. ,1987,70:121～123.

[83] Lansden,J. A. J. Assoc. Off. Anal. Chem. ,1986,69:964～966.

[84] Hurst,W. J,*et al*. J. Chromatogr. ,1987,392:389～396.

[85] Forbito,P. R,*et al*. J. Assoc. Off. Anal. Chem. ,1985,68:950～951.

[86] Gimeno,A,*et al*. J. Assoc. Off. Anal. Chem. ,1983,66:85～91.

[87] Gimeno,A,*et al*. J. Assoc. Off. Anal. Chem. ,1984,67:194～196.

[88] Stubblefield,R. O,*et al*. J. Assoc. Off. Anal. Chem. ,1988,71:721～724.

[89] Scott,P. M,*et al*. J. Assoc. Off. Anal. Chem. ,1987,70:850～853.

[90] Christa Jansen,*et al*. Fresenius Z. Anal. Chem. ,1984,319:60～62.

[91] Shepherd,M. J,*et al*. J. Chromatogr. ,1986,358:415～422.

[92] Sydenham,E. W,*et al*. J. Assoc. Off. Anal. Chem. ,1992,75:313～318.

[93] Scott. P. M,*et al*. J. Assoc. Off. Anal. Chem. ,1992,75:829～834.

[94] Stack,M. E,*et al*. J. Assoc. Off. Anal. Chem. ,1992,75:834～837.

[95] Abramson,D,*et al*. Arch. Environ. Contam. Toxicol. ,1989,18:327～330.

[96] Cole,R. J,*et al*. Modern Methods in the Analysis and Strutural Elucidation of Mycotoxins. Academic Press,N. Y:240～264.

[97] Miller,N,*et al*. J. Assoc. Off. Anal. Chem. ,1985,68:136～137.

[98] Spilmaann, J. R, *et al*. J. Assoc. Off. Anal. Chem., 1985, 68: 453～455.
[99] Tutour, B. L, *et al*. J. Assoc. Off. Anal. Chem., 1984, 67(3): 611～612.
[100] Dominguez, L, *et al*. J. Assoc. Off. Anal. Chem., 1987, 70: 470～472.
[101] Baxter, J. A, *et al*. J. Chromatogr., 1983, 261: 130～133.
[102] Francis, O. J, *et al*. J. Assoc. Off. Anal. Chem., 1985, 68: 643～645.
[103] Francis, O. J, *et al*. J. Assoc. Off. Anal. Chem., 1987, 70: 842～844.
[104] Tarter, E. J, *et al*. J. Chromatogr., 1991, 538: 441～446.
[105] Phillps, T. D, *et al*. J. Assc. Off. Anal. Chem., 1981, 64: 162～165.
[106] Bennett. G. A, *et al*. J. Assoc. Oil Chem., 1984, 61: 1449～1451.
[107] Gilbert, J, *et al*. J. Chromatogr., 1985, 319: 376～381.
[108] D'Agostino, P. A, *et al*. J. Chromatogr., 1986, 367: 77～86.
[109] Black, R. M, *et al*. J. Chromatogr., 1986, 367: 103～115.
[110] Plasencia, J, *et al*. J. Assoc. Off. Anal. Chem., 1990, 73: 973～980.
[111] Francis, O. J, *et al*. J. Assoc. Off. Anal. Chem., 1988, 71: 725～728.
[112] Duhart, B. T, *et al*. Anal. Chimica Acta., 1988, 208: 343～346.
[113] Kuronen, P, *et al*. Arch. Environ. Contam. Toxicol, 1989, 18(3): 327～330.
[114] Tyczkowska, K. J. Assoc. Off. Anal. Chem., 1984, 67: 739～741.
[115] Zhong－He Liu, *et al*. Biomedical Chromatography, 1990, 4: 83～86.
[116] Dorner, J. W, *et al*. J. Assoc. Off. Anal. Chem., 1988, 71: 43～47.
[117] Qian, G. S, *et al*. Anal. Chem., 1984, 56: 2079～2080.
[118] Kok, W. T, *et al*. J. Chromatogr., 1986, 367: 231～236.
[119] Sylvia. V. L, *et al*. J. Chromatogr., 1986, 362: 79～85.
[120] Duhart, B. T, *et al*. Anal. Chimica Acta., 1988, 208: 343～346.
[121] Abramson, D, *et al*. J. Assoc. Off. Anal. Chem., 1989, 72: 342～344.
[122] Lauren, D. R, *et al*. J. Agric. Food Chem., 1991, 39(3): 502～507.
[123] Scott, P. M, *et al*. J. Assoc. Off. Anal. Chem., 1988, 71: 1176～1179.
[124] 任世宣，等. 微生物学通报，1983，10: 263.
[125] Shrivastava, A. K, *et al*. Food Additives and Cont., 1992, 9(4): 331～336.
[126] Breitholtz, A, *et al*. Food Additives and Cont., 1991, 8(2): 183～192.
[127] Sharman, M, *et al*. Food Additives and Cont., 1991, 8(4): 459～466.
[128] Lehmann, D, *et al*. Deutsch. Lebensmittel Rundschau, 1990, 86(7): 216～217.
[129] 吴南. 卫生研究，1992，21(5): 264～267.
[130] 刘勇，等. 卫生研究，1993，22(1)，35～38.
[131] 胡文娟，等. 卫生研究，1988，17(5): 39～42.
[132] 刘勇，等. 卫生研究，1988，17(4): 42～46.

第三十二章　饲料中真菌及其毒素的污染

饲料霉变不仅导致营养价值降低，而且霉变饲料产生毒素能引起动物急性和慢性中毒，有些真菌毒素（如黄曲霉毒素 B_1）的危害在于致癌、致畸、破坏动物免疫力。因此，对饲料污染霉菌问题应引起足够重视。特别是近年来随着养殖业的集约化生产，饲料工业蓬勃发展，饲料霉变问题就显得尤为重要。

第一节　饲料真菌区系及污染情况

一、饲料真菌名录及常用饲草、饲料的真菌区系

由于饲草、饲料种类不同，而且受地理环境、气候等复杂因素的制约，因而污染真菌的情况也不同。现根据查证的国内外资料，将饲料真菌名录、各类饲草、饲料真菌区系汇总如表 32-1 和表 32-2。

表 32-1　饲料真菌名录

Ⅰ. 主要真菌属

曲霉属〔*Aspergillus* (Mich) Link〕(A)

A_1 阿姆斯特丹曲霉 (*A. ametelodami*)
A_2 橙黄曲霉 (*A. avratus*)
A_3 亮白曲霉 (*A. candidus*)
A_4 谢瓦曲霉 (*A. chevalieri*)
A_5 棒曲霉 (*A. clavatus*)
A_6 矮棒曲霉 (*A. clavatus — nanica*)
A_7 淡黄曲霉 (*A. cremeus*)
A_8 弯头曲霉 (*A. deflectus*)
A_9 幽美曲霉 (*A. elegans*)
A_{10} 椭圆曲霉 (*A. ellipticus*)
A_{11} 黄曲霉 (*A. flavus*)
A_{12} 黄柄曲霉 (*A. flavipes*)
A_{13} 黄叉曲霉 (*A. flava — furacatis*)
A_{14} 烟曲霉 (*A. fumigatus*)
A_{15} 灰绿曲霉 (*A. glaucus*)
A_{16} 细棒曲霉 (*A. glavatonanica*)
A_{17} 合阳曲霉 (*A. heyangensis*)
A_{18} 日本曲霉 (*A. japenicus*)
A_{19} 蒙地曲霉 (*A. montevidensis*)
A_{20} 构巢曲霉 (*A. nidulans*)
A_{21} 黑曲霉 (*A. niger*)
A_{22} 赭曲霉 (*A. ochraceus*)
A_{23} 华丽曲霉 (*A. ornatus*)
A_{24} 米曲霉 (*A. oryzae*)
A_{25} 孔曲霉 (*A. ostianus*)
A_{26} 寄生曲霉 (*A. parasiticus*)
A_{27} 帚状曲霉 (*A. penicilloides*)
A_{28} 匍匐曲霉 (*A. repens*)
A_{29} 局限曲霉 (*A. restrictus*)
A_{30} 赤曲霉 (*A. ruber*)
A_{31} 菌核曲霉 (*A. sclevotiorum*)
A_{32} 稀疏曲霉 (*A. sparsus*)
A_{33} 硫色曲霉 (*A. sulpureus*)
A_{34} 聚多曲霉 (*A. sydowii*)
A_{35} 溜曲霉 (*A. tamarii*)
A_{36} 土曲霉 (*A. terreus*)
A_{37} 栖土曲霉 (*A. terricola*)
A_{38} 焦曲霉 (*A. ustus*)
A_{39} 杂色曲霉 (*A. versicolor*)
A_{40} 温特曲霉 (*A. wentii*)

青霉属 (*Penicillium*)

P_1 皮刺青霉 (*P. aculeatum*)
P_2 微白青霉 (*P. albidum*)
P_3 橙白青霉 (*P. aurantio — canaidum*)
P_4 短密青霉 (*P. brevi — compactum*)
P_5 棕褐青霉 (*P. brunneum*)

P_6肉黄青霉（*P. carneo — lutescens*）
P_7产黄青霉（*P. chrysogenum*）
P_8黄绿青霉（*P. citreo — viride*）
P_9肉桂青霉（*P. cinnamopurpureum*）
P_{10}橘青霉（*P. citrinum*）
P_{11}普通青霉（*P. commune*）
P_{12}顶青霉（*P. corylophilum*）
P_{13}从花青霉（*P. corymbiferum*）
P_{14}皮落青霉（*P. crustosum*）
P_{15}圆弧青霉（*P. cyclopium*）
P_{16}齿孢青霉（*P. daleae*）
P_{17}斜卧青霉（*P. decumbens*）
P_{18}杜氏青霉（*P. duclauxi*）
P_{19}扩张青霉（*P. expansum*）
P_{20}瘿青霉（*P. fellutanum*）
P_{21}常现青霉（*P. feequentans*）
P_{22}绳状青霉（*P. funiculosum*）
P_{23}唐菖蒲青霉（*P. gladioli*）
P_{24}粒状青霉（*P. granulatum*）
P_{25}郝氏青霉（*P. herquei*）
P_{26}纠缠青霉（*P. implicatum*）
P_{27}岛青霉（*P. islandicum*）
P_{28}意大利青霉（*P. italicum*）
P_{29}微紫青霉（*P. janthinellum*）
P_{30}羊毛状青霉（*P. lanosum*）
P_{31}堇衣草青霉（*P. lavendulum*）
P_{32}淡紫青霉（*P. lilacinum*）
P_{33}暗蓝青霉（*P. lividum*）
P_{34}马顿青霉（*P. martensii*）
P_{35}斑点青霉（*P. meleagrinum*）
P_{36}多色青霉（*P. multicolor*）
P_{37}黑青霉（*P. nigricans*）
P_{38}点青霉（*P. notatum*）
P_{39}橄榄绿青霉（*P. olivinoviride*）
P_{40}草酸青霉（*P. oxalicum*）
P_{41}徘徊青霉（*P. palitans*）
P_{42}蕈青霉（*P. paxilli*）
P_{43}桧状青霉（*P. piceum*）
P_{44}软毛青霉（*P. puberulum*）
P_{45}产紫青霉（*P. purpurogenum*）
P_{46}细小青霉（*P. pusillum*）
P_{47}娄地青霉（*P. roqueforti*）
P_{48}红紫青霉（*P. roseo — purpureum*）
P_{49}红色青霉（*P. rubrum*）
P_{50}皱褶青霉（*P. rugulosum*）
P_{51}简单青霉（*P. simplicissimum*）
P_{52}离生青霉（*P. solitum*）
P_{53}小刺青霉（*P. spinulosum*）
P_{54}歧皱青霉（*P. steckii*）
P_{55}缓生青霉（*P. tardum*）
P_{56}土生青霉（*P. terrestre Jensen*）
P_{57}汤姆青霉（*P. thomii*）
P_{58}荨麻青霉（*P. urticae*）
P_{59}变幻青霉（*P. variabile*）
P_{60}变异青霉（*P. varians*）
P_{61}绒状青霉（*P. velutinum*）
P_{62}疣孢青霉（*P. verruculosum*）
P_{63}纯绿青霉（*P. viridicatum*）
P_{64}瓦克青霉（*P. waksmanii*）
P_{65}沃特曼青霉（*P. wortmanni*）

镰刀菌属〔*Fusarium* Link ex Fr.〕(F)

F_1 锐顶镰刀菌（*F. acuminatum*）
F_2 水生镰刀菌（*F. aquaeductuum*）
F_3 节孢状镰刀菌（*F. arthrosporioides*）
F_4 燕麦镰刀菌（*F. avenaceum*）
F_5 弯角镰刀菌（*F. camptoccras*）
F_6 同色镰刀菌（*F. coneolor*）
F_7 黄色镰刀菌（*F. culmorum*）
F_8 多隔镰刀菌（*F. decemcellulare*）
F_9单隔镰刀菌（*F. dimerum*）
F_{10}木贼镰刀菌（*F. equiseti*）
F_{11}泡木贼镰刀菌（*F. equisti var bullatum*）
F_{12}镰状镰刀菌（*F. fusarioides*）
F_{13}禾谷镰刀菌（*F. graminearum*）
F_{14}虬孢镰刀菌（*F. larvarum*）
F_{15}砖红镰刀菌（*F. lateritium*）
F_{16}节状镰刀菌（*F. merismoides*）
F_{17}串珠镰刀菌（*F. moniliforme*）
F_{18}串珠镰刀菌胶孢变种
（*F. moniliforme* var. *subglutinans*）
F_{19}雪腐镰刀菌（*F. nivale*）
F_{20}大型禾雪腐镰刀菌（*F. nivale* (Fr) *ces* var. *Majuswr*）
F_{21}共孢镰刀菌（*F. oxysporum*）
F_{22}梨孢镰刀菌（*F. poae*）
F_{23}接骨木镰刀菌（*F. sambucinum*）
F_{24}半裸镰刀菌（*F. semitectum*）
F_{25}半裸镰刀菌大孢变种（*F. semitectum* var *majns*）
F_{26}茄病镰刀菌（*F. solani*）
F_{27}拟枝孢镰刀菌（*F. sporotrichioides*）
F_{28}硫色镰刀菌（*F. sulphureum*）
F_{29}烟草镰刀菌（*F. tabacinum*）
F_{30}三线镰刀菌（*F. tricinctum*）

F_{31}腹状镰刀菌（*F. ventricosum*）

F_{32}棒镰刀菌（*F. xylarioides*）

Ⅱ. 其他真菌属（种）（R）

梨头霉属（*Absidia V. Tiegh*）

R_1伞枝犁头霉（*A. corymbifera*）

R_2分枝犁头霉（*A. ramosa*）

R_3簧顶孢霉属（*Acrospocira*）

交链孢霉属（*Alternaria* Nees ex wallr）

R_4交链孢霉（*A. alternata*）

R_5拟稻瘟交链孢霉（*A. oryzae*）

R_6细交链孢霉（*A. tenuis*）

节菱孢属（*Arthrinium* Kunze ex Fr）

R_7节菱孢霉（*A. phaeospermum*）

短梗霉属（*Aureobasidium* Viala et Boy）

R_8出芽短梗霉（*A. pullulans*）

R_9白僵属（*Beauveria* Vuill）sp.

R_{10}假丝酵母属（*Candida* Berkh）sp.

头孢霉属（Cephalosporium corda）

R_{11}顶孢头孢霉（*C. acremonium*）

R_{12}产黄头孢霉（*C. chrysogenum*）

R_{13} （*C. corda*）

R_{14}粉红头孢霉（*C. roscum*）

长喙壳属（*Ceratocystis* Ell. et Halst）

R_{15}甘薯长喙壳（*C. fimbriata*）

毛壳菌属（*Chaetomium* Kunze ex Fr）

R_{16}颈毛壳菌（*C. ellisianum*）

R_{17}球毛壳菌（*C. globosum*）

R_{18}卷霉属（*Grcinella* V. Tiegh. et le Monn）sp.

枝孢属（*Cladosporium Link*）

R_{19}芽枝状枝孢霉（*C. cladosporioides*）

R_{20}多主枝孢霉（*C. herbarum*）

麦角菌属（*Claviceps* Tul）

R_{21}雀稗麦角（*Claviceps paslito*）

弯孢霉属（*Curvularia* Boed）

R_{22}新月弯孢霉（*C. lunata*）

R_{23}Drechslera *Oryzae* sp

附球菌属（*Epicoccum* Link）

R_{24}黑附球菌（*E. nigrum*）

R_{25}紫附球菌（*E. purparascens*）

长蠕孢属（*Helminthosporium* Link ex Fr.）

R_{26}玉蜀黍长蠕孢（*H. maydis*）

R_{27}炭色长蠕孢（*H. carboum*）

R_{28}链生长蠕孢（*H. catenarium*）

R_{29}禾草蠕孢霉（*H. sorokinanum*）

R_{30}腐质霉属（*Humicola* Traan）sp.

黑乌霉属（*Memnoniella* Hӧни）

R_{31}刺黑乌霉（*M. echinata*）

R_{32}绿僵菌属（*Metarrhizium* sorok）sp.

红曲属（*Monascus* V. Tiegh）

R_{33}烟色红曲（*M. fulginosus*）

丛梗孢属（*Monilia* Bon）

R_{34}好食丛梗孢（*M. sitophila*）

毛霉属（*Mucor* Mich. ex Fr.）

R_{35}卷枝毛霉（*M. circinelloides*）

R_{36}易脆毛霉（*M. fragilis*）

R_{37}冻土毛霉（*M. hicmalis*）

R_{38}小孢毛霉（*M. microsporus*）

R_{39}高大毛霉（*M. mucedo*）

R_{40}密丛毛霉（*M. plumbeus*）

R_{41}总状毛霉（*M. racemosus*）

R_{42}鲁氏毛霉（*M. rouxianus*）

黑孢属（*Nigrospora* Zimm）

R_{43}稻黑孢霉（*N. oryzae*）

R_{44}节卵孢属（*Oospora* Wallr）sp.

漆斑菌属（*Myrothecium* Tode ex Fr.）

R_{45}疣孢漆斑菌（*M. verrucaria*）

拟青霉属（*Paecilomyces* Bain）

R_{46}桃色拟青霉（*P. persicinus*）

R_{47}烟红拟青霉（*P. fumosoroseus*）

R_{48}宛氏拟青霉（*P. rarioti*）

R_{49}茎点霉属（*Phoma* Sacc）sp.

水玉霉属（*Pilobolus* Tode ex Fr）

R_{50}晶澈水玉霉（*P. crystallinus*）

腐霉属（*Pythium* Pringsh）

R_{51}棘腐霉（*P. spinosum*）

R_{52}微小根毛霉（*Rhizomucor* Pusillus）

R_{53}丝核菌属（*Rhizoctonia* Dc. ex Fr）sp

根霉属（*Rhizopus* Ehrenb. ex corda）

R_{54}少根根霉（*R. arrhizus*）

R_{55}小孢根霉（*R. microsporus*）

R_{56}米根霉（*R. oryzae*）

R_{57}足样根霉（*R. rhizopodiformis*）

R_{58}匍枝根霉（*R. Stolonifer*）

帚霉属（*Scopulariopsis* Bain）

R_{59}短柄帚霉（*S. brevicaulis*）

R_{60}核盘菌属（*Selerotinia*）sp.

R_{61}瘤孢霉属（*Sepedonium* Link ex Fr.）sp.

葡萄穗霉属（*Stachybotrys* Corda）

R_{62}黑葡萄穗霉（*S. atra*）

匍柄霉属（*Stemphylium* Wallr）

R_{63}冬青匍柄霉（*S. ilicis*）

共头霉属（*Syncephalastrum schröt*）

R$_{64}$总状共头霉（*S. racemosum*）

色串孢属（*Torula* Pers. ex Fr.）

R$_{65}$草色串孢（*T. herbarum*）

R$_{66}$球拟酵母属（*Torulopsis* Beri）sp.

毛锥孢属（*Trichoconis* Clem.）

R$_{67}$稻毛椎孢（*T. padwickii*）

木霉属（*Trichoderma* Pers. ex Fr.）

R$_{68}$绿色木霉（*T. viride*）

R$_{69}$康宁木霉（*T. koningii*）

单端孢属（*Trichothecium* Link ex Fr.）

R$_{70}$粉红单端孢（*T. roseum*）

绿核菌属（*Ustilaginodea* Bref.）

R$_{71}$稻绿核霉（*U. virens*）

黑粉菌属[*Ustilago*(*pers.*) Rouss]

R$_{72}$蜀黍黑粉菌（*U. maydis*）

R$_{73}$轮枝孢属（*Verticillium* Nees ex wallr）sp.

表 32-2　各类饲草、饲料真菌区系

真菌区系 饲料名称	曲霉属(A)	镰刀菌属(F)	青霉属(P)	其他真菌属(种)(R)
玉米	24 种(A$_{1、3、4、9、11、12、14-16、20-24、26-30、34-36、38-40}$)	21 种(F$_{1、4-6、9、10、12、13、15、17-27、29}$)	32 种(P$_{1-4、6-8、10、12、15、18、19、21、22、25、29-32、40、45、47、51-56、58-60、64}$)	31 种(R$_{2、3、6、11、13、14、16、17、19、20、22、24、26、28、29、34、39-41、44、53、52、56、61、63、64、66、68、70、72、73}$)
麦、高粱、糜、谷类	26 种(A$_{1、3-8、11、12、14、15、18、20-26、28、30、32、35、36、38、39、40}$)	20 种(F$_{2、4-7、9、10、12、13、17-29、21-28}$)	24 种(P$_{4、5、7、8、10、12、15、17、19、21、27、30、32、36、38、40、47、50、44、54、58、59、63、65}$)	24 种(R$_{6、8、10、11、13、14、17、19、22、24、25、28、29、38、39、49、53、52、61、63、66、68、70、73}$)
大米	27 种(A$_{1、3-7、11、12、14-16、18、20-22、24、26、28、30、32、34、36-40}$)	7 种(F$_{4、10、13、17、21、24、26}$)	31 种(P$_{4、5、7、8、10-12、14、15、18、19、21、22、25-28、33、36、40、45、47、49、50、52、55、58、59、63、65}$)	25 种(R$_{2、4-7、14、17、19、20、22、23、24、29、34、39、41、55、56、58、63-65、67、68、70}$)
豆类	14 种(A$_{1、3、11、12、14、15、20-22、28、30、35、39、40}$)	9 种(F$_{6、8、10、13、17、21、23、24、26}$)	12 种(P$_{7、8、10、15、19、21、27、40、47、45、59、37}$)	12 种(R$_{6、13、17、19、22、29、39、40、53、63、68、70}$)
薯类	14 种(A$_{3、7、11、12、14、15、18、20-22、24、29、37、39}$)	10 种(P$_{1、6、7、10、13、17、24、26、29、31}$)	13 种(P$_{4、7、8、15、22、29、32、40、45、47、50、48、64}$)	9 种(R$_{6、14、19、22、29、39、40、52、63}$)
秸秆及青干草	18 种(A$_{1、3、4、11、12、14、15、20-22、28、30、34-36、38-40}$)	20 种(F$_{1、4-7、10、12、13、16-19、21、23-26、28、29、32}$)	16 种(P$_{4、7、8、10、12、15、19、21、22、40、45、47、50、58、59、61}$)	33 种(R$_{6、9-15、17、19、21、22、24、25、28、29、39-41、45、49-52、59-61、68、70-73}$)
配合饲料	17 种(A$_{1、3、10-12、14、17、20-22、28、30、34-36、38、39}$)	6 种(F$_{9、13、17、24、26、31}$)	16 种(P$_{4、6-8、10、15、19、22、28、38-40、42、43、58、63}$)	13 种(R$_{1、6、10、13、19、24、31、39-41、45、52、53、68、70}$)
饼渣类	14 种(A$_{1、3、11、14、20-22、28、30、34、35、38、39、17}$)	4 种(F$_{13、17、24、26}$)	16 种(P$_{5、7、9、10、12、14、15、21、38、40、47、50、58、59、63}$)	13 种(R$_{6、13、19、24、25、39-41、45、52、53、68、70}$)
鱼骨粉	11 种(A$_{1、3、11、14、20、28、30、34、36、38、39}$)		7 种(P$_{7、10、15、32、40、47、43}$)	9 种(R$_{6、17、19、39-41、45、52、68}$)
糠麸类	25 种(A$_{1、3-5、11、12、14-16、18、20-22、24、28-30、33-40}$)	13 种(F$_{2-4、6、9、10、12-14、17、24、27、29}$)	19 种(P$_{7、8、10、15、18-20、22、25、27、33、40、45、47、51、52、55、59、63}$)	25 种(R$_{2、4-6、10、13、17、18、19、20、22、23、28、34、39-41、52、55、56、64、65、67、68、70}$)

注:表中括号内为所产毒素名的代号。

表 32-1 和表 32-2 所列数据大多是 1980 年至今，收集 30 余种饲草、饲料污染真菌种类而汇集的，总计列出饲料污染真菌 210 种，其中曲霉属 40 种，青霉属 65 种，镰刀菌属 32 种，其他腐生真菌 46 个属，73 种，基本反映了饲料真菌区系。

二、饲草、饲料中真菌的带菌量及各类真菌检出率

1. 饲料中真菌带菌量

霉菌的带菌量直接影响到饲料品质，近年来国内有不少单位对饲料真菌带菌量进行测定。为了解我国饲料污染的总体情况，现将各地区不同类型饲料的带菌量汇总如表 32-3。

表 32-3 饲料及饲料原料中真菌带菌量

样品名称	检验份数（带菌量1 000个/g）	0.0～1.0以下		1.0～10.0以下		10.0～40.0以下		40.0～100.0以下		100.0～1 000.0以下		1 000.0～10 000.0以下		10 000.0以上	
		份数	%	份数	%	份数	%	份数	%	份数	%	份数	%	份数	%
配合饲料	270	17	6.3	40	14.8	88	32.6	31	11.5	58	21.5	24	8.5	21	4.4
浓缩饲料	23	1	4.3	1	4.3	13	56.5	2	8.8	5	21.8	1	4.3		
颗粒饲料	46	25	54.3	10	21.8	4	8.7	3	6.5	2	4.4	1	2.2	1	2.2
玉米粉	21	2	9.5	5	23.8	3	14.3	3	14.3	5	23.8	3	14.3		
小麦粉	2			1	50.0	1	50.0								
麸皮	34	1	2.9	21	61.8	7	20.6	1	2.9	4	11.8				
谷糠	7			3	42.85	3	42.85			1	14.3				
鱼粉	50	5	10.0	31	62.0	7	14.0			5	10.0	1	2.0	1	2.0
骨粉	9	1	11.1	6	66.7	2	22.2								
血粉	4			2	50.0	2	50.0								
菜籽饼	8	2	25.0	4	50.0	1	12.5	1	12.5						
豆饼	18	1	5.6	9	50.0	7	38.8	1	5.6						
棉籽饼	18	2	11.1	10	55.6	4	22.2	2	11.1						
花生饼	6			3	50.0	2	33.3			1	16.7				
其他饼类	16			6	37.5	4	25.0			3	18.75			3	18.75

表 32-3 数据来自广东、广西、甘肃、陕西、云南、福建、浙江、江苏、河南、河北、黑龙江、吉林、辽宁、四川、湖北等 15 个省（自治区），共抽检饲料样品 532 份，其中带菌量在10^4 个/g 以内的（可利用部分）有 404 份，占 75.9%，另有 24.1%的饲料带菌量在10^5 个/g 以上（禁用部分）。从表 32-3 看 3 种混合饲料带菌量在 10^5 个/g 以上的，分别占总检数的百分比为：配合饲料 34.4%，浓缩饲料 26.1%，颗粒饲料 8.8%，这说明颗粒饲料的带菌量远比粉状混合饲料要小。饲料原料以玉米粉的带菌量最大，在 10^5 个/g 以上的样品占总检数的 38.1%，其次为其他饼类（麻籽饼及芝麻饼等）占 16.7%，谷糠 14.3%，鱼粉 14.0%，麸皮 11.8%。而小麦粉、骨粉、血粉、菜籽饼、豆饼、棉籽饼的带菌量均在10^4 个/g以内。

不同地区配合饲料真菌带菌量比较见表 32-4。

表 32-4　不同地区配合饲料真菌带菌量

样品来源	检验份数（带菌量1 000个/g）	0.0～1.0以下		1.0～10.0以下		10.0～40.0以下		40.0～100.0以下		100.0～1 000.0以下		1 000.0～10 000.0以下		10 000.0～以上	
		份数	%	份数	%	份数	%	份数	%	份数	%	份数	%	份数	%
东　北	20			5	25.0	10	50.0	2	10.0	2	10.0	1	5.0		
西　北	151	6	4.0	28	18.5	43	28.5	10	6.6	37	24.5	15	9.9	12	8.0
西　南	19			1	5.3	15	78.9	2	10.5	1	5.3				
华　东	25			2	8.0	4	16.0	8	32.0	7	28.0				
华　北	8			1	12.5	4	50.0	2	25.0	1	12.5				
华　南	36	8	22.2	2	5.6	8	22.2	10	27.8	7	19.4	1	2.8		
华　中	11	3	27.3	1	9.1	4	36.3	1	9.1	2	18.2				

由表 32-4 可知，同类饲料由于地区不同，饲料中真菌带菌量也有差异，其中以华东区配合饲料带菌量最大，在 10^5 个/g 以上的样品占总检数 60%，以下依次为西北区 42.4%，华南区 22.2%，华中区 18.2%，东北区 15%，华北区 12.5%，西南区 5.3%。

2. 饲草、饲料中各类真菌的检出率

殷蔚申等，从 1987 年至 1989 年在全国 42 个县市采集饲料和饲料原料共 234 个，分离鉴定出真菌 25 属 83 种，其中主要真菌属的检出率如图 32-1 所示。

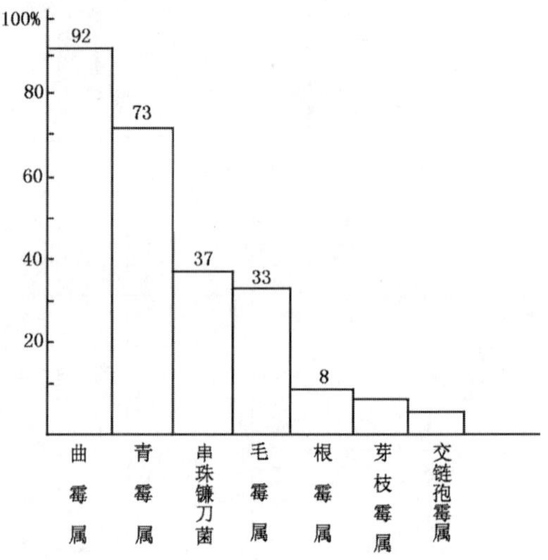

图 32-1　234 个样品中检出主要真菌属（种）样品所占百分率（%）

作者 1985～1987 年在陕西省 60 县市，共采集 20 种 1 113 份饲草、饲料样品，已鉴定出真菌 60 属 147 种，其中据文献记载产毒素真菌共 23 属 103 种，总计分离产毒素真菌 26 166株，各属产毒素真菌在 20 种饲草、饲料中的总侵染率及在不同类型饲草、饲料中侵染率的比较见图32-2～图 32-17。

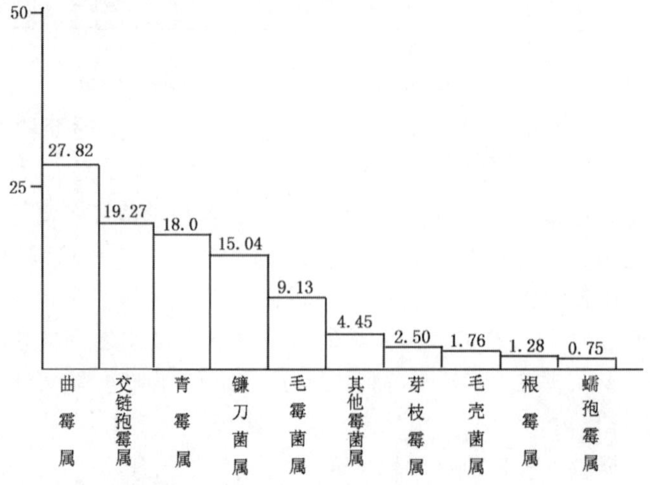

图 32-2　20 种饲草、饲料中各属真菌所占百分率（%）

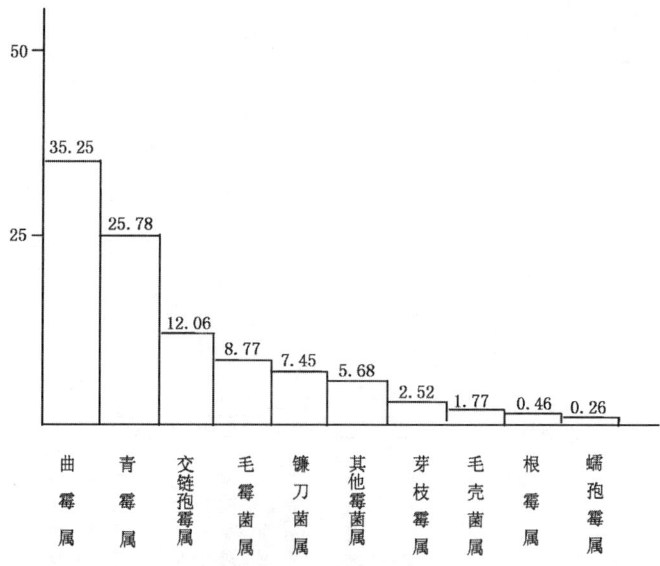

图 32-3　11 种饲料中各属真菌所占百分率（%）

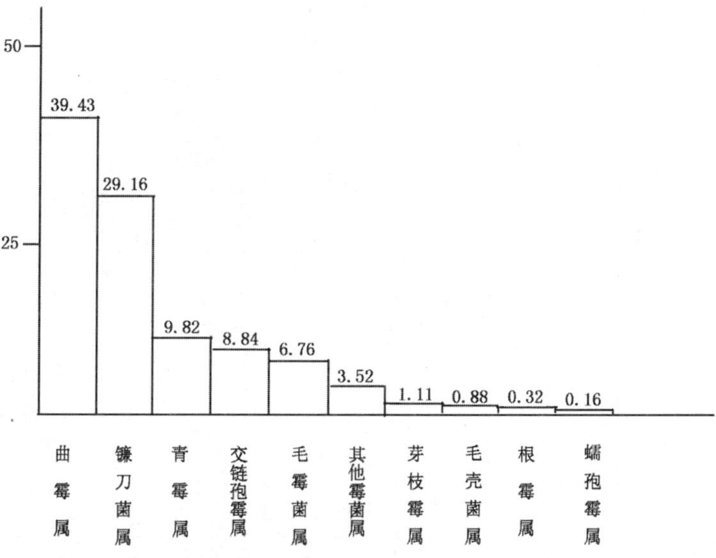

图 32-4　玉米中各属真菌所占百分率（%）

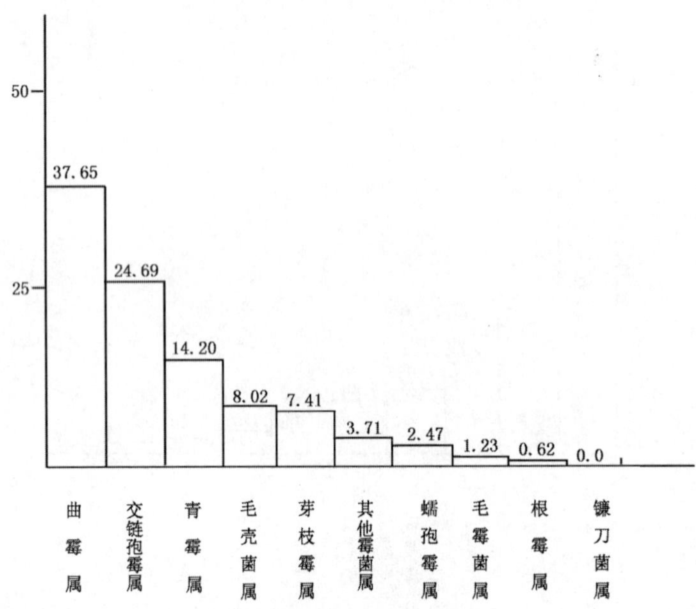

图 32-5 大米中各属真菌所占百分率（%）

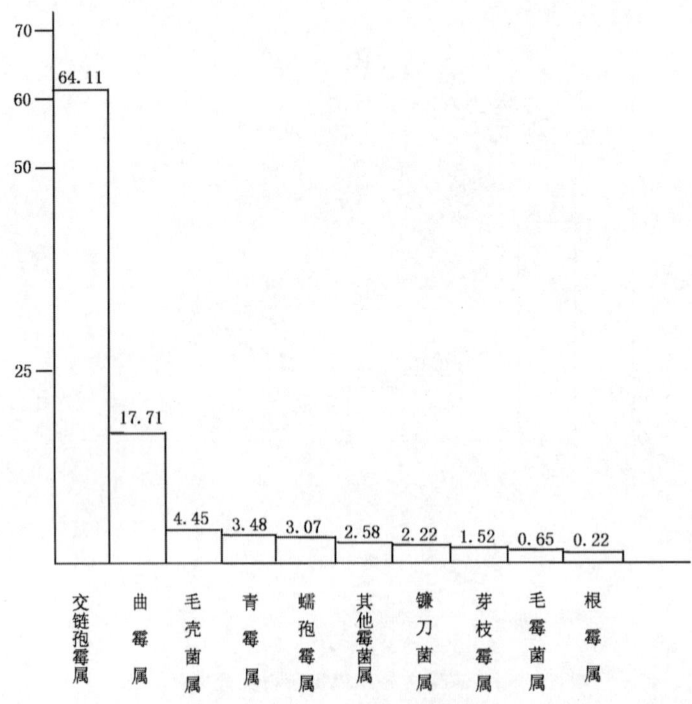

图 32-6 小麦、高粱、糜谷类饲料中各属真菌所占百分率（%）

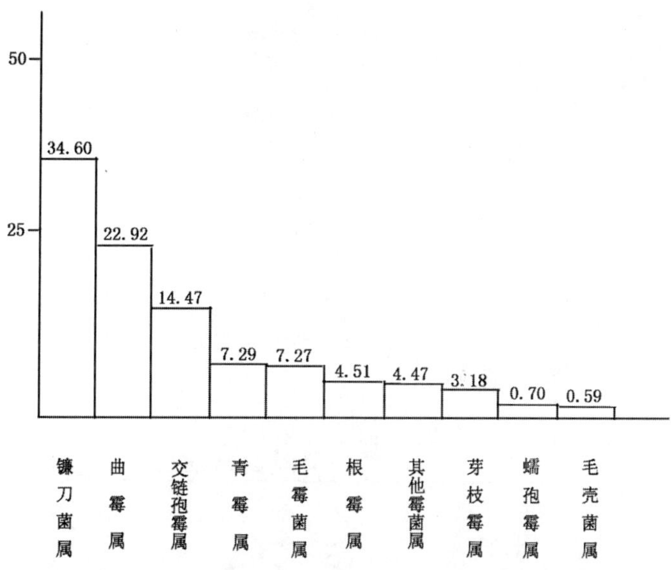

图 32-7 麦草、稻草、玉米秆、青干草中各属真菌所占百分率（%）

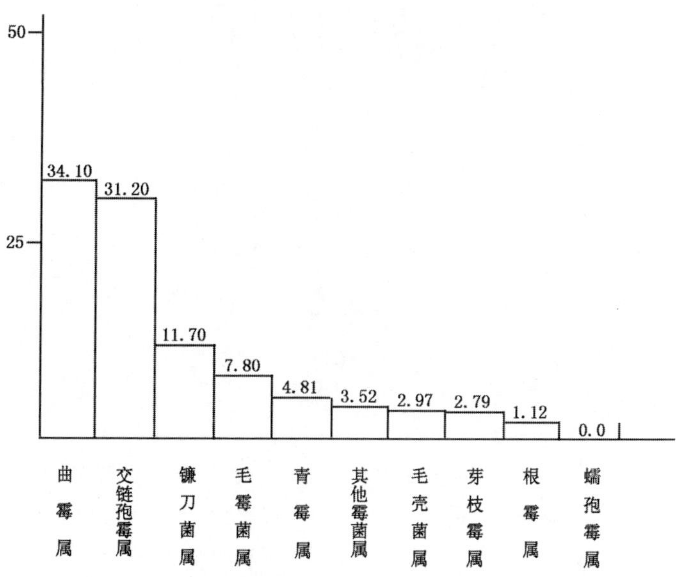

图 32-8 豆类原料中各属真菌所占百分率（%）

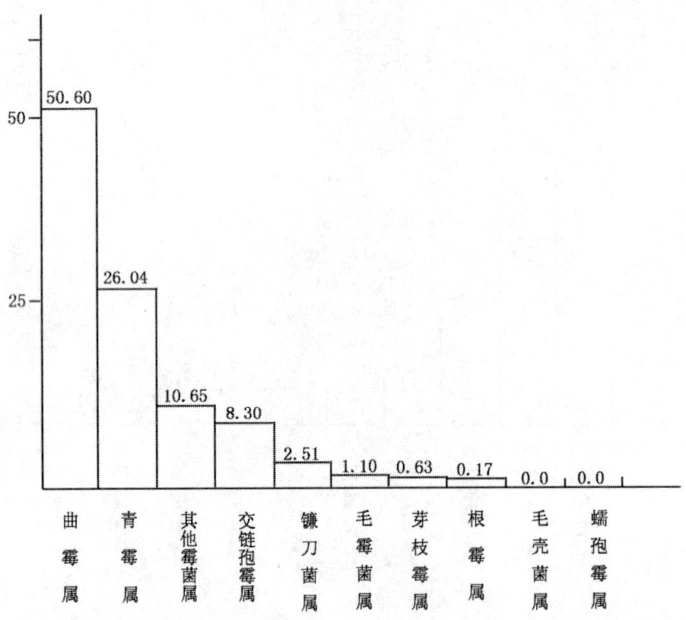

图 32-9　甘薯中各属真菌所占百分率（%）

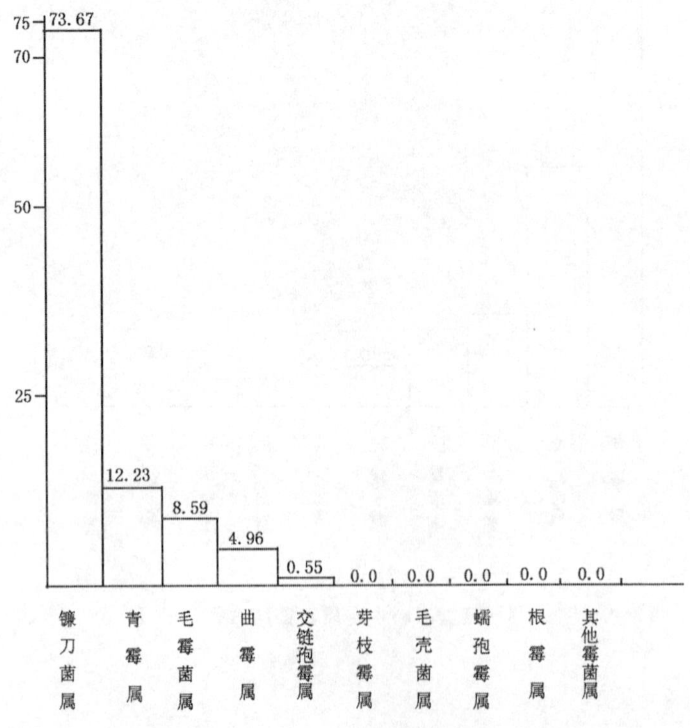

图 32-10　马铃薯中各属真菌所占百分率（%）

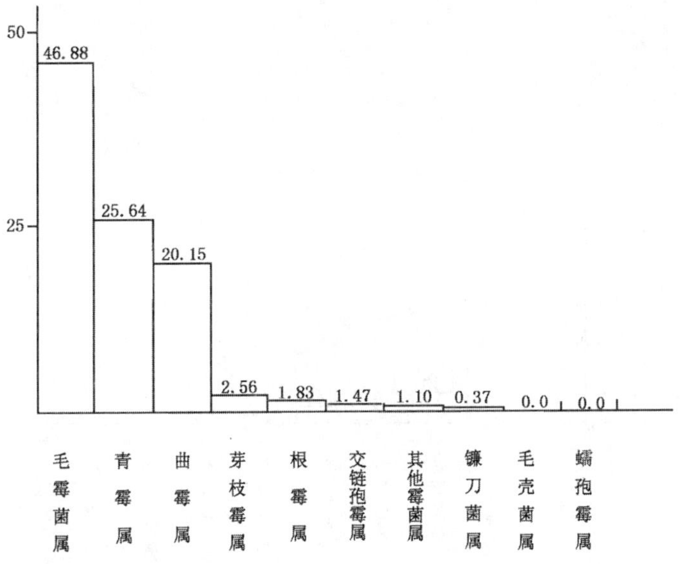

图 32-11　菜籽饼、小麻子饼、胡麻饼中各属真菌所占百分率（%）

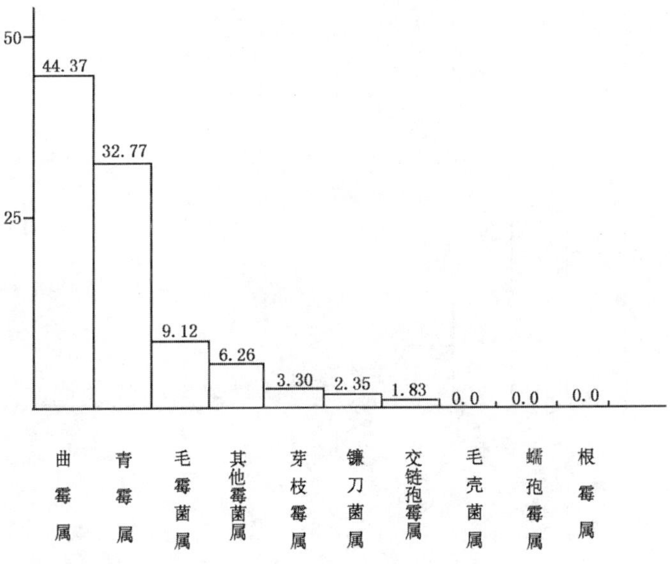

图 32-12　豆饼、棉籽饼、花生饼中各属真菌所占百分率（%）

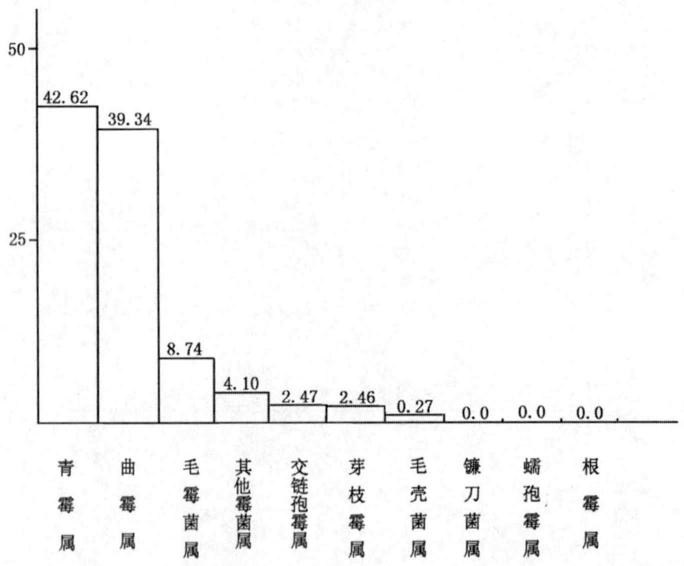

图 32-13 鱼骨粉、血粉中各属真菌所占百分率（%）

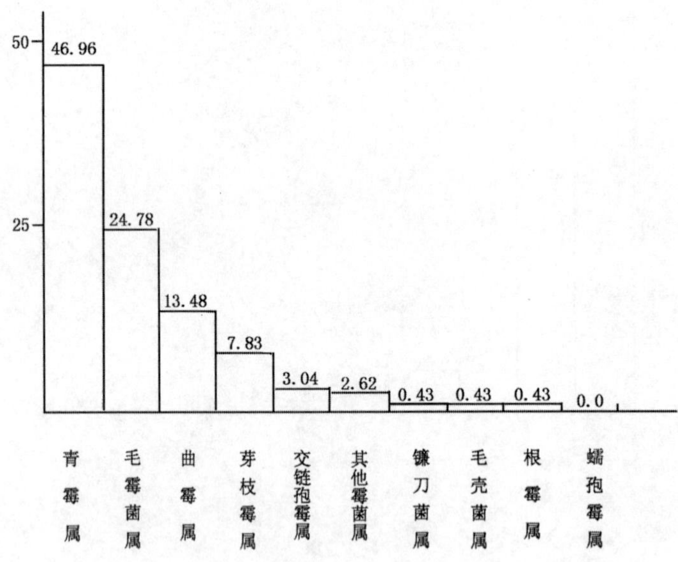

图 32-14 麸皮中各属真菌所占百分率（%）

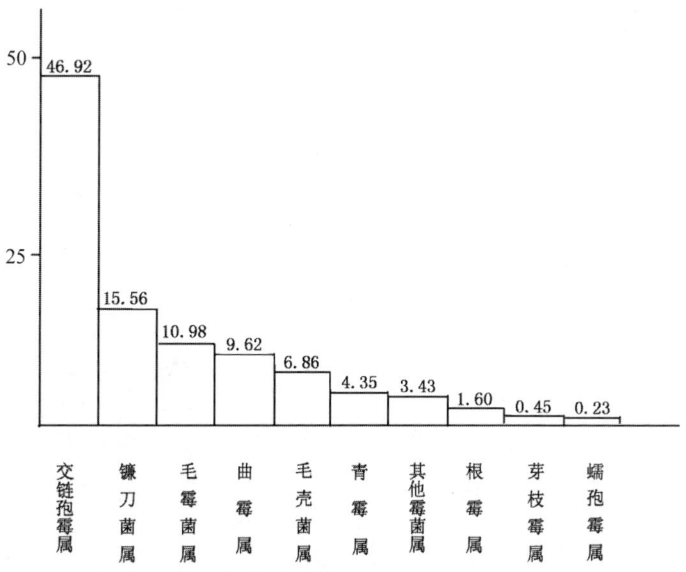

图 32-15 谷糠中各属真菌所占百分率（%）

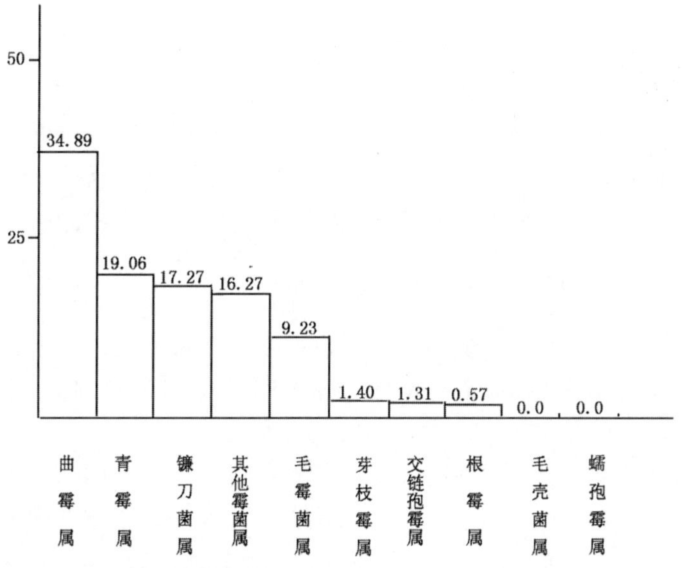

图 32-16 配合饲料中各属真菌所占百分率（%）

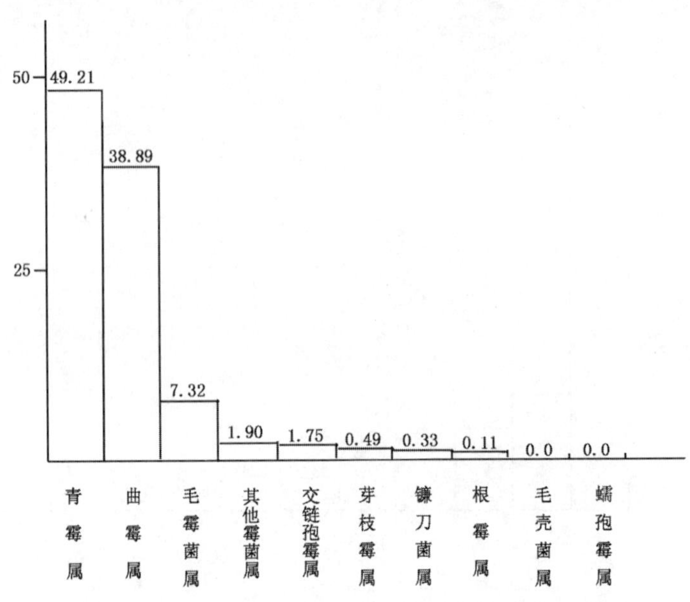

图 32-17　糟渣类饲料中各属真菌所占百分率（%）

以上两次大范围、多品种饲料真菌调查表明，饲料、饲草的主要真菌相是曲霉属、交链孢霉属、青霉属、镰刀菌属、毛霉属和根霉属。以陕西 20 种饲草、饲料真菌相调查为例，上述 6 属真菌的污染率占分离真菌总数（26166 株）的 90.54%，而其余 17 属真菌仅占 9.46%。

图 32-3 至图 32-17 列出了不同类型饲草、饲料真菌相及污染率的差异，而这种差异的变动范围主要表现在镰刀菌属和交链孢霉属。例如镰刀菌属在各类饲草、玉米、马铃薯、谷糠、豆类及配合饲料中污染率高，而在大米、鱼骨粉中几乎分离不到，在菜籽饼、小麻籽饼、胡麻饼、麸皮、糟渣之类饲料中镰刀菌属的污染率也较低。交链孢霉属在小麦、高粱、糜谷、大米、豆类、谷糠及各类饲草中均有高比例的污染率，而在各种饼类和配合饲料中污染率较低。菜籽饼、小麻籽饼及胡麻饼中毛霉菌属的污染率居首。

三、饲料真菌的地理分布特点

陕西、甘肃、宁夏、河南、安徽、浙江、广东、广西等地的玉米、小麦、大米、麦草、青干草污染真菌种类的调查资料表明，比较同种饲料原料和饲草中污染真菌的种类及污染率的地区差异，见表 32-5。

由于各地区的温度、湿度、日照、通风等情况不同，饲料带染霉菌情况亦不一致。表 32-5 所反映的同种饲料，由于地区不同，污染真菌种类和污染率的差异是明显的，例如曲霉属是中温性真菌，因此广东、广西以及长江中下游地区的玉米、大米带染曲霉的种类和污染率均多于和高于陕西、河南等地，而镰刀菌属是低温性真菌，因此陕西、河南等地玉米带染镰刀菌的种类和污染率多于和高于广东地区，并且差异明显。长江中下游由于小麦赤霉病严重这一特殊因素，小麦中镰刀菌的污染率明显上升。宁夏地区的灵武、盐池两县属于风沙干旱气候，适应干生性真菌的生长，因此该地区青干草中嗜盐性曲霉，特别是杂色曲霉污染率高于陕西的青干草。

表 32-5 不同地理区域饲草、饲料中真菌种类和污染率比较

样品名称 \ 区域地名 \ 真菌属(种)		曲霉属		青霉属		镰刀菌属		其他真菌属(种)	
		种数	污染率(%)	种数	污染率(%)	种数	污染率(%)	种数	污染率(%)
玉米	陕西	11	39.43	13	9.82	15	29.16	16	21.59
	河南	4	19.4	12	17.6	9	47.7	9	15.30
	广东	18	67.0	21	8.3	3	18.8	16	5.9
大米	陕西	7	37.65	6	14.2	0	0	8	48.15
	浙江	13		7		0		11	
	安徽		90.7		4.80		0.07		4.43
	广西		93.4		2.60		2.90		0.50
小麦	陕西	10	17.68	9	1.30	15	2.41	15	78.62
	河南	12	25.60	14	16.6	5	5.60	9	52.20
	安徽						96.7		3.30
甘薯	陕西	10	40.07	7	10.77	13	15.23	10	33.93
	甘肃	4	11.02	6	20.27	6	24.94	11	43.77
青干草	陕西	9	17.78	9	5.91	14	32.71	19	43.60
	宁夏	6	49.8	鉴定到属	6.25	鉴定到属	1.28	9	42.67

四、气候变化对真菌生长繁殖的影响

作者自 1981～1986 年对陕西省永寿县农户贮藏玉米和小麦带染有毒真菌的消长情况进行了连续性观察，其有毒真菌与侵染率的变化见表 32-6 和表 32-7。

表 32-6 永寿县玉米、小麦有毒菌侵染率（%）

年代	总侵染率		镰刀菌属		串珠镰刀菌		青霉属		曲霉属		其他真菌属	
	小麦	玉米	小麦	玉米	小麦	玉米	小麦	玉米	小麦	玉米	小麦	玉米
1981	89.12	94.46	16.04	79.73	14.99	57.99	48.74	22.66			77.69	70.63
1983	87.76	60.38	1.52	10.09	0.12	1.52	0.30	0.19	29.94	52.19	70.30	2.19
1984	63.80	24.18		2.55		0.91		0.55	2.50	0.27	62.90	15.91
1985	36.40	21.36	0.10	2.55		1.45	0.30	0.45	9.20	2.27	25.10	4.18
1986	35.57	8.42	0.14	0.57	0.14	0.43	0.43	0.28	1.0	2.72	34.0	4.85

表 32-7 永寿县小麦、玉米有毒真菌相的变化

真菌名称 \ 接种粒数 \ 样品名	小麦				玉米			
	1983 年	1984 年	1985 年	1986 年	1983 年	1984 年	1985 年	1986 年
	1 650 粒	1 000 粒	1 000 粒	700 粒	1 050 粒	1 100 粒	1 100 粒	700 粒
禾谷镰刀菌	0.5				3.80	1.6	1.0	0.1
拟枝孢镰刀菌	0.4				0.1			

续表

真菌名称 \ 接种粒数 \ 样品名	小麦				玉米			
	1983 年	1984 年	1985 年	1986 年	1983 年	1984 年	1985 年	1986 年
	1 650 粒	1 000 粒	1 000 粒	700 粒	1 050 粒	1 100 粒	1 100 粒	700 粒
木贼镰刀菌	0.4						0.5	
串珠镰刀菌	0.1			0.1	1.5	0.9	1.5	0.4
半裸镰刀菌	0.1		0.1					
同色镰刀菌					1.8			
茄病镰刀菌					0.1			
砖红镰刀菌					0.1			
赤曲霉	22.0	0.7	1.0		37.0		0.2	
匍匐曲霉	1.9	0.1	0.2		1.7			0.1
阿姆斯特丹曲霉	4.6	0.7	5.0	0.3	11.6	0.3	0.5	0.5
杂色曲霉	0.06		0.4				0.2	1.3
烟曲霉		0.2	0.7				0.2	0.4
构巢曲霉		0.1	0.4	0.1			0.3	
黄曲霉	0.7	0.5	1.3	0.6	1.9		1.0	0.3
焦曲霉			0.1					
产黄青霉			0.1	0.3				
圆弧青霉	0.2		0.1	0.1		0.4	0.4	0.1
橘青霉			0.1		0.2			
草酸曲霉					0.1		0.1	0.1
扩张青霉						0.2		
细交链孢霉	60.0	35.3	19.1	26.6	1.7	2.3	1.8	1.1
粉红单端孢霉	0.6	0.5				0.1		
腊叶芽枝霉	0.2		0.1		0.1		0.1	
球毛壳菌		5.1	0.1	1.3		11.1	0.6	0.1
绿色木霉			0.1				0.1	0.6
长蠕孢霉属	6.2	20.0	4.0		0.1	0.1	0.3	
紫色附球霉	2.9	0.2						
根霉属	0.2							
毛霉属		0.2		0.4				0.6
瘤孢霉属		0.1	0.1			0.7		
丝核菌属		1.0				0.3		
头孢霉属		0.1					0.2	
拟青霉属				0.1				
白曲霉	0.06							

连续5年对永寿县小麦、玉米中真菌相和侵染率的观察发现，有毒真菌的菌谱在不同年份中虽有变动，但差异不显著，新种出现大多处于相对稳定状态。然而侵染率的年度差异明显，如1981年玉米、小麦真菌总侵染率是5年中最高的一年，玉米的镰刀菌侵染率高达79.73%，这是一个罕见的情景。1983年玉米、小麦中曲霉菌的侵染率远远高于其他年份。据调查这两年玉米、小麦有毒真菌大幅度上升，与寒冷和潮湿的气候有着直接关系。查阅永寿县的气象资料，从1960年至1986年有过6次大的降水（年份是1964，1970，1975，1978，1981，1983年），而1981年又是6年之中降水量最高的一年，秋季降雨最高达654.8mm，占全年降雨量的76.42%；秋季相对湿度也是最高的一年，平均82.7%，其中九月份平均相对湿度达87%；日照时数是最短的一年，7～9月合计仅有421.8h；冬季（10～12月）平均气温低于其他年份（分别是8.8℃、3.1℃和－1.5℃）。因此，持续降雨天气，相对湿度高，日照时间短，使玉米、小麦含水量增大，是造成霉变的直接因素，此外寒冷则有利于镰刀菌毒素产生，所以当年玉米小麦中镰刀菌的侵染率明显上升。

1983年秋季降雨量为368.9mm，也属大降水量的范畴，所以本年度玉米、小麦有毒真菌总侵染率也相当高，但与1981年相比，其镰刀菌的侵染率并不高，而曲霉属的侵染率则很高，尤其是嗜盐性灰绿曲霉群的真菌，分离株数占曲霉属总菌株数的97.9%（小麦）和99.1%（玉米），此现象可能与玉米、小麦含盐量增加有关。

第二节 饲料中的产毒真菌及真菌毒素

产毒真菌使人体或动物发生各种急性或慢性中毒症时，大致可分为四种情况：①某些真菌本身含有毒素，误食后直接引起中毒，如毒蘑菇。②某些真菌含有毒性物质，粮食作物和牧草被寄生后带毒，如麦角中毒、赤霉病麦中毒等。③某些真菌腐生于粮食或饲料后，在生长、发育过程中产生各种毒性代谢物质，积累于粮食和饲料中使之带毒，如曲霉、青霉、葡萄穗霉毒素等。④饲料、粮食被某些真菌生长、繁殖、代谢后变质，形成对健康有害的物质，或长期食用后引起营养缺乏。本章讨论的产毒真菌主要是后三种情况。

真菌毒素是一种次级代谢产物，就是说一种真菌可以产生1种或数种真菌毒素，反过来一种真菌毒素同时可由多种真菌所产生。因此，讨论产毒真菌和真菌毒素的问题，也应按照上述特点分别叙述，以掌握产毒真菌和真菌毒素的完整概念。

一、饲料中产毒真菌名录及真菌毒素的种类

近年来国内外有关产毒真菌和真菌毒素的研究资料报道很多，其中孟昭赫（1981）编译了角田广等的新作《真菌毒素图解》；同年由Richard等编著出版了《毒性真菌代谢产物手册》；Ъ. ихuеiеьский等（1985）编著出版了《动物霉菌中毒的预防》，这些都是近年来有关产毒真菌及真菌毒素的专著。作者根据这些专著及国内外近年来的一些研究资料，汇编了产毒真菌名录及其所产生的毒素如表32-8。

表 32-8 产毒真菌名录及其产生毒素种类

产毒真菌	毒素种类	产毒真菌	毒素种类
曲霉属(*Aspergillus*) spp.	变应性毒素	26. 雪白曲霉(*A. niveus*)	橘青霉素
1. 棘孢曲霉(*A. aculeatus*)	裸麦酸	27. 赭曲霉(*A. ochraceus*)	蜂蜜曲霉素,赭曲霉毒素,青霉酸,大黄素,裸麦酸黄霉梅精,紫梅连、羟曲霉酸,曲霉酸
2. 浅白曲霉(*A. albidus*)	曲酸		
3. 洋葱曲霉(*A. auiaceus*)	棕曲霉毒素,青霉酸	28. *A. oniki*	蜂蜜曲霉素类,β- 硝基丙酸
4. 阿姆斯特丹曲霉(*A. amstelodami*)	刺孢曲霉素类毒素	29. 米曲霉(*A. oryzae*)	麦芽米曲霉素,曲酸,曲霉菌毒素类
5. 黄褐曲霉(*A. aurantiobrunneus*)	杂色曲霉素	30. 孔曲霉(*A. ostianus*)	青霉酸、黄曲霉毒素
6. 泡盛曲霉(*A. awamori*)	畸形素,曲酸	31. 寄生曲霉(*A. parasiticus*)	黄曲霉毒素,杂色曲霉素,多色曲霉素类,曲酸
7. 短柄曲霉(*A. brevipes*)	Viriditoxin(青霉毒素类)	32. 海枣曲霉(*A. phoenicis*)	畸形素,多色曲霉素类
8. 丛簇曲霉(*A. caespitosus*)	烟曲霉震颤素、疣孢青霉原	33. 四脊曲霉(*A. quadrilineatus*)	杂色曲霉素
9. 亮白曲霉(*A. candidus*)	曲酸,橘青霉素,三苯素,黄孢素	34. *A. quercinus*	青霉酸
		35. 赤曲霉(*A. ruber*)	刺孢曲霉素类,黄曲霉毒素
10. 谢瓦曲霉(*A. chevalieri*)	刺孢曲霉素类,黄曲霉毒素,黄西林-x,Gliotoxin	36. 菌核曲霉(*A. sclerotiorom*)	青霉酸,赭曲霉毒素
11. 棒曲霉(*A. clavatus*)	棒曲霉素,曲酸,细胞弛缓素,震颤原类毒素,内酯毒	37. 星形曲霉(*A. stellatus*)	土曲霉素
12. 刺孢曲霉(*A. echinulatus*)	刺孢曲霉素	38. 硫色曲霉(*A. sulphureus*)	赭曲霉毒素,青霉酸,黄梅精,紫梅连,曲霉菌毒素类
13. 疏展曲霉(*A. effusus*)	曲酸	39. 溜曲霉(*A. tamarii*)	曲酸
14. 无花果曲霉(*A. ficuum*)	畸形素	40. 土曲霉(*A. terreus*)	土曲霉素,土曲霉酸,橘青霉素,展青霉素,珠布壳菌素类
15. 费希尔曲霉(*A. fisheri*)	土曲霉素		
16. 黄曲霉(*A. flavus*)	黄曲霉毒素,杂色曲霉素,曲霉毒素,环并偶氮酸曲酸,曲霉酸,多色曲霉素类,震颤原类毒素	41. 焦曲霉(*A. ustus*)	杂色曲霉素,曲酸,奥佛尼红素,奥斯汀,刺孢曲霉素类
		42. 两型壳曲霉(*A. variecolor*)	杂色曲霉素
17. 烟曲霉(*A. fumigatus*)	烟曲霉震颤素,疣孢青霉原,烟曲霉素,曲酸,烟曲霉醌,烟曲霉素,烟曲霉酸,小刺青霉素,枝霉黏毒素,内 Gliotoxin	43. 杂色曲霉(*A. versicolor*)	杂色曲霉素类,多色曲霉素,奥佛尼红素,正苏罗尼酸,环并偶氮酸类
		44. 绿垂曲霉(*A. viride* — *mutans*)	Viriditoxin(青霉菌毒素类)
18. 巨大曲霉(*A. giganteus*)	曲酸,展青霉素		
19. 灰绿曲霉(*A. glaucus*)	曲酸	45. 温特曲霉(*A. wentii*)	大黄素,曲酸,黄曲霉毒素
20. 鲣曲霉(*A. hymnosardae*)	曲酸	46. 佩特曲霉	赭曲霉毒素
21. 变黄曲霉(*A. lutescens*)	曲酸	47. 皱褶曲霉	杂色曲霉素
22. *A. luteo* — *virescens*	曲酸	48. 金色土曲霉	珠囊壳素类
23. 蜂蜜曲霉(*A. melleus*)	赭曲霉毒素 A,青霉酸,黄梅精,紫梅连,蜂蜜曲霉素,曲霉菌毒素类	49. *A. tuteo* — *virescens*	曲酸
24. 构巢曲霉(*A. nidulans*)	杂色曲霉素,曲酸,黄西林-x,煅曲霉毒素,多色曲霉素类	青霉属(*Penicillium*)	变应性毒素
		1. 微白青霉(*P. albidum*)	灰黄霉素
25. 黑曲霉(*A. niger*)	畸形素,黄曲霉毒素,多色曲霉素类	2. *P. atrovenetum*	曲霉菌毒素类

续表

产毒真菌	毒素种类	产毒真菌	毒素种类
3. 白色青霉(*P. albicans*)	副真菌毒素	33. 粒状青霉(*P. granulatum*)	展青霉素
4. 金绿青霉(*P. aurantiovivens*)	球毛壳菌素,青霉酸	34. 灰黄青霉(*P. griseofulvum*)	展青霉素,灰黄霉素类,曲酸
5. 榛色青霉(*P. avellaneum*)	大黄素	35. *P. griseum*	青霉酸
6. 巴恩青霉(*P. baarnense*)	青霉酸	36. 纠缠青霉(*P. implicatum*)	橘青霉素,核盘菌素类
7. 布雷青霉(*P. brefeldianum*)	土曲霉素,灰黄霉素,斜卧青霉素	37. 岛青霉(*P. islandicum*)	岛青霉素,瑰天精,黄天精,红天精,大黄素,皱褶青霉素,娄地青霉素类,环氯素
8. 短密青霉(*P. brevi-compactum*)	霉酚酸		
9. *P. brunneo-stoloniferum*	灰黄霉素		
10. 棕褐青霉(*P. brunneum*)	大黄素,瑰天精,皱褶青霉素	38. 意大利青霉(*P. italicum*)	刺孢曲霉素类
		39. *P. janczewskii*	灰黄霉素类
11. 变灰青霉(*P. canescens*)	青霉酸,青霉震颤素	40. 微紫青霉(*P. janthinellum*)	疣孢青霉素,青霉酸,灰黄霉素
12. 产黄青霉(*P. chrysogenum*)	青霉酸	41. 詹森青霉(*P. jensenii*)	橘青霉素
13. *P. cinerascens*	小刺青霉素	42. 羊毛状青霉(*P. lanosum*)	展青霉素
14. 黄绿青霉(*P. citreo-viride*)	橘青霉素,黄绿青霉素	43. 石状青霉(*P. lapidosum*)	展青霉素
		44. *P. leucopus*	展青霉素
15. 橘青霉(*P. citrinum*)	曲酸,橘青霉素,黄曲霉毒素	45. 淡紫青霉(*P. lilacinum*)	青霉酸
16. *P. clavariae-formis*	大黄素	46. 暗蓝青霉(*P. lividum*)	青霉酸,橘青霉素
17. 棒形青霉(*P. claviforme*)	展青霉素	47. *P. madriti*	青霉酸
18. 肉黄青霉(*P. carneo-lutescens*)	霉酚酸,球二孢菌素	48. 马顿青霉(*P. martensii*)	青霉素
19. *P. concavo-rugulosum*	娄地青酶素类	49. 梅林青霉(*P. melinii*)	展青霉素,灰黄霉素
20. 皮落青霉(*P. crustosum*)	青霉震颤素	50. 黑青霉(*P. nigricans*)	灰黄霉素
21. 蓝青霉(*P. cyaneum*)	斜卧菌素	51. 点青霉(*P. notatum*)	黄西林-*x*,橘青霉素
22. 蓝棕青霉(*P. cyaneo-fu-lvum*)	展青霉素	52. 新西兰青霉(*P. novae-zeelandiae*)	展青霉素,青霉震颤素
23. 圆弧青霉(*P. cyclopium*)	青霉震颤素,环并偶氮酸类,青霉酸,黄梅精,紫梅连,圆弧青霉素类,赭曲霉毒素,展青霉素	53. *P. obscurum*	Gliotoxin
		54. 赭鲑色青霉(*P. ochrosa-lmoneum*)	黄绿青霉素
		55. 橄榄绿青霉(*P. olivinoviride*)	青霉酸
24. 齿孢青霉(*P. daleae*)	曲酸	56. 草酸青霉(*P. oxalicum*)	裸麦酸,展青霉素,青霉酸
25. 斜卧青霉(*P. decumbens*)	斜卧菌素		
26. *P. divergens*	展青霉素	57. 徘徊青霉(*P. palitans*)	青霉震颤素,青霉酸、赭曲霉毒素
27. 土壤青霉(*P. equinum*)	展青霉素		
28. 扩张青霉(*P. expansum*)	展青霉素,橘青霉素,弯孢霉素	58. *P. paraherquei*	疣孢青霉素
		59. 展青霉(*P. paxilli*)	展青霉素,灰黄霉素
29. 瘿青霉(*P. fellutanum*)	橘青霉素,黄绿青霉素,	60. 蕈青霉(*P. phoeniceum*)	蕈青霉素,烟曲霉震颤素
30. *P. fenelliae*	青霉酸		
31. 常现青霉(*P. frequentans*)	黄曲霉毒素	61. 费尼青霉(*P. phoeniceum*)	卵孢霉素
32. *P. estinogenum*	震颤原毒素类	62. 鱼肝油青霉(*P. piscarium*)	疣孢青霉素

续表

产毒真菌	毒素种类	产毒真菌	毒素种类
63. 软毛青霉（*P. puberulum*）	青霉震颤素，环并偶氮酸，青霉酸，黄曲霉毒素，展青霉素，赭曲霉毒素	90. 多色曲霉（*P. multicolor*）	嗜氮酮，核盘菌素类
		91. 赭青霉（*P. ochraceum*）	青霉酸，大黄素
64. 垫状青霉（*P. pulvillorum*）	黄绿青霉素	92. 普通曲霉（*P. commune*）	杂色曲霉素，赭曲霉毒素
65. 产紫青霉（*P. purpurogenum*）	红色青霉素，曲酸，赭曲霉毒素		
66. 皱绒青霉（*P. raciboskii*）	灰黄霉素	镰刀菌属（*Fusarium*）	变应性毒素
67. 雷斯青霉（*P. raistrickii*）	土曲霉素，灰黄霉素	1. 燕麦镰刀菌（*F. avenaceum*）	新茄病镰刀菌醇类，镰刀菌烯酮-x，二醋酸蔗草镰刀菌烯醇，T-2 毒素，赤霉烯酮
68. 娄地青霉（*P. roqueforti*）	展青霉素，青霉酸，娄地青霉素类		
69. 红色青霉（*P. rubrum*）	红色青霉毒素，曲酸，卵孢霉素	2. 大刀镰刀菌（*F. cuimorum*）	T-2 毒素，HT-2 毒素，脱氧雪腐镰刀菌醇醋酸酯，茄病镰刀菌醇，赤霉烯酮
70. 皱褶青霉（*P. rugulosum*）	瑰天精，皱褶青霉素		
71. 简单青霉（*P. simplicissimum*）	青霉酸，斜卧菌素	3. 杂色镰刀菌（*F. diversi－sporum*）	二醋酸蔗草镰刀菌醇(DAS)
72. 小刺青霉（*P. spinulosum*）	青霉震颤素，小刺青霉素	4. 木贼镰刀菌（*F. equiseti*）	DAS 类，茄病镰刀菌醇，镰刀菌烯酮-x，丁烯酸内酯，赤霉烯酮(S)，T-2，二乙酸雪腐镰刀菌烯醇(ADON)，单端孢霉烯类
73. 歧皱青霉（*P. steckii*）	橘青霉毒素		
74. 匍枝青霉（*P. stoloniferum*）	霉酚酸		
75. *P. suavolens*	青霉酸	5. 镰状镰刀菌（*F. fusarioides*）	串珠镰刀菌
76. 缓生青霉（*P. tardum*）	瑰天精，皱褶青霉素，山扁豆酸	6. 囊突镰刀菌（*F. gibbosum*）	赤霉烯酮
77. 托尼青霉（*P. terlikowskii*）	Gliotoxin 脱氢枝黏霉素	7. 禾谷镰刀菌（*F. graminearum*）	DAS，镰刀菌烯酮-x，串珠镰刀菌素，丁烯酸内酯(BT) ADON，脱氧雪腐镰刀菌烯醇(DON)，赤霉烯酮类
78. 土壤青霉（*P. terrestre*）	展青霉素，大黄素		
79. 汤姆青霉（*P. thomii*）	青霉酸		
80. *P. toxicarium*	黄绿青霉素	8. 砖红镰刀菌（*F. lateritium*）	DAS，茄病镰刀菌醇，镰刀菌烯酮-x，赤霉烯酮、ADON
81. 不整青霉（*P. turbatum*）	Hyalodendrin *tetrasulfide*		
82. 荨麻青霉（*P. urticae*）	展青霉素，灰黄霉素，皱褶青霉素，黄曲霉毒素，赭曲霉毒素	9. 串珠镰刀菌（*F. moniliforme*）	串珠镰刀菌素，赤霉烯酮，赤霉菌素
		10. 串珠镰刀菌胶孢变种（*F. moniliforme* var. *sunglutimans*）	串珠镰刀菌素
83. 变幻青霉（*P. variabile*）	皱褶青霉素，黄曲霉毒素，赭曲霉毒素		
84. *P. verrucosum*	娄地青霉素	11. 雪腐镰刀菌（*F. nivale*）	雪腐镰刀菌，镰刀菌烯酮-x，赤霉烯酮，BT，ADON 类
85. 疣孢青霉（*P. verruculosum*）	疣孢青霉素，TR－2，鲜绿青霉素，娄地青霉素，赭曲霉毒素	12. 尖孢镰刀菌（*F. oxysporum*）	赤霉烯酮，T-2，ADON，镰刀菌烯酮-x，BT，DAS
86. 纯绿青霉（*P. viridicatum*）	赭曲霉毒素，青霉酸，黄梅精，紫梅连，橘青霉素，点绿青霉素，圆弧青霉素，灰黄霉素，蜂蜜曲霉素类，多疣毒素，副真菌毒素，曲霉菌毒素类	13. 梨孢镰刀菌（*F. poae*）	T-2，HT-2 类，茄病镰刀菌醇，新茄病镰刀菌烯醇，BT
		14. 粉红镰刀菌（*F. roseum*）	DAS 类，T-2，DON，脱氧雪腐镰刀菌醇醋酸酯，单端孢霉酮，BT，赤霉烯酮
87. 畸胎绿青霉（*P. viridi－cyclopium*）	灰黄霉素	15. 接骨木镰刀菌（*F. sambucinum*）	DAS
88. 沃特曼青霉（*P. wortmannii*）	瑰天精，皱褶青霉素，大黄素	16. *F. sambucinum* var. *coeruleum*	赤霉烯酮
89. 点青霉（*P. notatum*）	橘青霉素	17. 蔗草镰刀菌（*F. scirpi*）	DAS

续表

产毒真菌	毒素种类
18. 半裸镰刀菌 (*F. Semitectum*)	T-2,BT,DAS
19. 茄病镰刀菌 (*F. solani*)	茄病镰刀菌醇,T-2,镰刀菌烯酮-x,DAS,BT,NT-1,NT-2,赤霉烯酮,甘薯宁,甘薯醇类
20. 拟枝孢镰刀菌 (*F. sporotrichioides*)	T-2,HT-2 类,茄病镰刀菌醇,新茄病镰刀菌醇,DAS,BT,赤霉烯酮,孢子镰刀菌素
21. 硫色镰刀菌 (*F. sulphureum*)	DAS 类
22. 三线镰刀菌 (*F. tricinctum*)	DAS,T-2,HT-2,BT,赤霉烯酮,单端孢霉烯类
23. 水生镰刀菌 (*F. aquaeductuum*)	镰刀菌烯酮-x
24. 单隔镰刀菌 (*F. dimerum*)	镰刀菌烯酮-x,雪腐镰刀菌醇
25. 同色镰刀菌 (*F. concolor*)	赤霉烯酮,DAS 类
26. 黄色镰刀菌 (*F. culmorum*)	DAS,新茄病镰刀菌烯醇 T-2,BT,赤霉烯酮
27. 藤仓赤霉 (*Gibberella fujikuroi*)	串珠镰刀菌素
28. *G. intricans*	DAS.
29. 玉蜀黍赤霉 (*G. zeae*)	赤霉烯酮类
30. 雪腐丽赤壳 (*Calonectria nivalia Schaffnit*)	丽赤壳菌素类
31. 膨孢镰刀菌	赤霉烯酮
32. 表球镰刀菌	赤霉烯酮
33. 锐顶镰刀菌 (*F. acuminatum*)	孢子镰刀菌素
34. 弯角镰刀菌 (*F. camptoccras*)	
35. 半裸镰刀菌大孢变种 (*F. semitectum* var *majns*)	BT
其他有毒真菌(属、种)	
交链孢霉属 (*Alternaria*)	变应性毒素,间孢菌素
1. 交链孢霉 (*A. alternata*)	细偶氮酸,变应性毒素
2. 瓜交链孢霉 (*A. cucumerina*)	交链孢霉醇类
3. 茄交链孢霉 (*A. dauci*)	交链孢霉醇类
4. 菊池交链孢霉 (*A. kikuchiana*)	细偶氮酸

产毒真菌	毒素种类
5. 长柄交链孢霉 (*A. longipes*)	细偶氮酸
6. 苹果交链孢霉 (*A. maid*)	细偶氮酸,交链孢霉毒
7. 细交链孢霉 (*A. tenuis*)	细偶氮酸,交链孢霉醇类,交链孢霉烯,交链孢霉素类,甲基醚
8. 细极交链孢霉 (*A. tenuissima*)	细偶氮酸
梨孢假壳属 (*Apiospora*)	
9. *A. camptospora*	绿毛霉素类,蜂蜜曲霉素类
珠网霉属 (*Arachniotus*)	
10. 金珠网霉 (*A. auveus*)	珠囊壳素类
11. *Acroscyphus sphaerophoroides*	瑰天精
12. 枝顶孢霉属 (*Acremonium*)	卵孢霉素
壳二孢属 (*Ascochyta*)	
13. 不全壳二孢 (*A. imperfecta*)	斜卧菌素
14. *Baccharis megapotamica*	酒神菊素
15. *Bacillus brevis*	Viriditoxin
16. *B. cereus*	Viriditoxin
17. *B. megaterium*	裸麦酸
18. *B. mycoides*	交链孢霉醇类,交链孢霉烯,交链孢霉素
19. *B. subtilis*	黑毛壳素,畸形素 Dehydrogliotoxin
白僵菌属 (*Beauveria*)	
20. 白僵菌 (*B. bassiana*)	卵孢霉素
Bipolaris (属)	
21. *B. sorokiniane*	杂色曲霉素
葡萄孢属 (*Botrytis*)	
22. 葱腐葡萄孢 (*B. allii*)	绿色霉素,灰黄霉素类
丝衣霉属 (*Byssochlamys*)	
23. *B. nivea*	展青霉毒素
丽赤壳属 (*Calonectria*)	
24. 麦类雪腐菌 (*C. nivalis*)	丽赤壳毒素类
假丝酵母属 (*Candida*)	
25. 白假丝酵母 (*C. albicans*)	斜卧菌素,变应性毒素
26. *Carynocarpus laergata*	菌霉菌毒素类
头孢霉属 (*Cephalosporium*)	
27. *C. caerulens*	烟曲霉酸

续表

产毒真菌	毒素种类	产毒真菌	毒素种类
28. *C. crotocinigenum*	巴豆素	51. 蜀黍色二孢(*D. zeae*)	玉米穗千腐病毒素
长喙壳属(*Ceratocystis*)		翅孢壳属(*Emericellopsis*)	
29. 甘薯长喙壳(*C. fimbriata*)	甘薯醇类,甘薯宁,甘薯酮	52. 地生翅孢壳(*E. terricola*)	烟曲霉酸
30. *Cercopithecus aethiops*	杂色曲霉素类	内座壳属(*Endothia*)	
毛壳菌属(*Chaetomium*)		53. 屈曲内座壳(*E. gyrosa*)	瑰天精,皱褶青霉素
31. *C. aureum*	卵孢霉素	54. *E. fluens*	瑰天精,皱褶青霉素
32. 螺卷毛壳(*C. cochliodes*)	球毛壳菌素,黑毛霉素	55. *E. longirostris*	瑰天精,皱褶青霉素
33. 球毛壳菌(*C. globosum*)	球毛壳菌素,毛壳素	56. 寄生内座壳(*E. parasitica*)	瑰天精
34. *C. minutum*	Chaetocin(毛壳素)	57. *E. tropicalis*	瑰天精
35. 三测毛壳菌(*C. trilaterale*)	卵孢霉素	58. *Entamoeba histolytica*	烟曲霉素
芽枝霉属(*Cladosporium*)		59. *Esherichiacoli*	交链孢霉醇,鲜绿青霉素,圆弧青霉素
36. 黄枝孢(*C. fulvum*)	大黄素	附球霉属(*Epicoccum*)	
37. 芽枝状枝孢霉(*C. clado－sporioides*)	芽枝霉素	60. 黑附球霉(*E. nigrum*)	黑附球霉素
38. 多主枝孢(*C. herbarum*)	芽枝霉素	黏帚霉属(*Gliocladium*)	
39. 叶表枝孢(*C. epiphyllum*)	芽枝霉素	61. 缨黏帚霉(*G. fimbriatum*)	Gliotoxin
40. 山毛榉枝孢(*C. fagi*)	芽枝霉素	62. 绿黏帚霉(*G. Virens*)	绿毛霉素
41. 球孢枝孢(*C. sphaero－sporum*)	芽枝霉素	63. 裸伞属(*Gymnopilus*)	展青霉素
麦角菌属(*Claviceps*)		长蠕孢霉属(*Helminthosporium*)	变应性毒素
42. 雀稗麦角(*C. paspali*)	雀稗灵,雀稗辛类	64. 类暗梗长蠕孢霉(*H. dematioideum*)	细胞弛缓素,杂色曲霉素,多色曲霉素、萁孢霉素,蛇脆腔菌素
43. 麦角菌(*C. purpurea*)	裸麦酸,麦角胺,麦角星	65. *H. vitoriae*	Hyalodendrin tetrasul-fide
	麦角毒碱,麦角新碱	66. *Hiptage mandablota*	曲霉菌毒素类
集毛菌属(*Coltricia*)		67. 索链孢霉(*Hormiscium*)	细胞弛缓素
44. 肉桂色集毛菌(*C. cinnamomea*)	Verticillin	68. *Hyalodendron*	Hyalodendrin, H. tetrasalfide, Bisde－thiodi(methyl-thio) hyalodendrin
45. *Corynebacterium faslins*	Viriditoxin		
弯孢霉属(*Curvularia*)		69. *Indigophera spicata*	曲霉菌毒素类
46. 弯孢霉(*C. lunata*)	斜卧菌素	70. *Lasodiplodia the－obromae*	蜂蜜曲霉素类
47. 柱孢属(*Cylindrocarpon*)	杆孢菌素类	71. *Lichen plarmus*	灰黄霉素
指孢霉属(*Dactylium*)		72. *L. source*	瑰天精
48. *D. dendroides*	黄曲霉素醇	绿僵菌属(*Metarrhizium*)	
色二孢属(*Diplodia*)		73. 绿僵菌(*M. anisopliae*)	细胞松弛素
49. 大孢色二孢(*D. macrospora*)	球毛壳菌素	74. *Micrococcus pgogenes*	圆弧青霉素
50. *D. maydis*	玉米穗干腐病毒素	小孢霉属(*Microsporum*)	

续表

产毒真菌	毒素种类	产毒真菌	毒素种类
75. *M. cookei*	黄梅精	99. *Pyxine endochrysiua*	瑰天精
76. *Mycelia sterilia*	黄天精	*Rhamuus*(属)	
77. *Mycobacterium tuberculosis*	鲜绿青霉素	100. *R. frangula*	大黄素
漆斑菌属(*Myrothecium*)		101. *R. purshinana*	大黄素
78. 露湿漆斑菌(*M. roridum*)	木霉醇,T-2,露湿漆斑菌类,疣孢漆斑菌类	丝核菌属(*Rhizoctonia*)	
79. 疣孢漆斑菌(*M. verrucaria*)	露湿漆斑菌素,疣孢漆斑菌素,皱褶青霉素	102. *R. leguminicola*	豆丝核菌素
80. *Nigrosabulum spp.*	细胞弛缓素 G	103. 根霉属(*Rhizopus*)	黄曲霉毒素 B_3,黄曲霉毒醇
81. *Nodulisporlum hinnuleum*	绿毛霉醇类	104. 少根根霉(*R. arrhizus*)	烟曲霉文
82. *Nosema apis*	烟曲霉毒素	座坚壳属(*Rosellinia*)	
节卵孢属(*Oospora*)		105. 褐座坚壳(*R. necatrix*)	细胞弛缓素
83. *O. Coloraus*	卵孢霉素,卵孢霉醇,卵孢内酯,卵孢甘酸	106. *Rumex species spp.*	大黄素
拟青霉属(*Paecilomyces*)		107. *Salmonella typhimurium*)	黄曲霉毒素 Q
84. *P. ehrlichii*	青霉酸	葚孢霉属(*Scheleobrachea*)	
85. 棘壳孢霉(*Parmelia entotheiochrod*)	裸麦酸	108. *S. echinulata*	葚孢霉素 A
拟青霉属(*Penicilliopsis*)		瘤孢霉属(*Sepedonium*)	
86. *P. clavariaeformis*	瑰天精	109. *S. ampullosporum*	瑰天精,皱褶青霉素
87. *Phaseolus* vulgaris	畸形素	110. *Sorlorina crocea*	正苏罗尼酸
88. 茎点霉属(*Phoma spp.*)	细胞弛缓素类,土曲霉素	111. *Sphacropsidales spp.*	细偶氮酸
89. *P. foveata*	大黄素	细顶棍孢霉属(*Sporidesmium*)	
90. *P. sorghina*	细偶氮酸	112. *S. echinulatum*	葚孢霉素 A
91. 土壤茎点霉(*P. terrestris*)	裸麦酸	113. *S. chartarum*	葚孢霉素 A
拟茎点霉属(*Phomopsis*)		114. *S. bakeri*	葚孢霉素 A
92. *P. paspalli*	细胞弛缓素 *H*	葡萄穗霉属(*Stachybotrys*)	
93. *Physcia obscura*	瑰天精	115. 葡萄穗霉(*S. atra*)	黑葡萄穗霉毒素类
94. *Piricauda chartarum*	葚孢霉素	116. *S. alternans*	黑葡萄穗霉毒素 G
鼓孢瘤座霉属(*Pithomyces*)		117. *Staphylococcus aurcus*	交链孢霉醇
95. *P. chartarum*	葚孢霉素	118. *Streptococcus faecalis*	Viriditoxin
云芝属(*Polystictus*)		119. *Tetrahymena pyriformis*	黄曲霉毒醇,DON,大黄素
96. 黄褐云芝(*P. cinnamomeus*)	Verticillin	木霉属(*Trichoderma*)	
棘壳孢属(*Pyrenochaeta*)		120. 木素木霉(*T. lignorum*)	木霉素,T-2
97. *P. terrestris*	裸麦酸	121. 绿色木霉(*T. viride*)	木霉素,Gliotoxin,绿毛霉素
梨孢霉属(*Pyricularia*)		122. *Trichomonas vaginalis*	土曲霉酸
98. 稻瘟霉(*P. oryzae*)	细偶氮酸	发癣菌属(*Trichophyton*)	
		123. *T. asteroides*	疣孢菌醇类,轮单孢菌素
		124. *T. interdigitale*	疣孢菌醇类

续表

产毒真菌	毒素种类	产毒真菌	毒素种类
125. 麦格发癣菌(*T. megnini*)	黄梅精	134. *Zea mays*	畸形素
126. 红色发癣菌(*T. rubrum*)	黄梅精	接柄孢霉(*Zygosporium*)	
127. 堇色发癣菌(*T. violaceam*)	黄梅精,Viopurpurin	135. *Z. masonii*	细胞弛缓素,接柄孢菌素
单端孢霉属(*Trichothecium*)		136. *Unidentified fungus*	绿毛霉菌素类,绿毛霉菌醇类
128. 粉红单端孢霉(*T. roseum*)	巴豆素,单端孢霉素,单端孢霉酮,顶孢霉素,玖红毒素 B	137. *Mold — damaged sweet potatoes*	甘薯酮,甘醇薯,羟基,甘蓝酮
129. *Trypethiopsis bonninensis*	瑰天精	138. 毛霉菌属(*Mucor*)	变应性毒素
130. 轮枝孢霉属(*Verticillium*)	珠囊壳素,变应性毒素	139. 黑粉菌属(*Ustilago spp.*)	变应性毒素
131. *Verticimonosporium diffra-ctum*	轮单孢菌素		
132. *Vicia faba*	斜卧菌素	140. 柄锈菌属	变应性毒素
133. *Viola adorata*	B－硝基丙酸	141. 枝孢霉(*Cladosporinm*)	变应性毒素

由表 32-8 可知，截止目前据资料查证的产毒真菌已达 318 种，其中曲霉属 49 种、青霉属 92 种、镰菌属 36 种，其他产毒真菌 96 属 141 种。这些产毒真菌大多来自粮食、饲料和饲草。

二、饲料中真菌毒素种类及引起动物真菌中毒病的情况

根据 Richard 对毒性真菌代谢产物分类方法，作者收集国内外 30 余年的研究资料，列举出毒性代谢产物及真菌毒素共 21 类，340 余种见表 32-9。

上述 340 余种真菌毒素及毒性代谢物大多数对实验动物呈现不同程度的生物活性作用。但并非 21 类真菌毒素都能对动物引起独立的疾病，据已查证的资料看，有病名的真菌毒素中毒病只有 23 种，而这些真菌毒素中毒病的命名很不统一，有的是根据毒素名称而得名，有的中毒病毒素成分尚未确定，所以用产毒基质、引起的临床症状和病理特点来命名。详见表 32-9。

表 32-9　真菌毒素及其动物真菌中毒病一览表

真菌毒素类别	产毒真菌	产毒基质	病名	中毒动物	对动物机体的影响
一、黄曲霉毒素(Aflatoxin) 1. 黄曲霉毒素 B_1,G_1,M_1 等共 12 种 2. 四氢脱氧黄曲霉毒素 B_1 3. 黄曲霉毒醇 4 种 其中 B_1 毒性最强,具有致癌性,M_1,G_1 次之	黄曲霉(A),寄生 A,黑曲霉,孔曲霉,赤曲霉,温特 A,橘青霉(P),常现 P,软毛 P,变幻 P	花生、豌豆大米、粟、大麦、玉米、高粱、蚕豆、大豆等	黄曲霉毒素中毒	各种家畜、家禽	抑制细胞及核酸的合成、毛细血管的脆性增加、组织的完整性和耐受性下降、肝脏变性坏死和癌变、肾出血、脾脏肿大、胃炎、腹水等
二、杂色曲霉素(Sterigmatocystins)共 8 种	杂色曲霉(A),构巢 A,黄曲霉,皱褶 A,黄褐 A,四脊 A,焦曲霉,金黄青霉(P),普通 P,两型壳 A,离蠕孢霉	牧草	杂色曲霉素中毒病	牛、马、羊、猴、小鼠、大鼠	肝炎、肾炎、肝细胞坏死,纤维组织进行性生长、肝硬化、癌变
三、多色曲霉素类(Versicolorin Group)共 12 种	寄生曲霉(A),杂色 A,构巢 A,焦曲霉,类暗梗长蠕孢霉				

续表

真菌毒素类别	产毒真菌	产毒基质	病名	中毒动物	对动物本体的影响
四、赭曲霉毒素类(Ochratoxins) 1. 赭曲霉毒素 4 种 2. 蜂蜜曲霉素(Mellein)2 种	赭曲霉(A),洋葱 A,蜂蜜 A,孔曲霉,菌核 A,硫色 A,佩特 A,鲜绿青霉(P),圆弧 P,徘徊 P,软毛 P,变幻 P,疣孢 P,产紫 P,普通 P,A oniki	大麦,玉米,燕麦,小麦,豌豆,大米等	棕曲霉毒素中毒(霉菌毒素性肾病)	猪,牛,禽,马	肾炎,肾小管萎缩、变性,肾脏、肝脏、肠道、雏鸡肌胃出血,肾小球纤维样和透明样变,肝脏脂变性
五、单端孢霉烯化合物(Trichothecenes)共分 4 组: A 组:8 位上无羰基 1. T-2 毒素型共 6 种 2. 木霉素类(Trichodermin)(2 种) 3. 疣孢菌醇类(Verrucarol)(2 种)	粉红镰刀菌(F),木贼 F,梨孢 F,拟枝孢 F,三线 F,半裸 F,尖孢 F,大刀 F,茄病 F,燕麦 F,黄色 F,绿色木霉	玉米,青贮饲料,干草,小麦,豆类	T-2 毒素中毒症(与 ATA 有关)	猪,牛,禽	胃肠炎,出血性素质,血的生成受抑制,真胃溃疡和结瘢,皮肤和口腔黏膜坏死,神经系统紊乱,繁殖功能被抑制(猪),猪和牛流产,胎儿呈木乃伊状,蛋白质和脱氧核糖核酸的合成受抑制
4. 藨草镰刀菌醇类(Scirpentriol)(9 种)	绿色木霉,木素木霉,露湿漆斑菌				
5. 茄病镰刀菌醇类(Neosolaniol)(2 种)	露湿漆斑菌				
6. 丽赤壳菌素类(Calonectrin)(2 种) 7. 单端孢霉烯类(Trichothecene)(4 种)	粉红镰刀菌(F),木贼 F,拟枝孢 F,硫色 F,三线 F,接骨木 F,尖孢 F,砖红 F,禾谷 F,半裸 F,杂色 F,藨草 F,茄病 F,燕麦 F,本色 F,黄色 F,Gibberella intrccans	玉米,小麦	肠出血性综合症	猪,牛,禽	作用与 T-2 毒素中毒相似
B 组:8 位上有羰基 1. 雪腐镰刀菌烯醇类(Nivalenol)(9 种)	木贼镰刀菌(F),梨孢 F,拟枝孢 F,砖红 F,大刀 F,茄病 F,燕麦 F,黄色 F	玉米	马属动物霉玉米中毒	马属动物	震颤,共济失调,转圈,沉郁,躺卧,死亡,脑白质软化症
2. 镰刀菌烯酮-x(Fusarenon-x)	雪腐丽赤壳菌				
3. 单端孢霉素(Trichothecin)	粉红单端孢霉,木贼镰刀菌,三线镰刀菌				
4. 单端孢霉烯酮(Trichothecolone) 5. Trichodermone	粉红镰刀菌(F),木贼 F,尖孢 F,砖红 F,禾谷 F,大刀 F,单隔 F,雪腐 F	小麦,玉米	呕吐综合症	猪和其他	呕吐,拒食,肠炎
C 组:7、8 位上有另一个环氧基化合物	木贼镰刀菌(F),尖孢 F,砖红 F,禾谷 F,茄病 F,燕麦 F,水生 F,单隔 F,雪腐 F				作用与呕吐综合征相似
1. 巴豆素(Crotocin)	粉红单端孢霉				
2. 巴豆醇	粉红单端孢霉,粉红镰刀菌				
D 组: 1. 黑葡萄穗霉毒素(Satratoxin)	疣头孢霉,粉红单端孢霉	干草,木材,松叶等		小白鼠,家兔等	小白鼠皮炎,抑制兔网状红细胞的蛋白合成
(5 种) 2. 漆斑菌素类(Roridin) 露湿漆斑菌素 4 种,疣孢漆斑菌素 5 种	黑葡萄穗霉	蒿杆,燕麦,小麦,玉米,大米,豌豆,棉花,干草	穗状葡萄菌毒素中毒病	马,牛,绵羊,猪,禽	口炎,口腔黏膜坏死,内脏器官出血,神经和血液循环系统免疫紊乱,皮肤神经机能病,胃肠炎,血小板减少性紫斑病
3. 轮单孢菌素(Vertisporin) 4. 杆孢菌素类(Epoxyisororidin)(4 种)	露湿漆斑菌,疣孢漆斑菌	牧草,三叶草,贮藏饲料	漆斑菌毒素中毒病	犊牛,羊	肠出血,尤其是真胃出血,肝炎,肺充血
5. 酒神菊素(Bacchanin)	*Verticimonosporium diffractum*				
	柱孢霉				
	Baccharis megapotamica spreng				

续表

真菌毒素类别	产毒真菌	产毒基质	病名	中毒动物	对动物本体的影响
六、松孢菌素类(Cytochalasins) 1. 细胞弛缓素类(Cytocholasin group)(11 种) 2. 球毛壳菌素类(Chaetoglobosin group)(9 种) 3. 接柄孢菌素类(Zygosporin)(4 种)	类暗梗长蠕孢霉,茎点霉,索链孢霉属,拟茎点霉,绿僵菌,接柄孢霉,褐座坚壳	常寄生于含纤维素的作物上		小白鼠,大白鼠	对小白鼠有致畸作用,对大白鼠则出现体液渗出,肝、肾、脾坏死,血管壁受损与细胞膜结合而损害透过性
	球毛壳菌,螺卷毛壳,大包色二孢,金绿青霉			大白鼠,小白鼠	有强烈细胞毒性,对细胞分裂有阻碍作用,产多核细胞
	接柄孢霉,茎点霉				
七、红青霉素类(Rubratoxin)(2 种)另有 7 种相关化合物	红色青霉,产紫青霉	大米,花生,及其他贮藏饲料	红色毒素中毒	牛,猪,犬,小白鼠,大白鼠	牛出血性素质,犬肝脏和胆管损害,肾损害,减食,脱水,腹泄和黄胆,慢性引起肝、脾细胞变性,妊娠小白鼠引起死胎,畸胎,大白鼠肝、脾出血和细胞变性
八、震颤原毒素类(Tremorgen)分 6 组 A 组: 1. 烟曲霉震颤素类(Fumitremorgin)(3 种) 2. 疣孢青霉原(Verrueulogen)(2 种) 3. 结合菌素-2(TR-2)	烟曲霉,丛簇 A,疣孢青霉(P),鱼肝油 P,微紫 P,蕈青霉,*P. estinogenum*,*P. paraherguei*	花生,棉籽青贮玉米秆,绵羊粪,其他饲料,土壤	震颤原素中毒病	猪,绵羊,牛,马	胃肠道、肝脏、肾脏损害,卵巢萎缩,平滑肌受刺激,表现震颤、抽搐、运动失调
	圆弧青霉(P),皮落 P,徘徊 P,变灰 P,棒束 P,微紫 P,新西兰 P,小刺 P	土壤,食品			
B 组:青霉震颤素(Penitvem)(2 种)	蕈青霉,雀稗麦角,黄曲霉	牧草,土壤			
C 组: 1. 蕈青霉素(Paxilline) 2. 雀稗灵(paspaline),雀稗辛等 4 种. 3. Aflatrem	棒曲霉,烟曲霉				
	焦曲霉,赤曲霉(A),谢瓦 A,阿姆斯特丹 A,*A. echinulatus*,意大利青霉	大米,小麦,混合饲料			
D 组:Tryptoquivalinegroup(15 种) F 组:刺孢曲霉素类(Echinulin)(15 种) G 组: 1. 细偶氮酸(Tenuazonic acid) 2. 环并偶氮酸(Cyclopiazonic acid)(3 种)	长柄交链孢霉,菊池交链孢霉,苹果交链孢霉,交链孢霉,细交链孢霉,*Alternaria tenuis*,*Pyricularia oryzae*,*Sphacropsidales*,杂色曲霉,黄曲霉,圆弧青霉,软毛青霉	大米,谷类,饼类饲料		雏鸭,大白鼠	剧烈的过敏症和痉挛,肝、脾、肾及肌肉组织细胞坏死,10μm 可使胰 DNA 酶的活性上升 10%
九、内酯毒素(Toxic lactones) 1. 展青霉素(Patulin)(2 种) 2. Ascladiol 3. 青霉酸(Penicillic acid)	棒曲霉(A),巨大 A,土曲霉,扩张青霉(P),展青霉,荨麻 P,棒形 P,土壤 P,新西兰 P,石状 P,软毛 P,粒状 P,羊毛状 P,梅林 P,圆弧 P,蓝棕 P,娄地 P,草酸 P,灰黄 P,*P. divergens*,Gymnoascus. spp	大米,果实,麦芽,麦芽根	棒曲霉素中毒(霉麦芽根中毒)	牛,奶牛,鸡,实验动物	脑水肿,肝、脾、肾充血(上行性神经麻痹,脑中枢神经系出血),鸡腹水增加,消化道严重出血,具有催畸、致突变和致癌性
	棒曲霉				
	铅色青霉(P),软毛 P,托姆 P,马顿 P,金绿 P,娄地 P,微紫 P,鲜绿 P,徘徊 P,巴恩 P,薄青霉,变灰 P,产黄 P,橄榄绿 P,赭青霉,圆弧 P,*P. griseum*,*P. fenelliae* *P. madriti*,赭曲霉(A),硫色 A,蜂蜜 A,洋葱 A,孔曲霉,*Paecilomyces ehrlichii*	谷类,饼类			对 HeLa 一细胞有抑制生长作用,致突变和致癌性

续表

真菌毒素类别	产毒真菌	产毒基质	病名	中毒动物	对动物本体的影响
十、娄地青霉素类(Roquefortines) 1. 娄地青霉素类(3 种) 2. Chlororugulovasine(2 种) 3. 烟曲霉文(Fumigaclavine)(3 种) 4. 异烟棒曲霉素(Roquefortine)(2 种)	岛青霉(P),疣孢 P,娄地 P,P. *concavo* - *rugulosum*	大米		小白鼠	痉挛
	岛青霉				
	烟曲霉,少根根霉				
	娄地青霉				
十一、Epipolythiopiperazin-3,6-diones 1. Gliotoxin(2 种) 2. Dehydrogliotoxin 3. Hyalodendrin(2 种) 4. Bisdethiodi(methylthio) hyalodendrin 5. 葚孢霉素(sporidesmin)(9 种) 6. 毛壳菌素(chaetocin)及黑毛霉素(chetomin) 7. Verticillin A 8. 珠囊壳素(Aranotin)(5 种)	托尼青霉,P. *obscurum*,金色土曲霉(A),谢瓦 A,烟曲霉,缨黏帚霉				
	托尼青霉				
	Hyalodendron spp,*Unidenti-fied*,不整青霉				
	Hyalodendron spp. 朋树菌属				
	Sporidesmium chartarum,*S. echinulata*,*S. bakeri*,纸皮思霉,*Hyalodendrin spp.*	牧草,燕麦草及其他禾本科草本植物	颜面湿疹	绵羊,牛	肝性光过敏,组织纤维性胆管阻塞,通常胆汁分泌受阻,光过敏性颜面皮肤炎
	螺卷毛壳,球毛壳				
	肉桂色集毛菌				
	金色土曲霉,金珠网霉,链生长蠕孢霉,类暗梗长蠕孢霉				
十二、交链孢霉素类(Alternaria Toxin) 1. 交链孢霉素类(Altenusin)(5 种) 2. 交链孢霉醇(Alternariol)(4 种) 3. 交链孢霉烯(Altenuene)	细交链孢霉,葱链交链孢霉,瓜交链孢霉,苹果交链孢霉,胡萝卜交链孢霉	活物寄生和死物寄生		小白鼠	具抗微生物活性,引起急性和亚急性中毒,孢子飞散时可引起交链霉喘息症
	细交链孢霉,葱链交链孢霉,瓜交链孢霉,茄交链孢霉				
	细交链孢霉				
十三、裸麦酸(Secalonic Acids)(6 种)	麦角菌、土壤茎点霉、棕曲霉、棘孢曲霉、草酸青毒、*Parmelia entotheiochroa*,*Pyrenoch-aeta terriestris*	大米		小白鼠	LD_{50} 42mg/kg ip
十四、畸形素(Malformins)(5 种)	黑曲霉(A),无花果 A,泡盛 A,海枣 A				
十五、岛青霉素类(Penicillium islandicum Toxins) 1. 大黄素(泻素)(Emodin) 2. 红天精(Erythroskyrin) 3. 瑰天精(Skyrin)	棕曲霉(A),榛色 A,温特 A,岛青霉(P),沃特曼 P,棕褐 P,赭青霉,茎点霉,黄枝孢	谷类,大米,小麦,玉米		大白鼠,小白鼠	肝小叶中心坏死,细胞变性,致癌,致突变,肾损害,脾、胸腺、淋巴结等细胞崩解
	岛青霉				
	岛青霉(P),皱褶 P,沃特曼 P,缓生 P,棕褐 P,寄生内座壳(E),屈曲 E,*E. fluens*,*E. longirostris*,*E. tropicalis*,*Sepedonium ampullosporum*,*Penicilliopsis clavariaeformis*,*Acroscyphus spharophoroides*,*Trypethliopsis bonninensis*,*Pyxine endochvysina*				

续表

真菌毒素类别	产毒真菌	产毒基质	病名	中毒动物	对动物本体的影响
4. 皱褶青霉素类(Rugulosin) 5. 黄天精(Luteoskyrin) 6. 环氯素(cyclochlorotine) 7. 岛青霉毒素(Islanditoxin)(2 种)	皱褶青霉(P),变幻 P,缓生 P,棕褐 P,沃特曼 P,岛青霉,Sepedonium *ampullosporum* ,寄生内座壳(E),屈曲 E,*E. fluens*				
	岛青霉				
	岛青霉				
	岛青霉				
十六、甘薯毒素 (Sweet potato Toxin) 1. 甘薯宁(Ipomeanine) 2. 甘薯醇(ipomeamoronol)(4 种) 3. 甘薯酮(ipomeamarone)(2 种) 4. 羟基苦甘蓝酮 (Hydroxymyoporone)	茄病镰刀菌,甘薯长喙壳	甘薯	霉烂甘薯中毒	牛,羊,猪	病变在肺脏,表现咳嗽,喘气,肺水肿,间质性肺泡气肿,肺间质明显增宽
十七、绿毛霉醇类(Viridiol) 1. 绿毛霉素(Vividin)(2 种) 2. 绿毛霉二醇(Viridiol)(2 种)	绿黏帚霉,绿色木霉, *Apiospora camptospora*, *Unidenfified fungus*, *Nodulisporium hinnuleum*.				
十八、曲霉菌毒素 (Aspergillus Toxins) 1. 曲酸(Kojic acid) 2. B—Nitropropionic acid 3. 土曲霉素(Terrein),土曲霉酸(Terreic acid) 4. 烟曲霉素(Fumagillin) 5. 烟曲霉醌(Fumigatin) 6. 烟由霉酸(Helvolic acid) 7. 小刺青霉素(Spiuulosin) 8. 麦芽米曲霉素(Maltoryzine) 9. 曲霉酸(Aspergillic acid) 10. Austdiol 11. 奥斯汀(Austin) 12. Nigragillin 13. 黄梅精(Xanthomegnin) 14. 紫梅连(Viomellein) 15. Rubrosulphin 16. Viopurprin 17. 羟曲霉酸 (Hydroxy—aspergillic acid)	米曲霉(A),浅白 A,疏展 A,变黄 A,洋葱 A,泡盛 A,亮白 A,棒曲霉,黄曲霉,烟曲霉,巨大 A,灰绿 A,鲣曲霉,构巢 A,寄生 A,淄曲霉,焦曲霉,温特 A,A. *tuteo*—*virescens*,橘青霉(P),齿孢 P,红色 P,产紫 P,灰黄 P				慢性肾损害
	黄曲霉,米曲霉,温特曲霉,Penicillium *atrovenetum*				
	土曲霉(A),费希尔 A,星形 A,雷斯青霉(P),布雷 P,茎点霉属				
	烟曲霉,Nosema *apis*, *Cephalosporium caerulens*,地生翅孢壳				烟曲霉酸引起肝损害和皮炎等
	烟曲霉,小刺青霉,*P. cinerascens*				
	米曲霉	谷类,大米	麦芽米曲霉素中毒(同棒曲霉素中毒)	乳牛	脑中枢神经损害,麻痹,饮食不进
	黄曲霉				
	焦曲霉				
	黑曲霉,海枣曲霉				
	赭曲霉(A),蜂蜜 A,硫色 A,鲜绿青霉(P),圆弧 P,红色发癣菌,麦格发鲜菌,堇色发癣菌,*Microsporium cookei*				损害肝、肾,表现黄胆
	赭曲霉				

续表

真菌毒素类别	产毒真菌	产毒基质	病名	中毒动物	对动物本体的影响
十九、青霉毒素类 (Penicillium Toxins) 1. 橘青霉素(citrinin) 2. 卵孢霉素(Oosporein) 3. 鲜绿青霉素(Viridicatin) 4. 多疣毒素(Verruculotoxin) 5. 斜卧菌素(Decumbin) 6. 圆弧青霉素(Cyclopenin) 7. 圆弧青霉醇(Cyclopenol) 8. 灰黄霉素(Griseofulvin) 9. 脱氯灰黄霉素(Dechlorogriseofulvin) 10. 霉酚酸(Mycophenolic acid) 11. 娄地青霉毒素(Pktoxin)(4种) 12. 黄绿青霉素(Citreovividin) 13. Viridicatumtoxin 14. Viriditoxin	橘青霉(P),纠缠P,铅色P,瘿青霉,詹森P,黄绿P,扩张P,点青霉,鲜绿P,特异P,歧皱P,土曲霉(A),雪白A,亮白A		霉菌毒素性肾病	猪,禽,牛,马	同赭曲霉毒素
	费尼青霉,红色青霉,白僵菌,*Oospora coloraus*,三侧毛壳(C),*C. aureum*,*Acremonium* spp.				
	鲜绿青霉	大米		牛,羊,马,大白鼠	致心肌空泡变性,肾小管变性,肝细胞异常分裂和变性,肺腺瘤
	布雷青霉(P),斜卧P,圆弧P,简青霉,蓝青霉,不全壳二孢,弯孢霉				
	圆弧青霉,鲜绿青霉				
	灰黄青霉(P),黑青霉,展青霉,微白P,皱绒P,梅林P,荨麻P,雷斯P,布雷P,微紫P,畸胎绿P,*P. viridi-cyclopium*,*P. brunneo-stoloniferum*,支顶孢属,*P. janczeuwskii*				
	短密青霉,匍枝青霉,肉黄青霉				
	娄地青霉,疣孢青霉				
	黄绿青霉(P),垫状P,瘿青霉,赭鲑色P,*p. toxicarium*			犬,猫,小白鼠	犬、猫呕吐,痉挛,进行性上行性脊髓麻痹,伴有血压下降,心力衰竭
	鲜绿青霉				
	绿垂曲霉,短柄曲霉				
二十、镰刀菌毒素类 (Fusarium Toxins) 1. 串珠镰刀菌素(Moniliformin)镰刀菌素C 2. 丁烯酸内酯(Butendide) 3. 赤霉烯酮〔(s)－zearalenone〕又称动情毒素,目前已发现16种构造相似的衍生物	串珠镰刀菌(F),串珠F,胶孢变种,禾谷F,镰状F,藤仓赤霉	玉米	马属动物霉玉米中毒	马属动物	1. 与新茄病镰刀菌烯醇所致病变相似。 2. 对雏鸡、雏鸭心脏有毒害作用。可能与动物白肌病有相关性
	三线镰刀菌(F),雪腐F,木贼F,拟孢F,梨孢F,砖红F,粉红F,尖孢F,黄色F,茄病F	稻草,麦草,苇状羊茅草	霉稻草中毒(Fescue foot)	牛,羊	引起动物末梢血液循环障碍,牛腿瘸,肢端肿胀,蹄和皮肤连结处破裂,脱蹄,尾、耳尖干性坏死,形成血栓
	禾谷镰刀菌(F),黄色F,串珠F,粉红F,木贼F,膨孢F,三线F,茄病F,尖孢F,表球F,雪腐F,砖红赤霉烯酮F,燕麦F	玉米,高粱,燕麦,大麦,干草	F－2毒素中毒	猪,牛鸟,禽	猪阴道炎,发情期长,阴门水肿,乳腺、阴茎包皮肿胀,发情其雌性亢进。流产,子宫垂脱。 牛生育力低下,产犊周期长,出现畸胎。 鸡泄殖腔肿胀,公鸡精子形成受破坏,腔上囊肿大

续表

真菌毒素类别	产毒真菌	产毒基质	病名	中毒动物	对动物本体的影响
二十一、其他真菌毒素 1. 豆类丝核菌素(Slaframine)(流涎胺)	丝核菌	红三叶草,干草	豆类丝核菌素中毒	牛,乳牛,羊	食欲不振,流涎,流泪,腹泻,多尿症,胀气
2. 玉米穗干腐病毒素	蜀黍色二孢(D),D.	玉米	玉米穗干腐病	牛	流泪,流涎,震颤,运动失调,脉搏加快,瘫痪,小肠卡他性灰症,肾充血和轻度实变
3. Dendrodochium toxicum	露湿漆斑菌	燕麦,大麻,苏丹草,豌豆	毒树枝状菌中毒病	马,猪,绵羊	马很快死亡,绵羊主要损害心血管及消化系统,口唇受损,内脏出血
4. 玖红毒素 B(Roseotoxin)	粉红单端孢霉				
5. 麦角生物碱(Ergotalkaloids)包括麦角胺,麦角星,麦角毒碱,麦角新碱等7种	麦角菌,雀稗麦角菌	小麦,黑麦,禾本科牧草	麦角中毒	猪,牛,禽,羊,马,犬	神经型:小脑共济失调,痉挛,震颤,运动失调。皮肤型:耳、尾端及肢端皮肤坏疽,禽的冠变黑。繁殖疾病:生殖力降低,无乳症,子宫紧缩,流产
6. 羽扇豆毒素(Lupinosis)	拟茎点霉	羽扇豆	羽扇豆中毒	猪,牛,绵羊	食欲废绝,黄胆,肝显著肿大,明显的黄色到橙黄色至胡萝卜色。肝脂肪变性,胆管细胞增生,肝门纤维素变性
7. 孢子镰刀菌素(Sporofusariogenin)	梨孢镰刀菌(F),拟顶F,拟枝孢F		食物中毒性白细胞缺乏症(ATA)		造血组织损害,坏死
8. 变应性毒素(Accepzureckue mokcuruc)	交链孢霉属,曲霉属,白假丝酵母,枝孢属镰刀菌属,长蠕孢霉属,毛霉属,青霉属,柄锈菌属,黑粉菌属,轮枝孢霉属				
9. 间孢菌素(Accbmepnapuoc)	交链孢霉属				
10. 副真菌素(Bupagukamurc)	白色青霉,鲜绿青霉				
11. 大段曲霉素(Hugucomokcutl)	构巢曲霉				
12. 枝霉黏毒素(Jcuomokcutl)	烟曲霉,缨黏帚霉,青霉属,绿色木霉				
13. 脱氢枝霉黏毒素(Dengpozcuomokcutl)	托尼青霉				
14. 三苯素	亮白曲霉				
15. 黄孢素	亮白曲霉				
16. 黄西林-x	谢瓦曲霉,构巢曲霉				
17. 弯孢霉素	扩张青霉				
18. 山扁豆酸(Endocrocin)	缓生青霉				
19. 核盘菌素(scleotiorin)7-外核盘菌素,核盘菌胺	多色曲霉				
20. 嗜氮酮(Azaphilone)	多色曲霉				

三、贮藏饲料的霉变与品质变化

1. 饲料贮藏中的霉变和真菌区系特征

近年来随着饲料工业的发展，对饲料贮藏问题已逐步重视。掌握饲料霉变发生的因素、过程、饲料霉变后品质变化等问题，对防霉、保鲜将提供科学依据。

影响饲料中真菌活动和引起霉变的环境因素很多，但一般而言，水分（饲料的含水量和空气相对湿度）、温度（饲料堆温度与大气温度）、贮藏前饲料带菌量影响最大，而水分又往往是决定性因素。

（1）真菌对温度的要求和适应性：根据多年研究总结，各种真菌生长、繁殖，都有它的最低、最适和最高温度，就整体而言可将真菌分为低温性、中温性和高温性三大类，从－8℃到60℃左右的范围内都有某些真菌能生长。文永昌等（1988）将其三种类型的真菌划分汇总如图32-18所示。

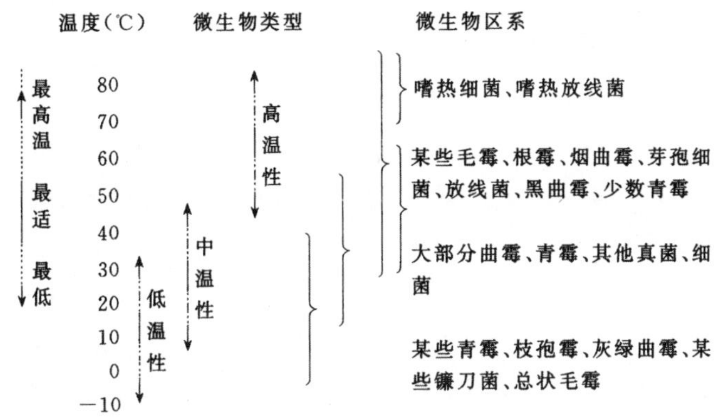

图 32-18　微生物生长温度类型

大多数微生物在5～0℃生长受抑制或停滞，0～40℃能存活。55～60℃下10min死亡。少数在65℃10min仍能生存，其某些真菌生长温度的三基点见表32-10。

表 32-10　某些真菌生长温度的三基点

高温性及近高温性	最低（℃）	最适（℃）	最高（℃）
微小毛霉（*Mucor pudillus*）	21	40～46	56～60
中华根霉（*Rhizopus chinensis*）	10	…	52
（*Penicillium duponti*）	25	45～50	60
烟曲霉（*Aspergillus fumigatus*）	10～12	37	57～58
黑曲霉（*A. niger*）	6～8	35～37	46～48
中温性			
白曲霉（*A. candidus*）	3～4	20～24	42
杂色曲霉（*A. versicolor*）	4～5	25～30	38～40
黄曲霉（*A. flavus*）	6～8	36～38	44～46
构巢曲霉（*A. nidulans*）	6～8	35～37	45～47
黑根霉（*Rhizopus nigricaus*）	5～6	26～29	32～34
念珠菌（*Monilia Candida*）	4～6	…	42～43

饲料中含量较多曲霉属和青霉属，都有低温性和高温性菌种，某些毛霉、根霉亦有。上述研究资料表明高温用于灭菌，低温用于保藏。

（2）真菌对水分的要求和适应性：微生物生长对水分的适应性分为湿生、中生、干生三类。如图 32-19 所示。

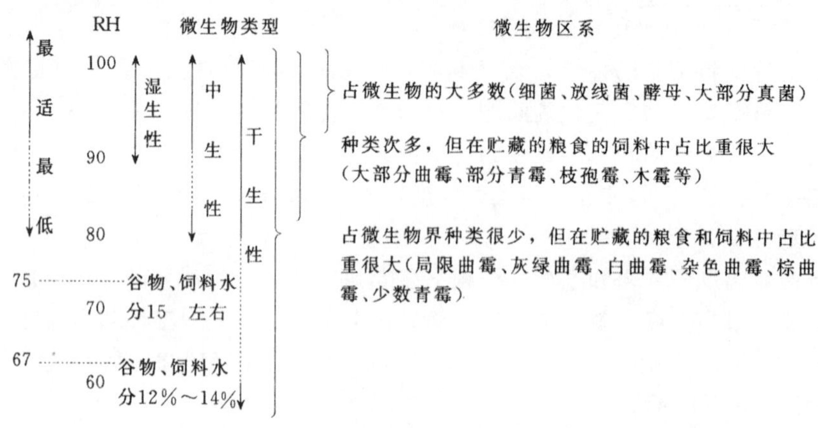

图 32-19　微生物对水分适应性分类图

粮食和饲料的含水量（水分）与空气中相对湿度有一定的平衡关系，与 65%相对湿度相平衡的水分，谷物、加工品和饲料约 12%～14%，油料种子为 7%～9%，被认为是安全水分界限，这也是干性真菌生长的最低限，某些活动真菌对水分含量要求如下。

粮食和饲料水分	活动的真菌
13.5%左右	局限曲霉
14.5%左右	灰绿曲霉
16%左右	杂色曲霉、白曲霉、棕曲霉、黄绿青霉等
17%～19%左右	黄曲霉、黑曲霉、多数青霉、枝孢霉、木霉等
20%以上	毛霉、根霉等

冯子开等（1988）的试验表明玉米、豆饼粉、花生粉和米糠，当水分控制在 12%～12.5%，于 25℃，RH88%左右的贮存期内，其前半月霉菌在饲料中的生长和繁殖的速度是很缓慢的，第 15～20d 是霉菌迅速生长和繁殖的时间，第 40～50d 是霉菌生长最为旺盛的时期。在贮存初期，优势菌是杂色曲霉和黑曲霉，而中后期以黄曲霉和青霉属真菌多见。米糠中根霉和毛霉在贮存的中后期生长也较旺盛。

殷蔚申等（1991）观察配合饲料在贮存期的霉变过程，当水分超过 11%，于 25～28℃，RH80%左右，贮存半个月眼观无霉变现象，四周后全部发生霉变，并在其上部形成 1 厘米左右的结块，饲料色泽晦暗，霉味严重。在上述贮存条件下，带菌量大的原始样品，特别是白曲霉和黄曲霉为优势菌时，经贮存后，霉变严重（表 32-11）。

表 32-11　饲料贮藏四周后霉菌污染情况变化（25～28℃，RH80%）

样品号及品名	原始样品		贮存四周后的样品	
	霉菌数量（千个/g）	优势菌（千个/g）	霉菌数量（千个/g）	优势菌（千个/g）
黑龙江 2# 肉鸡粉料	24.5	青霉 7.0	115.0	青霉 75.0
黑龙江 3# 蛋鸡粉料	86.0	青霉 86.0	160.0	青霉 115.0
黑龙江 5# 蛋雏鸡饲料	32.5	青霉 25.5 白曲霉 3	4 215.0	白曲霉 19.0 青霉 15.0
黑龙江 6# 肉仔鸡粉料	210.0	灰绿曲霉群 210.0	3 000.0	灰绿曲霉群 2 900.0
广西 9# 种蛋鸭粉料	1.2		560.0	假丝酵母属 558.0
广西 22# 玉米粉	550.0	黄曲霉 355.0 灰绿曲霉 25.0 黑曲霉 20.0	1 050.0	黄曲霉 650.0 黑曲霉 200.0 灰绿曲霉 50.0

续表

样品号及品名	原始样品		贮存四周后的样品	
	霉菌数量(千个/g)	优势菌(千个/g)	霉菌数量(千个/g)	优势菌(千个/g)
广西 25# 小鸡颗粒料	83.5	白曲霉 59.0 黄曲霉 5.0	265.0	白曲霉 65.0，灰绿曲霉 195.0
柳州 5# 猪浓缩料	128.0	青霉 62.5	175 000.0	青霉 550.0 假丝酵母 1 600.0
北海 6# 蛋鸭颗粒料	0.85	白曲霉 0.2	30.5	假丝酵母 30.0
江苏 1# 鸡粉状料	31.0	黄曲霉 25.5 串珠镰刀菌 2.5	180.0	黄曲霉 80.0 串珠镰刀菌 95.0
江苏 4# 鱼粉状料	9.0	黄曲霉 4.5	15.0	黄曲霉 3.0，白曲霉 4.0，杂色曲霉 3.5
浙江 3# 小鸡粉料	111.0	白曲霉 100.0	1 900.0	白曲霉 1 200.0
浙江 15# 蛋鸭颗粒料	0.6	杂色曲霉 0.4	全部细菌	全部细菌
浙江 17# 蛋鸭粉料	4.2	白曲霉 1.7 黄曲霉 1.6	40.5	白曲霉 31.5，黄曲霉 1.5

污染大量黄曲霉毒素 B_1 的样品，经贮存后，毒素仍然存在，但有所减少，污染少量 DON 会消失。

2. 饲料霉变后品质变化

霉变饲料除了产生真菌毒素引起畜禽中毒或死亡外，发霉饲料的营养价值降低，适口性差，畜禽采食后造成营养不良，致使发育不正常，对疾病抵抗力减弱而易发生疾病死亡，这同样是值得重视的问题，近年来对于霉变饲料品质变化方面已有较多的研究。粮食、饲料霉变对其品质的影响，主要表现在重量减轻、水分增加、粗脂肪含量下降、脂肪酸值升高、变色、变味等方面。冯子开（1988）将玉米、花生饼、豆饼粉、米糠等饲料原料含水量控制在 12%～12.5%，于 25℃，RH88%的条件下贮存 60d 后测定其品质变化。其结果：①4种饲料的干物质量都有不同程度的损失，其中以花生饼最为严重，损失 12.24%，其余 3 种饲料分别为豆饼粉 5.20%、米糠 1.91%、玉米 0.50%；②粗脂肪的含量在饲料霉变期间显著下降，贮存 60d 后，玉米、花生饼、豆饼粉和米糠的粗脂肪损失量分别为 37.22%、87.60%、51.47%和 45.16%；③脂肪酸值和过氧化值自贮存的开始到结束经历了一个从升到降的过程，到贮存的第 40 天左右是酸值和过氧化值的高峰期；④从贮存的绝对值上看豆饼的粗蛋白和真蛋白量在 60d 的贮存期内增加 6.73%和 10.51%，米糠的真蛋白提高 8.22%，其余饲料的蛋白质绝对量变化不明显。

殷蔚申等(1991)将配合饲料于 25～28℃，RH80%的环境中，贮藏四周待霉变后测定其营养成分的变化，结果 14 份样品水分增加 0.2%～3.8%，平均 1.95%；干物质损耗 0.2～4.3g/kg，平均 2.21g/kg；灰分有 1 份样品较贮存前增加 0.2%，其余 13 份样品均减少，幅度为 0.06%～1.99%，平均 0.66%；纤维素有 3 份样品平均增加 0.37%，其余 11 份样品减少 0.11%～0.72%，平均 0.32%；粗脂肪减少 0.26%～1.94%，平均 0.96%；粗蛋白有 4 份样品较贮存前平均增加 0.12%，余 10 份样品减少 0.05%～1.67%，平均 0.4%；无氮浸出物有 5 份样品平均增加 0.91%，余 9 份样品减少 0.06%～3.36%，平均 1.45%。

测定12份配合饲料样品，氨基酸总量的平均值减少7%，其中8种必需氨基酸中赖氨酸、亮氨酸、苏氨酸在12份样品中一致性减少，其余氨基酸因样品不同有增有减。

第三节　饲料真菌、真菌毒素检测与卫生标准

由于饲料中真菌数量大，种类繁多，对培养基的要求不尽相同，为全面反映饲料中污染真菌的情况，选择适合的培养基是非常必要的，近年来在饲料真菌检验中根据饲料原料、配合饲料和牧草等不同类型，在培养基的选择上已进行了较多的研究，张耀东等(1991)选用察氏培养基（CA）、马铃薯葡萄糖琼脂培养基（PDA）、麦芽汁琼脂培养基(MEA)、麦芽粉浸出液琼脂培养基（MSA）和改良察氏培养基（CSA）5种培养基对25种配合饲料进行分离培养，根据所得结果汇总见表32-12。

表32-12　25种配合饲料在5种培养基平板上出现菌落数及主要霉菌

培养基种类	菌落数(千个/g)		青霉	黄曲霉	白曲霉	黑曲霉	灰绿曲霉	杂色曲霉	其他曲霉	构巢曲霉	交链孢霉	芽枝霉	镰刀菌	其他半知菌	毛霉	根霉	其他接合菌
	总数	平均数															
CSA	775.5	31.02	18	13	16	8	18	10	3	5		1	4		10	2	1
CA	436.6	17.46	19	11	6	9	5	3	7	3	1	2	10	7	14	2	2
MEA	298.0	11.92	13	9	1	7	2	2	4	1			5	3	12	12	2
MSA	709.8	28.39	13	13	15	8	14	6	3	2		1	4	2	10	6	2
PDA	364.4	14.58	13	9	3	5	2	1	2	1			6	2	13	13	2

表32-12可以看出配合饲料在CSA和MSA平板上出现菌落最多,霉菌种类的分离,其中青霉和曲霉属也以CSA和MSA的分离率高,而镰刀菌和其他腐生霉菌则以CA和PDA的分离率为优,因此本试验的结论是,鉴于MSA的制备过程繁杂,成本稍高,而CSA完全优于MSA,故分离饲料中的真菌宜采用CSA和PDA,能较全面地反应出饲料真菌的数量和种类。由于青霉和曲霉的各种菌落颜色在CSA和MSA培养基上变化很大,不能做鉴定种的依据,因此最后鉴定时仍须转接到CA培养基平板上,作种的鉴定。

关于饲料原料(玉米、小麦、豆类及其他)及牧草(稻草、麦草、玉米秆、青干草等)的真菌分离,据陕西、河南、广东、甘肃、哈尔滨、宁夏、安徽、贵州等地的报道,均一致认为使用CA和PDA培养基为好。

饲料原料和牧草内部真菌的分离,尚需进行表面消毒后再接种培养,所采取的消毒程序是:水洗去除表面灰尘杂物,双层纱布将样品包扎置肥皂水中揉搓→水冲洗3次去除肥皂→70%～75%乙醇浸30s→0.1%升汞浸40s→95%乙醇30s→无菌水充分洗涤3～5次,倾去无菌水以备接种。

（汪昭贤　谢毓芳）

参考文献

[1] 汪昭贤,等. 中国兽医科技,1998,5:3～7.

[2] 殷蔚申,等. 郑州粮食学院学报,1991,111:1～19.

[3] 赵从中,等．中国兽医科技,1985,11:21～23.
[4] 叶远森,等．金塞县牛"烂蹄坏尾病"调查研究,东南亚地区医学真菌学会议,1989.
[5] 仓田浩．食品卫生研究,1971,21:56.
[6] 高桑．中国畜牧兽医杂志,1956(1).
[7] 粟板原景昭,等．食品卫生的微生物,1971.
[8] 仓田浩．食品卫生杂志,1967,8(3):237.
[9] Shank, R. C. and wogan G. N. Food and cosmet, toxicol. ,1972,10:51,56.
[10] 郑重．真菌学报,1985,4(1):60～67.
[11] 孟昭赫．真菌毒素图解,1979,35～55.
[12] 殷淑君．马属动物喘气病病因探讨,中日国际真菌学会议,1987.
[13] 陆刚．安徽省赤霉病麦中镰刀菌种的研究,中日国际真菌学会议,1987.
[14] 苏诚玉．武威县居民主要食品中真菌污染情况调查,中日国际真菌学会议,1987.
[15] 蔡文华,等．南京农业大学学报,1991,14(1):70～76.
[16] 陆刚．芜湖市售粮食中霉菌污染调查,全国首届真菌毒素、中毒及致癌学术会,1981.
[17] 安美玉．大骨节病区尚志县玉米受镰刀菌侵染情况调查报告,全国首届真菌毒素及其中毒致癌学术讨论会,1981.
[18] 安美玉．辽宁省金县地区(大骨节病非病区)玉米中真菌检查结果,全国首届真菌毒素及其中毒、致癌学术讨论会,1981.
[19] 黄坊英,等．贮藏玉米真菌区系的调查研究,全国首届真菌毒素及其中毒、致癌学术讨论会,1981.
[20] 刘锦玲,等．肝癌户与非肝癌户的主粮真菌污染情况,全国首届真菌毒素及其中毒、致癌学术讨论会,1981.
[21] 甄应中,等．河南省5个食管癌高发县和三个低发县粮食中霉菌的分离培养,全国首届真菌毒素及其中毒、致癌学术讨论会,1981.
[22] 沈阳农学院科技情报室编译．家畜霉菌毒素中毒症,国外农业科技资料,1981.6(33).
[23] 孟昭赫,等．真菌毒素研究进展．北京:人民卫生出版社,1979.
[24] 居乃琥．黄曲霉毒素．北京:轻工业出版社,1980,41～43.
[25] 孙鹤龄．医学真菌鉴定彩编．北京:科学出版社,1987.
[26] 张峰山,等．农畜中毒检验与防治．杭州:浙江科学技术出版社,1982.
[27] Н. А. Спесеьцеьа,цикози ц цикомоксцкозц. Цзгамелвсмьо колос цоскьа,1964.
[28] Rlchard j. Cole, Rlchard H. cox; Handbook of Toxic Fungal Metabolites, Academic press,1981.
[29] Д. Н. Хпелеьскпп. З. И. пыпиеу, Л. С. Паыпноьскаы, В. В. Космпк, Н. И. Коыпаркпгкаы, В. Г. Пьафсоь: Ирофпыакмпка Пикомокспкозоь ыкпвомннх. посква ажроиропллзгам,1985.
[30] 沙涌波．骡杂色曲霉毒中毒的研究.西北农大硕士论文,1991.
[31] 王志．畜禽真菌毒素中毒,全国第三届兽医毒物检验讲习班教材,1985.
[32] 李莉．单端孢霉烯族化合物产生菌的筛选.北京农业大学硕士研究生论文,1992.
[33] 罗毅．单端孢霉烯族毒素的分析方法,军事医学科学院毒物药物研究所,1987.
[34] 文永昌．粮食及饲料贮藏中的霉变产毒与防除,西北五省(区)家畜内科研会第三次学术讨论会论文集,1988(5):49～58.
[35] 殷蔚申,等．储藏饲料的霉变与品质变化,郑州粮食学院学报,1991(11):40～46.
[36] 冯子开,等．饲料霉变过程中化学成分及营养价值的变化,全国畜牧水产饲料开发利用科技交流会论文集,1988(12):138～140.
[37] 张耀东,等．分离饲料中真菌培养基的选择研究,郑州粮食学院学报,1991(11):20～27.
[38] 张时彦,等．贵州遵义地区耕牛"烂脚病"的研究,中国兽医科技,1985(7):17～20.

[39] 全国饲料工业标准化技术委员会．饲料卫生标准，国家技术监督局，1991(7)：16.
[40] 黄银君．真菌毒素的检测技术，动物毒物学，1992(1)：29～32.
[41] 王景琳，等．玉米赤霉烯酮免疫检测技术研究—分泌抗玉米赤霉烯酮单克隆抗体杂交瘤细胞株的建立，中国兽医科技，1991(2)：3～6.
[42] AD/A137115，吴柏龄译.
[43] 殷蔚申，等．饲料黄曲霉毒素 B_1、G_1 和棕曲霉毒素 A 的薄层层析测定法，微生物学通报，1990，17(4)：243～247.
[44] 叶榕．欧洲共同体对饲料中黄曲霉毒素含量实行新法规，饲料研究，1989，3：21～23.
[45] 赵从中，等．F－α 毒素卫生标准研究，中国兽医科技，1991(9)：4～6.

第三十三章 真菌毒素去毒技术

在种类繁多的真菌中主要有10个属的真菌能产生有毒代谢产物，这些产物统称真菌毒素（mycotoxin)。真菌毒素结构简单，分子量很小（300～500)，对热稳定，不因通常的加热而破坏。当人或动物食入、吸入或接触带有真菌的食品或饲料时，就可能发生急性或慢性真菌毒素中毒症（mycotoxicoses)，其中有些毒素还具有致癌作用。因此，真菌毒素对粮食、食品和饲料的污染，严重影响了人畜的健康，引起了世界各国的极大关注。研究真菌毒素去毒技术的目的，一是免除真菌毒害的威胁，保障人畜健康；二是在保证安全的前提下充分利用已污染的粮油和饲料。处理污染物的方法一般为：①清除污染的毒素；②降解毒素使其变成无毒或低毒的化合物；③在污染物和人之间通过可食用动物的代谢而降解毒素[1]。针对不同的真菌毒素和污染物的特性可分别采用物理、化学和生物降解去毒方法。

第一节 物 理 法

一、分离法

当污染部分可以辨认或能溶解而不留残物，也不使食物发生明显改变的情况时，可用此法，包括风筛、浸淘、去皮、吸附等方法。

1. 风筛法

赤霉病是麦类作物的主要病害之一，分布地区较广，人食病麦后会引起呕吐、腹泻、头晕等症状。上海粮科所等根据病麦经真菌侵蚀后组织疏松重量减轻的特点，利用风车、电扇和自然风在风力6.8～8.9m/s的情况下进行风扬，再用圆筛进一步分离，能去掉50%～90%病麦，该法应用范围广，可大批处理污染病麦，但仅能把重病麦集中还不能解决病麦毒性问题。

2. 浸淘法

患病粮食颗粒比重减轻，晾干后用清水、盐水或泥水可将病粒浮起去除，然后将沉淀下来的好粒晒干。清水比重轻，浮去病粒不多，盐水价贵且粮食受盐浸后不易保管，三种浸淘方法以泥水最好，其成本低，效果好。方法是清水100kg加黄泥40kg，比重为1.16，结果浮麦中病麦占60.7%，沉麦中病麦占4.9%。

3. 水浸搓洗法

利用水或石灰水浸24h后再用水搓洗1.5h，换水2～3次，这样可除去溶于水中赤霉病麦中致呕吐毒素，浸毕后烘干对猪的致呕吐强度50g/kg，而病麦对猪的致呕吐强度为6g/kg。北京粮科所利用水洗加搓洗5次可使90%的黄曲霉毒素B_1（Aflatoxin B_1 简称AFB）污染的大米去毒。日本专利以二甲基醚及水浸出法降解花生和棉籽饲料中的黄曲霉毒素[2]不损坏蛋白质性质。

4. 去皮法

谷物外层含毒较多，用鸽作呕吐试验发现，米外壳为10g/kg，而芯为300g/kg，采用轧碾加风筛法，赤霉病去除 30%～35%外层致呕吐毒素，试验证明含毒在 40ppb 以下去毒效果好，而 50ppb 以上去毒效果不佳，不宜采用。

5. 吸附法

利用表面活性物质的吸附能力吸收液体中毒素，也被应用于实践，如广西粮科所用活性白土吸附花生油中 AFB_1，可将高毒油降至国标以下，但污物的处理比较困难。

二、稀释法

这是一种普遍使用的方法，含毒和不含毒的粮食和油通过搭配，稀释降低毒素的浓度。根据地区、品种和污染程度，确定搭配比例，以赤霉病麦为例，供食用的含病麦一般在 5%以下，供饲用的病麦在 10%以下，认为安全，该法应用原则是污染程度不重，用非污染物来冲淡，达到有效生物效应以下[3]。

三、加热法

正如以上所提到的真菌毒素因熔点较高，对热较稳定，不因通常加热而破坏，但加热同时加湿常可使部分毒素破坏。Coomes[3] 发现高压锅内湿花生粉 120℃ 4h 黄曲霉毒素（简称 AFT）从 7 000ppb 降至 350ppb，生化检验其生物毒性也相应减轻。此后，Mann 对加热加湿处理 AFT 作了较详细的研究，100℃ AFT 能被明显破坏而 60～80℃则降解较少，增加湿度和/或延长加热时间也能增强 AFT 的破坏能力，例如含水 20%2h 100℃大约 80%AFT 破坏，而 1h100℃降解效果为前者的 1/2，当温度降至 80℃时间不变时，则残余毒又增加一倍。Lee 等用干烤法使花生仁中 AFB_1 降低 70%，AFB_2 降低 45%。但存在于花生油和玉米中的 AFB_1 则很稳定，温度达到 250℃时仍不能使其破坏。

四、辐射法

早在 1973 年 Marth 等[4]发现 AFT 在紫外光照射下能发出强烈的特殊的荧光物质，从而降低 AFT 毒性，其降解程度与污染程度及光照时间有关，1978 年北京粮科所进行紫外光照射试验，选用不同的灯源不同的功率处理不同的污染样品，发现紫外光可破坏硅胶薄层板上、甲醇溶液和油中 AFB_1 的荧光而形成光解产物，而固体及氯仿中的荧光只发生较少变化，用非污染的大米掺拌 AFB_1 标准品，使样品含毒量 50ppb 和自然污染含毒 50ppb 大米，分别用 60W、80W 和 500W 汞灯照射，发现 60W 和 80W 无去毒效果，大功率的高压汞灯虽略有去毒作用，但大剂量的照射使粮食发生难以食用的变化，故无应用价值。Teuell 把 AFB_1 污染的花生粉铺成 10cm 厚薄层，在紫外光下照射 8h 荧光未发生改变，进行鸭雏试验，几天后动物死亡，并有肝损伤，同样用 γ 射线照射也不引起明显的荧光改变，用鸭雏试验发现动物死亡和肝损伤。但紫外线对油中 AFB_1 确有强大而迅速的破坏能力。据此，山东粮科所（1980 年）成功地将这一技术应用于生产实践，取得了显著的经济效益，140kg 花生油经 4 支 500W 紫外灯照射 4h，油中 AFB_1 可从 200ppb 降至国标（20ppb）以下。紫外光的光谱在 2 000～4 000 之间都有效，但 2650 附近的谱线区域去毒效果最佳。去毒后的花生油进行急性鸭雏和慢性大白鼠实验，急性实验结果，未照射组 101 只鸭雏（每只灌毒 10～30μgAFB_1）55 只死亡，病理检查肝脏大亢状出血坏死。照射组 101 只鸭雏（每只灌 10～30μgAFB_1 经紫外线照射至荧光消失）2 只鸭雏死亡，肝脏无出血坏死。慢性动物实验结果，未经紫外线照射的花生油含 AFB_1 1 000ppb，掺拌饲料使含毒 50ppb，大白鼠 22 周后，58 只中 11 只发生肝癌；而进食经紫外线照射至荧光消失同样的油掺拌饲料的大白鼠共 38 只，22 周后均未发生肝癌。经紫外线照射后的花生油的油质各项指标均无明显变化，经贮存半年 AFB_1 无回升现象。此法不损耗油，不产生废渣，对环境不造成污染，设备简便，成本不高，易于推广使用。

第二节 化 学 法

一、加酸法

AFB_1 可被强酸降解为 B_2，AFG_1 降解为 G_2，降解后的产物毒性大大降低，用 66 倍 AFB_1 LD_{50} 和 19 倍 AFB_1 LD_{50} 剂量喂一日龄鸭雏未发现毒性反应及肝损伤，但此法推广应用价值小。西德专利[5]还介绍用丙酸和山梨酸防止谷物受真菌污染。

二、加氧化剂法

几种氧化剂能破坏 AFT，用 5%次氯酸钠（NaClO）几分钟后 AFT 失去荧光，最终产物用鸡胚进行生物学鉴定失去毒性。AFT 污染的花生粉在实验室内用 NaClO 处理也能失去毒性。6% H_2O_2 pH9.5，80℃反应 30min，污染 AFT 的花生粉悬液降低的毒性 97%，处理后的粉对鸭雏无毒性。臭氧处理 AFB_1、AFG_1 污染的花生粉和棉籽粉，AFB_1、AFG_1 的毒性被降解，但 AFB_2 无改变，但臭氧能降低蛋白质的营养价值。法国专利[6]用氧化剂及碱去除烟曲霉毒素污染的农产品，比利时专利[7]用氧化乙烯及/或甲酸甲酯和最少 10%的水处理发霉食物以中和毒素。

三、二硫化物

二硫化物是一种高活性的和适宜的食物添加剂。美国专利[8]用液态二硫化铵处理谷物可以抗微生物生长。Doyle（1978）证实二硫化物能降解 AFB_1、G_1 的毒性，并强调与温度的关系，当温度 55℃用硫酸钾处理 AFT48h 能使 80%AFT 解毒，而当温度 25℃96h 才能使 30%AFT 解毒，对 AFG_1 也得到相似的结果，该法已用于湿法碾谷、造酒、果汁、果酱和干果的解毒过程。二硫化钠可以破坏污染玉米中的脱氧雪腐镰刀菌烯醇（Deoxynivalenol）[3]，但这样处理会影响口感和降低营养价值。

四、加盐法

美国专利[9]用二烃烯醇磷酸盐混合物来抑制真菌产生毒素。西德专利[10]用醋酸钠处理潮湿谷物，特别是玉米以防止霉菌生长。在实践中福建省粮科所等发现食盐具有降解花生油中 AFB_1 毒性的能力，他们研究了食盐去毒效果与温度、时间、花生油含毒量及食盐用量的关系。180℃30s 就可以使含毒 200ppb 的花生油降到 10ppb，去毒效果高达 95%。单纯加热也有一定去毒能力，但油温升至 280℃并保持 5min 去毒效果才理想，但这种做法油已变质无实用价值。食盐用量从 21.7%降至 4%时对含 AFB_1 180ppb 的花生油去毒效果仍能高达 94%。食盐去毒效果随油中 AFB_1 浓度增高略有下降，如 110ppb 时去毒效果

100%，500ppb 时去毒效果 96%，940ppb 时去毒效果 89.4%。延长作用时间也能提高去毒效果，如 2min 去毒效果 5%而 10min 去毒效果达 94%。他们还发现不同纯度的食盐效果不一样，食用粗盐效果最好，去毒效果高达 90%，而试剂 NaCl 去毒效果仅 38%～50%。经食盐去毒后的花生油品质分析，温度在 180℃以内去毒后油品除色泽加深外，无其他不良影响，完全可以食用。去毒后的花生油及盐进行急性和积蓄毒性试验证明花生油和食盐无急性和积蓄毒性作用，而且去毒后的油进入身体后遇到胃酸毒素不会复原。家庭炒菜时去毒选用粗盐，花生油含毒 500ppb 以内，盐加入量不少于油重 20%，温度 180℃左右，保持 0.5～2min 其含毒量可以降至国家规定的允许标准（20ppb）以内。

五、加碱法

有机和无机碱可经济而有效地大量降解被 AFB_1 污染的农产品。日本专利[10]指出碱土金属、氢氧化物和少量有机氨混合物在常温及 150℃作用一定时间，可将 AFB_1 含量在 500～2 000ppb 油料种子的毒性降至 100ppb 以下。美国专利[11]报告，将甲基氨混入粮食放入密闭容器中，保持 75～100℃一个大气压存放一个星期，可有效地降低毒性。比利时专利[12]报告，用碱或酸的蒸汽处理棉籽粉，去毒后可用作饲料。AFB_1 污染的粗油一般用 0.3～8.3N NaOH溶液淋洗，加上升温和漂白的过程，可使天然食用油的 AFB_1 降至 1ppb 以下。氨（NH_3OH）是一种弱碱，但氨化法在挽救真菌毒素污染谷物方面确实是一种理想有效的方法。在方法研究中，1971 年 Gerdner 最早把污染的棉籽粉和花生粉，湿润后加氨处理，当压力在 40～50lb/in^2，温度为 95～125℃，作用 30min，结果残留毒素在 1ppb 以下。关于氨处理玉米中 AFB_1 的最佳反应参数，Brekke 报告，当粮食水份在 12.5%～17.5%时，加氨量宜为玉米重量的 1.5%，当加氨量增加至 2%～4%时，效率增加不大，张锦文（1982）报告拌氨量 0.1%～0.4%均能使 $AFB_1$50～60ppb 的玉米降至国标（20ppb）以下，拌氨后密闭 72h 即可。Nofsinger[13]（1979）实验还证明，当污染玉米的水分为 15%，在－18℃的条件下加 0.5%的氨，存放 69d，AFB_1 从 510ppb 降至 120ppb 以下，而在 1℃的条件下仅存放 39d 即能降至 70ppb 以下，说明温度的影响比较明显，同时也为冬季去毒提供了有价值的参考。张锦文（1982）等采用液氨处理花生仁获得了油和饼粕同时去毒的效果。具体做法：以 99.5%含氨量的液氨，加入装满花生仁的氨熏缸内，根据污染（AFB_1）加氨量占花生仁重量的 0.5%～1.5%，密闭氨熏 24～72h 后，炒料（105～130℃）、榨油，去毒后花生油 AFB_1 在 20ppb 以下，去毒花生饼 AFB_1 在 30ppb 以下。该法特点是氨化处理花生仁得到油和饼两个去毒产品。去毒后的花生油，味道正常，酸价平均 2.15，过氧化值平均 0.025%，折光指数平均 1.4707，均在国标范围以内，存放 12 个月花生油中 AFB_1 无回升现象。去毒后的花生饼可以用做饲料、酿造、提取植物蛋白等，为含毒花生饼的利用开辟了新途径。

氨用于谷物贮存过程中防霉作用的报告也不少，Danid（1975）用氨冷流处理谷物作为保存谷物方法及用作饲料添加剂，在贮存 2、4、6 个月期中分别检查菌群，发现处理霉菌较细菌有效，这些霉菌主要是白霉菌、青霉菌和黄曲霉菌。Vanclegraft（1976）用 2%氨和 1%丙酸处理玉米，发现二者都对霉菌生长及产生 AFT 和棕曲霉毒素有明显的降解作用，而且丙酸较氨更显著。Nefsinger（1977）在贮存高水份玉米期间通风干燥并断续在空气中加氨气（0.009%～0.09%干基），发现 14d 内霉菌从 6.1×10^3 降至 1.6×10^1 菌群/g，但烟曲霉不能被氨气破坏，细菌的抵抗力大于真菌。保存 6 个月玉米仍良好没有物理或微生物损害现象，但颜色略带黄色。

氨去毒的机理，氨破坏 AFT 的机理报告不多，1974 年。Lee 等[14]把纯 AFB_1 与氢氧化氨在 100℃加压反应，产生一种分子量为 286 的化合物，它不具有 AFB_1 的荧光性和内酯环特征，而有酚的特性。因为这种化合物是脱羧作用的结果，故建议定名 AFD_1，生物学鉴定 AFB_1 对鸡胚半数致死量为 0.165μg，AFD_1 为 3μg，所以 AFD_1 的毒性是 AFB_1 的 1/18，Ames 试验，AFD_1 致突变性比 AFB_1 小 450 倍。已知 AFB_1 结构中内酯环是较活泼的基团，可与某些化学药物起作用而打开内酯环链，其毒性和荧光性随之消失。1976 年，Cucullu 等[15]在帕尔弹反应器中提温度和压力，使 AFB_1 和氢氧化氨作用，得出第二个化合物，证明为 2-氢 4-羧-6-甲基呋喃，光谱分析属非荧光苯酚，没有 AFB_1 结构中的内酯羧基和环戊烯酮环特征。

AFB_1 污染的粮油作物经氨处理后作生物试验，有些动物如鸭雏、火鸡、豚鼠、兔、猫、大白鼠、狗、鳟鱼等，对 AFB_1 毒性非常敏感，根据中毒后鸭雏肝脏特异性损伤的程度，大致可以推断 AFB_1 的摄入量。1977 年，Brekke 等[16]用污染的玉米（含 $AFB_1$180ppb）和氨化污染玉米（未检出毒素），分别喂养鳟鱼进行慢性诱癌试验，一年后喂污染玉米的 112 只中 109 只产生肝癌，喂氨化污染玉米的 116 只中 3 只产生肝癌，和对照组 116 只中 1 只产生肝癌无明显差异。此试验证明 AFB_1 经氨处理后其诱癌力大大降低。1982 年，Williamp[17]做毒性传递研究，用氨化污染的玉米喂牲畜，然后再用这些牲畜的肉喂大白鼠，经检查大白鼠无任何中毒现象。1981 年，笔者等将污染的花生仁一组氨化，一组不氨化，分别榨油、经测定未氨化组油中含 $AFB_1$300ppb，饼中含毒 500ppb，氨化组油中含毒 20ppb，饼中含毒 30ppb。从等量的油和饼中提取毒素，以 15μg 和相当于 15μg 的剂量给鸭雏灌胃，观察 3～7d，未氨化组 90%鸭雏死于肝坏死，肝内胆管上皮明显增生。氨化组和对照组鸭雏相似，无急性死亡也未发现肝内特异性病理损伤。

关于氨化后粮食的营养价值问题，Waldroup 等[18]（1976）曾用氨化棉籽粉和未氨化棉籽粉分别喂养蛋鸡，尽管氨化可导致棉籽中部分氨基酸破坏，但蛋鸡的发育和产蛋质量无不良影响。Black[19]等在实验室条件下，用氨处理玉米，可使其中一部分豆油酸发生化学变化。Meghee[20]等对氨化后玉米通过化学和微生物分析表明，温度 37℃加 2%氨，碳水化学物（淀粉）以及氨基酸均不受损害，而微生物则控制在最低量。

但氨处理串珠镰刀菌毒素污染玉米的情况就不同了，Norred[21]（1991）研究培养物和自然污染玉米处理效果，尽管在培养物的毒素浓度减少 30%，在自然污染物中的浓度减少 45%，但它们在大白鼠体内的毒力却不被破坏，动物体重减轻，血清酶水平升高和组织病理学损伤，串珠镰刀菌毒性特征不改变，说明氨处理串珠镰刀菌毒素污染玉米，不是可采用的方法。

第三节 生物降解法

（1）Marth[22]等（1974）经大量研究证明产毒的曲霉菌属能降解 AFT。他们发现黄曲霉和寄生曲霉共同孵化 5～9d 后，共同产生最大量的 AFT，但条件不变，持续孵化下去，则可降低原存在的 AFT。发酵时也发现 72hAFT 浓度达到最高水平，此后就迅速消减。Shin（1975）发现寄生曲霉在温度28℃时能降解 AFB_1、B_2、G_1、G_2 的毒力，其影响因素有：寄生曲霉的量增加降解能力也增加；AFT 量增加降解比例就增加；最适宜的温度是28℃；最合适的 pH5～6.5，pH4 时降解力降低，pH2 或 3 时基本无降解力；降解能力最强是 8～10d 的菌丝，菌丝溶解是必须条件。

（2）除产毒真菌外，其他一些微生物如酵母、细菌、放线菌、海藻和真菌孢子也有降解 AFT 的能力。一些真菌如棕曲霉和寄生曲霉的孢子能转变 AFB_1 成新的荧光化合物。绝大多数的毒素在孵化第 44h 内被细菌吸收，符合微生物生长周期，微生物使 AFT 产生代谢变化，从而使 AFT 污染的奶油、花生酱、花生仁和玉米解毒，发酵奶中 AFB_1 被解毒，显示 2 种无毒代谢产物 B_2a 和低毒化合物 RO。但微生物解除 AFT 的毒性的能力，尚未用于生产实践，欲将此用于生产实践，尚须更多的研究。

（3）绵羊、牛等反刍动物瘤胃内容物的细菌能分解某些真菌毒素[23]，降低其毒性。如棕曲霉毒素被分解成 α 棕曲霉毒素和苯基丙氨酸，玉米赤霉烯酮变为 α 玉米赤霉烯酮和少量二乙酰氧基蔗草镰刀菌醇，T-2 毒素分解成 HT-2 毒素，5μg/g 的棕曲霉毒素 A，喂绵羊 1h 后瘤胃内测到 14ppb 棕曲毒素 H 和 α 棕曲霉毒素，但两者在血内均不存在，发生在瘤胃内这种转变，可看作是抵御食物中含毒化合物的第一道防线。

（汪昭贤）

参考文献

[1] Masri MS. Defenses against aflatocin Carcinogenesis in humans. AdV Exp Med Biol.，1984，177：115～46.

[2] JS－1151355.

[3] Smith TK. The use of tricho thecene－Contaminated grains in feeds. Can J Physiol Pharmacol.，1990，68（7）：1000～1003.

[4] Marth EH. update on molds degradation of aflatoxin. Food Technology.，1979，81.

[5] DT－2334100.

[6] FR－2226929.

[7] BE－849－588 1982.

[8] US－4338343 1982.

[9] US－3798323.

[10] A23k1/00，昭 57－33012，1982.

[11] A23K3/00，US－3585041，1971.

[12] BE－850943.

[13] Nofsinger，*et al.* note on inactivation of aflatoxin in ammonia－treated shelled corn at low temperature. Cereal Chemistry，1979，56（2）：121.

[14] Lee LS，*et al.* ammoniation of aflatoxin B_1：isolation and idetification of the majar reaction product. J AoAc.，1974，57（3）：626～631.

[15] Cucullu A. J Agric Food Chem.，1976，24（2）：30.

[16] Brekk OL，*et al.* aflatoxin in corn：ammonia and fioassay with rainbow trout. Applied and Enviromental Microfiology.，1977，34（1）：34.

[17] Williamp N. ammmonia treatment to destoy aflatoins in Corn. J of Food Protection，1982，45（10）：972.

[18] Waldroup W, *et al*. Ammoniated cottonseed meal as a protein Supplement for laying hens. Poultry Science, 1976, 55: 1011～1019.

[19] Black LT, *et al*. reactions of lipids in corn with ammonia. J of The American Dil Chemists Society, 1978, 55: 526～528.

[20] Meghee JE, *et al*. Treating corn with aquammonia: effect on meal constituents. Cereal Chem., 1978, 56 (3): 128～129.

[21] Norred WP. effectiveness of ammonia treatment in detoxification of fumonisin—contaminated corn. Food chem Toxicol., 1991, 29 (12): 815～819.

[22] Martu EH. Experimental production of aflatoxin on intact citrus fruit. J Milk Food Technol., 1974, 37: 451.

[23] Kiessling KH, *et al*. Matabolism of aflatoxin leadenone and three trichothecenes by incact rumen leuid, rumen protozoa, and rumen facteria. Appl Eviron Microtiol., 1984, 47 (5): 1070～1073.

第三十四章　食品的杀菌防霉技术

食品的种类繁多，其原料更是千差万别，所含的营养成分、含水量、所处的环境、温度、湿度、微生物污染情况均不相同。要对食品进行杀菌、防霉，必须首先了解该食品的外在环境（温度、湿度、生物污染）、其内在环境（食品水分、营养成分、原料中微生物种类和数量等）以及在加工、储存、运输等各个环节中的污染情况，找到致腐致霉的原因菌，了解其对各种因素（如干热、湿热、紫外线、γ射线、药剂等）的抵抗力，进而找出合适的杀菌或抑菌方法，才能取得事半功倍的效果。

食品大体可分为原料（谷物、肉、乳、蛋、鱼、果蔬等）、活鲜食品和加工食品三大类，除谷物外，肉、乳、蛋、鱼、果蔬等含水量均高，不易在常温下保藏，一经放置，如果温、湿度合适，微生物即可大量繁殖，引起食品腐败、发霉变质，丧失了商品价值，不仅造成经济上的损失，而且还可能引起中毒和传染。干燥状态谷物中，如果温、湿度合适，也可以逐步发生腐败变质。因此自古以来，就想办法来提高食品保藏技术，抑制微生物的生长，以保证食品质量，并通过深加工增加其产值，如用高粱、葡萄酿酒。也有些食品店铺利用调料，不但增加其味美，而且延长了保藏期，如月盛斋的酱牛肉、六必居的酱菜，均有其独特的保藏效果。中药的丸药用蜡膜保藏，颇具匠心，流传至今，仍不失为一个优良保藏方法的范例。

第一节　现代食品杀菌防霉技术的分类

近年来由于农业科技的进步，促进了农产品和畜产品数量的增加，繁荣了市场，丰富了人民的生活。人民的生活需求越来越高，原有的烹调加工方法，已不足以适应客观需要，于是节能快餐应运而生，瞬间消毒、辐射杀菌、无菌包装、真空包装、软包装技术等亦随之发展起来。当前的防菌防霉技术大体可分为杀菌、抑菌、除菌和隔断四种，见表34-1。为了保存食品，延长食品的货架期，单用或并用上述技术以提高食品的安全性，保障人民的健康是迫切需要解决的一个大问题。

第二节　食品热杀菌技术

热杀菌技术是自钻木取火以来，直至今天，仍是世界各国人民常用的杀菌方法，防止微生物及寄生虫的污染、传染和引起的中毒。特别是我国人民喜吃熟食品，剩菜剩饭一定要回锅再吃，对鱼类更要加热，说明加热杀菌的重要性。利用此技术，中国人民世世代代防止了不可计数的微生物传染、中毒和寄生虫的感染，是我国人民的传统的护身符，保证了中华民族的昌盛和世界各国人民的健康，因此，时至今日仍是食品的主要杀菌方法。

表 34-1 杀菌防霉技术的分类

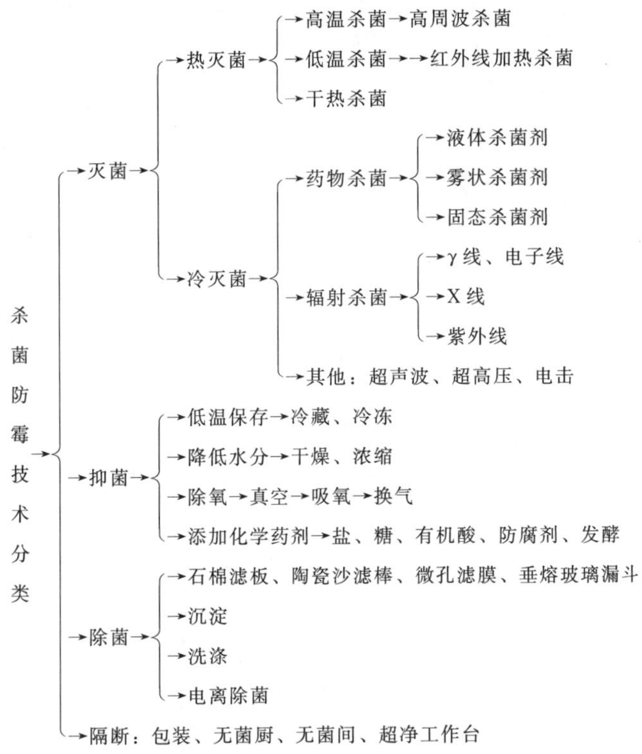

随着科学技术不断发展，加热杀菌技术已不能满足各方面的要求，因此需要开发新的杀菌技术，如巴氏灭菌、瞬间消毒等。从设备来看又可分为夹层式、管道式、板式、加压蒸煮式。

一、影响微生物致死的因素

一般微生物可在－10～90℃生长繁殖。食品上常见的微生物多在25～37℃生长，有些菌可在40～50℃生长。最近有人从105℃分离出厌氧菌，还有人报告在250℃，26 850kPa下能生长的细菌。微生物的热死点是用加热温度和时间来表示的。一般以1min或10min加热处理，使微生物死亡的时间的最低温度，称做加热致死温度（thermal death Point），现已不采用了，而采用加热致死时间（thermal death time）即在一定的温度条件下使微生物死亡所需的时间。根据微生物致死过程，是按对数法则而变动，因此采用致死速度常数（thermal death constant）或用90％的微生物致死时间（decimal reduction time D）来表示该微生物的热抵抗性。然而各种微生物由于种属不同，菌株间对热抵抗性也有差异，即使同一菌株，由于加热条件不同，也影响着热抵抗性试验结果，应该特别注意。表34-2和表34-3所示的情况是在湿度的情况下，在生理盐水或缓冲液中测定的结果。干热灭菌比湿热灭菌需要的温度要高，时间长才能杀死同一微生物，详见表34-4。

表 34-2 致病菌发育 pH、温度及致死条件

致病菌名称	发育 pH 范围	发育温度（℃）	热致死条件	
	（最适）		（℃）	（min）
痢疾志贺氏菌	6～8	10～40	60	5
伤寒沙门氏菌	6～8	15～41	60	5～15
副伤寒沙门氏菌	6～8	15～41	60	10
肠炎沙门氏菌	6～8	15～40	55	5.5（D）
致病性大肠杆菌	5～9.6	10～45	60	15
副溶血性弧菌	6～9	10～37	60	15
霍乱弧菌	6.4～9.6	23～37	56	15
铜绿假单胞菌	6～9.3	5～42	50	60
变形杆菌	4.4～9.2	10～43	55	60
链球菌	4～9.6	10～45	60	30～60（D）
耶尔森氏菌	4.4～7.8	0～14	62.8	0.25～0.96（D）
弯曲菌	4.9～9.6	25～45	55	0.74～1.0（D）
结核杆菌	4.5～8.0	30～44	60	20～30
副溶血性链球菌	5.7～9.0	20～40	60	0.4～2.5（D）
白喉杆菌	7.2～7.8	15～40	58	10
葡萄球菌	4～9.0	6.7～45	60	15
炭疽杆菌	7.0～7.2	12～43	100	2～15
蜡样芽孢杆菌	4.9～9.3	10～45	100	0.8～14（D）
产气荚膜梭菌	5～9.3	10～50	100	0.3～17（D）
肉毒梭菌毒素 A	4.7～8.5	10～37	110	1.6～4.4（D）
B	4.7～8.5	10～37	110	0.74～1.36（D）
E	5.4～9.0	3.3～3.0	80	1.6～4.3（D）

表 34-3 具有代表性微生物对热抵抗的特性

微生物	加热基质	加热温度（℃）	*D*（min）	*Z* *（℃）
大肠埃希氏菌	0.85%盐水	60	0.27	5.35
桑夫顿堡沙门氏菌	肉制品	60	9.2～13.3	6.4～6.7
铜绿假单胞菌	0.85%盐水	50	13.8	74.8
莓实假单胞菌	奶油、牛奶	50	7.4	5～6
黏质沙门氏菌	0.85%盐水	60	0.17	5.47
普通变形杆菌	0.85%盐水	60	0.36	4.48
小肠结肠炎耶尔森氏菌	牛奶	62.8	0.24～0.96	5.11～5.78
莫拉氏菌～不动杆菌	牛肉	70	6.6	7.3
金黄色葡萄球菌	0.85%盐水	60	0.79	5.83
粪链球菌	0.85%盐水	60	4.9	8.85
酿脓链球菌	0.85%盐水	50	1.9	8.55
蜡样芽孢杆菌（芽孢）	磷酸盐缓冲液（pH7.0）	121.1	0.03	9.9
枯草芽孢杆菌（芽孢）	磷酸盐缓冲液（pH7.0）	121.1	0.44～0.56	6.1～6.6
嗜热脂肪芽孢杆菌（芽孢）	磷酸盐缓冲液（pH7.0）	121.1	5.1	10.0
嗜热脂肪芽孢杆菌（芽孢）	牛奶蛋白质（pH6.4）	121.1	3.56	7.7
嗜热脂肪芽孢杆菌（芽孢）	大豆蛋白质（pH6.5）	121.1	3.64	7.6
嗜热脂肪芽孢杆菌（芽孢）	蒸馏水	121.1	13.1	7.7
嗜热脂肪芽孢杆菌（芽孢）	牛奶	90	5.1	13.6
肉毒梭菌 A 型（芽孢）	磷酸盐缓冲液（pH7.0）	115.6	0.60～0.81	11.8
B 型（芽孢）	磷酸盐缓冲液（pH7.0）	116	1.4～2.8	9.4
E 型（芽孢）	蟹肉	82.2	0.49～0.74	6.1～7.1
F 型（芽孢）	磷酸盐缓冲液（pH7.0）	82.2	0.25～0.84	5.8～8.2
黄曲霉（孢子）	磷酸盐缓冲液（pH7.0）	60	7.7～588s	3.3～4.1
寄生曲霉（孢子）	0.85%盐水（pH7.0）	60	20～35s	3.8～3.9
烟曲霉（孢子）	0.85%盐水（pH7.0）	61	6.4	3.5
黑曲霉（孢子）	0.85%盐水（pH7.0）	56	1.9	3.4
茄病镰刀菌（孢子）	0.85%盐水（pH7.0）	50	4.07	3.32
酿酒酵母	磷酸盐缓冲液（pH7.0）	60	0.11～0.32	5～5.5
酿酒酵母子囊孢子	磷酸盐缓冲液（pH7.0）	60	8.2～22.2	4.5～5.5
白色假丝酵母	0.85%盐水	50	15.26	5.5
近平滑假丝酵母	0.85%盐水	50	20.10	3.19

注：* *Z* 值是表示在加热致死时间 *D* 值或 1/10*D* 值或 10×*D* 值时，与此相对应的加热温度变化的情况。

表 34-4 在湿热和干热中微生物的耐热性比较

微生物名称	热死条件（温度 D 值）			
	湿热		干热	
	℃	min	℃	min
鼠伤寒沙门氏菌	57	1.2	90	75
桑夫顿堡沙门氏菌	57	31	90	75
大肠埃希氏菌	55	31	90	36
枯草芽孢杆菌	120	0.08～0.48	120	154～295
嗜热脂肪芽孢杆菌	120	4～5.14	120	19
生胞梭菌（PA3679）	120	0.18～1.5	120	115～195
需氧芽孢杆菌（ATCC27380）	80	61	125	130h
棕黑腐质霉厚膜孢子	80	80	108	120h
酿酒酵母	60	0.32	130	0.89

从表 34-4 可以得知，无芽孢革兰氏阴性菌和霉菌孢子、酵母等用湿热可在 50～60℃即能杀死，但在干热条件下需 100℃或 100℃以上才能杀死，即需要时间延长，在短时是不可能杀死的。

二、影响微生物对热的抵抗力因素

其中包括生物、化学、生理及遗传学等。例如有无芽孢或孢子、菌体的化学成分、酶、微生物外在的因素等。在试验抵抗力前所用培养基的组成、培养温度、菌龄等一些不能直接控制的各种因素。加热前处理条件，如温度上升前的保持温度、湿度上升速度，均需注意，记录在案，以综合考虑。除此之外，试验用污染细胞的浓度、状态、加热培养基的性状（水分、pH、食品成分、添加剂）、氧气等也能造成影响。

微生物周围的水分（AW、湿度）也能影响细胞水分，都对热致死影响很大。随着 AW 的降低，对热的抵抗力也随着增加。例如细菌的营养型与芽孢和真菌孢子就是一个例子，特别是细菌芽孢在 AW＝0.2～0.4 时抵抗力最高。还有用水调节溶质浓度时，则 AW 即有不同，二者对细菌细胞都会带来影响。

为保存食品质量，应用高温瞬间加热法（high temperture short time heating，HTSH）得到广泛应用。它优于低温长时间加热法，但对含有耐热性酶（蛋白质、脂肪酶、生物氧化酶）。高温瞬间加热法并不优于低温长时间加热法，因为高温瞬间加热后，所残留的酶在储存中仍发挥着作用，成为品质降低的原因。

三、加热杀菌技术和设备

食品加工常用的杀菌技术可分为：①烹调（cooking），②水煮（blanching），③低温杀菌（pasteurization），④高压灭菌（commercial sterilization）四种。

烹调是将原料加工成可口的膳食，对食物进行加工如蒸、煮、烧、炸、烤、炖、炒等的方法。常用的热源有煤、煤气、电、红外线、微波炉、木炭、木块、谷物秸秆等。

低温杀菌只能杀死食品中一部分有害微生物，不能将全部细菌杀死。通常是采用低于 100℃的温度。此法是为了提高食品卫生质量及延长储藏时间而采用的方法。例如酒精饮料、牛奶、果汁等的杀菌方法。

在 pH4.5 以下的食品中，肉毒梭菌等大部分芽孢菌及无芽孢菌，用 100℃以下温度可以杀灭。高温使其食品质量降低。也可以用发酵方式杀死其中的微生物，因此并用以下抑制细菌生长的方法如冷藏、发酵、加盐、糖、蜂蜜、添加剂等，或降低AW值，使用去氧剂、真空包装等措施，达到控制微生物繁殖的目的。

低温又可分为小容量及大容量两种。小容量的金属缸、玻璃瓶、塑料瓶是按指定温度进行杀菌。常用的加温用具是汤锅、搅拌机。其代表性食品是熟肉加工。

1. 烤火腿、无骨火腿

内径8.6～9.0cm　干燥　60～78℃　60～90min

烟熏　70～80℃　30～70min

蒸煮　75～80℃　25～60min（中心温度65～70℃）

2. 熏火腿（2kg）　水煮　78～85℃　120～145min（中心温度70～74℃）

3. 混合香肠（130g）　水煮　85℃　2h15min（中心温度75℃）

4. 维也纳羊肠　水煮　73℃　20min（中心温度69℃）

pH对微生物的繁殖、酶反应影响很大，对热的影响也很明显。一般在中性或微酸性条件下，微生物细胞是稳定的。如果细胞破坏了，则对热的抵抗力明显降低。特别是营养型的细胞或芽孢，当pH下降到6.0以下时，则可见到抵抗力明显降低。然而此时除pH效果外，缓冲液的组成、有机酸的种类，明显地左右着细菌的耐性。

食品成分中，随着糖、蛋白质、肽、氨基酸等的浓度增加，对热的抵抗力也相应地增高。在脂肪中的微生物的抵抗力接近于干热。

除以上条件对微生物热致死点值产生影响外，在生产中，必需考虑到其他影响因素，方能得到事半功倍的效果。例如维生素、色素是对热敏感的物质，加热后影响食品质量。这些成分的破坏过程，多表现为对数曲线，因此必须求出其相互关系。食品的加热温度和时间的设定，是加热杀菌程度的重要依据。

在维生素中，如硫胺素是耐热的。如果将其热破坏直线与芽孢热致死温度的直线相比较，则可以看出两线交叉的热致死时间（TDT）线上，可以选出既可以杀死细菌，又能减少硫胺素破坏的最佳加热消毒温度和时间为116.5℃、20min为最适宜，这样可保持50%以上的硫胺素。其他营养素、色素、品质等与热破坏的依存关系见表34-5。

表34-5　食物成分等热破坏与温度的关系

食物成分	*Z*（℃）	*D* 121℃（min）
维生素	25～55	100～1 000
色素组织风味等	25～80	5～500
酶	6～50	1～10
细菌毒素	4～25	
繁殖体细菌	4.3～8.9	0.002～0.02
需氧芽孢杆菌（芽孢）	6.1～10.0	0.33～13.1
梭菌芽孢	6.7～14.0	1.3～3.3

维生素的D121℃值多为微生物热死的100～1 000倍。以肉毒梭菌为例，其芽孢的D121℃＝0.1～0.2min，而硫胺素则为150min或超过150min，如果按此时间加热则维生素全部被破坏。

瓶装水果罐头、泡菜罐头等采用连续水槽杀菌装置，可大量生产，广泛推广应用。利用传送带将装好的瓶送到另一侧，水槽长10～30m，宽2.4～3.6m，深0.5～1.0m，可进行消毒或冷却。罐头食品要使瓶中食品振动，使内容物能均匀受热。加热对于牛奶中营养素的影响见表34-6。

因此根据食品种类不同，采取适当的杀菌方法实属必要。见表34-7和表34-8。

表34-6 加热处理后牛奶中营养素的降低情况

加热处理法	平均降低百分比（%）			
	有效赖氨酸	维生素 B_{12}	叶酸	维生素C
HTST杀菌	1.8	4.6	7.3	12.8
直接UHT杀菌	3.8	16.8	19.6	17.7
间接UHT杀菌	5.7	30.1	35.2	31.6
乙烯容器中杀菌	8.9	36.5	45.6	50.0
玻璃瓶杀菌	39.0	54.8	66.5	

表34-7 不同食品种类采用的加热设备及型号

食品种类	加热设备	型号	适用范围
液态食品	夹层锅 管道式 板式加热器	热水浸式 热水喷雾 蒸汽喷式 加压蒸煮式	牛奶、果汁、酱油 清酒、啤酒、醋等 杀菌罐头瓶 罐头杀菌等
黏稠食品		管道式 夹层锅 加压蒸煮式 旋转式 微波炉式	人造奶油 酱、蛋类 豆馅等
固体食品		加压蒸式 热水浸泡式 蒸汽加热式 高周波加热式	罐头、瓶罐头 浓缩食品 火腿、香肠 面包等

表34-8 各种杀菌设备的杀菌条件

食品种类	使用装置的型号	杀菌条件
牛奶	板式	71～74℃，12～30s
		80℃，15s；130～140℃，数秒
	瓶装杀菌机	96～98℃，15min；110～120℃，10～20min
果汁	管道式	85～95℃，10～30s
	板式	80℃，30～60s
	瓶装杀菌机	60℃，30min
		76.7℃，30min
清酒	管道式	55～60℃，15min
	板式	60～62℃，15min
啤酒	热水喷雾式	55～60℃，30min
	板式	71.5℃，30s
炼乳	管道式	到达80℃
	板式	86～90℃，15min
酱	管道式	85℃，10min
液蛋	板式	63～66℃，2min
番茄酱 草莓酱 橙子酱	加热蒸煮式（软包装）	90℃，10min 93.3～98.3℃，10～30min

续表

食品种类	使用装置的型号	杀菌条件
甜玉米	加热蒸煮式（软包装）	90℃，10min
炼制品	蒸汽加热式	70℃，10～20min
	热水浸泡式	80～85℃（70℃以上，20min；120℃，4min）
蜜柑罐头	热水浸泡式	80～84℃，11～13min（3～5r/p）
水煮罐头（软包装）	加热蒸煮式	110～115℃，50～60min
人造奶油	管道式	85℃，15s
饲料	圆盘式热交换器	90℃，2～3min（水分10%）
加热蒸煮食品	加热蒸汽式（软包装）	120℃，20～30min
		135℃，2～8min

第三节 食品冷杀菌技术

食品冷杀菌技术是与热杀菌技术相对应的用语，系指在常温情况下，不用热而杀死有害微生物的技术，包括利用杀菌剂、γ线、电子线、X线、紫外线等技术。

由于使用不同，杀菌剂可分为两大类：一是按食品卫生法属于食品添加剂的杀菌剂，二是药政法规定的医药品和一般工业用的杀菌剂。

一、食品厂用的杀菌剂

它不是直接加在食品中，而是用于消毒和杀灭食品厂的加工设备、容器表面、职工手指、空气中悬浮的微生物，例如卤素制剂、氧制剂、表面活性剂、苦味酸盐（picrinite）等。目前国外食品厂常用的杀菌剂有次氯酸钠、漂白粉、强力漂白粉、过氧化氢等。

（一）卤素

次氯酸很早以前就用于饮水净化和食品厂杀菌。一般在pH2.0以下时，是以分子状态的Cl存在；pH4.0以下是以未解离状态存在；pH4.0～7.5范围以OCl状态；pH7.5～9.5以OCl状态为多；pH10.0以上时，全部是呈OCl^-状态。氯系列的瞬间剂，不论无机化合物还是有机化合物，是以解离的HOCl的作用为主，OCl^-的作用力仅是其中的一部分。

次氯酸盐对广泛的微生物都有杀灭和破坏作用。对病毒、无芽孢细菌、分枝杆菌、细菌芽孢、丝状菌、藻类、原虫类都有效。一般在没有有机物存在时，是以10μg/mL以下短时间即可杀灭。细菌芽孢和真菌孢子的抵抗力较大，见表34-9

表34-9 次氯酸盐作用力

微生物	pH	温度（℃）	有机酸（mg/kg）	时间（min）	杀灭率（%）
肺炎克雷白氏菌	7.0	20	0.01	5	99.8
大肠埃希氏菌	7.1	25	1.0	30s	90.0
副溶血性弧菌	7.0	20	13.0	15s	90.0
铜绿假单胞菌	7.0	20	2	7.5s	90.0

次氯酸盐杀菌力强，但易受客观条件影响。pH降低，环境温度上升，能增强杀菌力。在有机物存在下，作用力明显降低。因此，在应用时需按有机氯的有效氯量的50～100倍增加用量，方能收到满意的杀菌效果。

$4NaClO+Cl_2 \rightarrow 2ClO_2+4NaCl$ 按着上述反应所产生的二氧化氯的氧化力强，与胺、氮化氮化合物之间的反应力弱。在水中，以氯残留时间长为其特点，处理含有机物的污水是最合适的杀菌剂。次氯酸与次氯酸盐相似之处，对需氧芽孢杆菌比梭菌杀菌力强，在 pH6～10范围内作用力不变，是以分子状态进行作用。

有机氯杀菌剂有多种，但都含有＞N－Cl 基。将其放在溶液中，加水分解，变成亚胺型（imino 型）、＞NH 和 HOCl 型，因此就与无机次氯酸有许多相似之处，也有变成不受 pH 影响的物质。这些物质与碱性洗净剂混在一起，就能调制出杀菌洗净剂来。

碘的反应性强，但与氯不同。它遇到含氮物质，不产生对胺（paramine）。在水溶液中，不受 pH 影响产生许多不同离子，起杀菌作用的是游离碘。环境杀菌剂用的是碘与非离子活性剂（例如烷基苯氧基聚乙二醇醚 alkyl plenoxy polyglycol）的复合物碘仿（iodoform）就是它的代表。碘仿由于助溶剂的不同，而使碘溶解度大增，使在水中的稳定性增强、无臭、无染色性、对皮肤的刺激性降低。通常碘仿用于发泡和洗净，也有不发泡的制剂如碘甘氨酸。碘仿对各种微生物有杀菌作用，对有芽孢细菌的杀菌力比次氯酸钠低。

（二）氧系杀菌剂

包括过氧化氢及其化合物、臭氧、过氧乙酸等，对许多微生物都有杀菌作用，见表34-10。

表 34-10 过氧化氢的杀菌作用

微生物	浓度（%）	温度（℃）	作用时间（min）	杀灭率（%）
金黄色葡萄菌	0.05	37.8	67	90
金黄色葡萄菌	3.5		5～8	100
金黄色葡萄菌	25.8	24.0	1	(10^{-6})
黏质沙雷氏菌	3.0	20	9	90
表皮链球菌	3	25	10	100
细球菌	3	25	10	100
同型腐酒乳杆菌*	0.02～0.2	20	10	100
枯草芽孢杆菌	3	25	150	100
地衣芽孢杆菌	10	25	60＞	100
多黏芽孢杆菌	30	30	20	100
枯草芽孢杆菌	30	30	10	100
枯草芽孢杆菌	35	30＞	25	100
凝结芽孢杆菌	30	30	5	100
嗜热脂肪芽孢杆菌	30	30	5	100
枯草芽孢杆菌 A	35	71.1	10	100
枯草芽孢杆菌	35	87.8	4s	100
嗜热脂肪杆菌	35	87.8	14s	100
枯草芽孢杆菌 A	26	25	7.3	90
枯草芽孢杆菌（ATCC9374）	26	25	2.0	90
凝结芽孢杆菌	26	25	1.0	90
嗜热脂肪芽孢杆菌	26	25	1.5	90
枯草芽孢杆菌（TCC95244）	20	25	1.5	90
枯草芽孢杆菌	25	25	3.5	90
肉毒梭菌 169B	35	88	3s	90
肉毒梭菌 169B	35	87.8	3s	100
肉毒梭菌 D5 株	35	30	1～20	100
肉毒梭菌	30	30	35	100
梭菌 PA3679	30	30	5	100
梭菌 PA59－123	30	30	5	100
卡尔酵母	3.5	20	8～10	100
酿酒酵母	3.5	20	15～18	100
黑曲霉	3.5	20	30～35	100
米曲霉	3.5	20	45～55	100
橘青霉	3.5	20	25～30	100
扁豆枝孢	3.5	20	60	100

注：* 又名火落菌。

臭氧能杀菌很早就为人所知晓，但在使用中，仍有些问题。过氧化氢（双氧水）由于作用时间短，还必须是在高浓度、高温条件下应用。主要用于容器的杀菌、脱臭、清洗等方面。在无菌化包装上，用它消毒包装材料表面、充填料和密封部分，现正广泛应用，但不得接触食品。

（三）乙醇

广泛存在于发酵食品中，杀菌力随着浓度的提高而增强。目前由于强调绿色食品，在食品中不加任何添加剂和防腐剂，因此如何利用乙醇而引起广泛关注。乙醇在30%浓度下就有抗菌作用，超过50%1min就可杀死细菌，但酵母和霉菌对乙醇的抵抗力强，对细菌的芽孢几乎没有作用。

乙醇在含有机质的情况下，仍有杀菌作用。在高浓度下，可使蛋白质变性或变味是其不足之处。为了补偿这个缺点，可以并用其他调味剂如柠檬酸、醋酸、乳酸、酒石酸、琥珀酸、苹果酸、磷酸、甘油脂肪酸酯、甘氨酸、肌酸六磷酸（phytinic acid，又名植酸）、硫胺素、月桂酸、硫酸盐等。20%以下低浓度的乙醇，也可以获得预期的效果。

（四）表面活性剂

在表面活性剂中，具有杀菌作用的主要是带有阳离子的季铵盐，此外带有两性表面活性剂有甘氨酸衍生物。第四代铵盐的杀菌力，对革兰氏阳性菌最强，对革兰氏阴性菌也相当强。在常温下，10～100μg/mL浓度中，作用5min存活，10min被杀死。然而对抗酸菌（如结核杆菌）、假单孢菌和霉菌杀菌力弱。对细菌芽孢具有相当强的抑菌作用，在常温下不表现其杀菌作用。不像卤素和臭氧，当与有机物共存时，作用力降低。季铵盐在使用浓度下是无色无臭，浓度稳定，无腐蚀性，杀菌处理后，吸附于基质表面，能长时间保持其抑菌力，因此广泛应用于环境杀菌，使用浓度为0.01%～0.1%。

属于两性表面活性剂中的烷基甘氨酸衍生物，对于环境中pH的变化与第四代铵盐不同，杀菌作用多有些相似，但杀菌力比较弱。当有机质共存时其杀菌力不受影响。发泡性、湿润、渗透性、生物分解性等优点较多。用于机械、器皿、容器、手指、墙面、空气中悬浮菌的杀菌，使用浓度为0.01%～0.1%。美国在阴离子表面活性剂中加酸作为环境杀菌剂之一来用于环境消毒。

（五）双胍（缩二胍 Biguanide）

在这种化合物中，主要是用洗必泰（chlorhexidin）和聚亚己基胍（polyhexamethylene guanidine）盐酸盐，杀菌特性与季铵盐相近，对金属无腐蚀性。在有机质存在下，其杀菌力降低较少，低毒，一般使用浓度是0.1%～0.3%。

（六）气体杀菌

常使用环氧乙烷（ethylene oxide）、氧化丙烷（propylene oxiole），在日本多用于调味料、淀粉、苹果等杀菌。用环氧乙烷处理效果见表34-11。

环氧化物（epoxide）的杀菌作用较慢，但对细菌的芽孢也有杀灭作用，因此使用面较广，而且随着作用温度上升，效果也在加强，但也应注意到温度和浸透性的影响。气体杀菌也有残留问题。

表 34-11 环氧乙烷处理调味料的效果

调味料	活菌数（个/g）			
	环氧乙烷处理		未处理	
	最低值	最高值	最低值	最高值
牙买加胡椒（Allspile）	300	4700	150 000	3 400 000
罗勒（Basil）	1 200	28 900	13 000	3 900 000
月桂树枝（Bay leaves）	600	5900	7500	20 000
香菜（carraway）	＜10	700	1 000	930 000
豆蔻（cardamon）	＜10		3 600	
芹菜种（celery seed）	＜10	3 800	1 000	7 200 000
肉桂（cinnamon）	＜10	2 000		4 590 000
丁香（cloves）	＜10	2 700	＜10	2 800
芫荽（coriander）	＜10	17 600	13 000	3 700 000
枯茗（cumin）	＜10	9 000	1 700	10 000 000
莳萝子（dillseed）	50	4 400	5 500	340 000
茴香（fennel）	＜10	5 800	8 200	88 000
姜（ginger）	＜10	14 600	120 000	18 000 000
茉瞧栾那属（marjoram）	50	1 200	26 000	2 400 000
肉豆蔻（mace）			5 100	10 000
芥菜面（mustard flour）			5 700	
黑胡椒（black pepper）	200	26 000	58 000	53 000 000
辣椒（cayenne pepper）	＜10	1 900		13 000 000
红辣椒（red pepper）	＜10	3 200	73 000	600 000
白胡椒（white pepper）	＜10	150	93 000	4 600 000
迷迭香香料（rosemary）	＜10	770	15 000	920 000
藿香（鼠尾草）（sage）			2 900	70 000
百里香（thyme）	＜10	7 200	92 000	3 200 000
姜黄（turmeric）	＜10	12 000	660 000	7 900 000
香草（savory）	＜10	320	49 000	71 000

二、辐射杀菌

40 多年前美国就将电离辐射应用于食品杀菌，开拓了冷杀菌新领域。开始应用于腌肉（腊肉）杀菌，用 4.5～5.6Mrad，因其安全性数据不够，受到怀疑，一度被吊销许可证。其后经国际原子能组织、FAO/WHO 等对其危害性进行了大规模的研讨，1980 年确认 10kGy（Mrad）是完全有效的。1983 年美国认可调味料用 1Mrad 辐射。1984 年又提出了宽慰的规定，防止蔬菜、果实类、调整成熟度、杀虫等目的，辐射 100Mrad，调味料杀菌量为 3Mrad 以下。日本从 1967 年以来，对防止马铃薯、葱头发芽、米、小麦的杀虫、维也纳香肠、水产炼制品等的延长储存时间、蜜柑表面杀菌等 7 个项目进行了深入研究，其中包括辐射方法、剂量大小、对品质的影响、安全性等。其中一个结果就是 1979 年 8 月日本政府批准用辐射方法防止马铃薯发芽。1988 年，中国政府批准辐照食品的卫生标准。剂量限制经 ^{60}Co 或 ^{131}CSY 射线量或电子加速器产生的低于 10MeV 电子束照射，其吸收剂量不得大于 0.4kGy（40Mrad）。

电离辐射对食品的杀菌特点如下：

1. 优点

（1）杀菌效果强，根据使用目的，可以调节剂量。

（2）低剂量（＜0.5Mrad）辐射后，食品感官上未见到有何变化。

（3）即使用高剂量（＞1.0Mrad）辐射，从整个食品的化学变化来看也是轻微的。

（4）无残留。

（5）产生的热较少，但仍保持原料食品的特性，即使在冻结状态也可以处理。

（6）辐射线的穿透是一瞬间的、均匀的，可以达到深部，而且比加热易于控制。

（7）包装简单，包装后也可以杀菌。

2. 缺点

（1）按着杀菌剂量辐射，酶和细菌毒素不能达到完全灭活。

（2）化学变化甚微，敏感食品和高剂量辐射的食品，辐射后感官上的变化是可能的。这是由于游离基的作用所致。

（3）杀死微生物用的剂量，比对人的剂量，高出数个数量级，因此对于搬运者及接触食品的工作人员的安全，必须多加注意。经常需要对照射区的工作人员进行监护。

微生物对辐射线的敏感程度千差万别，即使是同属不同菌种间也相差较多。一般细菌芽孢比营养型抵抗力大。梭菌比需氧芽孢杆菌的芽孢抵抗力大，与加热杀死不同。球菌中也有抵抗力强者，例如耐辐射细球菌、嗜辐射细球菌、粪链球菌、假单胞菌、莫拉氏菌属、不动杆菌属等。

关于真菌对辐射线的抵抗力，霉菌比酵母敏感，假丝酵母属与细菌芽孢的抵抗力相同，见表 34-12。

表 34-12　微生物对辐射线的耐力（Mrad）

微生物名称	杀菌剂量	微生物名称	杀菌剂量
阴沟肠杆菌	0.1～0.2	产气荚膜梭菌	2～3
大肠埃希氏菌	0.05～0.3	乳杆菌	0.2～0.75
普通变形杆菌	0.05～0.15	肠膜明串珠菌	0.05～0.1
肠炎沙门氏菌	0.3～0.5	耐辐射微球菌	＞3
副伤寒沙门氏菌	0.3～0.5	玫瑰色微球菌	＞3
鼠伤寒沙门氏菌	0.3～0.5	凝聚微球菌	0.2～0.3
痢疾志贺氏菌	0.2～0.3	藤黄微球菌	0.3～0.5
十二指肠弯曲菌	0.05	金黄色葡萄球菌	0.05＞～2
副溶血性弧菌	0.05＞～0.1	粪链球菌	0.3～0.75
黏乳产碱杆菌	0.05～0.1	屎链球菌	1～2
流产布鲁氏菌	0.2～0.3	结核分枝杆菌	0.1～0.15
莫拉氏菌	0.5～0.7	黄曲霉	0.2～0.3
铜绿假单胞菌	0.05～0.2	黑曲霉	0.3～0.5
荧光假单胞菌	0.05～0.1	米曲霉	0.15～0.2
弯曲假单胞菌	0.05＞	点青霉	0.15～0.2
需氧芽孢杆菌（营养型）	0.2～0.3	白色假丝酵母	0.75～1.0
蜡样芽孢杆菌芽孢	2～3	克鲁斯假单胞菌	1～2
短小芽孢杆菌	0.1～3	新型隐球菌	0.75～1.0
凝结芽孢杆菌	0.5～2	酿酒酵母	0.75～1.0
嗜热脂肪芽孢杆菌芽孢	1～2	胞壁酵母	0.75～1.0
枯草芽孢杆菌芽孢	1～2	奶油色串孢	0.3～0.5
肉毒梭菌 A 芽孢	2～3	八孢裂殖酵母	0.3～0.5
肉毒梭菌 E 芽孢	1～2	病毒	＞3.0

食品经辐射，对食品中的碳水化合物、蛋白质、脂质、维生素和其他香味成分给予直接或间接的影响。高剂量的辐射，虽然化学变化甚微，但对感官常常带来劣化，因此为了防止这种变化的发生，设想在冷冻状态照射，加热使酶灭活，或加些捕捉游离基等处理方法。为了防止二次污染，必须带有包装、金属容器、各种塑料包装材料以充分利用。玻璃

容器经过辐射可能变色。

一般以商业杀菌为目的的 D＝0.3～0.4Mrad，是以肉毒梭菌为标准的。12D＝3.6～4.8Mrad 是一般指标，杀菌剂量见表 34-13。

表 34-13 商业杀菌的最小剂量

食品名称	辐射温度（℃）	最低杀菌剂量（Mrad）
腊肉，咸肉（猪肉）	5～25	2.5
牛肉（加 0.5%食盐及 0.375%三聚磷酸盐）	－30±10	4.1
火腿（加 $NaNO_2/NaNO_3$＝156/700mg/kg）	5～25	3.1
鸡肉	－30±10	4.3
鸡腿（$NaNO_2/NaNO_3$＝25/100mg/kg）	－30±10	3.3
猪肉	5～25	4.3
盐牛肉	－30±10	2.4
猪肉肠	－30±10	2.7

表 34-13 是接种试验，接种肉毒梭菌芽孢，每缸接种 10^7 芽孢，求出各种肉制品的最小辐射线量。此时需要注意事项是食品中的自己消化酶尚残存，还有耐辐射无芽孢细菌污染，这些通过加热 70～80℃都可以杀灭。肉类是辐射影响最少的食品。辐射线量和肉产生的挥发性成分有直线关系。美国用辐射无菌动物饲料的杀菌剂量（2.5M～5.0Mrad），来杀灭调味料中的微生物效果比用环氧乙烷好。利用 0.1M～1.0Mrad 低线量进行辐照试验，首先能降低微生物的数量，延长储藏期，主要是杀灭腐败菌，而食品质量不会降低，加上其他防腐措施能延长较多时间。鱼贝类用不超过 0.3M～0.5Mrad 有效，高脂肪者差些。水果、蔬菜用 1 Mrad 以下引起伤害，除特定外一般不能利用。肉类在低线量（0.1M～0.2Mrad）辐射后延长了保存期。牛排可延期长达 21d，仍保良好的品质。对冻蛋，用 0.5Mrad 辐照可杀死沙门氏菌。

三、紫外线杀菌

紫外线杀菌是在 260nm 附近杀菌力最强。现在实际应用的是 254nm 波长的紫外线灯。紫外线与电离辐射线相比能量较少（4.9eV），因此杀菌力和穿透力均较弱。紫外线对微生物的杀菌作用见表 34-14。

表 34-14 紫外线对各种微生物的杀菌作用

微生物名称	90%杀灭限量[（μW·s）×10^3]	微生物名称	90%杀灭限量[（μW·s）×10^3]
大肠埃希氏菌	2.1～6.4	球形微球菌	10～20
卡他尔奈瑟氏菌	3～4	藤黄微球菌	10～20
普通变形杆菌	＜3	金黄色葡萄球菌	4～5
伤寒沙门氏菌	2.1～4	链球菌	3～5
黏质杀雷氏菌	0.8～4	酿脓链球菌	2.2
福氏痢疾杆菌	3～4	灰绿曲霉	50～100
根癌土壤杆菌	3～4	黄曲霉	50～100
铜绿假单胞菌	5.5	黑曲霉	200
荧光假单胞菌	3～4	总状毛霉	20～50
具核梭杆菌	＜3	乳酸白地霉	10～20
深红红螺菌	5～6	指状青霉	50～100
炭疽芽孢杆菌	5～6	扩展青霉	20～50
枯草芽孢杆菌（营养型）	6～8	娄地青霉	20～50
枯草芽孢杆菌芽孢	8～10	黑根霉	＞200
白喉棒状杆菌	5～6	酿酒酵母	3～8
Micrococcus piltonensis	6～8	椭圆型酵母	5～10

革兰氏阴性细菌对紫外线感受性最大，霉菌抵抗力最大。革兰氏阳性细菌、酵母、细菌芽孢居中间。紫外线应用于食品生产上，例如空气消毒、水消毒、无菌化包装等杀菌。

四、除菌

本方法不是杀灭食品本身及其加工环境中的微生物，而是将微生物从食品及其所在环境中排除掉，例如滤过、沉淀、洗净等。从液体和气体中除掉悬浮的固体粒子的防腐，最好是用过滤方法。在三种方法中滤过的效果最确实。除菌的滤器分为积层型和筛型两种。前者是用陶瓷、硅藻土、石棉、溶化的玻璃和玻璃纤维作为滤材；后者是用醋酸纤维素（合成纤维）、聚碳酸酯、合成树脂等。利用离心法，可使在液态食品中的微生物沉淀下来进行分离。奶、蛋类、果汁用此法可降低 1%～10%的微生物。

洗净是保证食品安全的重要手段之一。它是用水冲洗附着在食品原材料、生产用具、设备、容器、储罐、生产车间的内外环境中的污物等。可供参考的一些洗净剂的种类、成分、用途见表 34-15。

表 34-15　食品厂用的洗涤剂种类

种　类	成　分	用　途	特　征
强碱性洗涤剂	氢氧化钠无机盐、有机清洗剂	自动洗瓶机、加热处理机、清洗乳制品、果汁、畜类、水产品等加工设备	适用于含无机、有机物多的
弱碱性洗涤剂	弱碱性的有机及无机盐类 表面活性剂	用于浸泡容器（或半自动洗瓶机，CIP 用于清凉及果汁饮料的现场，适于传送、容器、自动洗净机及加工设备清洗用）	适于消除中等程度有机或无机容器污物、氯系列产品，适用于严重有机质污染
中性洗涤剂	中性的无机有机盐 表面活性剂	适于食品原料容器清洗手及其用具清洗，一般设备的清洗	适于轻度污染情况对中等和重度污染时应用温水刷洗
酸性洗涤剂	无机或有机酸表面活性剂	CIP 用清除乳制品、发酵制品、制酪机的残留物，清除瓶口锈迹及洗瓶机污垢	适于除掉无机基质的污垢，以及铁锈等
杀菌性洗涤剂	无机或有机氯化物及过氧化物、碘化合物 表面活性剂 阳离子系列 两性系列	CIP 用（各种食品工厂）的机器、墙、床、工作衣及洗手用	有碱性和酸性两种，酸性的腐蚀性强需注意适用于中轻度无机物污染
酶洗涤剂	淀粉酶、蛋白酶、脂酶	以生鲜食品原料，自动洗碗碟机，精密仪器、机器洗涤用	对基质特异性强易受温度、pH 及其他因素的影响

注：* CIP（Clean in place）现场定点清洗（即对管道、发酵罐加工设备等清洗）。

根据洗涤剂的性状，大体可分为碱性、中性、酸性、杀菌和酶洗涤剂。从用途上来分有生产、传送、容器、工厂环境、食品加工用洗涤剂等。

第四节　食品防菌防霉技术的应用

食品含有较丰富的营养，各种微生物都能生长繁殖，引起腐败变质，因此在加工储存中，如何能使附着食品的微生物不生长繁殖或呈现抑制状态的技术就是防菌防霉技术。

微生物是活的，因其种类不同，影响生长的因素也有所不同，大体上可分为温度、水分、pH、氧气、盐量、糖量、烟熏、发酵、防霉剂等。

一、低温

在低温状态下，食品中的酶活性减弱，因此能抑制食品中的化学反应并能抑制微生物的繁殖速度。一般污染食品上的细菌（包括致病菌）中，嗜热菌、中温性微生物，在10℃以下，几乎不能繁殖；低温细菌、嗜冷性细菌、荧光假单胞菌，在温度降到9℃以下时，其繁殖速度也迅速降低。在低温情况下，食品能够延长储藏时间的情况见表34-16。

表34-16 微生物在食品中发育的最低温度

食品	微生物	温度（℃）
肉		
羊肉	霉菌、酵母、细菌	−1～−5
牛肉	霉菌、细菌、酵母	−1～−1.6
猪肉	细菌	−4
肉制品		
肉肠	细菌	5
火腿	细菌	1～2
腊肉咸肉	细菌	−1～−10
鱼贝类	细菌	−4～−7
乳及乳制品		
乳	细菌	0～−1
冰激凌	细菌	−3～−10
水果		
苹果	霉菌	0
草莓	霉菌、酵母、细菌	−0.3～−0.65
葡萄汁	酵母	0
浓缩橙汁	酵母	−10
蔬菜		
豌豆	霉菌、细菌	−4～−6.7
大豆		−6.7
秋葵（Okra）		−6.7

从表34-16可以清楚地看出，食品在−10℃以下储存时，所有的微生物都能被抑制。

食品冷却在形成最大冰结晶带，即−1～−5℃之间，食品中的水分，约80%成为冰的结晶。故在食品低温储存时，即在−2～10℃储存，称做冷却储藏（Cold storage）；在−15℃以下，呈冰结状态包装的，称做冻结储藏（frozen storage），其被储藏的食品，称做冻结食品。特别是在−2～2℃范围内储存者，称做冰温储藏（chilling storage）。此外为了降低食品温度，可采用在储藏室放冰冷却，即利用冰的融解吸热防腐。使用冷冻机时，利用冷媒体气化热防腐，也有利用干冰、液氮，是利用其升华气化热防腐降温。

低温储藏，尽可能保存在温度低的地方，延长储藏时间，但不是对所有的食品都适用。例如果蔬收获后，呼吸还在继续，一般最好放在1℃左右，不使细胞死亡。然而番茄、黄瓜、甜芥菜、白薯、香蕉、柠檬，在低温时，易发生冻害，必须储藏在10℃左右。青水果储存时，其周围的气体组成不同，必须气调。然而其他果蔬类需要煮熟吃，也有很多品种是用冻结储藏的。

鱼贝类用冷却储存的只是1～2周。为了长期储存，需除掉其内脏、鳃、头或以肉片形式速冻。鱼贝类冻结防腐有多种：－35～－45℃，有时用－50～－60℃送冷风使其冻结（送风冻结）。还有用制冷媒体，如将鱼夹在已冷却－35～－40℃的金属板间冻结（接触冻结），浸泡在冷却－15～－18℃近饱和食盐水中冻结，然后根据鱼的品种在－18℃或－30℃中储存，此时完全看不到微生物引起的腐败，但必须注意脂肪氧化血色素氧化的褐变。肉成熟后，用冷却储存，肉的结冰点是在－1.7℃附近，可以存储在比冰点较高一点的温度中。

一般食品在低温条件下，放置时间越长，品质就越会发生变化，若越过某个限度则失掉商品价值。因此在食品有允许保存期限，这与保存温度有一定关系，称做时间－温度允许界限（time temperature tolerance）。这个限度，各种储藏温度用感官可以数值化，随着储藏温度的降低，食品质量的安全性指数增大。根据这个关系，冻结食品为了保持一年时间，鱼类在－12℃～－30℃，除鱼以外的食品可在－18℃下储藏。

二、降低水分

食品的原料种类繁多，含水量大有不同。如谷类水分较少，而牛奶、果汁等液态食品虽制成固体形状，也含水较多，达80%以上，也有达95%，因此食品原料对加工食品的安全性关系较大，氧化褐变、酶反应都与水分有关。褐变随着AW时的降低，而褐变反应加速。脂质的氧化是当基质AW降低到一定程度，则出现氧化加速的倾向。总之随着AW的降低，由这些原因而来的腐败变质速度降低，微生物的增殖降低。

为了表示微生物繁殖中最低需要的水活性包括肉毒梭菌在内的致病菌范围AW＝0.93～0.94。一般细菌的繁殖时，所需的AW范围是在0.9左右；然而例外的是葡萄球菌、嗜盐细菌，在此AW以下，还可能繁殖。真菌类的AW＝0.75左右，干性霉菌和耐渗透压酵母其最低AW可达0.60还能繁殖。缺水可以使细菌受到损伤，但仍能存活，一旦水分合适则又繁殖起来，必须时刻警惕。微生物发育所需的最低AW值见表34-17。

表34-17 微生物发育所需的最低AW值

微生物		最低AW值
细菌	一般细菌	＞0.90
	梭菌	0.98～0.94
	大肠杆菌	0.96～0.95
	假单胞菌	0.96
	乳杆菌	0.95～0.91
	沙门氏菌	0.95
	葡萄球菌	0.88～0.85
	嗜盐菌	0.75
霉菌	一般霉菌	＞0.75
	交链孢霉	0.84
	黑曲霉	0.90～0.87
	其他曲霉	0.70～0.84
	毛霉	0.93
	青霉	1.0～0.9
	嗜干性霉菌	0.62～0.60
酵母	一般酵母	0.95～0.87
	耐渗透压酵母	0.60

除掉食品中的水分有多种防腐办法，常用的有真空蒸发、冻结浓缩、反渗透法三种。

（一）蒸发

加热蒸发除去水分时，通常是用真空蒸发的防腐，以尽可能在低温下短时间内进行。为了蒸发食品水分，可利用蒸发缸、气液分流器、水凝器、真空泵等。蒸发缸的形式多种多样。操作时的条件是室温。蒸发方式也多种多样，蒸发缸型式有螺旋式的电线圈、排管式、薄膜分离、叶片式、离心薄膜等形式，热接触时间从1s～50min不等。用上面防腐得到的浓缩物，香气成分有所损失，但还须防止嗜干性霉菌和耐高渗透压酵母的繁殖。

（二）冻结法

液体食品用冻结法，可使水变成冰而析出。用机械防腐进行分离所得的浓缩物称做冻结浓缩物，它比加热浓缩好，冻结需要343.7J/L，而热浓缩则需753.6J/L，而且冻结法具有香气不损失、不变色和变质等优点。但其缺点是结冰需要时间长才析出冰结晶，浓缩数量有限，冷冻设备价格昂贵等。一般是用速冻，浓缩用离心法除去冰块，常用于果汁、速溶咖啡等生产。

（三）渗透法

渗透法即利用半透膜将浓稠溶液加压将水压挤出去的方法，此法效果好，可在常温下进行，设备简单，经济实惠。膜材料主要用醋酸纤维素，有膜状、管状、螺旋状带孔纤维板。

直接干燥机又名断热干燥机或对流干燥机，是热风直接对着湿材料吹，将蒸发出来的蒸汽运出，形式多种多样。间接干燥机是通过金属板加热蒸发水分（传导加热）蒸发出来的水，通过空气循环或用真空泵排出。

此外尚有其他的特殊方法如红外线、微波做热源，还有用溶媒干燥、超音波干燥、渗透压干燥、加压膨胀干燥等。

三、脱氧、换气

食品暴露在空气中，空气中有大量的氧（O_2）且一部分氧还溶于水中，根据微生物需氧程度，大体可分为四个群，除去氧可抑制霉菌、产膜酵母、需氧细菌的繁殖。

从食品周围去氧的方法，采用真空包装、换氮气、CO_2气、加脱氧剂等方法。一般可利用CO_2换气方法，在有氧情况下换30%CO_2则能够抑制霉菌和10%细菌。CO_2除脱氧效果外，还能直接抑制微生物的繁殖能力。在脱氧换气时必须用密闭性能好的包装材料。

四、盐

自古以来多用盐腌蔬菜、肉、鱼和贝类。主要是抑制微生物的繁殖，有咸味，还带有特殊的风味。盐能降低食品的水活性（AW0.8以下）。由于盐渗透性增高细胞内容物的渗出，微生物受到了损害，故有防腐作用。还有盐中的氯离子作用，抑制了霉菌和酵母的繁殖。盐浓度越高则活的微生物越少，但风味较差。如果加盐度合适，加上蔬菜本身的消化酶、酵母等作用，则可得到既不长霉、不腐败而又风味良好的腌制品。

腌肉时，主要是在配成20%盐水内加硝酸盐、亚硝酸盐、糖、调味料等，然后将火腿及香肠腌入其中。其抑菌主要是硝酸盐和亚硝酸盐。食盐也有些协同作用。但亚硝酸盐易引起中毒（青紫病），应慎重使用。我国食品卫生标准规定残留量以亚硝酸钠计，肉类罐头不得超过0.05g/kg，肉制品不得超过0.03g/kg。

五、糖渍

果酱、果脯、加糖炼乳、甜豆都是采用加糖以延长存储时间的。不同食品加糖后，可制造出不同的味道。

以上的食品加蔗糖浓度是65%～70%，接近糖的饱和浓度，水活性接近0.85。在这种AW的情况下，不但是细菌，而且酵母、霉菌的繁殖限量。只有嗜盐性细菌、嗜干性霉菌、耐渗透性细菌，才有可能繁殖。因此需要同时增加加热包装、脱氧等手段来防止微生物的生长。

六、烟熏

将肉放在燃烧不完全的烟中进行熏制，可以脱水，延长储藏时间，提高烟熏味。在烟熏中，含有的甲醛、酚、酸有抑菌效果，并在肉表面形成蛋白质变性薄膜和树脂样薄膜，综合地提高储藏性能；但必须考虑到烟熏、焙烤或粮食储藏的烘干中，食品可受到多环芳香烃化合物的污染，如烟熏肉制品，熏前猪肉苯并（a）芘（benzo（a）phrene）简称B（a）p含量为0～0.04μg/kg，熏后则增加到0～10μg/kg，香肠熏前为1.5μg/kg，熏后最高达88.5μg/kg，鸭肉熏烤前B（a）p为0～0.5μg/kg，烧烤后可达10.7μg/kg。研究结果表明，柴炉加工者污染最高，次为煤炉，用电炉烤制品含量最低。近十年来我国的食品熏烤制品多采用电炉烤制或加些熏香灵涂布，效果比较满意。一则可以增加熏烤味，二则因熏香灵本身有抑菌和抑霉作用，可以延长储存时间，增加货架期。我国国家标准熏烤动物性食品中苯并（a）芘限量标准为＜5ppb。

七、pH的调节

环境的pH对微生物的生长繁殖和酶反应颇大，大多数细菌在pH6～7最适宜繁殖。霉菌和酵母pH下限近于1.5～2.0。因此，食品pH低时，可抑制常见致病菌和腐败菌的繁殖，但不能抑制酵母和霉菌的繁殖。最常见的是泡菜（藉乳酸菌的发酵延长保存时间）、酸黄瓜、腊八蒜等。见表34-18。

表34-18 微生物繁殖界限pH和食品pH

微生物	最低pH	最高pH	食品	pH
大肠埃希氏菌	4.4	9.0	苹果	2.3～3.5
沙门氏菌	4.0～4.5	8.0～9.6	西红柿	4.1～4.4
乳链球菌	4.3～4.8	9.2	葡萄汁	2.9～3.4
乳杆菌	3.8～4.4	7.2	马铃薯	5.4～5.9
金黄色葡萄球菌	4.0	9.8	法兰克福水果	5.0～6.2
肉毒梭菌	4.7	8.5	鳕鱼	6.0～6.1
硫磺细菌	1.0	9.0	鲑鱼	6.1～6.5
霉菌	1.5～2.0	9.3～11.0	虾	6.8～7.0
酵母	1.5～2.5	8.0～9.1	鸡	6.3～6.4
			牛乳	6.4～6.8

八、发酵

各种腌制品、奶酪、啤酒、白酒、黄酱、酱油等微生物都在起作用。它增加了食品风味，产生酒精、有机酸等，提高了风味，延长了储存期。其抑菌的机理是乳酸菌在生产过程中，产生乳酸和有机酸，有些菌株产生抗生素、过氧化氢，降低氧化还原电位差等。乳酸菌在食品工业中，具有发酵安全、促进基质成熟、增添风味抑制杂菌及致病菌、延长储存期等良好作用，现列举各食品和乳酸菌的种类如表 34-19。

表 34-19　食品中常用的酸酵菌种

食品名称	菌　种　名　称
发酵奶油	乳链球菌、乳脂链球菌、噬柠檬酸明串珠菌、葡萄糖明串珠菌
奶酪	乳链球菌、乳脂链球菌
发　酵　乳	乳酸菌饮料、保加利亚乳杆菌、嗜酸乳杆菌、乳链球菌、嗜热链球菌
酱	嗜盐片球菌、粪链球菌
清酒	肠膜明串珠菌酒变种、酒乳杆菌
咸菜	肠膜明串珠菌、片球菌、植物乳杆菌、短乳杆菌
酱油	嗜酸片球菌、链球菌
意大利香肠	链球菌
发酵香肠	酿酒片球菌、乳酸片球菌
干香肠	乳链球菌、二乙酰乳酸链球菌、植物乳杆菌

九、防菌防霉剂

食品是人类生活的必需品，因此对其质量和卫生要求，必须是符合国家食品卫生法的各项规定，不能乱用各种物质当作添加剂来进行防菌防霉。我国 1986 年在中华人民共和国国家标准中，设有食品添加剂使用卫生标准，1988 年和 1989 年两次增补，到 1994 年 5 月食品中允许使用的防腐剂有苯甲酸、苯甲酸钠、山梨酸、山梨酸钾、二氧化硫、焦亚硫酸钠、丙酸钙、丙酸钠、对羟基苯甲酸乙酯（又名尼泊金乙酯）、对羟基苯甲酸丙酯（又名尼泊金丙酯）、脱氢醋酸共 12 种。1988 年增补的保鲜剂有植酸、桂醛、过氧化氢＋硫氰酸钠三项 4 种。1989 年增补了防腐剂双乙酸钠，保鲜剂有仲丁胺和噻苯咪唑 2 种及扩大使用范围者 5 种。到 1994 年 5 月共允许了 19 种（包括防腐剂及保鲜剂）。除此以外，在香料中有些香料也有防菌防霉作用，因此应予以重视。1986 年食品香料允许使用的有 378 种(其天然香料 121 种，合成香料 257 种)，1988 年共允许 80 种，包括天然香料 2 种，与天然相同香料(单离或合成)78 种。1989 年允许使用香料 76 种，其中天然香料 14 种，天然相同香料(单离或合成)62 种。三次共发表了 534 种香料允许使用，暂时允许使用者三次共 157 种。

表 34-20　日本食品用的防菌防霉剂使用标准

防腐剂	食品	使用限量
苯甲酸	鱼子酱	2.5g/kg 以下
	人造奶油	1.0g/kg（以苯甲酸计）
苯甲酸钠	清凉饮料	0.6g/kg 以下（以苯甲酸计）
山梨酸	奶酪	3g/kg 以下（以山梨酸计）
山梨酸钾	鱼肉糊制品（鱼肉末除外） 鲸鱼肉制品、肉制品、海胆	2g/kg 以下（以山梨酸计）
	乌贼蒸制品、章鱼蒸制品	1.5g/kg 以下（提山梨酸计）

续表

防腐剂	食品	使用限量
	鱼贝类制品 人造奶油、上等小麦粉类 煮豆、腌制品、糖酱豆、豆酱 腌菜、酱油、腌制品	1g/kg 以下（以山梨酸计）
	果酱、番茄、调味品 干李子、醋腌菜	0.5g/kg 以下（以山梨酸计）
	甜酒（只限于稀释 3 倍的饮用甜酒） 发酵奶、乳酸菌饮料（只限于乳酸菌饮料原料用）	0.3g/kg 以下（以山梨酸计）
	水果酒、杂酒	0.2g/kg 以下（以山梨酸计）
	乳酸菌饮料（杀菌的除外）	0.05g/kg 以下（以山梨酸计）
脱氢醋酸，脱氢醋酸钠	奶酪、奶油、人造奶油	0.5g/kg 以下（以脱氢醋酸计）
对羟基苯甲酸异丁酯	酱油	0.25g/kg 以下（以对羟基苯甲酸计）
对羟基苯甲酸异丁酯	水果、调味品	0.2g/kg 以下（以对羟基苯甲酸计）
对羟基苯甲酸乙酯	醋	0.1g/kg 以下（以对羟基苯甲酸计）
对羟基苯甲酸丁酯	清凉饮料、糖浆	0.1g/kg 以下（以对羟基苯甲酸计）
对羟基苯甲酸丙酯	水果及蔬菜、果皮	0.12g/kg 以下（以对羟基苯甲酸计）
丙酸	奶酪	3g/kg 以下（以丙酸计）
丙酸钠	面包、点心	2.5g/kg 以下（以丙酸计）
防霉用联苯	葡萄、柠檬、橙	0.07g/kg（残留量）
O-苯基苯酚	柑橘	0.01g/kg（残留量）
O-苯基苯酚钠 噻苯哒唑，噻菌灵	柑橘	0.01g/kg（残留量）
	香蕉	0.003g/kg（残留量）
	香蕉果肉	0.004g/kg（残留量）

日本食品的防菌防霉剂，与我国食用防菌防霉相类似，品种较多。用于防腐方面有苯甲酸、苯甲酸钠、山梨酸、山梨酸钾、脱氢醋酸、脱氢醋酸钠、对羟基苯甲酸异丙酯、对羟基苯甲酸异丁酯、对羟基苯甲酸乙酯、丙酯及丁酯、丙酸、丙酸钙、丙酸钠。防霉用联苯（diphenyl，简称 DP）、苯基苯酚（phenyl phenol，简称 OPP）和噻苯哒唑（thiabendazole，简称 TBZ）。其在食品上的限量标准见表 34-20，有关其性状和详细抑菌情况分述如下。

1. 苯甲酸钠盐

在许多植物中，存在苯甲酸，对细菌和霉菌均有抑制作用。这种作用与 pH 有关。pH 低时效果加强。最适 pH 为 2.5～4.0。见表 34-21。

表 34-21　苯甲酸对各种微生物的抑菌作用（mg/kg）

微生物名称	pH	最小抑菌浓度	微生物名称	pH	最小抑菌浓度
假单胞菌	6.0	200～480	球似酵母		200～500
微球菌	5.5～5.6	50～100	红酵母		100～200
链球菌	5.2～5.6	200～400	酸腐节卵孢		300
乳酸菌	4.3～6.0	300～1 800	黑根霉	5.0	30～120
大肠埃希氏菌	5.2～5.6	50～120	总状毛霉	5.6	30～120
蜡样芽孢杆菌	6.3	500	青霉	2.6～5.0	30～280
产孢子酵母	2.6～4.5	20～200	灰绿曲霉	5.0	400～500
亚膜汉逊酵母		200～300	曲霉	3.5～5.0	20～300
巴斯德毕赤酵母		300	扁豆枝孢	5.1	100
膜蹼毕赤酵母		700			
克鲁假丝酵母		300～700			

苯甲酸对许多细菌和酵母有效。发现它在醋酸代谢、氧化磷酸化、酶系统和柠檬酸循

环时，对 α-酮戊二酸或琥珀酸脱氢酶有抑制作用，还发现对细胞膜也有作用。苯甲酸价格便宜，因此世界各国都广泛应用，最高允许量为 0.15%～0.25%，美国认为是公认安全（Generally recognized as safe，简称 GRAS)，其许可最高量为 0.15%～0.25%。添加量最高限量是 0.1%。

2. 山梨酸（盐）

1950 年开始作为防腐剂用，pH 越低，效果越好。见表 34-22。

表 34-22 不同 pH 山梨酸对各种微生物的抑菌作用（mg/kg）

微生物名称	pH	最小抑菌浓度	微生物名称	pH	最小抑菌浓度
假单胞菌	6.0	100	溶脂串孢	5.0	200～500
微球菌	5.5～6.4	50～100	柠檬形克勒克酵母	3.5～4.0	100～200
啤酒片酵母		100	克鲁斯假丝酵母	3.4	100
乳杆菌	4.3～6.0	200～700	溶脂假丝酵母	5.0	100
无色杆菌	4.3～6.4	10～100	根霉	3.6	120
大肠埃希氏菌	5.2～5.6	50～100	毛霉	3.0	10～100
黏质沙雷氏菌	6.4	50	白地霉	4.8	1 000
需氧芽孢杆菌	5.5～5.3	50～100	乳酸卵孢霉	3.5～4.5	25～200
梭菌	6.7～6.8	100～10 000	须发癣菌	—	100
沙门氏菌	5.0～5.3	50～1 000	青霉	3.5～5.7	20～100
酿酒酵母	3.0	25	指状青霉	4.0	200
椭圆酵母	3.5	50～200	灰绿曲霉	3.0	100～250
酵母	3.2～3.7	30～100	曲霉	3.3～5.7	20～100
异常汉逊酵母	5.0	500	黄曲霉	—	100
易变酒香酵母	4.6	200	黑曲霉	2.5～4.0	100～500
黄褐色毡原孢霉	3.5	50～250	灰葡萄孢	3.6	120～250
红酵母	4.5～5.0	100～200	镰刀菌	3.0	100
霍尔母球似酵母	4.6	400	茎点霉	5.0～7.0	100～300

山梨酸抑制与作用于碳水化合物的酶群，例如烯醇化酶（enolase)、乳酸脱氢酶、富马酸酶（Fumarase)、天门冬氨酸酶等。另外也看到山梨酸重合与 SH 结合，使酶失去活性。

山梨酸应用范围广泛，抑制酸性食品中的酶解和微酸性或近中性的食品中的细菌，其使用标准在合适的 pH 食品中为 0.05～3.0g/kg。如果食品腐败是由于细菌而引起，可以增加到 2.0g/kg，并用加热处理，尽可能降低菌数，才能达到预期效果。降低 pH 方法可用山梨酸、富马酸、富马酸钠、葡萄糖酸-γ 内酯（glucono-delta-内酯）等来调节。

山梨酸在世界各国广泛应用，被认为是 GRAS 物质，其最高允许浓度是 0.1%～0.2%范围。山梨酸对梭菌作用力并不强。但由于亚硝酸盐有毒性问题，在肉中加山梨酸要减少亚硝酸盐量。由于降低了 pH，便可抑制梭菌的增殖和产毒。还发现它可以防止亚硝铵的形成。若将单甘油酯加上亚硝酸盐及山梨酸配在一起，能明显地抑制肉毒梭菌。

3. 脱氢醋酸（钠盐）

脱氢醋酸比苯甲酸、山梨酸的抑菌力都强。在酸型抗菌添加剂中，是解离最难的，因此即使在 pH6.5，对真菌抑菌浓度可在 0.05%～0.1%。由于考虑其毒性关系，因此只用于奶油、奶酪等防霉用。

4. 对羟基苯甲酸酯类

这类添加剂对许多微生物都有抗菌作用，从乙酯到辛酯其抑菌性能见表 34-23。

表 34-23 对羟基苯甲酸酯类的抗菌作用（mg/kg）

微生物名称	最小抑菌浓度							
	1	2	3	4	5	6	7	8
金黄色葡萄球菌	>1 000	750	500	150	50	25	10	7.5
藤黄八叠球菌	>1 000	750	300	150	50	25	10	10
枯草芽孢杆菌黑色变种	>1 000	1 000	300	300	50	25	10	10
巨大芽孢杆菌	750	300	200	50	10	10	5≥	5≥
黄杆菌	>1 000	>1 000	>500	>300	>200	>200	>100	>100
无色杆菌	500	200	200	150	100	100	100	100
大肠埃希氏菌	100	750	500	>300	>200	>200	>200	>100
酿酒酵母>180	300	200	50	50	30	15	75	>100
酿酒酵母>886	750	500	200	75	30	30	20	>100
鲁氏酵母>138	500	300	200	50	30	25	20	50
异常汉逊酵母	1 000	500	250	100	50	25	12.5	100
产朊假丝酵母	1 000	500	250	125	50	25	25	>100
黑曲霉	500	300	200	75	75	50	100	>100
米曲霉	1 000	500	250	100	100	50	100	>100
同型腐酒乳杆菌	—	—	—	—	—	—	16	4*
异型腐酒乳杆菌	—	—	—	—	—	—	8	4
发酵乳杆菌	—	—	—	—	—	—	8	8
同型腐酒乳杆菌（11 株）	—	—	—	160～200	40～120	20～40	4～24	4～12
异型腐酒乳杆菌（9 株）	—	—	—	160～200	80～120	32～40	16～24	4～16

注：* HO COOR R=C 数 例如 1 即为甲酯 2 为乙酯。

一般随烷基链的增长，水溶性降低，抑菌效果上升。对革兰氏阳性菌 $n=8$，酵母 $n=7$，霉菌 $n=5\sim6$，对革兰氏阴性菌 $n=3$。它比一般酸型保存剂的抗菌作用强，酯类的作用一般受 pH 的影响小。其抗菌作用基本上与酸相似，且细胞膜破裂、细胞蛋白质变性、对辅酶有拮抗作用等。酯类难溶于水，因此稀释时，不易均匀，如果遇上食品中的蛋白质等成分，则抑菌力明显降低，使用范围比较窄。世界各国用甲酯、乙酯、丙酯和其钠盐，最高允许量为 0.1%～0.2%，美国认为甲酯、丙酯是 GRAS 物质。

5. 丙酯（钠、钙盐）

丙酯是微生物的一种代谢产物，多含在奶酪、酱油等酿造食品中。丙酸盐对霉菌和枯草杆菌的菌膜有抑制作用。一般它比其他防霉剂抑菌力弱。丙酸钙对酵母基本上没作用，是做面包时常用的抑菌剂。世界各国多采用，认为是 GRAS 物质。

6. O-苯酚（phenyl-phenol）

O-苯酚是近年来许可的防霉剂，对各种霉菌在 10～20μg/mL 可抑制霉菌生长。它作用于细胞壁、细胞内的各种酶类（例如 NAD 氧化酶），使用方法是将它混合在蜡中，涂抹或喷雾在橘皮上。它与酸型防霉剂不同，pH 越高效果越好。

7. 联苯（diphenyl）

对各种微生物都有抗菌作用，难溶于水，不易得到合适的抑菌浓度。用于柠檬、葡萄、橙子类的储藏。使用方法是将联苯浸在纸片上放入容器中或加在外包装纸瓶、蜡纸、烟卷盒中或商店、银行装钱的容器杀霉用。适用浓度为 1～5g/m^2。

8. 噻苯哒唑（别名噻苯咪唑、噻菌灵（thiabendazole 简称 TBZ））

这是一种合成药物，20 世纪 60 年代，用于寄生虫治疗。70 年代，世界各国相继用它来保鲜水果。它的应用范围比较广泛。孟昭赫等曾用 0.2%浓度的噻苯哒唑，对 40 种真菌进行抑菌试验（挖沟法），结果见表 34-24。

表 34-24 0.2 %TBZ 的抑菌效果

真菌名称	抑菌效果（cm）	真菌名称	抑菌效果（cm）
1. 产黄青霉	2.2～－	21. 黄曲霉	1.9
2. 产紫青霉	2.5～－	22. 淄曲霉	1.4
3. 展青霉	2.5～－	23. 半裸镰刀霉	1.4
4. 青霉 3	2.5～－	24. 拟枝孢镰刀菌	2.0
5. 冰岛青霉	2.0～－	25. 串珠镰刀菌	2.0～－
6. 郝氏青霉	2.0～－	26. 木贼镰刀菌	2.0
7. 橘青霉	2.25	27. 粉红镰刀菌	2.0
8. 青霉 7	1.95	28. 三线镰刀菌	2.0
9. 圆弧青霉	2.9～－	29. 茄病镰刀菌	2.0
10. 拟青霉	1.65	30. 交链孢霉	+++
11. 白地霉	++	31. 黑葡萄状穗霉	1.0
12. 赭曲霉	2.1	32. 蠕孢霉	++
13. 焦曲霉	1.0	33. 木霉	1.0
14. 白曲霉	1.85	34. 绿色木霉	1.5
15. 灰绿曲霉	1.8～－	35. 根霉	2.0～－
16. 烟曲霉	0.7	36. 毛霉	1.0
17. 构巢曲霉	1.6	37. 犁头霉	1.25
18. 构巢曲霉	1.0	38. 刺黑乌霉	++
19. 杂色曲霉	1.0	39. 粉红单端孢霉	2.1
20. 土曲霉	1.6	40. 酵母	+++

注：* 数字是抑菌宽度；－是不生长；+生长。

我国已批准使用，效果较好。本品用于柑橘是 0.1%～0.45%蜡悬液。

9. 亚硫酸盐

具漂白作用，其代表性产品有亚硫酸氢钠（$NaHSO_3$），又称酸性亚硫酸钠、硫酸钠、次亚硫酸钠（$Na_2S_2O_4$）、无水亚硫酸（SO_2）、偏亚硫酸钠（焦亚硫酸钠，Sodium metabisulfite，$Na_2S_2O_5$）。这些亚硫酸盐，除有漂白作用外，还有较好抗菌作用的有亚硫酸气及未解离的亚硫酸（H_2SO_3）。到 pH7，还是非解离的 H_2SO_3；pH1.7～5.1，呈 HSO_3^-，离子状态；pH5.1 以上则大部分变成 SO_3^{2-} 状态。

亚硫酸对微生物细胞内的酶，特别是带有 SH 基的酶有较强的抑制作用，并对其中间代谢产物和最后的产物均能抑制。因亚硫酸盐有味，所以残留限度为 500μg/mL，对酒残留量为 350μg/mL SO_2。没有防菌防霉的标准，漂白用的残留量定为 30～5 000μg/mL。世界各国用亚硫酸盐处理酒并利用其防菌防霉。美国认其为 GRAS 物质。亚硫酸的抑菌效果见表34-25。

表 34-25　亚硫酸的抗菌作用

微生物名称	pH	最小抑菌浓度（μg/mL）
荧光假单胞菌	6.0	50
渗出假单胞菌（Ps. effnea）	6.0	50
卵状假单胞菌	6.0	100
金黄色葡萄球菌	6.0	50
奶酪乳杆菌	6.0	100
阿拉伯乳杆菌	6.5	55
大肠埃希氏菌	6.0	100～200
产气杆菌	6.0	100
枯草芽孢杆菌	6.0	50
巨大芽孢杆菌	6.0	50
蜡样芽孢杆菌	6.0	50
酿酒酵母	4.0	80～100
椭圆酵母	2.5～3.5	20～80
纳斯接合酵母属（*Zygosaccharomyces nussbaumii*）	4.0	200
异常汉逊酵母	5.0	240
毛霉	2.5～3.5	30～60
灰绿曲霉	4.5	250
青霉	2.5～3.5	20～60
青霉	5.0	160～400
黑曲霉	4.5	220

10. 亚硝酸盐

自古以来就与硝酸盐一起用于肉类血色素的安定剂，对肉类防腐也有作用。其活性实质是亚硝酸盐的作用。它与微生物内的脱氢酶的氨基结合呈现抑菌作用，并对细胞染色体和 SH 酶也有抑制作用。其抑菌情况见表 34-26。

表 34-26　亚硝酸盐的抗菌作用

细菌名称	最小抑菌浓度（μg/mL）	
	厌氧条件	需氧条件
缓症链球菌	40	4000
乳球菌	6000	10000
液化链球菌	800	6000
粪链球菌	4000	6000
唾液链球菌	80	4000
酿脓链球菌	2	20
奶酪乳杆菌	4000	8000
阿拉伯乳杆菌	4000	25000
巨大芽孢杆菌	80	4000
大肠埃希氏菌	2000	4000
产气杆菌	2000	4000
普通变形杆菌	400	4000
伤害沙门氏菌	800	2000
鼠伤寒沙门氏菌	2000	4000
福氏痢疾杆菌	100	2000
肉毒梭菌	50～200	—

对肉毒梭菌通常须加 100μg/mL 以上，随着 pH 降低，能增强其作用。保色用需加亚硝酸盐 80～160μg/mL，在此浓度下，也有抑菌作用。在日本亚硝酸盐的限量标准为火腿、咸肉、咸牛肉、咸鲸鱼肉是 0.07g/kg，咸鲑鱼子 0.005g/kg，鱼肉香肠、鱼肉火腿

是 0.05g/kg。我国国家标准规定食品中亚硝酸钠残留量肉类罐头不得超过 0.05g/kg，肉制品不得超过 0.03g/kg。

此外尚有一些具有抗菌作用但不是防菌剂的，如氨基酸、有机酸、甘油脂肪酸酯、蔗糖脂肪酸酯、硫胺素衍生物、酚性防氧化剂等，单独使用达不到抗菌作用。在氨基酸中有抗菌作用的有甘氨酸、胱氨酸、色氨酸、苯丙氨酸等。甘氨酸特别对需氧芽孢杆菌有效，一般浓度为 1%～5%。基于此可以配制出对各种菌的特效配方来。

乳链球菌肽（Nisin）是乳链球菌产生的抗生素，作为食品添加剂已被美国、日本、加拿大等 27 个国家允许使用。它被广泛应用于低温加热奶、长寿奶、加工奶酪和其他乳酪制品，各种罐头番茄粉、番茄酱、汤料、水果、蔬菜、奶油夹心。添加量 1～14 μg/mL。1991 年庄增辉等开拓了这方面工作。

赖氨酸肽、干酪酶分解产物的肽类、酶、葡萄糖氧化酶、蛋清溶菌酶等能杀死或抑制细菌，并已经处于应用之中。

有机酸类可用于制做碳酸饮料和清凉饮料。可作为水的成分，在加工食品中用于制作如奶酪、胶胨、糖果的添加剂。酸味可使 pH 降低，抑制微生物的繁殖，也可以增强酸性防腐剂的作用。

醋酸是食用醋的主要成分，在发酵食品中也是广泛存在的成分，见表 34-27。

表 34-27　醋酸的抗菌作用

微生物名称	抑制时 pH	最小抑菌浓度（%）
亚逸推克沙门氏菌	4.9	0.04
金黄色葡萄球菌	5.0	0.03
Phytomonos phaseoli	5.2	0.02
蜡样芽孢杆菌	4.9	0.04
巨大芽孢杆菌	4.9	0.04
酿酒酵母	3.9	0.59
黑曲霉	4.1	0.27

醋酸比较有效。现在市场上的醋酸钠和醋酸的复合物（称做二醋酸钠），在国外正在应用。磷酸作为食品调味用的唯一无机酸，除降低 pH 外，还能增强抗生物质的抑菌作用。苹果酸、富马酸、葡萄糖-γ 内酯，也作为调味剂使用。

甘油脂肪酸酯作为乳化剂利用。还有油酸甘油酯、月桂酸甘油酯、苹果酸甘油酯都有些抗菌作用。这些酯类对革兰氏阴性菌没效，但对革兰氏阳性菌有一定作用，然而当加磷酸盐、EDTA、柠檬酸等对阴性菌也有效果。见表 34-28。

表 34-28　甘油脂肪酸酯等的抑菌作用

防腐剂	最小抑菌浓度 μg/mL					
	枯草芽孢杆菌	蜡样芽孢杆菌	金黄色葡萄球菌	黑曲霉	寻常假丝酵母	酿酒假丝酵母
一（三）葵酸甘油酯（Monocaprin）	123	123	123	123	123	123
一（三）月桂酸甘油酯（Monolaurin）	17	17	17	137	69	137
蔗糖二（三）辛酸甘油酯（Succhrosedicaprylin）	—	—	—	74	74	148
对羟基苯甲酸丁酯	400	200	200	200	200	200
十二烷基磺酸钠（Lauryl sodium salfate）	100	100	50	100	400	100
山梨酸	400	4 000	4 000	1 000	1 000	1 000
脱氢醋酸	—	—	—	100	200	200

表 34-29 酚性抗氧化剂的抑菌作用

细菌名称	酚性抗氧化剂	最小抑菌浓度（μg/mL）
金黄色葡萄球菌	NDGA*	50
	BHA	200
	PRG	400
	BHT	>5 000
肉毒梭菌	NDGA	50，100
	BHA	100～200
	BHT	100～200
	PRG	1 000
	TBHQ	400
	PRG	1 000
	BuG	800～1 000
	i-BuG	800
	i-AmylG	400～800
	p-OCTG	400
	P-DOdecylG	200

注：* NDGA　Nordihydro guairetic acid　去甲二氢愈创木酸；
BHA　Butyeated hydroxyanieole　丁基羟基茴香醚；
BHT　Butylhy droxy toluene　丁基羟基甲苯；
TBHQ　Tertiry butylated hydroquinone　叔丁基氢醌。

11. 天然成分的抗菌物质

乙醇是天然成分，具有抗菌作用，影响着食品的香味。含乙醇量越大，保存时间越长。近年来世界各国都注意乙醇的利用。不同食品，延长时间不同，添加乙醇量大体在2%～5%，且使用时常与其他添加剂合用。另外香辛料（调味料）中种类繁多，但抗菌作用多为一般，有的有特殊味或颜色不够调和，尚需进一步深入研究，方能得到预期效果。新研制的添加剂必须按着“食品添加剂卫生管理办法”申报，经政府批准后方可使用，要严格执行，切不可乱用。

（孟昭赫　孟　光）

参考文献

[1] 食品卫生国家标准．北京：中国标准出版社，1992.
[2] 孟昭赫．食品工业，1980，4（5）：231.
[3] 孟昭赫．食品工业，1985（5）：127.
[4] 孟昭赫．食品工业，1986（1）：27.
[5] 孟昭赫．国外医学—食品卫生分册，1986（2）：89.
[6] 秦风新．消毒与灭菌，1986.3（3）：99.
[7] 仓田浩，等．食品的防菌、防霉手册（日），1986，133～215.
[8] 孟昭赫，等．食品卫生检验方法，微生物学部分．北京：人民卫生出版社，1992.

第四篇
动物毒素

第三十五章　动物毒素概论

长期以来，由于人类在生产和生活中经常遇到有毒动物和有毒植物而引起的中毒或死亡，因此人们对有毒动物和有毒植物十分关心，并且学会了利用毒物来为自己服务，如在古代，印第安人和印度人曾利用丛蛙类的分泌物或马钱科植物的提取物作为箭毒，以便于猎取其他动物作为食物。动物的毒素是在生存斗争中形成的自卫武器，也是一种猎取食物的工具。动物毒素可分为“主动毒”和“被动毒”。“主动毒”是在进化过程中由动物的某种器官异化成专门产生毒素的毒器所产生的一种毒素。“被动毒”动物又可分为“原初毒”动物和“次生毒”动物。原初毒动物自己具有产生毒素的特有器官。次生毒动物的毒物主要是从食物中得来的，如一些鱼类从作为食物的有毒藻类中获得毒素。

人类除了利用生物毒素作为武器以外，更多的是努力利用毒素来治疗疾病。早在几千年前，中国人和日本人就用干燥的蟾蜍皮粉末作为强心剂。同时，在非洲和欧洲也有用海葱或毛地黄的提取物来治疗心脏病的记载。然而，对生物毒素的深入研究直到最近 80 年才获得明显进展。在动物毒素研究中，蛇毒是最先受到重视的。在 20 世纪 20 年代，动物毒素的化学结构研究，也同时受到重视。这里，首先应提到海里希·威兰关于蟾蜍毒素的研究。1958 年，艾·凯泽尔和赫·米歇尔所著的《动物毒素的生物化学》一书，有力地推动了以后的研究工作。随后几年，就有许多分布在世界各地的研究小组，从医学、生物学、化学等方面对各种毒素进行研究，并在巴西的圣保罗举行了一次有关有毒动物和动物毒素的会议。1962 年成立了国际毒素学学会，并出版毒素学专业杂志 Toxicon。

近年来，由于旅游业的迅速发展，人们在热带和暖温带地区旅行常常会碰到有毒动物和有毒植物引起的中毒或过敏。最讨厌的是腔肠动物的刺细胞，特别是水母的触手。这些触手从动物体脱离后，还会使人发生严重的灼痛。估计每年全世界约有 4 万～5 万人被这些海产动物伤害。同时还有 2 万人因吃了有毒的鱼类或贝类而中毒。所幸，所有这些中毒的人都是不重的，死亡不超过 300 例。特别应该指出的是，不能把有毒动物都当作应该消灭的对象。它们往往是农业害虫的天敌，或是人类的重要蛋白质来源，对人类利大于弊。况且它们的毒素还有可能制成有用的新药。近年有报道，岩沙海葵毒素在面部手术中用作局麻药可使手术延长数小时。蜂毒中的神经毒肽（apamin）是研究膜结构和功能的理想工具。毛庆武报告，用变构蛇神经毒素（allosteric snake neurotoxin，ASNT）治疗运动神经元病，近期有效率为 53%。

近年来，动物毒素研究取得了许多明显的进展，特别是海洋动物毒素方面进展很快。一些结构复杂的海洋毒素，如岩沙海葵毒素（palytoxin，PTX）已经鉴定清楚。蓝藻门和甲藻门中的多种新毒素已经分离成功，而且确立了这类微型藻类毒素是通过海洋食物链的传递而导致鱼、贝类染毒，如果再由人、畜所食，则引起食物中毒。著名的西加鱼中毒、麻痹性贝类中毒（paralytic shellfish poisoning，PSP）、腹泻性贝类中毒（diarrhetic shellfish poisoning，DSP）、神经性贝类中毒（neurotoxic shellfish poisoning，NSP）等均属此列。目前，对其化学结构和药理作用研究较深入的海洋毒素仅 50 多种。但是，海洋毒素常具有一些特异的、陆生生物中极为罕见的化学结构特征。而结构的新颖性往往是化学家特别感兴趣的问题。

一、麻痹性神经毒素

河豚毒素在脊椎动物门的河豚、虾虎鱼、蝾螈、斑足蟾、软体动物门的蓝环章、东风螺、法螺、蛙贝等，棘皮动物门的戚海星，节肢动物门的爱洁蟹等近百种动物中分布，其化学结构已弄清，并于1972年全合成成功。过去，在国际上只有日本独家生产河豚毒素，现在我国也能生产河豚毒素，并已在国际市场上试销。河豚毒素能专一地阻断兴奋组织钠通道，已成为研究膜通道的重要工具。最近，从月腹兔鲀和星点东方鲀中首次分离得到河豚酸、脱氢河豚毒素、4-表河豚毒素等天然存在的河豚毒素类似物，另外还从豹纹东方鲀肝脏中分离到石房蛤毒素。这些研究结果否定了过去认为河豚体内仅存在一种河豚毒素的传统观念。

贻贝、扇贝等多种软体动物常引起麻痹性中毒，现已查明其毒素的生物来源是几种原膝沟藻（protogonyaulax）。当原膝沟藻在环境适宜时便大量繁殖，这时可形成赤潮。滤食性贝类通过摄食藻类而将原膝沟藻所含毒素富集于体内。我国宁波、舟山等地曾发生过织纹螺食物中毒，其症状类似于麻痹性贝类中毒。现在已经从有关贝类和藻类中分离鉴定了10多种结构类似于石房蛤毒素的麻痹性贝类毒素，其代表物为STX。这类毒素含有两个胍基，其母核为氢化嘌呤结构，并形成氨基甲酸酯类。其药理作用类似TTX，也能专一地阻断细胞膜上的钠通道。

二、聚醚类毒素

在海洋毒素中，近年陆续发现了一些分子量较大的剧毒性聚醚类毒素，如岩沙海葵毒素、短裸甲藻毒素、鳍藻毒素（dinophysistoxins，DTX）、扇贝毒素（pectenotoxins，PTX）、西加毒素（ciguatoxins，CTX）等。美国和日本科学家从夏威夷、塔希提岛、社会群岛、琉球群岛、加勒比海等地的岩沙海葵中分离鉴定的7种PTX，对兔的 LD_{50} 为 $0.025\mu g/kg$，是目前已知最毒的非蛋白毒素。它还有很强的心脏毒性和细胞毒性。它已成为一种新型细胞膜研究工具药。

西加中毒是海洋食用鱼类引起的常见食物中毒，已报告有400～500种鱼可引起西加中毒。我国台湾和南海诸岛也曾发生多起。西加毒素的生物来源是一种新属新种的甲藻，岗比甲藻（gambier-discus toxicus）。引起西加中毒的毒素主要有西加毒素（CTX）、刺尾鱼毒素（maitotoxin，MTX）、鹦嘴鱼毒素（scaritoxin，SG）、西加毒肽等。其中最重要的是CTX。这种脂溶性的毒素分子量为1 112。这种聚醚毒素最近已经用HPLC分离成极性毒素PCTX和弱极性毒素LPCTX两种针状结晶。其作用机理是，CTX能增强细胞膜对钠离子的通透性。

有关腹泻性贝类中毒（DSP）的最近研究表明，其生物源为鳍藻和利马远甲藻。这些藻不形成赤潮，但如果海水中的密度接近每升200个，贝类的毒性就已超标，人吃了染毒贝类即可引起DSP。所含毒素为鳍藻毒素和扇贝毒素，均为脂溶性聚醚结构。迄今为止，有统计的7 000例中毒病例人中，未见死亡报告。

三、肽类毒素

广泛分布于细菌、动物和部分植物中的肽类毒素目前已成为毒素研究领域中的一个热点，因为它的种类繁多，毒力强大，肽类毒素的毒理学作用机理有许多重要的共同点，①它们基本上都是双组分结构，由一个效应链（A 链）和一个结合链（B 链）组成。只有 A 链具有毒性，B 链的作用是与膜上的受体结合使 A 链进入细胞内部。单一的 A 链和 B 链都不产生活性。②A 链的活性类似于酶的作用能催化重要的生化反应。③它们都可能共同作用于膜上的神经节苷酯受体，基本作用是改变膜的离子通透性。查明这些基本作用方式及其分子间的作用，对了解中毒机理是十分必要的。

近年来，昆虫毒素的研究日益引起人们的重视。昆虫毒素由昆虫产生，用于自卫、攻击侵犯者、获取猎物和在同类中进行通讯的天然生物活性物质。目前已知至少有 10 目 600 种昆虫能产生毒素。昆虫产生毒素的普遍性为它们的生存、繁殖和进化提供了物质基础。这也可能是鞘翅目、膜翅目和鳞翅目昆虫之所以成为昆虫纲中的主要成员有关，它们约占昆虫总数的一半以上。从协调进化的观点看，昆虫毒素应属于自益素（allomone）的范畴。

昆虫毒素的成分非常复杂，从化学结构来说，可分为：①小分子毒素，如烃类、醇类、醛类、酮类、酸类等约有 110 种以上，其中包括：烷、烯、萜等。一般都是 7～28 个碳的简单化合物。醇类已知有 50 种属于防卫性毒素，半数由膜翅目昆虫合成。②多肽与蛋白质毒素。③酶类毒素，包括磷脂酶（PLA）、透明质酸酶、酸性磷酸酶、脂酶等。磷脂酶 A_2 几乎所有的昆虫毒素都含有，它是重要的致敏原。

昆虫毒素的生物活性很强，东方胡蜂毒素对小白鼠的致死量为 0.08mg/kg。难怪民间有“三只胡蜂顶只虎”的说法。有些昆虫的叮咬能使小鼠在 15～30s 内死亡。此外，近年对昆虫毒素的研究还发现，它们具有镇痛、消炎、镇静、降血压、抗癌等作用。有些昆虫毒素中还含有与脊椎动物的性激素完全相同的物质，如龙虱能分泌雌酮、雌二醇、睾丸酮等。昆虫毒素将成为新药研究的新领域。应用分子生物学方法已完成家蚕丝心蛋白的基因，塞可鲁匹亚蛾（*Hyalophoora cecropia*）抗菌肽 cDNA 克隆，前镇静肽原（preprosea-pin）的翻译后加工的研究。但在我国昆虫毒素研究近乎空白，而我国昆虫资源又极为丰富，因此，开展昆虫毒素研究对发展新药开发，发展国民经济十分重要。

总之，动物毒素的研究虽然取得了很大成就，但尚未解决的问题还很多，不过前景是很光明的。可以预言，在今后数十年内，将有一大批毒性更强、专一性更大，以及具有某些特异性能的毒素出现。毒素的研究必将推动神经生物学、生物化学、细胞学、免疫学、毒理学和临床医学的深入发展。

今后，毒素学的研究重点主要集中在以下几个方面：

（1）确定毒素分子结构与功能之间的关系。

（2）确定毒素作用的分子靶位。毒素的分子靶位，对毒素的毒理学作用机理和毒力大小，有决定性的影响。

（3）研究毒素和靶位间作用的方式和过程。

（4）细胞毒理学的深入研究。细胞毒理学的基本作用是与细胞核 DNA 分子的共价结合。这种结合有两种基本类型：单功能基作用和双功能基作用。双功能基作用毒物可以和 DNA 双螺旋发生交叉结合，使 DNA 分子失去活性而导致死亡；单功能基毒物和 DNA 分子共价结合产生特异性修饰，这种修饰如果与细胞生命过程相容，即可转移到新的细胞中，引起细胞诱变或癌变等结果。因此细胞毒理学的研究对人类健康有重要意义。

（陈宁庆）

第三十六章　蜂　　毒

第一节　蜂的种类和分布

蜂类包括蜜蜂、黄蜂和胡蜂，是膜翅目昆虫中种类最多、分布最广、数量最大的一群昆虫。特别是蜜蜂既产蜂蜜又产蜂蜡，与人类关系最密切，研究得也最深入，近20年来有关蜜蜂的科学论文已有35 000篇。

蜜蜂总科已记载20 000种左右，体长1～3cm，多数独居，只有蜜蜂科蜜蜂亚种为高度社会性的昆虫。一群中只有一只蜂后、若干只雄蜂和多数不能产卵的工蜂。它们以信息素相互交流信息。以蜂蜡和其他物质筑巢于树洞或树枝间。其中储有蜂蜜，巢的大小各异，最大的可达70kg。所有的雌蜂都有一个由产卵器演化而来的蛰刺用于防御，可射出毒液。蛰刺的基部有两个腺体，一个是毒腺；另一个是生产蜂蜡的Dufour氏腺。蛰刺动物后，刺即折断。蜂毒除引起局部疼痛以外，主要引起过敏反应，严重的可致死。据美国统计，昆虫蛰伤引起的过敏反应导致的死亡，超过全部中毒病人的半数，每年约有40～50人死亡。大多数使人和家畜严重蛰伤都由蜜蜂引起。

蜜蜂总科一般分为6个科：①分舌蜂科（Collectidae），②地蜂科（Andernidae），③集蜂科（Halictidae），④准蜜蜂科（Melittidae），⑤切叶蜂科（Megachilidae），⑥蜜蜂科（Apidae）。

集蜂科分布在全世界，是蜂类中最大的一个家族。对太平洋西北部苜蓿花粉的传播和结子有重要贡献。熊蜂（Bumble bee）在欧洲、北美洲和亚洲的一部分寒温带大量繁殖，它们是唯一扩展到北极圈的蜂类。在热带地区仅存于山区。在大洋洲和新西兰则不存在。

蜜蜂亚科是欧洲、西亚和非洲的乡土种。人们最熟悉的产蜜的蜜蜂在欧洲，由于人们精心培育，品种不断改善，从而传到世界各地。其中，*A. crevana*、*A. dorsalis*和*A. florea*仅存在于南亚和东南亚。它们体形较大排毒量也多，蛰伤引起的疼痛也严重。蜜蜂的另一个亚种*Apis meliferascutetata*具有很强的攻击性，它们常大群攻击人和家畜，影响养蜂业和农业。它们是1956年从南非引进巴西的，1957年逃出巴西，分散到南美许多国家，以每年480km的速度向北迁移，1982年已到达巴拿马（Roabik，1982），不久可到达美国。

胡蜂是一种肉食性昆虫，全世界胡蜂约有5 000余种，我国约有208种，其中25种具有攻击性，常造成人员伤亡，近年来，由于平均气温上升，陕西、四川、贵州、湖南、湖北和台湾地区陆续报道了胡蜂大量出现并蜇人致伤、致死的事件，一度引起群众恐慌。难怪，民间有“三只胡蜂顶只虎”的说法。胡蜂虽有危害的一面，但也有有益的一面。20世纪80年代，在我国河南、安徽、山西等地一些产棉区，曾利用胡蜂防治棉铃虫、造桥虫等害虫，每亩棉田放置5巢蜂即可全年有效。利用胡蜂防治马尾松毛虫也很有效。胡蜂毒素还要用来治疗风湿性关节炎，德国就生产了一种胡蜂毒软膏，据说疗效很好。此外，实验证明，胡蜂毒素还有防癌作用。

第二节 蜂毒的生物化学

蜂毒的组分很复杂，要把它们分离开来是很不容易的。目前已知它们大约含有 40 种不同的组分。蜂毒大致可分为 3 部分，酶类、肽类和小分子量物质。

一、酶类

（一）葡萄糖苷酶（glucosidase）

此酶占干毒总量 0.6%，分子量为 170 000，与蛋白质结合的醣占 2.6%。它没有毒性，但有很强的抗原性。它的结构与近来发现的过敏原类似。

（二）酸性磷酸单脂酶（acid phosphomonoesterase）

分子量为 55 000，不耐热，无毒性，抗原性强。它的结构与近来发现的过敏原 B 类似。

（三）透明质酸酶（hyaluronidase）

它与蜂蛰引起的过敏反应有关，因此受到重视。因为过敏反应常导致死亡。

（四）溶血磷脂酶（lyso phospholipase）

此酶在中毒过程中的作用是控制溶血卵磷脂的浓度，实际上，是抑制磷脂酶 A_2 的活性。其分子量为 22 000。磷脂酶 A_2 能促进磷酸脂的脱酰作用，产生溶血磷酸甘油脂和长链脂肪酸，属于膜活性物质。大部分磷酸脂水解，最后将导致细胞死亡。它在蜂毒中占干毒总量 12%。是蜂毒中的主要酶，分子量约为 15 800。它是引起过敏反应的主要过敏原。

二、肽类

（一）阿度拉平（O_aAdolapin）

20 世纪 80 年代从蜂毒中分离的一种碱性多肽（Shkenderov，Koburova，1982），含有 103 个氨基酸残基，分子量为 11 092，有消炎作用和止痛作用。它对脑前列腺素合成酶的抑制作用为消炎痛的 70 倍，镇痛指数比安替比林高，镇痛时间也更长，可用于治疗风湿性关节炎。

（二）蛋白酶抑制物

Shkenderov 研究组发现蜂毒对胰蛋白水解酶有明显的抑制作用。它是含有 63～65 个氨基酸的多肽，对哺乳动物无毒，但对昆虫有较强的毒性。

（三）蜂毒肽（Melittin）

蜂毒中的一个主要活性成分，由 26 个氨基酸组成的多肽。分子量 2 846。具有直接溶血作用。对其他细胞也有溶细胞作用。蜂毒素毒性不是很强，对小鼠的 LD_{50} 为 4mg/kg，其致死机理有待进一步研究。占干毒总量的 40%～60%，1971 年，蜂毒肽Ⅰ和Ⅱ已人工合成，与天然的一样具有溶血作用。

（四）镇静肽（Secapin）

在干毒总量中占 0.5%，氨基酸序列已明确。对哺乳动物无毒，对小鼠皮下 LD_{50} 为 40mg/kg。剂量加倍时，体温下降，呈安眠状态，因而认为有中枢镇静作用。

（五）MCD 或 401 肽

1966 年，Fredholm 首先分离出来的蜂毒中的第三个组分，是含有 22 个氨基酸的多肽，能促使腹腔肥大细胞释放组织胺。MCD 的毒性随不同动物和不同途径而异。静注或皮下剂量达 40mg/kg 时，小鼠无明显症状。但心脏内注射毒性明显，LD_{50} 为 20μg。因为它能释放组织胺 5-羟色胺，局部注射有明显的消炎作用。

（六）四品肽（Tertiapin）

蜂毒中的一个很小的组分，占干毒总量的 0.1%。它的生物学性质很少报道。毒性小，小鼠静注 LD_{50} 大于 40mg/kg。它能使肥大细胞脱颗粒释放组织胺。实验证明，它具有前列腺素样消炎作用。

（七）蜂毒神经肽（apamin）

局部注射，少量蜂毒神经肽能通过血脑屏障作用于中枢神经系统。Banks 等 1979 年首先发现，Apamin 能有选择地经钙介导增加钾对肝细胞的通透性。这种钾通道广泛存在于各种细胞中，用以调节连接细胞钙代谢和膜极化之间的功能。这一机理被认为在脊椎动物和无脊椎动物的神经原的重复活性有重要作用。

（八）procamine

这是由 2 个，很可能 3 个多肽和一个组织胺组成的复合物，从加拿大蜜蜂毒素中分离到的多肽。它与某些蜂毒的抗辐射特点有关。Procamine B 和一个简单的类似物已人工合成，并证明也具有抗高能辐射的作用。

三、低分子量化合物

（一）生物原胺（biogenic amines）

组胺、5-羟色胺和乙酰胆碱是蜂螫引起疼痛的物质。使循环系统发生严重影响的主要是由 5-羟色胺引起。大黄蜂毒素对心脏的影响，是由乙酰胆碱引起的。组胺是蜂毒中的主要成分，其含量与蜂龄有关，在蜂龄 35～45d 时达高峰。它的毒性很低，对小鼠 LD_{50} 为 1 300mg/kg。它能使毛细血管扩张，渗透增加，局部疼痛。

（二）儿茶酚胺（catecholamins）

它含有两种组分，即多巴胺和去甲肾上腺素。多巴胺在昆虫生理学上的重要作用是某些昆虫中枢神经系统的递质。对被螫动物的中枢神经系统有很强的作用。由于每次螫刺射出的量很少，对哺乳动物的毒性很小。

第三节　蜂毒中毒症的诊断

1. 询问过敏史

对昆虫螫刺有全身或局部过敏反应的阳性病史很重要。病史阴性，而皮试阳性的从未报告过。

2. 局部检查

蜂螫后在皮肤上留有折断的毒刺，局部红肿直径大于 5mm。

3. 确定试验

（1）皮内试验，在皮内注射 0.001、0.01、0.1 或 1.0μg/mL 的蜂毒 15min 后，检查

结果，红肿大于 5～10mm 为阳性。

(2) 放射过敏原吸附试验 (radioallergosorbent test，RAST)。RAST 常用来检测对毒素的 IgE，其阳性率与皮试法 85%～90%是一致的。

(3) 人白细胞释放组胺试验也可用来诊断蜂毒症。

第四节　蜂毒中毒的治疗

对膜翅目昆虫毒素还没有特异性的抗血清可用来治疗。

一般都以治疗过敏症的药物治疗，如注射钙制剂、肾上腺素和皮质类固醇。

严重的全身性过敏反应应作为急症病例处理，特别是出现循环和呼吸障碍时，应立即注射肾上腺素，剂量为 1∶1 000 稀释液 0.3～0.51mL，儿童 0.2～0.3mL。如果 5～10min 内无效，应继续给药，直到控制反应。最多可用到 11mL。抗组胺药和皮质类甾醇对急症病人没有多大作用，但可使病人安静。

出现咽喉水肿时，应插管保持气道畅通。

免疫治疗：养蜂人经常受到蜂的蛰咬，他们的皮肤实验大多数对蜂毒有保护作用，而那些从未被蜂蛰咬过的人则大多数会发生过敏反应。对蜂毒不发生过敏反应的养蜂人血液中抗蜂毒的 IgG 抗体水平高于一般人。对蜂毒过敏的人，以小剂量蜂毒治疗时，他们的 IgE 先升后降，而 IgG 抗体则显著升高，并保持较高水平，这就是免疫治疗的依据。

绝大多数实验证明，毒素剂量为 50～300μg 的免疫治疗 90%～100%有效。现已成为一种标准的治疗程序。当然，这种疗法，只适用于严重的、危及生命的病人。Hoffman (1983) 对蜂蛰引起的死亡病例研究后发现，死者生前并无危及生命的反应。并发现皮试或 RAST 证明，如不存在 IgE 抗体，更有利于免疫治疗。对儿童用免疫治疗应更慎重。因为许多儿童对蜂毒的敏感性会自然消失。

第五节　蜂毒中毒症的预防

(1) 应避免被蜂类蛰咬，特别应教育儿童尽量远离蜂群。

(2) 过去有蜂蛰过敏史的人尤应注意。

(3) 接近蜂群的人应穿普通衣服或黑色衣服，而不要穿花色鲜艳或白色的衣服。

(4) 胡蜂对运动中的物体识别特别清楚，故一旦遇到胡蜂，千万不要奔跑，伏地不动是最好的躲避方法。

(陈宁庆)

参考文献

[1] 罗迪安译.有毒动物和动物毒素,北京:科学出版社,1981.43～49.

[2] 姜椿芳.中国大百科全书,蜂.北京:中国大百科全书出版社,1985.3:133.

[3] Brian,M.V.Social Insect Populations,Academic.New York.1965.

[4] Fletcher,D.J.C.The Africa bee,Apis melifera andersonii In A frica. Ann. Rev. Entomol,1978,23:

151～171.

[5] Harper J. D. Africaized bee Spread into Ecuador. Speedy BeeFeb, 1982. 7～8.

[6] Saslavasky H. Alarm substances Of the oriental hornet, Vespa Orientalis, Life Sci. ,1973,12: 135～144.

[7] Assem, E. S. K. Histamine Releaseby MCDP(401),a peptidefrom the venom of honey bee. Br. J. Pharmacol. ,1973,48:337～338.

[8] Banks, B. E. C. The isolation and identification of noradrenalinand dopamine from the venom of the honey bee, Apis Mellifica Toxicon. ,1976,14:117～125.

[9] Burgess, G. H. Effects of Quinine andapamin on the calcium-dependent tpotassium Permeability of mammalian Hepatocytes and red cells. J. Physiol(London),1981,317:67～90.

[10] Harbermann, E. Bee and wasp Venoms:The biochemistry and Pharmacologyof their peptides And enzymes are reviewed. Science,177:314～322.

[11] Harbermann, E. Bee venom Neurotoxin(apamin);Iodine Labelin and haracterization of binding sites. Eur. J. Biochem. ,1979, 94:355～364.

[12] Hoffmann D. R. The use and Interpretation of RAST to stinging insect venoms. Ann. Allergy, 1979, 42:244～250.

[13] Ivanov,I. A new isolated Enzyme with lysophospholipase Activity from beevenom. Toxicon,1982,20: 333～335.

[14] Jenkinson, D. H. Peripheral Actions of apamin. TIPS, TIPS,1981,2:318～320.

[15] cHIPPS, B. E. Diagnosis and Treatment of anaphylactic Reaction to Hymenoptera stingsin children. J. Pediatr. 1980, 97: 177～184.

[16] Ennik, F. Deathfrom bites and stins of venomous annimals. West. J. Med,1980,133:463～468.

第三十七章 蝎　　毒

第一节 蝎的种类、习性和分布

蝎（scorpion）（图 37-1，见文前）属于节肢动物门，蛛形纲，蝎目，是最原始的陆生蜘蛛纲动物，约有 800 种，分布于世界各地的热带、亚热带和暖温带。体长平均 2～3cm，非洲几内亚的黑蝎（*Pandinus imperator*）长达 20cm，最小的钳蝎（*Microbuthus pusillus*）长约 1.3cm。它们主要分布在北美南部、中南美洲、地中海周围地区和非洲。大多数蝎是无毒的，少数可使人致死。

体分头胸部和腹部两部分，头胸部覆以背甲，上有 1 对中眼和 2～5 对侧眼，视力弱，只能区别昼夜。头胸部有附肢 6 对。螯肢在口前方，钳状 2～3 节，用于取食。触肢紧贴螯肢后方，其末两节形成强大的钳状，用以捕食。其后为步足 4 对。腹部和头胸部分为 12 节；前 7 节宽扁，后 5 节呈窄环即后腹和尾部，尾可弯曲，末端有一尾刺，内有一对毒腺，开口于尾刺末端。毒腺周围有肌肉，收缩时可排出毒液。毒液含多种蛋白质（包括多种酶）成分，有些为神经毒。中东、巴西和美国亚利桑那州的一些前钳蝎的毒液可使呼吸肌麻痹并致心力衰竭。受精卵在雌体内发育数月到一年，卵胎生。幼蝎产出时为白色，爬上母体背面，停留数天，脱第一次皮后方离开。经 8 次脱皮而成熟。寿命数年。肉食性。以活昆虫和小型无脊椎动物为食。能耐长期饥饿，有的从不饮水。静候猎物经过，予以捕捉。捕到猎物后，用须肢的钳夹住，用尾刺螯之。使麻醉，然后由小肠分泌大量消化液到食物上将其柔软部分消化成液体，再吸入胃内。进食过程常延续数小时。一般生活在石块或破砖乱石下，有的钻入土缝或树皮下。墨西哥的军蝎（*Centruroides limpidus*）在夏季雨季开始时迁入树木或住房中。

蝎目可分为 6 个科：①钳蝎科（Buthidae）约 300 种，包括最毒的。②蝎科（Scorpionidae）约 150 种。③Diprocentridae 科约 30 种。④Chactidae 科约 70 种。⑤Vejovidae 科约 125 种。⑥Bothriuridae 科约 70 种。

在美国、墨西哥和中美洲大多数蝎是无毒的。在巴西，则毒蝎较多。在巴西蝎螯引起的死亡率成人为 0.8%～1.4%，学龄儿童为 3%～5%，幼儿则为 15%～20%。在巴西的贝洛城，一年中发生蝎螯伤病人 874 例，其中 100 人死亡。在地中海北岸蝎的种类较多，数量也大。但都是无毒的。在西非和北非有毒蝎，钳蝎、*Androctonus australis*、*A. amoreuxi*、*A. oeners* 和 *Buthacus arenicola*. 在孔多(Konto)被 *A. australis* 螯伤的占 80%，其中有 95%死亡。巴西学者 J. A. Campos 报告，他所在的医院 1972～1987 共收治了 3 860 例被蝎螯伤的病人，但病死率仅 0.28%，这与毒力强弱和救治是否得法有关。

蝎类大多数对人无毒，只有少数螯人并导致死亡。在我国，大多数蝎对人无害，但也有少数对人有害。蝎类有时大量发生，直接进入居民家庭。据估计全世界每年约有 15 万人被蝎螯伤，仅墨西哥每年就有 7 万人被蝎螯伤，其中有 1 200 人死亡。

第二节　蝎毒的生物化学

蝎毒含有黏多糖（mucopolysachardes）、少量透明质酸酶、磷脂酶和一些低分子化合物，如色胺、组胺、蛋白酶抑制物和组胺释放者（*Histamin releassers*），神经毒是蝎毒的主要成分。所有的蝎毒均能作用于脊椎动物的神经肌肉系统。

蝎毒是一种碱性多肽，分子量约为 7 000。属于单链肽，由 60～65 个氨基酸组成，有 4 个二硫键联结。蝎毒中有一种组分仅作用于昆虫，对脊椎动物或甲壳动物无害。称为昆虫毒素，已经分离到纯品。以色列黑蝎（*Buthotus judaicus*）的昆虫毒素有两种，Ⅰ和Ⅱ，近来已被纯化（Lester，1982）。将 *A. australis Hector* 的昆虫毒素注入成年蝗虫可使骨骼肌产生刺激作用。对绿头蝇的幼虫能立即产生持续的肌肉收缩，这一反应已用做检测昆虫毒素的一种灵敏的方法。昆虫毒素的作用比甲壳动物毒素强 10 倍。昆虫毒素作用于钠通道从而影响钠离子的通透性，使肌肉收缩，对钾通道则无影响。毒素Ⅰ使肌肉收缩，毒素Ⅱ使肌肉瘫痪。

不同的蝎毒有不同的免疫学特点，它们之间没有交叉免疫。因而，可以根据免疫学特点将毒素分为不同的类型。在药理学上它们也是有区别的。有些毒素对脊椎动物的作用比对节肢动物更强，有些蝎毒仅作用于昆虫而对脊椎动物无效。另一些毒素对甲壳类动物的作用强于脊椎动物和昆虫。

对实验动物皮下注射甲型蝎毒的症状为：①立即产生局部疼痛；②过度兴奋、不安、乱跳；③流涎、流泪；④呼吸加快；⑤肌肉抽搐、强直；⑥四肢强直或瘫痪；⑦呼吸衰竭，数分钟至数小时内死亡，时间取决于剂量。颅腔内注射甲型蝎毒可引起动物过度兴奋而导致死亡。

实验证明，蝎毒的作用靶点是对电位敏感的钠离子通道。而钠离子通道在生理学研究上具有重要作用。最近有人报告，从以色列大蝎毒液中分离到一种 Chlorotoxin 肽在动物实验中发现对神经胶质瘤有明显的治疗效果。

第三节　蝎毒的毒理学

1. 心血管效应

毒素能促肾上腺释放儿茶酚胺作用于肾上腺能受体增加周围血管抵抗，从而升高血压。同时，儿茶酚胺作用于 β-肾上腺素能受体、增加心脏收缩力和促进肾脏释放肾素（renin）升高血压。

2. 心率失常

注射少量纯化蝎毒给麻醉的大鼠引起窦性心率加快，注射大剂量则引起慢心率。

3. 对离体心脏的作用

粗蝎毒能使豚鼠产生短期缓脉，随后是心率加快。

4. 能使有些动物产生肺水肿

5. 对消化系统的作用

唾液分泌增加，恶心、呕吐、腹泻。有的蝎毒能引起人的急性胰腺炎。

6. 对血液的效应

不同种类和剂量的蝎毒可引起血栓形成或出血。蝎毒中毒者几乎都有中性白细胞增多，儿童尤为明显，可能由于毒素刺激儿茶酚胺引起。蝎毒还能引起血浆中钾离子升高，钠离子下降。

7. 对中枢神经系统的影响

给猫注射蝎毒粗制品能引起神经和呼吸系统病变直到死亡。表现为全身颤抖、痉挛、伸展肌强直、角弓反张。

对哺乳动物的中毒机理是直接作用于钠通道。*Tityus serrtatus* 蝎毒对20g的小鼠 LD_{50} 为0.016mg/kg，对人类的毒性更强。被蝎类蛰咬，局部有强烈的疼痛，像火烧一样，体温不稳定，持续低温是病情恶化的标志。呼吸不规则，呕吐是严重的危象，表明中枢神经中毒，通常严重病人在20h内由于呼吸衰竭而死亡。

8. 蝎毒的临床应用

蝎毒的镇痛作用已经为国内外学者所证明。全蝎早在我国传统医学中就已被应用。我国张立东报道：蝎毒对肺癌的治疗有效，而且对肝肾无毒害作用。

第四节 治　疗

目前唯一有效的治疗方法是尽快给以特异性单价或多价抗血清。血清剂量必须足够，最少能中和2mg干毒，相当于5～10安瓿抗血清。其中一半静脉注射，另一半皮下或肌肉注射。重症病人应在监护室细心观察。有呼吸困难者可加压给氧，也可将伤口挑破，吸出毒液，然后用高锰酸钾或双氧水冲洗伤口。出现惊厥时，可用吗啡或镇静剂。对中毒者在最后症状消失后至少在2h内还要小心护理，这是很重要的。因为在许多情况下，在病情好转后可再次发生严重病情。

第五节 预　防

被蝎类蛰咬的人往往都是由于不小心而造成的。受害者不仅在室内，而且在花园里、路上和荒芜的地方都可能被蝎类蛰咬。由于蝎类在夜间活动，因此夜间活动必须特别注意。蝎类夜间常躲在人们脱下的衣服或鞋中，因此在穿衣服或鞋子之前应小心抖一抖。

许多蝎类在沙地上挖穴生活，而且多数被一层沙遮盖着，因此赤足走路最容易被蝎类蛰伤。在多蝎的地方走路散步应穿厚实的鞋袜。在热天或刮风的天气，蝎类特别容易袭击人。应提高警惕。

（陈宁庆）

参考文献

[1] 罗迪安译．有毒动物和动物毒素．北京：科学出版社，1981. 22～27.

[2] 姜椿芳．简明不列颠百科全书：蝎目. 北京：中国大百科全书出版社，1986. 595～596.

[3] 陈远聪，等．毒素的研究和利用．北京：科学出版社，1988. 145～156.

[4] Rabin，DR. Amino acid sequence of neurotoxin from Centruroides sculpturatus Ewing. Arch. Bio-

chem. Biophys，1975，166：125～134.

[5] Barhanin，J. Tityusserruratus gammatoxin. is a new tool with a very high effinity for studying the Na^+ channel. J. Biol. chem，1982，257：2553～2558.

[6] Carbone，E. Selective blockage of voltage－dependent K^+ channels by a novel scorpiontoxin. Nature，1982，296：90～91.

[7] Delori. P. Scorpion venoms and neurotoxins A immunological study. Toxicon，1981，9：393～407.

[8] Fontecilla－Camps，J. C. Three dimentional structure of a protein from scorpion venom ：A new structureal class of neurotoxins. Proc. Natl. Acad. Sci. USA，1980. 77：6496～6509.

[9] Gomez，M. V. Effect of scorpionvenom，Tityustoxin，on the release of a acetylcholine from incubated slices of rat brain. J. Neurochem，1973，20：1051～1061.

[10] Pelhate，M. Action sof insect toxinand other toxins derived from the venom of the scorpion Androctonus australis on isolated giant axonsof the cockroach. J. Exp. Biol.，1982，97：67～77.

第三十八章　蜘蛛毒素

第一节　蜘蛛的种类和分布

蜘蛛(图 38-1,图 38-2,见文前)属于节肢动物门(Arthropoda),蛛形纲(Arachneida),圆蛛目 (Areneida)。蜘蛛是动物界一个庞大家族，全世界约有 30 000 种，我国估计有3 000种。其中多数都有毒器。其毒器由一对毒腺、输出管和毒钩爪组成。借助于这些毒器把毒素注入被袭击的动物体内，达到毒死小动物的目的。最大的蜘蛛体长可达 70mm，最小的为 1mm 左右。蜘蛛形态多种多样，有的外形像瓢虫、蚂蚁，有的体色和姿态像枝桠，有的体色可随环境而变化，但对人危害严重的仅是少数。蜘蛛因经常捕食对人有害的昆虫，因而属于益虫。许多学者经过长期观察后认为，蜘蛛是陆地生态系统中最大优势的昆虫捕食者。Bristtowe 估计，在英国一年中被蜘蛛吞食的昆虫总量超过英国全体居民的总重量。但有些蜘蛛对人确有毒害，如在巴西、南斯拉夫和地中海东部，蜘蛛几乎和毒蛇一样危害人类，而且能使人致死。危害比较严重的毒蛛是 *Treehona*、*Harpactirella*、*Phoneutria*、澳蛛属(*Atrax*)、线蛛属(*Loxosceles*)、球腹蛛属(*Lathrodectus*)、鸟蛛属(*Phoumictapus*) 等。澳蛛属的 *A. robustushe* 和 *A. formidabilisshi* 是已知对人最毒的蜘蛛，在澳大利亚、巴布亚新几内亚和所罗门群岛一带危害居民。Wiener (1961) 曾报道 10 例被澳蛛蜇咬致死病例。大多数蜘蛛只有雌性蜘蛛在交配和抚育期间蛰人使之中毒。但是澳蛛却只有雄蛛才排毒使人致死。动物实验也证明，雄蛛毒性比雌蛛强。毒素直接作用于神经纤维，同时使交感神经和副交感神经兴奋。毒素作用于运动神经可导致肌纤维自发性收缩。中毒过程可持续 24h。恶心、呕吐、腹痛、腹泻、大汗、唾液分泌增多 、流泪、血压增高等症状，一般在被蜇后 10min 内出现。

我国新疆、内蒙古等地有穴居狼蛛 (*Lycosa singoriensis*)，因其毒性较强，人畜常被蛰伤中毒死亡。穴居狼蛛居住在灌木林的草丛洞穴中，昼伏夜出，以捕食昆虫为食。其毒素为蛋白质性神经毒。能使运动神经麻痹，局部红肿，可发生坏死，全身无力，恶心，呕吐，双足麻木，重者有溶血，并有血红蛋白尿。狼蛛的毒素是细胞毒。还有一种蜘蛛 *Phoneutria fera* 常随香蕉运输进入欧洲，卸货时往往蛰伤搬运工人。它的毒素是神经毒，不但对中枢神经系统，而且对外周神经也有作用。死亡是由呼吸肌麻痹引起的。

线蛛属的毒素是细胞毒素和溶血毒素。人对这种毒素非常敏感，局部症状是伤口坏死和表皮损伤。肝、肾有出血性损伤。

球腹蛛属的毒素是神经毒，对脊髓神经的作用特别强，引起局部强烈疼痛和发汗。其他症状有肝、脾、淋巴结和副肾的损伤。实质性的坏死特别是血管和上皮细胞坏死，常在肝脏出现，还附带出现神经质和极度不安感，常有死亡。1959～1973 年美国曾发生1 726 例被这种蜘蛛蛰伤者，其中有 55 例死亡。有时这种蜘蛛会在有限范围内突然大量出现，值得注意。这是自然现象，不是人为的。

寇蛛属(*Trechona*)是危险的蜘蛛，会主动攻击人，使人致死。不治疗死亡率可达

5%。南斯拉夫农民在田间劳动时，常被蛰伤，症状可持续一周，影响农业劳动。Baerg (1923) 曾以自己的小指做寇蛛蛰咬实验，结果只产生局部、轻微、暂时的疼痛，但第2天再蛰咬时，腰部、肩部、胸部和腹部肌肉产生剧痛，尤以被咬手指最为严重。也有人报道，发生休克、大汗、高血压和肾功能损伤。

我国重要毒蛛有4种，①捕鸟蛛（*Cyriopagopus*）分布于广西、海南等地区。1957年报告，广西宁明县“毒蛛咬伤耕牛”事件，即由这种蜘蛛引起。1956年放牧季节统计，平均每月有5～6头牛被咬伤，部位以舌和唇为多。数小时后死亡。②红螯蛛（*Chiracantoriumpunctorium*）分布在上海、南京、北京和东北地区，多生活于潮湿丛林草地或森林的见光草地，人被咬伤后，局部灼疼，可由手部扩展到臂部和胸部。疼痛可持续半月之久，但未见有死亡报告。③穴居狼蛛分布在河北、内蒙古和吉林等地。生活于水旁坡地，居洞中，晚间出外捕食昆虫。曾有报告一女孩被咬致死。④赫氏长尾蛛（*Hacrothaleholsti*）是我国最毒的蜘蛛，常见于台湾中南部山区，当地人称之为“达路麻斯”，认为踏过它的足迹就会死去。日本人坂口益雄以小鸡做试验，小鸡被咬1min后即进入昏迷状态。坂口本人也曾在被咬30min内，疼如刀割，3d后被咬的手尚不能自由执笔。还有一种蜘蛛，“黑寡妇”（*Latrodectus tredecimguttatus*）毒性也很强，我国福建省曾有报道。

第二节　蜘蛛毒素的生物化学

McCrone和Netzloff (1965) 将黑寡妇蜘蛛（*L. mactans*）的毒素用圆盘电泳分离出8种不同的蛋白带。Frontali和Grasso (1964) 用纤维柱电泳对地中海黑寡妇蛛的毒素分离，获得5个蛋白组分。其中之一对哺乳动物是致命的，有两个组分可使昆虫致死。最近一组俄国研究人员报告，地中海黑寡妇蛛的毒素α-lactrotoxin先用硫酸铵沉淀然后用Sephadex G-100和DEAE-Cellulose柱进行色谱分析结果显示，只有寡聚体、二聚体、四聚体有生物活性。寡聚体的分子量约为75 000。氨基酸组成已确定，毒素的胰蛋白酶的肽的氨基酸序列也已确定。塔蓝泰拉蛛（*Dugesiella hantzi*）的坏死毒素已获得纯品，其分子量为6 000～7 000。它对蟑螂和小鼠有毒，是碱性的，多肽含有精氨酸、丙氨酸、甲硫氨酸和酪氨酸。每个分子中含有1个色氨酸。色氨酸被其他基团替代即失去毒性。

澳蛛毒素的研究较多。Wiener (1963) 报告，这种毒素对马、羊、兔和豚鼠无抗原性。它对胰蛋白酶和热有抵抗。Gilbo和Coles肯定了他的实验，含10mg/mL毒素的溶液煮沸10min不能破坏其毒性，但加温120℃ 20min，则能破坏其毒性。毒素对0.1M的盐酸稳定，而对0.1M的氢氧化钠不稳定。毒素能通过透析袋，透过部分对动物的毒性与全毒相似。这种毒素的分子量小于25 000。Sutherland (1974) 报告，雄蜘蛛的毒素含有分子量较大的组分比雌蜘蛛毒素多。Gregson和Spence (1983)，从澳蛛（*A. Robustus*）毒素中纯化获得一种有毒物质称为Atraxin，其毒性比粗毒强200倍。毒素的氨基酸分析表明，它是一种碱性蛋白质，赖氨酸、组氨酸、精氨酸含量占全部氨基酸残基的23.8%。它既不是糖蛋白，也不是脂蛋白。其分子量为9 800。Sutherland (1980) 用雄性澳蛛（*A. Robustus*）的毒素成功地用家兔产生了抗毒素。这种抗毒素也能中和雌性澳蛛的毒素。

雌性蜘蛛毒素对小鼠的致死剂量约为0.5 mg，静脉注射的致死剂量为0.35mg。Baba

和 Cooper（1980）报告，美国黑寡妇蜘蛛毒素释放乙酰胆碱和摄取胆碱的效应与地中海的 *L. mactans tredecimguttatus* 是相同的。

大多数蜘蛛都可能含有一些神经毒素样物质，因为在自然界观察到所有被蜘蛛蛰咬的猎物都有麻痹现象，有代表性的毒蛛如 *Latrodectus*、*Atrax*、*Phoneutria*、*Steatoda*、*Chiracanthium*、*Lycosa*、*Harpactirella* 等属，都以神经毒素使人和哺乳动物中毒。Grasso（1976）从地中海黑寡妇蛛的毒素中纯化出一种神经毒素，其分子量为 130 000，含有 1219 个氨基酸残基。这种纯化的神经毒能刺激肾上腺素的释放。对小鼠的 LD_{50} 为 0.02μg/g。Frontali 等（1976）从地中海寡妇蛛的毒素中分离到的 B5 组分，对小鼠的毒性比原毒强 16 倍，可使细胞的双层磷脂膜增加 Ca^{2+} 透过。

Lee 等（1974）从地中海寡妇蛛（*D. henzi*）的毒素中纯化得到一种坏死毒素，其分子量为 6 000～7 000。它对蟑螂和小鼠是有毒的。坏死毒素每个分子都含有一个色氨酸。当这个色氨酸以 N-溴琥珀酰胺进行化学修饰后，所有的毒性即消失。

线蛛蛰咬常使人产生皮肤局部坏死病灶。有些病例没有坏死只有水肿，这些局部病灶非常痛，很难恢复，可持续数周。有些病人突出的症状是贫血和血红蛋白尿。这是由毒素的溶血作用引起的。

第三节　蜘蛛中毒的急救和治疗

（1）排毒：目前都不主张使用绷带结扎，因为常引起死亡，对防止毒素扩散并无多大帮助。用负压吸引器或拔火罐吸取伤口中的毒液，可减少进入体内的毒素。

（2）解毒：没有特异性抗血清时，服用我国各地生产的蛇药也有一定疗效。局部可用 2 000～4 000 单位胰蛋白酶封闭，以水解蛛毒蛋白。

（3）严重中毒：可用肾上腺皮质激素、氢化可的松滴注。

（4）严重疼痛：可用酚妥拉明或吗啡止痛。

（5）早期：使用类固醇类药物、抗组织胺药物和盐酸酚妥拉明可减轻水肿和疼痛。

阿托品和安定是首选止痛剂。

（6）尽快使用抗血清是最重要的解毒措施，必须一次给以足够的剂量，大约 6mg。注射抗血清前，必须先做皮试，并作好抢救过敏反应的各种准备。有人认为抗血清只有在被蜇咬后 36h 以内才有效。

（7）对症处理：剧痛时在蛰伤处皮下注射 3%盐酸吐根碱；肌肉痉挛时，静脉注射 10%葡萄糖酸钙；有血红蛋白尿时，静滴 5%碳酸氢钠，以保护肾脏。

（8）预防感染：必要时应使用抗生素以预防全身感染。

（9）伤口严重污染：应考虑使用破伤风类毒素。

第四节　预　　防

蜘蛛是胆怯的动物，当人要打它之前，它就逃走了。但也有一些科的蜘蛛，确实是危险的。在蜘蛛较多的地方，在野外行走或工作时，应穿厚实的防护服，扎紧裤子下口和领口。回家以前要检查身上是否有蜘蛛，以免把蜘蛛带回家。

有些蜘蛛也进入室内寻找保护地，因此经常把房子打扫干净，一些死角地方应特别注意。

及时消灭室内的蟑螂等昆虫也很重要，这样可以断绝蜘蛛的食物。

如发现室内有蜘蛛可喷洒马拉硫磷。

蜘蛛的天敌是泥蜂（*Sphecidae*）、蛛蜂、蚂蚁、某些小鸟、蜥蜴和蛇类，应注意保护。

房屋安装纱窗、纱门可防止蜘蛛进入室内。

（陈宁庆）

参考文献

[1] 罗迪安译．有毒动物和动物毒素．北京：科学出版社，1981. 28～37.

[2] 冯钟琪．中国蜘蛛原色图鉴．长沙：湖南科技出版社，1990. 211～222.

[3] Atkinson, R. K. Comparisonof the neurotoxic activityof the venom of several Species of funnel web spider. AJEBAK, 1981, 59: 307～316.

[4] Beekwith, M. L. Effects of antiserum on the systemic response in mice caused by component isolated from an extract of brown recluse spider venom apparatus. Toxicon, 1980, 18: 663～666.

[5] Berger, R. S. Intravascular coagulation: The cause of necrotic arachnidism J. Invest. Dermatol, 1973, 61: 142～150.

[6] Cabbiness, S. G. *et al*. Polyamine in some tarantula venom. Toxicon, 1980, 18: 681～683.

[7] Fritz, L. C. *et al*. Different components of black widow spider venom mediate transmitter release at vertebrate and lobster neur omuscular junctions. Nature, 1980, 283: 486～487.

[8] Grasso, A. *et al*. Blackwidow spider toxin: Effect on catecholamine release and cationpermeability in a neurosecretory cellline(PC12) in Natural Toxins, D. Eakesand T. Wadstrom(eds,) New York: Pergamon Press, 1980. 579～586.

[9] Kawai, N. Effect of a spider toxinon glutaminergic synapses in the mammalian brain. Biomed. Res., 1982, 3: 343～355.

[10] Key, G. F. A comparisonof calcium gluconate and methocarbanol (Robaxin) in the treatment of Laatrodectism (black widow spider envenomation . Am. J. Trop. med, Hyg, 1981. 30: 273～277.

[11] Minton, S. A. A book review of Survey of comtemporary toxicology (Tu, A. T. ed.). Am. J. Trop. med. Hyg, 1982. 31: 1299.

[12] RekowM. A. Enzymatic and hemlytic properties of brown recluse spider(Lacosceles reclusa) toxinand extracts of venom apparatus ,cephalothorax and abdomen. Toxicon, 1983, 21: 441～444.

[13] Schanbacher, F. L. Composition and properties of tarantula Dugesietella hentzivenom. Toxicon, 1972, 11: 21～31.

[14] Sutherland , S. K. antivenom to the venom of the nale Sedney funnel－webspider Atrax robustus . Med. J. Aust, 1980, 2: 437～441.

第三十九章 蜱螨毒素

第一节 引 言

蜱螨是动物和人类重要的体外寄生虫，是传播自然疫源性疾病的重要媒介，是蜱传立克次体、Q 热立克次体的传播媒介和储存宿主。天然带 Q 热立克次体的蜱有 50 余种。如立克次体在蜱体内能长期存在，有的可达数年甚至 10 年之久。很多蜱能经期（变态期）经卵传递立克次体。在我国自新疆草原革蜱（*Dermacenter nuttalli*）分离到精河株斑点热立克次体，从亚洲璃眼蜱（*H. asiaticum*）分离到 Q 热立克次体。四川省的铃头血蜱有立克次体的自然感染。在黑龙江，从康辛血蜱（*H. conccina*）中分离到西伯利亚立克次体。除硬蜱外，软蜱也是立克次体的传播媒介。

恙螨主要是恙虫病立克次体的储存宿主和传播媒介。革螨中只有血红异皮螨是立克次体痘和小蛛立克次体的储存宿主和传播媒介。

一、蜱

蜱属于节肢动物门，蜱螨亚纲，后气门亚目（Metastigmata），分为 3 科：①软蜱科（Argasidae）；②纳蜱科（nuttalliedae）仅有一非洲种，罕见；③硬蜱科（Ixodidae）。其中与疾病传播有关的蜱种见表 39-1。

表 39-1 我国常见蜱种与疾病关系

名　称	分　布	活动季节	传播疾病
全沟蜱（森林硬蜱） *Ixodes persulcatus*	吉林，黑龙江，辽宁， 江苏，浙江，福建	4～6 月	森林脑炎
嗜群血蜱（康辛血蜱） *A. physalis concinna*	黑龙江，吉林，辽宁， 山西，新疆	4～7 月	森林脑炎 蜱传斑疹伤寒
草原革蜱 *Dermacentor nuttalis*	新疆，黑龙江，吉林，内蒙古， 陕西，甘肃，宁夏，青海，新疆	4～6 月	蜱传斑疹伤寒
边缘革蜱 *Dermacentor marginatus*	吉林，山西，新疆	4～6 月	蜱传斑疹伤寒 森林脑炎 野兔热
亚洲璃眼蜱 *Hyalomma asiaticum*	新疆，青海，甘肃，宁夏	4～6 月	塔里木出 血热
棘跗钝缘蜱 *Ornithodoros papillipes*	新疆	4～7 月	蜱传回归热
瘤跗钝缘蜱 *Ornithodoros tartakovsyi*	新疆	4～7 月	蜱传回归热

注：引自《消毒杀虫灭鼠手册》，北京：人民卫生出版社，1980，388。

蜱为不完全变态，整个发育过程分为卵、幼虫、若虫、成虫四个阶段。雌雄交配大都在宿主身上吸血时进行。饱血后雌虫从宿主身上落地，硬雌蜱多隐藏在石块、植物茎叶覆盖下，数日后产卵，一生只产一次，4～6 天产完，每次产卵，少则 200 个，多则数千个。软蜱多在鼠洞、墙缝等处泥土中产卵，每次产卵 20～50 个，一生可多次交配，吸血多次产卵多次。蜱的幼虫、若虫和雌雄成虫均吸血。成蜱多侵袭大型哺乳动物和人。幼、若蜱多以小型动物和禽类为供血宿主。蜱的耐饥力很强，硬蜱成虫可耐 1～2 年，软蜱则可达数年甚至 10 年以上。蜱对日光、温热、干燥和潮湿均很敏感。硬蜱在清晨和傍晚较为活跃，此时人、畜最易受到侵袭。

硬蜱能产生毒素使人、畜产生多种中毒现象。最常见的是蜱麻痹。Alt（1971）和 Gothe（1979）等有详细的综述可以参考。

二、螨

螨（mite）属于节肢动物纲，蜱螨亚纲约有 2 万种，形小、有 4 对足，体长一般 0.5mm 左右，最大的长 6mm。生活场所多样，半咸水、淡水、温泉、土壤中、植物上或寄生于动物体内外（呼吸道、肺、胃或其他深部组织）。有的是人和动物疾病的传播媒介，如恙螨是恙虫病立克次体的储存宿主和传播媒介。多用气管呼吸，有的通过表皮呼吸。有的螨对动物有毒性，能引起强烈的皮肤反应。自由生活在尘埃中的螨，如 *Dermatophagoides farina* 和 *Dermatophagoides pteronyssinus* 是重要的致敏原，能引起鼻炎和外源性哮喘。

螨的生活方式有 4 种：

1. 体内寄生型

螨传播的疾病常造成畜产品的巨大经济损失。鸭、鹅等家禽吞食了一种螨 *Holothyrus coccinella* 能致死。儿童接触了这种螨并把它放进嘴里毒性反应除消化道外，还涉及呼吸系统。另一种螨 *P. neumonyssus* 寄生在狒狒和猴子的呼吸道可引起肺炎和胸膜炎。寄生在狗身上的一种螨——*P. caninum* 可引起狗的鼻窦炎。

2. 自由生活型

其螯肢粗壮，可用来捕捉、钳碎捕获物，以小昆虫和腐败的有机物为食料。孳生场所广泛，如草丛、粪堆、腐殖物中。自由生活的尘螨被人吸入能引起过敏性鼻炎和外源性哮喘。

3. 体表寄生型

寄生在啮齿类、鸟类或食虫类，对宿主有一定选择性。它们大部分时间生活在宿主身上，但在宿主巢穴中也可找到。疥螨寄生在人类皮肤上，引起奇痒和继发性感染。蠕形螨寄生在人类皮肤的毛囊和皮脂腺中，可引起酒渣鼻，痤疮等。

4. 巢穴寄生型

大量寄生在小哺乳动物或鸟类的巢穴中，有时在体表也能找到。如：血厉螨属及真厉螨属。

螨类有专性吸血型和兼性吸血型，如禽刺螨科、赫刺螨科为专性吸血螨。革氏血厉螨、茅舍血厉螨等为兼性吸血型。巢穴型革螨的寿命和耐饥力均较长，革氏血厉螨温度适当时，能耐饥 2.5 个月。

螨能引起多种疾病，我国曾报告，柏氏禽刺螨、鸡皮刺螨叮人可引起皮炎。某些革螨可传播森林脑炎、鼠型斑疹伤寒、立克次体痘、Q热、野兔热和鼠疫。

第二节 蜱、螨中毒的病理学及免疫学

每一种蜱引起麻痹的能力不同，同一种蜱的毒力也有差异。能产生毒素的蜱在实验室饲养的结果，常常是毒力下降。宿主把产毒的蜱带到新区会造成严重问题。因为，医生对此病的诊治没有经验，病人年龄多在16岁以下。最高的发病年龄组为1～7岁，蜱麻痹的病死率为12%。在北美蜱麻痹发生率女孩较高，因为女孩长发中的蜱不易被发现。成人发病率则男人高于女人。中毒症状在蜱吸血后5～7天出现。蜱在吸血的同时向宿主注入唾液，其中含有毒素。开始的症状是下肢运动神经元麻痹，表现为共济失调、肌无力，有些病人在麻痹前有前驱症状，四肢、嘴唇、咽喉或面部有麻木感或过敏。全环硬蜱（*Ixodes holocyclus*）的前躯症状为全身不适，疲倦，食欲丧失，进一步发展可延及延脑，产生颅神经症状。最后死于呼吸麻痹，或吸入性肺炎。出现呼吸麻痹后应尽快用人工呼吸机，可使病人恢复。把吸血的蜱从身上取走，往往可使麻痹迅速消失。

安氏革蜱引起的麻痹研究较多，Rose认为，麻痹的发生由于肌肉神经接头的神经传导被阻断，类似箭毒的中毒机理。Gothe总结安氏革蜱引起的病理变化为多运动神经病变，从而影响了传入通道。安氏革蜱的唾液或全蜱提取物很难产生麻痹，而且不发生免疫反应。全环革蜱则产生明显的免疫反应。全环硬蜱的唾液腺的提取物给狗和小鼠注射是有毒的。蜱唾液中有许多组分能引起麻痹，这些毒物的分子量在60 000～100 000之间，全环硬蜱唾腺提取物加佐剂免疫动物可获得中和致死剂量的抗毒素。目前正在研究用于治疗的家兔抗血清。

动物体外寄生虫的免疫反应早在1918年Johonstone和Bancroft就有过报道。他们发现牛被硬蜱反复寄生，能对蜱产生抵抗。有人认为这种抵抗是先天性的。亚洲的牛*Bos indicus*比另一牛*Bos taurus*对蜱的抵抗更强。但事实证明，被硬蜱寄生的牛可形成获得性免疫（Wikel，1983）。免疫反应表现在牛身上吸血蜱的数量减少，吸血量减少，蜱的产卵量和活卵数减少，牛身上的死蜱数增多。

Riek（1962）发现，牛对*B. microplus*的抵抗，在局部伤口处有淋巴细胞和多形核白细胞，特别是嗜酸性细胞的积聚，嗜酸性细胞在即时性过敏反应中起重要作用。同时还发现组胺（Histamine）也增加。免疫反应还表现在血清中免疫球蛋白的增加。Reich和Zorzoplos（1980）发现以前被蜱寄生过的牛血清中有对抗*B. microplus*的磷酸单脂酶抗体。Brossard（1976）发现，牛血清中有对抗蜱唾腺成分的抗体。对蜱寄生动物细胞介导的免疫反应也存在。*B. taurus*小牛用有限数量的安氏革蜱寄生1～4次，再给该牛皮内注射安氏革蜱唾腺提取物，在24h后发生迟发性过敏反应。被蜱寄生过3～4次的小牛或成年牛的外周血的淋巴细胞对唾腺成分的反应可用吸附氚标记的胸腺嘧啶核苷来测定。

*D. farinae*和*D. pteronyssinus*两种尘螨引起的过敏反应，世界各地都有报道。近年来，成功地大量繁殖这两种螨对制备诊断抗原有重要贡献。对尘螨过敏的病人对这两种抗原有皮肤反应。放射性同位素标记的过敏原吸附试验（Radioallergosorbent test，RAST）可用来确定IgE与室尘提取物之间的关系。*D. pteronyssinus*部分纯化的过敏原，F_4P_1，已

制成。主要过敏原 P_1 代表粗提物蛋白的 10%～20%。P_1 为糖蛋白，其分子量为 24 000。

疥螨和人类免疫学方面的关系近年来受到研究者的重视。Mellanby 对志愿者先感染疥螨，免疫反应需要一个月方能产生。感染后，18～150d 反应达高峰。之后迅速下降。再次感染的反应与初次感染完全不同，24h 内产生明显的反应。此后，再次感染比较困难。对感染疥螨 6 个月以上的病人，皮内注射疥螨提取物，在 24～36h 内发生明显的反应，这显示病人对螨具有迟发性过敏反应。

第三节 蜱螨的防制措施

一、住地周围和作业区内灭蜱

1. 杀虫粉剂

对人员活动区内的草地、灌木丛，喷洒下列杀虫剂：

(1) 1%六六六粉剂，50g/m^2；

(2) 3%马拉硫磷粉剂，50～100g/m^2；

(3) 10% DDT 粉剂，3g/m^2，大面积飞机喷洒杀蜱率 99%。

2. 杀虫烟剂

使用于林区、畜圈、禽舍内灭蜱。

二、室内灭蜱

门窗入口和墙角四壁，用 1%～2%马拉硫磷乳剂喷洒，滞留效果可达 2～4 个月。

三、个人防护

(1) 在有蜱螨活动的地区或季节野外作业，应注意扎紧裤角、袖口，上衣塞入裤腰内用皮带扎紧，以防蜱螨侵入。

(2) 药物处理衣服：用 0.2%敌百虫水溶液每天出发前喷洒一次。也可用己二酸二丁脂 (dibutyladipinate) 原液处理一次，一套衣服用 200mL 可维持 10～12d。0.5%除虫菊酯乙醇溶液处理一次，可维持 2 天的驱杀效果。

(3) 身体的裸露部分涂搽驱避剂——DETA，涂搽手部、面颈部和小腿。每次 3mL。

(4) 也可带防护面罩，穿防护服。

(5) 除去身上吸血的蜱是防止感染最重要的措施。可用燃烧的烟头烫之，使其缩回，或用乙醚、氯仿使其麻醉，然后取下。千万不要用力拉下，以免口器断在皮内不易取出。

四、灭螨措施

革螨主要寄生在鼠类身上，鼠与人类接触较为密切，故灭鼠是防螨的根本措施，杀螨的药物与蜱相同。

（陈宁庆）

参 考 文 献

[1] 姜椿芳．蜱螨亚纲，简明不列颠百科全书．北京：中国大百科全书出版社，1986. 489～490.

[2] 耿贯一．螨皮炎，流行病学．第二卷. 北京：人民卫生出版社，1979. 1232～1237.

[3] 编写组．蜱、革螨及其它害虫防治，消毒杀虫灭鼠手册. 北京：人民卫生出版社，1980. 385～393.

[4] Wikel, S. K. Tick and mite Toxicosis and Allergy. in Handbook og Natural Toxins Anthony T. Tu (Ed.). New York: Marcell Dekker Inc., 1984. 372～386.

[5] Arlian, L. G. Ecology of house dust mites and dust allergy. in Recent Advances in Acarology, vol. 2, J. G. Rodriguez(ED.). New York: Academy Press, 1979. 185～195.

[6] Barnett, E. J. Wood tick paralysis in children. J. A. M. A., 1937, 1'09: 846～848.

[7] Binington, K. C. Role of tick salivary glands in feeding and diseas transmission. Advances in Parasitology, 1980, 18: 3125～339.

[8] Bram, R. A. Tick－borne livestock diseases and their vectors 1 The global Problem, World Animal Review, 1975, 16: 1～5.

[9] Brown, S. J. Antibody and cell－mediated immune resistance by guinea pigs to adult Amblyomma americanus ticks. Am. J. Trop. Med. Hyg., 1982, 31: 1285～1290.

[10] Gothe, R. The mechcanism of Pathogenisity in tick paralysis. J. Med. Entomol., 1979, 16: 357～369.

[11] Kaire, G. H. Isolation of tick paralysis toxin from lxodes holocyclus. Toxicon., 1966, 4: 91～97.

第四十章　蜈 蚣 毒 素

第一节　蜈蚣的种类、习性和分布

蜈蚣（*Scolopendromorpha*）是陆生节肢动物，属于多足纲，唇足亚纲（Chilopoda），约有 2 800 种，分布在世界各地，我国多分布在长江以南地区。长江中下游地区所产少棘蜈蚣（*Scolopendra subspinipes mutilans* Koch），由于头板和第一对步足体节的背板都呈金色，又名“金头蜈蚣”。蜈蚣目都生活在地面上。身体分为许多节，每一节有一对足，共有 15 对以上的足，很少超过 50 对。呈单数，行动迅速。在西印度群岛有一种巨蜈蚣（*Scolopendra gigantea*）长可达 28cm，蜈蚣头上有一对多节的长触须，头后方有一对毒爪，头下有一对毒腺的输出口止于毒爪末端，螯人时将毒液注入人体，引起剧痛。最后一对足最长，末端成钩状，用作司感觉的触角，而不是运动器官。毒素主要使捕捉到的猎物麻痹。关于蜈蚣毒素对人的作用，各家报告不同，一般毒力较弱很少致死。但蜈蚣毒素引起的过敏反应，却能使人死亡。蜈蚣白天多躲在石块或落叶下，夜间出来捕捉小动物。毒素能使小动物死亡。有人用足够量的毒腺提取物给 25 只 20g 体重的小鼠注射，在 3～7h 内全部死亡。其毒素有神经毒作用，表现为呼吸加快、平衡障碍、出汗、呕吐、呼吸麻痹、痉挛，最后死于呼吸麻痹。

唇足亚纲分为以下 4 个目：

1. 蚰蜒目（Scutigeromorpha）

生活在热带和暖温带地区，是蜈蚣类动物中的优势种。主要是由于它腿长，行动迅速。它的头部成圆球状，前部有一对触须，头侧有一对复眼。毒爪弯曲向后，有 15 个胸片和 8 个腹片，属增节变态，孵化后即完成节的分节。

2. 石蜈蚣目（Lithobiomorpha）

虽然，发育属增节变态，但在很多方面很像地蜈蚣和蜈蚣目。每一节片上有一对足和一个背片和腹片。单眼，短足，行动缓慢。石蜈蚣属小型百足虫类，长度很少超过 3.7cm，仅分布在温带。

3. 地蜈蚣目（Geophimorpha）

这一类蜈蚣的特点是体细长，状似蚯蚓，不完全变态，有许多带足的体节，大约 33～183 节，眼盲，足短，行动缓慢。主要分布在热带，分为两种，*Scolopendridae* 和 *Cryptopidae*，前者有 4 只单眼，后者无眼。

4. 蜈蚣目（Scolopendromorpha）

与地蜈蚣类似，发育属不完全变态。腿较长，大多数有 21 对，体短，行动较快，主要分布在热带。蜈蚣类动物主要生活于森林中，也在少林或无林地面生活，是林地生境的残遗物种。这种动物对干燥敏感，主要生活在潮湿的地方。环境中水分过多或过少，也能适应，主要依靠进化过程中获得的运动功能和身体的特殊结构。地蜈蚣由于行动缓慢，对地面不利条件适应能力较差，但它们的体表有一层脂类物质有防水功能。

蜈蚣类都是肉食性，而且只吃活的动物。它们在地下主要捕食蚯蚓、白蚁和各种昆虫的幼虫。遇到较大的动物时，就先用毒肢钳住，然后注入毒素使其麻痹。在食物缺乏时也捕食同类。刚孵化出来的幼虫找不到食物时，就吃它们自己脱下的壳。

第二节 蜈蚣的毒素

蜈蚣的毒器包括一对颚肢，是由第一对体肢进化而来，是辅助性捕食工具。热带蜈蚣（*Scolopendra morsitans*）毒腺开口于颚肢的末端，毒腺属全分泌型，开始分泌时，分泌细胞的体积增大，此时，细胞核中染色体高度分散，核糖体大量合成，细胞浆中充满核糖体和多聚核糖体，来自网质池的水泡大量出现。并融合成很大的水泡。其中分泌产物开始积聚。这就是毒素形成的过程。由于产量很少，人们很难采集到大量毒液进行分析。故对蜈蚣毒素的了解较少。Gomes（1983）从蜈蚣毒液中分离到一种心脏毒素蛋白，它的分子量为60 000。在 DEAE 纤维柱层析，显示为有 5 条蛋白带。耐酸不耐热。毒液中的非蛋白成分为产生疼痛的胺类，如 5-羟色胺、组织胺等。在耳孔蜈蚣属（*Otostigmus ceylonicus*）的毒液中还发现有酯类和多糖。蜈蚣毒液中也含有凝血和抗凝血毒素。Mohamed（1984）和 Gomes（1983）用实验证明，热带地区的蜈蚣，如 *S. mersitans* subs *pinipes* 的毒素对人是很危险的。对实验动物的血压、心率、呼吸、血管收缩、毛细血管渗透性、平滑肌、骨骼肌的收缩和血糖均有影响。对红血球有溶血作用。

第三节 蜈蚣毒素的生物化学

已经报道蜈蚣颚足提取物含有组织胺样物质、5-羟色胺，Mohamed 等通过薄层层析鉴定了赤蜈蚣颚足提取物的类脂质含磷脂、胆固醇、游离脂肪酸甘油酯、固醇脂和角鲨汐烯。通过圆盘电泳还发现有 3 条阳极带和一条阴极带又观察到有 3 种脂蛋白存在。Zaid 报道蜈蚣毒素中存在蛋白酶、酯酶、羧肽酶等。我国学者汪猷测定了少棘蜈蚣毒素中含有几种酶的活力，单位以（X108）表示，它们是蛋白酶 2.5、酯酶 4100、碱性磷酸单酯酶 430、磷酸二酯酶 350。镁离子对它有激活作用。

第四节 治疗和预防

蜈蚣在自然界不是危害很大的动物，遇到人很少主动进攻，而是逃走。遇到蜈蚣爬到身上，不要惊慌，应把它们从身上抖掉。夜晚在野外不要赤脚行走。在蜈蚣较多的地方，可在室内或帐篷内喷洒除虫菊粉、DDT 粉以驱杀之。

目前尚无供治疗用的抗毒血清。止痛剂可用阿司匹林或考的松。Blay 介绍，用利多卡因（Xylotox）加肾上腺素注射能立即止痛。此外，由于伤口经常污染，常规治疗应包括青霉素 60 万 IU 一次肌注。

蜈蚣蛰咬很少致死。但毒素引起的过敏性休克，抢救不及时，却能使人致死。1997年，朱春梅报告，发生在桂林地区的两例因蜈蚣引起的过敏反应，值得医生注意。一例女性 28 岁，在午休时被蜈蚣咬伤小腿，因伤口刺痛而去医院就诊。距咬伤时间约 15min，患者突感胸闷、恶心、继而面色苍白，口唇发绀，四肢冰凉，意识丧失。查体，挠动脉搏动消失，血压测不出。另一例，8岁女孩，因踩了蜈蚣，足背被咬伤，约30min后因皮肤瘙痒，去医院就诊。查体，一般情况良好。伤口轻度红肿，胸背部皮肤有散在风疹块，检查中，患者突感呼吸困难，烦躁不安，血压降至6.6/3.0kPa。以上两例经1‰肾上腺素0.5mL肌注。苯海拉明20mg，地塞米松5mg，给氧，10%葡萄糖500 mL，加氢化考的松100mg静注等抗休克措施，一小时后，症状逐渐消失，在没有抗血清情况下，可用3%氨水，或5%碳酸氢钠涂搽伤口，然后用南通蛇药10片捣碎敷伤口周围。

（陈宁庆）

参考文献

[1] 朱春梅．蜈蚣咬伤致敏反应性休克两例．人民军医，1997，11：678.

[2] 罗迪安译．有毒动物和动物毒素．北京：科学出版社，1981．38～39.

[3] 姜椿芳．蜈蚣目，简明不列颠百科全书．北京：中国大百科全书出版社，1986．354.

[4] 陈远聪．中国生物化学专题讨论会文集(4)．毒素的研究和利用．北京：科学出版社，1988．159～163.

[5] Jangi，B. S. Centipede Venoms and Poisoning in Handbook of Natural ToxinsVol. 2，Anthony，T，tu（Ed.）．NewYork：Marcel Dekker，Inc.，1984．334～365.

[6] Minclli，A. Secretion of Centipedes in Arthropod Venoms S. Bettini（Ed.）．Berlin：Springer－Verlag，1978．73～85.

[7] Haneveld，G. G. Centipede bitesBrit. Med. J.，1957，2：592.

[8] Lewis，J. G. E. The Biology of Centipedes. Cambridge：Cambridge University Press，1981.

[9] Minton，S. A. Venom Diseases. CharlesC. Thomas. Springfield. III.

[10] Nagpal，N. The poison gland in Centipede，Otostigmus ceylonicus：Morphology and cytochemistry Toxicon，1981，19：898～902.

[11] Reminton，C. L. The bite and ha－bits of a giant Centipede（Scolopendra subspinipes）in Philipine Island. Am. J. Trop. Med.，1950，30：453～455.

第四十一章　蟾蜍毒素

在无尾目中，知道得最早的毒素是蟾蜍的毒素。在我国西汉时期（公元前 200～公元 23 年）的《神农本草经》中已有用蟾蜍毒素治病的记载。在欧洲，17 和 18 世纪蟾蜍毒已比毛地黄糖苷先用于治疗心脏病。

蟾蜍(toad)(图 41-1,见文前)属两栖纲，无尾目动物，体短，粗壮，皮肤粗糙，共有 300 多种。蟾蜍属 150 多种，除澳洲和马达加斯加外，遍布世界各地。背部皮肤厚而干燥，通常有疣。一般有褐色花斑。毒腺在背部的疣内，主要集中在突出于两眼后方的耳后腺内。受惊后毒腺分泌或射出毒液，可使许多掠食者的眼和黏膜发炎。某些蟾蜍可使大型动物暂时麻痹甚至死亡。如可罗拉多蟾蜍（*B. alvarius*）和大蟾蜍(*B. marinus*)。蟾蜍是许多农业害虫的天敌，对人类是有益的，以大蟾蜍防虫效果最佳。

蟾蜍毒素可分为两大类：

1. 生物原氨基

这一类物质一部分由邻苯二酚衍生物组成，另一部分由吲哚烷基胺组成。有时还含有下列化合物：

(1) 肾上腺素和去甲肾上腺素。肾上腺素是从动物中的副肾髓质激素演化而来。在两栖类的毒素中也广泛存在。而去甲肾上腺素则为拟交感神经作用物质，经常在两栖类的皮肤腺分泌物中发现。在蟾蜍分泌物中，也可以分离出多巴胺和它的 N-甲基衍生物-麻黄宁。

(2) 吲哚烷基胺是最先证明在蟾蜍皮肤分泌物中具有药理学效应的碱基化合物。其中，O-甲基蟾毒色胺是一种已知的强烈性诱发剂。至今印地安人仍作为麻醉药应用。

2. 蟾毒配基 B (Bufogenine)

最初，人们认为从蟾蜍毒中分离大批的蟾蜍他林（Bufotalin）与胆汁酸有亲缘关系。同样的类固醇基架以及具有 A 和 B 环及 C 和 D 环的顺式结合的蟾蜍他林，它具有所有其他的蟾毒配基 B。同样，所有这类化合物都含有不饱和的内脂环。蟾蜍他林结构如下：

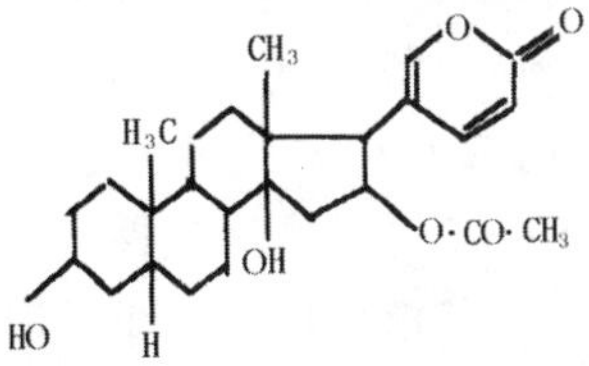

表 41-1　蟾蜍毒中有心脏毒作用的物质

有毒物质	蟾蜍种类	LD_{50}(mg/kg)
1. 蟾毒素(Bufotoxine)		
河蟾毒素(Alvarobufotoxin)	河蟾蜍（*B. alvarius*）	0.750
沙蟾毒素(Arenobufotoxin)	沙蟾蜍（*B. arenarum*）	0.406

续表

有毒物质	蟾蜍种类	LD_{50}(mg/kg)
华蟾毒素(Cinobufotoxin)		0.359
福氏蟾毒素(Fowlerobufotoxin)	福蟾蜍(*B. fowleri*)	0.800
卡吗蟾毒素(Gamabufotoxin)	丽蟾蜍(*B. formosus*)	0.374
巨蟾毒素(Marinobufotoxin)	巨蟾蜍(*B. marinus*)	0.417
豹蟾毒素(Regularobufotoxin)	豹蟾蜍(*B. regularis*)	0.477
绿蟾毒素(Viridobufotoxin)	绿蟾蜍(*B. viridis*)	0.270
2.蟾毒配基 B		
沙蟾精(Arenobufagin)	沙蟾蜍(*B. arenarum*)	0.076
阿根廷蟾蜍宁(Argentinogenin)		
蟾蜍灵(Bufalin)	沙蟾蜍	0.137
蟾蜍他灵(Bufotalin)	大蟾蜍亚种(*B. bufo bufo*)	1.131
华蟾蜍精(Cinobufagin)		0.209
嚏根草素(Hellebrigenin)	巨蟾蜍(*B. marinus*)	0.077
牙买加蟾蜍精(Jamaicobufagin)	沙蟾蜍(*B. arenarum*)	0.152

注:引自罗迪安:《有毒动物和动物毒素》,1981,88~91。

除蟾毒配基 B 外，在蟾蜍皮肤分泌物中还有一种蟾蜍毒素，它是独特的一类化合物，具有蟾毒配基 B 的辛二酰精氨酸的脂类（Suberylarginins）。只有通过酶作用才有可能分解到蟾毒配基 B 和辛二酰精氨酸。蟾毒配基 B 和 蟾蜍毒素的生物发生，是由胆固醇而来。蟾毒配基 B 和蟾蜍毒素的毒理作用，与毛地黄毒素非常相似，大量毒素可引起心跳聚停等严重心脏中毒症状。此外，少量毒素的局部麻醉作用比可卡因强好几倍。但由于不易获得纯品尚未在临床应用。

在细趾蟾类中，圆斑广胸蟾（*Physalaemus centralis*）和棕斑广胸蟾（*P. fuscumaculatus*），也可分离出一种高活性的肽类，具有非常强的扩张血管的作用，可长期持续降低血压。

金色丛蛙（*Dendrobates histrionicus*）的毒素被巴拿马的印地安人用作箭毒。南美金毒蛙,(图 41-2,见文前),十万分之一克的毒素便足够使一个人中毒身亡。

叶毒蛙(*Phyllobates aurotaenia*)的毒素结构已弄清。它有 4 种非常毒的物质，化学结构属于类固醇生物碱；但它不属于现在已知的类固醇生物碱的类群。第一种，蛙毒素(Batrachotoxin) 是最毒的物质；第二种是蛙毒宁（Batrachotoxin A）的 2，4-二甲基吡咯-3-羧的 20-酯。第三种生物碱是高蛙毒宁（Homobatrachotoxinin）。第四种非常不稳定，称为伪蛙毒素（Pseudobatrachotoxin)，它在室温下就能自然地形成蛙毒宁。蛙毒素主要作用于中枢神经系统。在神经-肌肉实验中，这种毒素对神经末梢有不可逆的阻断作用，它的作用是基于细胞膜对钠的离子的不可逆的通透性，而钾离子的运转则不受影响。与蛙毒毒素起对抗作用的是河豚卵巢毒素。出现中毒现象是肌肉麻痹，最后死于呼吸麻痹。中毒作用与箭毒有明显区别，中毒几秒钟就死亡。

欧洲雨蛙（*Hyla arborea*）及其亚种分布很广，可扩展到中欧、南欧和非洲北部，经高加索和乌拉尔山到日本。雨蛙皮肤分泌物的结构还不知道，但知其含有溶血作用的肽类，这种物质稀释到 20 万分之一时，还有作用。

欧洲林蛙（*Rana temporaria*）和黑斑蛙（*R. nigromaculata*）都有运动徐缓激肽，它是一种具有降压作用的肽类。其氨基酸顺序为：

Arg-Pro-Pro-Gly-Phe-Ser-Pro-Phe-Arg

它主要作用于平滑肌。

蟾蜍色胺（Bufcteuise）弱致幻剂，并有强烈的血管收缩作用，化学结构属吲哚类，1935 年首次从蛙毒中分离成功。

直到目前为止，只知河豚卵巢毒素对蛙毒有拮抗作用，但由于毒性不易控制尚未在临床应用。目前对蛙毒素中毒，只有对症疗法。好在毒蛙一般不会主动进攻人类。中毒病例较少。

（陈宁庆）

参考文献

[1] 罗迪安译．有毒动物和动物毒素．北京：科学出版社，1981.

[2] 姜椿芳．蟾蜍．简明不列颠百科全书．北京：中国大百科全书出版社，1985. 228.

[3] Brown, G, B. Toxins of the Atelopid Frogsof Costa Rica, in P. Rosenberg: TOXINS. Oxford, Pergamon Press, 1978. 585.

[4] Barberrio, C. A low molecular weight protein with antimicrobial activity in cutaneous "venom"of yellow belled toad. Toxicon, 1987, 25: 899～909.

[5] Daly, J. W. Occurrence of skin alkaloids in nondengrobated frog from Brazil (Bufonidae), Australia (Myobatrachudae), and Madagascar (mantellinae). Toxicon, 1984, 22: 905～919.

[6] Dapson, R. W. Histochmisry of granular (poison) secretion in the skin of frog, Rana pipien. Anat. Rec., 1972, 177: 529～560.

[7] Duellman, W. R. Enemies and defence in Biology of Amphibians. New York: McGraw－Hill, 1986. 241～260.

[8] Mills, J. W. Morphologyof the exocrine glands of the frog skin. Am. J. Anat., 1984, 171: 91～106.

[9] Zasloff, M. Antimicrobial activity of synllelis magaeninpaptides and several analogues. Proc. Natl. Acad. Sci. USA, 1988, 85: 910～913.

第四十二章　蛇　　毒

第一节　毒蛇的种类和分布

除毒蜥（*Holoderma*）以外，蛇类是爬行纲中唯一的有毒动物。世界上大约有 2 500 种蛇类，其中大概 500 种是有毒的。我国已知有蛇类 165 种，其中毒蛇 47 种，主要分布在长江以南地区，对人危害较大经常造成蛇伤的主要毒蛇有 10 种，眼镜蛇（*Naja naja*）(图 42-1,见文前)、眼镜王蛇(*Ophiophagus bannah*)、蝰蛇(*Viperidae resselli*)(图 42-2,见文前)、尖吻蝮蛇(五步蛇,*Agkistrodon acutas*)(图 42-3,见文前)、蝮蛇(*Agkistrodon halys*)(图 42-4,见文前)、竹叶青(*Trimeresurus stejnegeri*)(图 42-5,见文前)、烙铁头(*Trimerresurus muccrosquanatus*)(图 42-6，图 42-7，见文前)、银环蛇（*Bungarus multicinctus*）、金环蛇（*Bungarus fasciatus*)(图 42-8,见文前)、海蛇(*Hydrophiidae*)(图 42-9,见文前)。我国蛇类以广东、广西、福建、云南等省（自治区）为最多，浙江、江苏、江西、湖南、贵州、四川、台湾等省次之，但北至内蒙古、黑龙江，西至新疆也有毒蛇存在。

蛇类在世界分布很广，整个热带、亚热带和温带地区都有分布。有毒动物导致的人类中毒病例中。蛇类占首要地位，全世界约有 1/3 的人口受到毒蛇咬伤的威胁。据报道，泰国、缅甸、印度等国蛇伤发病率高的地方可达 3%以上。全世界每年死于蛇伤的约有 4 万～6 万人。中国蛇伤发生率一般为 0.3%。

表 42-1　中国主要毒蛇的特征和分布

种类	头颈部形态	体色和斑纹	分布范围
五步蛇	头大，明显三角形，吻端尖，向上翘起，眼前有颊窝	体背深棕色，或棕褐色，背部有 20 多个大菱形斑块，尾短，末端尖长	从北纬 25°至长江沿岸，西起贵州，东到台湾省
蝰蛇	头略呈三角形，眼后有一白纹，眼前有颊窝	背面灰褐色，有两行棕褐色圆斑，左右交错排列，或为一行深色横斑	除青藏高原、云南及南岭以南的地区，全国都有分布
竹叶青	头大，三角形，颈细，头背满覆细鳞，眼红，有颊窝	通身绿色，腹面色淡，尾尖焦黄，体侧有白色或淡黄色纵纹或红色和白色纵纹并列	黄河以南到广东、广西，西到川、甘及云贵
白唇竹叶青	头颈与竹叶青相似，但上唇鳞黄白色	与竹叶青相同，但体侧纵纹为白色，或全无	云、贵、闽、台及广东、广西
烙铁头	头大，长三角形，颈细，头背满覆细鳞，眼红，眼前有颊窝	体背棕褐色，背中央有一行暗紫色斑，可连成波状纹，体两侧有较小的紫棕色圆斑	除青藏外，分布于北纬 35°以南地区，但晋、豫、鄂未发现
眼镜蛇	头椭圆，颈能膨扁，前半身可直立，颈背有镶白圈的黑斑，形如眼镜	体背黑色或黑褐色，有黄白色窄横纹，腹面白色	东经 110°以西分布于北纬 35°以南，东经 110°以东地区达长江沿岸
眼镜王蛇	头部同上，但颈背无眼镜斑而有“八”形斑，头背有一对大型枕鳞	体背呈褐色，有色淡的横纹	云贵高原及浙江南部起向南沿海各省

续表

种类	头颈部形态	体色和斑纹	分布范围
金环蛇	头椭圆，颈粗	通身有几乎相等的黑黄相同的环纹，背中央一行鳞片扩大，背脊显著隆起	广东、广西、闽、赣及云南
银环蛇	头椭圆，颈粗	体背黑白横纹相间，白纹较细，腹面白色，背中央一行鳞片扩大，背脊隆起不明显	与眼镜蛇同
圆斑蝰	头略呈三角，端吻钝圆	背部有三块黑斑，体背棕褐色或深褐色，有三列外镶白色的圆形黑斑，腹面灰白	广东、广西、闽、台（近似亚种）
各种海蛇	头颈部区分不明显，鼻孔在吻背，有鼻瓣	尾侧扁如桨，躯干后部亦略侧扁	从山东起向南沿海各省

第二节 蛇毒的成分和性质

毒蛇的有毒部分由毒腺、毒牙和排毒管组成。毒腺是毒蛇分泌毒液的器官，中央有一个储存毒液的毒囊。排毒管一端连接毒腺前端，另一端开口于毒牙基部的牙鞘中。毒腺的外面包着坚韧的结缔组织。当毒蛇咬人时，包被在毒腺外面的肌群参与收缩，使毒液迅速输入前端的导管，沿导管经毒牙进入被咬者体内。

蛇毒是半透明黏稠状液体，具有特殊的腥味，微酸，含水量70%左右，其成分非常复杂，固体成分中含有20多种毒素蛋白和5～15种酶类，以及少量中性脂肪、磷酸、游离单糖等，无机盐以钠、钾、锌离子含量较高，其次是钙、锰等。有毒成分主要是蛋白质和多肽，约占干毒的85%～90%。蛇毒按毒理学作用分为作用于神经的神经毒素和作用于血循环系统的血循环毒。有些蛇毒两种性质兼有，属混合蛇毒。如眼镜蛇毒、蝮蛇毒等。根据生物化学活性来分，可分为酶类、神经毒性多肽和蛋白质、生物活性物质、膜活性多肽4类。

一、酶类

各种蛇毒中都含有多种酶类，起分解和消化食物的作用，其中蛋白水解酶、透明质酸酶、磷脂酶A2等与毒性有关。L-精氨酸酶与中毒密切相关。

1. 蛋白酶

具有水解全部蛋白质的作用，能引起出血、局部肿胀或坏死，乙二胺四醋酸二钠(EDTA－Na_2)能抑制其活性，使之失效。

2. 激肽酶

引起体内缓激酶的释放，使血管扩张，血压下降，局部疼痛。蝰科蛇类的促凝血作用也由它引起。卵磷脂酶能破坏红细胞；抗凝固酶能阻止血浆凝固；透明质酸酶能使毒素很快分散到组织中去。

3. 磷脂酶 A_2

催化卵磷脂水解，释出脂肪酸变成溶血卵磷脂，引起溶血和炎症。磷脂酶 A_2 本身虽具有水解作用，但已发展成为超出消化功能的一组多功能的生物活性物质。最突出的是它与其他蛋白质结合后形成一种毒素。在蛇毒的多种酶中，磷脂酶 A_2 是最有代表性的一种。在有些蛇毒中，它也伴有多种无酶作用的有毒肽。磷脂酶 A_2 在蛇毒干物质中约占10%以上。有毒的磷脂酶 A_2 对受攻击的动物的靶细胞膜具有强有力的作用。突触前神经毒磷脂酶 A_2 与轴索终端膜结合后开始可引起乙酰胆碱在神经肌肉接头处的释放增加，以后即不可逆地降低。把神经递质-乙酰胆碱从合成处带到细胞膜的突触小体的再循环似被阻断（Chang，1979）。这些神经毒磷脂酶 A_2 对外周神经的终端膜是特异的，而对中枢神经则无作用。如果注入的磷脂酶的量较多，患者就失去所有骨骼肌肉的收缩能力，包括膈肌，若不给以人工呼吸机的协助，将因呼吸麻痹而死亡，肌肉毒磷脂酶 A_2 仅作用于骨骼肌细胞膜，造成不可逆的细胞膜去极化作用，引起肌纤维坏死和肌球蛋白尿症。肌肉毒素引起剧烈的疼痛，可持续数日到数月。

各种磷脂酶 A_2 的催化作用都是一样的，如果需要，所需协同因子也都是相同的，如细胞外和大部分细胞内的磷脂酶 A_2 都需要钙离子。

除了银环蛇毒素外，所有的磷脂酶 A_2 的氨基酸序列均已弄清。它是含有 120～130 个氨基酸残基的单链结构，并含有较高的半胱氨酸。大多数蛇类和哺乳动物的磷脂酶 A_2 都含有 14 个半胱氨酸。

二、毒素种类

（一）神经毒素

主要存在于眼镜蛇科和海蛇科的蛇毒中，一些蝰科蛇毒也含有神经毒。它由 15～18 种氨基酸共 61～74 个氨基酸残基组成，最多的有 180 个氨基酸残基。含有 8～20 个半胱氨酸，形成 4～10 个二硫键。这些二硫键是保持毒性所必须的。毒性表现在骨骼肌弛缓性麻痹，其作用有两种方式：①突触后毒素作用于运动终板，与终板上的胆碱受体结合，因此产生神经肌肉传导阻断，使骨骼肌不能兴奋而呈现弛缓性麻痹；②突触前毒素直接作用于运动神经末梢，阻止乙酰胆碱的释放，使骨骼肌失去收缩能力而麻痹。

目前，通过 X-线衍射和核磁共振方法已测定了多种蛇神经毒素的空间结构。神经毒素从结构上可分为 4 种：①三指形结构，如突触后神经毒素、心脏毒素、肌肉毒素等；②与磷脂酶类似结构的神经毒素，如突触前神经毒素、细胞毒素；③与牛胰凝乳蛋白酶抑制剂（BPTI）类似结构的神经毒素，如非洲绿树眼镜蛇的树突毒素；④其他非典型结构的蛇神经毒素。

根据作用机理神经毒素可分为：①突触前神经毒素，如虎蛇毒素（Notechis sculatis sculatus toxin）；②突触后神经毒素，如半环扁尾蛇毒素；③离子通道型神经毒素，如钠通道毒素、钾通道毒素、钙通道毒素等；④抗胆碱酯酶毒素，如非洲绿树眼镜蛇毒素。

迄今突触后神经毒素已有 100 多种分离纯化成功，有 80 多种已作了氨基酸序列分析，而且对毒素分子的空间结构作了测定。具有三指形结构的神经毒素，一般由 60～80 个氨基酸残基形成一条多肽链，氨基酸残基的组成和相对位置有很大的同源性。分子中含有 4～5 个二硫键，其中 4 个二硫键聚集在一起形成一个致密的内核，由此核心伸展出 3 个环，像三个手指，整个分子像一个碟子。二级结构分析显示，它不存在 α-螺旋结构，主要由 β-折叠和 β-转角组成。乙酰胆碱受体正是与毒素分子的带正电荷的活性中心相互作用的。长链和短链的突触后神经毒素都属于这一类结构。

蛇神经毒素的作用机制为具有磷脂酶活性的突触前神经毒素主要作用于三酰基甘油的第二个酯酰基，使酯酰基水解去除第二个脂肪酸。很明显酶活性是突触前神经毒素发挥其活性所必需的。但酶活性仅仅只是该毒素复杂功能的一部分。突触前神经毒素一般都有两个或两个以上的亚基组成，它的致死作用与另外亚基的作用密切相关。如银环蛇毒素作用于运动神经突触前膜递质产生一种三相变化，初期短暂抑制，继而促使乙酰胆碱释放，随后导致不可逆的传导阻滞，初期乙酰胆碱的减少，可能是由于毒素结合在一个前膜部位，在易化之后，使磷脂酶的活性发挥出来，导致神经末梢内的磷脂水解，致使释放机理失活。

眼镜蛇毒素因子（Cobra venom factor，CVF）成为研究热点已将近百年。对它的结构和功能已有较深入的研究，CVF已成为补体生物学有价值的研究工具。特别是对补体-3的结构和功能研究不可缺少的工具。它也可能成为治疗癌症的有效药物，抗体与CVF的结合物已证明能杀死黑色素瘤细胞（Vogel，1985）、人类的白血病细胞和成神经细胞瘤。而没有和抗体结合的自由CVF则无此作用。

（二）生物活性因子

如神经生长因子，并非神经毒素，是一种能刺激神经生长的特殊蛋白质。这种因子见于眼镜蛇科和蝰蛇科的蛇毒中。

（三）膜活性多肽

也是强碱性多肽，可引起极复杂的生物效应，能直接溶解红细胞，可改变细胞膜的通透性，并使膜上的酶易于溶出，对心脏、骨骼肌、周围神经等均可产生有害作用，它的许多作用可被磷脂酶A所加强。

（四）血循环毒素

主要存在于眼镜蛇、蝮蛇等蛇类，属碱性多肽，如心脏毒素、细胞毒素、直接溶解因子等，都有直接损伤心肌作用。它使细胞的结构和功能都受到影响，对神经肌肉接头也有阻断作用。但对神经系统、呼吸功能和血液成分没有直接的毒害作用。也没有溶解血细胞或磷脂酶 A_2 的活性。

心脏毒素对各种系统的作用已有许多报道，但对它的作用机理仍不清楚，多属推理性的。主要引起心血管功能障碍，中毒早期常有短暂的兴奋过程，如心率略高，血压上升，频发期前收缩，以后心脏逐渐转入抑制，心率失常，束枝传导阻滞，严重中毒时，血压降至休克水平。心肌损害明显，可出现单心音，奔马率，直至心室纤颤而停止跳动。血循环毒素中还含有出血成分以及一些具有毒性作用的酶类。

第三节 蛇毒中毒的症状和诊断

蛇伤的严重程度取决于三个条件，被咬者的年龄和体重；毒素的毒力（随蛇的种类和年龄而异）；注入体内毒液量的多少。此外，与被咬者所穿衣服和靴鞋也有关系。Kussell（1975）统计，约有20%被蛇咬的人不发生中毒症状。或由于咬伤浅表，或由于没有射出毒液。对225例蛇伤者所作的统计表明，20%没有症状，61%有中等程度的症状，11%有严重症状。

不同蛇毒蛋白质分子量大小的差异与中毒反应之间有密切联系。眼镜蛇、金环蛇、珊瑚蛇和海蛇的神经毒蛋白引起的中毒症状发作十分迅速，常常于咬伤后几小时，甚至几分钟内就发作。而蝰蛇和响尾蛇咬伤后，几小时至几天内，还不发生严重的症状。这是因为眼镜蛇和海蛇的神经毒素蛋白分子小，能很快扩散到全身去。

一、血循环毒素中毒症状

由蝰蛇、五步蛇、烙铁头、竹叶青等蛇类咬伤引起局部肿胀严重，且可向肢体近心端迅速扩展。疼痛剧烈似刀割、火燎、针刺。局部可发生水泡、血泡，组织坏死，流血不止。附近淋巴节炎，淋巴管炎，全身表现多处出血。发生溶血则表现溶血性贫血，黄疸，血红蛋白尿。血红蛋白沉积于肾小管中可导致急性肾功能衰竭。心脏呈中毒性心肌炎，心电图异常，ST 段下降，T 波平坦或倒置。出血、溶血和心肌损伤均可引起休克。表现皮肤湿冷，血压下降。肢端紫绀，呼吸急促，尿少，尿闭。

此类中毒潜伏期短，局部症状重，易于早期发现，若能早期治疗，死亡率低。

二、神经毒中毒症状

见于金环蛇、银环蛇、海蛇咬伤。局部症状轻，有时仅有局部麻木感。毒蛇牙痕小，无渗出液。全身症状往往 1～3h 后反复出现。主要为骨骼肌弛缓性麻痹。首先影响颈部肌群，眼肌麻痹则眼睑下垂和复视，张口和吞咽困难。继而，瘫痪向躯体发展，引起呼吸麻痹，甚至呼吸停止。此外，尚可发生头昏、嗜睡、流涎、恶心、呕吐、大小便失禁、抽搐、昏迷等。由于局部症状不显著，全身症状出现以前往往不注意，容易耽误救治。

三、混合毒素中毒症状

见于眼镜王蛇、眼镜蛇、蝮蛇等咬伤。由于中毒程度不同症状也不同，除具有神经毒和血循环毒的局部和全身症状外，严重者出现呼吸窘迫综合征，眼镜蛇咬伤伴有高热；眼镜王蛇咬伤病情发展极快，可迅速出现呼吸停止，心跳停止。蝮蛇咬伤常有视力模糊，复视等。

四、毒蛇咬伤中毒的诊断

(1) 有毒蛇咬伤史，伤口有较深而粗的毒牙痕。

(2) 银环蛇咬伤的皮肤常有撕裂现象。

(3) 金环蛇咬伤，伤口周围皮肤呈橘皮样改变，有时还有硬结。

(4) 血循环毒和混合毒类蛇咬伤，除牙痕稍大外，主要是牙痕处流血不止。混合毒类蛇伤口易变黑坏死。

(5) 不同毒蛇咬伤症状也不相同，银环蛇咬伤，局部症状不重，而全身症状严重；蝰蛇、五步蛇咬伤，皮肤紫斑，出血严重；海蛇咬伤，可见骨骼肌瘫痪和血红蛋白尿；竹叶青咬伤则局部症状明显，全身症状较轻。眼镜蛇咬伤，局部中心坏死呈黑色；蝮蛇咬伤则复视、血红蛋白尿多见。

(6) 实验室诊断，取毒牙痕中的毒液与抗蛇毒血清进行琼脂免疫双向扩散试验，也可用放射免疫法测患者体液中的蛇毒。

第四节 蛇毒中毒的治疗

一、急救

首先要防止毒液扩散和吸收，在近心端（伤口上方 10cm 处或 1～2 个关节以上处）用橡胶带、胶管、布条等结扎，在结扎带和皮肤之间要垫有面积较大的布片，松紧要适度，既要阻断淋巴、静脉等回流，结扎远断又要能触到动脉搏动。一般结扎到口服有效蛇药 30min 后，或静脉注射抗蛇毒血清 10min 后松开。使用结扎法应十分谨慎，不然很容易发生肢体坏死。如果抗蛇毒药准备充足，一般不主张使用结扎法。Stewart（1981）总结了许多有关蛇伤急救的文献，得出的结论是，切开和吸引，止血带和局部冰袋降温都是有害的，伤肢用夹板固定，伤口不切开而单纯吸引和避免不必要的活动是有益的。最重要的是尽快送到有抗毒血清的医疗单位。

二、局部处理

迅速、及时、有效地冲洗伤口。一般用 2%高锰酸钾液、双氧水等，也可用清水、肥皂水。冲洗量要大，时间要稍久。若伤口内有折断的毒牙应取出。挑通伤口或切开伤口有利于蛇毒的排出。一般神经毒类蛇伤、混合毒类蛇伤可切开排毒，洗净伤口后用小刀在伤口上切开长 1～1.5cm，深 0.5cm 的切口，切口方向与伤肢平行。切开后，立即从近心端向伤口反复挤压 15～20min，边挤边洗。在野外可用口吸出，边吸边吐，并用水漱口。有龋齿或口腔溃疡者不可口吸。血循环毒类蛇伤禁止切开伤口排毒，因难以止血。

三、局部用药

神经毒类和混合毒类蛇咬伤后于伤口处注射胰蛋白酶可分解毒蛋白，对神经毒类毒蛇咬伤疗效尤佳。或用特效解毒药，如乙二胺四乙酸二钠（EDTA-Na_2）可络合毒蛋白使之失去活性。对眼镜蛇疗效好。

四、全身治疗

1. 抗蛇毒血清

抗蛇毒血清为首选。抗蛇毒血清分单价与多价。单价仅中和同种蛇毒，多价针对某地区常见的蛇类。注射抗毒血清前必须做皮肤过敏试验。部分人有假阴性反应，故注射抗毒血清应由有经验的医生进行。并做好抢救过敏反应的准备。抗毒血清的使用越早越好。根据中毒程度确定用量，儿童用量与成人相同，用量无上限。最多时可连续用到 45～75d。一般轻度中毒用 5 支，中等中毒用 10 支，严重中毒用 15 支。每支抗血清用 5 倍生理盐水稀释。在一小时内缓慢输入。直到水肿不再扩大，肌肉自发性收缩消退。

严重病人应置于监护病房，密切监视呼吸、循环和肾功。因为合并症往往是死亡的重要原因。

2. 中草药

抗毒血清治疗虽有特效，但基层单位多不具备，因此，民间普遍使用中草药，而且疗效较好。除口服外，还可局部涂敷。通过我国省、市一级鉴定的有上海蛇药、群生蛇药、广东蛇药、湛江蛇药、广西蛇药、郴州蛇药、南通蛇药等。上述蛇药临床疗效都很好，但动物实验却很不理想。有待进一步研究。日本学者对植物药治疗蛇伤作了深入研究，高桥、长谷川等证明，头花千金藤（*Stephania cepharanta* Hayata）对日本蝮蛇和黄绿烙铁头有体内抗毒作用。根据我国人民的经验，深入研究中草药治疗蛇毒中毒将大有可为。

3. 巯基化合物

蛇毒中的酶类和毒性蛋白质结构中的氨基酸均以二硫键连接，一些巯基化合物在一定浓度下能使二硫键断裂而灭活。二氢硫锌酸、半胱氨酸、谷胱甘肽等对蛇毒中毒均有一定疗效。其中，二氢硫锌酸对竹叶青属中毒疗效最好。

在治疗蛇毒中毒病人时，另一个值得注意的问题是抗感染问题，往往伤口被污染，而且毒牙咬伤很深，应考虑使用抗菌素。特别是四环素类抗生素除抗感染外，还有金属敖合作用，可解毒。此外如伤口较深，又有污染，则应考虑注射破伤风疫苗或抗血清。

第五节　毒蛇咬伤的预防

预防蛇咬，首先要了解毒蛇的种类和习性。我国分布最广、数量最多的是蝮蛇。蝮蛇头大，颈细，身段粗，尾短。多呈灰褐、灰黑或土黄色，身上有深色斑纹。常盘绕在树上或盘曲在地上。鼻孔与眼之间有一颊窝，对红外线敏感，能感知温度千分之几的变化，并能确定热源位置，有利于捕捉小动物和小鸟。蝮蛇有一根分叉的须舌，经常伸出口外，能嗅出空气中的各种化学物质，有助于寻找食物。

蝮蛇属晨昏活动类型，每天早晨和黄昏出外捕食。但也常受捕食对象的活动而改变。如栖息在新疆半荒漠草原以捕食蜥蜴为食的中介亚种多在白天活动。江南一带的短尾亚种，在盛夏的深夜或秋凉的白天活动。蝮蛇一般在气温 15℃左右开始活动，20～25℃时最多见。5℃以下冬眠。

蝮蛇以等候捕食方式取食，不追赶对象。因此，它并不主动袭击人，也不跟人。但若靠近他的头前，或碰着它，也会咬人。除眼镜王蛇外，其他毒蛇一般都不主动咬人。眼镜王蛇生活在山区森林边缘，常隐匿在岩缝或树洞中，白天活动。

根据统计，蛇伤 90％发生在手脚部位。因此，在野外活动时一定不要赤脚，手中持一根棍棒采取“打草惊蛇”的策略，驱赶毒蛇。同时，脚上应穿厚实的鞋袜。并注意不要用手翻开石块或其他杂物以避免被隐匿在下面的毒蛇咬伤。

野外工作者特别是在华南或东南沿海一带野外作业时应带一些蛇药，一旦被蛇咬伤，立即服用。

第六节　蛇毒的应用

我国用蛇毒治病的历史最久，早在两千年前的西汉就有利用蛇毒的记载(《神农本草经》)。到明代，李时珍所著《本草纲目》一书中比较详细地叙述了蝮蛇能治诸恶疮、半身枯死等重疾。国外用蛇毒最早的是 Monaelesser(1933)，他用眼镜蛇毒治疗癌症病人镇痛效果显著。我国广州中山医学院于 1952 年开始用眼镜蛇毒治疗各种疼痛性疾病取得良好的镇痛效果。沈阳中国医大于 1974 年用蛇岛蝮蛇蛇毒治疗恶性肿瘤、胃、十二指肠溃疡等疾病取得近期疗效。自 1976 年中国科学院昆明动物研究所开展蛇毒的分离纯化研究工作以来，仅仅 5 年时间，已取得很多成果,国内大部分蛇毒已进行了纯化。其中已对 3 种蛇毒做了一级结构测定。

一、抗凝与止血

从蝮蛇、五步蛇蛇毒中分离提纯具有“抗凝作用”的精氨酸脂酶、去纤酶等已用于临床治疗血栓疾病，并取得可喜的结果。昆明动物研究所报告，从尖吻蝮蛇毒中提纯的去纤酶经动物试验证明，它能专一地作用于血浆纤维蛋白原，使纤维蛋白原在 48h 内处于低水平，使动物的全血和血浆黏度下降，从而使某些疾病引起的血液高凝状态处于低水平，而达到治疗目的。蛇岛蝮蛇提纯的精氨酸脂酶经动物试验证明，具有去纤、降低血脂、降低血液黏度的作用，并对凝血起主要作用的血小板数量、血小板粘附、聚集功能均有下降作用。该酶从 1980 年起用于临床治疗脑血栓 260 例，有效率为 80%～90%，其中急性期有效率为 91%，恢复期为 80%，有后遗症者 80%，和对照组（右旋糖苷）有效率 68%，相比有显著差异（$P > 0.05$）。该药对周围阻塞性血管病 16 例，高凝血症 17 例均收到良好效果。目前已广泛用于临床。用东北陆生白眉蝮蛇提取的“清栓酶”用于治疗闭塞性脑、心、周围血管病 400 多例，总有效率达 90%以上，是一种疗效高，起效快，副作用少的抗凝新药。用于治疗 20 多种疑难病症，如脑血栓、由脑动脉硬化引起的老年痴呆、硬皮症、红斑狼疮等顽症取得明显疗效，可能与蛇毒抗凝剂能降低血液黏度，扩张血管，改善血循环有关。剂量为 0.75 U/d，一般自接受治疗后 20d 左右症状开始改善。另外，用“清栓酶”治疗老年性糖尿病也取得较好的疗效。患糖尿病时血液凝固亢进，血小板和红细胞凝聚，微小血栓形成，血流停滞，使胰腺有不同程度的供血不足，影响胰岛素分泌功能。用“清栓酶”治疗 10 例中 7 例有明显效果。近年来，我国蝮蛇酶的临床应用进展很快，已将蛇岛蝮蛇“抗栓酶”、尖吻蝮蛇“去纤酶”、东北白眉蝮蛇毒的“清栓酶”、浙江蝮蛇毒“抗栓酶”（Svate）4 种蛇毒抗凝剂用于临床，治疗闭塞性血管病 5000 余例，总有效率达 90%以上，给广大血栓病人带来了福音。

二、抗癌与镇痛

蛇毒对肿瘤生长的影响，国内外意见不一，1976 年 Branganca 从印度眼镜蛇毒中分离到细胞毒素 P_6，它能选择性地在体外溶解吉田肉瘤，并在体内抑制癌的发展，接种吉田肉瘤细胞的大鼠只要给药 2.25mg/kg，则半数动物存活期能延长 3 倍。我国学者郝文学（1976）从蛇岛蝮蛇毒中提纯的精氨酸脂酶，经过多次动物抑癌实验证明，对小白鼠肉瘤 37、180、艾氏腹水肉瘤等均有明显抑制作用，并在临床应用上取得一定疗效。Taguet 报道中肯定它的镇痛作用，且有延长生命者，但对发展比较快或威胁生命部位的肿瘤不宜应用蛇毒治疗。1976 年，昆明动物研究所从眼镜蛇毒中获得一种镇痛剂——“克痛灵”对各种疼痛病例 800 多例均有较好疗效，特别对坐骨神经痛、三叉神经痛、神经血管性头痛、风湿痛疗效较好。对那些久治不愈的顽固性疼痛能够发挥其独特的镇痛作用。为我国提供了一个新的镇痛剂。但对神经毒素镇痛的机理尚不清楚，有待进一步研究。

三、研究用工具

蛇毒含有多种生物活性物质，是生理学、药理学、免疫学、细胞学研究的重要工具药。

（陈宁庆）

参考文献

[1] 罗迪安译．有毒动物和动物毒素．北京：科学出版社，1981．106～149.

[2] 郝文学，覃公平．中国蝮蛇毒的临床应用．北京：光明日报出版社，1986．112～152.

[3] 陈远聪，李问杰．蛇毒的生化、毒理学应用．北京：科学出版社，1983．94～103.

[4] 林可干．毒蛇咬伤，中国大百科全书，现代医学．北京：中国大百科全书出版社，1993．245～248.

[5] 陈远聪，袁士龙．毒素的研究和利用．北京：科学出版社，1988．52～65.

[6] 覃公平．中国毒蛇科学．第2版．南宁：广西科学技术出版社，1998．114～120.

[7] Anthony T，Tu. Reptile Venoms and Toxins. New York：Dekker Inc.，1991. 405～470.

[8] Greenwood，B. W. Immunodiagnosis of snake bite. Brit，Med. J.，1974，4：743～745.

[9] Boulain，J. C. Neurotoxin specific immunoglobulins accelerate dissociation of the neurotoxin-acetylcholine receptor complex. Science，1982. 217：732～733.

[10] Minton，S. Present tests for detection of snake venom：Clinical application. Ann. Emerg. Med.，1987，16：932～937.

[11] Sullivan，J. Past，present and future immunotherapy of snake venom poisoning，Ann. Emerg. Med.，1987，16：938～944.

[12] Chugh，K. S. Accute renal failure following poisonous snake bite. Am. J. Kidney Dis.，1984，4：30～38.

[13] New，R. R. C. Liposomal immunization against snake venoms. Toxicon，1985，23：215～219.

[14] Stewart M. First-aid Trentment of Poisonous Suakebite. Ann. Emerg. Med.，1981，10：331.

第五篇

海洋生物毒素

第四十三章　引　言

海洋占地球表面的71%，平均深度为3 800m，最深处超过10 000m。从动物种类来看，地球上动物的80%栖息在海洋里，大体有30门，50万种以上。海洋不仅是一个巨大的空间，由于盐浓度、温度、压力、光照等各种条件的不同，形成了复杂的生活环境。在这样一个复杂、多彩的环境里，以往未曾想象的特异生物被不断地发现，但是仍有许多奥妙有待人们去探索。

海洋生物毒素属海洋天然有机物，它的研究利用在我国相对落后，国外也是在20世纪70年代以来才受重视。该项研究80年代进展较快，报道较多的是有害海洋生物种类、毒素分离提取方法、毒力测定、化学结构、毒理、药理、检测方法等。

由于人类对海洋研究的历史较短，加上研究条件的限制、取样较为困难等原因，目前对海洋生物毒素的化学结构和药理作用的研究仅有50多种比较深入。由于特殊的海洋化学环境和复杂的生态环境，导致了海洋生物毒素的特殊的化学结构特征。例如，受海洋中卤素离子和硫酸根离子含量高的影响，海洋生物代谢产物中常常有卤化物和硫化物生成。卤代萜类、卤代氨基酸以及含磷一碳键胺类化合物是海洋生物所特有的结构。

海洋生物毒素的研究具有十分重要的意义。首先是海产品食物中毒的预防、治疗，如人们早已熟知的食用河豚中毒，以及近年来越发增多的贝类毒素中毒；其次是沿海渔业、养殖业等海洋资源的保护与开发，如近年来越来越多的赤潮危害；第三是海洋环境保护，近海、河口、港口水体资源保护等；第四是旅游资源保护与开发，人类健康、生命安全等，如海蛰、章鱼等具有棘刺毒的，对人类的伤害等；第五，是从海洋生物毒素中开发高疗效药物，如抗癌、抗菌、抗病毒、解痉、镇痛，对心血管、神经有活性作用的药物等；第六，是边缘学科的开拓，如海洋药理学、分子生物学、神经生理学、海洋生物学的发展等；第七，是海洋科学诸多领域的发展，如海洋生态学、海洋药物学、海洋有机化学等。

在丰富多彩的海洋生物中，有毒生物达数千种，实际上可能还要多。在这些有毒生物中，有不少在或多或少地影响着人类的生活。如我们身边的因食用河豚等造成的食物中毒，其次就是像海蛰和章鱼那样具有棘毒、咬毒的。另外，形成赤潮的海洋生物具有的毒素，可引起贝类的毒化和鱼类的大量死亡，也间接地造成对人类的危害。除此之外，有毒生物作为医药资源，给人类生活也提供了不可忽视的好处。

海洋生物引起的食物中毒，是人类在向大海寻求食物的同时发生的。例如，在古埃及，公元前28世纪法老王的墓穴中就有许多河豚的绘画，这个时候就已经知道了河豚是有毒的。在我国，早在战国时代（公元前403～前221年）的《山海经》中，就有食用河豚致死的记载。随着人类能够张帆出海，积累了更多的有关毒鱼、毒贝的知识。特别是进入大航海时代，就有了河豚和西加鱼中毒的航海日记。现在，有毒鱼、贝类引起的食物中毒全世界每年都超过2万件，死亡率为1%。在利用海洋生物做为食物资源的情况下，这些有毒生物就成为人类的重要致病原因。因此，对有关有毒种类的了解就更加重要。尤其是沿海地区，由于近50%或更多的蛋白质来源于鱼类、贝类，势必对其更为关心。对海洋生物毒素的研究，从河豚中毒开始，至今已进入十分活跃的阶段，取得了很大的成就。这些研究是从中毒的预防和治疗对象开始进行的。但是，对毒素本身尚有许多不清楚的问题。至今对引起食物中毒的已知毒素中，河豚毒素和石房蛤毒素的结构、生理作用的研究论文较多，药理学和生理学研究上也经常用这些毒素作为研究工具。在构造上，含氮低分子化合物（河豚毒素、石房蛤毒素、骏河虾虎鱼毒素（Surugatoxin））共同点多一些，其他方面没有更多共同点。引起食物中毒的海洋生物毒素，极少是生物体本身产生的，大多（扇贝、双壳贝、西加毒鱼、大部分河豚等）是通过饵料（特别是浮游生物等）蓄积的。因而，即使是同一品种，其毒性也会因个体、地区、季节和年份的不同而有显著差异。另外，日本东风螺、扇贝等，会因季节和场所的不同而产生不同的毒素。目前，对海洋生物毒素的作用机理仍未完全搞清。

被海蛰及海胆蛰伤，是在海水中游泳者经常遇到的麻烦。这在公元前 384～322 年就有关于海蛰等刺伤人类的记载。与海洋生物造成食物中毒的原因同样，随着海上活动的增多，受害者也多起来，对有害生物的了解也多了起来。随着海洋开发与海洋旅游的发展，因海蛰、海胆等棘刺毒的受害者越发多起来。

在这种情况下，以治疗方法为重点的研究得到了发展。海蛰等多种生物的有毒蛋白质，由于从活体提取十分不稳定，尚无更多的进展。但是最近随着分离技术的提高，其研究也会有所进展。对蛋白质性毒素的血清学研究，使治疗方法得以改进。刺毒是从海蛰等的刺胞、海胆等的毒腺注入人体的，毒素是在这些生物体内产生的。而章鱼和蓝藻自身是否产生毒素尚不清楚。

主要由浮游植物异常增殖、高度密集而使海水变为褐色或红褐色的现象叫做赤潮。夜光藻产生的赤潮使海水呈桃红色，而大多数甲藻产生的赤潮呈褐色或黄色。海水的富营养化造成的赤潮问题对渔业的危害很大。由此造成巨大的经济损失。一是赤潮使海水缺氧，由于藻体大量黏附在鱼的鳃上，阻碍呼吸而引起鱼类的大量死亡。二是某些甲藻分泌毒素，毒害生物，使鱼、虾、贝大量死亡，引起人的食物中毒。赤潮发生的原因尚没完全搞清。但是引起食物中毒的鱼贝类毒素大多来自有毒浮游生物，与赤潮关系密切。如 1998 年春季广东大亚湾发生的赤潮，使扇贝等遭到了麻痹贝毒的染毒。9 月中、下旬，渤海湾发生了历史上面积最大的赤潮，面积达 6 000km^2 以上。据调查，引起这次赤潮的生物主要为叉状角藻（*Ceratium furca*），但也有少量的倒卵形鳍藻（*Dinophysis fortii*）。受赤潮影响辽西芷锚湾海域的台伐养殖陆续死亡，并在当地的贻贝、杂色蛤中均检出了 DSP。已知浮游生物产生的毒素是低分子含氮化合物、聚醚化合物、环状肽等。尽管毒素来源于浮游生物自身，但是细菌等的参与是需要加以研究的。

对海洋生物毒素在食品卫生上的危害，目前我国卫生管理部门已对河豚的捕获、销售、加工有明确的规定，这对预防河豚中毒是十分必要的。近年，我国沿海城市相继陆续出台了夏季禁止销售近海海产品的行政措施。其目的主要是预防近海海产品引起的食物中毒和夏季肠道传染病。此举对预防细菌性疾患是可行的，但是对预防海产品引起的中毒并不完全。事实是许多贝类（尤其是贻贝、杂色蛤、扇贝等）往往很新鲜，加工也很卫生，大都经过加热，但是照样使食用者发生中毒。这很可能是贝类毒素造成的。因此，对海产品食物中毒的预防也应包括对贝类毒素中毒的控制。

关于贝类中毒的控制，我国与美国、加拿大、日本、欧盟等国家相比，尚有许多差距。发达国家相继建立了较为完整的监控体系。如欧盟的“活双壳贝类生产和投放市场的卫生条件（91/492/EEC)”，美国的“国家贝类卫生程序（NSSP)”等。目前，我国有关部门正在积极地参照发达国家的做法，建立我国的贝类卫生安全监控体系，为保证贝类卫生质量，发布实施了“贝类生产环境卫生监督管理暂行规定”、“出口贝类安全卫生管理办法”等。对贝类产地实行区域分类管理，进行定期监测，建立预警预报系统，对污染区域实行关闭措施等。同时，正积极争取我国贝类产品进入欧盟国家市场。

在海洋生物毒素中，目前报道较多的是河豚毒素、贝类毒素（主要为麻痹性贝类毒素、腹泻性贝类毒素、记忆缺失性贝类毒素、神经性贝类毒素)、西加毒素、竽螺毒素、岩砂海葵毒素、藻类毒素、沙蚕毒素、棘刺毒等。人类对海洋生物毒素的认识，大多是由于人们摄食了这些有毒海洋生物后发生中毒，在追究其中毒原因的过程中，逐步了解毒素的化学性质，随着分离鉴定技术的进步，海洋生物毒素引起食物中毒的预防和治疗必将会有更快的发展。

（唐守亭）

参考文献

[1] 桥本芳郎．鱼贝类の毒．学会出版センタ，1995.

[2] 山崎斡夫ほか．天然の毒，讲谈社，1994.

[3] 安元健．化学で：探る海洋生物の谜．化学同人株式会社，1995.

[4] 郭晓风，等译．水产利用化学．北京：农业出版社，1994

[5] www.cfsan.fda.gov，Various Shellfish Associated. Toxins，1998.9.

[6] www.uky.edu/Argriculture/Foodscience，Marine Biotoxin，1998.1.

[7] 福代康夫ほか．贝毒ブヲンクトン．恒星社厚生阁株式会社，1995.

第四十四章　西 加 鱼 毒

第一节　毒素的发现及来源

西加鱼毒（Ciguatera）或译为雪卡鱼毒是指食用热带珊瑚礁鱼类后引起中毒的毒素，造成中毒的原因是因为这些鱼体内积有这一类毒素。西加鱼毒是这一类毒素的统称，是由多种毒素组成的。

西加鱼毒中毒的案例多产生在温暖的热带海洋地区，范围在北纬35°至南纬34°之间，而以巴哈马、塔希蒂、波利尼西亚、密克罗尼西亚、马尔代夫、毛里求斯等地最为常见，但随着国际贸易的发展，水产品在世界范围的流通，西加鱼毒中毒的案例也开始传播到世界各地。

西加鱼毒中毒的现象已流传了几百年，但最早有文字记载的是安海拉（Anghera）的Peter Martyr在1511年出版的一本书中提到的这种中毒的现象，而最早的医学诊断报告使用“Ciguatera”。这个名词是在1787年葡萄牙的生物学家Don Antonio Para提出来的。到了18～19世纪，Ciguatera这个名词在加勒比地区已得到广泛的应用，但当时这个词的内涵比较含混，一般指是除了河豚鱼中毒之外的所有鱼肉中毒的现象，均被认为是西加鱼毒中毒（Poli等，1997）。

关于西加鱼毒的来源在历史上有一个逐步认识的过程。早在16世纪，上述的Peter Marty的报告中曾认为毒素来自海鱼摄食了落入海中的有毒果实而积累的，后来又有各种各样的说法不下20多种，有的认为是环境中有毒因素——如化学污染物、重金属等有毒物质在鱼体内积累的结果，也有人认为是细菌性的食物中毒等等。但到了20世纪50年代，科学家的认识逐渐集中到毒素是通过食物从环境中逐渐传递到鱼体内的——即食物链传递说逐渐得到了承认，目前知道毒素最初是来自一些有毒的海洋藻类，其中的一种底栖甲藻——有毒冈比亚藻（*Gambierdiscus toxicus*）是其主要来源，但也是另一些甲藻如*Amphidinium carlerae Coolia monolis*、*Prorocentrum concavum*、*P. lima*、*Ostreopsis siamensis*、*O. ovala*、*O. lenticularis*等也参与产生西加鱼毒的某些成分。

根据Halstead（1970）的记载，被发现含有西加鱼毒的海鱼多达400多种，但主要的可能有20多种，下面摘录的一些鱼类可供参考（华泽爱，1994）。

刺尾鱼（*Acanthurus coeruleus*）

妪鳞鲀（*Balistes vetula*）

鲹（*Caranx bartholomaei*、*C. latus*、*C. lessonii*、*C. lugubris*、*C. melampygus*、*C. ruber*）

黑印真鲨（*Carcharhinus menisorrah*）

波印唇鱼（*Cheilinus undulatus*）

露珠盔鱼（*Coris gaimardi*）

栉齿刺尾鱼（*Ctenochaetus striatus*）

石斑鱼（*Epinephelus adscensionis*、*E. fuscoguttatus*、*E. morio*、*E. striatus*、*E. tauvini*）

红鲇鱼（*Etelis oculatus*）

金带齿颌鲷（*Gnathodentex aurolineatus*）

裸胸鳝（*Gymnothorax funebris*、*G. Javanicus*、*G. melegaris*、*G. moringa*、*G. undulatus*）

刺蝶鱼（*Holacanthus sp.*）

裸颊鲷（*Lethrinus miniatus*、*L. variegatus*）

笛鲷（*Lutjanus analis*、*L. apodus*、*L. lobar*、*L. buccanella*、*L. gibbus*、*L. jocu*、*L. monostigma*、*L. rivulatus*、*L. sebae*）

弱刺鱼（*Malacanthus plumieri*）

单列齿鲷（*Monotaxis grandoculis*）

鳃棘鲈（*Plectropomus leopardus*、*P. maculatus*、*P. oligacani*）

大眼鲷（*Priacanthhus arenatus*）

紫鱼（*Pristipomoides macrophtalmus*）

鹦嘴鱼（*Scarus gibbus*、*S. vetula*）

逆沟鲹（*Scomberoides lyscon*）

马鲛（*Scomberomorus commersoni*、*S. commersonianus*、*S. munori*、*S. queenslandicus*）

杜氏鰤（*Seriola dumerili*）

魣（*Sphyraena barracuda*、*S. jello*、*S. picuda*）

曳丝笛鲷（*Symphorus nematophorus*）

侧牙鲈（*Varioia louti*）

无脊椎动物中也含有西加鱼毒，尤其是在腹足类的软体动物之中。“Cigua”一词就是来自在18世纪被西班牙语称之为“Cigua”（*Livona kica*）的一种有毒海洋腹足类动物，因此通过食物链传递毒素的途径估计为：

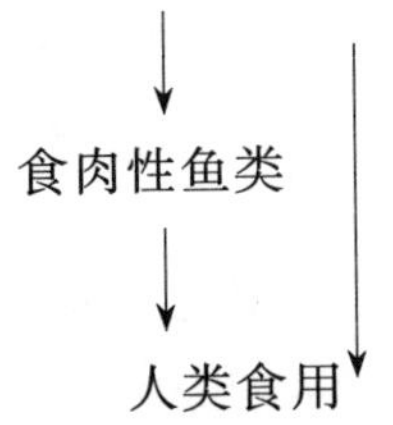

西加鱼毒对鱼类没有明显的毒性作用，故而可以在鱼体中积累。这种通过食物链使毒素逐级传递及积累的现象，已成为生态毒理学领域上的一个饶有兴趣的研究课题。

西加鱼毒在鱼体内分布并不均匀，积累最多的部分在肝脏，而肌肉和骨骼中含量相对较低，如新西兰鲷鱼的肝脏中的毒素含量比肌肉高50倍，而海鳝中竟高达100倍之多。

西加鱼毒中毒的案例相当多，据报道，1976～1983年期间全球平均中毒人数有1万多人，且近年来有剧增的趋势，据Quod and turguet（1996）报道，仅在加勒比海和印度洋地区，每年中毒案例多达50 000～500 000人次之多！近来，我国南方也连续出现中毒报告。中毒事件主要发生在华南沿海的香港地区、台湾省、海南省、西沙群岛等地。据报道，1989～2004年之间香港地区共发生416起中毒事件，1 768人中毒。广东省1933～2004年有记载的中毒事件约10起，282人中毒。台湾省、海南、西沙群岛等地也有零星的中毒事件报道（吕颂辉等，2006）。

第二节　西加鱼毒的组成、结构和理化性质

西加鱼毒是由多种毒素的成分组成，但这类毒素有一些共同的理化特点，均可溶于有机溶剂并对热稳定。目前已发现的成分有西加毒素（Ciguatoxin CTX）、刺尾鱼毒素（Maitotoxin MTX）、鹦嘴鱼毒素（Sacaritoxin ScTX）、皮群海葵毒素（Palytoxin PTX）、腹泻性贝毒（DSP）、类神经性贝毒（NSP）的聚乙醚毒素等，现将西加毒素、刺尾鱼毒素、鹦嘴鱼毒素的结构和理化性质分述如下，至于皮群海葵毒素（或译岩砂海葵毒素）、腹泻性贝毒、类神经性贝毒的结构和性质，读者可参考本篇中有关章节，这里不再重复。

一、西加毒素（CTX）

CTX 是西加鱼毒的主要成分，是一种多聚醚类，其结构见下图：

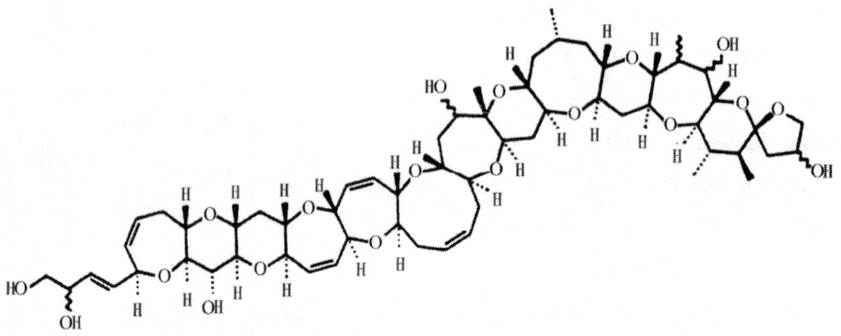

分子式为 $C_{60}H_{86}O_{19}$，分子量为 1 112，其结构由 13 个相连接的醚环组成，醚环的原子数在 5～9 之间。它的结构式与短裸甲藻毒素（Brevetoxin，一种神经性贝毒，具体见有关章节）十分相似，但毒性高得多。

西加毒素无色，对热稳定，易氧化。能溶于甲醇、乙醇、丙酮、2-丙醇等极性有机溶剂之中。这种毒素有很高的毒性，用小白鼠进行腹腔注射试验表明，其半致死量（LD_{50}）为 0.45μg（Premazzi 和 Voltera，1933）。

西加毒素可简称为 CTX，经氧化代谢会产生一些衍生物，已鉴定出来的有 CTX-1、CTX-2、CTX-3、GTX-3（Gambiertoxin-3C）、GTX-4B（Gambiertoxin-4B）等。其中 CTX-1 被认为是最强烈的钠通道毒素，也是肉食性鱼体内西加鱼毒的主要成分，只要高出 0.1ppb，就会对人类健康造成危害甚至致死（Lewis，1995）。

二、刺尾鱼毒素（MTX）

MTX 西加鱼毒中另一种主要成分，它是一种极性的多聚化合物，有许多羟基及酯环，有两个硫酸酯基，缺侧链。可溶于水，但也可溶于甲醇、乙醇、二甲亚砜等有机溶剂之中，不溶于氯仿、丙酮和乙腈，其结构见下图。

经质谱分析确定分子量为 3 404。用小白鼠进行测定发现其毒性比西加毒素高出 2 倍左右。这种毒素最初是在刺尾鱼（Surgeon fish）体内提出，尚未见有在鱼的肌肉中积累的证据，曾有人推测它可能是西加毒素的前体（Precursor）。它的氧化代谢衍生物已鉴定出来的有 MTX-1、MTX-2、MTX-3 等。

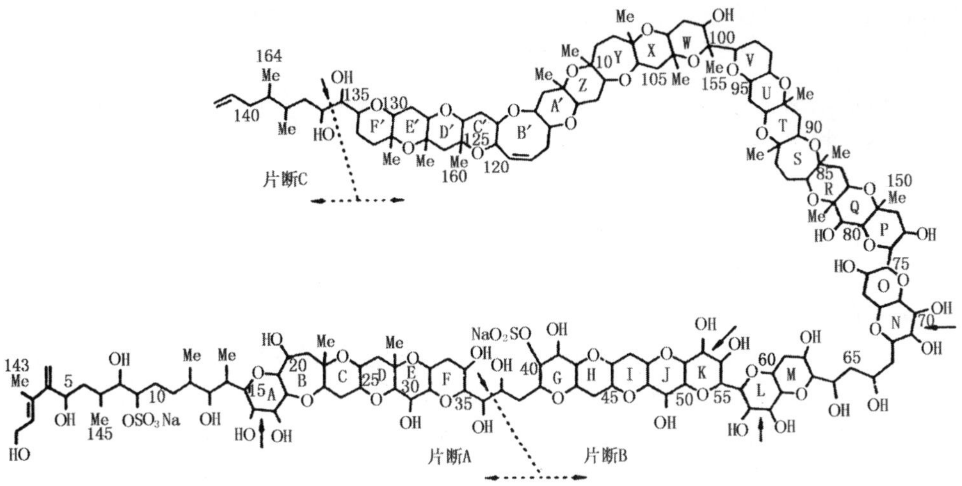

三、鹦嘴鱼毒素

这是一种化学性质和色谱性质与西加毒素相似的脂溶性毒素，但在 DEAE 纤维柱及薄层色谱的分析中表明它们之间的极性并不相同，在波长 220nm 以上紫外光范围内不具有吸收现象，它的化学结构尚未完全确定。有毒的鹦嘴鱼（Parrot fish）体内含有大量的这一类毒素，但这些鱼的食物中却未见有这类毒素。由于这种毒素与西加毒素经常会在肝和肠组织中同时出现，因此曾被认为前者是后者的代谢产物（Yasumoto 等，1977）。

第三节　西加鱼毒中毒的临床表现

由于西加鱼毒的毒素来源并不单一，因此不同的毒素成分，或成分之间的不同比例会造成临床症状上有很大的差异，这些差异更会因毒素来自不同的鱼类，或地理位置上的差异而表现有所不同，但总的看来，临床症状大致可分为神经系统症状、消化系统症状和心血管系统症状三个方面。

一、神经系统症状

头痛、眩晕、肌肉皮肤刺痛及瘙痒、感觉异常特别是冷热感觉倒错、关节疼痛、肌肉麻木、痉挛、失眠、多汗。此外与此相关的感觉器官症状如瞳孔放大、斜视、眼睑下垂、视觉模糊、畏光、短暂性失明、口腔内牙齿有松弛感、疼痛等。

二、消化系统症状

恶心、呕吐、腹痛、痉挛、腹泻等症状。

三、心血管系统症状

心率缓慢（40～50 次/min）或心动过速（100～200 次/min）、血压降低等。

通常的临床表现是在摄食了受污染的鱼 1～6h 之后出现中毒症状，但如果摄食量很大也会在数分钟后就出现中毒反应。一般先出现肠胃症状如恶心、呕吐、腹痛、腹泻等，随之出现口周围或面部感觉异常和麻痹等神经系统症状，这种神经症状有时会向肢体扩展。但在某些种族的人群中，麻痹等神经症状有时也会先于肠胃症状出现。这些急性症状通常会在1～2d内消退，但有些患者在中毒2～5d后出现冷热倒错的感觉——即冷的物体接触后有烧灼感或痛感，而接触热的物体感觉相反，有人认为这种反常的感觉也许是诊断的一个重要特点。此外较轻的麻痹感和刺痛感会在急性期后有所延续，平均时间达17d之久。急性期之后患者经常感到衰弱和疲劳，这种感觉可延长数星期，而在某些案例中甚至延续达数年之久（Smith，1993）。

严重的西加鱼毒中毒的病人恢复很慢，且病人感到极度虚弱，患者体重减轻甚至拖到数年之后体力仍不能完全复原。西加鱼中毒偶见有死亡案例，但较稀少，其死亡案例发生是由于心脏和血管系统受到损伤或死于呼吸衰竭。

为便于读者了解西加鱼毒中毒症状的多样性和临床症状的分析，下面举出两个例子说明中毒症状的各种表现（见图44-1及表44-1），正如上述，西加鱼毒的中毒症状会受到不同鱼类、不同地理环境和不同种族的人群而有不同的表现，因此这两个例子仅供参考。

例1：西南印度洋上的Reunion岛屿在1986～1994年之间167个西加鱼毒中毒案例中的21种常见症状出现的频率（百分比），见图44-1（根据Quod和J. Turquet，1996）。

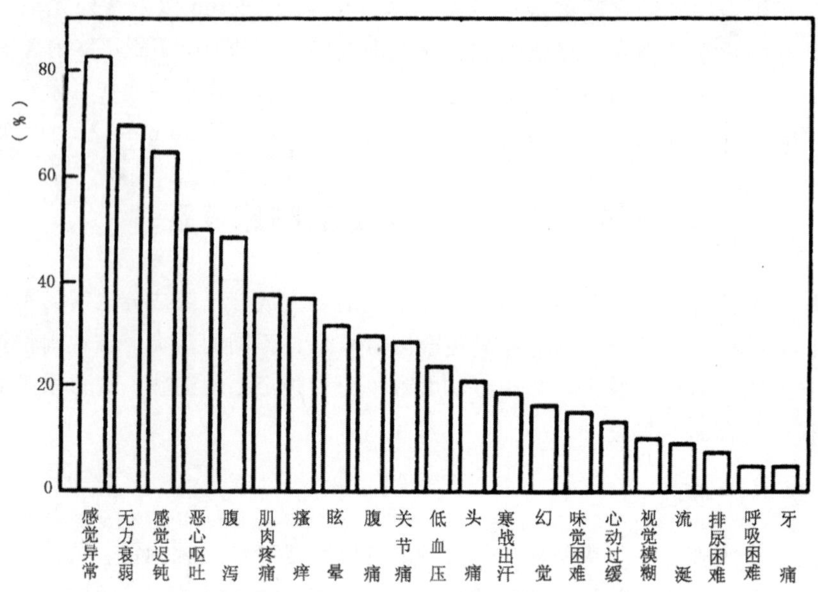

图44-1　西加鱼毒中毒常见症状

例2：1995年驻海地多国部队中6名美军士兵食用染毒海鱼后出现的西加鱼毒中毒症状（Poli M. A. 等，1997）见表44-1。

表44-1　6名驻海地美军士兵西加鱼毒中毒后出现的症状

	症　状	报告症状人数
消化系统	恶心	6/6
	呕吐	4/6
	腹痛	4/6
	腹泻	4/6

续表

症　状		报告症状人数
神经系统	肢体感觉异常	3/6
	口周感觉异常	2/6
	温度感觉倒错	1/6
	耳性眩晕	1/6
	失眠	1/6
心血管系统	心率过缓	3/6
	低血压	3/6
其他症状	瘙痒	4/6
	衰弱	1/6
	出汗	1/6

第四节　西加鱼毒毒素的致病机理

随着毒素检测技术的进步，西加鱼毒的各个成分逐渐被分离出来，并分别对其致毒机理也作了一些研究。

一、西加毒素

西加毒素能打开神经和肌肉细胞膜的钠通道，增加膜对钠的通透性，引起神经膜的去极化。由于西加毒素是西加鱼毒中的主要成分，因此西加鱼毒经常被分类为是一种“钠通道毒素”。此外，西加毒素还可以促进植物神经介质的释放和具有抗胆碱酯酶的作用。毒素会影响温度传感的机能，并使神经中枢对体温的调节点下降到较低的水平。

在接触西加毒素稍长一些时间之后，可以看到动物的心肌及微血管的内皮细胞肿胀，然后有血浆、红血球等渗出物排出于心肌间隙，微血管的肿胀使管腔变窄，血流不畅最后引起个别心肌细胞的坏死。它的强心收缩效应也会造成心脏机能的损害，甚至造成急性心衰竭。

这些神经—肌肉的病变会引起广泛的临床症状变化，包括内脏平滑肌层中和肾上腺髓质部分的神经变性而引起的种种病变。

Ito（1996）曾用小白鼠对西加毒素引起的腹泻进行了研究，发现腹泻是由于大肠黏液大量分泌，刺激结肠加速蠕动和刺激直肠排便而引起的。黏液分泌主要产生在结肠部分，在那里甚至连未成熟的杯状细胞也参与了黏液的分泌。不过作者指出，虽然西加毒素是钠通道的激活剂，但尚未有证据可以证明其与腹泻之间有直接的关连性，由于西加毒素引起的症状是如此广泛而又复杂，因此不宜简单地用钠通道的机理来解释这个症状。

二、刺尾鱼毒素

刺尾鱼毒素主要作用于细胞层次，它能使钙离子大量进入细胞内从而提高那些依赖钙进行调节的蛋白质激酶、肌醇磷酸跨膜信息通道、磷酸酯酶等的活性。钙离子也激活磷酸酯 A2 从而引起花生四烯酸和前列腺素的大量分泌。

刺尾鱼毒素也会引起心脏毛细血管内皮细胞的肿胀，使管腔封闭，从而引起心脏细胞的变性和坏死，但也有人认为，由于细胞内钙的浓度提高，使细胞的线粒体氧化磷酸化过程受到了抑制，因而引起细胞内 ATP 的耗竭，引起心肌细胞的破坏而死亡（Kutty 等，1989，Santostasi 等，1990）。这些组织病变是持久性的，修复缓慢且不完全。

由于钙离子的效应，在剂量较高时会延长心脏的收缩状态，使它滞留在收缩期，此外，钙离子也可以对动脉施加收缩影响而产生高血压。

在钙的影响下，肾上腺会在短期内释放出皮质醇并造成淋巴组织的坏死，特别是与产生T细胞有关的淋巴组织、淋巴结和肠内的Payer氏板。此外还会使脾的体积减少，所有这些都会引起循环系统中淋巴细胞的减少，而被多形白血球所代替。

对于消化系统，刺尾鱼毒素能刺激胃部而引起组织胺的释放，从而造成多处胃侵蚀及溃疡的症状。

也有报告认为，心脏、胃、淋巴组织的病变来源于刺尾鱼毒素的极强的溶血作用，它的溶血性能较之皂角苷（Saponin）高出80倍之多，在小白鼠和大白鼠体内注射了200～400mg/kg的毒素后可以观察到这些病变（Terao等，1989）。

至于其他成分如皮群海葵毒素、类腹泻性贝毒、类神经性贝毒等在本书有关章节均有专门论述，作者在此不再重复。

第五节　西加鱼毒的诊断、治疗及预防

对中毒案例的确诊主要还是对残留的食物进行化验分析，分析方法将在下一节加以详述。

目前对西加鱼毒素的中毒尚未有专门的治疗方法和解毒剂，主要还是采取对症疗法。对有明显感觉异常及在胃及十二指肠内尚有残留食物的病人，可采用催吐剂、洗胃、活性碳吸附等方法进行处理。对较长时间有呕吐、腹泻、低血压和休克症状的病人可用静脉注射生理盐水来处理，而对有心动过缓的病人，可用阿托品（Atropine）按0.01mg/kg进行静脉注射，曾有个别报告称用20%甘露醇（Mannitol）进行静脉注射（1g/kg，500mL/h）对减轻神经和肠胃症状会有效果，处理一次后再观察数小时，如有效果可以重复进行（Palafox等，1988），对甘露醇可能的作用机理的解释为，这种药物竞争抑制了钠通道的毒素并与之起中和作用。在处理某些低血压及休克的病例中，注射多巴胺［Dopamine，5～20mg/(kg·min)］及葡萄糖钙（Calcium gluconate，3～5g/24h）曾得到成效（Sim，1987）。

对持续性的感觉异常、感觉迟钝、瘙痒等症状，有一些未有对照的试验报告指出，口服阿米替林（Amitriptyline，25mg，一日两次）或口服氨酰甲苯胺（Tocainide，或译室安卡因，400mg，一日3次）可能会有一些效果（Bowman，1984；Davis和Villar，1986；Lang等，1988）。

对慢性症状的处理是一个困难的问题，目前尚无有效的治疗方案，对生活缺乏自理能力的病人，心理辅导可能有一定的作用。慢性症状的病人要特别注意重复中毒的问题，因为即使再摄入少量的毒素，也会使病情加重，因此在急性中毒之后的3～6个月内，应禁食鱼、贝类、酒精饮料和干果类食品。而对受到慢性症状折磨的病人，最好终生禁食这些鱼、贝类食物。

由于目前尚无快速、简易而又定性准确的毒素检测方法，因此预防工作就不易进行。某些土著居民和渔民有一些简单的预防方法也许可以提供参考，如太平洋岛屿上的居民有时把鱼肉放在蚁冢附近，如果没有蚂蚁去吃它则认为此鱼有毒，也有一些人把鱼的内脏放在太阳光下暴晒，如果没有苍蝇叮也认为是鱼肉有毒的表现，但这些办法都未经过严格的

鉴定，是否可靠尚需进一步证实。

不过有一些经验应该是可靠的，如有一些土著居民将要吃的鱼先取出一部分喂给狗或猫吃，在确证动物没有中毒现象出现之后才给全家食用。或者是让一个人先行试食一小块鱼，在确证试食者没有中毒现象出现之后才给全家食用，试食的量要有一定的节制，以免造成大剂量中毒反应而难以治疗，一般试食者都是成人，不能让孩子试食。

要注意的是尽量不要去吃热带鱼类的内脏，因为一般来说，内脏的毒素含量总是比鱼肉高得多，大多数热带鱼类尤其是肉食性的礁石鱼类的卵巢都有潜在的危险，故应除去而不要食用。

要知道，通常的烹调程序如烘烤、油炸或烘干都不能将毒素除去，用水煮也不能把一些不溶于水的毒素排除掉，因此熟食或加工并不能保证鱼肉的安全性。热带海鳝经常带有较高的毒素，专家们建议尽可能不要去吃它。

第六节　西加鱼毒的检测

为减少鱼肉中西加鱼毒对人类的危害，在鱼品上市或食用之前应有一些有效、灵敏而又费用不高的检测方法，目前这方面已有了不少的研究报告，内容包括使用动物进行生物检测、使用组织及细胞进行检测、使用分子药理学的方法进行检测、使用免疫学方法进行检测和使用仪器如高效液相色谱或核磁共振等仪器进行检测五个方面，但所有这些方法中，只有利用小白鼠进行生物检测是目前被普遍采用的一种方法，下面将其步骤加以介绍（根据 Lewis，1995）。

一、小白鼠生物检测方法

1. 毒素的抽提

（1）取鱼肉组织样品（一般超过 50g），置于塑料制作的烹煮袋中，于 70℃中水浴 15min。

（2）将样品切为小块，加入丙酮（按 3∶1 的体积∶重量的比例，即 mL/g），然后在防爆匀浆器中匀浆 15min，再用 whatman1 号滤纸进行真空抽滤并将丙酮溶液收集于 Buschner 烧瓶之中。

（3）上述匀浆和抽滤过程再重复进行一次。

（4）将不溶于丙酮的残渣废弃不要。将收集到的丙酮溶液放在旋转蒸发器内（约 55℃）除去丙酮及大部分水分。

（5）将丙酮溶解物质加入甲醇—水（9∶1）混合溶液，每 100g 组织样本加入约 50mL。

（6）按 1∶1 的比例加入正己烷并在分液漏斗中加以振荡。

（7）分层后除去分液漏斗上层的正己烷再用正己烷将甲醇—水溶液部分再萃取一次。

（8）将正己烷溶液部分废弃不要。将甲醇—水溶液部分放在旋转蒸发器中（约 55℃）除去甲醇和大部分的水。

（9）上述的甲醇—水溶解物再加入乙醇—水（1∶3）溶液，每 100g 组织样品加入约 50mL。

（10）上述溶液放入分液漏斗中并加入二乙基乙醚（Diethyl ether）（1∶1 体积）加以振荡。

（11）分层后收集上层的乙醚部分。

（12）对乙醇—水溶液部分重复萃取一次。

（13）用旋转蒸发器蒸干乙醚（40℃升至55℃）。将水溶液部分废弃。

上述乙醚溶解物中含有西加鱼毒可供进行生物检测。

2. 乙醚抽提物进行小白鼠检测的准备工作

（1）将上述提取到的乙醚溶解物放入氯仿—甲醇（97：3）溶液中定容到一定体积，然后取一个整数量的溶液准备进行小白鼠测试。

（2）将溶液样品放在回旋蒸发器中或用 N_2 气流除去溶剂。

（3）被吹干的物质加入1%～5%的吐温60（Tween-60）/0.9%的生理盐水，定容到每次注射剂量为0.1～0.5mL/每只小白鼠。

（4）用加热、回旋搅拌或声波处理以保证物质得以充分溶解或均匀地悬浮（用5%吐温60生理盐水来处理难以悬浮的物质）。

3. 小白鼠测试步骤

（1）随机取18～22g任何性别的健康小白鼠放在室温约25℃的实验室中准备试验，光暗比为12：12h，并提供食物及水。

（2）各小鼠加以标志以便识别，并放置于标志好的笼中以防止重复使用。

（3）用1mL的注射器抽取需要体积的吐温60悬浮液0.1～0.5mL给小白鼠进行腹腔注射（≤20mg的抽提物）。并给每只试验小鼠记录注射时间、体重、性别、给药量、起病时间、症状、死亡时间（至少观察24h）等数据。对照组由仅注射同样剂量的吐温60生理盐水。

（4）每种剂量至少使用2只小白鼠。如在40min内出现死亡，（即剂量已超过10MU——10个鼠单位）则再用较低剂量（估计1～2个MU）进行试验。

（5）当注射抽提物后出现低体温症状（<33℃）、呼吸困难、腹泻、流泪、唾液分泌过多等症状时，要注意记录并从其死亡时间与剂量的关系计算出西加鱼毒所含的鼠单位，方法见下面的公式。

$$2.3\log(1+T^{-1})=\log MU$$

（6）开始约2h要多加以观察记录，以后至少每24h观察记录一次，在接近死亡时又要加密观察记录的时间。

（7）注射后出现上述症状，但未能致死，而在4d后体重变轻的，可估计为含有0.5MU的西加毒素。

（8）注射后引起一些未预见的症状或出现非典型的剂量与死亡时间的关系，可通过口服给药再进行一次测试，西加鱼毒的毒性被认为无论口服及注射结果都是相同的。

二、其他的检测方法

生物检测方法除了常用的小白鼠作为材料之外，还有使用其他生物进行活体试验的报告，所使用过的动物有小鸡、猫、獴、蚊子、涡虫、双翅目幼虫等，这些动物生物测试的效果如何尚待进一步评价，据称使用双翅目幼虫进行试验可能是较有希望的方法（Lewis，1995）。

使用抗体测定毒素的方法很有可能成为一种有用的快速筛选的工具，但这种方法缺乏特异性，特别是对毒性较低成分会出现交叉反应及假阳性反应。另外在浓度很低的情况下并不敏感，这些缺点还需要进一步改进（Lewis，1995）。

用离体细胞测定西加毒素对钠通道的影响是较之整体生物检测更为敏感的方法（Legrand and Lotte，1994）。由于用小白鼠进行试验受到西方动物保护主义者的非议，这种方法被认为将来有可能代替小白鼠来进行检测，但其效果尚待进一步验证。

随着分析化学技术及分析仪器的发展和进步，采用仪器进行西加鱼毒分析的报告也日益增多，其中高效液相色谱（HPLC）加上合适的荧光检测器来检测已被抗体标志的西加鱼毒（Dickey 等，1992，Yasumoto 等，1993）[10,29]或高效液相色谱加上质谱仪（Lewis，1994，Lewis and Jones，1997）的方法均可提供较敏感的测定结果并可测出各种毒素的衍生物。此外，采取核磁共振技术（MNR）来分析纯化了的毒素，使研究毒素的结构及性质变得十分方便（Murata 等，1990；Lewis 等，1991；lewis 和 Sellin，1992）。

上述的各种方法都在研究和改进之中，尚未达到常规检测的要求。另外这些方法都需要专门的实验室和仪器设备，其所需的试剂特别是标准样品也不易获得，因此在我国目前的条件下难以普遍采用，故这里不再加以详述，有兴趣的读者请自行参阅有关的文献。

第七节　西加鱼毒素在生物医学上的应用

西加鱼毒能增加钠对膜兴奋时的渗透性，它所产生的去极化作用可被河豚毒素（TTX）和细胞外钙离子浓度的增加所阻滞，因此，有人曾提出可以作为对抗河豚毒素中毒的一种药剂的研究方向，与此相反的是，是否也可以将河豚毒素作为西加鱼毒中毒时的一种解毒剂呢（司福余、汤惠菊，1965）。看来这的确是值得研究的一个课题。

刺尾鱼毒素对兴奋性细胞膜的离子透性具有特异的作用，它影响细胞钙离子的出入已引起了药物学界极大的兴趣，人们期望能利用这种毒素来阐明传递信息的新机理。

西加鱼毒还有一些值得重视的药理作用，如 CTX 具有强心作用，对离体哺乳动物心房在初始时虽然起着负变力和负变时相的作用，但随后可增强心肌的收缩力。MTX 在有外部钙离子存在的条件下具有聚集血小板的作用并引起血小板 ATP 的释放（宋杰军、毛庆武，1996）。此外在培养西加鱼毒的毒源生物——有毒岗比亚藻时，它的培养液中曾分离出一种与 CTX 结构相似的醚环梯状大分子化合物，这种化合物具有非常强的抗霉菌活性（顾谦群，1995）。这些研究结果都值得进一步探讨其在医药上的应用价值。

我们已知西加鱼毒有很强的毒性，其中的 MTX 的毒性最强，对小白鼠的致死量低达 52ng/kg，其毒性比起河豚毒素高 200 倍以上。它被认为是藻类毒素中毒性最强的一种，也是非蛋白质毒素中毒性最强的一种，这种剧毒的海洋生物毒素已引起国外一些军事专家的兴趣，因此西加鱼毒已被列入有军事意义的潜在的化学战剂（宋杰军和毛庆武，1996），这个动向是值得我们给予足够重视的。

（尹伊伟）

参考文献

[1] 司福余，汤惠菊．西加毒素研究的进展．海洋药物，1985（1）：44～47.
[2] 华泽爱．赤潮灾害．北京：海洋出版社，1994. 82～83.

[3] 华泽爱．赤潮灾害．北京：海洋出版社，1994. 83.

[4] 吕颂辉，李英．我国西加鱼毒流行现状研究进展．中国公共卫生，2006 (2)：226～227.

[5] 齐雨藻主编．赤潮．广州：广东科技出版社，1999. 3.

[6] 宋杰军，毛庆武．海洋生物毒素学．北京：北京科学技术出版社，1996. 516.

[7] Halstead, B. W. 著．世界海洋毒鱼．杨纪明，赵仲康译．北京：科学出版社，1984. 17～56.

[8] 顾谦群．海洋毒素的研究进展．中国海洋药物，1995 (3)：28～34.

[9] Bowman, P. Amitriptyline and ciguatera. Med. J. Aust., 1984 (143): 802.

[10] Davis, R. T., Villar, L. A. Symptomatie inprovement with amitriptyline in ciguatra fish Poisoning (Let.). N. Engl. J. Med., 1986, 315: 65.

[11] Dickey, R. W. Bencsath, F. A. Grande, H. R. *et al*. Liquid chromatographic－mass spectrometric methods for the determination of marine polyether toxins. Bull. Soc. Path. Ex., 1992 (85): 514～515.

[12] Ito, T. Yasumoto and Terao, k. Morphological observation of diarrhea in mice caused by experimental ciguatoxicosis. Toxicon, 1996 (34) 1: 111～112.

[13] Kutty, K. F. Singh, Y., Santostsi, G. *et al*. Maitotoxin induced Liver cell death involving loss of cell ATP following influx of calcium. Toxicol, Appl. Pharmacol, 1989 (101): 1～10.

[14] Lang, W. R. Kreider, S. D. Hattwick, M. *et al*. Potential Benefit of tocainde in the treatment of cigatera Report of 3 cases. Am J. Med, 1988 (84): 1087～1088.

[15] Legrand, A－M. And Lotte, C. J. Detection of Ciguatoxic fish by using the binding property of ciguatoxins to voltagc－dependent sodium channels. Mem. Qd. Mus, 1994 (34): 576.

[16] Lewis, R. J. Sellin, M. Poli, M. A. *et al*. Purification and characterization of ciguatoxins from moray eel (Lycodontis javanicus, Muraenidae). Toxicon, 1991 (29): 1115～1129.

[17] Lewis, R. J., Sellin, M. Multiple ciguatoxins in the flesh of fishes. Toxicon, 1992 (30): 915～919.

[18] Lewis, R. J. Holmes, M. J. Alewood, P. A. *et al*. Ionspry mass spectrometry of ciguatoxin－1 Maitotoxin－2 and －3 and related marine polyether toxins. Natural Toxins, 1994 (2): 56～63.

[19] Lewis, R. J. Detection of ciguatoxins and related benthic dinoflagellate toxins : in vivo and in vitio methods In: Manual on Harmful Marine Microalgae Hallegraeff, G. M. Anderson, D. M. Cembella, A. D. (Ed's) IOC Manuals and Guider No33 UNESO Paris 1995, 135～162.

[20] Lewis, R. J. and Jones, A. Characterization of Ciguatoxins in ciguateric fish by gradient reversephase high performance liquid chromatography/mass spectrometry. Toxicon, 1997 (35) 2: 159～168.

[21] Murata, M. Legrand, A. M. Ishibashi, Y. *et al*. Structures and configurations of ciguatoxin from the moray eel Gymnothorax Javanicus and its likely precursor from the dinoflagellate Gamlierdiscus toxicus. J. Am Chem. Soc., 1990, 112.

[22] Palafox, N. Jain, L. Pinano, A. *et al*. Successful treatment of Ciguatera fish poisoning with intravenous mannitol JAMA, 1988 (259): 2740～2742.

[23] Poli, M. A. Lewis, R. J. Dickey, R. W. Identifications of Caribbean Ciguatoxins as the cause of an outbreak of fish poisoning among U. S. soldier in Haiti. Toxicon, 1977, 5 (35): 733～741.

[24] Premazzi, G. and Voltera, L. Microphyte Toxins Brussels. Luxembourg Published by commission of the European Communities, 1993, 69.

[25] Quod, J. P. and Turquet, J. Ciguatera in Reunion island (S. W. Indian ocean), Epidemiology and Clinical Patterns. Toxicon, 1996, 34 (7): 779～785.

[26] Santostasi, G. K. Kutty, R. K. Bovrtorelli, A. L. *et al*. Maitotoxin—induced myocardial cell injury: Calcium accumulation followed by ATP depletion Precedes cell death. Toxicol, and Appl. Pharmacol, 1990 (102): 164～173.

[27] Sims, J. K. A theoretical discourse on the Pharmacology of Toxic marine ingestions. Ann. Emerg. Med. , 1987 (16): 1006～1015.

[28] Smith, J. I. Symptoms and Treatment of common seafood Poisonings In Hand book of Natural Toxin Vol. 7 food Poisoning Anthony T. TU. Eds. New York: Marcel Deldcer, Inc, 1993. 401～414.

[29] Terao, K, Ito, E. Kakinuma, Y. *et al*. Histopathological studies on experimental marine toxin poisoning. Toxicon, 1989 (27): 979～988.

[30] Yasumoto, T. Satake, M. Fukui, M. *et al*. A turning point in ciguatera study In: Toxic phytoplankton bloom in the Sea. Smayda, T. J. Shimizu, Y. eds. New York: Elsevier, 1993. 455～461.

[31] Yasumoto, T. Nakaijama, I. Bagnis, R. *et al*. Finding of a dinoflagellate as a likely culprit of ciguatera Bull. Jpn. Sco. Sci, Fish. , 1977 (43): 1021～1026.

第四十五章　河 豚 毒 素

第一节　河豚毒素的发现和来源

《神农本草》是我国最早有关河豚毒素记载的典籍。明朝李时珍著《本草纲目》有"肝及子有大毒"，"河豚有大毒，味虽珍美，食之杀人。"其观点与现代科学资料是一致的。河豚鱼的研究在日本特别活跃，从明治初年已开始研究。深根辅能著的《本草和名》、源顺著的《倭名内聚钞》、寺岛良安著的《和汉三才图绘》、曲亭马琴著的《羁旅漫录》、小野必大著的《本草食鉴》等著作中，都提到河豚毒素。最初以河豚毒素在鱼体内的分布及其对各种动物的毒害作用为主。福田和谷氏等对河豚毒素在食品卫生学中的研究，为现在河豚的食用体制奠定了基础。

近代日本人田原最先正式地进行了河豚毒素的化学研究。1909 年制出了纯度为 0.2% 的粗毒，并命名为 tetrodotoxin（河豚毒素，缩写 TTX）。其后又连续不断地进行研究并提出了胺、糖等各种各样的见解。之后，横尾等于 1950 年首次从红鳍东方鲀的卵巢中，分离出河豚毒素结晶，接着，津田等使用色层分离法研究河豚毒素的稳定制备方法。荒川等用密点东方鲀卵巢，后滕等用潮际东方鲀的卵巢，小竹等则用各种河豚连续地提出河豚毒素的结晶。因为所分离出的结晶之性状都是一样的，所以确认河豚毒素并不因河豚种类的不同而异。河豚毒素具有独特的结构，在其化学研究上比较困难。1964 年泽田等根据不同诱导体的 X 射线的衍射，确定了毒素的结构。1972 年日本岸义人全终于成功地化学合成了河豚毒素。常见产毒河鲀见图 45-1 至图 45-3。

Mosher 等（1964）从美国加州蝾螈中分出河豚毒素。Woguchi 等（1973）从我国台湾和日本硫球群岛产的虾虎鱼中也分出了河豚毒素，而 Kim 等（1975）则从 *Atelopus* 属的蛙皮肤中分离出河豚毒素。从分类学的观点看来，蝾螈等与河豚鱼显然是相距很远的动物，从而打破了以前河豚毒素只限于河豚鱼体中存在的说法，也由此可知河豚毒素在自然界中的分布是很广泛的。

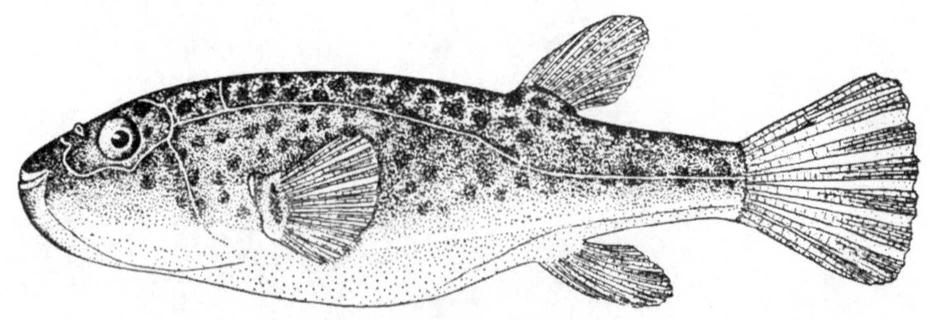

图 45-1　豹纹东方鲀 *Fugu pardalis*　Temminck et Schlegel（鲀科）

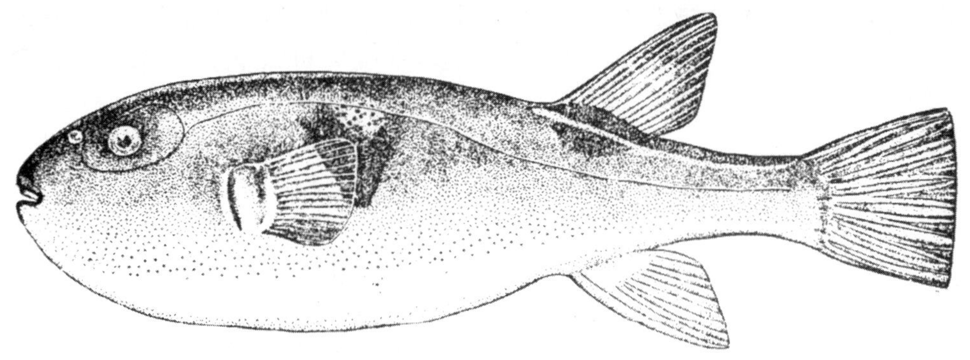

图 45-2　紫色东方鲀 *Fugu porphyreus* Temminck et Schlegel（鲀科）

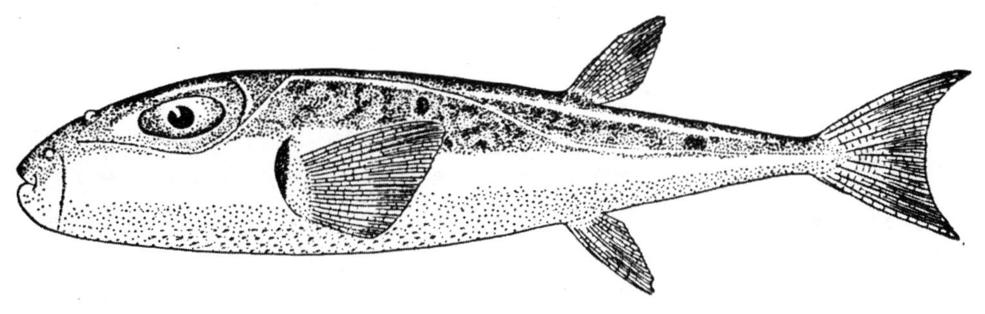

图 45-3　杂斑膜刺鲀 *Gasbophysus suezensis*

第二节　河豚毒素的化学结构与理化性质

一、河豚毒素的化学结构

河豚毒素化学名 tetrodotoxin，缩写作 TTX，是一种剧毒的神经毒素。

河豚毒素主要存在于鱼纲硬骨鱼亚纲豚形目所属的近百种河豚鱼和其他生物体内，是一种生物碱类天然毒素。河豚毒素是一种氨基全氢喹唑啉化合物，其分子式是 $C_{11}H_{17}O_8N_3$，分子量为 319。化学组成中氧原子含量很高，此种情况在天然化合物中较为少见。河豚毒素结构独特，结构中含有一个碳环，一个胍基，6 个羟基和一个半缩醛内酯官能团，在以往天然有机化合物中似无先例，大量的－OH 基以及毒素分子的高极性，使分子具有高度的吸湿性。它与胍基中的亚胺基共同构成二性离子的特点。河豚毒素的 LD_{50} 为 8.7μg/kg（小鼠，腹腔注射）。除由细菌产生的蛋白质毒素外，TTX 是属于毒性最强的一类天然毒素，其毒性比氰化钠强 1 000 倍。

二、理化性质

河豚毒素的理化性质比较稳定，为无色、无味、无臭的一种细小的棱柱状的结晶体，其结晶不溶于水、无水乙醇、乙醚苯等有机溶剂中。结晶无明确的熔点，240℃开始炭化，但在 300℃以上也不分解在中性或有机酸性时对热相对稳定。能耐高温，但经长时间高温加热可以被破坏，煮沸 4h 仍无变化，经 6h 约破坏一半，9h 则大部分破坏，115℃加热 3h，120℃加热 30min，200℃以上加热 10min，可使毒素全部破坏消除毒性。在夏天直射日光中，每天暴晒 8h，经 20d 之久其毒性不发生变化。在胰液酶、唾液淀粉酶、乳化酶、糖转化酶等酶类存在下不分解。对盐类也很稳定，用 30%盐渍 1 个月，其卵巢仍含毒素。耐酸能力强，稀释 3 倍的浓硫酸，对其无作用，但易溶于稀醋酸中，在胃液酶、0.2%～0.5%的盐酸溶液中经 8h 能将其破坏，因而食后在消化道内短时间不能将其破坏而引起中毒；但其抗碱性较弱，在碱性条件下，易降解为喹唑啉化合物，从而使毒性很快消失，在 4%左右的氢氧化钠、氢氧化钾的溶液中迅速被破坏，通常用的碳酸钠比氢氧化钠等的破坏力弱。

第三节　河豚毒素中毒的临床表现

河豚鱼中毒多为误食而中毒，有的则因喜食河豚鱼，但未将其毒素除净而引起中毒。河豚中毒多由食用的品种、鱼的部位和季节的不同而有差异。那些新鲜的肌肉虽可视为无毒，但如鱼死后较久，内脏毒素溶入体中能逐渐渗入肌肉内，仍不可忽视。个别品种在肌肉内也有弱毒。每年春季（2～5 月），卵巢和肝脏的毒性最强，所以每当春季更要严防河豚鱼中毒。

河豚鱼中毒纯属麻痹性的，出现中毒的症状决定于人的体质和吃下去毒量的多少而不同，一般情况下中毒人员首先是嘴唇和舌头麻痹，接着是运动神经麻痹，再进一步发展，使末梢血管扩张，血压下降，产生呼吸困难，死前意识正常，随着意识的慢慢消失，呼吸中枢完全被麻痹，而停止了呼吸直至死亡。死亡通常发生在发病后 4～6h 以内，最快者食用后 1.5h 即能死亡，最迟者不超过 8h。由于河豚毒素在体内解毒排泄较快，若超过 8h 未死者，一般可恢复，但愈后常会留下关节痛等症状。

中毒轻的则上吐下泻，腹痛，手足发麻，眼睑欲闭，视野不明，耳听力减弱，个别陷入精神错乱状态。

轻微的中毒仅在指、唇和舌尖发生麻木感觉，不久后即恢复正常。

日本的福田、谷两位博士将河豚中毒的临床表现分为四个阶段。第一，中毒的初期特征，从中毒的患者调查来看，首先感到发热，接着便是嘴唇和舌尖产生发麻的感觉，摄取后 20min 到 5h 内，头部感到不适，接着是运动知觉受到麻痹，感到头痛和腹痛，走起路来像醉酒一样，同时将会出现呕吐现象。第二，不完全运动麻痹，运动麻痹是食用河豚鱼中毒的一个重要特征之一。由第一种程度到呕吐前运动尚未达到受阻的程度，呕吐后情况急速加快，很快就不能运动，只能坐着和躺着。知觉麻痹，语言障碍也很明显，并感到呼吸困难，血压下降。第三，完全运动麻痹，当运动中枢完全受到麻痹后，身体松弛，软如棉花一样，只有指尖可以运动，还有一点反射情况，这个时期知觉受到了显著的麻痹。另外语言不清楚，因此只能用意志将自己的事情传达给他人。随着症状发展，出现紫绀，即皮肤出现青紫色，药物不能下咽，血压下降，呼吸困难，渐渐反射机能消失，意识混浊不清。第四，意识消失，河豚鱼中毒的另一个特征是意识在死以前还是清楚的，在临死前才开始不清，意识不明，当意识消失后，呼吸停止，心脏也很快停止跳动，脉搏消失而死亡。

第四节 致病机理

经过科学家的研究，现证明河豚毒素之所以有如此大的毒性主要是毒素阻抑神经和肌肉的传导，阻止神经传输的钠离子通道。神经细胞和肌细胞的膜在静止时，细胞内侧对外显示负电位（静止电位），使静止电位减少，受到所谓脱分极性的电气刺激，钠离子的透过性急剧的提高，而呈现迅速的电位变化（活动电位），这就是兴奋。这时钠离子从外向内流动，这种机理是所谓钠洗性化的机理，而钾离子的通透性则不受影响。从这些研究来看，这种神经传导阻滞剂的作用点是在膜的外侧等。毒素除直接作用于胃肠道引起局部刺激症状，并被机体吸收进入血液后，使神经末梢和神经中枢发生麻痹，有如箭毒样中毒。首先受害的是感觉神经麻痹，其次为各随意肌的运动神经末梢麻痹，使机体无力运动或不能运动。毒量增大时则迷走神经麻痹，呼吸减少，脉搏迟缓，严重时体温及血压下降，最后发生血管运动神经中枢或横膈肌及呼吸神经中枢麻痹，引起呼吸停止，迅速死亡。毒素不侵犯心脏，呼吸停止后心脏仍能维持相当时间的搏动。

第五节 急救和防治

一、急救

河豚中毒发病时间快，死亡率高，瞬时就要争取必要的处置。其次，还需要早期确诊，对症治疗，才有希望。急救措施自古以来传说有各种各样的方法，但是并不都有效，对于毒素来说，不存在任何特效药物。因此，中毒早期以催吐、洗胃和下泻为主，以尽早把毒物排出体外。

1. 排除胃肠内的毒素

发病以后的胃肠中未曾吸收的毒素要快排除，有效地阻止中毒的加重。中毒初期饮用水和双氧水刺激咽喉促使呕吐，并使呕吐多次。对于到达肠里的毒素，为了阻止它的吸收，可用活性炭粉等吸附剂和蓖麻油等泻药。

2. 排除血液中的毒素

对于吸收到血液中的毒素需尽快从尿中排出。为了促进排出，需采用利尿剂和注射生理盐水或者饮用大量茶水。

3. 对呼吸困难的处置

由于呼吸停止会窒息而死亡，因此要尽可能地维持呼吸，使用中枢兴奋剂药物和进行人工呼吸，极为重要。如果能持续 8h，就有生存的希望。对于重症不可灰心，要采取必要的治疗。为了减少对氧气的消耗，要尽力保持安静和保证温度。

4. 对于心脏的处置

为了保持心脏跳动，要注射强心剂。

在日本有报道，在患者快死之前将其气管切开，插管进行强制人工呼吸约 20h 左右，中毒患者得救。此法比其他方法有效。

二、防治措施

(1) 水产品收购、加工、供销等部门应严格把关，防止鲜河豚进入市场或混进其他水产品中。

(2) 新鲜河豚鱼必须统一收购，集中加工。加工时应去净内脏、皮、头，洗净血污，制成盐干加工品，或者制成罐头，经鉴定合格后方可食用。不新鲜的河豚鱼不得使用，内脏、头、皮等须专门处理销毁，不得任意丢弃。

(3) 加强卫生宣教，使消费者识别河豚，防止误食。

(4) 新鲜河豚去掉内脏、头和皮后，肌肉经反复冲洗，加入 2%碳酸钠处理 24h，然后用清水洗净，可使其毒性降至对人无害的程度。

(5) 日本对河豚中毒的预防方法，河豚中毒到现在还没有特效药，多吃亦不能免疫，所以要特别小心，预防中毒。在做成食品之前，必须从图鉴调查确认鱼种，然后再进行加工。无毒的河豚极少，有毒的河豚内脏绝对不可食。卵巢、肝脏等有毒部分，绝对不可割破，去除完全最为重要。皮和头部除弃，只加工肌肉部位。将肉做为生鱼片（刺身）生食时，要用大量的水洗涤（放流水清洗需要 3h 以上），并将汁榨出后再食。经过油炸、炖、烧、煮等加工（加热），毒性也不能完全消失，不可粗心大意，但是用重碳酸钠煮时，毒性就会消失。食用河豚时最好还是在政府准许开业的河豚料理专门店食用。

第六节　毒素的检测

迄今，河豚毒素的测定仍然依赖动物试验的数据来判定。化学分析方法虽然已研究出，但需依赖昂贵的仪器和试剂。生物化学方法也在近年用于河豚毒素的测定。

一、河豚毒素的生物定性试验

小鼠生物试验是 20 世纪 40 年代美国学者建立的方法，其原理是一定体重的小鼠死亡时间与注射 TTX 剂量之间存在着线性关系，因此根据小鼠死亡时间可以推断 TTX 的含量。此法测得的毒力用鼠单位（mouse unit，MU）表示，目前 1 鼠单位的定义是指 30min 内杀死 1 只 20g 左右的雄性 ddy 品系的小鼠的毒素量（1 鼠单位＝0.22μgTTX)。给药途径为腹腔注射。台湾学者则采用了 ICR 品系小鼠，ICR 小鼠的 LD_{50} 为 0.178μg，低于 ddy 小鼠（0.22μg)，其 TTX 剂量的死亡时间与 ddy 小鼠符合良好。小鼠生物实验是日本官方规定的 TTX 含量的测定方法，目前仍在广泛使用。我国大陆目前尚未建立此方法的标准小鼠品系和标准曲线。

小鼠生物试验存在一些影响因素，岛田和子等发现 TTX 共存的无机盐（氯化钠，羧酸的单钠盐或双钠盐）和疏水（或大分子）氨基酸可明显降低相对毒力。此方法操作简便，但费时费力，重复性差，缺乏特异性。

1. 样品溶液的制备

称取在研钵研细的样品 1g，加入 10mL，煮沸 5min（用水补足原体积），冷却后用脱脂棉或滤纸过滤，每 1mL 相当于 0.1g 样品，然后于试管中 100℃加热 30min，待试验用。

2. 动物试验

(1) 选择体重在 18～20g 健康小白鼠数只，将供试验用样品 0.5mL 注入 3 只同样体重的小白鼠腹腔内，如含有河豚毒素，在 30min 之内小白鼠出现特有的症状。

(2) 注意观察小白鼠的动作是否正常，如果很快致死，则开始很平静，突然很快地激烈翻滚，步行困难，边走边作大呼吸，最后迅速跳跃翻滚，四肢抽搐而死亡。

(3) 结果。用样品致死小白鼠的克数为单位，以鼠单位（MU）表示。

二、河豚毒素的生物定量检验

1. 样品处理

取捣碎混匀样品 5～10g 置锥形瓶中，加入 50mL 甲醇，用稀盐酸调 pH4～5 之后，回流 20～30min 提取，经离心分离，取澄清液于蒸发皿中，于水浴上蒸干。用乙醇 3～5mL 洗涤油脂数次，将洗液弃去。再用水溶解、过滤，使滤液每毫升相当于 0.5g 样品。

2. 动物试验

将上述滤液用水稀释成不同的浓度，各取 0.5mL 注入 15～20g 小白鼠腹腔内，测定小白鼠出现河豚毒素中毒特有症状的时间。

3. 毒力的计算

$$毒力=\frac{V_1\times W}{W_1\times V_2\times K}$$

式中 V_1 ——样液总体积（mL）；

V_2 ——注射稀释液（mL）；

W_1 ——小白鼠体重（g）；

K ——最小致死量的原液稀度；

W ——样品重量（g）。

三、荧光法

荧光法是最早建立的定量检测河豚毒素的仪器分析方法。1976 年，Nunez 等首先提出了荧光法。原理是河豚毒素加碱水解后生成 2-氨基-6 羟甲基 8-羟基喹唑啉，该物质发荧光。其最佳实验条件为样品与 1.5mol/L 氢氧化钠溶液混合，在 80℃ 水浴中恒温 45min，在最大激发波长（370nm）、最大发射波长（495nm）条件下测定。检出范围为 0.34～10μg/mL。此法较简单，除 N，N-2-甲酰胺可轻度增强荧光外，其他多种试剂对反应均无影响。其后，Yasumoto 等对上述方法进行了改进。他们构建了连续自动荧光分析仪，先用弱碱性阳离子交换柱分离毒液，在沸水浴中与等体积的 4mol/L 氢氧化钠反应，检出范围为 0.1～20MU。

四、高效液相色谱法

有关 HPLC 用于定量检测河豚毒素的报道很多，多采用反相色谱，用硅胶柱作固定相。1982 年，Nakayama 等首先用反相 HPLC 分离河豚毒素与去甲基河豚毒素，回收率在 90%～100%。用紫外检测器（UV）在 230nm 处测定，河豚毒素和去甲基河豚毒素检出限为 2～3ng。检测速度快，整个过程仅需 15min。Bontemps 等则认为，按 Nakayama 等使用的仪器，在 230nm 处无明显吸收，且用 2%乙酸作流动相，河豚毒素在 C_{18} 硅胶柱的保留时间相对较短。为此，他用 U1-trasphere-DOS 柱作固定相，以磷酸为流动相，在 195nm（或 200nm）波长用 UV 检测器测定，检测下限为 3ng。

另有一种离子对高效液相色谱分析法使用二氧化硅 ODS 柱来分析贝毒和河豚毒素，因使用的流动相是 0.05mol/L 磷酸盐缓冲液（pH7.0）的混合物含有 2mmol/L 庚烷磺酸（hep-anesulfonic acid）—甲醇（99：1）用以分离性原细胞自体毒素（gonyautoxins）和河豚毒素，而比例为 75：25 者用来分离麻痹性贝毒，如此分离的贝毒和河豚毒素被鉴别为氟基因（fluorogenic）物质，对贝毒用高磺酸盐试剂加热，而对河豚毒素则用 3mol/L 的氢氧化钠。

目前大部分学者使用的荧光检测器。荧光衍生原理和方法同前，大多采用柱后反应。Yasumoto 等用 Develosil ODS-5 柱分离河豚毒素后，在 10m×0.5mm 的旋管中，沸水浴加热状态下与 4mol/L 氢氧化钠反应，最低检出限为 4.4ng，并成功地分离了用其他方法很难分离的河豚毒素。用此法检测河豚鱼和贝类，检出限分别为 0.2μg/g 和 0.5μg/g。Yotsu 等对柱后反应方法进行了改进，将衍生反应的不锈钢管浸入硅油池中，135℃恒温，成功地分离出河豚毒素，检出限为 9.6ng～9.45μg。若要分离 11-脱氧河豚毒素，可以再加一个反应管，硅油池的温度为 180℃。

另外，Onoue 等还提出了邻苯二醛法。其检测下限为 1～2nmol/L 河豚毒素，灵敏度为碱法的 10 倍。但该法不是特效反应，主要是利用 Roth 提出的 OPA 在还原性巯基乙醇存在下与伯胺反应产生荧光，因此瓜氨酸、精氨酸、赖氨酸、乙醇胺等对测定有干扰，当杂质含量高于 10nmol/L 时，河豚毒素的测定难以进行。

HPLC 融分离与定量一体，快速、灵敏，不失为一种较好的测定方法，但所需仪器昂贵，同时对样品的纯度要求也很高，因此难以推广应用。

五、紫外分光光度法

我国陈玉仁等建立了用紫外分光光度计测定河豚毒素含量的方法。其原理是在河豚毒素水解为 C_9 碱的同时，也定量的生成草酸钠，后者在紫外区有明显的吸收，从而间接定量。河豚毒素含量在 20～100μg 范围内与光密度值呈线性关系。此法与荧光法比较，两者检出限相近（0.3μg），且仪器设备较便宜。

六、气相色谱-质谱联机

该方法的基本原理是先将河豚毒素通过碱反应衍生为 C9 碱，用正丁醇反复萃取后，再用 N，O-二乙酰胺—三甲基氯硅烷—吡啶（2：1：1）进行三甲基硅烷（TMS）化后测定。Suenaga 等将 GC-MS 用于河豚中毒死亡者血清和胃内容物中河豚毒素的含量测定，把衍生的 C9 碱 TMS 化后用火焰离子检测器检测，得到最低检出限为 0.4μg。Moria 等报道为 0.01μg/g。

七、薄层色谱法

Ikebuchi 等将 TLC 用于河豚毒素的定量测定，不需将河豚毒素降解为 C9 碱，避免了衍生反应过程中可能存在的干扰。展开剂为正丁醇—醋酸—水（4：1：2）。检测河豚毒素中毒者血、尿标本，检出限为 0.2μg（5mL 血或尿标本）。我国学者林乐明等采用板上碱反应/薄层色谱荧光扫描法，将河豚毒素在硅胶板上 160℃加热 10min，然后测定荧光强度

(Ex230nm)，得到的检出限为 40μg。

八、薄层色谱法快速原子轰击质谱分析法

河豚毒素及类似物质按常规用老鼠生物测定法来测定，该法简便但不太准确，近来提出的分析法具有较高的灵敏度和专一性。特别是气相色谱法-质谱分析法（GC-MS）常被用来甄别河豚毒素，而高效液相色谱也用来分析毒素的组成，但是在这些方法中，在分析之前必须将毒素用碱处理转化荧光团，或蒸汽化合物。Nagashima 等提出了用薄层色谱分析法快速原子轰击谱分析法检测河豚毒素，方法比较简单且很实用。河豚毒素及有关物质用 TLC 在 LHP-K 高效预置涂层板用吡啶—醋酸乙醇—醋酸—水（15：5：3：4）溶剂系进行分离纯化，使该涂层板在质量 m/z100～500 范围进行扫描经受快速原子轰击质谱分析。河豚毒素则在 m/z320（M＋H）和 302（M＋H－H_2O）的情况下由选定的离子检测色谱进行鉴别，同时全扫描正离子 FAB 的质谱分析方法。对河豚毒素的检测限量约为 0.1μg。其优点在于河豚毒素不需碱处理，甚至被测物的 TLC 行为不清时也可以测定。

九、其他仪器检测方法

Kazuoko 等将毛细管等速电泳用于河豚毒素的定量。此法适量用于任何未经提纯的提取液，测定快速且与小鼠生物试验法相符，纯品河豚毒素检测下限为 0.25μg，对河豚的检测限为 10μg/g。

1989 年，Quilliam 等将离子溅射（ion spray）质谱成功地用于河豚毒素的鉴定与定量测定。正向离子质谱中，在 m/z320 处有 MH^+ 离子峰，在此处进行碎片离子谱扫描，检出下限为 200pg（溶液中为 0.6μmol/L）。

河豚毒素也可由醋酸纤维素膜电泳或 FAB 质谱分析法测定。

十、免疫化学测定方法

用免疫化学方法检测河豚毒素在 1989 年以后才见有文献报道。用于检测河豚毒素的免疫化学技术主要以单克隆抗体为基础。国外学者对河豚毒素单克隆抗体制备和河豚毒素定量测定方法进行了尝试，取得了满意的结果。河豚毒素本身为小分子物质，不具有免疫原性，因此需要连接到大分子载体上，使其成为完全抗原，再用来免疫动物。Watabe 等首先报道了用牛血清蛋白连接河豚毒素作为抗原免疫小鼠制备单克隆抗体反应性较低。后来人们一般用角孔槭兰素代替牛血清蛋白，效果较好。目前使用的偶联剂为甲醛。用制备的抗原免疫雌性 BALB/c 小鼠制备单克隆抗体，其方法与经典方法相同。一般采用小剂量长周期免疫方案。目前有关单克隆抗体用于检测河豚毒素的报道很少。Watabe 等用酶联免疫吸附试验得到的检出限为 0.03～100μg/孔（0.3～1000μg/mL），但作者未介绍检测方法。Ray-bould 等最近报道了竞争抑制酶免疫试验检测方法。用碱性磷酸酶标记单克隆抗体，间接法的最高灵敏度为 30ng/mL，直接法为 2～3ng/mL。作者将直接法测定结果用小鼠生物试验和 HPLC 验证，与后两者符合良好，且本法对样品处理要求较低，干扰也少。由于单克隆抗体检测方法快速、简便、灵敏、特异、经济，因此这种方法的推广应用有着广泛的前景。

除了单克隆抗体，Matsumura 等还研制了抗河豚毒素兔血清（免疫方法同单克隆抗

体）。他们用生物素一亲和素作为标记系统，用从血清中分离出的 IgG 做间接竞争性酶免疫试验,检测河豚鱼中的河豚毒素含量,其线性范围为 5～1 000μg/mL,最低检出水平为 100～150pg/mL。样品处理也很简单。但由于抗血清为多克隆抗体，可能存在交叉反应问题，且抗血清不似单克隆抗体可以大量生产，因此其应用前景可能不如单克隆抗体。

河豚毒素、麻痹性贝毒和有关毒素的组织培养测定法在有 G 毒毛旋花苷存在的情况下，藜芦碱类在老鼠的成神经细胞瘤细胞系中增加了钠的流入量，导致细胞肿胀和接着发生的死亡。河豚毒素和贝毒都堵塞膜中的钠通道，这种拮抗作用可使细胞继续生长。这种现象做为分析这些毒素新方法的基础也有可能根据河豚毒素的浓度活细胞的百分数之间的关系来确定评估河豚毒素的数量，这个新方法简单，花费不多，而且很灵敏，有可能取代传统的老鼠生物分析法。

十一、确定河豚毒素检测方法的必要性

河豚毒素的定量方法很多，各有其优缺点，可根据实际工作需要选用。我国拥有丰富的河豚鱼类资源，目前禁止鲜售造成了这一资源的极大浪费。目前国际市场上河豚的价格很高，因此国内一些水产企业迫切希望开放河豚鱼的经营，同时国内人工养殖河豚的规模也很大，因此迫切需要修订、完善原有管理办法，做到既发挥河豚资源在促进经济发展中的作用，又保障消费者的身体健康。这一工作需要一种可靠、先进、可行的方法为基础，因此筛选、建立一种能满足上述要求的河豚毒素检测方法是十分必要的。

第七节　毒素在生物医学上的应用

有关河豚毒素的药理研究，自 20 世纪初就已开始。1909 年日本的田原良纯提制得到的粗品毒素并命名河豚毒素，其纯度仅 0.2%。从那以后，日本学者已用 TTX 对各种动物及其脏器和组织的药理进行了广泛研究。30～40 年代很多旨在医药开发上的研究报道相继发表，在临床上涉及到内科、外科、皮肤科和眼科等广泛领域。虽然那时所用“毒素”纯度粗劣，但其中所含杂质无生理活性，因此这些医学成果仍可视为河豚毒素本身的作用。50 年代河豚毒素的制剂在临床上扩大了应用。譬如用以治疗关节炎、风湿病、瘙痒、阳痿、遗尿、破伤风、百日咳、气喘、头痛等，而且也已用作镇痛药。据说河豚毒素用作肌肉松弛剂对显性的痉挛特别有效。60 年代河豚毒素的作用机理的研究进行到细胞水平，从而提示河豚毒素在神经肌肉细胞膜上的离子通道有高度专一的功能，即河豚毒素在很低浓度下能选择性地抑制钠离子活动化机理（Na-activation mechaism)，阻止钠离子内流，而对其他离子和钾离子的通透性（permedbiling）基本上无影响。因而使毒素成为神经生理学（neurophysiology）和肌肉生理学（myopnggiology）研究领域中的一种很有用的药理学工具药而得到广泛应用。河豚毒素还被用于河豚中毒医疗技术的研究。

注射河豚毒针剂后，部分患者可能产生口、舌知觉异常，头部充血、头痛等反应，但持续时间不长。

临床上河豚毒素的针剂可以代替吗啡、杜冷丁、阿片、南美箭毒等。用于治疗神经痛时，一般生效较吗啡、杜冷丁迟，但持续时间长，镇痛时间可达 12～20h。据临床中毒的尿液化验，河豚毒素在人体内可持续两天之久不被破坏。由于河豚毒素毒性畏人，使用受

到一定限制，但在临床上它已有以下几方面的用途：

（1）对神经、肌肉、关节等创伤、火伤、跌打损伤、挫伤等所产生的疼痛能发挥显著的镇痛作用。尤其是神经、关节、肌肉疼痛，只要不是痼疾，应用本品可以完全治愈。

（2）用作止瘙痒剂，对于冬季皮肤痒症、痒疹、疥癣、皮炎等止痒而促进其痊愈。

（3）用作呼吸镇静剂，可治哮喘和百日咳等症。

（4）用作解痉剂，可用于松弛肌肉痉挛、胃痉挛和其他痉挛，特别对于破伤风痉挛，被称为特效药。

（5）用作尿意镇静剂，对遗尿症有良效。

（6）由于河豚毒素具有充血作用，对阳痿和妇女性欲缺乏等亦有效。但有膀胱及尿路疾病者应忌用，因为毒素能使其膜充血或强度淤血。

（7）用作局部麻醉药，由于河豚毒素比一般的局麻药要强上万倍，在豚鼠真皮内注射（intradermal wheals）的局麻比普鲁卡因强 16 万倍，比狄布卡因（dibucaine）强 1 万倍，故国外已有将河豚毒素与普通局麻药配伍而作为局麻药的专利出售。

（8）对麻风病人的痛苦有一定缓解作用。

（9）用于晚期癌症患者的止痛，效果良好，且未见成瘾性的报道。

此外，河豚毒素的降血压作用独特。对猫 2～3μg/（kg・bw）则能引起正常动脉压突然下降 2/3，而作用时间又比较短，此后尚有继发的低压期。由此可以考虑河豚毒素可能在临床抢救高血压方面会有一定用途。

（陈本洲）

参考文献

[1] Elam K S *et al*. Toxicon，1977，15：45.

[2] Noguchi T *et al*. Toxicon，1973，11：305.

[3] Schatz E J. Taxucants occurring Naturally In Food. Natinal Acad Sci Washingtion D C，1973，424～435.

[4] 李晓川，等著. 河豚鱼及其加工利用. 北京：农业出版社，1998.

[5] 潘心富译. 河豚中的河豚毒素衍生物. 海洋药物，1985（4）：14.

[6] 李秋芬，徐怀恕. 河豚毒素（TTX）及其微生物起原. 海洋通报，1994，13（4）：86～91.

[7] 潘心富译. 从河豚卵巢中分离提取河豚毒素. 海洋药物，1982（4）：56～60.

[8] 山中英明，等. 食品卫生研究，1984（34）：59.

[9] 赵山君. 河豚毒. 海洋鱼业，1981（4）：9～11.

[10] 何家璋，等. 安全食用河豚方法探讨：河豚毒素的研究. 食品科学，1986（3）：8～10.

第四十六章　神经性贝类毒素

第一节　毒素的发现和来源

1844年，在佛罗里达西部沿海曾发生过大规模的鱼类死亡现象，坦帕海湾的印第安人长期记录了这种现已知与赤潮（red tide bloome）密切相关的季节性的鱼类死亡事件。1880年也有文献报道双壳贝类的毒性作用。1917年有人描述过海滨居民中气雾相关性的呼吸受刺激现象。1946年，毒性甲藻（dinoflagellate）——短裸甲藻（*Gymnodinium breve*），以前叫短翼盘藻（*Ptychodiscus breve*），首次被发现是引发该类赤潮的原因时，人们已在近50年的时间里观察了42次的赤潮。1971年夏秋季节，佛罗里达中西部沿岸水域发生短裸甲藻赤潮，导致萨拉索萨塔沿岸大约155km^{2}暗礁区的生物几乎完全灭绝，在水深13～30m，离岸13～51km的暗礁区，鱼类、海鸡冠、石珊瑚、软体运动、甲壳动物、多毛类环节动物、被囊动物、海绵动物、棘皮动物和底栖藻类严重死亡。1974年9月，从巴拿马城到彭萨科拉一带发生短裸甲藻赤潮，沿岸布满了中毒死亡的鱼类。

短裸甲藻在细胞裂解、死亡时会释放出一组效力较大的神经毒素（neurotoxins），现已知大多为短裸甲藻毒素（brevetoxin）。高浓度的短裸甲藻毒素很容易造成鱼类的大批死亡，相反牡蛎（oysters）、蛤类（clams）和贻贝（mussels）则对该毒素不敏感，表面上它们完全呈现健康状态。然而当该贝类在短裸甲藻赤潮水域生活了一段时间后，便在其体内富集了短裸甲藻毒素。人类一旦食用这些染毒贝类便会引起以麻痹为主要特征的食物中毒；或在赤潮区内吸入含有有毒藻类的气雾时，也会引起气喘、咳嗽、呼吸困难等中毒症状，故称其为神经性贝类毒素（neurotoxic shellfish poinsoning，NSP）。赤潮消失后，毒素慢慢地会从贝类体内净化出去。

短裸甲藻赤潮多发生在墨西哥湾的不同地区，如从尤卡坦南部，沿着塔毛利帕斯和德克萨斯沿海，靠近阿拉巴马、密西西比和路易斯安娜水域，但更多的是发生在佛罗里达西部。这些地区由于海水仅在局部循环，促使短裸甲藻细胞浓缩密集而引发赤潮。在佛罗里达西部陆架，一年中任何时候都会发生赤潮，但主要发生于夏末和秋季。

短裸甲藻赤潮始于大陆架或陆架边缘，而不是它们产生最大毒性效应的近海水域。短裸甲藻细胞能否在近海（18～74km）浓缩密集及其发展情况如何与锋面（fronts，冷热空气团的分界处）密切相关（因为气候锋标志着空气团的聚集，海洋锋则将水域分离成不同的温度和盐度）。这些锋是墨西哥湾水流系统的一部分，通过它促使水流带动短裸甲藻，流经陆架边缘而后经佛罗里达海峡，最终涌入墨西哥湾流（由墨西哥湾向北流至大西洋的水流）。1987～1988年间，这些在佛罗里达陆架的短裸甲藻成为美国南大西洋湾（佛罗里达东部沿海和克罗地亚）引发赤潮的细胞来源。

短裸甲藻能否从大陆架或陆架边缘被转动至近海，很大程度上还取决于大陆架上的水流（这些水流受风力驱动）和陆架上的环流撞击，以及那种海洋水平线总是轻度地从北到南倾斜的因素。在西佛罗里达陆架，水流极其复杂，有回旋、大涡流和横跨陆架的如同近海海水细丝般的细流，这些物理过程都能将赤潮藻类转移到近海，向北至佛罗里达狭长区域（经陆架北部一股大的顺时针方向的涡流），或向南至佛罗里达海峡。有时也许有一点回流，使赤潮藻类保持在陆架上部地区并偶尔污染和再污染近海。夏天向北、秋天向南的风力的年度循环造成西佛罗里达陆架持续的涌上（夏天）和落下（秋天），这样便会浓缩或消散赤潮藻类，同时根据它们的位置和进展而将其转动至或离开近海。一旦进入近海水域，赤潮藻类的转动则受水流和每日潮汐变化的影响。

第二节 毒素的结构和理化性质

1981 年 Lin 等报道从短裸甲藻中分离得到脂溶性的短裸甲藻毒素（brevitoxin，BTX），用闪光分析法又将该毒素分为 BTX-A、BTX-B 和 BTX-C 三种（又名：PbTx-1、PbTx-2、PbTx-3），并确定其中主要毒素 BTX-B 的结构式。目前从短裸甲藻细胞提取液中分离出 13 种 NSP 毒素成分，已确定其中 11 种成分的化学结构，按各成分的碳骨架结构划分为 3 种类型：①由 11 个稠合醚环组成的梯形结构，包括短裸甲藻毒素-2、短裸甲藻毒素-3、短裸甲藻毒素-5、短裸甲藻毒素-6、短裸甲藻毒素-8、短裸甲藻毒素-9（简写为 PbTx-2、PbTx-5、PbTx-6、PbTx-8、PbTx-9）；②10 个稠合醚环组成，包括短裸甲藻毒素-1、短裸甲藻毒素-7、短裸甲藻毒素-10（简写为 PbTx-1、PbTx-7、PbTx-10）；③其他成分，包括 GB-4 和 PB-1。其结构式如图 46-1 所示。NSP 均不含氮，具有高度脂溶性。

BTX-A 的分子式为 $C_{49}H_{70}O_{13}$，分子量 866，为棱形晶体，熔点 197℃，在神经性贝类毒素的各毒素成分中毒性最大；BTX-B 的分子式为 $C_{50}H_{70}O_{14}$，分子量 894，为淡黄色耐热固体，熔点 295℃，溶于甲醇、乙醇、丙酮、乙醚、氯仿、苯、二硫化碳、1% NaOH 水溶液中，难溶于中性和酸性水溶液中，在 208nm 处有一弱的紫外线吸收最大值；BTX-C 的性质与 BTX-B 相似。PbTx-6 的甲醇溶液蒸发后形成细小的晶体，熔点 295～297℃；GB-4 为含磷化合物，熔点为 82℃，在氯仿溶液中加入苯再结晶，形成无色针状晶体，在 280nm 处有一紫外线吸收最大值。

最近在新西兰的绿壳贻贝中又分离出一种新的短裸甲藻毒素（叫短裸甲藻毒素 B_3，BTX-B_3），其结构和生物活性与 BTX-B 极为相似，具有同源的可能性，有关其特性正在做进一步的研究。

短裸甲藻能极有效地利用低水平的营养或陆生营养并在盐度不低于 2.4%的沿海水域迅速生长。沿海密集的赤潮若不投入“新”的营养则不会持久。因此，一旦赤潮进入近海区包括海湾和运河，则人类的营养投入（如海洋污染）将可能延长赤潮持续时间。

1987～1988 年，人们曾发现水温降低和风力增强是克罗里那短裸甲藻赤潮消散的原因，但目前尚不知密度依赖性生长因子、营养限制和放牧压力（grazing pressure）在赤潮消散中的作用。

短裸甲藻会在流动的营养丰富区域以及有光条件下沿临海梯度迅速生长，通常 2～5d 分裂一次，有时每天分裂一次，逐渐形成高密度。它有极强的光合能力，能在低光水平下吸收营养（有机的和无机的）。一旦开始生长，2～8 周的时间便可依赖物理的、化学的、生物的条件发展成足以使鱼类致死的浓度（1～2.5×10^5 cells/L）。

(a) PbTX-2：R_1＝H，　R_2＝CH_2C（＝CH_2）CHO

PbTX-3：R_1＝H，　R_2＝CH_2C（＝CH_2）CH_2OH

PbTX-5：R_1＝$COCH_3$，　R_2＝CH_2C（＝CH_2）CHO

PbTX-6：R_1＝H，　R_2＝CH_2C（＝CH_2）CHO，（27，28 环氧化）

PbTX-8：R_1＝H，　R_2＝CH_2COCH_2CI

PbTX-9：R_1＝H，　R_2＝CH_2CH（CH_2）CH_2OH

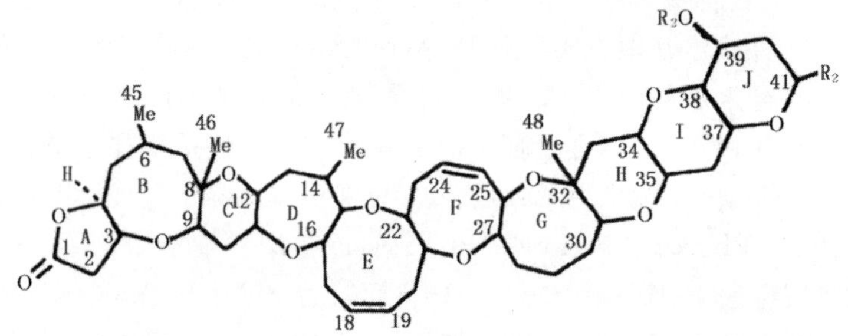

(b) PbTX-1：R_1＝H，　R_2＝CH_2C（＝CH_2）CHO

PbTX-7：R_1＝H，　R_2＝CH_2C（＝CH_2）CH_2OH

PbTX-10：R_1＝H，　R_2＝CH_2C（CH_3）CH_2OH

(c) GB-4　　(d) PB-1

图 46-1　神经性贝类毒素成分的化学结构式

第三节　毒素病临床表现

当人类食用受短裸甲藻污染的贝类后 30min 到 3h 便会引起 NSP 中毒现象。中毒症状主要表现为胃肠和神经紊乱，如腹痛、恶心、呕吐、腹泻，并伴随着嘴周围区域的麻木，然后逐渐延伸到咽、躯干和四肢；还有一些其他症状，如眩晕、肌肉骨骼疼痛乏力（软弱无力）、头痛、打寒战、忽冷忽热等。一旦 NSP 中毒严重，便会引发瞳孔扩大、心搏徐缓、呼吸急促和四肢或身体抽搐（这种症状很少发生）。

NSP 中毒症状往往持续时间相当短，依食用贝类的数量及其毒性有所差异，一般从 10min 到近 20h，最长为 3～4d。此外，在短裸甲藻赤潮期间，一些人在海滨（岸）行走时会发生呼吸失调、黏膜和皮肤受刺激等现象。其原因在于短裸甲藻拥有一个脆弱的且极易被外界各种机械动作弄破裂的外壳。在外壳破裂的同时，便释放出其细胞内的毒素进入周围的水中。风浪造成使毒素气溶胶进行短距离输送的途径。但 PSP 的亚历山大藻（Alexandrium species）有一个坚硬的外壳，不易破裂，不存在空气传播毒素的问题。而有些水溶性 NSP 毒素则可能导致快速传播的、急性的 NSP 中毒综合征，黏膜刺激、鼻涕、打喷嚏、咳嗽和较少发生的类似于哮喘疾病的呼吸受阻。短裸甲藻赤潮期间，在该水域游泳或做冲浪等运动的人都可能遭受眼睛和皮肤刺激，有的还可染上红眼病（redness）和疥疱。如果这种毒素传播方式是短期的（毒素很快被传到另一区域），则中毒症状很快消退；如果是长期暴露在污染区域，则中毒症状会延长至数小时或数天。

在短裸甲藻赤潮期间，鱼类、鸟类死亡以及偶尔发生的无脊椎动物死亡事件都是常见的。1996 年，在佛罗里达西南沿海的赤潮中，150 余只海牛死于 NSP 中毒。

第四节 致病机理

神经性贝类毒素的药理研究显示，短裸甲藻毒素在一定的电位时可选择性地开放钠通道，并抑制快速钠离子的失活而使细胞膜去极化，其结合部位不同于河豚毒素和海葵毒素。

神经性贝类毒素通过两种途径危害人类。一是人类通过食用受短裸甲藻污染的贝类引起神经性中毒和消化道症状；另一是由于人类呼吸或接触了含有短裸甲藻细胞或其代谢产物的海洋气溶胶颗粒所引发的呼吸道中毒和皮肤受刺激症状。

第五节 毒素病诊断

在 2 500 多种不同的甲藻中有 12 种能产生毒素，就像霉菌释放霉菌毒素一样。在北美的太平洋海域一带发现的亚历山大藻（可产生 PSP）是产毒甲藻的先导，而该藻主要影响北美的北大西洋水域。短裸甲藻主要引起北美的南大西洋和墨西哥湾水域的赤潮。因而，在一定范围的区域，受污染的双壳贝类的地理位置有助于鉴别可能的产毒甲藻，可以此来初步诊断是何种毒素中毒。

NSP 中毒是相对比较温和的疾病，其症状与 PSP 中毒症状较为相似，但不应混淆。PSP 的神经中毒效应非常严重而且进展迅速，如果病人不被放在呼吸器中则可能会因呼吸麻痹而导致死亡，NSP 中毒目前尚没有引起死亡事件的报道。

NSP 中毒症状还与甲藻（gambierdiscus toxicus）产生的鱼肉毒（又叫西加鱼毒素）中毒的一些症状极为相似，但没有其剧烈。在 G. toxicus 引发赤潮期间，该藻被食草的鱼吃掉，然后这些鱼又被食肉的鱼吃掉，于是鱼肉毒素便通过食物链传到各种巨大的热带礁鱼（tropical reef fish）中，如 red snappen barracuda、amberjack 和 grouper。如果人类食用了那些富集了大量鱼肉毒素的鱼类后，便会造成中毒，此即为鱼肉毒中毒。由此可见，NSP 中毒主要是与食用双壳贝类密切相关，而鱼肉毒中毒则与食用鱼类有关，这一食物来源的不同便足以区分诊断该两种毒素的中毒类型。

来自赤潮区域的气雾使许多暴露其中的人群产生呼吸失调、皮肤刺激等影响，但对其因此而引起的长期后果知之甚少，部分原因是对治疗呼吸及其他相关疾病的病人的统计观察没有持久，而且对离开该地区的旅游者的跟踪调查很难实施。

对 NSP 中毒进行定性诊断是很难的，目前还没有专门的实验室诊断试验，只能依据相关症状病例来做临床估计。美国 FDA 正致力于建立一个 NSP 诊断实验室，以便对人类 NSP 中毒作出及时和准确的诊断。如果发现可疑 NSP 中毒病人，可将病人的血液和尿样样本（最好连同观察记录）送到得克萨斯卫生部门（Texas Department of Health, TDH），1100 West 49th St.，Austin，TX 78756，与 TDH 微生物检验部的 Dr. Bruce Elliott 联系，Tel：(512) 4587760。

第六节　急救和防治

NSP 是一种相对无严重毒害的贝毒，目前还没有特异性的有效抗毒药物。对 NSP 中毒的治疗多采用对症疗法，采取洗胃、人工呼吸可能起到缓解作用，应监测病人的脱水状态，特别是当病人伴随有严重的呕吐、腹泻症状时更应密切关注。必要时可住院观察。一般情况下，该疾病可自行康复。在伴随辅助治疗后，中毒症状可在 24h 内消除。

许多鱼类对 NSP 是很敏感的，毒素会致使鱼腮麻痹而造成鱼“溺死”。但 NSP 并不在鱼、虾或蟹中富集，当这些海产品是活着时食用它们是很安全的，不会对人类健康造成危害，而那些被冲到岸上的病弱的或死亡的则不应食用。

牡蛎、蛤类和贻贝在赤潮水域极易富集 NSP，但表面看来却呈健康状态；当赤潮消失后，毒素慢慢地从体内净化出去，这种净化过程需要一定的时间。因而食用赤潮期间或赤潮发生后约两个月的牡蛎、蛤类和贻贝可能造成 NSP 中毒。经检测发现，许多热带地区的牡蛎，其体内富集的 NSP 有时高达 290MU，然而，仅 40～50MU 便可对人类造成明显的中毒症状。除以上种类的双壳贝类外，我们应该假设所有的滤食软体动物都有富集 NSP 的能力。

佛罗里达州的海洋监控部门在对海洋实施监测中发现，当有毒甲藻细胞数量超过 5 000 cells/L时，应对该区域封闭；当甲藻浓度降至 5 000cells/L 后两周，则采用小鼠生物检测法对贝类进行监测；当贝类中 NSP 水平降至 20MU/100g 时，该区域可重新开放。由此可见，通过对短裸甲藻细胞数量的监测，可及时有效地预防 NSP 中毒事件的发生。目前，对新鲜的、冷冻的或罐装制品的牡蛎、蛤类和贻贝的 NSP 最大允许限量为 0.8μg/mL（即：20MU/100g）。

赤潮严重影响人类健康也影响野生资源、渔业资源和当地旅游业经济的发展。各国对贝类养殖区域管理的相应规定及发生赤潮期间补充制订生物毒素监控计划，对防止或降低人类食用有毒的软体动物造成危害起到了十分有效的作用。

第七节　毒素的检测

目前发展起来的 NSP 检测方法主要有四种，经典的小鼠生物检测法、细胞毒素生物测定法-成神经细胞瘤-依据钠通道增强性检测法（Neuroblastoma-based sodium channel enhancement assay）、免疫测试技术—ELISA 检测法和微平板受体联接检测法（Microplate—based receptor assay）。

一、小鼠生物检测法

1. 样品脂质提取物的制备

取样品（100g）用 300mL 丙酮匀浆 20s，经过滤后，残留物再经 200mL 丙酮冲洗过滤，合并丙酮滤液。丙酮液经 35℃旋转蒸发后，其水相提取物用 100mL 二氯甲烷移入 500mL 的分液漏斗中，轻轻摇动，静置分层。二氯甲烷层（底层）经无水硫酸钠（二氯甲烷预先漂洗过）过滤后，洗脱液再经蒸发干燥后的存留部分即为样品脂质提取物。

2. 小白鼠试验

用 0.85%生理盐水（含 1%吐温 60）将样品脂质提取物悬浮，制备成相当于含样品 10g/mL浓度的悬浮液于小白鼠腹腔内注射。每只小白鼠腹腔注射 1mL 上述悬浮液，观察存活情况，毒素含量根据 IRWIN（1970）的鼠单位计算方法求知。

二、成神经细胞瘤检测法

1. 样品脂质提取物的制备

小鼠生物检测法第 1 条。在其基础上将脂质提取物用甲醇重新悬浮成含样品 1g/mL 浓度的脂质悬浮液。

2. 检测

（1）小鼠成神经细胞瘤细胞系（mouse neuroblastoma cell lines）单细胞培养物的制备：将小鼠成神经细胞瘤细胞系 NB41A3 的培养物接种于附加 10%小牛血清、2mM 谷氨酰胺、1mM 丙酮酸、100U/mL 青霉素和 100U/mL 链霉素的 RPMI 培养基中，置于恒温恒湿培养箱（5%CO_2）中 37℃培养成单细胞培养物（5×10^4 cells/孔）。

（2）MTT 染液的制备：将 MTT（3-［4，5-二甲基噻唑-a-y1］-5，5-二苯四唑溴化物）用含 0.15M NaCl 的 0.01MpH7.4 的磷酸盐缓冲溶液（PBS）制备成 5mg/mL 的 MTT 原液，检测时将该原液用 RPMI 1640 培养基稀释成 1∶6，备用。

（3）检测过程：将样品脂质提取物悬浮液（10μL）或 PbTx 标准物加入 NB41A3 单细胞培养物中，再加入乌本苷（ouabain）（相对于 NB41A3 的终浓度为 850μM）和藜芦碱（Veratridine）（相对于 NB41A3 的终浓度为 85μM），试验总体积为 230μL/孔（以不加乌本苷和藜芦碱酸为对照组），37℃培养 9～25h。之后，每孔加入 60μLMTT 染液，振荡培养 20min，用微平板分光光度计（microplate spectrophotometer）于 595nm 下检测吸光率。样品和标准品的三个重复的最小值作为每次毒素浓度的检测值。PbTx 随着培养时间的不同（9～25h）可呈现不同的检测活性，以标准品绘制标准曲线，即可计算出样品中 PbTx 的含量。

Ian Garthwaite 等曾对小鼠成神经细胞瘤细胞系 Neuro-2A 和 NB41A3 进行试验比较，发现 NB41A3 的标准工作曲线比 Neuro-2A 的要稍微宽阔一些，他们认为 NB41A3 是极好的细胞系，可形成稳定的单细胞培养物。其将短裸甲藻毒素标准物（PbTx-2）用 NB41A3 细胞系培养 8.5～24h 绘制成标准曲线如图 46-2，超过 24h，PbTx-2 的标准曲线趋于平稳。

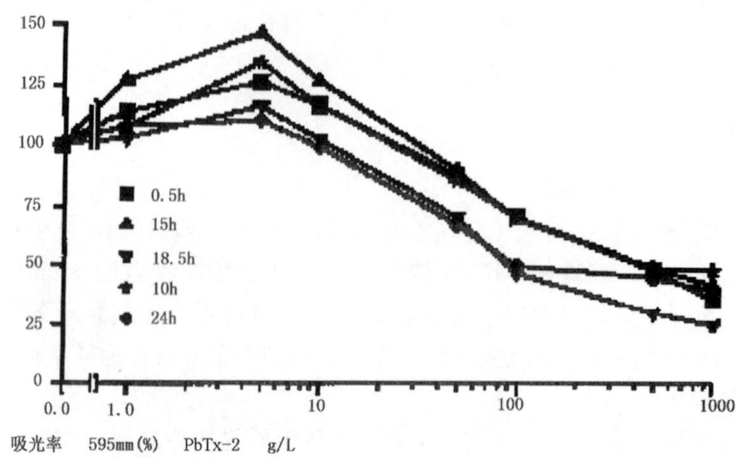

图 46-2 培养时间对成神经细胞瘤检测 PbTx-2 的影响

keiq

三、ELISA 检测法

目前免疫测试技术已应用于 BTX 的检测。已研究制备出可靠又精确地用于测试 BTX 的 ELISA 单克隆抗体。该技术是根据从复杂组分竞争替换〔^{3}H〕-PbTx-3 的抗体。在 ELISA 方法中，同样的抗-短裸甲藻毒素抗体在第一抗体与毒素结合后与兔抗羊 IgG-辣根过氧化物酶（rebbit anti-goat IgG-horseradish-peroxidase）或 Streptavidin-辣根过氧化物酶联接。

（1）样品脂质提取物的制备：同“成神经细胞瘤检测法”。

（2）直接竞争 ELISA 检测方法：短裸甲藻毒素-辣根过氧化物酶结合物（brevetoxin-horseradish peroxidase conjugates）（PbTx-3-HRP）可从 Chial Corp，Miami，FL 购得。增强试剂（ELAST）可从 Dupont-NEN，Germany 获得。

方法为：ELISA 板用抗血清覆盖，置于 0.05M 碳酸氢钠缓冲溶液（pH9.4，50μL，50μg/mL）中 20℃过夜。将其用 PBS 冲洗后，置于 1%牛血清蛋白（BSA）溶液（300μL，1h，20～25℃）中培养以阻断其他的结合位置。ELISA 板经 PBS 冲洗后应立即使用，或置于 4℃下最多贮存 7d。检测时将 50μL 样品脂质提取物悬浮液或 PbTx 标准物分别同 50μLPbTx-3-HRP 溶液（100μg/mL）一起加入小孔室中，20～25℃培养 3h；之后用 PBST（PBS＋0.05%吐温 20）冲洗孔室 4 次，再用 PBS 冲洗 4 次；随后，立即加入增强/吸收试剂（ELAST）于孔室中。将生物素酪胺溶液（Biotinyl tyramide）（100μL/孔）吸入孔室中培养 15min；然后加入 Streptavidin－辣根过氧化物酶溶液（100μL/孔）培养 30min；吸出后用 PBST 冲洗 4 次，PBS 冲洗 4 次。再加入 3,3′,5,5′-丁二胺（TMB）底物溶液（该溶液的制作：将 100μL TMB 原液（10mg/mL 于 DMSO 中）加入 10mL，0.1M，pH5.5 且含 0.005%H_2O_2 的柠檬酸钠缓冲液中）培养 15min；之后加入 50μL 2M 硫酸溶液终止反应。使用微平板分光光度计于 450nm 下检测吸光率。

Ian Garthwaite 等在 10%甲醇/PBS 中制备的短裸甲藻毒素（PbTx-2）标准品的标准

曲线如图 46-3 所示。

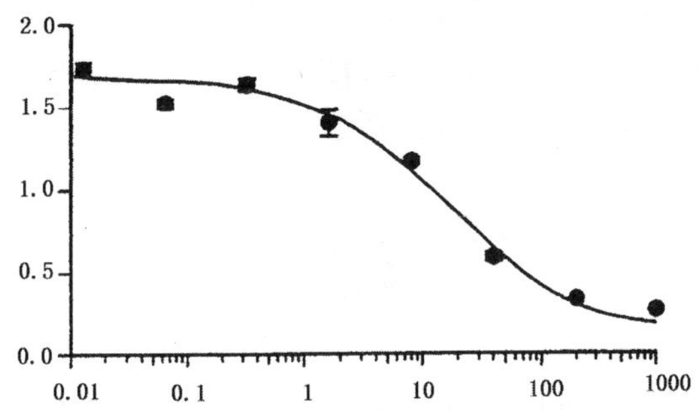

图 46-3 PbTx-2 的 ELISA 标准曲线

Ian Garthwaite 等采用其建立的 ELISA 检测法和成神经细胞瘤检测法通过相关检测（Intraassay）和内检测（Interassay）方差来决定标准工作范围和检测极限如表 46-1。

表 46-1 成神经细胞瘤检测法和 ELISA 检测法的敏感性和精确性的比较

毒素浓度 ng/m	Neuro 2A 方差系数（%）		NB41A3 方差系数（%）		ELISA 方差系数（%）	
	相关检测	内检测	相关检测	内检测	相关检测	内检测
1000	11.65	12.15	21.57	19.63	10.38	11.96
100	15.86	16.38	14.56	15.68	5.21	5.07
10	8.87	10.43	8.22	8.23	3.29	5.89
1	—	—	—	—	5.47	11.37
工作范围（检测极限）	15～200ng/mL		15～200ng/mL		2.5～75ng/mL	

小鼠生物检测法、成神经细胞瘤检测法和 ELISA 检测法三种方法的比较：

Ian Garthwaite 等在新西兰对 1993～1994 夏季收集到的贝类检测 NSP 时发现，采用 ELISA 检测法和成神经细胞瘤检测法检测出与 PbTx-2（即 BTX-B）化学结构和生物活性极为相似的化合物（现已确定为短裸甲藻毒素 B_3，BTX-B_3），而采用小鼠生物检测法却未体现出新毒素而呈现 NSP 阳性结果。现在 BTX-B_3 的衍生物已被分离出来并加以提纯。表 46-2 表明该 BTX-B_3 在二个检测系统中的分析结果。

表 46-2 ELISA 检测法和成神经细胞瘤检测法对提纯的 BTX-B_3 的分析

	100μg“快行为”毒素（甲藻毒素）	100μg“慢行为”毒素（甲藻毒素）
ELISA	65μg PbTx-2 相当值	20μg PbTx-2 相当值
成神经细胞瘤	457μg PbTx-2 相当值	9000μg PbTx-2 相当值

ELISA 结果表明两毒素之间存在着抗体交叉反应，因而 BTX-B_3 与 BTX-B 存在结构同源的可能性；成神经细胞瘤检测表明，这一新的甲藻毒素在培养 9～18h 时并无异常，而培养 25h 时却有一个非常高的生物活性，这个“慢行为”（slow acting）毒素（BTX-B_3）比 BTX-B 的活性要高达 90 多倍。有关 BTX-B_3 的特性正在做进一步的研究。

小鼠生物检测法是极为普遍而且广泛接受的方法，然而 Ian Garthwaite 等研究表明，当使用丙酮作为提取液时，小鼠生物检测法却给出了一些错误的阳性结果（他们认为采用醚提取样品时与 ELISA 方法和成神经细胞瘤检测法的检测结果趋于一致）。该方法不能将 BTX-B 与新的 $BTX\text{-}B_3$ 加以区分识别，而且试验需要花费一定的时间，并且某些国家（动物伦理区域）不能接受。

成神经细胞瘤检测法是一种信号移动而且抛开了活的动物毒性试验的方法。在培养时间差异上能检测区分 BTX-B 和新的 $BTX\text{-}B_3$，但该方法仍是非特异性的，因其检测毒素“活性”而不是特殊分子结构。

ELISA 检测法在结果的重现性和检测的敏感性方面比成神经细胞瘤检测法更为先进，而且操作更快速、简便，不需要细胞培养物的传代维系，而且仅对与短裸甲藻毒素大分子主链相结合的抗体反应物的毒素给出阳性结果，因而该方法是特异性强的有效方法。

四、微平板受体联接检测法（微平板闪烁技术）

1. 原理

受体检测最初应用于离子传导通道特性的研究，并用于描述不同的配位体与其通道受体的交互反应特征。许多海洋生物毒素具有相同特征，PSP、ASP、NSP 和 CFP 毒素都通过与特定阶层的生物受体联接（SAP 除外，目标受体为谷氨酸）产生毒性效应，并且这些受体专一地具有特定电位的 Na^+ 或 Ca^{2+} 通道。正是这种自然产生的受体的高度特异性构成了受体联接测定的基础而用以检测海洋生物毒素。四种藻类毒素的受体结合定位点见表 46-3。

表 46-3　藻类毒素及其相应的受体结合定位点

藻类毒素	产生的毒素	受体结合定位点
PSP	Saxitoxins	钠通道位点 1（sodium channel site 1）
ASP	domoic acid	谷氨酸受体（glutamatc receptor）
NSP	brevetoxins	钠通道定位点 5（sodium channel site 5）
CFP	ciguatoxins	钠通道定位点 5（sodium channel site 5）

受体分析可通过培养已知的毒素受体（R）进行，同时应加入经放射性标记的毒素类似物（Tx^*），Tx^* 与受体结合形成 Tx^*R（图 46-4）。在这一体系中，加入未标记的毒素 Tx（可以是已知毒素标准品或未知样品），Tx 会与 Tx^* 竞争受体 R，构成新的复合物 TxR。这样，被竞争下来的 Tx^* 可通过液体闪烁记数定量。随着 Tx 加入数量的增多，带标记的复合物（B）数量就会相对未标记复合物（B_0）的增多而减少。由这种 Tx^* 与 Tx 竞争 R 可得到一条标准曲线，从而我们可以对样品中的 PBTX 得到一个定量的结果。

2. 方法

受体分析一般均在具 96 个孔的微平板（microplate）上进行。如图 46-5 所示，在每孔中加入受体和标记了的毒素，结合达到平衡时（约 1h，4℃），用真空多歧管（vacuum

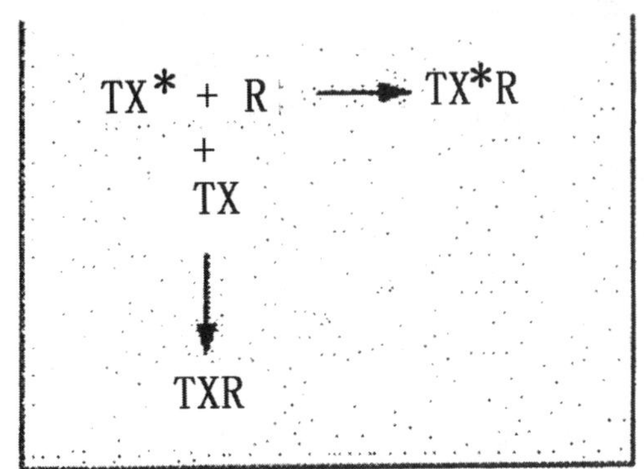

图 46-4 受体竞争结合分析

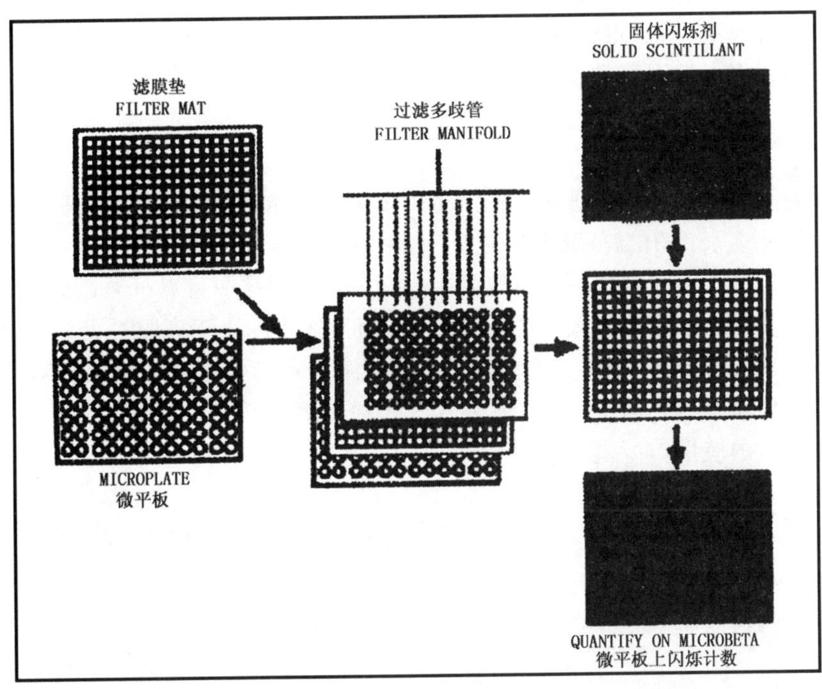

图 46-5 主容量微孔平板受体联接检测操作示意图

manifold）将微平板用冰缓冲液冲洗两遍，使毒素—受体复合物被移入 96 位的玻璃纤维滤网中，经过滤，结合了受体的毒素保留在滤网上，而自由毒素则被洗去。在滤网上盖一层固体闪烁剂（scintillant），40℃干燥 15min；然后在热平板上放置 1min 以熔化闪烁剂；最后将饱和了闪烁剂的滤网放入微平板闪烁计数器上进行闪烁计数。另外，可以直接使用微量滴定过滤平板，进行原位过滤，直接在滤板上加液体闪烁剂，在闪烁计数器中计数。

如果在微平板闪烁计数器上装配自动受体数据分析软件，可自动划出曲线并计算出毒素的浓度。

3. 微平板受体联接检测法的特点

有的藻类毒素具有多种结构相似的同类毒素，但每种同类毒素所具有的毒性效能和其在海产品中富集的含量各不相同。检测的目的是分析总的毒效，而不是对每个相似结构的同类毒素含量分别检测。微平板受体联接检测技术尤其适用于每个藻类毒素总的毒性检测，其包含的所有结构相似的同类毒素均吸附在同种受体上，其亲和力是相应于它们各自毒效的差异而有所不同。因为毒素的亲和吸附量是以纳摩尔为计量单位，所以微平板受体联接检测技术的检测极限在 pmol 水平上。

受体联接检测技术很早便被应用于药理学中复合物与膜受体的反应，包括很多与离子通道相作用的神经毒素。将之应用于海洋生物毒素的主要缺陷就是耗时，并且工作繁杂。然而对传统的微平板方法的改善，以及微平板闪烁技术的应用，可简化样品操作，使分析时间降至 3h。

微平板受体联接检测技术已被证明对海水、藻类、海产品和人血清中藻类毒素的检测是灵敏度高且可信度高的方法，可应用于科学研究和海洋监测。F. M. Van Dolah 等应用微平板受体联接检测法在实验室研究的基础上，对墨西哥湾的赤潮毒素进行了检测。他们发现微平板闪烁计数器灵巧且坚固易于搬动，该技术分析时间短，定量检测可信度高而且造价低廉，极适合于海洋藻类毒素的监测。

五、卫星色彩传感器的应用

短裸甲藻具有快速生长且排斥其他浮游生物生长的能力，它能形成几乎单一特异性的覆盖 10 000km^2 多表面积的表面藻类层。尽管生物量浓度不一致，但叶绿素 a 值（生物量的良好代用品）从 10～100mg/m^3 可使生成物变色，利用这一特点可通过卫星色彩传感器检测出表面藻类层——短裸甲藻中的叶绿素 a，而且在密度小于肉眼可见的变色水质三倍量的浓度下（10^6cells/L）即可。这样，发射卫星海洋色彩传感器，可提供对常规的藻类赤潮的检测，但是检测表面不协调的赤潮和将短裸甲藻赤潮与其他藻类赤潮区分开来的能力限制了该技术的应用。

第八节　毒素在生物医学上的应用

可能成为高效局部麻醉药或镇痛药。

（曹际娟　郭　皓）

参 考 文 献

[1] Animal,Insect,and Marine Toxins. http://www. cvm. tamu. edu/vaph404/Handouts/ANIMAL.

[2] Donald F. Boesch,Donald A. Anderson,Rita A. Horner,Sandra E. Shumway,Patricia A. Tester and Terry E. Whitledge. 1997. Harmful Algel Blooms in Coastal Waters: Options for Prevention,Control and Mitigation. NOAA Coastal Ocean Program,Decision Analysis Series NO. 10,Special Joint Report with the National Fish and Wildlife Foundation,February 1997. http://www. soml. ab. umd. edu/AquaticPath/toxalg/nsp.

[3] FDA/CFSAN Hazard Analysis Critical Controlpoint(HACCP)－Appendices(Seafood),Generic Import Product Specification. [1997－11－13]. http://www-seafood. ucdavis. edu/haccp/fda-ep.

[4] Hannah,D. J. ,Till,D. G. ,Deverall,T. , Jones,P. D. ,Fry,J. M. (1995). J. AOAC. Int. , 78,480～483.

[5] Immunoassays for Residue Analysis. Food Safety. Ross C. Beier,EDITOR,Larry H. Stanker,EDITOR. Agricultural Research Service, U. S. Department of Agriculture. Washington, DC: American Chemical

Society, 1996.

[6] Irwin, N. In Recommended procedures for the examination of seawater and shellfish. 4th. American Public Health Association, Inc, 1970.

[7] Melinek, R., Rein, K. S., Schult2, D. R. *et al*. Toxicon, 1994, 32:883~890.

[8] F. M. Van Dolah, G. J. Doucette, J. S. Ramsdell. Microplate receptor assays: tools for m onitoring seafood toxins. http://www. wallac. fi/mag2/p3.

[9] Poli, M. A., REIN, K. S., Baden, D. G. J. AoAc Int., 1995, 78, 538~542.

[10] Red Tide: Middle and Lowe Coastal Waters of Texas. Neurotoxic Shellfish poisoning (NSP) Physician Alert. http://www. tdh. texas. gov/redtide. htm.

[11] Seafood Safety. http://www—seafood. usdavis. edu/Pubs/safety.

[12] Van Dolah, F. M., Finley, E. L., Haynes, B. L., *et al*. Development of rapid and Sensitive high throughput assays for marine phycotoxins. Nat. Toxins, 1994, 2:189~196.

[13] Why is it sometimes unsafe to eat shellfish? http://monster. educ. kent. edu/~compclub/…ogy/97—98 protists/bio7th/shellfish.

[14] Yasumoto, T. Recent progress in the chemistry of dinoflagellate toxins. In: Anderson, D. M., A. W. White & D. G. Baden (eds), "Toxic Dinoflagellages, Proceedings of the Third International Confevence". New York: Elsevier/North Holland, 1985. 259~270.

第四十七章　腹泻性贝类毒素

近年来，腹泻性贝类毒素（Diarrhetic Shellfish Poison，DSP）所引起的食物中毒在世界各地不断有报道，DSP在海洋生物毒素中，尤其是在贝类毒素中占据重要地位。DSP已成为影响贝类养殖业和食品卫生的一个严重问题。与其他贝类毒素相比，人类对DSP的认识较晚些。在我国，辽宁商检局从1990年开始，首先开展了DSP的检测、染毒贝类的状况调查，建立了DSP的生物学检验方法等。

第一节　毒素的发展和来源

1976年，在日本宫城县发生了食用紫贻贝（*Mytilus edulis*）引起的以腹泻为主要症状的集体食物中毒。当时，从该贝的中肠腺（midgiit gland）检出了能杀死小白鼠的脂溶性毒素，为了将这种毒素与水溶性贝类毒素相区别。为了防止与其他毒素混淆，1977年又改称为腹泻性贝类毒素（DSP）。

据统计，1972～1986年在日本由鱼贝类天然毒素引起的食物中毒患者为2 729人，其中DSP患者为1 192人。近年由于在全国主要贝类产地建立了监控体系，减少了中毒的发生。中毒发生最多的是欧洲大西洋沿岸。如1981年在西班牙有约5 000人，1983年在法国有3 394人大规模中毒。其后，数百人至上千人规模的中毒在法国、瑞典、挪威经常有报道。在荷兰、丹麦、德国、意大利也有小规模的中毒事件。智利和澳大利亚也有中毒事件的发生。至1990年，世界各地有DSP中毒患者15 000人之多。另外，美国、加拿大、泰国等也有怀疑为DSP中毒的，但对毒素未做分析确认。

DSP是双壳贝类在摄取有毒浮游生物鳍藻（*Dinophysis*）做为饵料，在中肠腺累积了毒物。因而，当人们食用这些被毒化的贝类后，就会发生食物中毒。在日本，最初被鉴定为有毒浮游生物的是倒卵形鳍藻（*Dinophysis tortii*）（图47-1），后来经过对在世界各地采集的鳍藻进行鉴定，结果在倒卵形鳍藻、渐尖鳍藻（*D. acuminata*）等7种鳍藻中检出了鳍藻毒素和大田软海绵酸两种成分。在日本，对贝类起毒化作用的主要是倒卵形鳍藻，在欧洲大西洋沿岸的重要种类为渐尖鳍藻和*D. acuta*、*D. norvegica*。而在我国，则倒卵形鳍藻与渐尖鳍藻均有分布。

贝类的毒化与当地有毒浮游生物的增殖有关，与赤潮关系密切。即使未发生赤潮，倒卵形鳍藻在海水中仅为200个细胞/L低密度时，贝类的毒化也会超过限定值。在日本，贝类的毒化时间一般在4～8月份，高峰通常在6～7月份，10月份以后毒力逐渐消失。扇贝和紫贻贝较其他双壳贝可长期含毒。在日本主要在夏季发生，挪威、瑞典在秋季发生。

可被DSP毒化的贝类是双壳贝类。主要是扇贝、贻贝、杂色蛤、文蛤、牡蛎等。不论什么贝，毒素一般均局限在中肠腺。因此，在毒化时期（主要在4～8月）以不食用中肠腺（也叫消化盲囊，暗绿色或绿褐色的组织）为宜（图47-2）。当然，这对贻贝、杂色蛤等小型贝是很麻烦的。

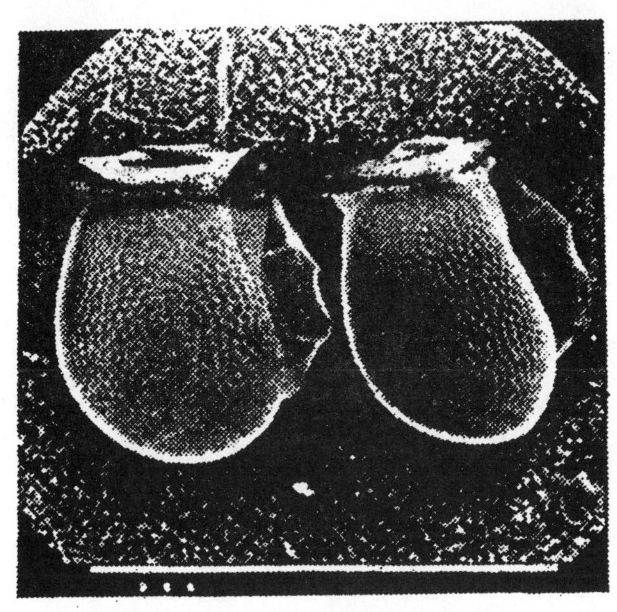

图 47-1 倒卵形鳍藻的电子显微镜摄像

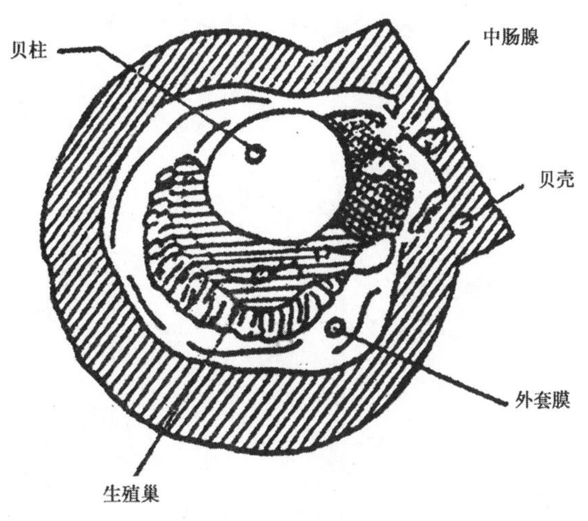

图 47-2 扇贝的解剖图

在我国，同日本一样，DSP 的发生主要在北方黄、渤海贝类产地。笔者等曾对当地的杂色蛤、文蛤、扇贝牡蛎、扇贝、牡蛎、贻贝、赤贝等贝类进行过贝类毒化状况的调查，结果在以上品种中均检出过 DSP。从品种来看，以贻贝的检出率最高，其余依次为文蛤、扇贝、杂色蛤、赤贝，在牡蛎中尚未检出；从含毒量来看，仍以贻贝为高，最高达 0.4MU/g，其次为杂色蛤，0.2MU/g；从时间来看，4～11 月份均有检出，但以初夏为多。

第二节　毒素的结构和理化性质

DSP的成分有3个组分，第一组为大田软海绵酸（OA）及其衍生物鳍藻毒素-1（DTX_1）和鳍藻毒素-3（DTX_3）；第二组分为扇贝毒素-1（Pectenotoxinl，PTX_1）、扇贝毒素-2（PTX_2）、扇贝毒素-3（PTX_3）、扇贝毒素-6（PTX_6）；第三组为虾夷扇贝毒素（Yessotoxin，YTX）及其衍生物45-OH YTX。至今至少有12种成分，其中9种的结构已明确。与腹泻有关的主要是第一组分。另外还发现OA与DTX_1，有明显致癌作用，对霉菌有极强的抑制能力。DSP的结构如图47-3。

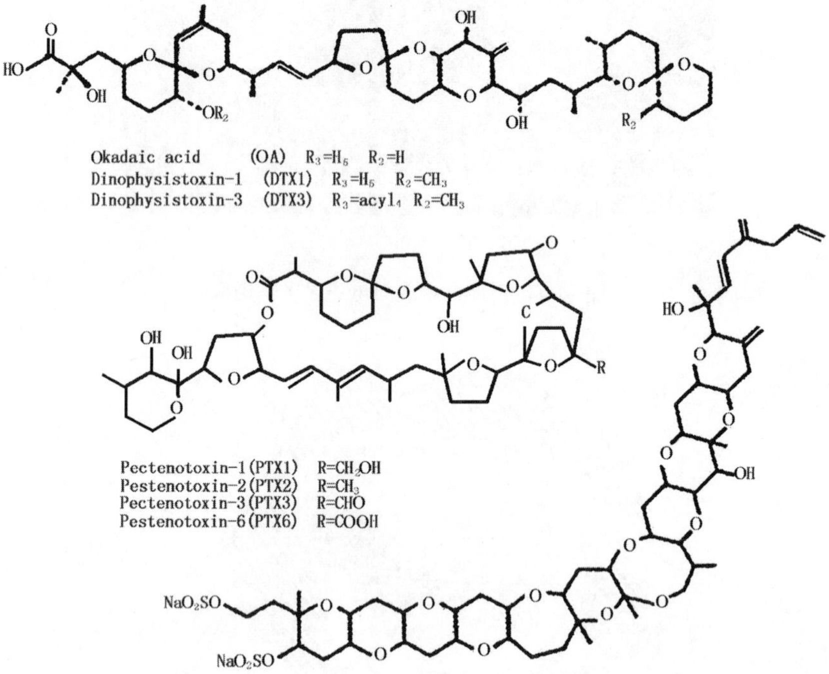

Okadaic acid (OA) R_3=H_5 R_2=H
Dinophysistoxin-1 (DTX1) R_3=H_5 R_2=CH_3
Dinophysistoxin-3 (DTX3) R_3=acyl$_4$ R_2=CH_3

Pectenotoxin-1(PTX1) R=CH_2OH
Pestenotoxin-2(PTX2) R=CH_3
Pectenotoxin-3(PTX3) R=CHO
Pestenotoxin-6(PTX6) R=COOH

图 47-3　DSP的结构

在DSP中，DTX_3含量最多，为40%；其次为PTX_2，为10%～20%；DTX_1、PTX_1，PTX_3分别为10%左右；PTX_4更少，PTX_5极微量。毒素的成分因贝类不同而有所不同。DSP的毒性及毒理作用如表47-1。

DPS能溶于甲醇、乙醇、丙酮、氯仿、乙醚等有机溶剂，是一种脂溶性物质，不溶于水。一般加热不被破坏。

表 47-1　DSP的毒性及毒理作用

毒物名	OA	DTX-1	DTX-3	PTX	YTX
生物法（i. p）LD_{96}（$\times10^{-4}$）	200	160	500	160～770	100
毒效	腹泻，刺激产生肿瘤	腹泻、损伤肠黏膜刺激产生肿瘤	腹泻	PTX-1损伤肝	损伤心肌

第三节 毒素病临床表现

中毒的症状表现如图 47-4 所示。中毒症状以消化系统为主。腹泻（水样便）是必发症状，恶心、腹痛在 60%以上的患者都有表现。几乎不发烧。70%以上的患者在进食后 15min 至 4h 以内发病。通常 3d 后可恢复，预后较好，尚无死亡报告，DSP 中患者的临床表现如图 47-4。

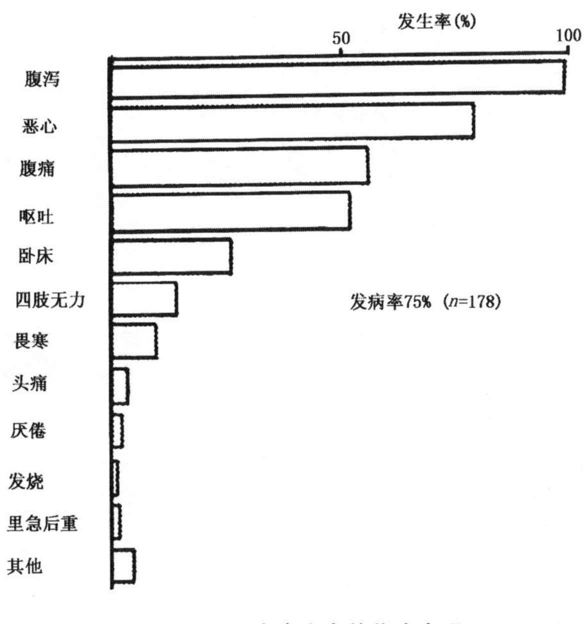

图 47-4 DSP 中毒患者的临床表现

第四节 致 病 机 理

关于 DSP 的致病机理，由于进行此项实验需要大量的高纯标准品，十分困难，因而这方面的报告不多。

Shibata 以平滑肌进行了大田软海绵酸（OA）的药理作用研究。结果发现 OA 可使人、豚鼠、家兔平滑肌系统引起持续性收缩。即使加入阿托品（atropine）、美加明（mecamine）一类蕈毒碱受体、烟碱受体阻滞剂也无影响。OA 不介入神经系统，直接作用于平滑肌。如降低 Na^+ 溶液浓度。进而在 Ca^{2+} 存在的条件下，即使加入 Ca^{2+} 通路阻滞剂硝苯吡啶（nifedipine）及异搏停（Verapamil）也无影响。这时即使去除溶液中的 Ca^{2+} 也可引起收缩。另外，与腹泻机理有关，引人注目的是添加消炎痛（idometacin）后，不能影响 OA 对平滑肌的收缩。这可否定与前列腺素类有关，与霍乱菌和致病性大肠菌毒素引起的腹泻不同。滨野以乳鼠试验法对 DTX_1 和 PTX_1 进行了肠毒素的腹泻原性试验。结果发现毒化贝类的提取物与 DTX_1 可在肠管内引起显著的液体潴留，而 PTX_1 则没有这样的现象，说明 DTX 群与 PTX 群的作用不同。另外，PTX 对肠管的收缩机能逐渐丧失，说明 OA 与 PTX 的作用完全不同。

另外，笔者等在开展此项工作之初（1991年），曾以自然含毒贝类的提取物与标准毒素OA对小鼠进行了染毒实验，结果如表47-2。

以OA和杂色蛤样品DSP提取物染毒小鼠的症状、解剖观察和病理切片观察结果大体一致。由于OA为单一毒素，其作用也较稳定，而自然样品的DSP提取物对小鼠肝脏的作用较为明显，也可能系多组毒素共同作用的结果。自然样品为冷冻贝类产品，由于受冷冻挤压的影响，使中肠腺形态破坏，无法进行浮游生物种类的鉴定。关于DSP的致病机理有待进一步研究。

表47-2 小鼠的致死症状、解剖、病理观察

毒素类型	致死症状	解剖观察	病理观察
OA (8mg)	厌食、畏寒、呼吸困难、皮肤暗黑、精神萎顿、背毛粗乱、死亡前出现腹式呼吸，体重降低，偶有腹泻现象	实质性器官有不同程度的瘀血，特别是肝、心、肺偶见有小点状坏死，胃壁变薄，腹腔积液，肠管不肿	肺泡壁增厚，其上毛细血管扩张、充血，部分肺泡壁破坏，肺泡腔内有渗出物，以浆液渗出为主，严重时可见到红细胞漏出及少许中性粒细胞浸润，肺间质均可见充血现象。肝脏均可见中央静脉及肝血窦扩张为急性肝瘀血，胃及小肠少有水肿
DSP提出取物 (0.1MU/g)	(同上)	(同上)	除以上外，有些小鼠肝脏明显瘀血伴瘀胆，部分肝细胞坏死，被膜表面大量充血水肿，小肠、大肠均出血。肝脏伴有轻度脂肪变性

第五节 毒素病诊断

根据DSP中毒的临床症状，可对食同一来源贝类的人群的剩余食品，或可疑贝类的中肠腺进行检测分析。以感官观察无法对贝毒做出鉴定。另外，由于该毒素对热稳定，一般的加热烹调并不能使其破坏。如有必要，可追踪到贝类的产地做进一步的实验调查。

由于贝类的毒化与副溶血性弧菌食物中毒的易发季节相同，应注意区别。

第六节 急救和预防

DSP的毒力按小白鼠单位计算（MU）。1MU系指体重16～20g的ddy系或ICR系雄性小白鼠经腹腔注射后24h致死的毒量。相当于OA4.0μg，DTX_1 3.2μg。据对中毒样品的毒量调查，DSP的最小致病剂量为12MU。据此，日本政府规定，食品中的限量为0.05MU/g。目前世界各国几乎都采纳了这一限量，仅有瑞典将国内限量定为0.1MU/g。该限量相当于OA的0.2μg/g，DTX_1的0.16μg/g。含毒量高的倒卵形鳍藻的1个细胞中，DTX_1的含量为10～100pg范围。如中肠重量为2g左右的中型扇贝摄食30万到300万个浮游生物细胞，则其毒量就会超过限量。因此，重要的是对贝类产地要建立留验制度，要常年对有毒浮游生物的种类、密度和贝类的毒化状况等进行监测，对贝毒超过限量的贝类产地实施关闭，禁止采捕作业及销售等。这对贝毒中毒的预防是十分重要的。

目前，对中毒患者尚无特效解救药物。可采取催吐洗胃等应急措施。

第七节 毒素的检测

DSP 的检测主要分为生物试验法和仪器分析法，近年免疫学方法有迅速发展。

在日本，官方方法是以小白鼠进行动物试验。其试验方法见图 47-5。

小白鼠动物试验最低检出限量为 0.05MU/g，换算为 DSP 的毒力约为 220ppb，报告结果需两天时间。该试验存在动物管理、检出敏感度、精确度等问题。对毒素的组分也不能鉴别。

作为上述方法的改进，滨野开发了乳鼠肠管，求出肠管液体贮留比 FAR＝全肠管重量/(体重—全肠管重量)。当 FAR 的平均值为 0.09～0.11 时，DSP 的毒力为 1MU/mL。

仪器分析主要是采用高效液相色谱层析法（HPLC）、试验样品需要做必要的前处理(如图 47-6)。

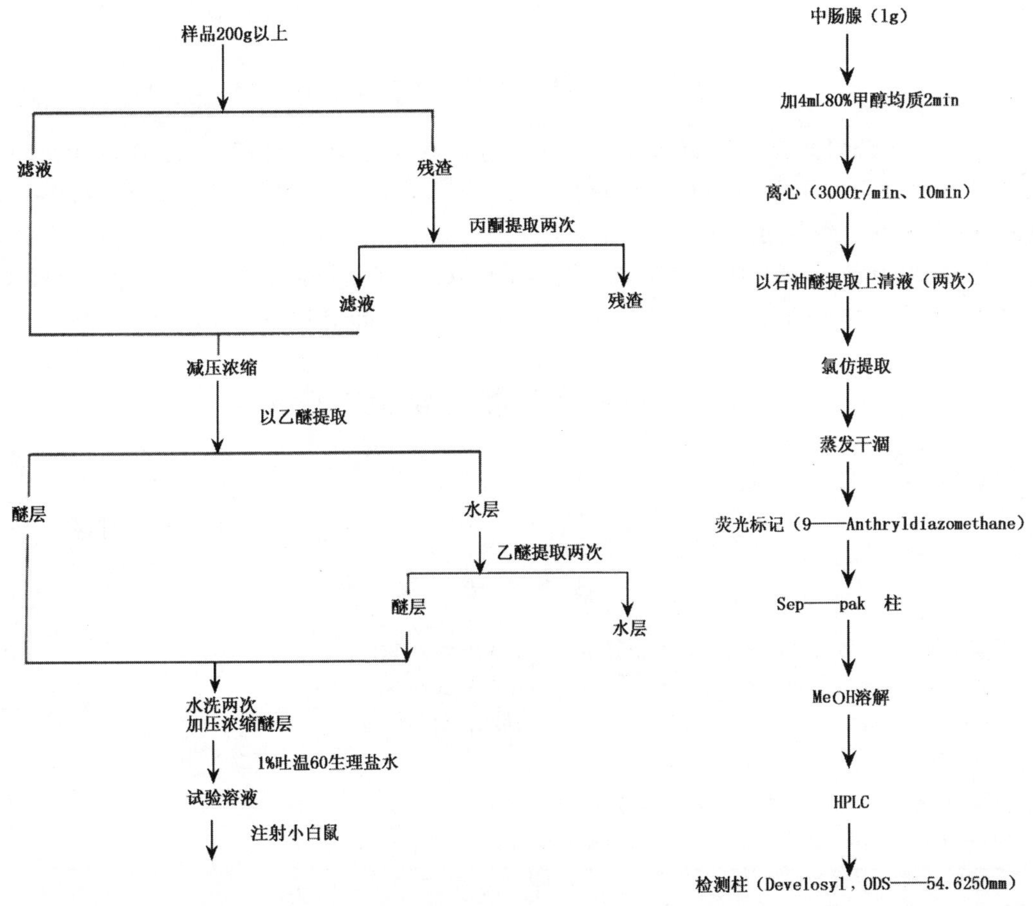

图 47-5 DSP 的小白鼠动物试验方法

图 47-6 用 HPLC 检测前的样品处理程序

针对生物试验法和仪器分析所存在的问题，UDa 等研制了抗 OA 和 DTX_1 单克隆抗体，建立了 ELISA 方法。这一方法除具有特异性强、敏感、精确的优点外，还解决了批量检验、快速、简单等问题，从而使 DSP 检测有了突破性进展。包括样品提取在内，全部操作可在 1h 内完成。ELISA 测定仅需 20min。该方法的敏感度为 0.0125MU，相当 5ppb。该方法的样品处理如图 47-7。

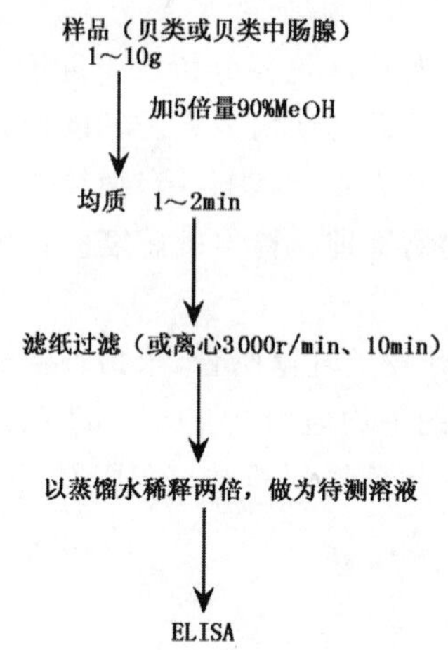

图 47-7 用 ELISA 检测前的样品处理程序

目前 USE 公司已有 DSP 试剂盒的商品供应。该试剂盒的检出范围为 10～300ppb。每套 30 000 日元，可做 20 份样品检测。同时，该公司还生产了专用的 ELISA 检测仪，可进行定量检测。每台约 150 000 日元。

由于陆续有新的 DSP 成分被确定，近年 Lawrence 等还报告了用 6/50 OA 单克隆抗体的交叉反应（ELISA）检测 DTX_4、DTX_5、OA 二元醇酯 DSP 混合物。

第八节　毒素在生物医学上的应用

目前尚未见报道。

（唐守亭）

参考文献

[1] 野口玉雄.フグはなぜ毒をもつのガ. 日本放送出版协会，1996.

[2] 神谷久男. 海洋生物活性物质研究法. 恒星社厚生阁株式社会，1996.

[3] Yasumoto，*et al*. bull，japan，soc，sci，Fish，1988，44：1249.

[4] Usagawa，*et al*. Toxincon，1989，27：1323.

[5] Uda，*et al*. Bio Industry，1988，15：877.

[6] Lee，*et al*，Agri，biol，chem，1987，51：877.

[7] 王菊英，等．海洋环境科学，1996，15 (4)：62.

[8] Lawrence，*et al*. Toxicon，1998，36：1193.

[9] 唐守亭. 中国现代商检科技，1992，2：49.

[10] 中华人民共和国进口商品检测局. 出口贝类腹泻性贝类毒素检测方法（小白鼠分析法）. 1993.

第四十八章　麻痹性贝类毒素

麻痹性贝毒（paralytic shellfish poisoning，PSP）是海洋生物毒素中比较普遍的一种。这种毒素原产于海洋有毒藻类中，但主要积累在海产贝类体内，人或动物摄食之后，毒素会对神经肌肉产生麻痹作用而使之中毒。中毒严重者可危及生命。因此尽管贝毒种类还有神经性贝毒（NSP）、腹泻性贝毒（DSP）、失忆性贝毒（ASP）等好几种，但麻痹性贝毒被认为是比较普遍以及对人类健康威胁较大的一种贝毒从而最受重视。

PSP毒素几乎遍布全球，中毒案例到处都有，但较为流行的地区在太平洋西北部和加拿大沿岸。每年造成的中毒案例的确切数字不很清楚，但据估计在1 600左右，其中死亡人数有可能达到300人左右（Sime和Ostman，1986；Haddad等，1987）。

我国根据记录在案的资料，浙江省首先报道过麻痹性贝毒的病例，1967～1979年之间就先后发生过40次左右，其中23人因中毒较重而丧命，423人则因中毒较轻而幸存。这些病例多数是因食用了一种海螺——红带织纹螺（*Nassarius succinstine*）中毒的。曾将这些海螺体内抽提出来的毒素进行小白鼠毒性试验，结果表明呈明显的麻痹性毒素中毒症状。1986年福建省的南部东山发生了因食用一种菲律宾蛤仔（*Ruditapes phillipenensis*）而中毒的事件，共有136人中毒住院治疗，其中1人死亡。1986年福建省北部的福田又有4个渔民因食了上述的红带织纹螺而发生麻痹性贝毒的中毒事件（Anderson等，1996）。此外，台湾省也报道过在1986年屏东县发生过因食用西施贝（*Chalmym nobilis*）而发生的集体中毒事件，近50人中毒求医治疗，其中3人不幸死亡，事后经过化学与药理学分析结果显示西施贝中含有致死量的麻痹性贝毒（Chang和Hong，1986）。

上述情况引起了有关部门的注意并着手组织了一些调查研究，林燕堂等在1990～1992年间在广东沿海进行了麻痹性贝毒的调查工作。她们在沿海采集了24种贝类，用小白鼠进行毒性检测，结果发现大部分贝体内确实不同程度都积累有麻痹性贝毒，但从平均值来看，华贵栉孔扇贝毒力较高，而牡蛎（*Orslrea* sp.）、青蛤（*Cyclina sinensie*）和几种蚶类则毒性较低（林燕堂等，1994）。从这些初步调查来看，我国南方沿海的贝体内存在麻痹性贝毒是肯定的，但在被人类食用后是否引起中毒则要视不同时间、不同种类和不同条件下贝体内毒素积累的不同程度而定。尔后，她们又在1996年秋和1997年夏季对全国沿海的麻痹性贝毒进行了普查，得到的结果是PSP含量从测不出到4.1MU（鼠单位）/g的贝肉（按国际通用标准安全浓度为4MU/g贝肉），因此PSP的含量是比较低且未超出安全范围（林燕堂等，1999）。不过要指出的是，这样的调查是初步的，鉴于上述经常出现中毒案例的情况来看，全国性的普查工作还应该更有组织地加紧进行，特别应该组织全国沿海各省、市、地区全年定时定点地进行检测，才能够真正搞清楚PSP毒素在全国分布情况和发生规律，以进一步保障人民健康和海产贝类的正常生产。

第一节　毒素的发现与来源

最早有关食用贝类而产生麻痹性症状的记载可见于 1885 年 Salkowski 的报告，而第一个有关这种毒素的流行病学报告是出现在 1927 年的美国旧金山海岸，有 102 宗中毒报道，并首次指出引起中毒的毒素来自作为贝类食料的甲藻，后来又在实验室给贝类喂食一种含有这种毒素的甲藻 Gonyaulax Catenella 的实验，结果证实了这个观点是正确的（Premazzi 和 Volttera 1993）。尔后，这种毒素在一种阿拉斯加石房蛤（*Saxidomus giganteus*）中得到分离和纯化，被称之为石房蛤毒素（Saxitoxin，简称为 STX），以后又陆续发现一些 STX 的衍生物，目前估计这些衍生物在 20 种以上，它们被统称为"麻痹性贝毒"，即 PSP。

目前已知麻痹性贝毒主要来源于下列一些藻类生物。

甲藻（*Dinophyceae*）有 *Alexandrium catenella*、*A. tamarence*、*A. minulum*、*Pyrodinium bahamense*、*Gymnodinium catenatum*、*Exuciaella*，以及海洋金藻（*Rhodaphyeeae*）*Jania* sp. *Athrocardia* sp。

此外一种淡水生长的蓝藻 *Aphanizomeno flosaquae* 也能分泌 STX。

上述这些藻类在大规模暴发性增长而形成所谓的"赤潮"（red tide）时，海产贝类因大量摄食这些藻类而积累了较高浓度的 PSP，残留时间往往长达数星期甚至数月之久，在此期间，人类如食用这些有毒贝类，就会出现中毒症状。

但有时候在没有出现赤潮的情况下也会在贝体内检出一定数量的 PSP，其中的一个原因是在海底沉积物上沉有上述藻类的休眠孢子，孢子中的毒素含量极高，贝类摄食后也会在体内积累一些毒素。此外，后来一些日本学者（Kodama 等，1990）发现某些甲藻细胞中可以分离出可以分泌 PSP 的细菌，如 *Moraxella* sp.、*Bacillus* sp. 等，他们认为这些与甲藻共同存在的细菌在产生 PSP 的过程中可能有着复杂的相互作用的关系，但其机理尚在研究之中，这也可能是在没有赤潮的情况下贝体内出现 PSP 的一个原因。现在已知 PSP 在贝体内以消化腺、水管等内脏部位含量较高，其次才是它的可食部分（杨美兰等，1994）。除了贝类之外，虾、蟹和鱼类中有时亦可发现 PSP，其他海洋生物尤其是鱼类往往在较低浓度时即中毒死亡，因此不可能在肌肉内积累大量的 PSP，但内脏中仍可能积累一定的 PSP，故必须加以废弃。在我国，由于沿海工业的发展及人口的增加，工业废水及生活污水大量向海洋排放，加上沿海水产养殖业的发展，使海水富营养化的程度不断提高，以致造成了藻类可以大量繁殖的条件，因此赤潮发生的次数也越来越多，据不完全统计，1972～1994 年我国大陆沿海地区有记载的赤潮已达 256 次之多（齐雨藻，1999），应该指出由于信息收集的不完整，估计实际发生的次数远不止这些，虽然每次发生的赤潮并不都是有毒的，但这个趋势如果得不到控制，麻痹性贝毒的中毒案件肯定会有增无减，这对沿海人民的健康和水产养殖业将造成重大威胁。

第二节　麻痹性贝毒的结构和理化性质

麻痹性贝毒是由 STX 及其天然衍生物组成，是一种非蛋白质性质的毒素，是带胍基的三环化合物，其结构见图 48-1（James 和 Marleern，1992）。

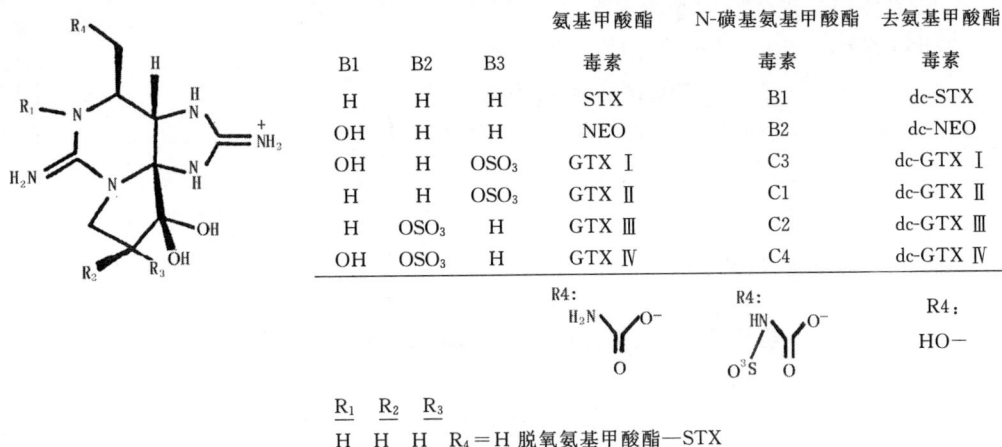

B1	B2	B3	氨基甲酸酯毒素	N-磺基氨基甲酸酯毒素	去氨基甲酸酯毒素
H	H	H	STX	B1	dc-STX
OH	H	H	NEO	B2	dc-NEO
OH	H	OSO_3	GTX Ⅰ	C3	dc-GTX Ⅰ
H	H	OSO_3	GTX Ⅱ	C1	dc-GTX Ⅱ
H	OSO_3	H	GTX Ⅲ	C2	dc-GTX Ⅲ
OH	OSO_3	H	GTX Ⅳ	C4	dc-GTX Ⅳ
			R4: H_2N–C(=O)–O^-	R4: O_3S–HN–C(=O)–O^-	R4：HO—

R_1	R_2	R_3	
H	H	H	R_4＝H 脱氧氨基甲酸酯—STX

图 48-1　麻痹性贝毒结构图

STX 的分子量为 299.30，易溶于水和甲醇，稍溶于乙醇和冰醋酸，但在很多酯溶剂中不溶解，在低 pH 的酸性环境中对温度一般呈稳定状态，但在碱性环境下则不稳定且容易被氧化，它的二氢氯化盐是一种白色的、易吸湿的碱性粉末，有两个滴定基，其在水中的 pK 值分别为 8.24 和 11.60，在 pH 为 3 时煮沸 3～4h 可使活性丧失。PSP 类毒素在氧化后，均可产生有荧光的衍生物，这一特点成为目前使用仪器进行检测的重要基础。

STX 有多于 20 种的衍生物，按其结构和毒性可分为四种类型：

1. 毒性最高的一组是含有氨基甲酸酯的毒素

   石房蛤毒素（STX），新石房蛤毒素（neo STX）

   膝沟藻毒素-1（GTX-1），膝沟藻毒素 -2（GTX-2）

   膝沟藻毒素-3（GTX-3），膝沟藻毒素-4（GTX-4）

2. 毒素处于中等的一组是去氨基甲酰的毒素

   去氨基甲酰石房蛤毒素（dc-STX）

   去氨基甲酰新石房蛤毒素（dc-neo-STX）

   去氨基甲酰膝沟藻毒素-1（dc-GTX-1）

   去氨基甲酰膝沟藻毒素-2（dc-GTX-2）

   去氨基甲酰膝沟藻毒素-3（dc-GTX-3）

   去氨基甲酰膝沟藻毒素-4（dc-GTX-4）

3. 毒性较低的一组氨基甲酰-N-磺基膝沟藻毒素

   膝沟藻毒素-5（GTX-5 或 B1）

   膝沟藻毒素-6（GTX-6 或 B2）

   表--膝沟藻毒素-8（epi-GTX-8 或 C-1）

   膝沟藻毒素-8（GTX-8 或 C-2）以及 C3，C4 等

4. 毒性尚未完全清楚的一组是脱氧脱氨基甲酰族毒素

   脱氧脱氨基甲酰石房蛤毒素（do-STX）

脱氧脱氨基甲酰膝沟藻毒素-2（do-GTX-2）

脱氧脱氨基甲酰膝沟藻毒素-3（do-GTX-3）

这四种类型的衍生物分子结构均可见于图 48-1。

此外，现有资料显示，贮藏的方法对不同毒素的组分会有不同的影响，在冻干贮藏时，C 一族毒素在冻干过程中会有一些转化，膝沟藻毒素类除了 GTX-4 和 GTX-6 之外也不如在酸性溶液中稳定，GTX-4 和 GTX-6 则对冻干的反应最为稳定。低于 4℃的条件下在酸性溶液中贮藏，则 GTX-6 是最不稳定的一种成分，但即使温度高于 0℃，GTX-2 和 GTX-3 是这一类毒素中最稳定的，因此可以在低温条件下将它们存放于醋酸中。

第三节　麻痹性贝毒中毒的临床症状

一般地说，食用了含有 PSP 毒素的贝类后大约 3h 就会出现临床症状，但从食用染毒贝类到发病的时间间隔变动很大，这首先取决于被摄入毒素的剂量，其次如中毒者的年龄、体重、体内酒精含量、食物制作的形态（如饮汤还是食肉）等等，时间变化的幅度可从 15min 到 10h 之久。首先出现的症状是牙床、舌、唇和面部有紧缩感的麻痹症状，并因麻痹而产生语言困难，病人说话不连贯或失音。多数病人麻痹症状会逐渐扩散到颈部和四肢，并伴有眩晕，运动失调，辨距障碍和漂浮感（小脑患病症状），接着由于麻痹扩展到呼吸系统而出现紫绀。临床体检也可见到因尿潴留而出现的腹胀现象。存活的病人中约半数在三星期左右会感到衰弱和有轻度的失忆现象。其他症状包括有衰竭、头痛、多涎、极度口渴、多汗、吞咽困难、肌肉疼痛、心动过速、腹部痉挛、恶心、呕吐、腹泻、无尿等。但多数病人能保持安静和清醒。中毒严重的病人可在 2～25h 内因呼吸肌麻痹而死亡。如在 12～18h 内能存活则预后良好（Joseph，1992）。

有人根据中毒症状的轻重，将 PSP 中毒后的表现分为三种类型可供参考（华泽爱，1989）。

轻中毒者：嘴唇周围有刺痛感和麻木感，逐渐扩散到腹部和颈部；手指和脚趾有刺痛感，伴有头痛、眩晕、恶心。

重中毒者：语言不清，刺痛扩散到双臂和双脚，手足僵硬不协调，全身虚弱，乏力，呼吸略有困难，心跳加速。

病危者：肌肉麻痹，呼吸明显困难，感觉窒息，在供氧不足的条件下死亡率很高。

已知 PSP 的摄入量在 144～166μg（以 STX 量来表达）即可引起中毒症状的出现，而对一个成人来说，其口服致死量为 1～2mg，但也有报告说 300～320 μg 即可致命。

第四节　麻痹性贝毒的治疗与预防

目前还没有专门治疗麻痹性贝毒的解毒剂，因此只能对症治疗，由于致命的原因来自呼吸肌的麻痹，因此对呼吸有困难的病人施用人工呼吸是必要的，另外可使用催吐剂及洗胃以除去残留在胃里的食物，在中毒早期可使用稀释的碳酸氢钠使胃中的食物碱性化以加速毒素的分解，这样处理后如有必要再加人工呼吸和供氧治疗。有人提出使用碳浆（Charcoal slurries）来中和胃中的残留毒素以阻止吸收，也有人提出用活性碳进行血液灌注，(Hemoperfusion) 对循环系统中的毒素的失活可能有效 (Rand 等，1977)，但这个方法尚未经过严格的试验。由于毒素在碱性环境下不稳定，因此有人推荐用碳酸氢钠进行静脉注射促使毒素分解 (Rumack，1986)，某些病例中，曾报告使用插管进行机械通气 24～48h，可以增加病人的生存率。也有人建议使用新斯的明 (Neostigmine) 以帮助人工呼吸以及使用肟 (Oxime，即 paralidoxime) 来使乙酰胆碱重新激活 (Roy，1977)。目前也有人正在研究使用 IgG 免疫球蛋白和单克隆抗体来处理中毒症状，但尚未见有明确结果。

对麻痹性贝毒的预防工作首先是加强对食用贝源的管理，其次是对已染毒的贝类进行消除毒素才允许上市，虽然排毒研究已在实验室中进行并发表过一些报告，如改变温度、盐度、电击处理、臭氧处理等均有一定的效果，但其实用性仍值得怀疑 (Shumway 等，1995)，脱毒最简单的方法是将贝类移放到清洁水域中去使其将毒素逐渐排出，这在小规模范围尚属可行，但对大规模的养贝场来说这样的迁移几乎难以做到，因此预防贝毒流行唯一可行的手段是加强对市场上贝类来源进行毒素含量的监测。

据 1995 年之前的统计，全球已有 25 个国家和地区已建立了对 PSP 的监测及管理法规 (据了解我国包括香港特别行政区也正在考虑制订之中)，普遍制订的安全标准是每 100g 贝肉不得超过 400 个 MU (鼠单位) —相当于 80μg 的 STX，否则不允许上市，但也有些国家 (如菲律宾) 将标准提高到不得超过 40μgSTX/100g 贝肉。

美国的缅因州 (Maine) 所制订的有关麻痹性贝毒的监测程序被认为是一个较好的典型，该州要求每年 4～10 月的毒素发生积累期间每周都要在贝类生产区域收集样品进行检测。该州将所管辖的海岸划分为 18 个区，当发现某一区域的贝类中毒素含量有所提高时，附近区域也要加强样品的收集，而当毒素样品达到 80μgSTX/100g 贝肉时，该区域就被封闭而不允许所生产的贝类上市，直到每两星期一次的采样连续均低于上述的安全标准后方可考虑是否允许再开放并投放市场，如果有历史资料说明毒素在下降一段时间后有可能重新上升的区域，则整个 PSP 发生的季节均予以封闭。详情可参考 Shumway 等所著的《贝源管理》一文。

由于我国尚未建立完善的贝毒监测程序和管理法规，因此在贝毒流行期间对贝类的食用要谨慎，在有毒赤潮发生期间尽可能不要食用贝类。此外已知我国华南地区在春季及春夏季期间含量较高，而贝体内则以消化腺中毒素含量最高 (杨美兰等，1994)，因此在贝毒可能流行的季节，如将贝类放在清洁的海水中暂养数日以使毒素尽可能排出一部分或大部分，并在食用时除去内脏，则应该可使中毒的机会有所减低。

第五节 麻痹性贝毒的中毒机理

目前已经搞清楚 STX 的中毒机理是这种毒素对脊椎动物的脊髓神经组织和骨骼肌组织有特殊的亲和活性，作用部位是细胞膜的钠通道，STX 引起钠通道的阻塞从而阻止钠的流入，这种阻塞作用不仅对钠离子而且对那些可以取代钠的其他离子也同样受到影响，其作用机理与另一种海洋生物毒素—河豚毒素极为相似。

毒素结合于受体的离解常数在 5.10～9M 之间，受体可能位于表面而不是在钠通道之内。由于各种结构的 STX 在钠通道上结合和分离的速率是不同的，因此毒素各成分之间的比例不同必然引起结合和分离的速率也不同，它们对活体的毒性也会产生很大的变化。

运动神经原和感觉神经原都会受到 PSP 的影响。用猫和兔做试验可见低达 1～2μg STX 就可以引起肌肉收缩的弱化，其效应遍及所有的骨骼肌，这个剂量可以引起动作电位震幅的降低和周边神经组织较长的潜伏期。

虽然 STX 作用机理与河豚毒素极为相似，但它对心脏直接起作用的案例极为罕见，在对肌肉产生麻痹作用程度相等的条件下，STX 较少引起低血压，即使出现这种症状也是短暂的，其机理估计是直接干扰房室窦的联结所引起的。

PSP 引起死亡的主要原因是窒息，而窒息是由于呼吸肌逐步被麻痹而造成的，但呼吸中枢看来并未受到抑制，因为动作电位仍可以发送到横膈膜及肋间肌，但 PSP 究竟是否影响呼吸中枢的神经原尚不清楚，虽然目前从研究结果来看多数症状属于周边神经的效应，但 PSP 对中枢神经影响的研究尚未有定论，不过不能排除这种可能性。

STX 很易为消化道黏膜所吸收，但也能迅速地从尿中排出。静脉注射的毒性较腹腔注射高出 3 倍，而较之口服则要高出 20 倍。

第六节　麻痹性贝毒的诊断及检测

主要根据病史和症状来诊断，对麻痹性贝毒的确诊则要来自对残留食物的分析，目前 PSP 的分析方法中，比较普遍使用的有 3 种，小白鼠生物检测法、高效液相色谱法（HPLC）和酶联免疫反应法（ELISA），下面将这三种方法分别作出介绍。

一、小白鼠生物检测法

小白鼠生物检测法是 1937 年由 Sommer and Mayer 所建立，此法也是目前唯一得到国际公认的标准生物检测 PSP 的方法，此法利用小白鼠腹腔注射 PSP 提取液后测定其死亡时间来反映毒素的含量，以“鼠单位”（MU）来表达，鼠单位的定义是使一只 20g 重的小白鼠腹腔注射后在 15min 内死亡的毒素含量即为一个鼠单位，而 1MU 的毒素含量相当于 0.18g 的 STX，但由于不同品种的小白鼠的敏感性不同，这个数值会有一些波动，因此不同的实验室要经常对本实验室的 MU 的数值加以校正。*

小白鼠生物检测法目前国际上普遍使用的是美国分析化学家协会（Association of official Analytical Chemists，AOAC）所推荐的“麻痹性贝毒小白鼠生物检测法”现将其内容简介如下（根据 Fernander and Cembella，1995）。

1. 试剂

（1）由美国食品药品监督管理局（USFDA）提供的 STX 标准试剂（100g/L），此标准试剂为酸化了的酒精溶液，冷冻保存。

（2）STX 的工作标准溶液，为上述的标准溶液 1mL 稀释于 100mL 水中，于 3～4℃中保存备用，可以稳定数周。

* 据中国水产科学院南海海洋水产研究所林燕堂研究员给作者的个人交换资料，她们研究的结果认为我国常用的昆明系（KM）小白鼠对 STX 的敏感性略有不同，1MU 的毒素含量相当于 0.267 μg STX。

2. 试验动物

小白鼠 19～21g 体重的小白鼠，必须是健康及标准化的纯品系，注意不要使用体重超过 23g 和已经使用过的动物。

3. 生物检测程序的标准化

为求试验条件的标准化，应首先用上述标准试剂对各个实验室所使用的小白鼠进行测定，以根据其敏感性对其所代表的毒素量进行修订。先取 10mL 浓度为 1g/L 的标准 STX 溶液分别溶于 7mL，8mL，…，15mL，16mL 的去离子水中，配成浓度分别为 10/17g/L，10/18g/L，…，10/25g/L，10/26g/L 的 STX 溶液，配好后每个浓度用 10 只小白鼠进行试验，每只注射 1mL 于腹腔内，求取其在 5～7min 的中间致死时间（Median death time)，溶液的 pH 应在 2～4 之间，不能超过 4.5。各组的中间的死亡时间的数据如多于 7min 或少于 5min 均放弃不要，再将数据有效的各组所得到的中间死亡时间根据 AOAC 颁布的 Sommer 氏表换算成 MU，再以各有效稀释组的 STX 浓度除以该组所获得的 MU 值，就可得到各有效稀释组的转换系数（CF），将这些组的 CF 值加以平均，就可得到所使用的这批小白鼠每 MU 所相对含有的 STX 量是多少。

4. 被测试样品中毒素的提取

用清水洗濯贝类样品之后切开闭壳肌以打开整个贝体并淋洗内部以除去泥砂杂质，取出贝肉，收集 100～150g 组织，用研磨或搅拌器磨成匀浆，再取 100g 样品加入 100mL 的 0.1N 的盐酸，搅拌并测 pH，pH 应＜4.0 最好是 3.0，再加热煮沸 5min，冷至室温调节 pH 在 2.0～4.0 之间，不得＞4.5，为降低 pH 可加入 5N 的盐酸，而提升 pH 则可用 0.1N 的 NaOH，两者均要逐滴加入并立即稳定地搅拌以防止局部的毒素受到破坏或转化。

将混合物转移到带有刻度量筒之中，仍用酸水稀释到 200mL，使之沉淀至上清液呈半透明状态后将这部分倒出来，若仍有颗粒物可能阻塞针头，则可通过滤纸过滤或将上清液再离心 5min（3000r/m）。这样的提取液即可进行生物检测。

5. 提取毒素的小白鼠测试

每只小白鼠注射 1mL 的酸性提取液，注意立即记录注射时间，从这个时候开始到最后一次呼吸停止为止即为其死亡时间，最初可以先用一只小白鼠进行试验，但如果 2～3 只小白鼠的死亡时间均少于 5min 则要制备稀释溶液直到获得死亡时间为 5～7min，但确定样品的毒性，必须要有 3 只小鼠均落在这个范围之内。稀释液可用 0.1N 或 0.01N 的盐酸调节到 pH 为 2.0～4.0 之间。

6. 毒性的计算

按小白鼠的死亡时间查 Sommer 氏表可得到换算的鼠单位，每个鼠单位所含的 STX 量可根据上述标准化后所得到的数据计算出来，若试验溶液已稀释过则将其换算成未稀释前每毫升试验液的鼠单位。小白鼠体重稍高于或低于 20g 时，也可根据 Sommer 氏表中有关体重修正因子的数据而将所求得的鼠单位加以修正。

二、高效液相色谱（HPLC）检测 PSP

使用高效液相色谱进行 PSP 的检测较生物检测方法更为精确，对处于亚致死水平的微量毒素也能较敏感地检出，特别是使用这种仪器可以检出毒素中各种不同的成分，因此在检测 PSP 时，有条件的实验室往往也采用高效液相色谱作为辅助检测工具。

我国对使用高效液相色谱进行 PSP 检测的工作已开始进行并有一些报告（Anderson，等，1996，郑淑贞等，1998），但实际工作主要还是在国外实验室中进行的，在国内实验室中进行这项工作的主要困难是缺乏必需的标准样品，国外的化学试剂公司虽然有出售，但受法律限制而不能随意出口，因此检测 PSP 所必需的标准样品还有待有关机构自力更生进行研制。

为便于读者了解 HPLC 检测 PSP 的情况，现将其所需的设备、试剂和实验操作的概况作一简介。

所需的主要设备仪器有移动相所需的高压定量泵（如 Hitachi L-6000 型或 L-6200 型，Shimadzu LC6A 型等）、荧光检测仪（如 Hitachi F-1000 型或 F1050 型，Shimadzu PF-5.35 型等）、色谱柱为 C8 硅胶柱，4.6（I.D.）mm×150mm 或 4.6mm×250mm，Develosil C8-5Nomura Chemical，Inertsil C8，GL Science 等）。

流动相为 0.05M 的 K_2HPO_4 和 0.05M 的 KH_2PO_4 混合溶液，其中加入庚基硫酸（Hepatanesulfonic acid，HAS），如作 STX 类成分分析时另外加 25%甲醇作为冲提时用，但如分析 GTX 类成分时则不需加甲醇，冲提速度定在 0.8mL/min。为使毒素产生荧光，要设置柱后反应系统，反应剂包括作为氧化剂的 0.05M 的过碘酸和作为碱剂的 0.2N 的 KOH 和 1M $HCOONH_4$ 的 50%甲酰胺溶液，由定量泵送入到反应器中。反应器为 10m×0.3mm（I.D.）的聚四氟乙烯（Teflon）管中，流速为 0.25mL/min，反应温度 65℃。荧光检测器激发光波长在 336nm，发射光波长为 390nm。整个操作过程介绍起来颇费篇幅而较繁琐，且各个实验室使用的设备和方法也略有改变，详细情况可参考有关的文献（Oshima 等，1989；Oshima，1995）。

三、酶联免疫反应（ELISA）检测 PSP

将免疫技术引入到海洋生物毒素的检测工作中，对保护人民健康和水产养殖都很有帮助，这种方法的实用价值在于反应较为快速，而且特异性较高。

竞争抑制酶联免疫反应简称为 ELISA，这种检测方法对 STX 有较高的敏感性，但对一些主要的 GTX 类衍生物也有交叉反应，不过对氨基甲酸酯类的硫酸盐衍生物，如 B1（GTX-5）、C1-C4 等则不敏感，对 neo STX 也会产生假阴性反应，但对贝肉中的 STX，GTX-2、GTX-3 和 dc STX 在 80μg/100g 贝肉或低于这个水平都能检出，而且操作过程只需 20min，此法的缺点是不能准确定量，也不能完全检出所有的组分，故此法有待改进，但因操作简单快速，作为半定量的初筛工具有其实用的价值，国外的一些化学试剂公司（RIDASCREEN^R，R-Biopharm）已有成套的试剂盒出售，详情可参阅有关文献（Cembella 等，1995）。

四、其他的检测方法

检测 PSP 还见有一些其他方法的报告，如薄层色谱（TLC）法、气相色谱法、电泳法、放射免疫法等。但薄层色谱法和电泳法不很灵敏而只能作为定性筛选工具，且只能鉴定出 7～9 个 PSP 的毒素成分。气相色谱法不能直接测定 PSP 而仅作为有机物分类鉴定以区别贝肉是否有毒，放射免疫方法也存在交叉反应的问题而使此法缺乏特异性也有待改进，因此本章均不再予以详细介绍。

第七节 麻痹性贝毒在生物医学方面的应用

由于STX及其衍生物是一种钠通道阻断剂，其药理机理与河豚毒素（TTX）是一样的，河豚毒素作为一种药理作用的试剂已被广泛使用，因此STX和GTX的毒素群亦应有与TTX同样的药理利用价值而在研究神经生理学和神经毒理学上成为有用的工具。

现在已知STX和TTX均有极强的局部麻醉作用，其作用强度比起一般的局麻药品强1 000倍以上，目前已有将TTX或STX与常用的局麻药品相配伍的研究报道，并在动物实验中证实其作用强度和时间上呈协同作用（唐慰慈，1982）。另外，已知STX有较强的降压作用，2～3μg/kg就可以降低狗和猫正常动脉血压的2/3，＞1.5μg/kg则可阻滞血管神经而减少外周压力，＜1.5μg/kg则直接弛缓血管肌肉而达到降压目的（宋杰军、毛庆武，1996）。随着STX的分子结构研究工作全面完成之后，1977年对这种毒素全人工合成已告成功，因此这类毒素的研究与利用估计会有广阔的前途。

值得注意的是，PSP与其他海洋生物毒素一样，有着毒性强烈、作用机理特殊、化学结构新颖和较易合成等特点，因而已引起国际上军事专家特别是化学战专家们的兴趣，它们有可能成为“第三代化学战剂”的候选对象（宋杰军、毛庆武，1996），因此，对PSP的应用研究，还必须站在国防战略的高度上加以严重的关注。

（尹伊伟）

参考文献

[1] 林燕堂，杨美兰，陈瑞雯，等．广东沿海麻痹性贝类毒素的研究.海洋与湖沼，1994，2(25)：220～225.

[2] 林燕堂，贾晓平，相美兰，等．中国沿岸染毒贝类的麻痹性毒素.热带海洋，1999，1(18)：90～95.

[3] 胡颢琰，唐静亮，等．浙江近岸海域有害赤潮发生麻痹性贝毒研究．环境污染与防治，2005：470～472.

[4] 江天久，陈菊芳，等．中国东海和南海有害赤潮高发区麻痹性贝毒研究．应用生态学报，2003：1156～1160.

[5] 聂利华，江天久，等．麻痹性贝毒在广州市售经济贝类中污染状况分析．卫生研究，2005(1)：92～94.

[6] 吴施卫，卢楚谦，等．广东沿海麻痹性贝毒的地理分布特征.海洋环境科学，2005(3)：40～43.

[7] 戴红，李奶姜，等．福建三都湾赤潮监控区麻痹性贝毒和腹泻性贝毒研究．海洋环境科学，2005(1)：44～47.

[8] 杨美兰，陈瑞雯，胡金石，等．广东沿海贝类不同组织器官中的麻痹性贝毒.海洋环境科学，1994，1(13)：1～6.

[9] 齐雨藻主编．赤潮．广州：广东科学技术出版社，1999.23.

[10] 郑淑贞，林晓，林慧贞，等．塔玛亚历山大藻的麻痹性贝毒研究.海洋与湖沼，1998，5(29)：477～480.

[11] 卢楚谦，吴施卫，等．广西近岸海域麻痹性贝毒毒素分析．海洋环境科学，2005(3)：47～50.

[12] 侯建军，魏文科，等.不同拄后延生温度检测麻痹性贝毒的高效液相色谱方法研究，湖北民族学院学报自然科学版，2005(2)：105～108.

[13] 李伟才，李桂生，等．中国沿海部分海区贝毒素的调查.海洋科学，2000(9)：19～22.

[14] 于兵，曹际娟，等．ELISA与小白鼠生物检测法检测贝类中麻痹性贝毒的比较.检验检疫科学，2005(1)：32～35.

[15] 张纹，王军，等．酶联免疫法在贝类麻痹性贝毒检测中的应用．海洋科学，2005(6)：35～37.

[16] 唐慰慈．海生天然产物作为新药研究的结构模式．海洋药物，1982，4：4～7.

[17] 宋杰军，毛庆武．海洋生物毒素学．北京：北京科学技术出版社，1996. 506.

[18] 宋杰军，毛庆武．海洋生物毒素学．北京：北京科学技术出版社，1996. 516.

[19] Anderson D. M., Kulis D. M., QI Y, *et al*. Paralytic Shellfish poisoning in Southern China. Toxicon, 1996, 34(5): 579～590.

[20] Cembella, A. D. Milenkovic. L. Doucette, G. Major phycotoxin syndromes and mode of action. Part A, in vitro biochemical and cellular assays. In: Hallegraeff, G. M. Anderson, D. M. Cembella, M. D. Eds. 10C. Manual on Harmful Marine Microalge. Manuals and Guides No. 33 UNESCD Paris, 1995, 182～211.

[21] Chang, L. C. , Hong. S. J. Pharmacological identification of saxitoxin－like toxins in the cultured purple clam. Hiatula diphos Toxicon, 1986(24): 861～864.

[22] James, M. H. , Marleern, M. W. Analytical Method for marine toxins. In: Hand Book of Natural Toxin Vol. 7 "Food Poisoning" Anthony T. TU. Eds. New York: Marel Deldces, INC. , 1992. 415～473.

[23] Haddad, L. Lee, R. McConnel, O. *et al*. Toxic marine life. In: L. Haddad, B. Winchester, Eds. clinical management of poisoning and drug overdose. Philadelphia: W. B. saunder Co, 1987. 303～317.

[24] Joseph, I. Symptoms and treatment of common seafood poisoning In: Handbook of Natural Toxin vol. 7 "Food Poisoning" Anthony T. TU Eds, New York: Marcel Deldcer, INC, 1994. 401～414.

[25] Kodama, M. Ogata, T. Sakamoto, S, *et al*. Production of paralytic shellfish Toxin by bacterium Moraxella sp. Isolated from Protogonyaulax tamarensis. Toxicon, 1990(28): 707～714.

[26] Oshima, Y. Sugino, K. , Yamamoto, T. Latest advances in HPLC analysis of paralytic shell fish toxins. In: Hashimoto, K. , Veno, Y eds. Mycotoxins and phycotoxins. New York: Elsevier, 1989. 319～326.

[27] Oshima, Y. Post－column derivatization HPLC method for paralytic shellfish poisons. In: Microalge Hallegraeff, G. M. , Anderson, D. M. , Cembella, A. D. . Manual on Harmful Marine. (Ed's) 10C Paris: Manuals and Guides No 33 UNESCO, 1995. 81～94.

[28] Premazzi, G, Voltterra, L. Microphyte Toxins. Brussels, Luxembourg: commission of the European communities, 1993. 102.

[29] Roy, R. N. Red tide and outbreak of paralytic shellfish poisoning in Sabah. Med. J. Malasia, 1977 (31): 247～251.

[30] Rand, P. W. Lawrence, F. H. Pirone, L. A. *et al*. The application of charcoal hemoperfusion to paralytic shellfish poisoning. J. Maine Med. Asso. , 1977(68): 147～151.

[31] Rumack, B. Paralytic Shellfish, In: Poisondex, B. , Rumack eds. Micromdex Inc. , Denver, Co, 1986. 50.

[32] Shumway, S. E. , Von Egmond, H. P. Hurst, J. W. , *et al*. Management of shellfish resources. In: Microalgae Hallegraeff, G. M. Anderson, D. M. cembella. Manual on Harmful Marine. A. D(Ed's) 10C. Parsis: Manuals and guides No 33 UNESCD , 1955. 433～461.

[33] Sime, J. K. , Ostman, D. Puffer fish poisoning Emergency diagnosis and management of mild human tetrodotoxication. Ann. Emerg. Med. , 1986(15): 1094～1098.

第四十九章 失忆性贝毒

第一节 毒素的发现和来源

失忆性贝毒（又称遗忘性或健忘性贝毒：amnesic shellfish poisoning，ASP）其主要毒素成分软骨藻酸（Domoic acid，DA），最早是日本学者在研究藻类提取物的杀虫效果时从一种红藻 *Chondia armata* 中提取出来的（Takemoto 和 Daigo，1958）。该毒素类属氨基酸，称为红藻氨酸（Kainoids acid，KA：2-羧甲基-异丙烯基脯氨酸），为神经兴奋剂或神经刺激性毒素，阻碍脑部的神经传导机理。在此之前就从另一种红藻 *Digenea simplex* 中提取出来红藻氨酸（KA）（Murakami 等，1953）。1987 年 11 月加拿大东部的爱德华王子岛发生一起因食用贻贝而引起中毒的严重事件，造成 153 人中毒，3 人死亡。经检测，中毒原因与已知所有贝毒均无关系，最终 DA 被确定为致毒物质（Bates 等，1989），浓度水平高达 1 000μg/g（可食用贝类组织）。这是关于 DA 引起人类中毒的首次报道，在此之前，尚无人类中毒的记录。事实上，*Digenea simplex* 中的提取物包括其刺激性氨基酸毒素，红藻氨酸在南亚地区一直作为一种驱虫药物使用。据报道 DA 具有同样功效（Dagio 等，1959），尽管所使用的剂量按计算要比加拿大事件低许多。

加拿大事件中 DA 的最终来源确定为一种硅藻——尖刺拟菱形藻多列型（*Pseudonitzschia pungens f. multiseries = Nitzschia pungens f. multiseries*），实验室培养的种类其毒素（DA）含量约 1～20pg/细胞。在此之前，普遍认为藻毒素（Phycotoxin）的来源仅为涡鞭毛藻，而硅藻一般不认为是毒素来源。

1991 年 9 月，加利福尼亚 Montery 湾出现不明原因的鹈鹕和鸬鹚死亡事件，被认为是另一起因 DA 污染所造成的鸟类死亡事件（Fritz 等，1992）。毒素来源经鉴定确认为另一种硅藻——伪成列菱形藻（*Pseudonitzschia austrilis* Frenguelli = *Nitzschia pseudoseriata* Hasle）。鳀鱼摄食该种藻类后又被海鸟食用，从而引起鸟类的死亡。经 HPLC 法和质谱检测结果显示，鳀鱼体内蓄积的毒素高达 100μg/g。此后不久，Loscutoff（1992）发现从 Oregon 沿海所产的一种蚶类 razor clams 的 0.1N HCl 提取物中对小鼠产生类似 DA 的中毒症状，分析其毒素含量超过 100μg/g。该种藻类广泛分布于加利福尼亚州至华盛顿州沿海地区，并首次在甲壳类动物 Dungenss crabs 的内脏组织中发现该毒素，并在 1991～1992 年对蟹类产量造成较大损失。北美沿岸出现的 DA 提醒管理部门加强对众多海产品的监管力度以防备可能出现的 DA 危害事件。

据报道（张诚和邹景忠，1994），能引发有毒赤潮的 3 种硅藻为尖刺拟菱形藻（*Nitzschia pungens*）、伪成列菱形藻（*Pseudo-nitzschia australis*）和伪柔弱菱形藻（*P. pseudedolicatissima*）。Hasle 将菱形藻属中的伪菱形藻组（The group Pseudonitzschia）划分为两个型，即尖刺型（f. *pungens*）和多列型（f. *multiseries*）。

由于上述原因，DA 越来越受到各方关注。在墨西哥湾、丹麦、新西兰等地都有过产毒藻株的报道，但尚无人类中毒的报道。

第二节 毒素的结构和理化性质

ASP 的主要毒素成分为软骨藻酸（Domoic acid，DA），其次为各种同分异构体 Isodomoic acid A－F、C5′-Diastereomer 等。以上均为藻类产物，其中某些同分异构体的活性弱于 DA（Hampson 等，1992）。

软骨藻酸（DA）结构为［2S-［2α，3β，4β（1Z，3E，5R）］］-2-羧基-4-（5-羧基-1-甲基-1，3-己二烯基）-3-吡咯啉乙酸，为白色晶体或固体粉末，水溶性（8mg/mL），微溶于甲醇（0.6 mg/mL），可于－4℃密闭保存，避免冻结和强酸；黑暗低温（－12℃或更低）条件下，DA 在氯甲烷—水（1∶9，V/V）混合液中可保持 1 年的稳定性。

DA 显示出典型的酸性氨基酸特征，其理化特性如表 49-1 所示。

表 49-1 DA 理化特性

熔点（M. Pt）	旋光性	分子量（Mol.）	紫外线（乙醇）	红外（IR 胶片）
215～216℃	$[\alpha]_D^{25}$ －120.5°（无水）		242nm	3500～2500，
	$[\alpha]_D^{25}$ －108.0°	311.14	$\varepsilon=2.43\times10^4$（pH2）	1715，1400
	（二水合物）		$\varepsilon=2.61\times10^4$（pH7）	1215，966cm^{-1}

关于 DA 的 UV、IR、NMR 的资料为 pH 依赖型，有 5 种可能的质子化形式。羧基组在 C2 位酸性最强，其次为 C5′，最后是在 C7。次生氨基酸如脯氨酸（proline）、红藻氨酸（KA）、软骨藻酸（DA）与（水合）茚三酮反应生成一种黄色衍生物，其色彩明显，通过薄层色谱法或纸色谱法分离足以定量检测混合物或水解产物中的 DA 含量。在对 DA 的其他有色反应产物研究时发现，靛红和香草醛对 DA 的衍生物显色良好，香草醛被认为是 DA 的特定染料，与 KA 的反应效果也很好。

对红藻 *Chondia armata* 中提取出来的杀虫成分 Kainoids 的研究在某种程度上导致同分异构体 Isodomoic acid A、B、C 和 Domoilactones 的发现。从海藻中发现的上述同分异构体均未在浮游生物或贝类提取物中发现。即使从浮游生物或贝类组织中分离提取出微量的 3 种几何异构体（Isodomoic acid D，E，F）和 C5′－Diastereomer，DA 仍是浮游生物或受污染的贝类组织中的主要毒素成分（Wright 等，1990）。这种几何异构体可在实验室内通过将 DA 的稀释液短暂暴露于紫外光下进行合成，并且不被认作是浮游生物的新产物。药理学研究显示这些光学异构体与红藻氨酸受体蛋白的结合不如与 DA 本身结合得紧密，这也说明它们与现存的氨基酸毒性不同（Hampson 等，1992）。加热可以促进 C5′ 异构体的形成，并显示与 DA 一样对受体具有几乎相同的结合特性。所有的这些同分异构体都可以通过 HPLC 方法从 DA 中分离出来。

第三节 毒素的临床表现

DA 的毒素效应在小鼠、大鼠、猕猴（cynomolgus）等动物上进行过研究（Iverson 等，

1990)。Tasker(1991)建立了小鼠对 DA 的行为反应标准，该毒素经小鼠腹腔内注射后出现许多特征反应，最典型的为后肢对前肩的搔抓反应，其次为惊厥和死亡。更精细的反应包括运动能力低下，镇静一运动不能、强直、丧失控制、震颤。

在对猴子饲以含毒素约 20～29μg/(3.4kg 和 5.1kg)DA 的贻贝消化腺时，出现一些消化道症状如呕吐、厌食、腹泻、神经症状(如失定向、眼睛发直、虚脱、衰弱、发抖)等。出现消化道症状是在 2.75～6.0h 之间；而神经症状在 0.25～6.0h 之间。用纯 DA 对猴子进行试验，剂量越大，反应越强烈。但未观察到明显的内部损伤(Todd,1990)。小鼠试验显示，DA 对刚出生的幼鼠的致死效果比成年鼠体高 10 倍以上(Xi,1994)。

含有 DA 的贻贝具有同纯 DA 一样的毒性效应(Iverson 等,1990)，贝类中 DA 的作用水平约为 40μg/g(湿重)。贻贝提取物中 DA 的半致死浓度为 LD_{50}(IP)＝3.6mg/kg(小鼠)(Grimmelt 等,1990)；剂量超过 100μg 时引起小鼠的死亡(5mg/kg)(Iverson 等,1989)。

人类因 DA 中毒的记录为 1987 年加拿大的贝毒事件，在食用受 DA 污染的海产品 24h 内可观察到消化系统反应如恶心、呕吐、腹痛、胃部出血、腹泻、腹部痉挛等症状；48h 内至少可观察到以下神经中毒症状中的一种，如头晕目眩、混乱、虚弱、嗜眠、困倦、发抖、定向力障碍、持续性的短期记忆缺失，严重时导致昏迷或死亡。尚无反复暴露于低浓度 DA 中可能出现的后果的报道。

第四节 致病机理

海产品中的 DA 是通过消化道黏膜吸收的，但吸收率极低(Iverson 等,1990)。小鼠试验中检测出 DA 转移到脑组织中的速率也较低，但最终可以到达中枢神经系统的周围组织。在血液系统中，DA 以亲水性分子的形式存在，并对所有的周围组织都有效(Suzuki and Hierlihy,1993)。口服 DA 几乎可以全部从粪便中排泄出来，血液中的 DA 通过肾脏迅速清除，在小鼠和猴子身上，血液中 DA 的半反应期是 65min，2h 后全部被清除(Truelove and Iverson,1994)。KA 和 DA 均被认为是在形态上与谷氨酸有一致的结构，并且在脑组织和中枢神经系统(CNS)中作为谷氨酸的拮抗剂，但 DA 的作用要比 KA 的潜在作用强出许多倍(Biscoe,1975)。DA 与 kainate sub－type 的谷氨酸受体紧密联接，始终存在于中枢神经系统中，病变组织的研究成果显示对脑部海马区的神经产生损伤。一旦 DA 的作用水平到达 CNS，通过局部栓塞破坏血脑屏障，实际上可以防止其进入脑部(Zucker 等,1983)。

DA 的作用是谷氨酸受体的拮抗剂，并与 quisqualate type 的谷氨酸紧密联接(Stewart 等,1990；Hampson 等,1992)。谷氨酸受体引起突触后膜产生去极化作用开放 Na^+ 通道，反之增加了 Ca^{2+} 的通透性并最终导致细胞死亡。

DA 是一种氨基酸衍生物，一种在中枢神经系统(CNS)中具有与 kainic acid 混合物相类似结构的神经毒素和神经递质。DA 比 KA 的潜在神经兴奋功能强 2～3 倍，比谷氨酸强 100 倍(Olney,1990)。在贻贝中通常是 DA 与其他神经毒素氨基酸共同起到协同作用。

DA 的毒性作用机理被认为是在线粒体水平上进行的，氧化磷酸化的解偶联作用降低了膜的通透性，引起细胞的膨胀并最终导致细胞的裂解。

除神经毒素和胃毒素的作用外，DA 尚未显示对仓鼠(V79)的成纤维细胞有致突变作用(Rogers 和 Boyers,1989)。DA 在脑部引起 c-fos 基因(一种失忆基因)的大量表达。但对心脏和肝肾影响不大。在脑部的作用区域主要为脑干和边缘系统(Peng 等,1994),其影响表现为呕吐和记忆缺失。该区域对 0.25mg/kg 的毒素即十分敏感。DA 对海马区损伤所产生的毒性效应与 DA 引起记忆缺失的行为效果相关联,这种记忆缺失在某些病人可延续 5 年以上。

老年人和肾功能受损者被认为容易受到 ASP 毒素的侵害。

第五节　中毒的诊断

中毒症状为 3～5h 后，出现恶心、呕吐、腹泻、腹部痉挛等症状，严重情况下出现对深度刺痛反应降低、幻觉、错乱、短期记忆丧失、病情突然发作等症状。

诊断因赤潮毒素引起人类中毒首先根据病人的临床反应症状作出初步判断，然后对病人所食用的海产品或新鲜的怀疑染毒的海产品（大多为贝类）的内脏组织进行解剖分析，确定病源生物的种类，即胃内容物中饵料生物（主要为单细胞藻类）的种类组成中是否含有高密度的有毒藻类；再可通过检测病人血液或尿液中毒素或其代谢物的含量作出判断。

第六节　急救和防治

目前的防治方法局限在支持疗法。试验室内大鼠的实验结果指出，安定（diazepan, 5mg/kg)可以减轻惊厥症状，但不能减轻对其空间学习能力的损害或对脑部海马区的损伤(Nakajima 和 Potvin，1992)。通过洗胃，可起到一定缓解作用，尚无其他有效治疗方法。

加拿大规定 DA 的安全限或作用水平为 20μg/g 贝类组织，目前一些涉及贝毒的国家将此作为最低标准，在蟹类内脏组织中 DA 的安全限被规定为 80μg/g。1987 年加拿大贝毒事件中受污染贝类中 DA 含量高达 300～1 000μg/g，据信个别人可吸收高达 1～2mg/kg 的毒素。

第七节　毒素的检测

目前对 ASP 毒素的检测主要依靠生化方法和生物检测方法，包括在活体外部进行的生化和细胞分析以及哺乳动物的生物分析方法。

一、生物测定法

对软骨藻酸（DA）的鼠生物测试法（腹腔内注射）类似于 PSP 的毒性分析，只是时间延长至 4h 以上。使用三只小鼠，观察时间一直持续到 18～24h，但从未在 135min 后还观察到与受 DA 污染的贻贝提取物引起小鼠死亡的现象（AOAC，1984；Quillam 等，1989；Todd，1990）。1987 年该方法首次应用于加拿大贝毒事件中分离出的微量 DA 的测定。结果显示该方法对贝类组织中高浓度毒素成分（300～1 000μg/g 贝类组织）的检测十分成功（Wright 等，1989），但该方法不适用于作用水平在 20μg/g 组织的情况。因 ASP 对小鼠有独特的搔抓症状反应，该方法具有一定的优越性。该症状可在贝类组织中 DA 含量超过 40μg/g 时观察到，并且在其含量超过 100μg/g 时更加明显。

二、化学方法

（1）薄层色谱法（TLC）：DA 可通过 TLC 方法进行半定量测定，这对于没有 HPLC 装备的试验室十分有用。DA 作为一种弱的紫外猝灭剂在 1%的茚三酮喷雾结合后呈现黄色并可以在 TLC 平板上（silica gel 60 F254）检测出来。粗提取物中的普通氨基酸对 DA 的检测有影响必须予以分离。这在浮游生物样品中可以通过两种 TLC 尺度来完成，而贝类样品的粗提取物则不能直接测定，因为它们太复杂了。使用该方法 DA 的检出限约 0.5μg，这在贝类组织中允许的检测范围约 10μg/g。在 TLC 平板上也可以使用其他的喷雾剂，如使用香草醛对一个 TLC 平板喷雾，首先 DA（或 KA）形成黄色，随后变成粉红色。

（2）氨基酸分析法：浮游生物的粗水溶性提取物可以直接在氨基酸分析系统下测定。使用通常用于蛋白质水解产物分析的缓冲液和离子交换柱，DA 洗脱液接近于甲硫氨酸（蛋氨酸）。440nm 的吸收值用以检测氨基酸中胺的组分，570nm 的吸收值用以检测亚氨基酸如脯氨酸和软骨藻酸（DA）。该方法对 DA 的检测限约为 1μg/mL（进样柱加入 50μL 提取液），其灵敏度接近于使用 HPLC-UV 方法，但对包含高浓度自由氨基酸的样品不十分有效，并且分析时间太长。贝类样品经必要的提纯后也可用上述方法进行分析。

（3）高效液相色谱法（HPLC）：Wright（1989）通过紫外吸收用 HPLC 方法和 ICC 方法（离子交换色谱法）分析了加拿大事件中的 DA 含量。反相 HPLC-UV 法最为有效和迅速地对样品进行了分离，需要使用酸性流动相以抑制羧基的电离作用，并选用聚合体的硬脂硅（octadecylsilica）如 Vydac 201TP 分离 DA 及其衍生物（Quilliam 等，1989）。HPLC-UV 法十分适用于分析贝类组织内的 DA 含量，在 242nm 处有强烈的吸收峰，以紫外检测仪的不同，其检测限在 10～80ng/mL。组织中的检测限根据提取和提纯方法的不同而有所不同，如粗提取物未经提纯，其检测限约 1μg/g，这适用于大多数检测含量超过 20μg/g 毒素的实验室。近来对海水和浮游植物细胞中的 DA 的检测发展了一种更为灵敏的方法，即依靠 9-芴甲基氯甲酸酯衍生物芴甲氧基（FMOC），利用 HPLC 荧光检测技术进行测试（Pocklington 等，1989），海水中 DA 的检测限为 1.5pg/mL。该方法近来也被用于贝类样品中 DA 的检测。

（4）毛细管电泳法（CA）：用以检测海洋毒素，该方法相对较为简单，允许复杂、极性化合物快速、高溶解性分离。一个窄径（50～100μm）、填充缓冲液的融合硅毛细管联结两个液槽。在毛细管中注入微量样品后（一般为 1～10μL），两端加上 20～30kV 的不同电压，离子物质在毛细管内以细条形式移动，最终通过一个检测仪（紫外吸收、荧光检测等）。其检测限接近于 HPLC 方法。

三、生化方法

Van Dolah（1994）报道了受体结合测试，即使用商业性的^{3}H 标记 KA（Kainic Acid）与新鲜制备的或单独的 kainate 受体结合反应。该方法因其敏感性和对许多样品具有快速检测能力而被成功用于检测贝类提取物、蟹类内脏组织、藻类提取物以及试验动物血清等。一种放射性免疫分析技术也被应用于检测贝类提取物和试验动物血清中的软骨藻酸（DA）毒素（Newsome 等，1991）。目前该方法有些仍处于研究阶段，暂时还没有商品性的试剂盒出售。

（郭　浩）

参考文献

[1] 张诚,邹景忠．海洋与湖沼,1994.25(2):216～218.

[2] 华泽爱．赤潮灾害.北京:海洋出版社,1994.2～102.

[3] APHA. Laboratory Procedures for the Examination of Seawater and Shellfish. 5th Edition. Washington, D. C. :American Public Health Associaton, Inc. , 1985. 64～80.

[4] Baden, D. G. , Mende, T. J. , Walling, J. , *et al*. Toxicon, 1984(22):783～789.

[5] Hallegraeff, G. M. eds. Manual on Harmful Marine Microalgae. UNESCO,1995.

[6] Hampson, D. R. , Huang, X. P. , Wells, J. W. ,*et al*. C. Eur. J. Pharmcol. ,1992(218): 1～8.

[7] Hannah, D. J. , Till, D. G. , Deverall, T. , *et al* J. AOAC. Int. ,1995(78): 480～483.

[8] Iverson, F. , Truelove, J. , Tryphonas, L. , *et al*. In:Eds. Hynie,L. ,Todd,E. C. D. Proc. Symp. Domoic Acid Toxicity. Can. Dis. Weekly Rep. , 1990(16)SIE:15～19.

[9] Melinek, R. ,Rein, K. S. , Schultz, D. R. ,*et al*. Toxicon,1994(32): 883～890.

[10] Nakajima, S. , Potvin, J. L. Can. J. Psychol. ,1992(46): 569～581.

[11] Newsome, H. , Truelove, J. , Hierlihy, L. , *et al*. Bull. Environ. Contam. Toxicol. ,1991(47): 329～334.

[12] Olney,J. W. In: Eds. Hynie, I. , Todd, E. C. D. Proc. Symp. Domoic Acid Toxicity. Can. Dis. Weekly Rep. , 1990(16) SIE: 47～58.

[13] Pocklington, R. , Milley, J. E. ,Bates, S. S. ,*et al*. Int. J. Eneiron. Analyt. Chem. , 1990(38): 351～368.

[14] Poli, M. A. , Rein, K. S. , Baden, D. G. J. AOAC Int. ,1995(78):538～542.

[15] Suzuki, C. A. , Hierlihy, S. L. Food Chem. Toxicol, 1993(31):578～580.

[16] Takemoto, T. , Diago, K. Chem. Pharm. Bull. ,1958(6):578～580.

[17] Wright, J. L. C. , Boyd, R. K. ,Defreitas, A. S. W. , Can. J. Chem. ,1989(67):481～490.

第五十章　原多甲藻酸毒素

近十年来，由原多甲藻酸（Azaspiracid，AZA）引起的人食用水产贝类中毒事件在欧洲许多国家频繁发生，已成为威胁食品安全的主要贝类生物毒素之一。人们将这类中毒事件统称为原多甲藻酸中毒（Azaspiracid Poisoning，AZP)。2004 年，由联合国粮农组织、世界卫生组织和政府间海洋委员会共同组建了双壳软体动物生物毒素工作组，服务于渔业和水产品法典委员会（（Codex Committee on Fish and Fishery Product，CCFFP)。该工作组一致同意将海洋生物毒素划分为八组，其中 AZA 毒素是其中之一（Toyofuku，2006)。

第一节　毒素的发现和来源

1995 年 11 月，荷兰至少有 8 人在食用产自爱尔兰 Killary 海港的紫贻贝（*Mytilus edulis*）后中毒，主要症状表现为恶心、呕吐、腹泻、胃肠部痉挛等典型的腹泻性贝毒(Diarrhetic Shellfish Poison，DSP）中毒症状。采用 DSP 小鼠腹腔注射法测试有毒贝样品，小鼠表现出肢体麻痹、呼吸困难、痉挛等症状，可在 35min 将小鼠致死，并且未观察到腹泻症状，这些神经性中毒特征与麻痹性贝毒（Paralytic Shellfish Poison，PSP）引起的症状极为相似。随后，应用化学分析方法检测有毒贝样中的毒素发现，样品中含有低剂量的 DSP，但未检测到 PSP。另外，在有毒贝类的捕捞海域未发现已知产毒的浮游植物，因此开始怀疑是一种新的未知毒素。该毒性在 Killary 海港紫贻贝体内从引起中毒事件开始持续到次年的 5 月份。1997 年 10 月，在爱尔兰西北部的 Arranmore 海岛发生了类似的中毒事件，并且毒性在贝体内持续到次年的 4 月份。在未知毒素的纯化过程中，发现毒性物质保留在标有 KT3（Killary Toxin-3）的分离组分中，因此起初人们将该毒素称为 KT3 毒素。随后，分离纯化得到了 KT3 毒素的活性成分，在其分子结构中含有一个独特的 6，5，6-三螺环和一个羧基，因此将其命名为 Azaspiroacid（Satake *et al.*，1998)。

自 AZA 的化学结构确定之后，人们相继发现了 AZA 的另外 10 种同系物，并在其他双壳贝类体内也检测到了这类毒素，如牡蛎 *Crassostrea gigas*，*Ostrea edulis*、扇贝 *Pecten maximus*、蛤 *Tapes phillipinarium*、海扇贝 *Cardium edule* 等。AZAs 与 DSP 毒素不同，它不仅累积在贝类的肝胰腺中，也累积在生殖腺和肌肉组织中。AZAs 在生物体内的累积没有明显的种属趋向性，广泛存在于不同贝类体内，具有明显的季节性，在紫贻贝体内可累积 8 个月之久。据报道，曾发生 AZP 中毒事件或 AZAs 贝类染毒的国家主要有爱尔兰、英国、挪威、荷兰、法国、西班牙和意大利（Twiner *el al.*，2005)。

研究表明，主要的几种聚醚类海洋生物毒素，如 DSP、Pectenotoxin（PTX)、Yessotoxin（YTX）和 Brevetoxin analogues（BTX)，均产自海洋双鞭甲藻。AZAs 也是一种典型的多环聚醚毒素，因此最初被认为来自于双鞭甲藻（Ofuii *et al.*，1999a)。后来人们

在原多甲藻 *Protoperidinium crassipes*（如图 50－1 所示）体内检测到 AZA（James *et al.*，2003a）。滤食性双壳贝类通过摄食途径摄入了这些有毒藻，并在体内积累毒素，导致食用者中毒。目前，人们一致认为 *Protoperidinium sp* 是导致 AZP 中毒的根源。有关 AZAs 在贝类体内的分布和迁移转化现已成为人们关注的热点之一。

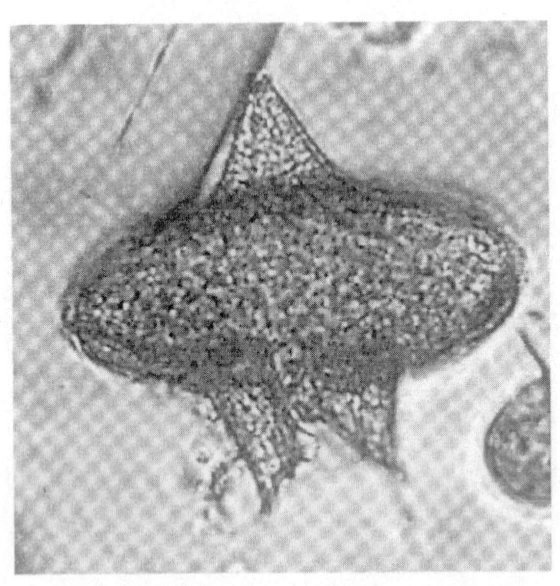

图 50-1　海洋微藻 *Protoperidinium crassipes* 的光学显微镜照片

（平均细胞尺寸为 0.1mm×0.12 mm，引自：James，*et al.*，2003a）

第二节　毒素的结构和理化性质

目前已经确定化学结构 AZAs 毒素有 11 种，是一类聚醚氨基酸，含有一个独特的 6，5，6-三螺环和一个环胺结构，其分子结构如图 50-2 所示。其中 AZA1 是最常见的毒素类型，在有毒贝类体内占的比例最高。AZA2 和 AZA3 分别是 AZA1 的 8-甲基和 22-脱甲基异构体化合物，与 AZA1 共同构成有毒贝类中的主要毒素成分，同时也存在于浮游植物样品中。AZA4 和 AZA5 是 AZA3 的 3-羟基和 23-羟基衍生物，在贝类体内含量很少。AZA6 是 AZA1 的基团空间位置异构体，AZA7-10 是 AZA1 的羟基化合物，AZA11 是 AZA2 的羟基化合物，这几种化合物在有毒贝类体内也有发现，但含量非常少。因此，人们认为 AZA1-3 是海洋微藻产生的天然产物，AZA4-11 是在贝类的代谢转化过程中生成的（Ofuji *et al.*，2001；Lehane *et al.*，2004）。

由于 AZAs 具有独特的化学结构，与其他含氮生物毒素相比，其理化性质也比较特殊。毒素提取溶液在 1.0N 的乙酸/甲醇溶液或 1.0N 的氨水溶液中加热 150min 后其毒性没有明显的降低，并且在长期的储存条件下毒性也不发生明显的变化。由此看来，AZAs 毒素是一类相对稳定的化合物。

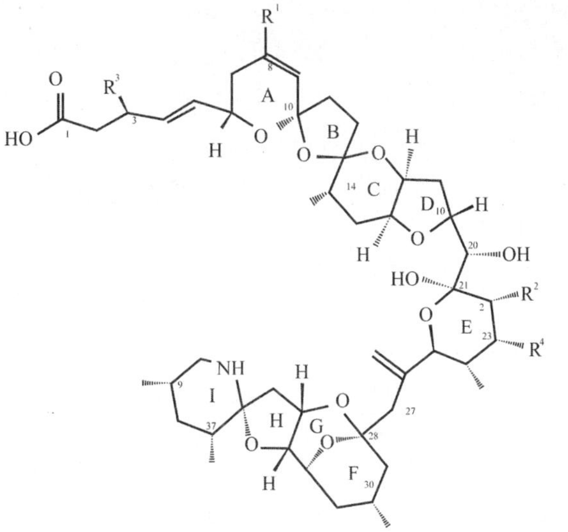

毒素名称	R^1	R^2	R^3	R^4	分子量
AZAl	H	CHs	H	H	841.5
AZA2	CH_3	CH_3	H	H	855.5
AZA3	H	H	H	H	827.5
AZA4	H	H	OH	H	843.5
AZA5	H	H	H	OH	843.5
AZA6	CH_3	H	H	H	841.5
AZA7	H	CH_3	OH	H	857.5
AZA8	H	CH_3	H	OH	857.5
AZA9	CH_3	H	OH	H	857.5
AZA10	CH_3	H	H	OH	857.5
AZA11	CH_3	CH_3	OH	H	871.5

图 50-2　原多甲藻酸毒素的化学结构示意图（结构图引自：James *et al.*, 2003）

第三节　毒素病的临床表现

由 AZAs 毒素引起的人中毒症状与典型的 DSP 中毒症状非常相似，表现出恶心、呕吐、严重腹泻、胃肠部痉挛等症状，但未见有引起人中毒死亡的报道。目前，对毒素病的临床表现也未见更多的报道。起初人们估算人误食 AZAs 的剂量在 6.7μg/人和24.8μg/人时表现中毒症状的概率分别为 5%和 95%，对人的平均致毒剂量为15μg/人。但后来发现 AZAs 的热稳定性强，因此不应该考虑加热煮熟过程中 AZAs 毒性的降解，因此重新估算后认为 AZAs 剂量在 23μg/人和 86μg/人时致毒的概率分别为 5%和 95%，对人的平均中毒剂量为 51.7μg/人（EU/SANCO，2001）。由联合国粮农组织、世界卫生组织和政府间海洋委员会联合成立的双壳贝类生物毒素专家组，对贝类中现有的生物毒素进行风险评估，确定了毒素的临时急性参考剂量（RfDs），其中 AZA 的 RfDs 值为 0.04μg/kg 贝组织，远低于其他贝类毒素（Toyofuku，2006）。

第四节　致 病 机 理

尽管人们对 AZAs 毒素的毒性开展了一些研究，但目前对其致病机理还很不清楚，现就已有的一些报道总结如下。

小鼠口服 AZAs 致毒的研究发现，急性中毒后小鼠的肺、胃肠、肝、淋巴组织、胸腺等器官组织均受到不同程度的损伤，其中小肠绒毛的萎缩和上皮细胞的病变情况如图 50-3 所示（Ito *et al.*，2000）。小鼠在口服 300～450μg/kg 亚致死剂量的 AZA1 后，小肠绒毛的固有层坏疽，组织受到侵蚀，这些病变的发生比 OA 引起的病变过程缓慢，并且持续到 24h 还没有停止，直到 3 个月后方可恢复。另外，小鼠的胃部膨胀，肺泡水肿、出血和细胞渗透，肝肿胀并且肝脂肪变化，胸腺和脾中的淋巴细胞减少等病变也会发生。其中肺部病变在 56 天可恢复，肝脂肪的变化在 20 天恢复，胸腺和脾的淋巴细胞坏疽在 10 天恢复。由此看来，AZA1 毒素可导致小鼠的肺、胃肠部器官、淋巴组织、肝等多个器官组织的病变，这种病变是可逆的。与之相比，小鼠在口服亚致死剂量的 OA 后，小肠发生水肿，小肠绒毛的上皮细胞受到侵蚀，该病变过程在 1h 后停止，在 48h 内能够基本恢复。另外，小鼠每次口服 AZA1 剂量 50μg/kg 和 20μg/kg，累计口服 40 次后，分别有 90％和 30％的小鼠因身体虚弱而死，其余小鼠均表现出间质性肺炎和小肠绒毛萎缩，更严重的是 4 只小鼠有肺肿瘤细胞发育；在 11 只低剂量致毒小鼠和 19 只对照小鼠中未发现肿瘤细胞发育；在 20μgAZA1/kg 剂量组中 60％的小鼠出现胃上皮细胞增生肥大。由此看来，小鼠在 AZA1 毒素的长期作用下，出现间质性肺炎和小肠绒毛萎缩，身体逐步虚弱，并有肿瘤细胞发育（Ito，*et al.*，2002）。因此，AZA1 毒素促进肿瘤发育的毒性应引起我们的高度重视。

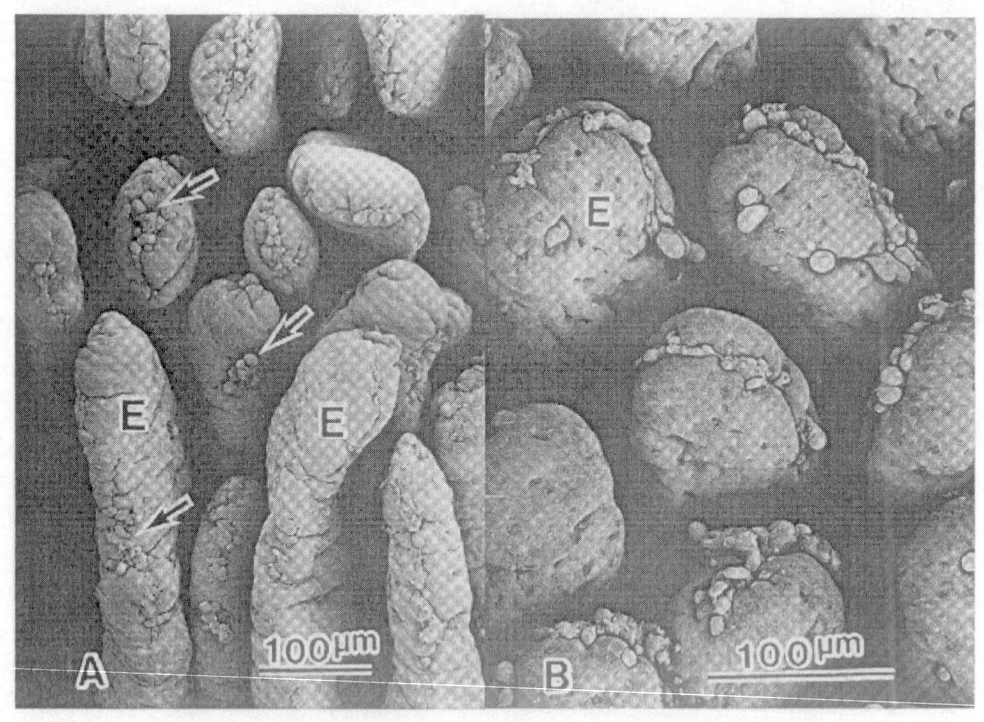

图 50-3　对小鼠灌胃服用 AZA1 后其小肠绒毛的扫描电镜照片

（A）给药剂量 300μg/kg 实验组 4h 后的情况，上皮细胞（E）表面变化轻微；
（B）给药剂量 700μg/kg 实验组 24h 后的情况，小肠绒毛萎缩，部分上皮细胞（E）有出血、退化现象（引自：Ito *et al.*，2000）

应用DSP的小鼠腹腔注射法测试AZAs发现，小鼠表现出肢体逐渐麻痹、呼吸困难，高剂量时可在20min内死亡，死亡前肢体痉挛，但并不腹泻。解剖后发现，小鼠的小肠绒毛发生萎缩，胰腺和肝细胞的软组织中含有众多的粗糙内质网，这可能是由于AZA抑制蛋白的合成造成的。AZA1、AZA2和AZA3对小鼠腹腔注射致死剂量分别为200μg/kg、110μg/kg和140μg/kg（Ofuji *et al.*，1999a）。AZA4和AZA5对小鼠腹腔注射致死剂量分别为470μg/kg和<1 000μg/kg（Ofuji *et al.*，2001）。

Román等人以成神经细胞为实验对象，研究了AZAl对膜电压、F-肌动蛋白水平和线粒体膜电压等指标的影响，实验结果表明，AZAl不能够改变线粒体的活性，但是可以降低F-肌动蛋白的浓度，引起细胞骨架的变化，可能与OA和PTX毒素具有相似的作用位点，但这方面的毒性比OA小得多；AZA1不改变膜的电压，不能引起细胞膜的超极化，Na^+通道位点1不是AZA1作用的位点。同时，对人的淋巴细胞中环状一磷酸腺苷(cAMP)、胞液Ca^{2+}浓度和胞液pH研究发现：AZA1可提高cAMP和Ca^{2+}的水平，但不改变胞液的pH；胞液Ca^{2+}浓度的增加依赖于细胞内Ca^{2+}的释放和细胞外介质中Ca^{2+}通过Ni^{2+}离子通道的流入；AZA1对cAMP的效应不是因细胞外Ca^{2+}的浓度来决定的，OA毒素对此不灵敏（Romān，*et al.*，2002）。

Twiner等人对AZA1细胞毒性的研究发现，AZA1对多种细胞具有毒性，毒性大小与时间、浓度有关；人的T淋巴细胞对AZA1非常敏感，坏疽的细胞毒害症状会随着与AZA1的接触而逐渐消退，说明AZA1具有与其他藻毒素不同的特性；AZA1对F-肌动蛋白的排列具有显著的影响，表现在同时丧失了伪足和用于行动、化学趋向性的细胞质扩散(细胞伪足退化情况如图50-4所示)，说明AZA1毒素可能具有一个细胞作用位点（Twiner，*et al.*，2005）。

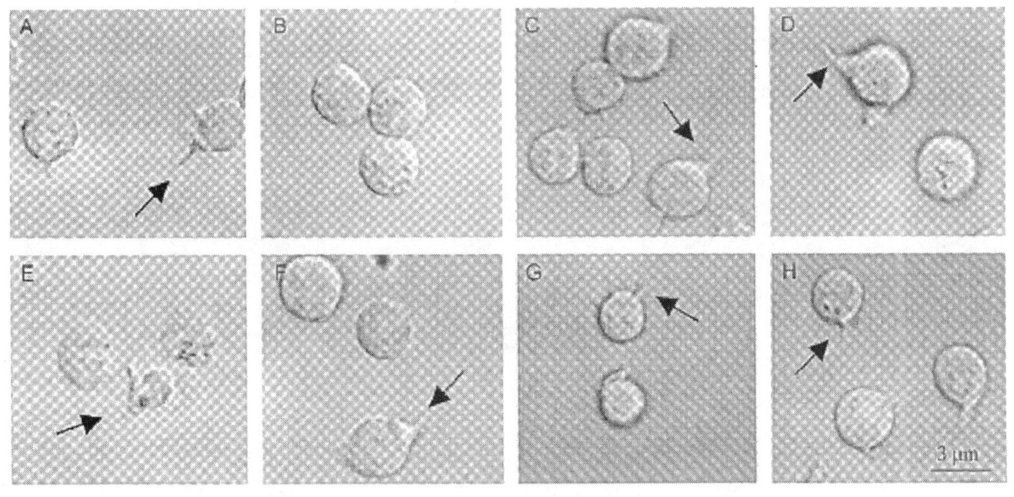

图50-4 人的T淋巴细胞暴露在多种藻毒素中24h后的光学显微镜照片

A) 1%（v/v）的甲醇介质；(B) 3 nM AZA1；(C) 5 nM软骨藻酸（domoic acid）；(D) 2 nM鳍藻毒素1（dinophysistoxin-1）；(E) 0.7 nM maitotoxin；(F) 2 nM大田软海绵酸（okadaic acid）；(G) 1 nM神经性贝毒（brevetoxin-3）；(H) 2.3 nM石房蛤毒素（saxitoxin），箭头指示细胞伪足位置（引自：Twiner *et al.*，2005）

Alfonso 等人研究了 AZAs 毒素对细胞内 Ca^{2+} 浓度和 pH 的影响，实验结果表明，AZA1-5 可以调节人的淋巴细胞内 Ca^{2+} 的水平，部分毒素影响胞液 pH；AZA1、AZA2 和 AZA5 均不能改变胞液 pH，但 AZA3 在胞外有 Ca^{2+} 存在的条件下可使胞液 pH 升高 0.16，当加入 lmM 的 Ni^{2+} 溶液时这种效应被终止；AZA4 在不含 Ca^{2+} 的介质中对 pH 升高的抑制作用很小，当加入含 Ca^{2+} 的溶液后，这种抑制作用变得非常明显，并且 AZA4 与非专一性的 Ca^{2+} 通道阻断剂——Ni 元素所产生的效应没有区别，可作为一种新型的质膜 Ca^{2+} 的抑制剂，表现出与其他 AZAs 毒素成分的明显差异（Alfonso，*et al.*，2005；2006）。由此看来，AZAs 毒素系列化合物对胞液 pH 的影响与其化学结构有关。

Kulagina 等人应用鼠科动物的脊髓和生长在 64 通道微电极矩阵的神经网前沿皮层来观察 AZA1 对神经细胞的中毒机制，研究发现 AZA1 能够在低浓度（$IC_{50}=2.1nM$）条件下降低脊髓神经网神经元的生物电活性，并且这一作用与抑制神经递质传递的荷包牡丹碱化合物具有增效作用；AZA1 不引起神经网前沿皮层的任何变化；AZA1 对门控 Na^{+} 和 Ca^{2+} 电流没有明显的影响，说明 AZA1 影响神经元突触传递的机制与门控通道无关（Kulagina，*et al.*，2006）。

综上所述，AZAs 毒素具有损伤小鼠肺、胃肠、脾、肝脏、胸腺、淋巴组织等多个器官组织的毒性；能够降低人的成神经细胞中 F-肌动蛋白的浓度，但不改变线粒体的活性和膜电压；能够调节人的淋巴细胞中 cAMP 和 Ca^{2+} 浓度，但一般不改变其 pH；能够降低鼠科动物脊髓神经网神经元的生物电活性，抑制神经元突触的传递。AZAs 毒素的这些毒性明显区别于已知的其他贝毒，人们对其致毒机理还没有一个明确的说法，尚需要进一步的深入研究。

第五节　毒素病诊断

根据 AZA 中毒的临床症状，在病情的诊断过程中应注意和 DSP 中毒的区别，对中毒者食用的剩余食品或同一批次、同一产地的贝类等样品进行测试分析。在可疑贝类样品的分析过程中注意小鼠口服和腹腔注射两种测试方法结果的比较，对测试结果为阳性的样品应用化学分析方法进一步确认。鉴于 AZAs 毒素广泛分布于不同种的贝类体内，毒素含量的变动范围很大，必要时应到贝类的产地进行跟踪调查。

第六节　急救和预防

目前，AZAs 毒素导致的中毒和染毒事件在欧洲许多国家已普遍存在。对该类中毒患者还没有特效的解救药物，一旦发现可疑中毒病人应及时采取催吐洗胃等应急措施。贝类积累 AZAs 毒素后其外观、活力等均没有变化，肌肉、消化腺等软组织颜色、气味等特征也不受影响，因此通过肉眼观察无法辨别有毒的贝类产品。为预防该类中毒事件的发生，水产品质量监督部门有必要加强对市场流通贝类的抽样调查、贝类水产品上市前的净化以及贝类养殖环境的监测，加强对进口贝类生物毒素的监测，做好留样备查工作。

尽管目前我国的水产品中还没有 AZAs 毒素的报道，但这并不说明我国的水产品在这方面的生物毒性就是绝对安全的。一方面，我国的贝类养殖位居海水养殖五大渔业类群的首位，贝类产量占渔业总产量的40.7%，如此大的养殖强度和规模也造成了海水养殖环境的不断恶化，养殖水域水体富营养化问题日趋严重，赤潮频繁发生。另一方面，随着世界贸易的频繁往来，物种入侵现象已比较普遍，产毒藻的入侵也很有可能。因此，我国应积极开展该类毒素的研究工作，作为一种技术储备以应对突发事件的发生，提高我国对水产贝类毒素的监测能力。建议开展这样几项研究工作，贝类中AZAs毒素的风险评估工作，研究其中毒机理；建立液相色谱-质谱联用（LC-MS）等化学分析AZAs的方法；开展养殖海域浮游植物的调查工作，尤其是对已见报道的贝毒产毒藻的调查，评价养殖水域环境的风险。

第七节 毒素的检测方法

有关AZAs毒素的检测方法主要包括小鼠生物测试法和液相色谱-质谱联用（LC-MS）化学分析法。现将已有的一些检测方法介绍如下：

1. 小鼠生物测试法

应用DSP的小鼠腹腔注射法测试贝类样品中的AZAs，用丙酮提取贝类组织中的毒素，向小鼠腹腔注射毒素提取液后发现小鼠抓挠、肢体麻痹、呼吸困难等典型神经性中毒症状，六次致死的最短时间为35min，最长时间不超过31h（EU/SANCO，2001）。在实验过程中没有观察到小鼠腹泻症状。并且AZAs毒素不仅分布在贝类的消化腺中，而且在其肌肉组织中也有分布，研究表明AZAs分布在有毒贝类消化腺与全部组织中的比例在0～40%之间，用传统的DSP小鼠生物测试法（只取贝样的消化腺组织进行分析）测试贝类中的AZAs可导致假阴性结果（James *et al.*，2002）。

目前在荷兰和欧盟的官方控制立法程序中仍使用小鼠口服测试AZAs的方法。该方法先使小鼠饥饿，然后将可疑的贝类样品与食物混合后投喂小鼠，观察小鼠16h内的腹泻情况，结合小鼠粪便和食物残留计算测试样的毒性。

另外，人们基于AZAs特有的细胞毒性选择合适的细胞进行毒性测试。应用肝胚细胞瘤细胞系HepG2（CRL-10741）和人的膀胱癌细胞（ECV-304）作为受体，用紫贻贝的毒素提取溶液进行培养，OA、DTX等DSP毒素培养的细胞发生形态学变化，呈现大头针的形状，而AZA1并不引起这种形态学变化，由此看来利用这种细胞毒性测试可以区别DSP和AZP毒素（Flanagan，*et al.*，2001）。目前，细胞毒性测试AZAs的方法还很不成熟，仍需要进一步的研究。

2. 液相色谱-质谱联用分析法

由于AZAs毒素在波长大于210nm的范围没有特征吸收峰，目前还不能用高效液相色谱进行分析，因此人们逐步建立了LC-MS分析AZAs的方法。James等人应用建立的LC-MS分析AZAs的方法在产毒藻中检测到AZA1-3三种毒素，产毒能力约为1.8fmol AZAs/cell，其中AZA1是主要成分，约占82%以上（James，*et al.*，2003a）。在有毒贝类体内，AZAs毒素仍然以AZA1-3三种成分为主，其他异构体化合物含量较少。因此，目前所报道的LC-MS分析方法中多数只对AZA1-3三个组分进行分析。

最早建立的LC-MS定量分析AZAs的方法是应用选择离子监测（SIM）模式检测目标毒素（Ofuji *et al.*，1999b）。该方法应用外标法进行校正，毒素在50pg～100ng之间时具有较好的线性关系，但由于不同贝类样品的生物基质差别很大，对目标物的回收率没有一个准确的分析。

后来，Draisci 等人建立了微液相色谱-串联质谱（micro-LC-MS-MS）分析 AZAs 毒素的方法（Draisci，*et al.*，2000）。用丙酮提取贝组织中的毒素，在 C_{18} 反相色谱柱（填料为 Vydac 218TP51，250mm×1mm，5μm）上用 85%的乙腈溶液（含 0.03%的三氟乙酸）在 30μL/min 流速条件下洗脱。选择质谱的阳离子模式，对 AZAs 的质子化离子［$M+H]^+$（m/z842）进行碰撞诱导裂解，得到三个产物离子［$M+H-nH_2O]^+$，n 为1～3（如图 50-5 所示）。在选择反应监测（SRM）模式下检测目标毒素。该方法对 AZAl 的检出限为 20pg（S/N＝3），灵敏度较高。

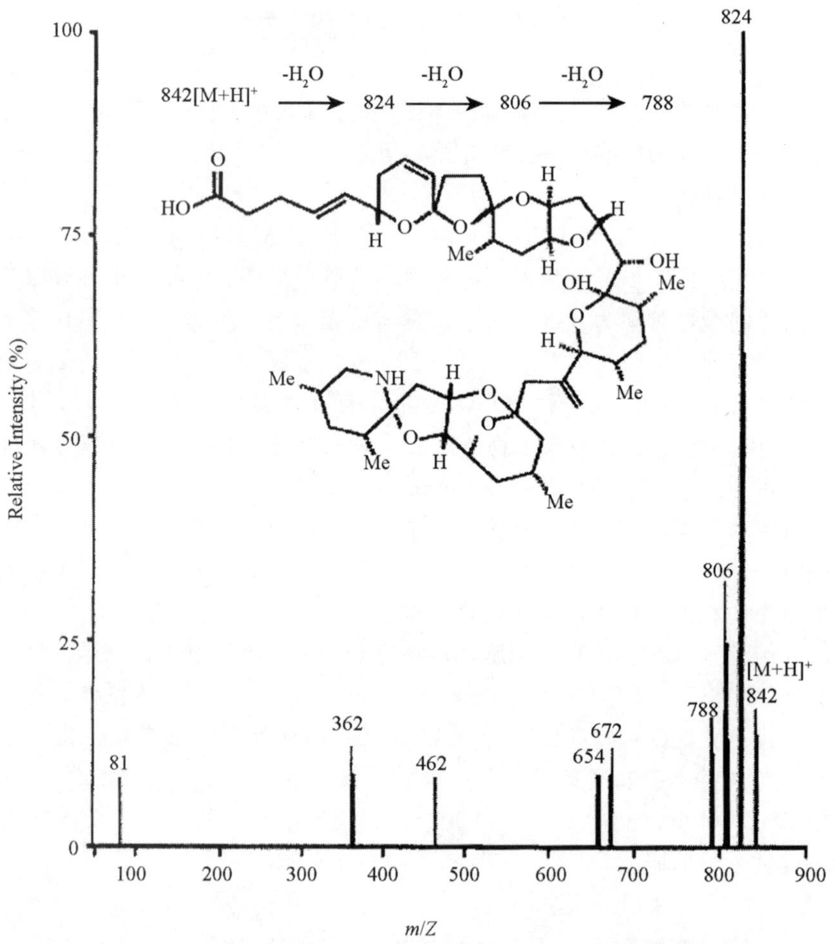

图 50-5　AZAl 的质子化离子［M＋H］$^+$（m/z 842）裂解后的二级质谱图

（化学诱导碰撞能为 40eV）（引自：Draisci *et al.*，2000）

Lehane 等人应用液相色谱-电喷雾离子阱质谱联用（LC-ESI-MS^n）建立了分析 AZAl-5 等五种毒素的方法（Lehane，*et al.*，2002）。该方法应用 C_{18} 反相色谱柱（Luna-2，150×2 mm，5μm）分离毒素，流动相为含有三氟乙酸和乙酸铵的乙腈水溶液，用离子阱质谱检测 AZAs 多级裂解后的特征碎片离子。在质谱分析过程中，AZAs 的质子化离子［$M+H]^+$容易连续脱去两个水分子，得到丰度最大的产物离子［$M+H-2H_2O]^+$。

AZAs分子在C9-C10位置A环的裂解方式独特，形成特有的特征碎片产物离子，用来辨别同分异构体AZA4和AZA5。LC-MS^3分析AZAs的灵敏度很高，检出限在5～40pg。AZA1浓度在0.05～1.00μg/ml之间时具有显著的线性关系（r^2＝0.9974），连续分析AZA1（0.9μg/ml，n＝5）结果的相对标准偏差为1.8，连续分析AZA4和AZA5（0.02μg/ml，n=7）结果的相对标准偏差分别为12.3和8.1，说明该方法的精密度较高。

在建立上述LC-ESI-MS^n分析AZAs方法的同时，对贝类样品的毒素纯化方法进行了研究（Moroney，*et al.*，2002），以AZA1-3毒素的回收率为评价标准，比较了五支反相色谱柱和三种固相萃取（SPE）方法纯化贝类样品的效率。实验结果表明，应用一支二醇SPE预柱和两支C_{18}反相SPE预柱纯化贝类样品，得到了较好的回收率和重现性。后来，该研究小组应用建立的LC-ESI-MS^n分析AZAs的方法，在紫贻贝*Mytilus edulis*体内发现了AZAs的五种新型异构体化合物AZA7-11，其中四种新化合物是同分异构体（分子量857.5）。AZA7和AZA8是AZA1的羟基化合物；AZA9和AZA10是AZA6的羟基化合物（AZA6是AZA1的同分异构体）；AZA11是AZA2的羟基化合物（James，*et al.*，2003b）。选择65%（v/v）或46%（v/v）的乙腈水溶液，加入0.05%的三氟乙酸和0.5mM的乙酸铵溶液作为流动相，应用多级质谱通过检测［M＋H］$^+$、［M＋H－H_2O］$^+$以及AZAs的A环结构的碎片离子确认AZAs的这11种同系物。

近年来，Lehane等人应用LC-ESI-MS^n建立了快速分析10种AZAs毒素的方法（Lehane，*et al.*，2004）。应用C_{18}反相色谱柱（Luna-2，150×2.0 mm，3μm），选择65%（v/v）的乙腈水溶液，加入0.05%的三氟乙酸和0.004%的乙酸铵溶液作为流动相，应用三级质谱对［M＋H］$^+$和［M＋H-H_2O］$^+$诱捕和裂解，监测［M＋H-2H_2O］$^+$以及AZAs毒素A环裂解后的［M＋H-H_2O-$C_9H_{10}O_2R^1R^3$］$^+$离子，可以在7min内同时检测AZA1-10毒素。AZA1浓度在0.05～1.00μg/ml范围内时线性关系显著（r^2＝0.997），检出限为5pg（S/N＝3），对其他毒素的检出限在20pg以下。

第八节　毒素在生物医学上的应用

由于人们对AZAs毒素的认识较晚，毒素标准品也很缺乏，对其致毒机理尚不清楚，目前还没有其在生物医学上的应用研究。

参考文献

［1］Alfonso A.，Román Y.，Vieytes M. R.，*et al*. Azaspiracid-4 inhibits Ca^{2+} entry by stored operated channels in human T lymphocytes. Biochemical Pharmacology，2005，69：1 627～1 636.

［2］Alfonso A.，Vieytes M. R.，Ofuji K.，*et al*. Azaspiracids modulate intracellular pH levels in human lymphocytes. Biochemical and Biophysical Research Communications，2006，346：1091～1099.

［3］Draisci R.，Palleschi L.，Ferretti E.，*et al*. Development of a method for the identification of azaspiracid in shellfish by liquid chromatography-tandem mass spectrometry. Journal of Chromatography A.，2000，871：13～21.

［4］EU/SANCO. Report of the meeting of the working group on toxicology of DSP and AZP. 2001，Brussels.

［5］Flanagan A. F.，Callanan K. R.，Donlon J.，*et al*. A cytotoxicity assay for the detection and differentiation of two families of shellfish toxins. Toxicon, 2001, 39: 1021～1027.

[6] Ito E., Satake M., Ofuji K., *et al*. Chronic effects in mice caused by oral administration of sublethal doses of azaspiracid, a new marine toxin isolated from mussels. Toxicon, 2002, 40: 193～203.

[7] Ito E., Satakeb M., 0fuji K., *et al*. Multiple organ damage caused by a new toxin azaspiracid, isolated from mussels produced in Ireland. Toxicon, 2000, 38: 917～930.

[8] James K. J., Lehane M., Moroney C., *et al*. Azaspiracid shellfish poisoning: unusual toxin dynamics in shellfish and the increased risk of acute human intoxications. Food Add. Contam., 2002, 19 (6): 555～561.

[9] James K. J., Moroney C., Roden C., *et al*. Ubiquitous 'benign' alga emerges as the cause of shellfish contamination responsible for the human toxic syndrome, azaspiracid poisoning. Toxicon, 2003a, 41 (2): 145～151.

[10] James K. J., Sierra M. D., Lehane M., *et al*. Detection of five new hydroxyl analogues of azaspiracids in shellfish using multiple tandem mass spectrometry. Toxicon, 2003b. 41: 277～283.

[11] Kulagina N. V., Twiner M. J., Hess P., *et al*. Azaspiracid-1 inhibits bioelectrical activity of spinal cord neuronal networks. Toxicon, 2006, 47: 766～773.

[12] Lehane M., Magdalena A. B., Moroney C., *et al*. Liquid chromatography with electrospray ion trap mass spectrometry for the determination of five azaspiracids in shellfish. Journal of Chromatography A, 2002. 950: 139～147.

[13] Lehane M., Sáez M. J. F., Magdalena A. B., *et al*. Liquid chromatography-multiple tandem mass spectrometry for the determination of ten azaspiracids, including hydroxyl analogues in shellfish. Journal of Chromatography A., 2004. 1024: 63～70.

[14] Moroney C., Lehane M., Magdalena A. B., *et al*. Comparison of solid-phase extraction methods for the determination of azaspiracids in shellfish by liquid chromatography-electrospray mass spectrometry. Journal of Chromatography A., 2002, 963: 353～361.

[15] Ofuji K., Satake M., McMahon T., *et al*. Structures of azaspiracid analogs, azaspiracid-4 and azaspiracid-5, causative toxins of azspiracid poisoning in Europe. Biosci. Biotechnol. Biochem, 2001. 65: 740～742.

[16] Ofuji K., Satake M., McMahon T., *et al*. Two analogs of azaspiracid isolated from mussels, *Mytilus edulis*, involved in human intoxication in Ireland. Natural Toxins, 1999a, 7 (3): 99～102.

[17] Ofuji K., Satake M., Oshima Y., *et al*. A sensitive and specific method for azaspiracids by liquid chromatography mass spectrometry. Nat. Toxins, 1999b, 7 (6): 247～250.

[18] Román Y., Alfonso A., Louzao M. C., *et al*. Azaspiracid-1, a potent, nonapoptotic new phycotoxin with several cell targets. Cellular Signalling., 2002, 14: 703～716.

[19] Satake M., Ofuji. K., Naoki H., *et al*. Azaspiracid, a new marine toxin having unique spiro ring assemblies, isolated from Irish mussels, Mytilus edulis. J. Am. Chem. Soc, 1998, 120: 9967～9968.

[20] Toyofuku H. Joint FAO/WHO/IOC activities to provide scientific advice on marine biotoxins (research report). Marine Pollution Bulletin. 2006 www. elsevier. com/locate/marpolbul.

[21] Twiner M. J., Hess P., Dechraoui M-Y. B., *et al*. Cytotoxic and cytoskeletal effects of azaspiracid-1 on mammalian cell lines. Toxicon, 2005, 45: 891～900.

第五十一章　免疫学方法在藻类毒素及贝毒检测中的应用

有毒藻类对海洋生态环境、水产养殖业和人类健康安全具有直接危害性，不同藻类甚至同一种藻类在其生活史的不同阶段产生的毒素类型及毒性大小各不相同。危害性较大的几种毒素分别是麻痹性贝毒（PSP）、腹泄性贝毒（DSP）、神经性贝毒（NSP）、西加鱼毒素（CFP）、失忆性贝毒（ASP）、蓝细菌毒素（CTP）等。其中PSP和DSP的危害尤其严重，具有防治困难、毒性大、反应快、无适宜解毒药等特点。目前世界各国对藻类毒素和贝毒的分析采用了许多先进技术和方法，如色谱法、高压液相色谱、质谱、X－射线衍射等确定了一些毒素的结构和组成，此外免疫学方法也被广泛应用于赤潮毒素检测，该方法具有快速、准确的特点，利用抗原-抗体反应确定毒素类型及含量。

麻痹性贝毒（PSP）是一类烷基氢化嘌呤化合物，类似于具有两个胍基的嘌呤核，为非结晶、水溶性、高极性、不挥发的小分子物质，在酸性条件下稳定，碱性条件下发生氧化，毒性消失；毒素遇热稳定，并不被人的消化酶所破坏。目前已分离出18种毒素，依基团的相似性分为四类，石房蛤毒素（saxtoxins，STX）、新石房蛤毒素（neoSTX）、膝沟藻毒素（gonyautoxins，GTX_1～GTX_{10}）和脱氨甲酰基石房蛤毒素（carbamyl-N-sulfo compounds，dcSTX），其中毒性最强的为STX、neoSTX、GTX_1、GTX_3和dcSTX（1300Mu/mol），但其他几种毒素很容易水解成毒性成分（王燕芳等，1984；潘心富译，1988）。

腹泄性贝毒（DSP）为具有多个环状醚的脂肪酸衍生物，不溶于水，能溶于甲醇、乙醇、丙酮、氯仿、乙醚等有机溶剂，属脂溶性物质，紫外线不吸收，对一般加热较为稳定。目前已发现的腹泄性贝毒最少有12种，其中9种结构已经确定，分为三类，大田软海绵酸（okadaic acid，OA）及其衍生物，鳍藻毒素-1（dinophytoxins，DTX-1）、鳍藻毒素-3（DTX-3 ）；大环内酯-扇贝毒素-1（PTX-1）、扇贝毒素-2（PTX-2）、扇贝毒素-3（PTX-3）、扇贝毒素-6（PTX-6）；磺化毒物，虾夷扇贝毒素（Yessotoxin，YTX）及其衍生物45-OH YTX（王菊英等，1996）。

第一节　免疫方法简介

免疫（immunity）的现代概念概括地指机体识别和排除抗原性异物的功能，即机体区分自身与异己（self-nonself）的功能（赵武述等，1994），包括防御、自身稳定和免疫监测三个部分。免疫学方法如ELISA（Enzyme Linked Immunosorbent Assay，酶联免疫吸附检测）、RIA（Radioimmunoassay，放射免疫分析）、EIA（Competitive Enzyme Immunoassay，竞争性酶免疫分析）及S－PIA（Solid－phase immunobead Assay，固态免疫珠检测）是以功能性抗原（functional antigen）刺激兔子产生抗体，然后从兔血清中提取抗体。抗体可用放射性或荧光物质标记。提取的藻类毒素或匀浆后的贝类组织（如贻贝）加入标记物，然后检测抗体-抗原混合物中放射性或荧光强度以测定样品中的毒素含量（P. Andersen，1996）。

免疫酶标技术（ELISA）是把抗原抗体的免疫反应和酶的高度催化作用有机结合而发展起来的一种免疫学分析技术。通过化学方法，将酶与抗原（或抗体）结合，形成酶标记物。这种酶标记物仍保持免疫学活性和酶的活性，然后与相应的抗体（或抗原）起反应，形成酶标记的免疫复合物。在一定的底物参与下，免疫复合物上的酶催化底物使其水解，氧化或还原成另一种带色物质。在一定条件下，酶的降解底物和呈色是成正比的，因此可用酶标比色计进行测定。ELISA 既具有抗原抗体反应的特异性，又有酶促反应的生物放大作用，可作为基因工程产物的定性定量测定方法。酶联免疫吸附实验，根据检测对象，最常用的是双抗体夹心法（检测抗原）和间接法（检测抗体）（彭秀玲等，1996）。

放射免疫分析（RIA）将具有高灵敏度的放射性核素示踪技术和特异性免疫化学技术结合而建立的新方法。灵敏度高，特异性强，精密度佳，适用范围广。放射免疫分析的基础是标记抗原（＊Ag）和未标记抗原（Ag）对专一抗体的竞争性抑制反应。即 Ag 量与＊Ag－Ab复合物之间竞争抑制的数量关系曲线成为放射免疫分析的基础（罗杰等，1997）。

第二节　免疫测试技术在藻类毒素及贝毒检测中的应用

近几十年来，用于藻类毒素及贝毒检测的免疫方法得到迅速发展，已有多种可靠的免疫诊断试剂盒用于分析不同的藻毒素（phycotoxins）。但由于缺乏与之相关的提纯毒素，以及难以从相应的小分子毒素如石房蛤毒素（STX）和软骨藻酸（domoic acid）中提取稳定的免疫抗原而限制了该研究的发展。以下将 IOC（G. M. Hallegraeff 等，1995）主要用于 PSP 和 DSP 毒素检测的相关内容作一介绍，包括免疫测试技术在藻类毒素及贝毒检测中的发展和不足。

免疫测试反应中，抗原活性较弱的“半抗原（haptens）”的低分子量组分在接种前必须先与某一载体（典型的为蛋白质）相结合。因为与免疫反应相关的毒素主要来源于单个容易得到的衍生物，其中产生毒素的浮游植物和被影响的目标生物通常具有必然相关的化学衍生物，交叉反应（crossreactivity）在免疫方法中十分重要。当某一特定藻毒素的高敏感毒性达到一个合适的抗体效价时，哺乳动物系统中免疫反应更为复杂。然而这种免疫诊断试剂的敏感性要比相应的鼠生物测试法或 HPLC 方法敏感得多——甚至检测毒素的数量在皮克级（10^{-12}g）。

用于藻类毒素检测的免疫分析由单克隆抗体或多克隆抗体（monoclonal & polyclonal antibody）所制备。通常多克隆抗体比单克隆抗体的生产更加快速并且便宜，对复杂表位具有较高的亲和力，可以得出异源性广谱分析，即与相应抗原更广泛的交叉反应。单克隆抗体产生于一个永久性（immortal）的细胞谱系，尽管比它们的多谱系副本稳定性略低，但能以较低的变异性连续产生，更加适用于单一表位的检测。

免疫检测分析有许多不同类型的检验方法，包括直接和间接配对法（directer-& indirect-coupling）、竞争交叉反应（competitive interaction）、“夹心”法（sandwich）检测等。免疫分析检测系统通常采用放射性标记（RIA）、联合酶反应（EIA）或荧光标记（FIA），也可使用其他检测模式，如化学发光法。

早期生产 STX 多克隆抗血清（polyclonal antisera）使用小牛血清白蛋白作为蛋白质载体，其稳定性和活性较低。一些文献描述 RIA 方法（Carlson 等，1985）和 ELISA（酶联免疫吸附）方法（Chu and Fan，1985；Davio 等，1985）使用不同的交联剂（cross-linking agents）及 STX 衍生物产生抗体。所有情况下，用于抗体产生的相关毒素仅来源于 STX（或其化学合成衍生物，如 saxitoxinol）。在评价与其他 PSP 毒素的交叉反应能力方面，大多数免疫分析特异性不足在于 NEO 子群（NEO sub－group，N-1-OH toxin）较弱的交叉反应（Carlson 等，1984；Chu 和 Fan，1985）。

根据 STX 多克隆抗体检测 PSP 毒素所使用的吸附-抑制 ELISA 技术，是由 STX 半抗原与一种多肽聚丙氨酸-赖氨酸（Pal）化学合成载体共价偶联进行制备的（Cembella 等，1990）。快速诊断免疫检测试剂盒（SAXITOXIN TEST[R]，Institut Armand-Frappier）已是一个成型的商业产品，该分析将一定数量的 STX 固定于聚苯乙烯棒上，在有毒样品－抗体培养混合物中竞争性地联结自由 STX 抗体。其后该棒在辣根过氧化物酶（horseradish-peroxidase，HPR）结合下培养，在装有酶底物溶液的透明容器（如小试管）中反应生成有色产物。这种有色物质的光密度（OD）可用分光光度法在 450nm 处测定。显色程度与 STX 浓度成反比（即光密度为 0 时，表示完全为 STX 吸附；$>64\mu g$ STXeq/100g 贝类组织）。具有较高毒性的样品按 AOAC（1984）推荐方法在反应缓冲液中进行系列稀释。

STX 多克隆抗体与 SAXITOXIN TEST[R] 试剂盒的反应结果显示出相对广泛的抗原特性，并最少与两种膝沟藻毒素（gonyautoxins，GTX2、GTX3）的交叉反应良好，但与低含量的 N-sulfocarbamoyl 毒素没有交叉反应（Cembella 等，1990 ）。与不同纯化程度的氨基甲酸酯 5min 结合的亲和性（相对 STX）表示如下：GTX3（87%），GTX2（74%），NEO（60%）。这种交叉反应模式提示首先通过胍基（guanidinium groups）与中心核相连接发生结合反应，胍环 N-1，2，3 与 N-7，8，9 作为抗体结合反应的识别位。在 N-sulfocarbamoyl 毒素的 N-21 位置的 SO_3^{2-} 组分阻断与抗体的联系。对总的毒素含量（μg STXeq）这种与 N-sulfocarbamoyl 缺乏交叉反应的情况不是关键问题，这是因为这些衍生物实际上很少比氨基甲酸酯毒素有效，并且它们可以在分析之前水解成氨基甲酸酯类似物。其他生物毒素包括软骨藻酸（domoic acid）、大田软海绵酸（okadaic acid）、葡萄球菌肠（enterstoxm）内毒素 B 等在这种免疫分析中无交叉反应。

与使用 HPLC-FD 法和 AOAC 常规鼠生物测定法对有毒贝类毒性测试结果相比，SAXITOXIN TEST[R] 试剂盒在毒素含量低于 $200\mu g$ STXeq/100g 贝类组织时所得出的可比结果没有假阳性反应（false positive response）。但联合实验的详细结果尚未完全完成，这种试剂盒不再作为检测贝毒的商品生产。这种多克隆抗体对实验室培养的浮游植物中的 PSP 检测十分有用，包括从温带和亚热带海区分离出来的涡鞭毛藻（*Gonyaulacoid*），在自然界浮游植物种类组成中，*Alexandrium* sp. 成为优势种（Cembella 和 Lamoureux，1993）。

由多克隆抗－STX 抗体制备的直接 EIA，由 ELISA 微滴定板确定。在类型测试实验中，通过将 STX 与辣根过氧化物酶结合，以较高灵敏性检测贝类组织中 STX（3～4 ng/g 组织）。对异质 PSP 毒素酶（heterologous PSP toxin－enzyme）复合体与提纯毒素的交叉反应比较结果更进一步的研究显示，直接 EIA 方法通常比间接的方法更为敏感。在抑制酶联免疫过滤测试（ELIFA）实验中，除在有极好装备的实验室外，通过结合使用改变滤膜的实验方法，就可以对毒素含量进行一个简单而又快速的测定。尽管交叉反应对NEO不敏感，但可以检测到贝类组织中相当于或低于 80μg /100g 组织水平时的 STX、GTX2/GTX3、dcSTX。

目前检测贝类组织中 STX 的商业性试剂盒（ELISA）已经生产（RIDASCREEN^R R-Biopharm）。这种免疫测试隶属于联合实验并与欧洲测试委员会及测试计划（BCR）的其他测定方法相对应（Van Egmond 等，1994）。毫无疑问，对于未确定的交叉反应来说，在贝类组织细胞间质中存在其他 PSP 毒素时，ELISA 方法过高估计了结合于其中的 STX。这种方法对分析贝类提取物中 STX 或许是十分有用的，但仅被用于半定量分析。

利用兔血清中产生的抗体对哺乳动物血清和尿液中软骨藻酸的存在进行免疫诊断得到进一步发展。作为临床研究分析，RIA 法过于复杂，而 ELISA 法对不同稀释度的血清给出的结果不一致。

有一些免疫诊断方法可用于 DSP 毒性测定，如 RIA（Levine 等，1988）及 ELISA（Chin 等，1995）。所有混合抗体的制备都与单一腹泻源大田软海绵酸（OA）有关。用于 OA 测定的 RIA〔^{3}H〕标记竞争结合过程具有高度敏感性（检出限：0.2 pmol OA）。相对于水生生物毒素的变化，包括 maitotoxin、aplysiatoxin、palytoxin、brevetoxin B 及 lyngbyatoxin A 等，该反应显示非竞争抑制。但作为常规检测而言，这种方法过于繁琐和复杂。

用于 OA 定量分析的典型方法是 ELISA 法，该方法显示测定 DSP 毒性特别是 DTX-1 的交叉反应情况。尽管对其他衍生物的亲和性明显不同，DSP-check ELISA 试剂盒（UBE Industries，Tokyo，Japan）已经被广泛用于检测 DSP 毒素（OA 及 DTX-1）。但在要求的检测限 20 ng/g，许多研究报告显示无论浮游植物或贝类样品都出现过包括假阳性反应的不一致性结果。DSP-check 的单克隆抗体与 DTX-1 的交叉反应相当于 OA 水平，但 pectenotoxins 和 yessotoxin 不发生反应（Usagawa 等，1989）。Rougier Bio-Tech ELISA 试剂盒使用抗 OA 单克隆抗体及抗一独特型抗体（anti-idiotypic antibody）在抗 OA 抗体的结合位上与 OA 相对应（Shestowsky 等，1993）。DTX-1 或 DTX-2，以及 OA 的甲基、甲二醇和乙醇衍生物都可以与这种试剂盒中抗体相结合，但该抗体显示出对 OA 有较高灵敏性，而 DTX-3 和短裸甲藻毒素-1（brevetoxin-1）根本不具备交叉反应。后一种测试试剂盒经过与 DSP 毒素其他测试方法（如 HPLC 和 LC-MS）的广泛比较，被认为对贻贝组织提取液或是对浮游植物样品中 OA 含量的检测同样具有较高的可信度（Chin 等，1995）。

为研究目的，RIA 方法被用于检测与 NSP 相关的裸甲藻毒素方面（Baden 等，1984；Levine 和 Shimizu，1992）。现已制备出可靠的用于测试 NSP 组分的 ELISA 单克隆抗体（Trainer 和 Baden，1991）。用这种免疫诊断的单克隆分子与短裸甲藻毒素（PbTx）相联，由于它们表现出与 CTX 的一些交叉反应，可被用于非定量地检测毒素的归属。检测 PbTx 的 RIA 技术（Baden 等，1995）是根据从复杂组分竞争替换〔^{3}H〕-PbTx-3 的抗体。在 ELISA 方法中，同样的抗一短裸甲藻毒素抗体在第一抗体与毒素结合后与兔抗羊 IgG一辣根过氧化物酶（rabbit anti-goat IgG-horseradish-peroxidase）联接。

最初实验中，BSA（牛血清蛋白）与 PbTx-3 相连形成抗原，并且发现这种血清与 PbTx-2 和 PbTx-3 出现竞争结合（Baden 等，1984）。抗体也与无毒性的 PbTx 衍生物相连并有同样的联结亲和性，因此测试结构比功能更加重要。当用 KLH（钥孔碱血蓝素）作为 BSA 的替代品时，相对每 fmol KLH 约 75～100fmol 蛋白质比率的较高毒性可以产生出更为有效的抗体。

研究认为根据两种不同抗－PbTx 血清，无论使用自然产生或人工合成的短裸甲藻毒素衍生物对抗原表位识别的方法均显示单一抗体分析不适用于检测毒素的代谢（toxin metabolites）情况（Poly 等，1995）。目前已发展到使用多个特殊设计的抗体以确定不同范围聚醚阶层（polyether ladder）（Melinek 等，1994）。

第三节 免疫测试样品提取和制备

用于体外测试（in vitro）的 PSP 提取和制备如下。

1. 用于 PSP 毒素突触体结合测试的贝类样品

根据细胞毒素分析和免疫诊断技术，用于 PSP 毒素突触体结合测试（PSP Toxin Synaptosome Binding Assay）的贝类提取物可按 AOAC（1984）标准制备。但重要的是样品的 pH 值不低于 3.0～3.5，因为这可引起假阳性反应。另外，测试前许多特殊物质需尽可能地离心或过滤除去，否则过滤板可能被堵塞。

2. 用于 PSP 毒素免疫分析的浮游植物样品（根据 SAXITOXIN TEST^{R} 免疫测定方法）

准备浮游植物样品的提取液时，首先振荡混合样品，使植物细胞均匀悬浮。确定待测样品的种类组成和细胞密度。过滤去除浮游生物并浓缩样品，收集约 1×10^5 有毒藻类细胞。反复离心，吸去上清液，－30℃冷冻保存沉淀物以备后用或立即分析。加 3.0mL 0.1M 的醋酸（HAc）于样品中，使用超声破碎仪破碎植物细胞。离心 10min，收集上清液。将上清液通过 13mm（孔 0.45μm）滤膜（HAWP 微孔滤膜或等效聚碳酸酯滤膜）。滤液移入于低温试管，分析前置于 4 ℃保存。根据毒性不同，样品可用缓冲液稀释成 1∶100～1∶1 000 不同稀释度。为提高检测精度，将反应器中的分样（200μL）加入 1∶10（1M ）HCl 后放在 100℃ 的加热板上加热 10min。该处理可将 N-sulfocarbamoyl 毒素水解为氨基甲酸酯衍生物，以提高交叉反应能力。

3. 用于体外测试（in vitro）的脂溶性藻毒素提取和制备

Lee（1987）提出从贝类样品中制备 DSP 的方法：用 80％的甲醇提取，3 000g 离心 15min，上清液于－20℃保存直至使用。对 ELISA 反应，样品必须稀释以减小甲醇浓度。但用于仪器（如 HPLC）进行分析则不需类似处理。样品采用 1∶1 蒸馏水稀释，使其最终浓度为 40％甲醇。其后所有分样用 40％甲醇－TBS 缓冲液（Tris-buffer saline，三羟甲基氨基甲烷）稀释。

在应用蛋白磷酸酶对 DSP 毒素和 microcystin-LR 的抑制实验中，贝类样品在磷酸盐缓冲液（PBS，Phosphate buffer saline）或 80％甲醇中匀浆，5 000g 离心 15min，真空干燥，丙酮冲洗 3 次。每一个微滴孔注入 1g 等量组织。

美国公共卫生协会（APHA）提出一个改进方案以提取贝类组织中新 NSP 毒素（Novel NSP Toxin）（Hannah 等，1995）。APHA 方法（Irwin，1970）是使用二乙醚（diethyl ether）作为提取液，Hannah（1995）在使用甲叉二氯（dichlormethane）后经过

一个丙酮提取过程，其重复实验数值（根据鼠生物测试）高于 APHA 法。

腰鞭毛藻样品中 DSP 毒素也可采用 ELISA 法分析，用 100%甲醇按 10∶1（V/W）溶剂一组织比率（solvent-to-tissue ratio）提取浓缩生物量。超声破碎样品（或在一个涡流混频器中充分摇匀）并按上述方法离心。测试时用 TBS 按 1∶2.5 稀释提取物，在 TBS 中制备 40%甲醇作分样稀释。

第四节　免疫分析过程

1. 用于 PSP 毒素测试的 ELISA 反应

快速诊断免疫检测试剂盒 SAXITOXIN TEST^{R}（Institut Armand-Frappier）和 RIDASCREEN^{R}（R－Biopharm GmBH）的详细使用说明由试剂盒中有关文献提供。

2. 用于 DSP 毒素测试的 ELISA 反应

该方法根据竞争替代反应用鼠抗-OA 抗-idiotyptic 1/59 单克隆抗体（mouse anti-OA anti-idiotyptic 1/59 monoclonal antibody，mAb）作为 OA 在抗-OA 6/50 mAb（anti-OA 6/50 mAb）竞争获得同样的结合位，用酶标第二抗体经比色测定结合抗-OA 6/50 mAb。

3. ELISA 用于 NSP 和 CFP 毒素分析

本测试只应用于涡鞭毛藻提取物的毒性测试，尚无鱼类或贝类的实验记载。用于制备酶标记抗体的酶为辣根过氧化物酶（horseradish-peroxidase，HRP）和碱性磷酸酶（Alkaline Phosphatase，AP）。抗体为羊抗-PbTx 抗体（goat anti-PbTx antibody）和酶标兔抗羊血清（Rabbit Anti-Goat Serum Linked To HRP）。

4. NSP 和 CFP 的 RIA 分析

该方法包括特异性抗体的制备（兔或羊产生 KLH 载体蛋白抗血清），结合态抗原 B 与游离态抗原 F 的分离，硫酸铵析出，蛋白质 G 提纯，短裸甲藻毒素亲合色谱，放射性化合物的准备，抗体效价和最佳稀释度的选择结果判断等一系列程序。

以上几个分析所需试剂及测试详细过程请参阅有关资料。

（郭　皓）

参考文献

[1] 赵武述，等．现代临床免疫学．北京：人民军医出版社，1994. 1～13.

[2] 王燕芳，等．石房蛤毒素．海洋科学，1994 (5)：55～58.

[3] 潘心富译．藻类毒素毒理学．中国海洋药物．1988 (4)：45～49.

[4] 王菊英，等．腹泄性贝类毒素的分析方法研究．海洋环境科学，1996，15 (4)：62～67.

[5] 彭秀玲，等．基因工程实验技术．郑州：河南科学技术出版社，1997. 252～256.

[6] 罗杰，等，现代微生物学实验技术及其应用．北京：人民卫生出版社．1997. 184～195.

[7] P. Andersen. Design and Implementation of some Harmful Algal Monitoring Systems. IOC Technical Series No. 44，UNESCO. 1996，22.

[8] G. M. Hallegraeff，*et al*. Manual on Harmful Marine Microalgae. IOC Manuals and Guides No. 33. UNESCO. 1995. 182～199.

第六篇

植物毒素

第五十二章　引　　言

第一节　植物毒素的研究简史

一、人类对植物毒素的认识

在远古时代，人类已经知道乌头、苦拉列（南美箭毒 Curare）、番木鳖等植物毒素。我国人民在远古时代狩猎动物，抵御野兽侵扰，就开始使用植物毒素“射网”和“弩药”，常用的就是“乌喙”、“毒乌喙”（即乌头）。在人类与自然界和疾病的长期斗争中，认识到许多植物不仅具有有益的（如可食用、可治疗疾病等）性质，而且还具有有害的（有毒的）性质。汉末公元 2 世纪的《神农本草经》记载神农氏“尝百草之滋味，当时一日遇七十毒”。书中所记载的 365 种药物中有 125 种属“多毒，不可久服”的下品。梁·陶弘景《本草经集注》中记载：“乌头，可以煎汁传箭射禽兽”，“羊吃羊踯躅的叶踯躅（即徘徊之意）而死”。明代李时珍《本草纲目》记载：“蓖麻，或言捣膏，以筋点于鹅、马六畜舌根下，即不能食；或点肛内，即下血死，其毒可知矣”。“犬食番木鳖则死。”清代的植物学专著吴其浚的《植物名实图考》，共收集 1 714 种植物，其中将 44 种毒草编入第 23 和 24 卷。关于有毒植物引起人和动物中毒的记载甚多。如魏源（公元 1794～1857，湖南邵阳人，清代思想家、史学家、文学家，官至高邮知州。）在一首诗中记载人的荞麦花中毒：“中野种荞麦，春风吹麦新。二月麦花秀，三月花如银。麦秋不及待，人饥已奈何！明知麦花毒，急那择其它。食鸩止渴饥，僵者如乱麻。冀北顷刻延，偿以百年嗟。投之北邙（音 mang，山名，今河南洛阳）坑，聚土遂成坟。明年土依然，春风吹麦新。勿食荞麦花，复作坑中人。”这是多么惨痛的历史教训啊！在我国兽医名著《元亨疗马集》中造父八十一难经第八即有“毒草损伤脾”的记载。《猪经大全》有“食毒草病症”、“食毒昏倒作难”等动物中毒的记载。

二、近代有毒植物的研究

近代毒物学的诞生和发展推动了有毒植物和中毒的研究。1893 年第一部有毒植物的经典著作问世，这就是 Cornevin 著的《有毒植物》，1914 年 Orlila 等著的《有关从矿物、植物和动物中提出的毒物概论，考虑到病理学和法医学方面》一书出版。之后，许多专著陆续出版，主要有：

Long:《植物对家畜的毒性》,1924;

Steyn:《南非的植物毒物学》,1934;

Henry:《植物生物碱》,1939;

Hurst:《新南威尔士的有毒植物》,1942;

宫本三七郎等:《家畜有毒植物学》,1942;

Muenschor:《美国的有毒植物》,1951;

八木康夫:《有毒性蛋白质》,1951;

Mcilroy:《植物的糖苷》,1951;

Connor:《新西兰的有毒植物》,1951、1977;

Manske:《生物碱》第1～12卷,1949～1970;

Gardner 和 Bennetts:《西澳大利亚的有毒植物》,1956;

Kingsbury:《美国加拿大的有毒植物》,1964;

Watt 等:《南非和东非的药用和有毒植物》,1962;

Blohm:《委内瑞拉的有毒植物》,1962;

U. S. National Research Council:《食品中天然产生的毒素》,1966、1977;

North:《彩色有毒植物和有毒真菌》,1967;

Lampe 和 Fagertrom:《植物毒性与皮炎》,1968;

Foreyth:《英国的有毒植物》,1968;

Lionor:《植物性食品中的有毒成分》,1969、1980;

Kinghorn:《有毒植物》,1979;

陈冀胜等:《中国有毒植物》,1987;

Peter R. Cheeke:《植物毒素》,Vol:1—4,1989;

Abdel—Fattah Rizk:《食用植物的有毒植物污染》,1991;

Suzanne M. Coil:《有毒植物》,1992;

L. F. Tames. et al:《第三届国际有毒植物学术讨论会论文集》,1992;

Nancy J. Turner:《北美常见毒植物与蘑菇》,1995;

Jeffrey B. Harborne:《植物毒素词典》1996;

史志诚主编:《中国草地重要有毒植物》,1997;

T. Garland:《有毒植物与其他天然毒素》,1998;

David W. Nellis:《佛罗里达和加勒比海的有毒植物和动物》,1998;

Steven Foster:《北美和北墨西哥的有毒动物和有毒植物》,1998。

随着有毒植物与植物毒素研究工作的不断深入，国际学术交流与技术推广也日渐活跃。国际毒素学会1962年创刊《毒素》杂志，报道世界各地有关植物毒素的研究情况和学术活动。一些国际组织和各国的环境、化学、生物、医学、食品卫生等学科领域都十分重视。

中华人民共和国成立60年来，我国科技工作者一直围绕着人和动物的中毒性疾病的研究。1958年，养猪业发展，出现给猪喂食后发生“饱潲病”，成为当时全国养猪业的大敌。许多兽医学、医学、法医学、生物学以及公安部门的工作者都参加了诊断和防治，到1960年确定为采食饲料植物引起的亚硝酸盐中毒。自1958年贵州省报道山区耕牛采食栎树叶引起中毒后，河南、陕西、四川、湖北、内蒙古、山东等13个省区相继报道，先后发表了许多调查、诊断和防治报告，在人工发病和早期诊断、中毒机理、防治等方面取得了成果。长期流行于陕北和甘肃南部一些地区的“羊瞎眼病”，曾怀疑过多种原因，后来在偶然的发现中证明是由有毒的小黄花菜（*Hemerocallis minor*）根引起的中毒，近年来又证实是其根中含萱草根素所致。嘉陵江上游的“猪尿血病”经喂食试验证实是因喂饲了假奓包叶（*Discocleidion rufescens*）所引起的中毒。另外还有夹竹桃中毒（广东）、白苏中毒（安徽）等等。中国毒理学会生物毒素专业委员会等相关委员会十分重视有毒植物的研究，在苦楝、蓖麻毒素、豚草过敏、有毒藻类引起的赤潮事件等方面取得重大进展，这必将有力地促进我国植物毒素学的更大发展。

三、现代植物毒素的新学科

（一）有毒植物学

有毒植物学是研究有毒植物的形态特征、生物学性状、生态学、地区分布、有毒部位（包括遗传性状和植物组织学）、有毒成分、危害动物（包括鉴别）以及一般防治方法的科学。其研究对象主要是有毒植物本身的鉴定。因此，许多有毒植物的研究成果就是由植物学家、植物化学家或由植物学家与兽医工作者合作而取得的。多数是按植物学的分类法首先以门、亚门、科、属、种排列，而后对各科、属的有毒种予以描述，包括学名、形态、花候、花色、分布、有毒部位、毒成分、中毒症状、剖检、疗法、利用等。世界上关于有毒植物的专著很多，有世界性的，也有地区（国家）性的，也有对某类动物专门的有毒植物学。一些具有特色的专著分别反映了当代有毒植物问题，有毒蘑菇、茄科和百合科的毒性与致畸性、家庭装饰植物对人类的潜在毒性、大戟科的助癌性、菊科植物引起的过敏和植物性皮炎、生物碱致癌性、有毒藻类等方面的最新研究进展。

（二）植物毒理学

美国康奈尔大学植物学教授、纽约州兽医学院植物毒理学讲师 J. M. Kingsbury1957 年提出植物毒理学（Phytotoxicology）。他在 1975 年出版的《毒物学：研究毒物的科学》一书中撰写了《植物毒理学》专论。他认为，在目前动物、植物的研究进入亚细胞水平上，植物毒理学就是研究生物体主要器官代谢产物的特性，当动物植物中毒时将引起什么样的毒性反应。例如，某一植物中毒病例，要精确地鉴定被害器官组织中有毒植物的毒成分及其产物，这些产物从发病到死亡或恢复在动物体内是如何转化的，有哪些途径等等。Kingsbury 指出，按照上述的要求，目前“植物毒理学”这个领域尚未完全建立起来，努力促使这种构想成为一门独立的学科要比研究有毒植物更困难。尽管如此，建立这门学科仍然是必要的。据美国国家情报所（1972）和私立的“毒物控制中心”提供的数字表明，由植物引起的人中毒的发病率的数字很不完全，约占中毒事件总数的 4%，居第 7 位。1970 年植物中毒事件 4 059 起，占当年中毒报告的 4.8%，比镇静剂、杀虫剂、激素、酸、碱、防腐剂、擦光剂、油漆引起的中毒要多。在美国每年大约有 75 000 人食入有毒植物。家畜和家庭养的宠物比人的中毒更为广泛。美国西部州每年每州（地区）的损失在 100 万美元以上。有时不得不一次宰杀 1 500 头家畜。因此研究植物毒理学对畜产业具有重要意义。

研究植物毒理学需要综合广泛的边缘科学，至少需要植物学、生理学和病理学的知识。从植物毒理学这个新的特殊学科的发展来说，涉及更多学科和更多的专家的配合和合作，如医生、兽医师、毒物学家、临床医生、化学家、生物化学家、植物生理学家、药物学家、药剂学家、农学家、园艺学家、遗传学家和畜牧学家，其研究的范围应包括人和动物，其研究的内容包括毒性反应的识别和描述方法；病史的了解、诊断和治疗；病原的可靠鉴定方法（其中涉及植物的科、属、种的鉴定）；有毒成分的分离和鉴定；季节生态和遗传基因对植物毒素产生的影响及其研究方法；有毒植物特殊作用的描述；中毒造成的经济损失和预防实践；还要研究从植物中提取的药物。

植物毒理学重视人和动物体在受到毒物的影响后各器官的毒性反应。目前的资料较多的还是临床的、形态学的、组织学的以及普通生物化学的水平，进一步达到分子水平的资料还很少。因此，有毒植物中毒研究的前景非常广阔，有志从事这项研究的毒物学工作者一定会取得新的意义更大的成果，为人类的事业做出贡献。

（三）植物种子毒物学

《种子毒物学》是西北农业大学黄先纬教授于 1986 年出版的专著中提出来的。旨在专门研究农作物种子中有毒物质。

农作物种子中除了污染有外源性的农药和真菌毒素外，还存在有内源性的有毒性物质，这些物质通过种性遗传和环境适应世世代代遗传下去。一般以种子用作食品或饲料时，由于经过加工处理和摄入量少，不易发生致毒情况。若处理不当或服食过量，则会造成人和畜禽的急性中毒或慢性中毒。据报道，印度和阿尔及利亚的饥民，曾因采食草香豌豆和山黧豆，发生多起大规模的中毒事故；西安市 1978 年发生过不少吃四季豆中毒的病例；长期从事面包加工和粮仓工作人员常患皮疹、气喘等职业病；法国调查每年有 20 万～25 万人发生心血管病，其中有 4 万～5 万人发生的心肌病与大鼠喂食高芥酸油引起的心肌病相似。至于饲养动物，因喂饲含毒饲料而发生的中毒事故，更属常见。这些都是由于植物种子中的有毒物质所造成的。

（四）毒草病理学

朱宣人教授于 1984 年提出“毒草病理学”新概念。毒草病理学的研究重点实质上与系统毒理学（Systemic Toxicology）相似，诸如中枢神经系统毒理学、肝脏毒理学、肾脏毒理学、呼吸系统毒理学、血液中有形成分的毒理学、骨骼系统毒理学、生殖系统毒理学、眼的毒理学等等。朱宣人等将毒草病理学研究范围划分为肝毒素毒草、心、肺毒素毒草、神经毒素毒草、产生畸胎和影响生殖毒素的毒草等多种类型。有毒植物含有的毒素多半不止一种，但尽管有多种成分，一般总是以某一种为主要成分，而且这种成分的主要作用对象，往往是以一种器官或一个系统为主，因此植物毒理学和系统病理学成为研究毒草病理学的基础。他指出我国毒草为害严重，尤其在广大牧区草原，缺乏系统的研究，为发展畜牧业，提高人民健康水平，应及早注意毒草的防治问题。为了发现毒草、鉴定毒草、鉴定其有毒成分以及识别毒草病理，兽医病理学工作者应当从现在起重视这个新领域，并能与草原分类学家、植物分类学家合作，为我国牧区毒草的分类学、病理学和毒理学建立系统的基础资料。

（五）植物毒素学

随着毒素的研究与开发的不断深入，在毒素的分类方面，人们将动物产生的毒素称为动物毒素（Animal Toxins，Zootoxins），植物产生的毒素称为植物毒素（Plant Toxins），微生物产生的毒素称为微生物毒素（Microbial Toxins），其中包括细菌毒素（Bacterial Toxins）和真菌毒素（Mycotoxins）。把研究动物、植物及微生物毒素的学科称为毒素学（Toxinology）。国际毒素学会（IST）于 1962 年创刊了反映毒素研究与开发利用成果的学术刊物——毒素（Toxicon）。

1986 年，汉诺威兽医学院化学系的 G. G. Habermehl 博士提出植物毒素学（Plant Toxinology）的概念。他指出自从有史以来，人类就认识了有毒植物，石器时代的欧洲人已经知道使用植物毒素狩猎动物。今天，随着环境的恶化，许多中毒都与植物有关。因此，尽管植物毒素学的研究还没有达到理想的水平，但它的前景是广阔的。

史志诚等（1992）编著出版《植物毒素学》，指出植物毒素学是研究植物毒素的科学。植物毒素学的研究范围包括毒素的来源、化学结构、理化性质、毒性、毒素动力学、毒素的生物转化、毒作用机理，人和动物中毒的临床症状、病理变化与病理组织学变化、中毒的诊断、毒素检定、中毒治疗与预防等。此外，植物毒素学还应研究植物毒素的药理性质、商品植物毒素的生产、鉴定和开发利用等，为人类服务。

在我国植物毒素研究工作，已引起植物学、生物化学、医学、兽医学、农业、环境保护各界的重视。1989 年国际毒素学会在我国桂林举行了学术讨论会。今后，随着毒素科学的发展和社会生产需要，植物毒素学作为一门新兴学科将会得到迅速的发展。

第二节 有 毒 植 物

一、有毒植物

有毒植物（Poisonous Plants，Toxic Plants ，Noxious Weeds）是指：①人和动物误食后引起中毒，严重的足以致死的植物；②人和动物的皮肤接触植物的液汁或被植物的刺、毛蜇伤后，引起发痒、刺痛、起疮等不正常反应的植物。即人们常说的有毒有害植物（图 52-1～图 52-6，见文前）。

近代科学的发展特别是植物化学和动物中毒的研究进展，每年都有新的有毒植物被发现，并分离出新的有毒成分，以往认为某些无害的物质也会在特定条件下变为有毒。为了深入研究植物的毒性，Shupe 等（1977）给有毒植物的概念作了广义的解释，并建议划为四个组：

1. 有毒植物

指能合成有机毒素的植物。

2. 蓄毒植物

指能蓄积具有毒理作用量的元素（如重金属、硒、氟及硝酸盐等）的植物。

3. 污染植物

指被有毒物质（如重金属、氟、除莠剂、杀虫剂等）污染的植物。这些有毒物质的大部分不是植物本身的产物。

4. 条件性有毒植物

指在正常条件下通常是安全的，而在某些特殊条件下则为有毒的植物。例如：苏丹草、高粱、苜蓿、三叶草等。

Crane（1982）汇集植物中毒（Poisoning of Plant）有关资料给“植物中毒”这一术语以广义的定义，其范围包括：

（1）易感的人和动物摄食其果实、根或者枝叶后，对健康产生毒害的植物；

（2）含有限制或抑制最佳生理性能的化学或物理因子（所谓的阻抑品质因子或阻抑营养因子）的植物；

（3）含有阻抑生育力物质的植物，例如含有阻扰正常繁殖机能，而且在某些情况下可能引起不育的雌激素。

二、世界上的有毒植物

在整个植物界，从藻类到蕨类，从裸子植物到被子植物，大部分的科都有有毒种出现。据60年代报道，在110科显花高等植物中有56科植物含有毒素，有毒植物273种，占记载植物的10.4%。1982年《兽医公报》连载英联邦家畜卫生局汇编的《1960～1979年动物植物中毒世界文献资料目录》，共收集1979年前世界发表的文献资料3 200多篇，这个目录提供的资料表明，除藻类外，有毒植物散布在98科321属植物之中。然而，这个科属的统计仍不精确，因为许多新的有毒植物不断发现，一些正在研究的有毒种还未能正式发表，有的文献难免遗漏。

在北美，近千种有毒植物在30 000种野生和栽培植物中是一小部分，但它的危害是严重的。例如，在美国西部，有毒植物是造成畜牧业经济损失的主要原因之一。据估计，美国每年的损失约5 100万美元，其西部11个州的损失为2 300万美元，每年牲畜中毒发病死亡率约3%～5%。据美国国家科学院估计，西部州因食入有毒植物造成的家畜营养不良占8.7%，这个百分比包括5%的发病率，但不包括其他的社会损失。主要是盐生草、翠雀、羽扇豆和疯草中毒引起的死亡损失。

许多牧地和草场有毒植物的生长和分布，一年和一年不相同，这是因为受许多因素的影响。例如，湿润的程度、雨量，如果雨量好，则在有毒植物大量生长之前，有较多的适口的牧草大量生长，家畜不易采食达到中毒量的有毒植物。相反在干旱年份，有毒植物可能大量繁殖，会有许多因素促使家畜采食有毒植物中毒。

有毒植物造成的直接损失是死亡、慢性中毒、虚弱、感光过敏、流产和生育缺陷，间接的损失是增加花费和草地、牧场的管理支出，降低了饲草饲料的生产和利用，损失一部分饲料和一些材料，供给新的饲养条件。在经济方面必须考虑这些因素。有毒植物引起的损失最主要的因素要考虑草场和牧地的过牧。在某些条件下，缺乏管理也是一个重要因素。这些条件包括训练、机械、草地生产、水利和动物日粮中加盐与否。家畜饲养者、牧场管理者以及州的管理者缺乏教育或专业知识，也是一个重要因素。家畜饲养者必须懂得在他所放牧的草地上具有潜在危险的有毒植物和如何加强预防中毒的理论知识。

Kingsbury（1964）报道，美国和加拿大对家畜有毒的植物有1 000种以上；美国得克萨斯州有80科（Sperry等，1964），新墨西哥州约100种（Gay和Dwyer，1967），亚利桑那州约300种（Schmutz等，1968），其中30种能使家畜发生中毒并造成重大损失，36种次之，其他145种偶尔引起中毒。

在前苏联，家畜的植物中毒不论在牧场上或在舍饲期均可发生，但按发病的例数、中毒动物的数量和发病的突发性计，则牧场上的植物中毒占第一位。一些剧毒植物，如黑莨菪、角罂粟、龙葵等在前苏联的领土上几乎到处都可发现。П. Е. 拉得凯维奇著的《兽医毒物学》（1952）中列出100多种对动物具有重要毒性的有毒植物。И. А. ГУСЫНИН著的《有毒植物毒理学》比较详细地介绍了动物有毒植物中毒及其危害，收集121幅有毒植物图版。

在日本，据宫本三七郎著的《家畜有毒植物学》记载，约有200种有毒植物。大川德太郎（1964）指出，东南亚约有900种有毒植物，而在日本分布的约有300种。佐佐木林治郎记述日本约有400种对家畜有毒的植物，但一般引起自然中毒的主要有毒芹、莽草、毒空木、蓖麻（*Ricinus communis*）、曼陀罗、附子、羽扇豆、苦参、蒜黎芦、夹竹桃、戾木、羊踯躅、刺槐、大戟、毛茛等。

在波兰，据 Miedzobodzki 等(1961)报道，1949～1964 年的 15 年间，诊断为动物植物中毒的有 355 起，中毒家畜 4 659 头，死亡 2 134 头。中毒原因多数是在牧场上采食了有毒植物，主要是浆果紫杉（*Taxus baccata*）、毒芹(*Cicuta yirosa*)、十字花科(*Crueiferne*)、茄科(*Solanaceae*)、木贼(*Eq.* spp.)。此外，舍饲的家畜食入的有毒植物有羽扇豆(*Lupinus* spp.)、麦仙翁(*Agrostemna githago*)、马铃薯(*Solanum tuberosum*)、蓖麻(*Ricinus communis*)。

在澳大利亚，据 Hungerford T G(1959)在《家畜疾病》一书中记载了 282 种有毒植物及其致病原因与中毒症状，其中许多中毒是澳大利亚特有的。书中记述了引起氢氰酸中毒的 40 种，硝酸盐和亚硝酸盐中毒的 7 种，引起急性突然死亡的 36 种，引起慢性死亡的 20 种，表现蹒跚症状的 30 种，神经症状的 2 种，引起胃肠炎、腹泻和腹痛的 49 种，引起失明的 7 种，因草酸中毒的 10 种，导致尿结石的 2 种，引起流产或繁殖受阻的 30 种。近 10 年研究的有毒植物有稻花属(*Pimelea*)、大泽米属(*Macrazamia*)、狼尾草属(*Pennisetum*)、茄属(*Solanum*)、柏属(*Cupressus*)、*Xanthorrhoea*、银合欢属(*Leucaena*)、黑麦草属(*Lolium*)、苦马豆属(*Suainsona*)、蓝饰带花属(*Trachymene*)、*Wodelia* 等。

中国的草原和荒漠约 365 万 km^2，分布在北方、西南、干旱地区，南方草地 60 万 km^2，共计 425 万 km^2，约占国土的 44.2%。草原的三化（沙化、碱化、植被退化），林区的垦殖，使有毒植物中毒日趋严重。

据中国医学科学院劳动卫生及职业病研究所、药物研究所合编的《野生植物的营养及毒性》（1961）记载，能引起人中毒的植物约 121 种，广东省农林水科学技术服务站经济作物队编著的《南方主要有毒植物》（1970）记载 154 种有毒植物对人的危害，其中 31 种对动物有毒。

崔友文（1959）报道了中国北部的 36 种有毒植物。华中农学院主编的《饲料生产学》（1962）将我国草原上的重要有毒植物确定为 15 科 33 属。陈冀胜等（1987）主编的《中国有毒植物》，收集了中国有毒植物（蕈类除外）101 科 943 种，其中蕨类植物 13 种，种子植物 930 种，较完整地介绍了它们的植物学、化学和毒理学研究进展。同时，列出 335 种记载有毒但无实际中毒资料的植物名录。史志诚等（1997）在《中国草地重要有毒植物》一书中从生物学、生态学、毒理学、防除与利用五个方面描述了中国草地引起严重危害的 14 科 19 属 50 种有毒植物。书后附有我国草地有毒植物名录，共 132 科 1 383 种。

第三节 植物毒素对机体的损害

一、植物毒素及其分类

对植物毒素曾有过不同的理解，植物病理学家对植物病原菌产生能引起植物病害的物质称为植物毒素（phytotoxins）和致病毒素（pathotoxins），后来通称为病原菌毒素，归入微生物毒素之中；毒物学家认为由植物产生的能引起人和动物致病的有毒物质称为植物毒素（plant toxins）。为了将以上两种理解加以区别，美国食品营养委员会将由植物产生的有毒物质称为“植物中天然产生的毒素”。

目前已知的植物毒素约有 1 000 余种，绝大部分属于植物的次生代谢产物。早期认为它是对植物无大意义的最终代谢产物，但现已明确认识到许多植物中天然产生的植物毒素与植物的生存斗争有关。一些植物毒素是植物的化学防御机理的重要物质，对人、畜、昆虫和鸟类有毒；而另一些植物毒素则对异类植物有生长抑制作用。植物毒素大部分属于生物碱、苷类、酚类、萜类、肽类等有机化合物。

随着植物化学、毒物学、药用毒物学和食品营养学的发展，对植物毒素的分类进行了许多研究，目前大体可分为以下两类：

（一）植物天然产生的有机植物毒素

（1）生物碱。如士的宁、乌头碱等。

（2）苷类。如氰苷、强心苷、皂苷等。

（3）草酸及草酸盐。

（4）有毒蛋白。如蓖麻毒素、相思子毒素、有毒氨基酸。

（5）多酚类化合物。如栎单宁、棉酚、香豆素、双香豆素等。

（6）酶。如硫胺毒酶、蛋白酶抑制剂等。

（7）光过敏物质。如海棠素、荞麦素。

（8）变应原。

（9）天然致癌物。如苏铁素。

（10）雌激素。

（二）植物体内含有的有毒元素及其化合物

（1）有毒元素。如富硒植物（黄蓍属、棘豆属）；富氟植物（被污染的牧草含氟量高达 2000μg/g）；富铜植物（三叶草从污染土壤吸收铜）等。

（2）硝酸盐与亚硝酸盐。

二、植物毒素对器官组织的选择毒性与损害

在病理学和生物化学研究中选择毒性具有独特地位。植物毒素对“靶器官”的特殊选择毒性也为鉴别诊断和致病性的确定创造了条件。

（一）植物性肝毒素

千里光属的吡咯兹啶生物碱对肝脏具有选择性，猪、鸡、牛、马、大鼠和小鼠较敏感，山羊抵抗力最强，绵羊有急性中毒的可能。吡咯兹啶生物碱对肝的影响是①坏死；②水肿继以纤维化；③由于有丝分裂过程受到抑制而出现巨红细胞症。肝外器官的巨红细胞症不仅有赖于植物碱活性代谢物是否能通过肝脏进入器官，还决定于对这个器官里细胞主动分裂的影响如何。其他变化有胞浆内陷、胞浆出现内涵小体、门沟性纤维增生、胆管增生、再生性小结节以及可能产生肿瘤。

巨红细胞症是一种残留物引起的进行性病变，是生物碱的抗有丝分裂效应和一种引起再生的刺激之间相互作用的结果。在巨红细胞形态学方面，动物之间存在着次要的差异。马的较大，鸡的较小。各种动物的细胞浆内陷在 H. E. 切片里表现为粉红色小球体，位于巨大的核里，都是一袋袋的胞浆，外有大核包裹着。但要注意和铜、马尾松或四氯化碳中毒和某些肿瘤区别。

（二）植物性心/肺毒素

心/肺毒素毒草，主要是含氰植物和3代呋喃。目前，约有80科、250属、1 000种植物含有HCN，植物组织破碎后便能释放HCN，一般都归因于植物里存在着的能产生氢氰酸的羟基腈糖苷。

白苏（*Perilla frutescens*）含有紫苏酮（Perillaketone）、Egomaketone和Isoegomaketone三种肺毒素。

牛急性肺气肿（ABPE）是成年牛的一种独立的疾病，其特点为突然出现呼吸困难。突出的可见损害为严重弥散性肺气肿和水肿。光镜变化的特点是水肿，叶间组织增厚，肺泡上皮增生。此病可由瘤胃把色氨酸、吲哚酸、吲哚的其他前身转化为3-甲基吲哚而引起。

（三）植物性神经毒素

马长期采食车矢菊属植物的有毒种引起黑质苍白球转化症。中毒的病马表现突然出现饮食困难、无目的行走或昏然不动。

苏铁属植物能引起牛的共济失调和麻痹，主要影响后肢，是轴索变性的结果。已查明它们的毒素是甲氧化偶氮基甲醇（MAM）和氨基酸式小氨基丙酸。

绵羊采食结籽阶段的黑麦草后，如加惊动、四肢僵硬、步态蹒跚、搐搦而虚脱。病变包括肝苍白而脆，肺充血。死亡率通常为40%～50%，可达80%。

新西兰有一种多年生黑麦草能引起绵羊、牛和马一种称为“多年生黑麦草蹒跚”的神经中毒病，临床诊断表现为在震颤的基础上的共济失调和虚脱。

苦马豆中毒是放牧牛羊和马的一种慢性且为进行性的神经扰乱，没有可见变化。镜检时，其特征为神经和内脏广泛出现胞浆的“水样”空泡化，久病者还有神经轴索萎缩和色素沉着。电镜下，空泡边界为单一的单位膜，经常中空，但有的里面为无结构物质，这或许是溶酶体里可溶性物质积聚的结果。

疯草能影响动物的中枢神经系统。动物采食后几天即可受到影响，随后会出现一种不规则的或疯癫习性。包括紫云英属和棘豆属的一些种。

柔弱毒素（Miserotoxin），即3-硝基-1-丙醇的β-D葡萄糖苷是从黄芪属分离到的，在消化道里可被分解为毒性高的3-硝基-1-丙醇（3-NPOH）。它被循环系统吸收后，会影响中枢神经系统，特别是控制协调和自主应答的部分。

含硝基紫云英慢性中毒的动物，其后躯会发生全面软弱。综合征的特点是全身虚弱，后躯平衡失调，震颤，呼吸困难，虚脱，最后死于心肺衰竭。

急性硝基中毒的临床表现是虚弱，缺乏正确安放后肢的能力，本体感觉能力消失，关节向前屈曲，后躯摇摆，颈前伸，头下垂，舌外露，口鼻黏膜发绀，腹部上缩帮助呼吸，吸呼快而困难，鼻有泡沫，磨牙，经常排尿，甚至虚脱，很快死于心肺衰竭。

（四）植物的致畸毒素

经查明植物的畸胎原主要来自羽扇豆、芹叶钩吻、藜芦、秋水仙、千里光、落科草等，它们有的同时具有影响生殖的毒素和别的系统的毒素。家畜中一些自然发生的先天性畸形，是由于怀孕期间吃了羽扇豆属、钩吻属和藜芦属的某种毒种所产生的。

20年前有人怀疑小牛的先天性弯腿是母牛吃了某种羽扇豆的结果。后来实验证明，这个怀疑是正确的。此病的特点是小牛的四肢扭转或呈弓形——关节弯曲、脊柱弯曲、颈部弯曲、颌裂或这些变化同时出现。牛群中受影响的可达30%，但发病率随年龄、地区和牛群不同而异。

毒芹是引起小牛四肢畸形的一个原因，其有毒成分是毒芹碱。它是2-丙基六氢吡啶，它和植物共有的哌啶相似，因此发生怀疑，它们和有关的哌啶同类物是否都有致畸胎性。

大概在20多年前，美国爱达华州就发现成万头羔羊出现独眼畸形和头部先天性畸形的流行病。头部异常包括单球或双球独眼畸形，上颌较短，下颌外伸，有时在单眼上面有一个特别的覆有皮肤的喙。双球独眼畸形在牧场上俗称“猴脸羔羊”。受害较轻的则眼睛正常，上颌缩短，发生猴头畸形。

有人通过饲喂试验证明，母羊在怀孕第14天吃了加州藜芦（*Veratrum californioum*）就能引起此种变化。Keeler等（1968）用管饲法把几种藜芦碱投于孕羊，试验其致畸性。在这些生物碱中有3种具有活性，即藜芦碱（jervine）、独眼胺（cyclopamine）和独眼素（cycloposine），能产生天然病例共有的典型畸形。

三、植物毒素对机体不同部位作用

（一）引起呼吸机能不全的植物毒素

1. 阻止向组织运送氧的植物毒素

（1）溶血剂：来自野葱的N-丙二硫化物，棉酚。

（2）诱发出血的物质：野百合碱、双香豆素、山梗菜碱和绵马、欧洲蕨引起动物出血的有毒成分。

（3）降血压剂：藜芦属、棋盘花属的藜芦碱及有关的生物碱。

（4）心脏毒：乌头碱、夹竹桃苷、紫杉碱。

（5）形成正铁血红蛋白：植物中硝酸盐转变为亚硝酸盐，后者在动物体内可使血红蛋白变为正铁血红蛋白。

2. 机理不明的影响呼吸的植物毒素

羽扇豆属植物中的羽扇豆碱，黄蓍属植物中的有毒成分，苍耳中的氢醌。此外，还有毒芹碱、烟碱、异喹啉生物碱等。

（二）引起神经兴奋或抑制的植物毒素

（1）直接损害脑或脊髓的植物毒素：黄蓍和棘豆属中的生物碱，可引起高尔基体变性；球子蕨（*Onechea* spp.）的某些成分引起大脑水肿、神经胶质增生和神经元变性。

（2）作用于已知受体部位的植物毒素：通过已知受体的作用，引起神经兴奋症状的有烟碱、阿托品样生物碱以及来自木贼属植物的硫胺酶。

阿托品型生物碱阻断脑及外周神经的毒蕈碱型胆碱受体，临床表现副交感神经阻断症状，并有不安、狂躁、强迫性运动、发喉音和濒死惊厥。硫胺酶的受体是硫胺。硫胺是硫胺酶酶解作用的基质。硫胺酶可引起反刍动物行为兴奋，伴有健康不良、虚弱和腹泻。

（3）引起不明机理的神经兴奋或抑制的植物毒素：芹叶钩吻中的毒芹碱所致动物中毒的症状与烟碱相似。毒芹素是斑点毒芹中的一种树脂，它可引起动物剧烈的惊厥、震颤、发烧并迅速死亡。紫堇中的混合异喹啉生物碱可引起肌肉震颤、阵挛性惊厥、抑郁，由于外界刺激下可引起肌肉僵直、蹒跚、大声吼叫及噬咬行为。荷苞牡丹属植物中的混合异喹啉碱可引起呕吐、颤抖、昂首奔跑、疼痛、呼吸困难及角弓反张性强直。羽扇豆属植物中的羽扇豆碱和喹啉兹定碱（Quinolizidine）可引起呼吸困难、神经兴奋或抑制，对羊尚可引起与铅中毒相似的行为异常。

常绿钩吻中的士的宁样生物碱可引起抑郁、虚弱、蹒跚、轻度惊厥及昏迷。北美山梗菜属植物中的山梗菜碱可引起动物抑郁、腹泻、口腔溃疡、出血及昏迷。茄属植物中的茄碱可引起抑郁、流涎、呼吸困难、颤抖、麻痹、腹痛、腹泻及昏迷。马利筋属植物中的生物碱和糖苷可引起抑郁、虚弱、蹒跚、呼吸困难、发烧、强直性痉挛发作及昏迷。对单胃动物，木贼属植物和欧洲蕨可引起共济失调、抑郁、僵立和蹲伏姿势、震颤、虚脱及惊厥。一些地衣（*Parmelia* spp.）中的地衣酸可引起共济失调、抑郁和瘫痪。

（三）引起腹痛的植物毒素

1. 引起剧烈腹痛的植物毒素

可引起腹痛的有茄属植物中的茄碱，棋盘花中的藜芦胺和棋盘花素，夹竹桃中的糖苷，田菁的皂苷，蓖麻蛋白，相思豆毒素和刺槐毒素。

2. 引起不明机理腹痛的植物毒素

如果动物采食过多，几乎任何有毒植物都能引起腹痛症。植物的有毒成分，或者对肠道具有直接刺激或腐蚀作用，或者对肠道产生非特异性刺激作用，但它们引起肠炎的机理不明。如翠雀属植物的翠雀碱，黄杨的生物碱，杜鹃花属、月桂属和拟杜鹃花属等植物中树脂样的梫木毒素，以及栎树叶和橡子中的单宁。

（四）引起严重肝损害的植物毒素

吡咯兹啶碱对大多数动物都是强力肝毒素。如猪屎豆中的野百合碱，千里光属植物的倒千里光碱。

其他具肝毒性的植物毒素包括蓝绿藻中的多肽，栎树叶和橡子中的单宁（栎树叶还可引起出血性胃肠炎及肾损害），棉籽产品中的棉酚（棉酚也可引起器官充血和水肿以及心脏扩大）和苍耳属植物中的氢醌。

（五）引起严重肾损害的植物毒素

某些肝毒性植物也具有肾毒性。具肾毒性的植物毒素有苍耳属植物的氢醌，栎树叶和橡子的单宁，以及甜菜属、盐生草属、酢浆草属、马齿苋属、大黄属、酸模属、猪毛菜属、肉叶刺茎藜属等植物中的可溶性草酸盐。

（六）引起骨损害的植物毒素

在欧洲，香豌豆中毒是由香豌豆属植物中的有毒成分引起的骨变形性疾病。某些蜀黍属植物（*Sorghum* spp.）中含有可引起马香豌豆中毒的腈。

（七）致畸胎植物毒素

有些怀孕动物吃了亚致死量的有毒植物后，可产下畸形后代。如烟草属植物中的生物碱，银合欢树的含羞草氨酸，香豌豆属植物的香豌豆素，黄芪属植物中的未知成分，羽扇豆属植物中的生物碱，芹叶钩吻中的毒芹碱和加州藜芦中的生物碱。蜀黍属植物引起的驹香豌豆型畸形，可能是因为含腈的缘故。野樱桃和曼陀罗均可引起猪畸形。所有蓄积硒的植物可引起胎儿蹄异常。

很可能还有许多植物具有致畸胎性。某些植物可引起大鼠胎儿畸形，但尚未见致家畜畸胎的报道。

（八）致光敏植物及植物毒素

许多植物能引起草食动物皮肤光敏性反应。这种光动力毒素（photodynamic toxin）来自贯叶金丝桃中的金丝桃蒽酮（hypericin）、荞麦中的荞麦素（fagopyrin），以及春欧芹中的呋喃香豆素（furanocoumarins）。

第四节 研究植物毒素的重要意义

一、发现和认识有毒植物

随着世界人口的不断增加，蛋白质的供给愈感不足。未来的食物蛋白的主要来源仍然是植物性蛋白质，特别是世界人口增长率高的地区。小麦、玉米、大米等谷物粮食的生产可提供足够量的总蛋白质的需要，然而，从营养角度考虑，谷物蛋白质的不足之处在于它们固有的缺乏某些氨基酸，尤其是赖氨酸。另一方面从花生、棉籽和豆类获得的蛋白质，尽管缺乏含硫氨酸，但能与谷类蛋白质结合形成一种混有高营养价值的蛋白质。这种蛋白质不仅作为儿童食品，而且可用于治疗蛋白质营养不良疾病。由此可见，解决植物性蛋白质不足问题，谋求足够量的高营养价值的蛋白质食品和饲料，就是摆在植物学、营养学、畜牧学、毒物学家面前的艰巨而紧迫的任务。

许多国家在寻求蛋白质食品与饲料方面采用植物毒素研究的新成果，发现了许多有毒植物和消除有毒成分的新办法，特别是豆科含蛋白质高的植物，同时也含有某种有毒成分。一些以往认为无毒的植物现在看来变得对人畜有害，只是当除去这种有毒物质才能使这些植物为人类利用。但是用于除去这些有毒物质的费用大于其本身的价值，致使许多有用植物闲置起来。因此，有志从事有毒植物研究的人们，也将会在长期实践中为人类做出自己的贡献。

二、开发和利用植物毒素

发现和认识有毒植物必须确定植物中特有的植物毒素，它的种类、性质、结构、毒性等等。植物毒素的研究不仅为了解中毒和制定防治措施提供科学依据，而且为植物毒素的开发利用提供依据。翻开医药史册不难看出，自古以来，人们正是利用植物中某些有毒成分在剂量上加以控制而达到治疗疾病的目的，为人类健康和疾病防治立下丰功伟绩。“药也，其实堇也。”就表明药物和毒物的区别只是剂量关系。例如，许多植物生物碱被利用作为医药和兽药，当使用不慎，超过规定剂量时则会引起中毒。

人们一旦认识了植物毒素的本质就会为人类造福。例如，19 世纪中叶，美国北部州发生“玉米秆中毒”，当时病因未能阐明，造成了严重损失。到 1954 年密苏里毗邻的一些州，肉用牛群中大批牛只中毒，经组织科研人员研究，查明是亚硝酸盐中毒，这一危害才得以解决。又如，20 世纪 20 年代初期，美国北科他州和阿尔塔州出现一种导致牧场主破产的牛病，兽医们查明系吃了保存不当的草木犀引起，因有毒成分不明，缺乏统一认识和有效防治措施，该病一直得不到控制。1933 年威斯康星州的一位农民把一大罐病死的牛犊的不凝固的血液和腐败的草木犀送给威斯康星大学生物化学系的 Corlson 教授。这位教授花了 6 年时间，于 1939 年从霉败草木犀中分离获得了有毒成分双香豆素，并发现维生素 K 能够克服它的毒性。从此，世界上第一个抗凝血剂便诞生了。近年来，应用川楝素治疗肉毒毒素中毒，应用蓖麻毒素作为抗癌剂“导弹毒素”的组成部分，还有许多研究正在进行中。因此，研究和利用植物毒素的前景十分广阔。

三、防治人和动物中毒

掌握了有毒植物和植物毒素就可以进一步描述人和动物植物中毒及其种间分布、季节分布和地理分布，从病因的研究向中毒机理的研究深入，从而全面掌握某种植物中毒发生的规律、临床与病理变化特点，准确地做出诊断，制定切实有效的预防措施，减少中毒造成的经济损失。

但是，目前植物中毒的研究仍处于初级阶段，有毒植物中毒病多数缺乏特殊的诊断方法，缺乏特效解毒药物，缺乏特殊的预防对策。许多诊断防治方面的空白急需填补，认识有待深化，方法有待更新。

四、促进边缘学科的发展

植物毒素的研究必将吸引各学科参与并有助于新兴学科的诞生和发展。如前所述有毒植物和植物毒素中毒的研究，加强了植物学、生物学、病理学、生物化学、生态学、种子学等基础学科与医学、兽医学、中毒学、农学、食品学、环境科学等应用学科的结合和协作，随着这种协作的发展，许多新兴学科也将陆续诞生。除了植物毒理学、种子毒物学、毒草病理学之外，生化毒物学、生态毒理学、分析毒理学、毒物管理学、法医毒物学等学科中将载入植物毒素的研究成果为新的内容。1982 年荷兰出版的《毒物学情报源》一书，收集了 1980 年以前出版的各种有关毒理学的参考书、手册、会议录、教科书、政府报告和专著，其中相当一部分涉及到有毒植物与动物中毒的新的内容。例如 Hodgson 等 1980 年编的《生化毒理学入门》就编有植物毒素的生物化学，涉及到的有植物的含硫化合物、类脂、酸类化合物、含氰化合物等。Bumac（1978）等编的《菌类植物中毒、诊断及治疗》及 1979 年出版的《美国杂草学会除莠剂手册》，介绍了对有毒植物和杂草除莠药物的方法。植物毒素的研究在一些期刊和出版物中屡见不鲜。《毒素》、《兽医与人类毒理学》、《生化毒理学评论》、《毒物学文献》、《生态毒理学与环境安全》、《食品与化妆品毒理学》、《哺乳动物的异物代谢》、《基础与应用毒物学》、《分析毒理学杂志》、《应用毒理学杂志》、《动物毒物学》、《毒理学快报》等杂志都刊登有植物毒素的研究新成果和新动态。

五、制订人类未来的研究规划

Wittwer（美国密执安州立大学农业试验站站长）在展望世界 21 世纪的农业时提出未来农业的 10 项研究重点，其中第一项是有毒植物，食品安全与调解。这里有一个重要启示，即植物毒素与农业的未来乃至人类的未来有着密切的关系。难怪 Clark（1978 年）说，毒物学与我们这个星球上人类的未来有密切关系。这是因为：

（1）植物生命活动产生的某些蛋白质、氨基酸、酚类化合物、生物碱、苷类中一部分有毒，对人畜有毒有害，并能造成威胁，致使有些作物及其副产品的利用受到限制。正因为这个原因，在向植物界进行开发性生产时，首先遇到的问题之一就是植物的毒性问题。

（2）植物体内产生的对人畜有毒的物质，对植物自身的存在，对其自身抗病力、免疫力、贮藏等均有重要意义。如棉花的棉酚含量及其多寡与抗病力有关。因此，消除植物体内的植物毒素显然对植物本身不利，如何降低品种及产品中的植物毒素以利产品的利用，或者利用产品中的植物毒素作为药品或其他用途，如棉酚用于男性避孕药，蓖麻毒素及猪屎豆中的生物碱用于癌症的治疗等，这样就引出第三个问题。

(3) 植物有毒成分的综合研究与综合利用，需要多学科、多部门的统一规划，组织力量，协作配合，才能完成。

美国的全国毒理学规划（national toxicology program，NTP）创立于1978年11月，于1982年经卫生与人类服务部批准为一个协调全国毒理学研究的永久性组织。其宗旨是：①扩大受试化学物质的毒理学资料；②加速化学物质的毒理学实验；③研究适合于管理需要的试验方法；④向政府机构、医学和科学团体以及公众传播规划的内容和结果，并拥有6种出版物。

总之，研究有毒植物毒素学对当前和今后社会经济的发展、动物安全和人类健康有着重要的意义，是不可忽视而应引起重视的一门重要学科。

（史志诚）

第五十三章　氰　　苷

第一节　含氰苷的植物

含氰苷的植物分布在一些禾本科植物、豆科植物、块根作物和水果核（仁）中，例如：

1. 高粱与玉米。它们的鲜幼苗均含有叶下珠苷（dhurin），在其再生苗中含量很高。

2. 木薯。富含淀粉，根据报道，全世界有10％热量来源依靠木薯。其根、茎、叶都含亚麻仁苦苷（linamarin）。

3. 亚麻籽。其榨油后的残渣（亚麻籽饼）可作为饲料，含亚麻仁苦苷。

4. 豆科植物。豌豆、蚕豆、海南刀豆、狗爪豆等都含有亚麻仁苦苷或甲基亚麻仁苦甙。箭舌豌豆含巢菜苷（亦称毒蚕豆苷，vicinin）。

5. 蔷薇科植物。桃、李、杏、梅、枇杷、樱桃、菠萝等的叶和种子中都含有苦杏仁苷（amygdalin）。

许多植物的全株、根、茎等含有氰化物，其含量随部位不同而异，见表53-1。

表53-1　不同植物中氰化物的最高含量

植物	氢氰酸量（mg/100g）	植物	氢氰酸量（mg/100g）
苦杏仁	250	叶	104
苦木薯		高粱全株、幼株	250
干根皮	245	利马豆（棉豆）	210～310
全根	53	竹	
新鲜根皮	89	嫩枝项	800
新鲜茎皮	133	嫩茎	300
		菜豆、豇豆、豌豆	2

第二节　氰　苷　中　毒

Davidson和Stevenson（1884）最早报道人类食入含氰植物（棉豆）的中毒。其临床特征为意识扰乱、肌肉局部麻痹和呼吸困难。

由于氰的强有力的细胞毒作用，除急性中毒外，长期接触低浓度HCN（可通过空气或其他途径）可发生慢性中毒，其中以慢性木薯中毒最为典型。动物长期食入木薯使血浆硫氰酸盐、氰化物和尿硫氰酸含量明显升高。由于硫氰酸盐中甲状腺肿素作用，导致甲状腺肿发病率明显增高。

氰中毒后另一明显病征是神经系统症状，以脑部变化最典型。慢性氰化钾（KCN）中毒，出现类似脊髓灰质炎症状，有时还发现脑苍白球区的脱髓鞘作用。

（一）人的苦杏仁中毒

1. 中毒症状

中毒的轻重与熟食或生食苦杏仁有密切关系。如食入经充分加热后的苦杏仁，则中毒症状较轻。

食后患者于1～2h内或数小时出现症状。早期可有黏膜刺激症状，口中苦涩、流涎、恶心、呕吐，继之腹泻，常为水样便，伴有头痛、头晕、全身无力，有的表现为多发性神经炎症状——四肢远端痛觉、触觉等感觉迟钝，腱反射减低或消失，其他有心悸、上腹部烧灼感、血压升高等。中毒加深时即进入呼吸受抑制阶段，中枢及组织细胞缺氧状态更为加重，此时患者呼吸开始急促而后变慢且不规则，并可闻到苦杏仁味。脉搏变缓，有恐惧感，胸上部发生疼痛及压迫感，但意识存在。严重中毒时则表现意识丧失，大小便失禁，呈瞪目昏迷，瞳孔散大，对光反应消失，发生强直痉挛及紫绀，牙关紧闭，血压下降，体温上升，呼吸显著变慢，反射减弱或消失。最后表现为呼吸变浅而极不规则，呈潮式呼吸，四肢厥冷，深度昏迷，呈休克状态。死于呼吸麻痹和细胞窒息。呼吸常在心跳停止前停止。

2. 诊断要点

（1）内服苦杏仁史，多发生在杏熟季节，多见于儿童食入生杏仁而引起的中毒。

（2）呼吸道刺激症状，呼吸困难，有杏仁味。

（3）尿中硫氰酸盐增加。

（4）当发生呼吸抑制时，应与流行性脑脊髓膜炎、乙型脑炎、败血症、脑型疟疾等相鉴别；惊厥昏迷时，应与脑外伤、肝性昏迷、尿毒症、一氧化碳中毒等相鉴别；中毒早期以消化道症状为主时，应与食物中毒、细菌性痢疾和中毒性消化不良相区别。

（二）人的木薯中毒

1. 中毒原因

不经过合理的加工处理或生食木薯，均可使人发生中毒。有人认为成人生食木薯400g左右即可中毒，食至1kg左右即可致命，若按氢氰酸的致死量计算，则300g的木薯即有致死的危险。据报道，引起中毒的食量由50～1 000g不等，一般中毒较深者其食量均在500g以上。中毒的严重程度除与食量和体重有关外，与品种含毒量也有关。木薯中毒出现症状较慢，此可能与氰苷在消化道内的水解作用需要有一定的时间有关，也可能由于木薯在烹饪过程中使部分存在于木薯中的酶遭受破坏，影响了水解的速度所致。

2. 中毒症状

开始是延脑的呕吐与呼吸中枢、迷走神经、扩瞳肌和血管运动中枢均见兴奋，其后抑制、麻痹。其中毒症状与苦杏仁中毒相仿。一般于进食木薯后2～3h出现症状，主要有恶心、呕吐、腹痛、头痛、头晕、心悸、脉速、无力、嗜睡等。中毒较重病例，呼吸先频速以后变为缓慢而深长、面色苍白、出冷汗、抽搐，但无明显紫绀。中毒极重者，出现呼吸困难，躁动不安，心跳加快，瞳孔散大，对光反应迟钝或消失，以至昏迷，部分患者可有发热、颈项强直和腱反射亢进，生理反射消失，最后可因抽搐、缺氧、休克或呼吸循环衰竭而死亡。

（三）动物的氢氰酸中毒

1. 中毒原因

家畜采食含有氰苷的木薯、高粱幼苗、玉米幼苗、亚麻籽及桃、李、梅、杏的叶子和种子而发生中毒。

2. 中毒症状

发病很快，当家畜采食大量含氰苷植物或饲料后约 15～20min，可出现腹痛不安（马），呼吸快速而困难，可视黏膜呈鲜红色，流出白色泡沫唾液。一般先兴奋，但很快转入抑制。呼出气体带有苦杏仁气味。随后呈现全身极度衰弱，行走不稳，很快倒地。体温下降，后肢麻痹，肌肉痉挛，瞳孔散大，反射机能减弱或消失，心动徐缓，呼吸浅表，脉搏细弱，最后陷于昏迷而死亡。

第三节　氰苷的生物化学

氰苷是指一类 α-羟腈的苷，种数有限而分布甚广。其特性是经酶的作用生成苷元，α-羟腈很不稳定，立即分解成醛（酮）和氢氰酸。氰苷名 cyanogenic glycoside，意即生氰的苷。人和家畜常因误食该类植物而中毒。

一、结构

苦杏仁苷是氰苷中最有代表性的，它是苯甲醛氰醇（扁桃腈）的一种糖苷，完全水解后形成葡萄糖、苯甲醛和氢氰酸（HCN）。经酶的水解作用，产生酸、碱和苦杏仁苷酸。苦杏仁苷结构及其水解产物见图 53-1。

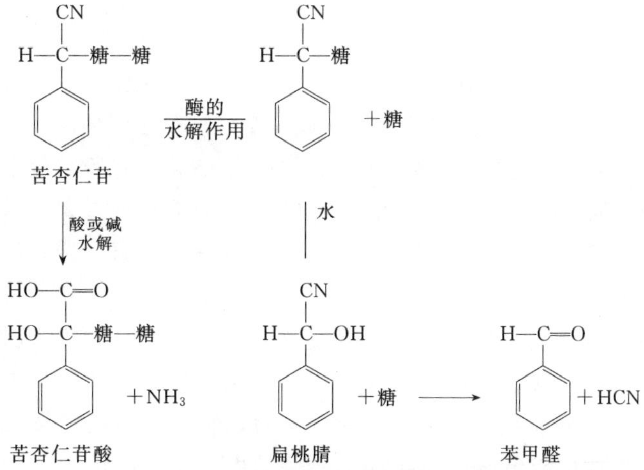

苦杏仁苷 —酶的水解作用→ + 糖

酸或碱水解 ↓　　　　水 |

$+NH_3$　　+糖 ——→ +HCN

苦杏仁苷酸　　扁桃腈　　苯甲醛

图 53-1　苦杏仁苷结构及其水解产物

叶下珠苷是一种与对-羟基苯甲醛氰醇密切相关的糖苷，它经水解生成对羟基苯甲醛（图 53-2a）、葡萄糖和 HCN。

亚麻仁苦甙是丙酮氰醇的糖苷。它经水解产生丙酮和 HCN（图 53-2b）。

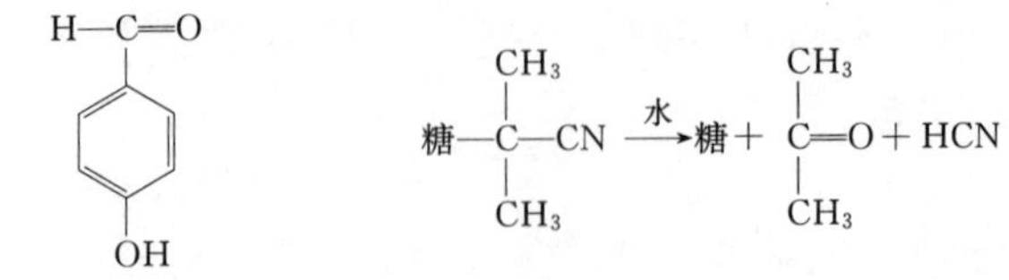

$$\text{对-羟基苯甲醛: } HO-C_6H_4-CH=O$$

对-羟基苯甲醛

(a)

$$\text{糖}-\underset{CH_3}{\overset{CH_3}{\underset{|}{\overset{|}{C}}}}-CN \xrightarrow{\text{水}} \text{糖} + \underset{CH_3}{\overset{CH_3}{\underset{|}{\overset{|}{C}}}}=O + HCN$$

亚麻仁苦苷　　丙酮

(b)

图 53-2

(a) 对-羟基苯甲醛，叶下珠苷的一种水解产物　(b) 亚麻仁苦苷及其水解产物

二、自溶作用

植物中自然释放 HCN 必须由一种特殊酶和水的参与。许多酶存在于细胞外，在细胞破裂后，这些酶即接触糖苷，并在低温下发挥作用，然而遇热却迅速地被破坏。若植物碾碎后浸于水中，其自溶作用可大大提高。在植物较干燥情况下，HCN 释放较缓慢。这就是为何带有伤痕的木薯根不宜食用之故。

HCN 是一种低沸点（26℃）易挥发的液体，在热、潮湿条件下能使植物中 HCN 迅速丧失。在干燥、低湿环境下，潜在的 HCN 可存留多年。

在生长的牧草中，其自溶作用可能与霜冻、严重干旱或受到踩踏有关。

HCN 释放速率主要取决于物理条件。据报道，棉籽粉碎后在 37℃水中浸润 45min，所产生的 HCN 含量较高。也有人认为，如果粉碎的棉籽在室温下浸润 24h，产生的 HCN 含量更高，亚麻籽饼常作为牛的饲料。已证明，亚麻籽饼在低温下浸润 15min，即能释放一半含量的 HCN。

三、毒理

(一) 代谢途径

氰进入动物体内迅速经胃肠道吸收，也可通过皮肤吸收。HCN 气体还能迅速被吸入肺内。研究氰的代谢，最常用的是将硫酸盐形成硫氰酸盐和亚硫酸盐，此反应常需硫氰酸酶催化，它是一种转硫酶，广泛分布于活体组织，在肝、肾、甲状腺、肾上腺和胰腺内均有较高含量。硫氰酸盐可随尿或唾液排出，当然它也可被重新吸收或在胃肠道代谢。硫氰酸盐氧化成硫酸盐较缓慢，但这在机体组织中看来并不是一个重要因素。硫氰酸盐的另一条代谢途径是氰在足量的胱氨酸作供硫体与 3-巯基丙酮酸反应（借助另一种硫氰酸酶作用）。

胱氨酸可直接与氰起反应，产生 2-氨基-4-硫代卡唑啉羧酸。羟钴胺素与氰反应形成氰钴胺，它在接触光后极易释放，故在体内，氰化物的存在仅是一种次要作用；但羟钴胺素在对氰化物解毒方面能起较大活性作用。实验表明，对小鼠灌服羟钴胺素能预防氰化物中毒。有人发现，尿中硫氰酸盐排出增加不仅是由于摄入氰化物，而且是 VB_{12} 缺乏所致。这说明，VB_{12} 不足能干扰对氰化物的解毒。

氰化物对细胞色素氧化酶有较强亲和力，它极易与氧化型细胞色素氧化酶的 Fe^{3+} 结合，使其不能还原为还原型细胞色素氧化酶的 Fe^{2+}，致细胞色素氧化酶被抑制而失去传递电子，激活分子氧的作用，使生物氧化中断，导致细胞呼吸停止。其中脑是最敏感的器官。

（二）硫氰酸盐

动物食入有机氰化合物后，血清中硫氰酸盐明显增多，这表明 HCN 的降解作用已发生。因此，在体液中很少发现游离 HCN。硫氰酸盐存在于新鲜蔬菜、乳汁和啤酒中；它常与氯化钠随尿排出。血浆中硫氰酸盐含量随受试动物的水合程度而变化；如机体衰弱和反复呕吐，硫氰酸盐含量下降。

目前，硫氰酸盐已引起人们极大关注，研究证明，它是亚硝化的一种强有力的催化剂。

硫氰酸盐是一种促甲状腺肿素（goitrogen）。如胃内胃酸过少，胃液中的硝酸盐含量可能较高。在唾液和胃液中硫氰酸盐增加，促使产生致癌的亚硝胺，它常诱发胃癌。

（三）急性 HCN 中毒的特征

口服 HCN 最小致死量为 0.5～3.5mg/kg。含碱氰化物的致死量约是 HCN 的两倍。大剂量 HCN 能使动物在几分钟内死亡，小剂量可存活 3h。中毒最初症状是神经末梢麻痹随后意识紊乱和麻木，可视黏膜发绀、抽搐和惊厥，最后昏迷。微量 HCN 可能导致咽喉麻痹，心悸和肌肉松弛。接触低浓度 HCN 气体也发生类似症状。

牛对 HCN 有较大的耐受性，每天可食入含有 50mg/kgHCN 的含氰苷牧草。然而饥饿牛采食含较低氰苷牧草即可致死。这可能是由于采食和吸收速度过快，或许是牲畜营养不良时解毒能力下降造成。

四、氰苷的定性检验

（一）检材的采取与包装

最好的检材是中毒家畜吃剩的饲料、呕吐物、尸体的胃和胃内容物以及心血、肝、肺、肾等。氰化物及氢氰酸不稳定，易分解，易挥发，因而采取检材时，应以广口玻璃瓶包装，并密封。采取的心血应装满瓶，最好不要留有空隙。采取的检材一定要冷藏，并应及时送检。

（二）普鲁士蓝快速检验法

原理：氰化物在酸性情况下变成氢氰酸逸出，用抽气法使之与硫酸亚铁—氢氧化钠试纸产生亚铁氰化物，酸化后和试纸的高铁离子作用生成普鲁士蓝，从而达到检验的目的。

本法的灵敏度很高，而且操作简单、快速、准确，适用于血、肝、肺、肾等各脏器和体液等各种检材的检验，也可用于腐败检材的检验。

1. 试剂

（1）6mol/L 盐酸水溶液或 20％酒石酸液。

（2）硫酸亚铁—氢氧化钠试纸。将滤纸浸于新配的 10％硫酸亚铁溶液中，取出晾干，避光保存（可用两个月），临用时加 1 滴 10％氢氧化钠溶液润湿即可。

2. 操作

取检材 5～10g 于三角瓶中，加水调成粥状，加 6mol/L 盐酸（或 20％酒石酸）使呈明显酸性（pH1～2）。如检材为血液，可加 20％三氯乙酸沉淀蛋白，并酸化。加酸后迅速盖上硫酸亚铁—氢氧化钠试纸，加热到沸腾，取下硫酸亚铁—氢氧化钠试纸，放入 6mol/L 盐酸中，如有氰化物存在，则试纸变蓝色。

五、氰苷的提取

氰苷很不稳定，可被同时存在于植物中的酶所分解。由于酶或胃液内盐酸的作用能产生游离的氢氰酸，而产生剧烈的毒性。

氰苷的提取流程如下：

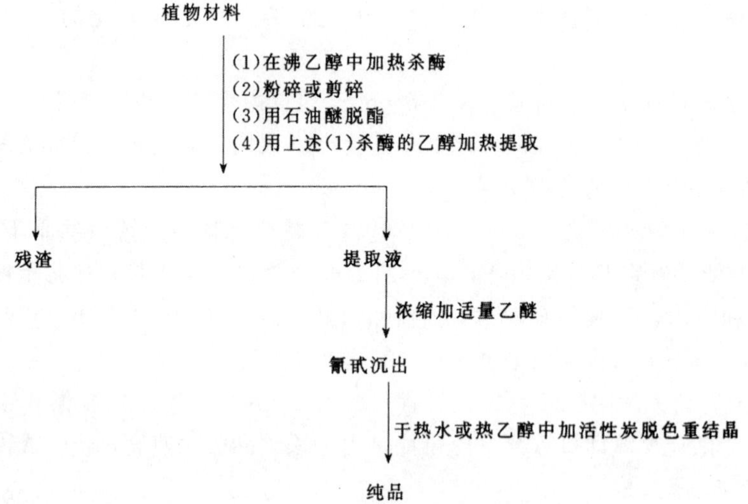
植物材料
(1)在沸乙醇中加热杀酶
(2)粉碎或剪碎
(3)用石油醚脱酯
(4)用上述(1)杀酶的乙醇加热提取
残渣
提取液
浓缩加适量乙醚
氰甙沉出
于热水或热乙醇中加活性炭脱色重结晶
纯品

第四节　解毒与预防

一、解毒

治疗氰化物中毒的解毒药的作用机理，主要是药物与氰离子结合，或从受抑制的酶中夺取氰离子与之结合，使酶的活性恢复，解除氰离子引起的毒性作用。有的是参与和促进离子在体内代谢，使之失去毒性，起到解毒作用。

(1) 亚硝酸钠

亚硝酸钠的药理作用是松弛平滑肌，尤其是使心脏冠状动脉等小血管平滑肌舒张、血压下降及反射性引起心动过速，改善心肌供血及供氧。它还能使血红蛋白（Fe^{2+}）氧化为高铁血红蛋白（Fe^{3+}），作为高铁血红蛋白生成剂，治疗氰化物中毒。本药作用发挥较慢，但维持时间较长。解毒时亚硝酸钠的用量不能太小，否则在血液中达不到一定量的高铁血红蛋白（20%～30%），而不能及时解脱细胞色素氧化酶的抑制状态。但用量也不宜过大，否则形成的高铁血红蛋白量过多，使血液携氧受阻而呈亚硝酸盐中毒。

用量：配成1%亚硝酸钠溶液，动物按体重1mL/kg静脉注射。

(2) 美蓝

美蓝为氧化还原剂，随着剂量的不同产生不同的作用。

小剂量具有还原作用。当按体重1～2mg/kg的美蓝进入体内组织后，即和还原性辅酶（DPN. H）起作用，使美蓝成为白色美蓝（MB. H），白色美蓝作用于高铁血红蛋白，使之还原为血红蛋白。

大剂量具有氧化作用。当10mg/kg以上的美蓝进入体内后，除一部分被还原型辅酶

Ⅰ作用外。多数的美蓝与血红蛋白起作用，使之氧化为高铁血红蛋白。高铁血红蛋白与氰离子（包括细胞色素氧化酶结合的氰）结合，使被抑制的细胞色素氧化酶活性恢复。为此，用于治疗氰化物中毒。

但是，美蓝使血红蛋白氧化为高铁血红蛋白过程中，受体内还原型酶Ⅰ（DPN. H）的影响而使反应递转，这样要使已形成的氰化高铁血红蛋白的氰基（CN－）与高铁血红蛋白分离，氰基再与细胞色素氧化酶结合，使家畜又出现中毒症状。所以，给予美蓝注射后，应立刻静脉注射硫代硫酸钠，使之与氰基结合变成无毒的硫氰酸盐从尿中排出，以解除氰化物的中毒症状。

用量：马、牛、猪等用1%溶液1mL/kg，静脉注射。

（3）硫代硫酸钠

硫代硫酸钠（次亚硫酸钠、大苏打、海波）在硫氰酸酶参与下能和体内游离的或与高铁血红蛋白结合的氰离子相结合，形成无毒的硫氰酸盐（SCN），由尿排出而解毒。

用量：

人：口服2g。

马、牛10～15g；猪1～3g。制成20%溶液静脉注射，亦可制成5%溶液，按1mL/kg静脉注射。倘若需重复注射，应将上述剂量减半。

（4）羟基钴胺

从氰化物在体内代谢过程可知，部分氰离子形成氰钴胺，作为氰化物代谢途径之一。羟基钴胺作为维生素B_{12}的前身物质，在体内能与氰离子结合形成氰钴胺而起解毒作用。有报告氰化钠致死剂量中毒的豚鼠，用羟基钴胺治疗。治疗组6只动物全部存活，而对照组均在30min内死亡，可见有明显解毒作用。大剂量（LD_{50}的2～4倍）氰化物中毒小鼠，大部分已发生呼吸衰竭，但应用羟基钴胺治疗，小鼠仍被救活。动物实验发现该药与硫代硫酸钠合用，可使小鼠和家兔对氰化物LD_{50}提高3倍。动物试验剂量每次为100μg/kg，肌肉注射。本药制剂为0.25mg或1mg/mL。

（5）氯钴维生素

氯钴维生素是维生素B_{12}的化学结构中的氰基被氯取代而成。因此，该药也能与体内氰基结合生成氰钴胺（维生素B_{12}）从尿中排出而解毒。动物实验发现给猫静脉注射LD_{50}剂量的氰化钠，5min后静脉注射氯钴维生素100mg/kg，可使被抑制的呼吸恢复。

二、人的苦杏仁中毒的治疗

（1）内服不久者，宜尽早催吐。可用0.02%高锰酸钾洗胃，之后口服硫代硫酸钠2g。

（2）已昏迷者应先吸入亚硝酸异戊酯0.2mL，每隔1～2min吸1次，连续数次。中毒较重者静脉注射亚硝酸钠。

（3）3%亚硝酸钠注射液，每次10～15mL，缓慢静脉注射或用生理盐水稀释后20min注完。小儿用量可按6～12mg/kg，或3%注射液0.33mL/kg继之，25%～50%硫代硫酸钠注射液25～50mL缓慢静脉注射。可根据病情及体内高铁血红蛋白浓度，全量或半量重复给药。

亦可用依地酸二钴（Co_2EDTA），5～15mg/kg加体重50%葡萄糖注射液40～60mL，缓慢静脉注射。亚甲蓝（美蓝）的解毒效果较差，轻症可用5～10mg/kg体重，重症8～

12mg/kg，静脉注射，并与硫代硫酸钠交替使用。其他急救用药参阅第三章第二节及第十章第三节有关部分。

（4）对症治疗。吸入氧气，防治肺水肿等。

三、预防

预防氰中毒主要是对含氰苷饲料加以水洗或浸渍24h以上再加工利用。例如新鲜木薯应浸于水中4～6d，每日或隔日换水一次，然后再喂牲畜。实验证明，这可大大减少毒素，见表53-2。

表53-2　生木薯浸水时间与除去氢氰酸量关系

浸水时间	浸水前	一天	二天	三天	四天	五天	六天
全薯HCN量（mg%）	11.2	10.0	8.7	8.3	5.3	4.7	3.1
除去HCN量占总含量的%	0	10.7	23.2	25.9	52.7	58.6	73.2

亚麻籽饼可通过浸泡再煮10～30min，能破坏其毒素。饲喂含氰苷的饲料应与其他饲料混合饲喂，而且喂量不宜过大。应避免空腹采食。

此外，应选用产量高、含氰苷量低的饲料品种，改良种植方法，培育无毒或低毒品种。

（史志诚）

第五十四章　生　物　碱

第一节　含生物碱的植物

含有生物碱的植物，种类很多，分布很广，至少有 50 多科 120 属以上的植物中含有 2 000多种生物碱，其中多数属于双子叶植物类。值得注意的是，在同科植物中，有的含生物碱，有的不含生物碱。即使在同一种植物中，由于生长地区不同，含生物碱的数量也不相同，甚至含量极微；这与植物品种和地区自然条件的不同有关。此外，就在同一株植物中，其根、茎、叶、花、果等部位的生物碱分布情况亦有不同。常见的含生物碱并易引起严重中毒的植物如下：

1. 乌头（*Aconitum* L.）

乌头是毛茛科乌头属植物，多年生或一年生草本。茎直立，高约 0.6～1.5m，叶单生或互生，五角形，成掌状。花期 7～9 月，总状花序；花蓝色、紫色或黄色；上萼片有船形、盔形或圆筒形。果期 9～11 月，果的蓇葖有脉网。乌头属植物约有 350 种，分布于亚洲、欧洲和北美洲。我国约 167 种，除海南岛外，分布于全国各地，多数分布于云南北部、四川西部、西藏东部，以及东北各省。其中约有 36 种可供药用。

2. 毒芹（*Cicuta virosa*）

毒芹是伞形科毒芹属植物，高达 1m 左右，多年生草本。根状茎，绿色，节间中空，内部有横隔；茎粗直立，有分枝；叶互生，羽状复叶。复伞形花序，顶生，夏季开白色花；双悬果，近球形，有暗绿色棱。该属植物约有 10 种，分布于朝鲜、日本，以及西伯利亚、欧洲和北美洲。我国有 1 种，分布于东北、华北和西北各省（自治区），生长于沼泽地、水边、沟边。

3. 藜芦（*Veratrum nigrum* L.）

藜芦又名黑藜芦、大叶藜芦、山葱、旱葱等，是百合科藜芦属多年生草本；高 1m 左右，根状茎粗短，呈圆柱形或倒圆锥形，茎部有棕色纤维，叶宽卵状披针形，长达 12～15cm；7～8月间开花，花小，密生成大型圆锥花序；蒴果卵状三角形或椭圆形，熟时 3 裂，有多数扁椭圆形或长卵形种子。藜芦常生于山地阴坡，潮湿的草地牧场或灌木丛中。分布于我国东北、华北及陕西、山东、河南、湖北、四川等省。

4. 千里光属（*Senecio*）

千里光属亦称狗舌草属，是菊科中最庞大的一属，我国约有 2 500 种，其中只有一部分种有毒。据报道，对家畜有毒的约有 20 多种，我国主要的一种是狗舌草 *S. compostris D.C.*，它一般生长在路边、河岸及阴湿的地方，例如在陕西关山牧场海拔 2 000m 左右的亚高山疏林草地上就有生长，属多年生草本，高 0.5～1m 左右，茎中空而粗大，根生叶有长柄，茎生叶无柄，基部抱茎，质地较厚，浓绿色，有毛。初夏茎顶分枝，长出黄色头状花，外围为舌状花冠，中央为筒状花冠。瘦果椭圆形，有白色冠毛。在加拿大、南非、英国、南美、澳大利亚，以及前苏联的高加索、西伯利亚和中亚细亚，分布着一种狗舌草是*S. jacobaea*，为两年生植物，茎直立，高20～60cm，卷曲的叶，呈倒卵圆形，有柄，有羽状裂或深裂，花为黄色，呈甲状圆锥花序。生长于牧地草丛及灌木丛中。此外，在英国、前苏联，还分布着一种狗舌草（金色千里光）*S. vulgaris*，为一年生植物，茎高15～30cm，叶圆形或椭圆形，有羽状浅裂或深裂，花黄色，篮状花序。

5. 秋水仙（*Colchicum autumnale* L.）

秋水仙是百合科多年生秋水仙属植物，生长在低湿的草地上，具有不大的地下球茎；球茎部在第二年春季抽出3～4枚披针形叶，秋季开白色或淡红色花，结成椭圆形蒴果。秋水仙属植物约有60种，全草含有秋水仙碱（colchicine，$C_{22}H_{25}NO_6$），特别以秋水仙球茎中含量为最高（0.3%～0.5%）。

第二节　生物碱中毒

一、乌头生物碱中毒

（一）人的乌头中毒

1. 中毒症状

由消化道途径中毒者，首先表现口腔及咽部黏膜接触部位的局部症状，有刺痛及烧灼感，舌及口腔周围有麻木感，说话不流利。当药物被吸收后约半小时即可出现中毒症状，主要表现在神经系统方面。

（1）四肢麻木。特异性刺痛及蚁走感，麻木常从指尖开始而再遍及上肢，继则口、舌及全身麻木，有紧束感。半数以上病例表现痛觉感减弱或消失，重者尚有躁动不安，肢体发硬或肌肉强直而不能伸屈，偶可发生阵发性抽搐、耳鸣、复视和牙关紧闭。

（2）迷走神经中枢受刺激表现先兴奋而后麻痹。中毒后迅速出现恶心、呕吐，流涎，肠鸣音亢进，腹痛和腹泻，少数表现血样便，有里急后重，酷似痢疾。在循环系统方面由于心脏迷走神经兴奋，表现心悸、气急，心动过缓及心律失常，可有结性心律，多源、频繁的过早搏动，二联律，房室脱节，窦性停搏等改变。少数患者有寒冷感及体温下降。

（3）呼吸先为急促，而后迟缓，可因呼吸肌痉挛而发生窒息。甚者可发生呼吸及循环衰竭。

2. 诊断要点

（1）服用乌头类药物史，尤其是过量服用、生服、与酒同服或煎煮时间过短。

（2）服用后较快出现神经系统及循环系统症状。

（3）心电图检查，常有心动过缓、心律不齐、多源性早搏、室性心动过速、房室传导阻滞、低电压、S-T段改变、T波低平等。

3. 治疗

（1）宜及早进行催吐，可用吐根糖浆。0.02%～0.05%高锰酸钾溶液或等体温生理盐水洗胃，每次灌入量不超过200mL，儿童2～3mL/kg。洗胃液体总量至少5L。洗胃后可注入活性炭悬液，成人用活性炭50～100g，儿童1～2g/kg。大量摄入毒物又晚来就诊者可用2%盐水高位灌肠。

（2）对心率缓慢、不规则者可给予阿托品1.0～2.0mg肌注，根据病情重复应用。严重者用 0.5～1.0mg 加入葡萄糖溶液中缓慢静脉注射，每 15～30min 1 次，至心律恢复。阿托品不仅可以消除因迷走神经兴奋而出现的心律失常等症状，也可减轻流涎、呕吐等消化系统症状并兴奋呼吸中枢。如用阿托品后仍频发室性早搏、阵发性室性心动过速等，可选用利多卡因 50～100mg 或 1～2mg/(kg・次)，静注，见效后改为静脉滴入。总量在 20min 内不超过 250mg。也可选用普鲁卡因胺等治疗。

(3) 对症治疗。心力衰竭者可给予苷类，痉挛可给予止痉剂；呼吸抑制时，给予氧气或人工呼吸。民间用甘草、生姜、绿豆煎水服，以减轻乌头的毒性作用。

4. 预防

采集时禁止用口尝试。在乌头生药的泡制或水煎时间必须适宜，一般乌头或附子水煎 3～4h 以上，乌头碱即可完全破坏而不含毒性。民间常用乌头类药物治疗外伤、腰痛、关节痛等，用时应慎重，应尽量选择疗效相似而毒性又低的品种，以免过量或服法不当而引起中毒。

有的中毒系服用药酒过量引起，因此医务人员在处方及药剂人员在发药时应再三向患者说明用量，以免服用过量而致中毒。

(二) 动物的乌头中毒

1. 毒理机理

乌头块根中含有剧毒成分，如川乌含有次乌头碱（hypaconitine，$C_{33}H_{45}O_{10}N$）、乌头碱（Aconitine，$C_{34}H_{47}O_{11}N$）、中乌头碱（mesaconitine，$C_{33}H_{45}O_{11}N$）、塔拉弟胺（Talatisamine，$C_{24}H_{39}O_5N$）、川乌碱甲（$C_{23}H_{37}O_6N$）、川乌碱乙（$C_{22}H_{35}O_4N$）等。乌头全草，亦含有乌头碱，特别是花期前的茎叶中含量最多，即使青贮或晒干，其毒性也不消失。采食后即引起中毒。

乌头碱侵害中枢神经系统，导致中枢神经系统和外周神经先兴奋，后麻痹。如果乌头碱量过多，能引起呼吸中枢和血管运动中枢麻痹，运动中枢和感觉中枢被抑制；量少时，能引起呼吸、运动、感觉及分泌中枢的兴奋，并作用于心肌，发生口干、痉挛、视力和听力减退、血压下降、神志昏迷、全身知觉迟钝、乃至麻木等病症。

2. 中毒症状

马多呈急性。初期，口干舌燥，其后虚嚼，轧齿，流涎，甚至呕吐。肠蠕动亢进，腹痛、下痢，频频排尿，可视黏膜瘀血和黄染。心悸，脉搏频数，甚至心房颤动，心律不齐。呼吸急迫而困难。后期，呼吸和脉搏徐缓，病情急剧恶化，视觉和听觉丧失，瞳孔散大，血压下降，体温降低，全身衰弱。临床特征是颈部和腹部皮肤与肌肉过敏，感觉疼痛，颜面和四肢肌肉痉挛，后肢肌肉强直，步态蹒跚或瘫痪，最后呼吸中枢、运动中枢和感觉麻痹，嗜睡和昏迷而死亡。慢性中毒，呈现胃肠卡他和黄疸，血液循环障碍，四肢水肿，血液红细胞减少，贫血，逐渐消瘦和衰竭。

牛对乌头的耐受性较大，中毒表现为口腔灼热、干燥、流涎、作呕，精神倦怠，呼吸困难。瘤胃胀气，有时便秘或下痢。腹部感觉过敏，有腹痛现象。有的病例，病情急剧发展，瞳孔散大，体温下降，全身肌肉震颤，神志不清，心脏麻痹和呼吸衰竭，会突然死亡。

山羊中毒后，咩叫，虚嚼，流涎，呕吐，瘤胃胀气，腹痛，有时眩晕，卧地不起，凝眸虚视，瞳孔散大，体温下降，发生痉挛，最后麻痹和死亡。

猪中毒表现，烦渴，流涎，虚嚼，口内有唾液泡沫，有时呕吐或下痢，逐渐瘫痪，四肢痉挛，瞳孔散大，心脏麻痹，呼吸衰竭而死亡。

3. 病理变化

乌头中毒的动物，胃肠道黏膜脱落，肠壁瘀血，肾脏实质性炎症。肺脏极度充血。脑及脑膜充血和瘀血。心内膜、胸膜和腹膜瘀血、出血。

4. 诊断

根据有无乌头属植物生长，或饲草中有无乌头茎叶存在，以及临床上有无先兴奋后麻痹、颜面和四肢肌肉痉挛的病症，作为初步诊断。已死亡的动物剖检，胃肠道内容物有无乌头茎叶的存在及上述的病理变化，即可进一步确诊。必要时可采取病料进行定性分析和生物学试验。

定性分析的方法很多，临床上通常采用显色反应检查。即采取病料少许，置于白色瓷皿或小试管中，滴加硝酸—硫酸（200∶1）试剂1～2滴，若有乌头碱存在，即由无色变为紫色。

生物学试验，即采取经过按斯—奥氏法处理的病料残渣少许，用1%醋酸溶解后，调节至中性，取0.5～1mL，注入于小白鼠腹腔或青蛙背部肌肉，若呈现兴奋不安，眼球突出，继而发生痉挛、跳窜，终于死亡，则可证明为乌头中毒。

5. 治疗

目前尚无解毒剂，一般采用病因疗治。中毒的初期，首先应用0.1%高锰酸钾溶液或0.5%鞣酸溶液反复洗胃。继而用活性炭2份、鞣酸1份、氧化镁1份，混合，牛、马200～300g；羊、猪50～100g，加水内服，促进乌头碱结合沉淀，减少吸收。当呈现副交感神经兴奋时，可用阿托品或异丙肾上腺素，肌肉注射，解痉，改善循环，防止虚脱。若后躯瘫痪，呼吸衰竭时，可用士的宁，牛、马0.015～0.05g，羊、猪0.002～0.004g，皮下注射。此外，应注意及时强心、补糖、输液。

6. 预防

根据有毒植物中毒的一般预防原则，首先应将牧区中的乌头等各种有毒植物清除。乌头生长在森林中，特别是春季，缺乏青饲料时，不允许在生长乌头属植物的地区放牧，以防中毒。

二、毒芹生物碱中毒

(一) 人的毒芹中毒

1. 毒性机理

毒芹碱的毒理作用主要能使运动神经末梢麻痹，对延脑中枢有抑制作用，服大量时，能因呼吸中枢和迷走神经麻痹而致死，致死量0.15g。

2. 中毒症状

(1) 误服毒芹后吸收迅速，故中毒症状出现也早，0.5～1h病人即感恶心、流涎、口腔及咽部有烧灼样刺痛，随即呕吐、腹痛，严重时便血。意识不清，四肢无力，站立不稳，进而四肢麻痹丧失活动能力。在小儿尚有谵语和昏迷。中毒晚期表现全身呈紫蓝色，瞳孔散大，呼吸慢而表浅或不规则，血压下降，四肢发凉，呼吸麻痹。

(2) 水毒芹中毒时其临床表现与印防己毒素中毒时相似，一种以协调性轮流收缩与弛缓为特征的阵挛性惊厥。病情发展迅速，有时不易救治。

3. 诊断

(1) 误服野芹的历史。

(2) 呕吐物有似鼠尿的特殊气味。

(3) 有中枢及末梢神经麻痹的临床表现。

(4) 水毒芹中毒时则有阵挛性惊厥的特征。

4. 治疗

(1) 立即予以催吐，继之用3%～5%鞣酸溶液洗胃。

(2) 应用呼吸兴奋剂，呼吸衰竭时加用氧气吸入或行人工呼吸。

(3) 因消化道症状明显，故宜多量补充液体，必要时输血。

(4) 对于四肢麻痹者，可用新斯的明1～2mg皮下注射，也可试行针刺疗法。

5. 预防

野芹与家生芹菜形态相似，但含毒，不要在采摘野菜时以为可食而误采发生中毒。

(二) 动物的毒芹中毒

1. 毒理机理

毒芹属植物根状茎中含有毒芹碱(cicutine)、γ-去氢毒芹碱(γ-coniceine，$C_8H_{15}N$)、羟基毒芹碱(conhydrine，$C_{18}H_{17}ON$)、N-甲基毒芹碱(N-*methylconiine*，$C_9H_{19}N$)等生物碱。即使晒干后，仍不消失。其根茎致死量牛200～250g；绵羊60～80g。由于毒芹所含的化学成分，毒性剧烈，并因根茎具有甜味，特别是牛爱吃，即使采食少许，亦能引起严重的中毒。

毒芹毒素通过胃肠道被吸收后，侵害中枢神经系统(脑和脊髓)，先是引起反射兴奋增高，发生痉挛和抽搐；同时刺激呼吸中枢和血管运动中枢及植物神经系统，导致呼吸、心脏和内脏器官的功能亢进；继而运动神经受到抑制，骨骼肌麻痹；延脑生命中枢被破坏，最后导致呼吸中枢麻痹和死亡。

2. 中毒症状

家畜采食毒芹后，毒芹毒素等有毒物质迅速地被吸收，即发生中毒现象。由于脑受损害，中枢神经兴奋性增高，病畜全身肌肉痉挛和抽搐，兴奋不安，癫痫样发作。流涎、呕吐、下痢、胀气，甚至腹痛，呼吸促迫，心悸，脉搏疾速。头颈向后仰，角弓反张，瞳孔散大，体温下降，眩晕，步态蹒跚，或全身麻痹，卧地不起，知觉丧失；严重病例，呼吸中枢陷于麻痹，甚至突然死亡。

3. 病理变化

牛、羊、猪的主要病理变化是胃肠内容物发酵，充满大量气体，腹部显著膨胀，皮下结缔组织出血，胃肠黏膜充血。肾脏实质和膀胱黏膜出血。肺脏充血。心包膜和心内膜出血。血液稀薄，呈暗红色。脑及脑膜充血、瘀血或水肿。

4. 诊断

我国东北、西北和华北地区，每年早春季节缺乏青绿饲料时，放牧的家畜若发生一种不明原因的疾病，可根据病畜是否采食过毒芹，有无反射机能亢进和强直性或阵发性痉挛等临床病征，以及有无皮下组织及其内脏器官出血的病理变化，予以分析、判定是否为毒芹中毒。

由于毒芹毒素类化学物质呈黏稠的树脂状，于碱性溶液中溶解为黄色；于乙醚、酒精、氯仿、二硫化碳或冰醋酸中溶解后，若滴加浓硫酸，则呈紫色。必要时还可采取病料，参照生物碱类检验方法进一步检验，以便确诊。

5. 治疗

家畜毒芹中毒治疗原则，着重解毒，解痉，安神，清理胃肠道，强化和输液，防止虚脱。

根据临床病征，为了镇静、解痉、镇痛和安神，首先应用苯巴比妥钠，按每千克体重25mg，静脉或肌肉注射；或用水合氯醛，牛10～15g，猪、羊2～4g，内服；也可用盐酸氯丙嗪，按每千克体重1～2mg，肌肉注射。为了清理和保护胃肠道，可立即以1%鞣酸溶液洗胃，或用碘溶液（碘1g，碘化钾2g，水1500mL），牛200～500mL，猪、羊100～200mL，内服，促进毒芹生物碱类物质沉淀，随后再给与油类泻剂，内服。此外，还须注意强心、输糖、补液，并应用维生素 B_1、维生素C、乌洛托品、氨茶碱等药物进行辅助治疗，促进康复过程。但在康复期，及时应用适量的稀盐酸、酒精，或稀醋酸、食醋等内服，增进消化机能，提高治疗效果。

6. 预防

关于本病的预防，首先注意所在地区有无毒芹存在。东北、西北和华北地区，凡有毒芹生长的水边、沟边，以及池沼地带，每于春秋季节，切勿采刈饲草或放牧。如有不明原因的疾病或疑似毒芹中毒时，应首先检查饲草和放牧的情况，不论是由毒芹或其他原因引起的中毒，都应将原有的饲草和饲料销毁，以防止中毒。

三、动物的藜芦生物碱中毒

1. 毒理机理

藜芦中毒临床以中枢神经麻痹、消化器官功能紊乱、致畸胎等为特征。动物藜芦中毒主要发生在舍饲期，多半由于饲喂混杂藜芦的干草而引起，特别是混杂藜芦的青贮。放牧家畜中毒常见于早春季节，因采食嫩芽而发病。临床上也有应用藜芦碱过量而中毒者。

全株有毒，根部是生物碱的主要沉积部位，毒性较大，其总碱含量为1%～2%，甚至更高些。地上部分（茎、叶、花）总碱含量平均为0.5%。

有毒生物碱有藜芦碱（Jervine，$C_{27}H_{39}O_3N$）、红藜芦碱（rubijervine，$C_{27}H_{43}O_2N$）、假藜芦碱（pseudojervine，$C_{33}H_{49}O_3N$）、藜芦次碱（veratroidine）、白藜芦碱（veratralbine）和环杷明（cyclopamine）。

这些生物碱一般不溶于水，易溶于乙醇。晒干或烤干后的藜芦根闻之无味，但尝之味极苦。干燥或青贮藜芦都无法去掉毒性。

2. 中毒症状

藜芦中毒常呈急性型，主要症状是流涎、腹泻、呕吐、多尿、脉搏徐缓、节律不齐、呼吸深而慢，常死于惊厥或麻痹。

牛：成年牛或犊牛采食藜芦，特别是早春的嫩芽而引起严重的症状。精神沉郁，反刍停止，大量流涎，奶量明显下降，几小时后出现最明显的中毒综合症，包括呕出大量的前胃液（呕吐可能持续数小时，甚至3～4d），呼吸减弱，不能起立。体温正常或稍低，严重中毒可降到36.0℃。心搏动逐渐减慢，呼吸减弱，明显的肌肉震颤。呕吐减轻后常出现胀气。慢性而持久的中毒，腹泻、粪便混有血液，触诊腹部有疼痛感，时常大量出汗，频频排尿，但每次尿量甚少。病畜通常卧地不起，痊愈后明显消瘦。

猪：采食藜芦根茎后很快出现持续性的大量呕吐；但通常无明显的其他症状。

马：马藜芦中毒症状与其他家畜不同。表现兴奋和不安定，大量出汗，肌肉震颤，腹疼。呼吸困难，脉搏减弱，但体温正常。严重痉挛的，可因呼吸中枢麻痹而死亡。

羊：绵羊和山羊藜芦中毒较为少见。症状基本上与牛相似。另据国外报道，加州藜芦（*Veratrum californicum*）的生物碱，除引起绵羊急性中毒外，还可引起绵羊的畸胎，导致胎儿多种畸形。有人通过饲喂试验，证实了怀孕母羊因妊娠的第14天饲喂加州藜芦，引起羔羊独眼畸形，患畜头部歪斜，独眼，上颚变短，下颚突出，素有“猴脸羔”之称。在其他胚胎发育期饲喂加州藜芦，可导致另一些畸形。与这些畸形有关的因素是类固醇生物碱，包括藜芦碱、环杷明、Cycloposine和藜芦胺葡萄糖苷（Veratrosine）。

鸡：表现震颤、吞咽困难、头部旋转运动、腹泻和严重虚弱。

3. 病理变化

胃肠道积血，黏膜层布满溃疡；大肠出血；肝静脉瘀血；肾炎及膀胱空虚。

4. 诊断

根据病史和症状不难诊断。

5. 治疗

若含藜芦的胃内容物未完全被吸收，马可用0.1%高锰酸钾、0.5%鞣酸溶液或浓茶反复洗胃。猪可用酒石酸锑钾、盐酸去水吗啡等催吐剂。牛若确认吃入量过多，并且是在中毒的早期，也可试行瘤胃切开术；但一般则以洗胃并随后投予吸附剂或沉淀剂为宜。后者的作用在于收敛和保护胃肠道黏膜，减慢毒物被吸收，例如，活性炭2份、鞣酸1份、氧化镁1份，充分混合，牛、马每次200～300g，猪、羊50～100g。因鞣酸可与生物碱结合及沉淀，而不易被吸收。此外，当高度兴奋时，可应用巴比妥类或溴化物。当心力衰竭时，可应用樟脑、安钠加等。发现腹泻和便血时，可注射大量生理盐水和葡萄糖溶液。

6. 预防

凡有藜芦生长的牧地，严格控制放牧，有条件的应净化放牧地。在冬季舍饲期，应剔除混杂在干草中的藜芦。临床应用藜芦碱时，应注意掌握剂量。

四、动物的千里光中毒

千里光生物碱中毒以肝硬变为主要特征，危及马、牛、羊、猪和小鸡。

1. 毒理机理

有毒的千里光属植物中，存在双稠吡咯啶生物碱（Pyrrolizidine alkaloids），并可分离出夹可宾（Jacobine）$C_{18}H_{25}NO_6$、千里光非灵（Jacodine）$C_{18}H_{23}NO_5$、夹可宁（Jaconine）$C_{18}H_{26}ClNO_6$等肝毒类生物碱。据研究，有毒的千里光属植物全株都有毒，尤以幼叶毒性强。*S. latifolius*在开花前含生物碱为1.2%，开花后为0.49%。对马，每天饲喂17kg新鲜的狗舌草，12d致死。如在21d内共计喂给22～54.2kg，也可引起中毒。A. M. Craig等（1978）报道，给马、牛饲喂含5%狗舌草的饲料达16～26周，发现血清谷氨酸脱氢酶及γ-谷氨酰转肽酶均有升高，同时碱性磷酸酶也随之升高。

2. 中毒症状

马：轻症除有黄疸外，其他症状很不明显。一般呈现肝功能异常，肝区触压敏感，排粪时伴有疼痛。重症表现肝中毒症状，高度精神萎顿和虚弱，有时表现兴奋。此外，尚可发现顽固性腹泻，里急后重，间或疝痛，瞬膜中带有小出血点，心跳加快达100～120次/min，尿呈暗棕色至红色，间或发现血红蛋白尿和尿蛋白。

牛：主要呈现食欲减退，可视黏膜黄染，尿色变暗，易兴奋，可有腹泻、肝坏疽等。

3. 病理变化

尸体剖检，可见肝硬变，质地坚韧，腹水，肺水肿，小肠、心脏和浆膜点状出血。肾充血，有时出现脂肪变性。肝的组织学检查，除有中央静脉和邻近的毛细血管扩张外，还有肝细胞束的细胞实质性变性，或兼呈不同程度的脂肪变性，以及空泡形成，甚至细胞消失，以后又可产生细胞浸润和胆管增生。

4. 诊断

诊断应注意调查牧场上有无千里光属植物的存在及其分布情况，采食病史及临床特征。此外，还可参考已死亡的动物存在渐进性坏死性肝营养不良、肝硬变及肝功能检查的结果。然而在诊断时不应仅凭病理变化为依据，因为其他疾病如羽扇豆、莴苣、龙舌兰、一年生山靛、车轴草等中毒亦可引起相似变化。

5. 防治

不在千里光属植物丛生的牧地长期放牧，或采取与无千里光属植物牧场的轮牧，及从刈割饲草中剔除有毒的千里光属植物，都可避免发生中毒。目前尚无特效的治疗方法。Retief（1962）对马曾应用结晶的蛋氨酸（10～15g 溶于 1 000mL10％糖盐水中）缓慢静脉注射，治愈了千里光中毒的病马。中毒轻者，可采用对症治疗。给予维生素、葡萄糖、蜂蜜等，可能有些帮助。

五、动物的秋水仙中毒

1. 毒理机理

秋水仙碱主要侵害中枢神经系统和心血管系统，导致神经麻痹和内脏器官出血。

2. 中毒症状

秋水仙中毒，各种家畜都会发生，其中以牛、马最为敏感。一般而言，家畜在采食秋水仙植物之后，经过数小时而发病。主要病征为全身衰弱，出汗，食欲减退或拒食，瞳孔散大，知觉丧失，四肢麻痹，步态蹒跚。往往伴发腹痛、下痢、便血、血尿、蛋白尿或无尿。心脏机能衰弱，脉搏疾速，心律不齐；呼吸困难而用力，体温下降，常因呼吸中枢麻痹而死亡。但在不同种类的家畜，其临床症状也不完全相同。牛有流涎，流泪，鼻腔干燥，瘤胃胀气，下痢，眼球凹陷，肛门哆开，粪便被覆黑色透明黏液，尿闭。乳牛泌乳停止或流产。马后肢呈痉挛性运动，泌尿生殖系统呈兴奋状态。猪有流涎、呕吐、下痢等症状。

中毒多呈急性经过，通常 1～2d 内死亡。有的病例，即使耐过，亦需两周始能康复。

3. 病理变化

秋水仙碱能抑制中枢神经，破坏毛细血管，引起出血，特别是胃肠黏膜呈现炎性水肿和出血，肠内容物混有血液。各实质器官具有瘀血斑，血液呈暗红色，凝固不良；肾脏实质退行性变性，肝脏脂肪变性。

此外，秋水仙在小白鼠遗传学的研究中，发现能抑制细胞分裂中期的有丝分裂，软组织异常变化和骨骼畸形。

4. 治疗

首先内服鞣酸或浓茶，使与秋水仙碱结合沉淀，再给予油类泻剂，促进沉淀物的排除。已发生下痢时，表明已伴发肠炎，可用鞣酸蛋白、活性炭或鸡蛋清内服。其他应视病情发展情况，采取必要的治疗措施，给与适量维生素 C 或维生素 K，抑止毛细血管出血，增进治疗效果。

5. 预防

按照有毒植物中毒的一般预防原则，采取必要的措施，注意剔除饲草中混杂的秋水仙植物，严禁在秋水仙生长的低洼潮湿地区放牧。

第三节 生物碱的检验与鉴定

一、生物碱的定性检验

检验与测定有毒植物中含有的生物碱，是复杂和困难的。当发生有毒植物中毒时，是否由于生物碱所致，通常采用碘甲烷反应、沉淀反应、吸附色谱、分配色谱、薄层色谱、纸色谱、离子交换色谱、凝胶色谱等方法，进行检验和测定。因此，需要具备一定的实验室条件和设备。目前多数利用沉淀反应、显色反应、薄层色谱和纸色谱等几种简易的方法进行生物碱的定性检验和鉴定。

(一) 材料处理

送检的材料必须新鲜，或就野外现场采样检验。凡是送检的材料，都须事先经过必要的处理，提取生物碱，以供检验。

(1) 常用试剂：95%乙醇、10%盐酸、10%氢氧化钠溶液、氯仿。

(2) 处理方法：①取适量可疑的有毒植物、饲草、病料（胃、肠内容物、肝脏、心脏、血液和尿），除血液和尿外，均须研碎，放入烧杯内，加 95%乙醇 2～3 倍，充分混合，再滴加 10%盐酸，使呈强酸性，浸渍数小时，将乙醇倾入另一烧杯内，再换加适量乙醇，反复浸渍 2～3 次。②集中乙醇浸渍液，滤过，将滤液放入蒸发皿内，置于水浴锅上蒸干，滴加 10%氢氧化钠溶液，使呈强碱性，再加氯仿适量，振荡提取 2～3 次，集中提取液，倾入试管内，吸取氯仿蒸发干，获得残渣，以备检验。

(二) 生物碱检验

1. 沉淀反应

多数生物碱都可与沉淀试剂产生沉淀反应。沉淀反应通常在酸性溶液中进行，依据沉淀的颜色、形态等的不同，以辨别生物碱的类别。常用试剂：

(1) 碘—碘化钾试剂（wagner 试剂）：取碘 1g，碘化钾 3g，蒸馏水 50mL，溶解后，加醋酸 1mL，使呈酸性，滤过，备用。

(2) 碘化汞钾试剂（Mayer 试剂）：二氯化汞 1.35g，碘化钾 5g，分别溶于 60mL 和 30mL 蒸馏水中，然后将两液混合，加蒸馏水至 100mL，滤过，备用。

(3) 碘化铋钾试剂（Dragendorff 试剂）：次硝酸铋 8g，30%硝酸（比重 1.18）17mL，溶融混合后，在搅拌中徐徐滴加 27.2%碘化钾溶液 20mL，静置过夜，取其上清液，加蒸馏水至 100mL。

(4) 硅钨酸试剂（bertrand 试剂）：取硅钨酸 5g，蒸馏水 100mL，使之溶解后，加浓盐酸，使呈酸性（pH2.0）。

(5) 磷钼酸试剂（sonnenschein 试剂）：取磷钼酸钠 10g，加浓硝酸适量，使之溶解，再加蒸馏水至 100mL。

应用沉淀反应检验有毒植物中的生物碱时，须经 3～4 种以上试剂检验，决非任何一种试剂就能检出正确的结果。因此，在检验操作时，须通过上述处理后取得的残渣，加蒸馏水和稀盐酸各适量，使之溶解，分装于 5 个小试管内，每管只加一种试剂数滴，静置，若发生沉淀，即证明含有生物碱。例如在莨菪碱与碘—碘化钾试剂反应中，可生成紫色似鸟飞状的结晶沉淀。

2. 快速检验法

野外快速检验法可采用纸色谱法进行。用镊子取微量新鲜的含有生物碱的植物的汁，滴到 dragendorff 试剂浸渍的反应（指示）纸上。参加到试剂反应中的生物碱被染成红色或橙黄色环。环的厚度与生物碱的含量相一致。

反应纸的制备。取碱或次硝酸铋 8g，30%硝酸（1.18）20mL，溶解后，再取 27.2%碘化钾溶液 30mL，与之混合，经 24h，滤清液析出结晶，取其滤液，加甲醇 600mL 混合，再经 24h 后，重复滤过。将被滤液浸渍过的滤纸（1 号制图纸）晾干备用。为了释出剩余的试剂，将浸渍的滤纸放在两张滤纸中间。

3. 显色反应

生物碱都能与一些显色试剂产生各种颜色的反应，可供检验、识别生物碱类（表 54－1）。常用试剂：

表 54-1 几种生物碱显色反应

试剂 / 生物碱	钒硫酸	钼硫酸	甲醛硫酸
莨菪碱	红色变为黄色	无色	棕色加热变绿色
钩吻碱	紫色变紫红色	棕黄色变淡紫色	/
乌头碱	淡棕色—橙色	棕黄色	无色
烟碱	无色	无色—黄色—微红白色	无色
番木鳖碱	淡红色	红色—黄色—无色	淡红色

（1）钒硫酸试剂（mandeline 试剂）：钒酸铵 0.1g，硫酸 10mL，溶融混合。用时配制。

（2）钼硫酸试剂（fröhde 试剂）：钼酸铵 0.1g（或钼酸钠 0.1g），硫酸 10mL，溶融混合。用时配制。

（3）甲醛硫酸试剂（macquis 试剂）：硫酸 3mL，滴加 40%甲醛溶液 2～3 滴。

显色反应操作方法：取上述制备的残渣少许，放入蒸发皿中，分别滴加生物碱显色反应试剂，观察颜色变化。

但须注意，若残渣中含有杂质或脱色不净时，加试剂后，常产生淡棕色，以致影响生物碱显色反应；此时须重新制备残渣，再进行检验。

至于薄层色谱及纸色谱等方法，也是提取和分离生物碱类的常用方法；不但能使混合生物碱互相分离，达到微量制备的目的，还能通过 R_f 值以识别个别的生物碱，适用于兽医临床实验室对有毒植物生物碱的分析和检验。但提取和分离生物碱的方法很多，可参考有关的专门书籍。

二、乌头碱的提取分离与鉴定

（一）提取与分离

由川乌中提取并分离几种生物碱的流程如下：

合并（甲）和（乙）所得部分结晶，经氧化铝柱色谱，以乙醚冲洗，首先洗脱出来的是海帕乌头碱，其次洗出的是乌头碱，再后洗出的是美沙乌头碱。它们在 Al_2O_3 薄层色谱，石油醚—乙醚（1∶10）中的 R_f 值依次为 0.80，0.60 和 0.40。

合并糖浆状物，同样作 Al_2O_3 柱色谱，乙醚能首先洗脱出塔乌头胺，随后洗出的是混合生物碱，再经同样条件的氧化铝柱色谱，又分离出川乌碱甲和乙。

（二）定性检验

1. 颜色反应

（1）乌头碱或乌头根粉，加亚铁氰化钾颗粒少许，再加 1 滴甲酸即产生绿色。

（2）取乌头碱少许，加浓硫酸 1mL，在沸水浴上加热 5min，加间苯二酚结晶少许，再继续加热 20min，产生紫红色。

（3）乌头碱的乙醇溶液小量加香草醛和 0.5mol/L 硫酸溶液少量，在沸水浴上加热 20min，即显紫红色。

（4）取乌头碱的醚溶液 10mL，置白瓷皿中，挥去乙醚，残渣加磷酸 6～8 滴，置小火上微微加热，呈紫堇色。

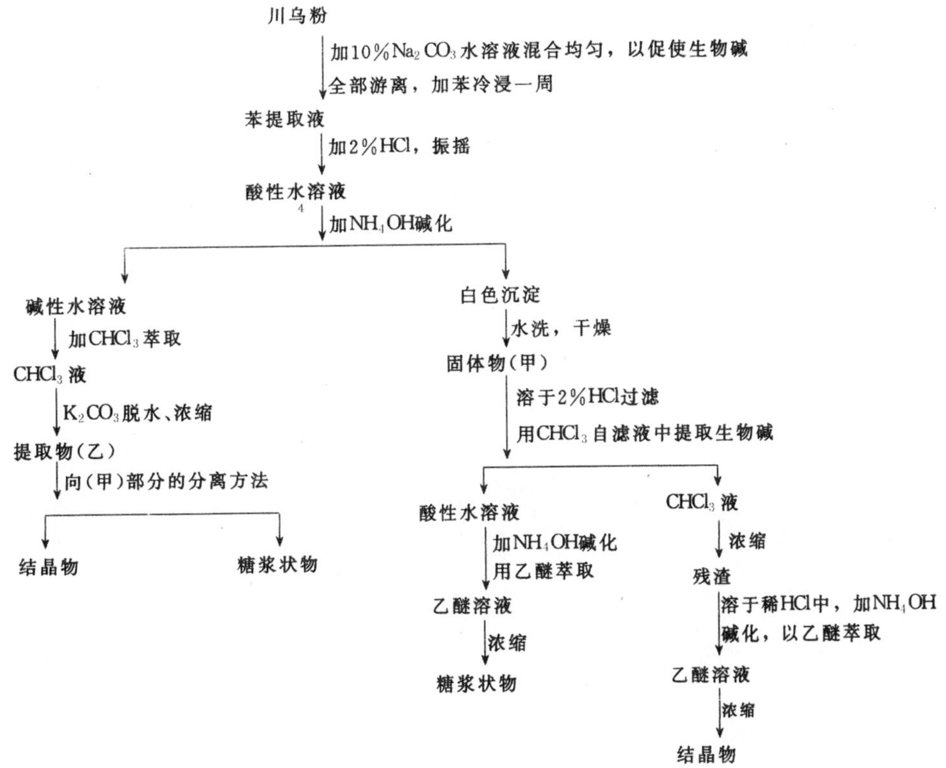

2. 沉淀反应

（1）取附子粉末 0.5～1.0g 于小试管中，加乙醇 10mL，时时振摇，冷浸 1h，置水浴上加热 5min，过滤、滤液置小蒸发皿中，蒸干，残渣用 2%醋酸溶液 10 滴溶解，滤入小试管中，滴加碘化汞钾试剂 1～2 滴，产生黄色沉淀。

（2）取草乌粉末约 1g，加含 0.5%盐酸的乙醇溶液 2～4mL，过滤，滤液遇生物碱试剂（碘化铋钾试剂，碘化汞钾试剂）发生沉淀。

3. 色谱法

乌头碱的甲醇溶液 5～8mL（1mg/mL）点在羧甲基纤维素离子交换纸上，用 1mol/L 氯化钠溶液展开，在紫外灯（254nm）下观察荧光或喷以碘化铋钾试剂显橙色。

4. 环炉比色法

取乌头碱乙醇溶液 3mL（含乌头碱 5～50μg）点在滤纸的中心。用 1%硝酸溶液洗，然后在环炉上烘，滤纸干燥后，把滤纸浸到含有 1%磷钼酸的 1%硝酸溶液中，然后将纸浸于水中洗去过量的试剂，再将滤纸浸入 1%氯化亚锡稀盐酸溶液中，再用水洗去过量的试剂，在环炉中 105℃干燥 4min，出现蓝环为乌头生物碱，可检出 5～50μg 乌头碱。

三、毒芹碱的提取分离方法

毒芹碱为结晶形固体，其游离的毒芹碱有挥发性。能随水蒸气蒸馏而不分解，从而易与不挥发性杂质分离。因此可采用水蒸气蒸馏法。其提取流程如下：

毒芹粉 —在 Na_2CO_3 液中水蒸气蒸馏→ 蒸馏液 —加稀盐酸中和蒸干→ 蒸干物 —无水乙醇提取过滤→ 滤液 —蒸干→ 残渣 —Na_2CO_3 液乙醚提取→ 乙醚提取液 —回收乙醚→ 残余油状液体 —在通有氢气 190℃以下分馏→ 分馏液 —加入盐酸蒸干→ 残渣 —丙酮提取→ 丙酮提取液 ——→ 回收丙酮 ——→ 丙酮液（含 1-去氢毒芹碱）——→ 残渣（毒芹碱）

四、秋水仙碱的提取分离与鉴定

(一) 提取方法

秋水仙碱是环庚三烯酮醇的衍生物，分子中有两个并合的七碳环。氮原子在铡链上呈酰胺状态。所以秋水仙碱几乎不呈碱性，在酸性或碱性水溶液中，加氯仿振摇，均可被氯仿提出。

提取秋水仙碱的流程如下：

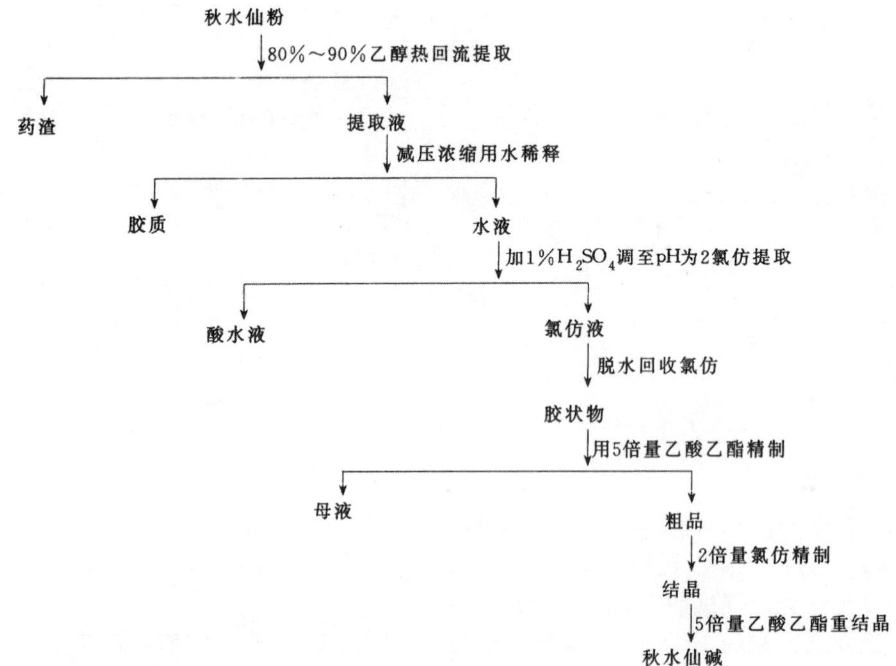

（二）薄层分离法

吸附剂：硅胶 G、硅胶 GF_{254}。

展开剂：

（1）苯—乙酸乙酯—二乙胺（5∶4∶1），加 8%甲醇。

（2）苯—乙酸乙酯—二乙胺（5∶4∶1）。

（3）氯仿—丙酮—二乙胺（7∶2∶1）。

（4）氯仿—丙酮—二乙胺（7∶2∶1），加 8%甲醇。

（5）氯仿—甲醇（17∶1）。

显色：喷雾碘铂酸钾或三氯化锑试剂，或紫外光下观察荧光。

结果如表 54-2。

表 54-2 秋水仙生物碱薄层 R_f 值及斑点颜色

分离条件 / 生物碱	R_f 值					显色			
	硅胶 G				硅胶 GF_{254}	荧光	碘铂酸	三氯化锑	
	1	2	3	4				立即	100℃
秋水仙碱	0.56	—	0.61	—	0.57	黄棕	红棕	黄	柠檬黄
秋水仙胺	—	0.68	0.71	0.56	—	青铜色	棕→灰褐	橘棕	黄
水解秋水仙	0.27	—	0.32	0.44	—	棕黄	—	—	—
异秋水仙碱	0.38	—	0.42	—	—	粉红	—	—	—

（史志诚）

第五十五章　栎单宁

第一节　含单宁的植物

一、含单宁的植物

许多植物含有能使未经鞣过的毛皮变为鞣过的熟皮物质，这种物质通称为鞣质。植物化学家称，凡水溶液具有收敛性和鞣皮性的植物来源多元酚称为鞣质，英文的译音为单宁（*Tannin*）。

含单宁的植物有栎属（*Quercus*）植物。该属植物的树皮、木材、叶、橡碗（壳斗）及种仁中均含有栎单宁。工业上提取橡碗单宁作为鞣制皮革用的栲胶。能够用作鞣料来源的植物还有桦、蔷薇科的白木香花和栗属（*Castanea*）。高粱籽粒中的种皮内存在着一些影响蛋白质可消化性的多酚化合物——单宁。从四季青、虎杖、山槐、杞木、石榴皮、地榆、桉叶中提取的单宁已用于医药。

二、含栎单宁的栎属植物

栎属（*Quercus*）植物，属显花植物双子叶门壳斗科（山毛榉科 Fagaceae），约350种，分布于北温带和热带的高山上。我国约140种，除新疆、青海、西藏的部分地区不生长外，分布于华南、华中、东北和陕甘宁的部分地区。按栎属植物的生长部位和对动物的危害可分两类，一类是果实引起的中毒，称橡子中毒（Acorn poisoning），多发生于秋季；另一类是叶、芽引起的中毒称栎叶中毒（Oak leaf poisoning）或橡芽中毒（oak bud poisoning），多发生于春季和初夏。

国外的有毒种为英国栎（*Q. pedunculata*）、哈佛氏栎（*Q. havadii*）、甘比耳氏栎（*Q. gambelii*）、短裂栎（*Q. brevioba*）、马丽兰得栎（*Q. marilandica*）、禾叶栎（*Q. agrifolia*）、加州白栎（*Q. lobata*）、加州黑栎（*Q. llogii*）、蒙古栎（*Q. mongolica*）、星毛栎（*Q. stellata*）、蓝栎（*Q. douglasii*）、槲树（*Q. dentata*）、美州黑栎（*Q. velutina*）、北方红栎（*Q. nubratvar*、*borealis*）、沼生栎（*Q. prinus*）、圆叶栎（*Q. coccinea*）和 *Q. incacu* 17种。据报道，美国西南部仅由哈佛氏栎一个品种所造成的经济损失每年在1 000万美元以上（包括病死牛及慢性中毒造成的生产性能的降低和饲草的消耗费等）。英国、北欧和美国的东北部、中西部多发生橡子中毒。往往一场大风之后未成熟的橡子大量落地造成大批动物食后中毒，甚至使一些养牛业的牧场主破产。美国的西南部以橡叶中毒最为严重，即使在高大的栎林分布区内，由于砍伐、采割以及生态环境发生变化的条件下也可能发生。

在我国有毒种有槲树、槲栎（*Q. aliena*）、栓皮栎（*Q. variabilis*）、锐齿栎（*Q. aliena var acuteserrata*）、白栎（*Q. fabri*）、麻栎（*Q. acutissima*）、蒙古栎、小橡子树（*Q. glandulifera var brevipetiolata*）、抱树（*Q. serra*）、辽东栎（*Q. liaotungensis*）8个种和2个变种。60年代，曾将橡子粉作为代食品引起人的某些毒性反应，经动物实验证明小动物肝、

肾受损。1972 年四川省 18 个县不完全统计牛采食栎叶中毒 6 138 头，死亡 1 902 头。1968 年湖北省随县中毒耕牛 701 头，死亡 116 头，病死率 16.5%。1978 年吉林省延边朝鲜自治州耕牛中毒 139 头，占放牧耕牛总数的 13.7%，死亡 97 头，病死 69.7%。陕西省汉中地区 1977～1982 年发病 1.5 万头，死亡 4 400 多头，造成经济损失颇大。

第二节 动物的栎叶单宁中毒

栎叶中含有 10%左右的单宁，黄牛、奶牛、鹿过量单一采食栎叶会引起栎树叶中毒。牛栎树叶中毒是栎林区春季常见病之一，典型病例以便秘或下痢以及水肿为其临床特征。在解剖上的特征为胃肠炎、出血、水肿和肾损害。病理组织学的特征为肾曲细小管的变性坏死。

一、中毒的原因与特征

牛栎树叶中毒主要发生于我国森林、耕地和荒山复杂交错地区的栎林带。这些地区的放牧地都有丛生栎林，放牧的耕牛因大量采食栎叶而发病。据报道，耕牛采食栎叶数量占日粮的 50%以上即会中毒，超过 75%则会中毒死亡。也有的由于采集栎树叶喂牛或垫圈而引起中毒。尤其是前一年因旱、涝灾害造成饲草饲料欠缺，贮草不足，翌年春季干旱，牧草发芽生长较迟的年份，常大批发病死亡。牛栎树叶中毒有以下两个主要特点：

一是区域性。栎属植物的自然分布，决定了栎属植物只能引起一定区域的家畜发生中毒。没有栎属植物生长的地区和没有采集栎属植物的叶子、果实饲喂家畜习惯的地区，就不会发生中毒。此外，掌握栎属植物的水平分布和垂直分布对认识该病的地理分布尤为重要。

二是季节性。栎树叶中毒多发生于春季，橡子中毒多发生于秋季。

二、临床症状

牛大量采食栎树叶 5～15d 后中毒。病初表现精神不佳，被毛竖立，食欲减少，厌食青草，喜食干草。瘤胃蠕动减弱，尿量减少且混浊，粪便呈柿饼状，干硬、色黑，外表有大量黏液、纤维素性黏稠物或褐色血丝。此时排粪频繁。每次量少，排便努责，前肩甲部及股部、臂部肌肉震颤，甚至全身颤抖。继之精神沉郁，食欲减少或废绝，反刍停止，瘤胃蠕动减弱，无力。体温在正常范围（或逐渐下降），心跳稍增数，有的心音亢进或节律不齐。鼻镜少汗或干燥并出现龟裂。鼻分泌物黏连在鼻的周围，舌不舐鼻。粪便呈算珠或香肠样，外被有大量黄红相间的黏稠物。尿量增多，长而清亮。继之尿闭，在阴筒肛门周围、腹下、股后侧、前胸、肉垂等处出现水肿。触诊呈棉花团状。指压留痕，低于体温，用针头穿刺并挤压可有多量清黄色黏液滴出。有的病例排出黑色恶臭的糊状粪便，黏附于肛门周围和尾部。病牛终因肾功能衰竭而死亡。

临床生化检验

(1) 尿液：淡黄色或微黄白色，有多量沉淀。pH 波动在 5.5～7.0。尿比重下降为 1.008～1.017，尿蛋白检查阳性。尿沉淀中出现肾上皮细胞，白细胞和尿管型等。尿液游离酚升高，发病初期可达 30～100mg/L，游离酚与结合酚的比例失调，游离酚显著高于结合酚或相等（正常为 1∶3～4）。

(2) 血液：BUN 升高达 40～350mg/100mL（正常 5～20mg/100mL），高磷酸盐（7.0～

20.3mg/L）和相应的血钙过少症（3.5～4.2mg/L）。挥发性游离酚可达 0.28～1.86mg/100mL。

（3）肝功检查：血清谷草转氨酶和血清谷丙转氨酶升高。

（4）肾功检查：磺胺酸钠廓清试验的 $T_{\frac{1}{2}}=84min$（正常为 20～30min）。

三、病理变化

1. 解剖变化

皮下脂肪胶样浸润，腹腔有多量积水，呈淡黄色，肠系膜水肿。肝肿大，胆囊显著增大。脾边缘及表面有散在出血点。心冠脂肪处有散在出血点，心内充满凝血块。肺小叶气肿。肾周围脂肪水肿，包膜易剥离，肾呈土黄色或黄红相间，红色区有针尖大的出血灶，肾盂郁血，有的充满白色脓样物。膀胱积尿或无尿，膀胱壁有散在出血点，瘤胃充满内容物，瓣胃充满内容物干硬，真胃空虚，有少量内容物呈糊状灰黑色。十二指肠内壁有一层白色或黄色糊状物。小肠空虚。盲肠充满黄褐色稀粪，甚至呈稀糊状。从真胃到盲肠黏膜下有褐色或褐黑色（有的散在鲜红色）的出血点呈细砂样密布。大肠空虚，近直肠端有少量干硬的似香肠样的粪便，外表黏有大量黄白色糊状物、黏膜和血丝。直肠近肛门处水肿，管腔狭窄。

2. 病理组织学变化

以肾曲细管的扩张坏死、肝脏不同程度的变性、胃和十二指肠黏膜层的脱落坏死为主。

第三节　栎单宁的生物化学

一、栎单宁的生物活化机理

单宁（tannin，鞣质）是植物中分子量在 500 以上的多元酚化合物。费罗顿堡（1920）把单宁分为用酸或酶容易水解的可水解单宁（hydrolysable tannins）和难以水解的缩合单宁（condensed tannins）两个类型。

目前已经确认可水解单宁对人和动物具有毒性。栎单宁的主要有毒组分属可水解单宁。可水解单宁易被酸、碱、酶（酯酶和糖酶）或水煮沸而水解，失去单宁的特性。水解产物主要是酚酸类、糖（通常是葡萄糖）或多元醇。

Mayer 等（1968～1970）从橡碗粗单宁中分离出橡碗精酸等 7 个组分，均属可水解单宁。

史志诚（1989）研究证明，可水解的栎叶单宁进入生物环境中（试管内或活体内）逐渐降解，而且在发酵液中、动物血液、尿液中出现的不再是栎叶单宁，而是其降解产物——一元酚、二元酚、三元酚和一些未知的低分子酚类化合物。当给家兔口服连苯三酚，给牛口服栎叶单宁和连苯三酚后，均呈现与栎叶引起的自然中毒病例一致的临床症状和病理变化。因此，实验结果基本上证明了“高分子可水解的栎叶单宁经生物降解产生多种低分子酚类化合物引起中毒的假设”。在证实“假设”的基础上，进而提出了“单宁生物活化理论”，其基本点是：

（1）高分子可水解单宁在生物环境中，在细菌、酶、微生物、酸、碱等因子的作用下降解产生多种低分子酚类化合物。这些低分子酚类化合物可在生物环境中或动物体液中采用铁反应、4-AAP 法、纸色谱、气相色谱及气—质联用技术检出。

（2）在不同种类的动物体内，可水解单宁生物活化的过程、速度和降解产物不尽相同。

(3) 给动物投服可水解单宁，单宁即在腺胃（单胃动物）或前胃（反刍动物）经生物降解产生低分子酚类化合物而被吸收。

(4) 可水解单宁在动物体内生物降解产物对动物具有毒性。因此，称之为“生物毒化”。

(5) 可水解单宁进入动物机体内，经生物降解产生的有毒低分子酚类化合物的量一旦超过机体排毒、解毒能力，并在血液和体液中蓄积达到一定阈浓度时，即会引起人和动物表现中毒症状和一系列病理变化。因此，水解单宁引起的中毒，实质是酚类化合物中毒。中毒的程度和临床表现由于可水解单宁种类及降解产物不同，动物种间和个体间差异，亦有差别。

栎叶单宁的生物活化过程示意如图 55-1。

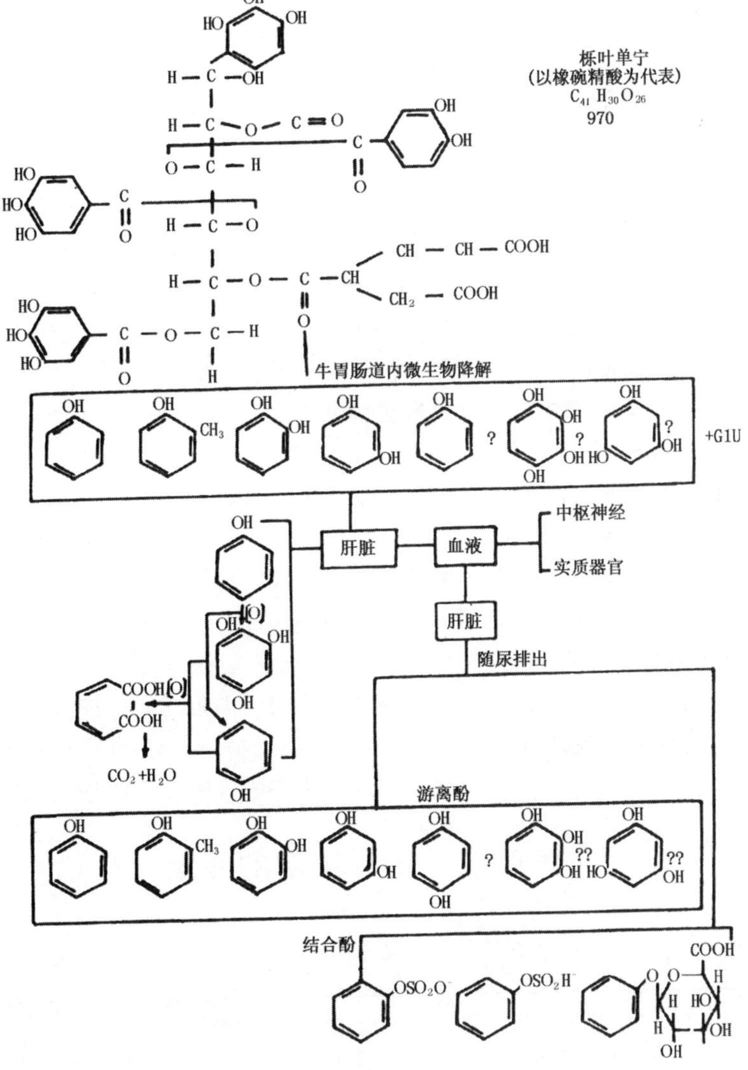

图 55-1 栎叶单宁生物活化过程（在反刍动物体内）

二、栎单宁及其毒性

(一) 栎单宁的理化性质

栎树的有毒成分是栎单宁（oak tannin)、栎树的芽、蕾、花、叶、枝条和种实（橡子）中均含有此种成分。栎叶中所含单宁称栎叶单宁。种实中所含单宁称橡子单宁。Pigeon 等曾以皮粉法测定了 1960 年 4，5，8，10 月份哈佛氏栎鲜叶中的单宁含量，分别为 15.13％、8.68％、7.67％、6.19％（干重）。史志诚（1980）以皮粉法测定了 1980 年 4，5，6，7，8，9，10，11 月份栓皮栎叶中单宁含量，分别为 10.85％，8.13％，7.78％、5.69％、11.54％、5.92％、7.88％、8.95％（干重）。幼嫩橡子仅为 3％，成熟橡子含 6％。栎单宁是一种淡棕色的无定性粉末，可溶于水、醇、丙酮，不溶于乙醚、氯仿。纸色谱表明栎叶单宁是一种混合物，三氯化铁显色后显示出一条延伸的灰蓝色谱带，其主要组分栎Ⅲ的 R_f 值为 0.34；化学检验与水解试验证明为可水解单宁；元素分析实验值为 C48.24％，H4.23％；紫外光谱无吸收峰。

(二) 栎单宁的毒性

据报道，牛采食栎叶 7～19d 中毒，中毒量为每日采食栎叶(48.40±35.97)g/kg（山东省淄博市畜牧兽医站，1979 年)。牛采食栓皮栎嫩叶 6～7d 中毒，中毒量为每日采食栓皮栎叶(51.47±17.59)g/kg。Pigeon 等（1962）将栎单宁给家兔口服 LD_{50} 为每日 6.9g/(kg·bw)，连服 5d。Weber-kirchner C.（1979）用水解单宁喂一头牛，给予 0.148g/(kg·bw)，连服 8d 出现中毒症状和肾小管肾病的组织学变化。史志诚（1980）测定 4 月 13 日至 5 月 17 日小橡子树嫩叶中单宁含量的回归方程为：$\bar{y}=0.127+0.47x$，期间，将小橡子树嫩叶投给健康牛两头，7d 引起中毒，中毒量分别为 2.73g/kg 和 2.828g/kg，平均每日给予小橡子树叶单宁分别为 0.388g/kg 和 0.404g/kg。再按每公斤体重 40g 鲜栎叶的剂量提取单宁，投给 4 头健康牛均于 6～8d 后出现与栎树叶自然中毒病例基本一致的临床症状和病理变化。Jones（1967）认为单宁沉淀蛋白质性质是有毒作用的一个因素。Comp 等（1967）通过家兔试验认为栎单宁具有肝毒性和肾毒性。Singleton 和 Kratzer (1973) 认为水解单宁具有凝固蛋白的作用，使消化道上皮细胞破坏；在肝肾都有细胞和亚细胞的变化，使肝糖元减少，蛋白尿、线粒体改变。因蛋白质的损失，多核蛋白体的片断和肝中 RNA 的合成受到抑制，Begovie 等（1978）报道，瘤胃中单宁的临界含量，山羊是 8％～10％，而牛 3％～5％，因此，在过量单宁中毒时，羊比牛存活的多。

第四节　栎叶单宁的鉴定

一、栎叶单宁的定性检验与分类鉴定

栎叶中的单宁分为水解单宁和凝缩单宁两类，由于生长季节和树种不同其含量不同，其中水解类单宁对动物具有毒性。

先将栎叶用水浸法或含水丙酮（丙酮∶水为 7∶3）冷渗过夜，过滤后，提取液（或浓缩）作以下定性实验。

(一) 明胶试验

1. 原理

根据单宁能使蛋白凝固的特性进行明胶试验，以检查植物浸液中有无单宁。氯化钠是电解质，能促使沉淀出现得快而明显。

2. 试剂

明胶氯化钠溶液：含1%明胶和10%氯化钠。

先将明胶浸在冷水中，使之膨胀，而后略加热，使其完全溶解。氯化钠也是先溶于水后，再与明胶溶液混合。

3. 操作

取pH值为4的栎叶提取液2～3mL，仔细滴入少许新鲜明胶试剂，并观察有无浑浊或沉淀现象发生，如有沉淀发生说明有单宁存在。

4. 注意

(1) 明胶用量不可过多，否则明胶有抑制沉淀作用。

(2) 单宁不同，对明胶试验的灵敏度也不同，灵敏度随单宁液的pH而异，最适pH为4。

(3) 与明胶能产生沉淀的除单宁外，尚有带羟基的芳香族化合物或天然素，故除此法外，尚须作其他证实试验。如为阴性结果，即可肯定该物质不是单宁。

(二) 铁盐试验

本试验目的是了解单宁的类别。

1. 原理

所有酚类都能和氯化铁作用，产生颜色反应，不同的酚类所产生的颜色不同，植物单宁的组分中除单宁外尚含非单宁，变化更为复杂。本试验是根据铁离子与酚类反应形成各种不同颜色的络离子与已知品种的单宁进行对比，并结合其他试验项目再加以判断。

不同的酚类与Fe^{3+}作用所产生不同颜色举例如下：

邻苯二酚——深绿色

对苯二酚——蓝绿色→棕色（静置后析出暗绿色的对—苯醌·对苯二酚结晶）

间苯二酚——蓝绿色

邻苯三酚（1·2·3）——红棕色（加碳酸钠溶液后变为紫红色，加醋酸钠溶液后，变成紫色）

苯三酚（1·2·4）——蓝绿色

间苯三酚（1·3·5）——蓝紫色

2. 试剂

1%铁钾矾溶液：溶1g铁钾矾［$Fe_2(SO_4)_3K_2SO_4\cdot 24H_2O$］于100mL蒸馏水中。

3. 操作

取试液2～3mL，加入3～5滴铁钾矾溶液，凝缩类单宁呈绿暗色反应，水解类单宁呈蓝紫至青黑色反应。

4. 注意

(1) 本试验在中性溶液中进行，否则溶液中无机酸有抑制颜色反应的作用，有机酸能使水解单宁产生绿色反应。如溶液为碱性，凝缩单宁就显蓝紫色，故影响结果的正确性。

(2) 铁矾液中加入过量氢氧化钠呈深红色，故进行试验中避免碱混入试液中。

(3) $FeCl_3$ 在水溶液中易水解呈强酸性，故以铁矾代之，但铁矾液贮存过久亦有水解作用发生。故试验时用新配制的。

(4) 混合类单宁用此法不能得出准确结果，应采用甲醛—盐酸或醋酸铅试剂除去其中的一类单宁后，始进行此法。

(三) 溴水试验

1. 原理

溴水对酚类起溴化作用产生沉淀或使溶液变色。如苯酚与溴水反应立即生成白色沉淀。

溴不仅是溴化剂，而且也是氧化剂，因此反应的产物比较复杂。例如对苯二酚与溴水反应，先变红后析出暗绿色的对苯醌和对苯二酚。而间苯二酚和邻苯三酚与溴水起反应时，只是溶液变色，没有沉淀。

2. 试剂

(1) 饱和溴水溶液：取纯溴 1mL，加水 50mL，猛烈振摇后备用。

(2) 稀醋酸溶液：取冰醋酸 60mL，加水稀释到 1 000mL。

3. 操作

于 2～3mL 试液中加少许醋酸溶液使呈酸性，再徐徐滴入溴水至试液有刺鼻臭味为止，凝缩单宁生成沉淀，水解类单宁生成可溶性的溴化合物。

4. 注意

水解类单宁与溴反应长期放置后，因单宁的氧化而沉淀。

(四) 甲醛—盐酸试验

1. 原理

甲醛与凝缩类单宁能起缩合反应产生沉淀。加盐酸有促进甲醛与凝缩单宁缩合的作用。

此法是鉴别凝缩和水解单宁的可靠方法。

2. 试剂

甲醛 (40%溶液)、醋酸钠 (固体)、盐酸 (化学纯)、铁矾 (1%)。

3. 操作

于锥形瓶中加入 50mL 澄清 (滤过的) 的试液，15mL40%甲醛溶液和 10mL1∶1 的盐酸，瓶上接一回流冷凝器，将混合液煮沸 30min，注意观察是否生成沉淀，此后将溶液冷却、过滤，取 10mL 滤液，加 5g 醋酸钠 (中和溶液中的盐酸) 与 10 滴或 1mL 1%铁矾溶液，然后观察液层中是否有蓝紫色的环形成。

当煮沸试液时有大量沉淀发生，说明试样中含凝缩类单宁，如滤液中加铁矾显现蓝紫色，则试样中也含有水解类单宁，即含有混合类。如滤液中加铁矾不显颜色，则说明此试样只含凝缩单宁。

(五) 醋酸—醋酸铅试验

1. 试剂

醋酸 (10%溶液)、醋酸铅 (10%溶液)、铁矾 (1%溶液)、醋酸钠 (固体)。

2. 操作

于 5mL 试液中，加入 10mL 10%醋酸溶液，再加 5mL 10%醋酸铅溶液，如试液不产生沉淀，则试液中单宁为凝缩类，如产生多量沉淀即为水解类单宁，将试样静置片刻，在清亮的溶液（如有沉淀需过滤）中加 10 滴 1%铁矾液与 0.5～1g 固体醋酸钠，如显绿色则证实试样确实为凝缩单宁。部分水解类单宁（如栎树、橡子等）能完全为醋酸铅所沉淀，故其滤液不起颜色反应（其余水解类单宁仅部分能被醋酸铅沉淀，故其滤液与铁矾作用呈紫色）。

（六）硫化铵试验

1. 试剂

硫化铵（10%溶液）、氯化钠（固体）、硫酸（浓）。

2. 操作

于 25mL 浓度为 25%的单宁溶液中，加入 2～3 滴浓硫酸，煮沸 1～2min，冷却后加入 5g 氯化钠（于酸性溶液中加入氯化钠，凝缩类单宁多被析出，若将溶液 pH 调节至 9，水解类亦能为氯化钠析出），用力摇动使其溶解，放置 10min 后过滤，取滤液 3mL，加入 15mL 蒸馏水与 1mL 硫化铵溶液。水解类单宁与硫化铵生成不同颜色的沉淀，所有其他的凝缩类单宁都不为硫化铵所沉淀。

综上所述，单宁类型的鉴别可归纳为表 55-1。

表 55-1 单宁类型鉴别表

试　验	水解类	凝缩类	混合类
铁矾试验	蓝紫、蓝黑	绿色	蓝或紫黑
甲醛—盐酸试验	不沉淀或部分沉淀，滤液加铁矾呈蓝紫色	沉淀，滤液加铁矾液无颜色变化	沉淀，滤液加铁矾无色或呈黑色
溴水试验	生成可溶性溴衍生物，长期放置氧化后生沉淀	黄棕色沉淀	沉淀
醋酸—醋酸铅试验	完全沉淀或部分沉淀，滤液加铁矾液呈蓝紫色	无沉淀，滤液加铁矾液呈绿色	滤液加铁矾液呈蓝黑色
硫化铵试验	沉淀	无沉淀	无沉淀

二、栎叶单宁的提取、分离、鉴定

（一）Mayer 氏提取、分离法

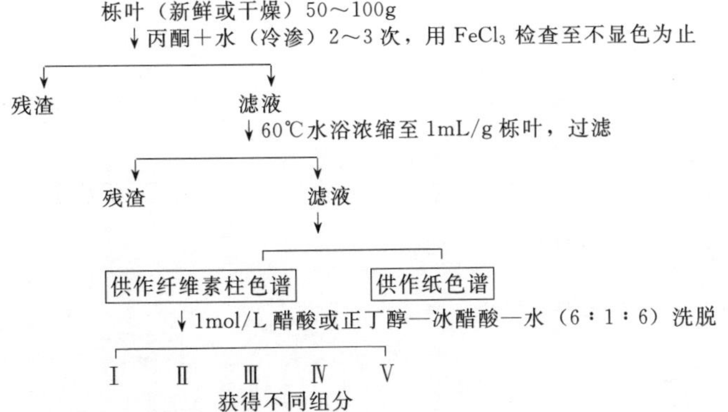

（二）鉴定

1. 纸色谱

（1）点样：浓缩液 2～4μL。

（2）展开剂：正丁醇—冰醋酸—水（6∶1∶6）。

（3）显色剂：1%三氯化铁醇液。

（4）方法：上行法，展开到 20cm 处取出晾干，显色喷雾。

（5）结果：纸色谱表明栎叶单宁是一种混合物，三氯化铁显色后显示出一条延伸的灰蓝色谱带，在 R_f 值约为 0.1，0.22，0.34，0.46，0.57，0.72，0.83，0.97 的地方有依稀可辨的斑点，而单宁酸的 R_f 为 0.85。

2. 水解试验

栎叶单宁具有可水解性，可采用水解试验证实。先将栎叶单宁 0.1g，置于大试管（或小三角瓶）中，注入 5%硫酸溶液 25～50mL，摇匀，置水浴（38℃）中 4～8h，取出，自然冷却。而后移入 250mL 分液漏斗中，加乙醚，摇 2～3 次，乙醚液浓缩。将乙醚浓缩液和栎叶单宁等其他酚类标准样品分别点样于色谱纸上，按鉴定栎叶单宁的纸色谱法展开，显色，可见有没食子酸，即证明为水解类单宁。

3. 元素分析与光谱鉴定

我们采用纤维素柱色谱分离栓皮栎（*Q. variabilis*）叶单宁的主要组分栎Ⅱ（R_f＝0.34），浅黄色无定形粉末，可溶于水、丙酮、醇，但不溶于乙醚、氯仿。元素分析，试验值 C48.24%，H4.23%；理论值（按橡碗鞣花素酸计算）C50.72%，H3.09%。

红外谱图表明在 3400～3200cm^{-1}，1200cm^{-1}有强而广阔的吸收，此为多元酚羟基的明显特征；1740cm^{-1}为酯羰基（$R—\overset{\overset{\displaystyle O}{\|}}{C}—O—R$）吸收；1610$cm^{-1}$，1500$cm^{-1}$为芳香环骨架振动，此图与考勃伦茨（COB）6372（即单宁酸）基本一致（图 55-2），但栎Ⅲ与单宁酸的紫外光谱图不同，可加以鉴别。单宁酸 UVλ_{max}^{MeOH}＝275nm，而栎Ⅲ没有吸收峰（图 55-3）。

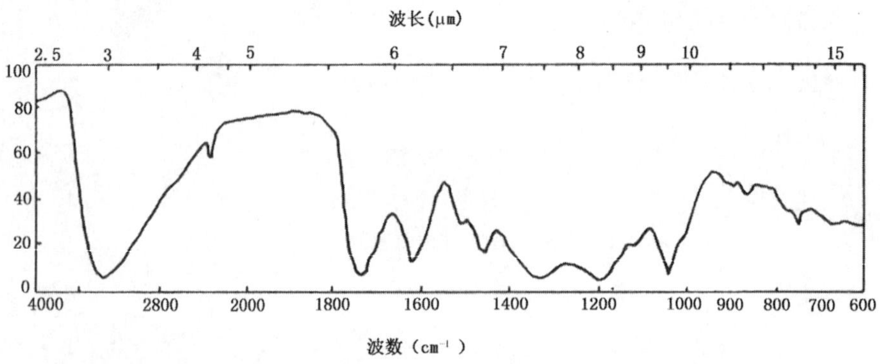

图 55-2　栎叶单宁（栎Ⅲ）的红外光谱图

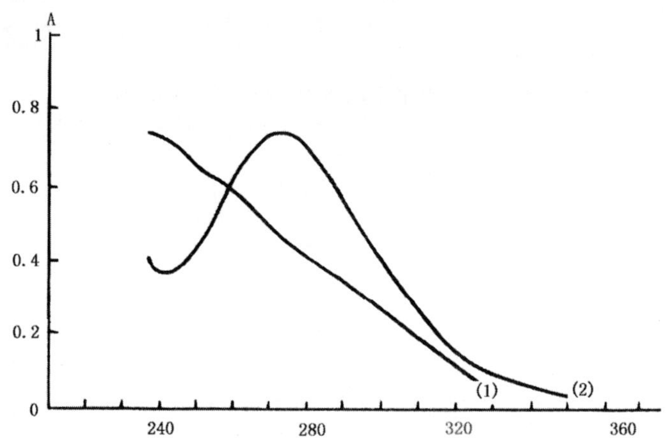

图 55-3 栎叶单宁（栎Ⅲ）与单宁酸的紫外光谱图

（1）栎Ⅲ （2）单宁酸

第五节 中毒的治疗与预防

一、治疗

病牛必须停喂栎树叶，更换为青草或干草饲喂。

1. 解毒

硫代硫酸钠，每头每次 8～15g。用注射用水稀释为 5%～10%的溶液，一次静脉注射，连续 2～3d，每天一次（适用于初中期）。初期可灌服生豆浆水适量，或灌服菜油 0.5～1kg，鸡蛋清 10～20 个。

2. 碱化尿液，促进毒物的排泄

静脉注射 5%碳酸氢钠注射液 500mL。

3. 补液

糖盐水 1 000mL，任氏液 1 000mL，10%糖盐水 50mL，安钠咖 20mL，一次静注。

4. 腹腔封闭

青霉素 280 万 U，普鲁卡因 1g，生理盐水 500mL，在肷部进针注入。

5. 三胃注射

促进胃肠道内容物的排泄，用 1%～3%食盐水 1 000～2 000mL，右侧 7～10 肋间肩关节水平线下 2cm 处进针注入。

6. 采用中西医药结合治疗。

二、预防

1. 在发病区积极宣传贯彻“三不”措施

即不在纯栎林放牧耕牛，不采集栎叶喂牛；不采收栎叶垫圈。

2. 日粮控制法

采取“半天舍饲，半天放牧”或“加喂夜草”补饲方法，使牛采食栎叶占日粮比例降到 1/2 以下。

3. 高锰酸钾预防法

在发病季节，每日或隔日放牧时用胃管或灌角单独灌服 0.05%高锰酸钾水溶液 4 000mL。

（史志诚）

第五十六章 棉 酚

第一节 棉花中的棉酚色素

棉酚（Gossypol）色素是锦葵科的棉属（*Gossypium* spp.）和其他一些植物中固有的色素。在棉花中，棉酚色素包含在一个色素腺体内，这些色素腺体可见于棉花的叶、茎、根和种子中。棉籽油和棉籽粉虽然用于食品及饲料，但其主要缺陷是含有棉酚色素。

棉籽粉主要被用作反刍家畜蛋白质添加剂。据报道，棉籽自然产生的棉酚色素对非反刍动物具有毒性，这就限制了棉籽粉在猪和家畜饲料中的应用。棉籽加工的目标之一就是使棉籽粉中棉酚色素在加工过程中形成结合棉酚，使棉酚色素去毒，但同时导致棉籽粉的蛋白质和生物学价值下降。然而，棉籽粉可以适当比例作为猪和家禽的蛋白质来源。棉籽也是人食物的一个潜在性极好的低成本、高质量蛋白质制品来源。

据报道，棉籽或棉籽油和粉的萃取物中至少存在 15 种棉酚色素或衍生物，但被分离提纯并鉴定的仅 8 种，包括棉酚（黄色）、二氨基棉酚（黄色）、6-甲氧基棉酚（黄色）、6，6-二甲氧基棉酚（黄色）、棉紫素（紫色）、棉黄素（橙色）、棉蓝素（蓝色）和棉绿素（绿色）。生棉籽比经湿热处理（煮过）的棉籽的棉酚含量大，而煮过的棉籽中棉紫素和棉黄素较多。棉蓝素几乎全在煮过的棉籽中。棉酚在种子成熟和长期储存期间转变成棉紫素。

第二节 棉 酚 中 毒

一、人棉籽中毒的症状

人棉籽中毒，一般在进食后 2～4d 发病，也可短至数小时，长至 6～7d。轻者，食后出现头晕、头痛、便秘；重者感觉头痛、眩晕、疲乏无力、食欲不振、恶心、胃部烧灼感、呕吐、腹痛、腹泻或便秘，甚至胃肠出血，以后四肢麻木，烦躁不安，流涎、黄疸，有的嗜眠，昏迷，抽搐。部分患者可出现心动过缓，血压下降，心力衰竭，肺水肿及肝、肾功能不全。

二、动物的急性、慢性中毒

动物棉酚中毒的一般症状是食欲下降和体重减少。症状和病理变化因动物种类不同而异。体腔内积液增加，心脏失调是棉酚最常见的毒性作用，死亡一般归因于循环衰竭。急性棉酚中毒由肺水肿引起死亡；慢性中毒导致明显的极度瘦弱和营养不足。在非反刍动物中，由棉酚的作用引起的死亡归因于血液携氧能力减小和溶血。棉酚能降低小鸡肝脏琥珀酸脱氨酶和细胞色素氧化酶的活性。棉酚是通过解除呼吸链氧化—磷酸化的偶联作用使动物中毒的。猪、豚鼠和兔比狗、大鼠和家禽敏感。虽然蛋鸡对棉酚的毒性不像烤焙小鸡那么敏感，鸡蛋对日粮棉酚却显示出很敏感的临界效应，表现为蛋黄变色，这是棉酚的生理活性最灵敏的标志。

（一）急性毒性

棉酚的口服急性毒性相对很小，按体重，大鼠的LD_{50}值为2.60～3.34g/（kg·bw），小鼠的LD_{50}为（4.8±0.6）g/（kg·bw）。猪的口服LD_{50}为0.55g/（kg·bw）。二氨基棉酚对大鼠的LD_{50}为（3.37±0.22）g/（kg·bw），棉紫素为（6.68±0.11）g/（kg·bw）。棉绿素对大鼠LD_{50}为0.66g/（kg·bw）。

（二）慢性毒性

棉酚长期口服即使以很小的量被吸收也能引起死亡。反刍动物一般不受棉酚的有害影响，但是瘤胃功能还不完全的犊牛却很敏感。患棉酚中毒的犊牛表现食欲反常和呼吸困难。死后剖检发现肝脏脂肪变性，腹水血凝时间减少。棉酚对非反刍动物的生理作用是积累性的。日粮中含0.02%棉酚在猪是有毒与无毒水平的分界线。动物慢性中毒的临床症状和死后病理变化见表56-1。

表56-1　一些非反刍动物棉籽中棉酚或游离棉酚色素慢性中毒死前和死后所见

动物	生前症状	死后病理变化
大鼠	食欲减少，生长率下降，腹泻；厌食，脱毛。贫血，红细胞、血红蛋白和细胞压积减少，精子运动性和产生障碍，交媾行为减少	肠膨胀和嵌塞，胃肠出血、充血，肺和肾充血。十二指肠炎，细精管退化，精细胞中线粒体膨胀
猫	大脑性麻痹，通常为后肢。脉搏快，呼吸困难，心脏失调	肺和心水肿，心脏变大，坐骨神经变性
狗	体后部运动失调，昏迷，嗜眠，腹泻，厌食，减重，呕吐	肺水肿，心肥大和水肿，肝、小肠，胃充血出血，脾和胆囊纤维变性，内脏器官充血
兔	昏迷，嗜眠，食欲减少，腹泻，血液凝血酶原减少，大脑性麻痹；肝重量减少	小肠、肺、脑和长骨出血，胆囊增大，大肠水肿和阻塞
鸡	体重下降，食欲减少，腿无力，血红蛋白和红细胞数下降，血清蛋白质和清/球蛋白比下降，蛋变小，蛋黄变色，蛋孵化率下降	体腔积液，胆囊和胰增大，肝脏变色，肝中有许多空泡和泡沫状空隙，肝、脾和肠黏膜蜡质样色素沉积
猪	心跳剧烈，呼吸困难，虚弱，削瘦，谷草转氨酶增加，体重下降，毛褪色，心电图改变，腹泻，血红蛋白和血细胞比容减少，淋巴细胞缺乏	许多器官弥漫性充血和水肿，体腔积液，膀胱和甲状腺水肿，松弛肿胀的心脏显微镜检有损伤，肾脂肪变性，脾萎缩，心肌受损

第三节　棉酚及棉酚衍生物的生物化学

一、生物化学

（一）棉酚（gossypol）

天然棉酚色素是黄色素棉酚，亦称棉毒素，纯品为黄色晶体，其分子式为$C_{30}H_{30}O_8$，分子量为518.5。棉酚为1，1'，6，6'，7，7'-六羟基-5，5'-二异丙基-3，3'-二甲基［2，2'-二萘］-8，8'-二醛。棉酚的结构见图56-1。三个互变异构体的假设是解释棉酚的许多反应所必需的。三个互变异构体中，结构（2a）表示羟醛异构体，（2b）表示乳酸异构体，（2c）表示环状羰基异构体。

棉酚的反应性很明显并显示强酸性。它能进行酚类和醛类化合物的反应。棉酚溶解在

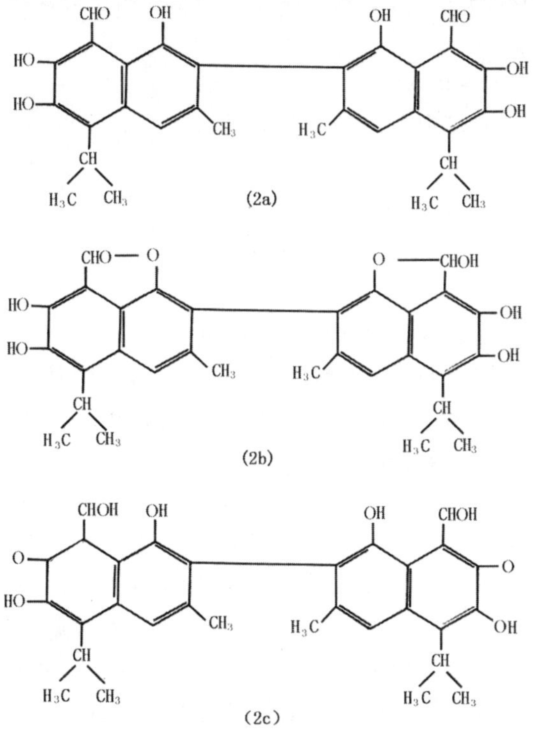

(2a)

(2b)

(2c)

图 56-1 棉酚的不同异构形的结构

稀碱水溶液中能作为强的二元酸参加反应形成中性盐；在乙醇溶液中，对氧化作用非常敏感；用金属离子处理，可形成颜色改变明显的化合物。棉酚的酚基团容易反应形成酯和醚，醛基与胺反应形成希夫氏（Schiff）碱，与有机酸反应形成对热不稳定化合物，与芳香胺的反应，如与苯胺形成二苯胺棉酚，对分析有重要的意义。

法国 LATOXAN 出售纯度 90％的标准棉酚（2a），分子量为 518.6，熔点 177～182℃，低浓度对 RNA 和 DNA 病毒、微病毒和肝病毒显示较广谱的抗病毒活性。小鼠 LD_{50}值按体重（口服）720±57mg/kg。

棉酚可溶于甲醇、乙醇、异丙醇、正丁醇、乙醚、丙酮、氯仿和吡啶，微溶于环己烷及高沸点的石油醚（沸点 60～100℃），不溶于低沸点石油醚（沸点 30～60℃）和水。结晶棉酚及其衍生物在多数有机溶剂中的溶液是感光性的。从乙醚、氯仿和石油醚中结晶分别得到熔点为 184℃、熔点 199℃和熔点 214℃的棉酚。把这种宽的熔点范围归咎于棉酚的多形性。Shirley（1966）从苯中得到熔点 195℃棉酚。

（二）棉蓝酚（gossycearlin）

棉蓝酚（亦称棉蓝素）在生棉籽中不存在，只是在酸化棉籽油料和煮过的棉籽中存在。在棉籽粉和粗制棉籽油中也发现了棉蓝素。它作为一种指示剂并随 pH 的改变而改变颜色，在酸性条件下为蓝色，在碱性条件下变绿而后成黄色。其分子式为 $C_{30}H_{30}O_8$，是棉酚的一种不稳定的氧化产物，169℃熔化，但在减压的情况下被升华或蒸馏出。它溶于乙醇、二乙醚、氯仿、乙酸和乙酸酐；相对不溶于石油醚、苯、甲苯和水。它能进行的反应表明它有一邻羟基醛基。

棉蓝素可从酸化棉籽油料，特别是液压油料的水提物中分离出，可从乙醇和石油醚混合物中重结晶提纯。

（三）二氨基棉酚（diaminogossypol）

高温下存放的棉籽中有二氨基棉酚。其分子式为 $C_{30}H_{32}O_6N_2$。熔点 219～221℃，呈亮黄色固体。

（四）棉紫素（gossypurpurin）

棉紫素，呈紫红色。分子式为 $C_{30}H_{32}NO_7$，熔点 200～204℃。在苯溶液中的冰点测定其相对分子量约 1 200。棉紫素在疏水溶剂如氯仿中是紫色，特征吸收在 530～565nm，而在脂肪族醇溶液中呈黄色，在可见光区无特征吸收。

棉紫素溶于二□恶烷（2，4-二氧 6 环）、丙酮、吡啶、氯仿和苯，稍溶于石油醚、甲醇和乙醇，不溶于水。其溶液对热和光很不稳定，遇光和热可变成一种黄色的非棉酚产物。棉紫素用酸水解可生成游离棉酚。

（五）棉黄素（Gossyfulvin）

棉黄素（亦称棉橙素，棉橙酚）是一种橙色化合物，偶见于生棉籽中，其分子式为 $C_{35}H_{34}N_2O_8$。它是在煮棉籽的过程中形成的，可在液压棉籽油和粉以及一些溶剂浸出制备的粗制棉籽油样品中检出。结晶形棉黄素在 238～239℃熔解。与棉酚不同，棉黄素不能与苯胺、费林氏溶液或复红—醛试剂反应，且不溶于碱水。棉黄素的氯仿溶液在紫外光和可见光区显示与二苯胺棉酚氯仿溶液完全相同的吸收光谱。

（六）棉绿素（gossyverdurin）

Lyman 等（1963）报道了从色素腺的丙酮浸出物中分离棉绿素。棉绿素溶于氯仿、甲醇、乙醇、丙酮和二乙醚，不溶于石油醚。它在 210℃变成褐色，但加热到 310℃仍不熔解，棉绿素分析显示以下成分碳，62.92%；氢，6.19%；氮，1.90%；氧，21.09%；灰分，8.20%。

（七）其他棉酚色素

Stipanovic 等（1975）从海岛棉（*G. barbadense*. L）中分离出 6-甲氧基棉酚和 6，6'-二甲氧基棉酚。Dechary（1957）从粗棉籽油中分离出一种含氮棉酚色素。Martin（1959）和 Mattson 等（1960）报道从石油醚浸出过的棉籽的丙酮水溶液浸出物中分离出一种“可溶性结合棉酚”色素。此外，Rzhekhin 等（1971）从棉籽色素腺中分出几种含氨基酸和糖的棉酚化合物。从棉株的根、茎、叶和花蕾中除分离出棉酚和氧-甲基化棉酚色素以外，还有脱水棉酚、二脱水棉酚、半棉酚、6-甲氧基半棉酚、脱氧半棉酚、脱氧-6-甲氧基半棉酚、半棉籽酮等。

二、棉酚的定性检验

（一）一般化学定性

将棉籽或棉籽饼等磨碎，取其细粉末少许，加硫酸数滴，若有棉酚存在即变为红色（在显微镜下观察），若将该粉末在 97℃下蒸煮 1～1.5h 后，则不呈现颜色反应。

（二）显色反应

棉酚有羟基和醛基，故具有酚、萘和醛的性质，能与某些化合物反应而呈不同颜色。

（1）与浓流酸反应呈樱红色。

(2) 与三氯化锑—三氯甲烷溶液反应呈鲜红色。

(3) 与三氯化铁乙醇溶液反应呈暗绿色。

(4) 与氯化锡反应呈暗红色。

(5) 与乙酸铅作用生成棕黄色沉淀。

(6) 与乙酸镍反应呈紫色。

三、棉酚的薄层色谱

薄层色谱是利用吸附剂的多孔性表面对不同化合物的吸附能力不同的特性。随着溶剂的展开，化合物在薄层上不断地被吸附、解吸、再吸附。样品中所含的各种组分，由于其对吸附剂亲和力不同及被溶剂洗脱的难易程度不等，因此在展开过程中可以达到逐步分离的目的。

(一) 硅胶 G 法

(1) 样品制备：取少量棉酚加适量乙醚溶解，作样品液。

(2) 薄层制备：硅胶（通过 160 号筛孔）5g，硫酸钙（化学纯，通过 160 号筛孔）1g，水 8mL，混合均匀铺于 5cm×20cm 的玻璃板上，晾干后，于 105℃烘干 1h（或直接用硅胶 G 加水铺板）。

(3) 展开剂：乙酸乙酯—冰醋酸—石油醚（沸程 60～90℃）（22∶8∶20）。

(4) 操作：点样 10μL 展开距离 17cm，展开时间 23min，温度 24.5℃，展开角度上行25°。

(5) 显色剂：用浓硫酸喷雾，在 90℃下烘烤 5～10min 呈紫色斑点，在紫外光下呈深红色斑点。

(6) 结果：R_f 值 0.78。

(二) 聚酰胺法 (灵敏度为 0.5μg)

(1) 样品制备：取棉酚适量用三氯甲烷溶解，制成 10mg/mL 溶液。

(2) 薄板制备：称取聚酰胺 10g，加 76%乙醇（95%乙醇 40mL，加蒸馏水 10mL）约 45mL，搅匀成糊，铺成厚度约 0.3mm 的薄板，阴干后，于 90℃活化 1h，放冷备用。

(3) 展开剂：正己烷—三氯甲烷—冰醋酸（80∶20∶5）。如杂质多，产生拖尾时，可改用比例为 80∶20∶7 展开剂展开，使极性大的杂质很好分离，而不拖尾。

(4) 操作：点样 10μL，上行展开 15～17cm 处取出，室温晾干，立即观察。

(5) 结果：乙酸棉酚呈黄色斑点，R_f 值 0.5。参见图 56-2。

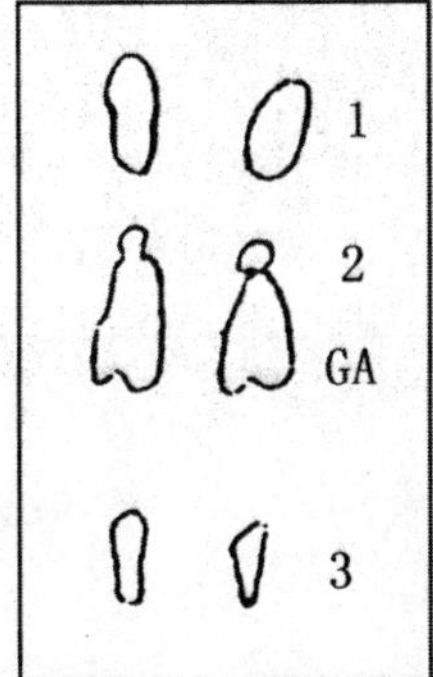

GA-乙酸棉酚，黄色R_f=0.50；
1-杂质，橙色R_f=0.72；
2-杂质，橙色R_f=0.59；
3-杂质，橙色R_f=0.23。

图 56-2 乙酸棉酚薄层色谱

四、游离棉酚含量测定

（一）原理：国家标准方法（GB13086—91）

在3-氨基-1-丙醇存在下，用异丙醇与正己烷的混合溶剂提取游离棉酚，用苯胺使棉酚转化为苯胺棉酚，在最大吸收波长440nm处进行比色测定。

（二）试剂和溶液

除特殊规定外，本方法所用试剂均为分析纯，水为蒸馏水或相应纯度的水。

（1）异丙醇［$(CH_3)_2CHOH$］。

（2）正己烷。

（3）冰醋酸。

（4）苯胺（$C_6H_5NH_2$）：如果测定的空白试验吸收值超过0.022时，在苯胺中加入锌粉进行蒸馏，弃去开始和最后的10%蒸馏部分，放入棕色的玻璃瓶内贮存在冰箱中（0～4℃），该试剂可稳定数月。

（5）3-氨基-1-丙醇（$H_2NCH_2CH_2CH_2OH$）。

（6）异丙醇—正己烷混合溶剂：6∶4（V/V）。

（7）溶剂A：量取约500mL异丙醇—正己烷混合溶剂、2mL 3-氨基-1-丙醇、8mL冰醋酸和50mL水于1000mL的容量瓶中，再用异丙醇—正己烷混合溶剂定容至刻度。

（三）仪器、设备

（1）分光光度计：有10mm比色池，可在440nm处测量吸光度。

（2）振荡器：振荡频率120～130次/min（往复）。

（3）恒温水浴锅。

（4）有塞三角烧瓶：100mL、250mL。

（5）容量瓶：25mL（棕色）。

（6）吸量管：1mL、3mL、10mL。

（7）移液管：10mL、50mL。

（8）漏斗：直径50mm。

（9）表玻璃：直径60mm。

（四）试样制备

采集具有代表性的样品2kg，四分法缩分至约250g，磨碎，过2.8mm孔筛，混匀，装入密闭容器，防止试剂变质，低温保存备用。

（五）测定步骤

（1）称取1～2g试样（精确到0.001g），置于250mL具塞三角烧瓶中，加入20粒玻璃珠，用移液管准确加入50mL溶液A，塞紧瓶塞，在振荡器上振荡1h（每分钟120次左右）。用干燥的定量滤纸过滤，过滤时在漏斗上加盖一表玻璃以减少溶剂挥发，弃去最初几滴滤液，收集滤液于100mL具塞三角烧瓶中。

（2）用吸量管吸两份等量滤液5～10mL（每份约含50～100μg棉酚）分别至两个25mL棕色容量瓶a和b中，用溶剂A补充至10mL。

（3）用异丙醇—正己烷混合溶剂稀释瓶a至刻度，摇匀，该溶液用作试样测定液的参比溶液。

(4) 用移液管吸取 2 份 10mL 的溶剂 A 分别至两个 25mL 棕色容量瓶 a_0 和 b_0 中。

(5) 用异丙醇—正己烷混合溶剂补充瓶 a_0 至刻度，摇匀，作空白测定的参比溶液。

(6) 加 2.0mL 苯胺于容量瓶 b 和 b_0 中，在沸水浴上加热 30min 显色。

(7) 冷却至室温，用异丙醇—正己烷混合溶剂定容，摇匀，静置 1h。

(8) 用 10mm 比色池，在波长 440nm 处，用分光光度计以 a_0 为参比溶液测定空白测定液 b_0 的吸光度，以 a 为参比溶液测定试样测定液 b 的吸光度，从试样测定液的吸光度值中减去空白测定液的吸光度值，得到校正吸光度 A。

(六) 测定结果

1. 计算公式

$$X=\frac{A\times1250\times1000}{amV}=\frac{A\times1.25}{amV}\times10^{6}$$

式中　X——游离棉酚含量，mg/kg；

A——校正吸光度；

m——试样质量，g；

V——测定用滤液的体积，mL；

a——质量吸收系数，游离棉酚为 $62.5\text{cm}^{-1}\cdot\text{g}^{-1}\cdot\text{L}$。

2. 结果表示

每个试样取 2 个平行样进行测定，以其算术平均值为结果。

3. 重复性

同一分析者对同一试样同时或快速连续地进行两次测定所得结果之间的差值：

在游离棉酚含量小于 500mg/kg 时，不得超过平均值的 15%；

在游离棉酚含量大于 500mg/kg 而不小于 750mg/kg 时，不得超过 75mg/kg；

在游离棉酚含量超过 750mg/kg 时，不得超过平均值的 10%。

第四节　治疗与预防

一、人棉籽中毒的防治

(1) 预防：棉籽榨油后需经去毒才能食用。特别是冷榨的油中棉酚含量较高，故不能食用。需要食用时先用碱水浸泡数小时，去水煮 1h，再掺入米、面中食用。这是因为棉酚与碱作用形成棉酚钠盐，此盐可溶于水而不溶于油，故亦称碱炼去毒法。

(2) 治疗：目前尚无特效解毒剂。一般视病情予以对症治疗。食用不久的可催吐、洗胃和导泻。也可用生石膏 18g，水煎服。

二、动物棉籽饼中毒的防治

(一) 预防

长期饲喂棉籽产品时，饲料搭配豆科干草或其他优良粗饲料或青饲料。对反刍兽宜同时补充维生素 A 和钙。对猪，饲料中蛋白质成分越低，中毒的发病率越高，因此可与豆饼等量混合；或豆饼 5%、鱼粉 2%与棉籽饼混合；或鱼粉 4%与棉籽饼混合。

由于铁能与游离棉酚形成复合体，从而丧失其活性，故可同时补充硫酸亚铁。但应注意，铁与游离棉酚充分接触，剂量按铁盐中含铁量与日粮中含游离棉酚量 1∶1 计算。美国密西根大学实验表明（Ullrey，1966），在猪的日粮中按棉酚等量比例加入铁剂时，使日粮中含铁达 600μg/mL，将有保护作用。

将棉籽饼热炒和蒸煮 1h，也可减轻或避免猪中毒。但棉籽饼只宜用于肉猪，不宜用于种猪和仔猪。用时宜同时补充富含胡萝卜素和钙的青绿饲料，例如优质的豆科牧草。

青绿棉叶或秋后的干棉叶，应晒干压碎，筛净尘土后发酵过的棉叶用清水洗净，并在喂猪前 10h 浸泡在 5%石灰水中进一步软化、去毒。大猪每天加喂食盐 30g，小猪 15g，并充分饮水。饲喂量大猪每天不超过 2.5kg，小猪不超过 0.5kg，常年饲喂也不致中毒。

为了防止鸡中毒引起贮藏的鸡蛋变质（蛋黄变淡绿至黑褐色，蛋白变粉红色），可在日粮中加入硫酸亚铁。尽管这种变质并不影响蛋的营养价值。

（二）治疗

立即废除日粮中的棉籽或棉籽饼。病畜治疗以注射葡萄糖溶液为主，猪可兼服硫酸亚铁（1～2g）。此外，可采用减轻肺水肿和胃肠炎的对症疗法。

（史志诚）

第五十七章 萱草根素

第一节 含萱草根素的植物

萱草根素存在于百合科萱草属（*Hemerocallis*）植物。萱草俗名黄花菜、金针草。萱草属植物原产于亚洲及欧、美的温暖地带，在国外多作为观赏植物。我国人工栽培的萱草作为菜蔬或采根入药，治疗某些疾病。

我国萱草属植物有12种和一些变种，各省、市、自治区均有野生或栽培。我国也是世界上唯一发生家畜萱草根中毒的国家。目前已确定的有毒种有4个，野黄花菜（*H. altissima*）、北黄花菜（*H. lilio—asphodelus*）、北萱草（*H. esculenta*）、小黄花菜（*H. minor*）；已确定不含萱草根素的有3个，黄花菜（*H. citrina*）、萱草（*H. fulxa*）、千叶萱草（*H. fulxa L. var longibriacteatu*）。

第二节 萱草根中毒

牛羊采食有毒萱草根引起双目瞳孔散大、失明、全身瘫痪、膀胱麻痹等中枢神经系统障碍为主要特征的急性中毒病。绵羊和山羊中毒后双目失明，群众称“羊瞎眼病”。

一、中毒原因及发病规律

1. 中毒原因

（1）在放牧过程中，羊只用前蹄刨食有毒的野生萱草根而中毒。特别是牧草缺乏时，更易暴发本病。

（2）移栽黄花菜时，对修剪下来的根茎处理不当或误投给家畜采食引起中毒。

（3）挖沟、翻地时，将田梗或地边上种植的萱草根暴露出地面，被家畜自由采食而引起中毒。

2. 牛羊萱草根中毒的发病规律

(1)地区性:我国发病地区主要是青海省大同县,甘肃省武都县、临潭县、卓尼县、舟曲县、岷县、宕昌县和华池县,陕西省吴旗县、志丹县、靖边县和淳化县,山西省怀仁县、阳高县,河南省桐柏县,安徽省滁县、全椒县和嘉山县,浙江省桐庐县,山东省东阿县,辽宁省克什克腾旗。

(2)季节性:萱草根中毒多发生于初春,也见于冬季,冬季牧草枯萎,初春季节萱草属植物萌发早,并且是移栽黄花菜的最佳时期。羊群放牧比较喜欢而且容易刨食植物根而发生中毒。

（3）多畜种均可中毒：萱草根中毒的绵羊、山羊，无年龄、性别、品种的区别，也有马、黄牛、水牛和猪的自然病例发生。人工试验可使犬、猴、家兔、豚鼠、大白鼠、鸡等动物发生中毒和死亡。

二、临床症状

动物食入有毒萱草根达一定量，一般 2～4d 出现中毒症状。中毒初期，患畜食欲下降，不时磨牙，全身乏力，精神萎靡不振，运步不灵。胃肠运动加强，粪便变软，排尿频数。目光凝视或用头抵障碍物而站立。中期，排尿困难，绝食，双目瞳孔散大、呈圆形或椭圆形（健康羊的瞳孔随外界光线而呈哑铃形或两端钝圆的长柱形），瞳孔对光反射和辐辏反射均消失，失明。眼底血管怒张，视乳头充血水肿，行走无力，尤以后肢为重，终至后肢或四肢瘫痪。卧地不起，头颈后仰或弯向一侧。中毒后期，全身瘫痪，患畜躺卧并以四肢作游泳状运动。眼底血管弥漫性出血。动物不时哀鸣、流涎、呼吸浅表、心音低弱、体温下降，最终死于心力衰竭和呼吸麻痹，血液学检查无明显变化。

中毒严重者，症状演变较为迅速，突然发生瞳孔散大、失明和全身瘫痪，由于患畜不能自由饮水、采食，多在发病后一周内死亡。中毒较轻者可能存活，除双目瞳孔散大、失明不能恢复外，其他机体功能均可恢复正常，但多因不能自由饮食，降低其经济价值而被迫处理。

三、病理变化

（1）尸体剖检

膀胱明显胀大，潴留大量黄色或桔黄色尿液，胆囊增大 2～3 倍，充满胆汁。胃肠黏膜肿胀出血。肝脏、肾脏轻度肿大。心脏各房室积满凝血块，内外膜有出血点或出血斑。脑、脊髓膜血管周围出血，脑脊液增多。

（2）组织学变化

脑、脊髓白质及视神经纤维轴索粗细不均，组织结构异常疏松并有大量空洞，有的神经纤维发生断裂和髓鞘脱失。大脑灰质部不少神经细胞变性、坏死，有的膨胀或浓缩。尼氏小体溶解。核仁偏位、消失、浓缩或模糊不清。小胶质细胞增生，围绕形成卫星化现象或噬神经现象。心肌血管充满血细胞，局部有溢血现象。肾小管上皮细胞颗粒变性，有的甚至坏死、核浓缩或溶解，有的上皮细胞脱落、肾小管腔出现管型。

四、诊断

可根据临床症状如双目瞳孔散大、失明、肢体瘫痪、尿闭等，结合病史调查及死后剖检、组织学变化，加以确诊。诊断可据以下指标确定：

（1）有采食萱草属植物根的病史。

（2）具有萱草根中毒的初期症状如精神不振、运步不灵、排尿频数、目光凝视等。

（3）发病羊群中个别出现后肢瘫痪或瞳孔变化。

第三节　萱草根素的生物化学

一、化学结构

萱草根素（hemerocallin）化学名称为 2，2'-双-［1，5-二羟基-7-甲基-萘甲酮-8］，分

子式 $C_{26}H_{22}O_6$，结构式如图 57-1。纯品为黄色粉末，溶点 241～242℃变棕色，258～260℃分解，可溶于甲醇、乙醇、丙酮、氯仿等一般有机溶剂和碱性水溶液。难溶于乙醚，不溶于水与酸性溶液。初溶于氯仿或碱性丙酮时呈黄色透明溶液。日久变红棕色。遇三氯化铁无水乙醇溶液呈绿色反应，渐转紫黑色。

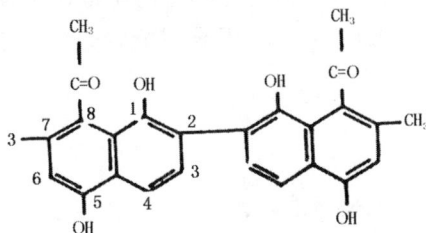

图 56-1 萱草素分子结构式

二、毒性

山羊口服萱草根素的中毒剂量为 30mg/kg 体重，绵羊为 38.3mg/kg 体重，小白鼠口服萱草根素的急性半数致死量（LD_{50}）为 0.34mg/20g。绵羊口服萱草干根粉的中毒剂量为 4.5g/kg 体重。致死量为 7.8g/kg 体重。口服野黄花菜干根粉后，山羊平均中毒剂量为 6.6±1.3g/kg 体重，家兔为 6±2g/kg 体重。口服北黄花菜根粉后，山羊平均中毒剂量为 6g/kg 体重，家兔为 6±2g/kg 体重。羊采食鲜根中毒量约为 0.5～1.0kg/只。小白鼠口服童氏萱草干根粉的急性（LD_{50}）为 82mg/20g，口服根皮层干粉的急性 LD_{50} 为 49mg/20g。连续口服 1～2d 后，在一周内小白鼠对根粉的清除率 8.8%，积蓄率为 91.2%。

三、分离鉴定

（一）提取

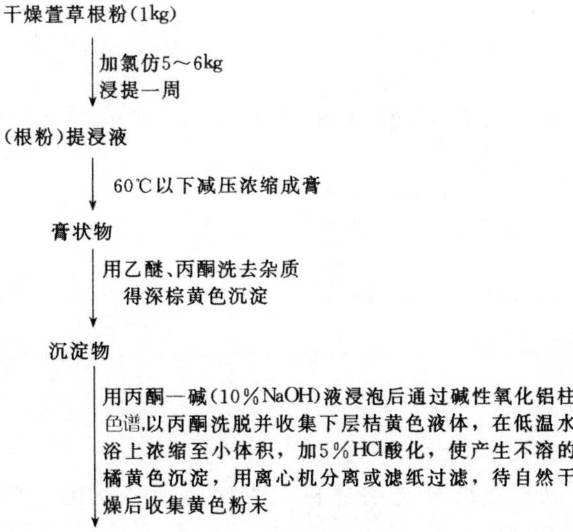

（二）鉴定

1. 薄层色谱

（1）材料：将干燥的萱草根粉碎过20目筛。

（2）粗提：称取样品2g，置索氏提取器中加50～70mL氯仿，65～70℃水浴上加热回流提取4～6h，提取液浓缩成膏状，再用乙醚、丙酮依次洗涤杂质，沉淀物加1mL丙酮——碱溶液（丙酮∶10%NaOH＝8∶2，混合后静置，取上层溶液pH10左右）提取，提取液供检验。

（3）方法

1）用硅胶GF制板。

2）显色剂：2% $FeCl_3$ 无水乙醇溶液。

3）展开剂：Ⅰ. 无水乙醇∶丙酮＝63∶37

Ⅱ. 甲醇∶乙酸乙酯＝1∶1

4）展开：先点样＝1μL，倾斜上行展开，展开15cm时，取出晾干，喷显色剂。

5）结果：展开剂Ⅰ：R_f＝0.82，绿色→紫黑色，有墨绿色沉淀；展开剂Ⅱ：R_f＝0.79，绿色→紫黑色，有墨绿色沉淀。

2. 理化性质

本品为黄色粉末，熔点各地报道为上海寄生虫研究所：240℃变棕色，266～269℃分解；兰州兽医研究所：240℃变棕色，256℃分解；西北农业大学：241℃～254℃变棕色，258～260℃分解。

结构式为双萘结构，有四个羟基，分别联接在2，2-双萘体系的1，1位和5，5位上。分子式为 $C_{26}H_{22}O_6$。西北农业大学进行元素分析，实验值为C74.04，H5.15（黄粉A）；理论值为：C72.55，H5.15。

3. 红外光谱

3400～3200cm^{-1} O－H（缔合）；2850cm^{-1} γC－H（CH_3—C(=O)—）；1615cm^{-1} γC＝O（萘环1位 C=O）；1570cm^{-1}（萘环的骨架振动）；1405cm^{-1} δC－H（CH_3—C(=O)—）；1315cm^{-1} γC－C－C；1235cm^{-1}，1190cm^{-1} γC－O（1,5-二氧取代萘环）；1088cm^{-1}，980cm^{-1}（萘环的面内振动）；850cm^{-1}（萘环取代），见图57-2。

4. 紫外光谱

将萱草根素溶于甲醇做紫外光谱分析，浓度约10μg/mL，厚度1cm，结果 λ_{max}^{MeOH} 240nm，272nm，见图57-3。

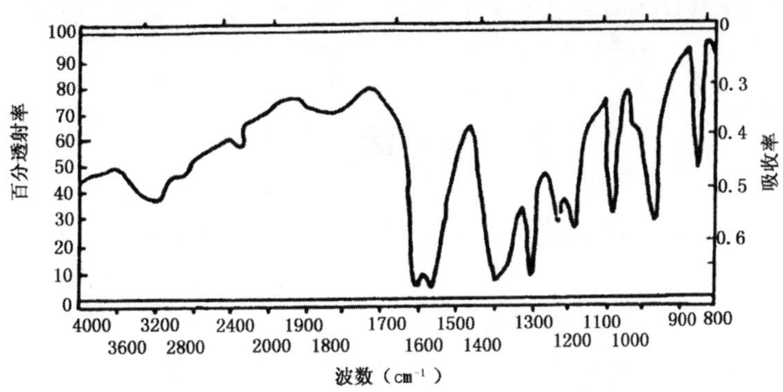

图 57-2 萱草根素（黄粉 A）红外光谱（西北农业大学，1981）

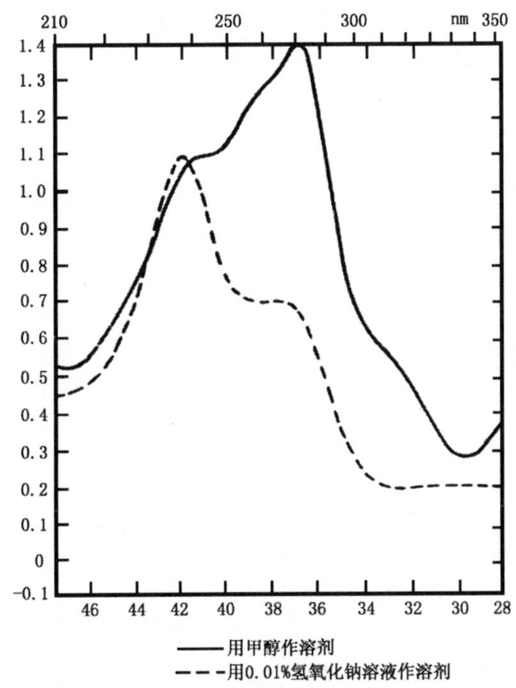

图 57-3 萱草根素的紫外光谱

小萱草根素为黄色柱状结晶，溶于乙醇、氯仿，在 NaOH 中呈黄色，久放渐变棕红色，遇 H_2SO_4 呈樱红色，与 $FeCl_3$ 呈鲜紫色，能升华，可溶于碳酸钠溶液中，mp159～160℃。

紫外吸收光谱 λ_{max}^{MeOH}：229、256、292、334。

红外吸收光谱 $\upsilon_{max}^{KBr} cm^{-1}$：3260、2900、1628、1540、1405、989、852。

5. ^{13}C 核磁共振

内标准物为四甲基硅烷（TMS）；溶剂：d_6－DMSO。

68MHz；温度：20℃；2.5×10^{-4}；Joel GX 分光仪。

萱草根素的^{13}C 核磁共振波谱值：δ204.1，s，（CH_3）—CO—；157.0，s，C—8—OH；156.8，s，C—1—OH；135.2，s，C—6—CH_3；132.8，s，C—7—$COCH_3$；

130.5，d，C—3；121.4，s，C—10；120.2，s，C—2；117.7，d，C—5；116.3，d，C—4；114.7，s，C—9；32.2，q.（—CO）—CH_3；20.2，q，（芳基）—CH_3。

第四节　治疗与预防

目前，无可靠治疗方法。浙江农业大学李进昌等曾用硫代硫酸钠、阿托品、维生素C、乌洛托品、氨茶碱、氯化钙、安那咖、氢化可的松和高渗、等渗糖水等注射结合内服硫酸钠和解毒、通便的中药，使轻症中毒病牛逐渐耐过而康复。

在小白鼠的急性中毒试验中，曾筛选过中西药品近200种，大多为中药，也包括各种维生素。发现黄柏、黄连或黄连素与有毒萱草根粉同时灌服，可保护全部动物免于死亡。但腹腔注射黄连素无解毒效果。

预防中毒的办法主要是作好宣传工作，杜绝家畜采食萱草属植物根的可能途径。人工栽培尽量引种无毒品种，防止家畜采食其根引起中毒。

（王建华　史志诚）

第五十八章　山黧豆毒素

第一节　含山黧豆毒素的植物

山黧豆（*Lathyrus sativus*）俗名山棱豆或马牙豆，为豆科黧豆属（香豌豆属），一年生植物。山黧豆盛产于印度、欧洲、非洲和亚洲东部。我国甘肃省曾于1967年引种，印度、德国、法国、前苏联、阿尔及利亚等国均发生过食山黧豆中毒事件。目前已确定含有山黧豆毒素中毒因子或能引起山黧豆中毒的山黧豆属植物有香豌豆（*L. odoratus*）、硬毛山黧豆（*L. hirsutus*）、矮山黧豆（*L. pusillus*）、林生山黧豆（*L. silristris*）、宿根山黧豆（*L. latifolius*）和扁荚山黧豆（*L. cicera*）。

山黧豆毒素是一类有毒氨基酸，可引起人和动物中毒。这类毒素可分为两种，一种是BOAA（β—草酰氨基丙氨酸），另一种是BAPN（β—氨基丙腈）。其含量因品种产地不同而异。如甘肃省种植的山黧豆种子中BOAA含量为0.26%～0.92%，宁夏种植的山黧豆为0.1%～0.2%，陕西的为0.73%～0.92%，而印度培育的低毒品种"菩萨-24(Pusa-24)"的含量为0.2%。

表58-1　扁荚山黧豆种子中BOAA的含量(%)

种皮颜色	种植地区	BOAA	种皮颜色	种植地区	BOAA
肉　色	江苏新沂	0.024	麻　色	四川南充	0.03～0.05
	四川南充	0.19～0.22		陕西武功	0.05～0.07
	陕西武功	0.09～0.11	混合	江苏南京	0.07～0.09
	江苏盐城	0.16～0.18		云南昆明	0.08～0.10
麻　色	江苏新沂	0.17～0.19		甘肃武威	0.07～0.08

（据王慧忠，1996）

BOAA除了在山黧豆属中存在外，巢菜属、猪屎豆（*Crotalaria* spp.）和金合欢属（*Acaeia*）、银合欢属（*Leucaena*）植物中也存在。

第二节　山黧豆毒素中毒

山黧豆中毒在印度许多山黧豆种植地区都有发生。1922年仅在Rewe地区北部山黧豆中毒病人达6万人。山黧豆中毒一般不发生死亡，但它可使病人在青春期之后发生瘫痪，降低病人的生存能力，成为家庭和社会的负担。

关于山黧豆中毒的名称，最初描述为食入草香豌豆种籽后出现的以脊髓麻痹为主的综合症，后来，在草香豌豆的种子中发现一种毒性因子，喂给小白鼠后，引起骨骼和结缔组织产生病变。因而把这种毒性因子称为骨性山黧豆毒性因子，将其引起的疾病称为骨性山黧豆中毒。

一、人类神经性山黧豆中毒

山黧豆中毒是意大利学者Cantni在1874年首先报道的，归为营养病。草香豌豆是豆科植物，在印度广为栽培，具有极强的耐旱特性，由于它价格低廉，所以，在粮食不足特别是在饥荒条件下成为人们主要食粮。干旱年间大约有7%粮食不足的人发生中毒。除草香豌豆外，扁荚山黧豆也引起人类中毒。虽然宿根山黧豆和林生山黧豆在白鼠可引起与人类山黧豆中毒相类似的神经症状。但饲喂草香豌豆、矮山黧豆或硬毛山黧豆的小白鼠产生与人类山黧豆中毒症状完全不同的明显的骨骼变形，因而一直被称为骨性山黧豆中毒。

在印度发生山黧豆中毒的病人最初症状是在疾病发作前两周，就有睡眠期间腓肠肌常发痉挛性收缩的情况，90%以上的病人有急性发作的病史，背部疼痛，特别是骶髂区，肌肉强直性收缩，也涉及到下肢的屈肌群。有的表现出下肢肌群麻痹，使得病人须用“一根拐杖”或“两根拐杖”，严重者，只好爬行，肌肉麻痹是锥体束和锥体外束运动神经受损害的结果，尸体剖检大脑和脊髓没有病变。

二、骨性山黧豆中毒

骨性山黧豆中毒首次是由Geiger等在小白鼠体上诱发产生的。他们用含有正在开花的草香豌豆及其粉碎籽粒的日粮饲喂小白鼠，引起明显的骨骼变形，长骨变厚变形，胸区脊柱骨弯曲，胸骨弯曲，肋骨变形，肋骨—软骨关节变大，生长减慢。

对骨骼损害的研究，观察到腱和韧带附着部变得松弛，甚至脱离，骺板增宽，多发生破裂，软骨基质失去内聚力，软骨细胞被分成束，骨骺损坏发生骨骼滑落，干骺端的纤维缺损，胫骨粗隆分离，肩脱位或不全脱位，骶髂关节脱位，椎间盘变性并且突出。有的小白鼠股骨头的变化类似于雷—佩二氏病（Leggperthe's disease）的病理变化。

三、鸡胚的骨性山黧豆中毒

采用鸡胚来研究骨性山黧豆中毒，不仅因为自身具有的性质而且考虑到统计分析的可比性。孵化14d的鸡胚用BAPN处理，两天后检查时，鸡胚组织脆性明显增高，以致于当抓起残存鸡胚的头端时，体部和头部从颈部分离，由于此脆性非常明显，所以得到广泛的观察和研究；山黧豆中毒胚胎的水合作用增强，用冷盐水提取这些组织和正常组织相比，发现其大部分胶原可从中毒胚中被提取出来。

第三节　山黧豆毒素的生物化学

一、毒素的类别及其毒性

（一）神经性山黧豆毒性因子

BOAA即β-草酰氨基丙氨酸（β-N-Oxalylamin-alanine），是从草香豌豆（*L. sativus*）中分离获得的一种神经性毒素。是一类水溶性变异氨基酸。是引起神经性瘫痪型山黧豆中毒的主要因子之一。其结构式是：

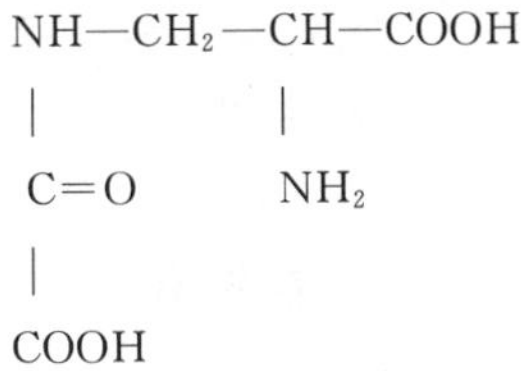

一般来说，人食入含有1/3或1/2草香豌豆种子的日粮3～6月，即发生中毒。中毒症状为肌肉强直、机体虚弱、下肢肌肉麻痹，严重时死亡。文献记载，大多数病例突然出现下肢肌肉强直，部分麻痹或下肢完全失去知觉。在中毒地区，可以看到病人不同阶段所产生的中毒症状。中毒较轻时，膝盖屈曲，跑步困难；中毒较严重的病人行走时脚尖着地，需要拐杖，最后病人不得不爬行。一些看上去正常的病人，膝反射增强，踝阵挛。或划为隐性山黧豆中毒。它影响20～29岁的年轻人。妇女发病率较低。

将β-氰基丙氨酸按0.75%的比例饲喂小鸡后，约10.5d内所有小鸡死亡。将β-氰基丙氨酸按15mg/100g体量的量投服给断乳小白鼠，引起小白鼠活动过度，伴随有震颤、抽搐、强直，4h后，恢复正常。按20mg/100g体重的量皮下注射引起动物抽搐、强直、衰竭，甚至死亡，然而，β-氰基丙氨酸在人类山黧豆中毒的作用仍不清楚。

刘绪川、张国伟等研究表明，山黧豆毒素BOAA小白鼠腹腔注射LD_{50}为746.86 mg/（kg·bw)。急性中毒表现为明显的中毒性神经症状；小白鼠、大白鼠、绵羊长期饲喂大剂量高毒山黧豆，体温、呼吸、脉搏、血液检查、心电图等与对照组比较虽无明显差异，但病理组织学检查，可见肝、肾实质细胞发生不同程度的颗粒变性，空泡变性，脂肪变性，甚至细胞核破碎、溶解、细胞坏死。经Best胭脂红染色，肝糖原随山黧豆饲喂比例的提高和饲喂时间的延长而明显减少。大脑皮层神经细胞呈散在性变性、坏死、胶质细胞增多，“噬神经现象”明显。电镜观察，可见脑、脊髓神经细胞核部分溶解，胞质中线粒体肿胀、嵴崩解；神经髓鞘曲折，板层分离或结构破坏和膨出，呈颗粒变性。低毒山黧豆在猪、驴上进行的慢性毒性试验证明，引种筛选的低毒山黧豆与谷类饲料按适当比例搭配作为动物饲料，可提供丰富的蛋白质、谷氨酸、赖氨酸、精氨酸、门冬氨酸等，对家畜更为有利。若能在推广使用过程中注意饲喂量、持续时间、动物种类、年龄差别等因素，则更为安全可靠。

洪子鹂、田西学等研究了BOAA对小鸡的毒性，腹腔染毒后各组表现为：

染毒1800mg/(kg·bw)组：于染毒后5min出现沉郁、闭目、呆立。10min后爪挛缩，卧地、头下垂至胸下，个别站立头下垂顶地或左右前后摆动。30min颈部痉挛强直上仰呈角弓反张或扭向一侧，卧地不起。闭目嗜睡，对外界音响反应消失或反应迟钝。强行赶走，站立不稳，张翅后退或向后连续滚翻，直至后面有依托为止。8h后小鸡逐步开始可以站立，但仍闭目呆立，颈部强直头后仰。13h后精神略有好转，颈部强直减轻。24h后恢复正常。

染毒450mg/(kg·bw)组：于染毒后25min呈现沉郁，闭目，爪挛缩、卧地嗜睡，头向前伸与躯体呈一直线，或伸向胸下，或向一侧扭转伸向胸下，对声响反应迟钝或无反应。强行赶走，张翅向一侧倾斜行走。强行迫立，表现闭目呆立，颈部强直、头下垂足钩状或扭向一侧。有的鸡全身肌肉抽搐，390min后症状开始缓解，8h后基本恢复正常。

染毒112.5mg/(kg·bw)组：于染毒后30min呈现沉郁，闭目呆立，有的鸡爪挛缩。50min后全组鸡呈现沉郁，闭目呆立，近3h即恢复正常。

对照组：表现正常。

以上试验表明：BOAA属于低毒，是一种对中枢神经系统有较强的抑制作用，以强直痉挛为特征的神经毒。

（二）骨性山黧豆毒素因子

BAPN即β-氨基丙腈（β-aminopropionitrile），最早从香豌豆（*Lathyrus odoratus*）中分离获得，BAPN有多种衍生物，如有机腈类、酰脲类、酰肼等，它们虽然都能引起小动物骨性山黧豆毒素中毒；但毒性大小不同：腈类最强，其次是酰脲类（如氨基脲），酰、肼、腙。与骨性山黧豆毒素中毒有关的化合物有：氨基乙腈、甲叉氨基乙腈、β-氨基丙腈、α-氰基丙胺、β-（r-L-谷酰基）氨基丙腈、酰肼、N-N’-二甲基酰肼、氨基硫脲、β巯基甲胺、丙酮缩氨基脲、甘氨酸酰肼、谷氨酸酰肼、氰基醋酸酰肼、硝基苯酸酰肼、异烟酸酰肼、烟酸酰肼、氨基腈、糖叠氮化物、苯甲酸酰肼等。

将含有50％香豌豆的日粮给予小白鼠，可产生骨骼变形、动脉壁破裂。含0.1％～0.2％BAPN的日粮可使小鼠产生同样的损伤，骨性山黧豆毒素中毒多数损害的是骨和正在生长的软骨及间质组织，产生软骨内骨化、不规则的软骨增生，在骨骺区形成膨大的骨骺板。骨骺区的变化和骨骼肌附着处外生性骨赘的形成使得骨骼肌持续性紧张，最终造成长骨变形。中毒动物的胸骨也会遭受侵害而变形。血管山黧豆中毒（angiolathyrisn）的根本原因是血管壁上弹性纤维的形成受到抑制，成纤维细胞增生和排列不规则的胶原纤维形成增强。这些变化降低了动脉壁的舒张作用。

Barrow等（1974）认为BAPN具致畸作用。猪、鸡铜缺乏和火鸡的BAPN中毒有相似之处：①动脉弹性强度降低，弹性硬蛋白变形和减少；②骨骼变形；③胶原的溶解度增大。但增加日粮铜的含量不能抵抗BAPN中毒。

BAPN的作用方式最早认为是与单胺氧化酶抑制、螯合及抗尼克酰胺作用有关，这些化合物的作用是使胶原变软。山黧豆中毒的胶原中可溶性胶原含量增加。骨性山黧豆毒素通过抑制交联形成的初始反应而对结缔组织发挥毒性作用。

Levene（1962）指出，虽然2，4-二硝基苯肼能与正常的胶原反应，但不能和山黧豆中毒的胶原反应，与肽结合的赖氨酸氧化脱胺后，生成ε-醛（基）赖氨酸（α-氨基己二酸的ε-丰醛）；而后者又受赖氨酰氧化酶所催化。这一点从鸡胚软骨的提取物中得到证实。赖氨酰氧化酶对弹性硬蛋白和胶原底物均具作用。该酶的活性可受到BAPN的不可逆抑制。赖氨酰氧化酶似乎对和胶原形成相关的特异性赖氨酰物具有作用，同时，还需要铜离子以维持其活性。在铜缺乏的动物组织提取物中检不出该酶的活性，这样，就为铜缺乏所产生的和前面提到的骨性山黧豆毒素中毒之间提供了一个相同的解释。BAPN抑制血浆胺氧化酶的活性，然而血浆胺氧化酶并不作用于胶原和弹性硬蛋白的赖氨酰底物；同时，只有当BAPN高浓度时，此酶才受到抑制。

二、山黧豆毒素的鉴定

（一）提取

取山黧豆粉50～100g，在索氏提取器中用乙醚脱脂12h。脱后的山黧豆粉用30％乙醇浸提 4～5 次，每次 12h，合并浸提液。过滤，滤液在 50℃以下减压浓缩(或 65℃水溶浓缩)至 100mL 左右。浓缩液上阳离子交换柱，用蒸馏水以 20mL/h 流速淋洗，开始流出的有色液体弃去，以后以每 50～100mL 收集一瓶。用纸色谱法检查 BOAA[以苯—酚水(4：1)展开，0.1%茚三酮乙醇溶液显色]，淋洗至流出液中无 BOAA。

合并含 BOAA 的收集液，减压浓缩到 100mL，再加入 95%乙醇 100mL，在冰箱中静置析出结晶，将结晶用热水溶解，放冷置冰箱可得到 BOAA 的重结晶。

BOAA 水中的重结晶为白色晶体，在低倍镜下呈柱形，能溶于水，易溶于热水，水溶液呈酸性。

（二）定性检验—纸色谱

1. 检材处理

取山黧豆粉 1g 于在塞三角瓶中，加入 75%乙醇溶液 100mL 浸泡过夜，过滤，滤液在沸水浴上蒸发至干，加入 10mL 的 10%异丙醇水溶液溶解，保存于具塞三角烧瓶中供定性、定量检验用。

2. 固定相

Whatman 1 号滤纸或新华色谱滤纸

3. 展开剂

(1) 酚：水（4：1）。

(2) 95%乙醇：水（7：3）。

(3) 丙酮：脲：水（60：0.5：40）。

(4) 正丁醇：乙酸：水（4：1：1）。

(5) 正丁醇：乙酸：乙醇：水（4：1：1：2）。

4. 显色剂

0.1%茚三酮乙醇（或丙酮）溶液显色呈蓝紫色斑点。

5. R_f 值（见表 58-2）

表 58-2　山黧豆 BOAA R_f 值

展开剂	BOAA R_f 值
(1)	0.53～0.14
(2)	0.34～0.42
(3)	0.48
(4)	0.06～0.1
(5)	0.14

（三）定量分析

1. 试剂

(1) 0.05%茚三酮丙酮溶液：对于放置变红的茚三酮需重结晶后应用。取 5g 茚三酮溶于 15mL 热水中，加入 0.25g 活性炭，轻摇，放置 30min 后过滤。滤液入冰箱过夜，待黄白色结晶析出后，过滤收集，结晶用蒸馏水洗涤，干燥，置棕色玻璃瓶中保存。

(2) 乙二醇单甲醚：应为无色透明液体，否则需进行重蒸馏。在 500mL 乙二醇单甲醚中加入 5g 硫酸亚铁，振摇 1～2h(以除去过氧化物)，过滤，滤液进行蒸馏，收集沸点 121～

125℃馏份。

(3) 0.2mol/L pH5 柠檬酸缓冲液：称取 21.008g 柠檬酸（含一份结晶水），溶于 200mL 蒸馏水，再加入 1mol/L NaOH 溶液 200mL，用蒸馏水稀释至 500mL。

(4) 0.01mol/L 氰化钾溶液：称取 0.1628g 氰化钾（A.R），用蒸馏水溶解并稀释至 250mL。

(5) 氰化钾—乙二醇单醚—茚三酮溶液：称取 1.25g 茚三酮溶于 25mL 乙二醇单甲醚使成 5%溶液。另取 2.5mL 的 0.01mol/L 氰化钾溶液用乙二醇单甲醚稀释至 125mL。将以上两溶液相混合，呈浅黄色微带青光的液体，置试剂瓶中，冰箱保存，二周有效。

(6) BOAA 的标准溶液：准确称取 5mgBOAA，用水溶于 10mL 容量瓶中，此溶液每毫升含 BOAA500μg。

2. 测定方法

取山黧豆提取液 20μL，在滤纸上点样，边点边吹干（温度不超过 100℃），点完后将滤纸放入苯酚—水（4∶1）展开剂中展开，溶剂展至距滤纸头 1cm 处，取出立即吹干（以防斑点扩散），喷洒 0.05%茚三酮溶液，吹干，在 R_f 值 0.53～0.14 处有一蓝紫色斑点。将斑点剪下，剪下纸面积比斑点略大。在同一张纸上也剪一块相同面积的空白纸作对照。将剪下的纸放在试管中，加水 1mL，加入 pH5 的 0.2mol/L 柠檬酸缓液 2mL，加入 1mL 氰化钾—乙二醇单甲醚—茚三酮溶液。在沸水浴上煮沸 15min，取出冷却。加入 60%乙醇溶液 2mL，振摇，放置 5～10min，在 570nm 下进行比色测定，由光密度读数在标准曲线上查得含量。

标准曲线的绘制：吸取含 BOAA 每毫升 500μg 的标准溶液 10μL、20μL、40μL、60μL、80μL（即含 5μg、10μg、20μg、30μg、40μg）。于滤纸上点样，按上测定方法进行操作，同时剪一块滤纸作空白对照，比色测得光密度。以 BOAA 含量为横坐标，光密度为纵坐标，画出标准曲线。

3. 计算公式

$$每百克山黧豆中 BOAA 克数 = A \times \frac{C}{B \times D \times 10}$$

式中 A ——样品光密度标准曲线所得 BOAA 含量（μg）；

B ——点样用提取液微升数（μL）；

C ——提取液总量毫升（mL）；

D ——提取山黧豆的克数（g）。

第四节　山黧豆中毒的预防

山黧豆中毒防护的早期研究是基于受损害组织中有大量的胶原这一事实，为此，用含高羟脯氨酸的日粮作了防护性的试验。品种繁多的添加剂虽不能完全防止兔子骨骼的毒性损害。但明胶、乳清蛋白、酪蛋白和酪蛋白水解产物有一定的保护作用。还有谷酰胺也有部分保护作用。各种维生素、氨基酸、抗氧化剂没有保护作用。

钙对 β-氨基丙腈毒害的鸡胚和雏鸡有不完全的保护作用，铜和锌有一定的作用，但镁和锰却无保护作用。钙和某些阳离子的作用是转变可溶性骨胶原为不溶性骨胶原。

用单价金治疗氨基脲处理过的小白鼠，同时用硫代硫酸金治疗β-氨基丙腈处理过的小白鼠，均部分地减弱了山黧豆的毒性作用。

用水杨酸钠或氢化可的松治疗山黧豆中毒，可使中毒小白鼠皮肤中升高的胶原降低，对于用 BAPN 处理过的鸡胚也具有同样的效果。用水杨酸盐或氯喹治疗经草香豌豆饲喂的小白鼠，可使尿中升高的羟脯氨酸降至正常。这种作用是以降低蛋白水平来实现的。

（史志诚）

第五十九章　香豆素与双香豆素

第一节　含香豆素的植物

零陵香科草木犀属植物含有的香豆素（coumarin），是一种芳香成分，使新鲜刈割的草木犀具有特殊气味。香豆素是氧杂萘邻酮酸（counarin acid）的一种内酯。据报道，细齿草木犀中含香豆素 0.01%～0.03%，白香草木犀含 1.05%～1.40%，黄香草木犀含 0.84%～1.22%。当草木犀在冬季不适当的收获受到损坏或者由于霉变败坏时，香豆素分解变为具有延长血凝时间的双香豆素。试验证明，当干草中含双香豆素 0.0026%时，便能发生这种有害作用。

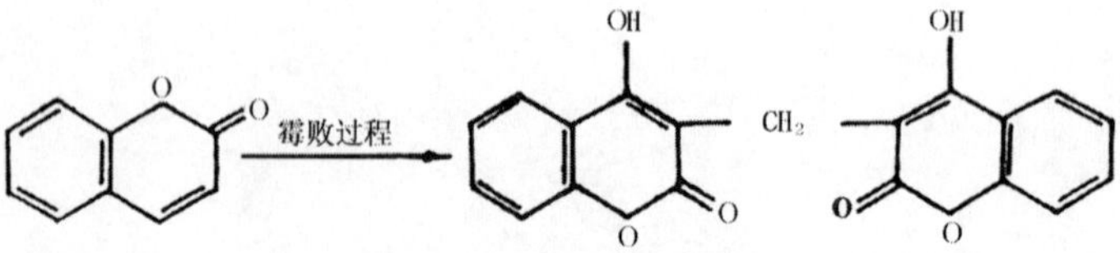

霉败过程

在 20 世纪 20 年代初期，美国北达科他州和阿尔伯塔省出现了一种使牧场破产的牛病，兽医们证明了这种牛病的病因是牛吃了保存不当的草木犀植物（*Sweet clover*）以致造成的血液不凝。1921～1922 年冬，加拿大的兽医们报告了一种牛的新病叫“翘摇病”，其特点是创伤或手术（阉割，锯角）后有广泛的、甚至致命的出血。因为经济上重大损失，立即开始了研究，Schoficeld（1922，1924）描述了观察到的病理变化，发现凝血机理有缺陷。他和其他学者一致认为此病系败坏的草木犀中的一种毒素所致。他以腐败过的饲料喂兔，复制出血症状的模型获得成功。Roderick（1929）经研究证明出血系由于凝血酶元缺乏所引起，并指出毒性物质可能是香豆素的分解产物，他们企图从腐败的翘摇草中提取致病物质未能成功。1934 年威斯康辛农业实验站在 Link 与 Campbell 的指导下，对此病进行了深入的研究。Quick 等（1936，1937）改进了凝血酶元定量测定法，迅速地加快了这一研究工作，为提取与分离此种致病物质提供了宝贵的线索。最后，Compbell 和 Link（1941）获得有效成分的纯结晶体，化学检定为 3，3’-次甲双（4-羟香豆素），定名为双香豆素。（双香豆素，最初称败坏翘摇素 Dicoumarin，后被药学与化学学会改称为 Dicumarol，而美国药典称它为 Bishydroxycoumarin）。

第二节　双香豆素中毒

Fraser 等（1959）报道给牛饲喂霉败草木犀草引起犊牛一种致死性出血性贫血，老龄牛及泌乳牛不够敏感。Wiggins 曾报道草木犀变质产毒，可保持毒性 3～4d 或更长。用有毒干草喂 3 岁牛平均 57d，1 岁以内犊牛平均 15d 可引起中毒。喂兔 11～13d 内死亡。Radostits（1980）报道了牛的霉草木犀中毒，对 169 份草木犀干草或青贮做双香豆素定性试验，其中 137 份为阴性，4 份为阳性，28 份仅有微量双香豆素。Mcdonald 报道，一匹 6 岁母马给予霉的干草木犀。突然发现单侧鼻孔出血，血液以每分钟 60 滴向下滴出。另有人发现，在饲料缺乏的旱季某农场用草木犀饲养 30 头母猪。12 头发病，其中 2 头鼻孔出血，1 头阴道出血。4～5d 内发生死亡。KAKOYЛИH（1981）报道，前苏联伊尔库茨克省阿拉斯加区一农庄的肥育牛发生一次草木犀干草中毒，419 头牛中 59 头发病，死亡 42 头。Sudaric（1977）报道了一次犊牛饲喂三叶草（*Clover*）引起双香豆素中毒，从样品中分离出毒素，犊牛临床表现淡漠，体温升高，肌肉注射和静脉穿刺处发生膨胀。尸体解剖显示广泛的出血。

甘肃农大（1980）调查甘肃省古浪县某乡某村农民在小麦地套种草木犀夏收割麦时，将少量草木犀混杂在麦捆中，堆垛放置，打碾后又未进行处理，使小麦与草木犀籽种掺合，小麦磨成面粉后，凡食者均发生呕吐、眩晕。经用全饲量发霉草木犀，半饲量鲜草木犀经 128d 饲喂山羊和绵羊均未见临床症状，但凝血时间和血小板等有明显变化。病理变化为胆囊黏膜、皱壁黏膜上皮、平滑肌束发生坏死，肝细胞水泡变性，汇管区小动脉、小胆管外围轻度淋巴浸润、肾小管上皮细胞颗粒变性和水泡变性。试验用黄花草木犀和白花草木犀中的香豆素含量为 0.44%～1.5%。

在动物中，双香豆素的致死量与致死量以下的大剂量，对小血管产生广泛而严重的损害，在淋巴组织与骨髓内有中毒性病灶，在肾小球则有肿胀，注射大剂量可使实验动物迅速死亡。死前严重的呼吸困难，全身性血管扩张、高热，心律不齐，搏动停止。以及临终期窒息性惊厥。在出血性症候中包括主要因素是：①凝血酶元过低症（血液性出血），②血管损伤（血管性出血）。在动物的败坏翘摇病中，出血性淤斑、淤点即表示血管损害。这是中毒时毛细血管、小动脉、小静脉扩张、淤血。牛饲喂保存不当的白花草木犀、黄花草木犀 10～16d 后引起中毒。牛中毒后血凝时间延长达半小时至数小时（正常仅 3～5min），在轻微机械作用下，便在皮下、肌肉中发生广泛的血肿，以及胸腔、腹腔的出血。还可能发生衄血、肺出血、肠出血、乳腺出血、黏膜呈苍白色，红血球下降。外科手术或外伤都可引起致死的出血。死亡率达 80%。哺乳的犊牛可因为出血而死亡。

试验证明，当凝血酶元活性降低到正常的 15%～25%时即出现出血。血凝时间比正常延长 2～3 倍。

从化学结构与抗凝血作用的关系来看。抗凝血作用最基本的是要求一个完整的 4-羟香豆素，在其第 3 位置可被一个氢原子或一个含碳基团取代。4-羟香豆素在结构上与维生素 K 有关，其 3-甲基衍生物缺乏抗凝血作用，而有些类似维生素 K 的作用，同理，某些萘醌类不仅无维生素 K 的功效，反而有抗凝血作用。

也有报道凝血时间的延长与双香豆素造成与血内因子Ⅶ水平明显下降有关。而Ⅶ是凝血致活酶辅酶（cothromlbplastin），也叫血清凝血酶原转变加速物。

双香豆素对血凝过程的抑制可见图 59-1 所示。

此外，有人根据体内试验认为，双香豆素及其同类物在体外可以氧化为水杨酸，而水杨酸可降低凝血酶元的作用，然而没有事实支持这种说法，服用双香豆素后尿中未发现水杨酸。

还有人研究认为，双香豆素可降低血小板的凝集性和黏着性。

总之，双香豆素的中毒机理是破坏了血液的正常凝血机制，引起不易制止的出血、肿胀，机体机能降低，最后，终因遍及全身的大面积出血而死亡。

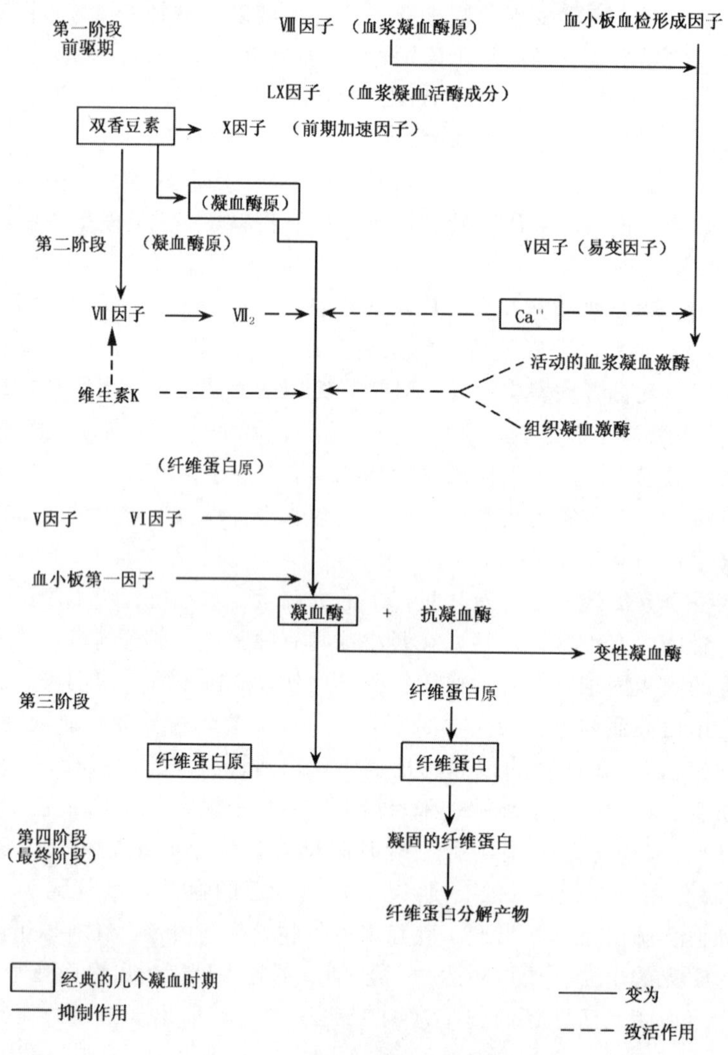

图 59-1 双香豆素对血凝过程的抑制

第三节 解　　毒

维生素 K 和 4-羟香豆素之间的化学结构的相似性表明，在凝血酶元的合成过程中，双香豆素的作用基础是肝脏利用维生素 K 发生一种竞争性干扰所致。因此，在解毒方面。利用这种相互抑制的可逆性，给予拮抗剂——维生素 K 进行治疗。

维生素 K 是一种含甲萘醌的脂溶性物质，人工合成物为有光泽的黄色结晶粉末。它与肝合成凝血酶元有关。当血液中凝血酶元过低时，大量注射维生素 K 在数小时内可矫正过来。但当双香豆素引起的凝血酶元过低症，人工合成的维生素 K 似难以起到治疗效果，而必须应用从自然界得到的天然维生素 K。天然维生素 K_1、K_2 是淡黄色的油液。其基本结构如下：

$$\text{2-methyl-1,4-naphthoquinone}-CH_2CH{=}\underset{|}{\overset{CH_3}{C}}-(CH_2)_3-\overset{CH_3}{\underset{|}{C}}H-(CH_2)_3-\overset{CH_3}{\underset{|}{C}}H-(CH_2)_3-CH(CH_3)_2$$

$$\text{2-methyl-1,4-naphthoquinone}-CH_2-CH{=}\overset{CH_3}{C}-CH_2-(CH_2CH{=}\overset{CH_3}{C}-CH_2)_4CH_2-CH{=}\overset{CH_3}{C}-CH_3$$

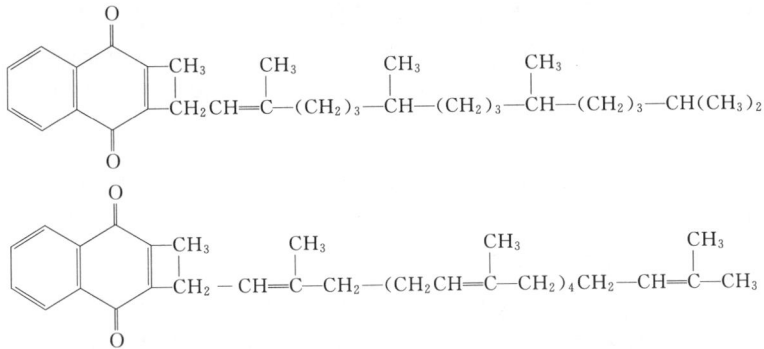

VK 和 VK_1、VK_2 基本结构是 2-甲基-1，4-萘醌（简称甲萘醌），区别是后两者在环中第三位置的碳原子上，各为植醇基和双金合欢花烷基。

据 Collentine 和 Quick（1951）研究，VK_1 和 VK_2 比甲萘醌及其水溶性衍生物的效力大得多。这是因为 VK_1，VK_2 难溶于水。吸收较慢，排泄亦迟。对体内有持久性双香豆素浓度甚高的病畜，效果更为明显。

也有人研究，当维生素 K 治疗的功效迟缓时。为了立即控制出血，输血是需要的，全血或血浆的输入能迅速控制出血。这是因为血凝时间的恢复正常比凝血酶元时间的恢复要慢。

维生素 K 是一些脂溶性凝血物质的总称。广泛存在于绿色植物界。尤其在栗树叶、菠菜、苜蓿和白菜中含量最多。因此，在缺乏输血和维生素 K 的供应条件下。喂给病畜苜蓿、菠菜、白菜也应有解毒效用。King 和 Campbell 等曾通过连续补饲一种苜蓿抽提液使草木犀的毒性减轻。

第四节　动物中毒的预防

一、饲喂草木犀属牧草的安全评价

草木犀属牧草的营养价值很高，而且速生高产，但由于草木犀含有香豆素对家畜具有潜在的毒害作用，特别是草木犀腐烂后形成的双香豆素对牲畜的毒性作用很大，因而影响了草木犀作为饲草的利用价值。有些学者甚至主张将所有开黄花的草木犀和野生草木犀都列为有毒植物。但我国对草木犀的饲喂试验资料表明，在饲喂家畜时如果草木犀植株不发生腐烂变质，且草木犀在家畜日粮中若不超过其安全饲喂量 20%，则对家畜是无毒的，或毒性不足于造成家畜中毒病的发生，但超过 35%，即可引起慢性中毒症状。试验还证明在安全饲喂量下，草木犀中的毒物对牲畜畜产品如乳、肉的影响也较小。但在饲喂期很长时牲畜体内脏器会发生某些病理学变化，所以草木犀体内香豆素的潜在毒性是不容忽视的，王慧忠（1996）建议，山羊、绵羊饲喂草木犀时在日粮中的比例应控制在 50%以下，猪每日食入的香豆素量应控制在 25mg/（kg・bw）以下，即日粮中草木犀粉的比例以占 15%～20%为宜。

二、选育低香豆素含量的品种

低香豆素的草木犀品种的选育工作，30 年代初期就在美国、加拿大和欧洲一些国家开始进行，在香豆素含量的遗传学基础研究中取得了一定的进展，但在培育出性状稳定的低毒草木犀品种上均未获得成功。加拿大培育的白花草木犀低香豆素品种“先锋”，体内的游离香豆素较少，但“束缚状香豆素”含量仍然相当高，只不过是细胞中的β-糖苷酶活性低，香豆素不易积累。后来的研究认为控制草木犀香豆素含量的基因为一单独的隐性基因。1948年Smith假设该基因为Cu和B两对基因。Goplen等（1957）在研究了白香草木犀的两个低香豆素品种“北极”和“先锋”以及“白香草木犀×细齿草木犀”的杂交种后发现了这一不完全显性的等位基因，并定名这Cu，它控制着香豆素的产生，该性状是一数量遗传性状；另一完全显性基因B则控制着游离香豆素含量的多寡，因为该基因与β-糖苷酶的活性有关。另外，在栽培实践中发现，在高香豆素含量的品种中，植物体内毒物含量与施肥量、光照条件等都有关系，即草木犀中香豆素含量与施肥量、光照条件等都有关系，即草木犀香豆素含量存在着器官之间以及年季间和每日的变化。其年季中早期随植株增高、叶量丰富香豆素含量也逐渐增高，到开花期其含量开始下降，结实成熟期降至最低。每日以早晨和黄昏时含量低，正午时含量高。由于细齿草木犀和黄香草木犀中香豆素含量较低，这就为培育低毒物的草木犀品种提供了育种材料。德国在50～60年代也曾用化学药剂和辐射法进行过这方面的育种工作，并获得了邻羟基肉桂酸含量极低的草木犀突变单株。但是育出的这些低毒品种易受到高香豆毒植株的异型杂交而混杂，所以在培育实践中应注意这些问题。

三、预防动物中毒的措施

（1）在饲喂中应严格按家畜饲喂草木犀的安全喂量饲喂。

（2）在饲草的加工调制过程中严防草木犀的发霉腐烂，杜绝植株体内双香豆素产生和积累的条件。

（3）草木犀饲喂前可进行脱毒处理，部分或全部除去草木犀体内的香豆素。

方法是：①用1份草木犀草粉加水8份并将草粉浸泡一昼夜，然后将浸泡液滤去，可使草粉中香豆素含量由0.33%～0.46%，降到0.28%～0.0518%，脱毒效果可达15%～88%，并可使双香豆素去除率达58.9%。②石灰水浸泡处理。用1%的石灰水浸泡草木犀草粉进行脱毒，可脱去香豆素55.98%，双香豆素40.35%。这种方法虽然脱毒效果较好，但草粉处理后使其蛋白蛋、脂肪含量相对有所下降，同时也使家畜的采食量和干物质消化率降低。

（史志诚）

第六十章　血细胞凝集素

第一节　含血细胞凝集素的植物

豆类的种子中往往含有对热不稳定的毒因素，因而只有经过适当烧煮，才适于作为人类和高等动物的食物。植物凝血素亦称血细胞凝集素，就是这些可被烧煮灭活的抗营养素之一。

在植物界中，从黏菌类、真菌和地衣到开花植物的许多科中都发现了血细胞凝血素。

Stillmark（1889）最早介绍了植物凝血素，他发现蓖麻油中的蓖麻毒蛋白能凝集人和动物红细胞之后，Landsteiner 和 Raubitschek（1908）发现许多食用生豆种萃取物能凝集红细胞。用不同动物的红细胞作试验时，不同种子的凝血活性不大相同，并将这种特性与动物血清抗体的特性作了比较，见表 60-1。

表 60-1　人及几种不同动物的血液被豆类萃取物凝集的情况*

血液	种子萃取物			
	菜豆	豌豆	小扁豆	香豌豆
人	800	40	30	20
马	16 000	128	64	128
兔	8 000	1 000	2 000	2 000
羊	1 600	4	—	—
鸽	32 000	—	—	400
鲤鱼	800	400	200	10
蛙	400	80	—	8

注：表中数字为各萃取物凝集试验的最高稀释度。

据科学家研究，在检查的 147 个植物科中，79 科含血球凝集素阳性种，豆科中的阳性种很普遍，许多食用豆含有这种凝血素。它们在食用植物产品中的出现及有毒特性，对营养学家具有特殊的意义。

第二节　植物凝集素引起的中毒

一、人的蚕豆病

蚕豆属豆科。蚕豆病（Favism，Fabism，Fabismus），俗称胡豆黄，系由于进食蚕豆或同蚕豆的花粉接触后，机体对蚕豆中的“毒性物质”敏感而引起的一种中毒性溶血性疾病。本病见于种植和喜食蚕豆的南方各省区，如广东、四川、广西、江西、安徽、福建、江苏等。蚕豆病有严格季节性，大多在 3～5 月发病，儿童病例约占 80%，多见于 3～6 岁之间，有明显的性别差异，男性患者约占 90%以上。

（一）简介

蚕豆病的发病机理尚未十分明了，或可能系蚕豆中存在的溶血素或植物凝集素作用于敏感的红细胞的结果，而敏感的红细胞可能系由于其本身代谢缺陷所致。此类红细胞含有的6-磷酸葡萄糖脱氢酶（G6PD）及还原型谷胱甘肽（GSH）等较正常为低。患者中41.3%病例有家族史可查，患者70%为3岁以内儿童，男性占90%以上。病情严重程度与进食蚕豆多少无关。患者贫血严重，黄疸明显，有严重血红蛋白尿。治疗以反复输血和应用肾上腺皮质激素为主。

（二）中毒症状

大多食蚕豆后1～2d发病，或更长时间，最短者8h。早期症状有全身不适，胃口不佳，精神倦怠，微热，头昏和腹痛。

（1）溶血症状。皮肤及黏膜均有不同程度的黄染，一般5d内可消退，伴有精神疲倦、嗜睡、头痛、四肢痛、头晕、贫血和发热，体温一般在37.5～38.5℃之间，持续3d随急性溶血期的终止，体温可很快恢复正常。

（2）血红蛋白尿。为溶血的主要症状之一，随溶血程度不同尿可呈茶色、浓茶色及血红色，血红蛋白尿持续最长者3d，一般持续1～2d。

（3）消化系症状。肝肿大，半数病例脾大，尚有腹痛、呕吐、腹泻、腹胀、食欲不振等。

（4）严重病例可出现昏迷、惊厥、尿少以至急性肾功能衰竭。

（5）眼的症状。球结膜苍白、水肿，眼底可见视网膜静脉扩张，视乳头苍白、豹纹状眼底和黄斑部水肿。暗适应减退，可能与急性溶血后组织缺氧有关。还可有周边视野收缩、生理盲点扩大等改变。

（三）病理变化

病理变化基本上是急性血管内溶血所致的一系列病变。大量的红细胞崩解，因而出现贫血。崩解的红细胞游离出大量的血红蛋白，一部分血红蛋白经网状内皮系统的改造形成胆红素，致血中胆红素浓度增高而出现黄疸。大部分血红蛋白未能为骨髓、脾、肝所收纳，存留于血液之内（血红蛋白血症），当它在血浆内含量高于135mg%时，超过了肾阈而出现于尿中，即形成血红蛋白尿。在血细胞方面表现血细胞和血红蛋白减少，白细胞明显增加，在恢复过程中，周围血液中网织红细胞明显增加，并见有核红细胞出现。骨髓内造红细胞系统亦有明显增生。肝、脾可肿大，脾滤泡因脾红髓充血而萎缩，但滤泡中央网织细胞却呈轻度增生。

（四）诊断要点

1. 化验检查

血液红细胞及血红蛋白减少，白细胞总数增加，嗜中性粒细胞增高，网织红细胞增加，血胆红质及黄疸指数均明显升高，胆红质定性试验间接迅速阳性。急性肾功能衰竭时血中非蛋白氮及氯化物均升高。骨髓原始红细胞及早幼红细胞增加。

2. 根据临床症象分型

（1）顿挫型：表现头痛、恶心、四肢痛、黏膜苍白等，常有明显的消化道症状，但一般无血红蛋白尿。

（2）轻型：除上述症状外，有轻度血红蛋白尿和贫血，多在一周内恢复健康。

（3）重型：发病急骤、极度衰弱、苍白、黄疸、尿少，血红蛋白尿明显，可出现急性肾功能衰竭。

(4) 暴发型：骤然出现深度黄疸、贫血和血红蛋白尿。抢救不及时，常于24～48h内死亡。

(五) 治疗

1. 一般治疗

给予肥皂水灌肠，口服泻剂（硫酸镁或蓖麻油），补充多种维生素，特别是维生素 B_1 及C。口服铁制剂及其他对症治疗。

2. 特效治疗

输新鲜血液：红细胞在150万/mm^3以下，血红蛋白在5g%以下，临床症状严重及排血红蛋白尿者，应立即输血，若病情不见好转可继续输血。病情较重者应立即动脉输血。

3. 考地松类激素治疗

考地松类激素能减轻症状，在伴有急性肾功能衰竭时，考地松类激素有利于肾功能的恢复。可给予氢化考地松100～200mg或促肾上腺皮质激素（ACTH）25～50u。1～2d症状好转后可改用去氢考地松口服。

4. 尿碱化

依病情而定。轻者口服碳酸氢钠1g，每日4次；重者给5%碳酸氢钠200mL静脉滴注，每日1～2次，应用3～5d。

5. 其他对症治疗。

(六) 预防

对已发生过蚕豆病的患者，以后应避免再次摄食蚕豆或接触蚕豆花粉，以防再发。

二、动物的中毒症状

并不是所有凝血素对动物都有毒性作用。有些生豆种加入日粮能引起生长迟滞，有时甚至死亡。只有当同样的种子烧煮后无毒性时，才怀疑凝血素是毒性成分之一。而且，中毒的发生也决定于动物种属甚至特定的动物品系。生菜豆、绿豆和翅豆制作的日粮可引起刚断奶的大鼠早期死亡。生大豆能引起刚断奶的豚鼠死亡，但不引起大鼠死亡。不同品系的小鼠注射生豆萃取物时表现不同的死亡率。菜豆凝血素抑制大鼠生长，并在给量达日粮0.5%时引起死亡。用鸡做类似实验，其生长抑制的程度比大鼠小得多，而且未发现致死作用。

凝血素耐消化，在口服摄入时显示毒性作用。腹腔注射大豆和菜豆凝血素的致死量相似。生大豆粉喂大鼠的毒性比菜豆的毒性小得多。从菜豆中提纯的凝血素能引起幼鼠死亡，但胃管投入500mg/（kg·bw）大豆凝血素却无致死作用。对消化的敏感性的差异可能与结构变异有关；胃蛋白酶能使大豆凝血素迅速灭活。大鼠摄入生菜豆后，粪中可检出凝血活性，而摄入生大豆后则不能，表明菜豆凝血素对大鼠消化酶活体内的作用的敏感性比大豆凝血素差。小鼠在给以生大豆面粉后粪有凝集作用，小鼠的生长比大鼠更多地受生大豆的影响。从未成熟的大豆、花生、豌豆、利马豆、木豆和饭豆种子中获得的凝血素粗制物注入幼鼠能引起肝损害和死亡。菜豆凝血素经口给予大鼠，能减少所有营养成分的吸收。

凝血素皮内注射可引起出血、伴有水肿和坏死的似阿图斯损伤。刀豆球蛋白A和商陆凝血素在小鼠产生皮肤损伤中的局部反应，反应的强度与这两种凝血素沉淀血清蛋白质的能力相应。用小鼠皮肤试验比较不同菜豆变种的部分纯化凝血素，损伤的广度和严重性与这些材料的口服和腹内毒性成正比例。生大豆粉对无菌小鸡的生长抑制作用小于常规小鸡。从无胰蛋白酶抑制物活性而血球凝集作用很强的藏青豆中制得的组分使常规小鸡的增重减少约 26%，但对无菌小鸡的生长无影响。喂含生刀豆粉或分离刀豆球蛋白 A 日粮的日本鹌鹑生长抑制，体温低，死亡率高。消化道的微生物对生大豆粉和其他有毒豆类的抑制生长作用有重要影响，凝血素可被肠道微生物活化转变成毒素的可能性没有得到它们腹内和皮内毒性反应的支持。

第三节　血细胞凝集素的生物化学特性

一、一般特性

血细胞凝集素是对一定的糖分子有特异亲和力的蛋白质。由于碳水化合物组成部分存在于多数动物的细胞膜中，因此，如果凝血素的特有结构与前者相适应，就可以附着于这些所谓的受体基团。19 世纪以来就用一些植物萃取物进行研究的血细胞凝集反应是这种附着最容易观察到的作用，只要植物凝血素含两个以上的活性基团，它就会发生。

血细胞凝集素可通过它们对红细胞的作用来鉴定和检测。Liener（1976）根据其各自的起源提出植物凝血素（phytolectins）、动物凝血素（zootedins）、霉菌凝血素（mycolectin）等以示区别。

二、结构

血细胞凝血素的共同特征就是它们都是蛋白质。许多凝血素具有共价结合的糖，因而可归之为糖蛋白。刀豆球蛋白 A（可能还有其他一些凝血素）例外，没有糖残基。碳水化合物见于不同的凝血素中，即使同一植物种的不同变种的同批号的种子得到的同源凝血素中的碳水化合物也可能不同。通过对几种凝血素的蛋白水解消化已得到了含氨基葡萄糖和甘露糖的糖。

刀豆球蛋白 A 在中性 pH 由一个四聚体组成，它包含四个完全相同的由含 237 个氨基酸的单个多肽链形成的分子量为 26 000 的亚单位，每个亚单位含有两个结合金属离子的部位，一个用于结合 Mn^{2+}，一个结合 Ca^{2+}，和另一个糖基结合部位。Edelman 等（1972）说明了刀豆球蛋白 A 的四聚体形式，并明确了糖分子和 Ca^{2+}、Mn^{2+} 结合部位的结构特征，已得到其疏水部位的证据，中性脂质可被少量提出，引起活性丧失。

类似的结构状态普遍存在于许多豆类凝血素中。就是说，它们由两个或四个亚单位构成，并含有二价金属离子。在许多例子中，几个相似的同源凝血素存在于相应的种子中，它们可用电泳或色谱的方法分离。

蓖麻毒蛋白，它由两个二硫键连在一起的多肽链组成。较小的 A 链，或“效应体”能抑制兔网状细胞的无细胞系统中蛋白质的合成。B 链，或“接触体”起载体的作用，可将毒素固定在细胞表面，这种结合可能涉及含半乳糖受体部位。对蓖麻凝集素的研究揭示它是含两个不同亚单位的四聚体。两个链中的较重者可能与蓖麻毒蛋白的 B 链相同，而与较轻的链类似，但不完全相同于蓖麻毒蛋白的 A 链，由于 B 链含结合糖的部位，因而凝集素有两个结合部位。从相思豆中分离出的相思豆毒素中有血细胞凝集作用的组分和有毒的组分。

三、种类

（一）菜豆凝血素

根据凝血试验，可将菜豆区分三类。第一类，以一般菜豆为代表，含非特异性凝血素，这些凝血素实际上能作用于所有动物血型和所有人血型。在常规浓度范围内，它们不被简单的糖抑制。有的称这些凝血素为全凝集素。第二类，以棉豆、利马豆为代表，含以高度抗—A活性为特征的血型特异性凝血素。第三类菜豆植物的种子不显示凝血作用，至少对各试验所有的血液样品是这样。

菜豆是世界很大一部分人口的日粮蛋白质的重要资源，文献中有许多关于摄入生菜豆引起中毒的报道。以生肾形豆作为日粮的一部分饲喂实验动物引起体重迅速下降和死亡，但经过加热处理的种子无类似作用。

肾形豆萃取物中可能存在不止一种有凝血作用的组分。Pierkarski（1957）制备出3种，Jaffe和Gaede（1959）分离出两种既有凝血素作用又有毒性的组分。Prager和Speer（1959）用DEAE—纤维素色谱法将菜豆粗提物分成3种有凝集作用的组成。Jaffe和Hanning（1965）用免疫电泳法证实，黑豆萃取物中至少存在两种不同的凝血素，它们可用硫酸铵沉淀和自流电泳分开。Takahashi等（1967）用DEAE纤维素色谱法从蜡豆中分离出两种有凝血作用的蛋白质。

在试验不同菜豆变种种子萃取物的凝集活性时证实，根据不同动物种的血液凝集特异性，这些种子可分为四类：一类对所有血样都有活性，称为A型；一类对除活化牛血外的所有血样都有活性，称为B型；一类对活化牛血活性很强，而对兔或人血无活性，称为C型；最后一类对除活化仓鼠和小鼠外的血液几乎无活性，称为D型。

在将不同类型的菜豆萃取物注射给小鼠或用磨碎的种子喂大鼠时证明，只有A型和D型菜豆，即对胰蛋白酶活化牛血细胞有活性的菜豆仍然是有毒的，而那些仅能凝集活化人或兔血液的变种是低毒的。不同商品批号的菜豆常由属于不同类型的种子构成。因此，许多相同的种子应该用不同血样试验以确定该批种子的同质性。从每种类型的菜豆至少可以得到两种异质凝血素，仅A型和C型菜豆显示明显的致有丝分裂活性。

有毒但不凝集人或兔血液的C型菜豆和无毒而具有高度凝集活性的B型菜豆可能同时存在于用于分馏的一批种子中。菜豆种子可能属于C或D型，但还没有发现真正的无凝集素菜豆品种。

必须强调，肾形豆、蜡豆、藏青豆和菜圆豆这些种子颜色与毒性没有关系，因为不同的凝血素类型之一可存在于这些豆的任何一种中，虽然有毒的A型常见于红的和黑的菜豆，而无毒的D型见于白色菜豆。

（二）蚕豆凝血素

蚕豆萃取物能凝集人和动物红血细胞。在一些有某种血清和红细胞变态的敏感人，蚕豆的吸收可引起急性溶血性贫血。这种病称为蚕豆病，它与6-磷酸葡萄糖脱氢酶（G6PD）的遗传性缺乏有关。Petera和Frumin（1965）报道，蚕豆中有一种热稳定凝血素，它不能凝集纯合的G6PD缺陷的美国黑人的红细胞，而能强烈地凝集杂合的G6PD缺陷和正常供血者的红细胞。这些结果与以前发表的Greenberg和Wang（1961）的观察结果有分歧，他们认为蚕豆凝血素对正常的和G6PD缺陷的红细胞的作用无差别。此外，Wang等（1974）从蚕豆种子中得到结晶形的能致小鼠脾淋巴细胞有丝分裂的糖蛋白凝血素。

（三）大豆凝血素

Liener 等从生大豆粉中分离出一种有凝血作用的蛋白质，并认为生大豆的毒性与该凝血素有关。大豆萃取物能迅速地使兔血细胞凝集。大鼠红细胞仅在凝集素量大时被凝集，绵羊和犊牛的红细胞对凝集素完全不起反应，大豆萃取物含有在低温下对人血细胞有活性的冷凝集素。

大豆凝血素对幼鼠腹腔注射的 LD_{50} 约为 50mg/(kg·bw)。当以 1%的浓度加入含高压蒸煮过的大豆粉的日粮中时,可使动物生长抑制到约为对照动物的 75%,而摄食量减少。生粉引起的生长抑制约一半是因为凝血素的作用。但加热破坏凝集素,可提高大豆的营养价值。

（四）扁豆凝血素

扁豆萃取物中存在着血细胞凝集素活性。它可被吸收在葡聚糖凝胶上并且用这种方法提纯，其活性依赖于 Ca^{2+} 、Zn^{2+} 和 Mn^{2+} 的存在，在酸性溶液中分解成亚单位。通过从葡聚糖凝胶柱上洗脱可分出两种异质凝集素。不同批号的种子之间的相对浓度不同。

生的和煮过的扁豆的促生长作用在大鼠生长试验中很相似。这可能暗示扁豆凝血素是无毒的或其在种子中浓度太低以致不能产生有意义的作用。

（五）豌豆凝血素

豌豆种子有血细胞凝集活性。以 1%的浓度加入实验大鼠的日粮，对动物生长无显著影响。白豌豆凝血素注入大鼠的 LD_{50} 为 143mg/（kg·bw）。

Entlicher 等（1970）从豌豆中分离出两种凝血素。尽管豌豆凝血素大致是四聚体，还是仅有两个结合部位。它们的特异性和特性与扁豆凝血素和刀豆球蛋白 A 相似。

（六）绿豆凝血素

磨碎的绿豆掺入大鼠日粮，能显著减少增重并可能导致动物死亡。种子经高压蒸煮可消除这种毒性作用，便不能发芽。在喂生绿豆日粮的动物发现肝坏死和几种肝脏酶水平降低。注射绿豆凝血素对大鼠和小鼠的 LD_{50} 均约 80mg/（kg·bw）。

绿豆凝血素注射剂量达 250mg/（kg·bw）时对小鼠和大鼠无毒性，但口服抑制幼鼠的生长。

第四节　解　　毒

传统的家常烧煮方法通常可使凝血素和其他潜在有毒因素解除毒性。然而在特殊条件下，常不能完全解毒，特别是在应用磨过的种子或迅速烧煮产品的工业加工的情况下。用豆类作饲料时，通常不烧煮，由抗营养因素引起的低饲料利用率往往被忽视。因此，关于这些因素的热变性的知识具有相当重要的实践意义。很有可能通过植物育种方法获得含这些因素的水平低或没有这些因素的豆类品系。

凝血素对于热灭活的抵抗力值得特别强调。在山区，水的沸点降低可能使毒性破坏不完全。烧煮前浸泡对于消除肾形豆和绿豆的毒性很有必要。最毒的菜豆凝血素，对热也最有抵抗力，煮 30min 尚不被完全破坏。

（史志诚）

第六十一章　蕨 毒 素

第一节　蕨与蕨毒素

欧州蕨（*Pteridium aquilinum*）为凤尾蕨科蕨属植物，广泛分布于世界各国，我国南北各省区都见有蕨的生长。蕨富含淀粉，但其幼苗、新鲜或干蕨叶均含有某些毒素，如氰苷、硫胺素酶（Thiaminase），再生障碍性贫血因子和血尿因子。特别是含有致癌物“蕨毒素”。致癌毒素是莽草酸（shikimic acid）和 1-茚满酮衍生物（1-indanonederivative）。蕨的根、茎、叶均有毒，其中根茎毒素含量很大，大约为蕨叶中含量的 5 倍。

第二节　蕨毒素的生物化学

一、莽草酸（3，4，5-trihydroxy-1-cyclohexene-1，cabcoxylic acid）

二、1-茚满酮衍生物

其分子式为 $C_{14}H_{18}O_2$，结构式为：

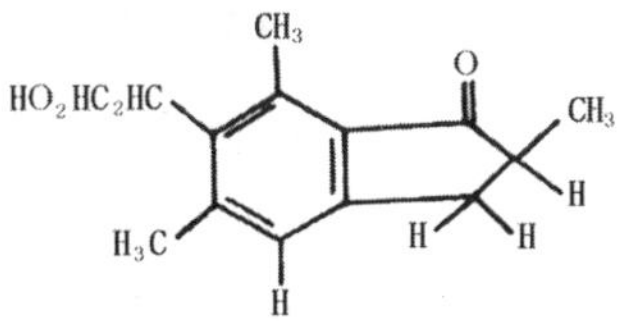

CH_3 O HO_2HC_2HC CH_3 H H_3C H H H

上述致癌物对热极为稳定，在 70～90℃下干燥植物，甚至用热水煮沸也不能去毒。

三、致癌性

蕨毒素具有较强的致癌性。蕨的不同部位的致癌物分布不一，根部含量明显高于茎叶部，各种实验动物和牲畜（牛）饲喂蕨后能引起良性或恶性肿瘤，最多见的是膀胱癌和肠癌。

（1）实验动物

经诱癌试验表明，蕨对大鼠、小鼠、仓鼠、豚鼠、鹌鹑等都有致癌性。

大鼠：饲喂干蕨粉 4 个月，导致肠道（回肠）癌；但有人发现，用氯化钙和丁羟苯甲醚能明显阻抑大鼠饲喂蕨后的肠癌，氯化钙和聚乙烯吡咯啶对大鼠尿道肿瘤也有防御作用。

小鼠：饲喂蕨后有时能引起血癌（白血病）和肺癌。用外科手术向膀胱植入含有蕨毒素的胆固醇药丸，常引起膀胱癌。

（2）牛

牛蕨中毒后最典型的症状是血尿，故有“慢性血尿病”之称，随着研究的深入，发现蕨可诱发牛的膀胱肿瘤。目前已确认，蕨（包括根茎）之鲜品、干品，甚至食蕨牛的乳汁及尿液均具有毒性及致癌性。显然其危害性已涉及公共卫生问题。

在我国，蕨的分布甚广，由于牛多以放牧为主，蕨中毒屡见不鲜。据调查，牛急性蕨中毒和牛肿瘤性血尿病的发病区域有贵州、四川、湖南、陕西、浙江、广西、云南、台湾等省区。1979 年贵州农学院在国内首次实验证实了蕨对黄牛致癌性。经调查从 1 390 头屠宰黄牛中检出膀胱癌 256 例，检出率高达 18.74%之后，贵州农学院、兰州兽研所等单位对 300 余例牛膀胱肿瘤病例进行了较系统的病理学研究（包括组织学分类及电镜观察），进一步论证了蕨对牛的致癌性。

第三节　蕨毒素的提取分离与鉴定

（一）莽草酸的提取、分离和鉴定

莽草酸常被认为是一种无害的化合物存在于许多植物中。然而，已证明在蕨中含有的莽草酸却成为一种毒素，经毒性试验，确定是一种致癌物。

1. 莽草酸的提取流程

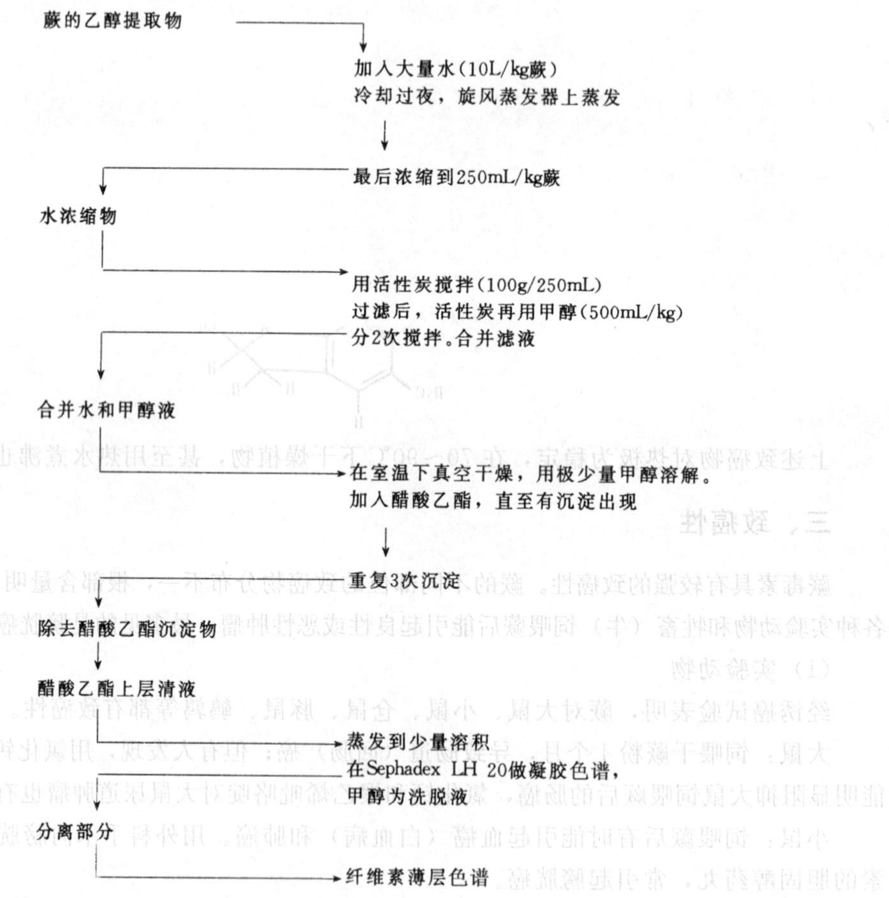
蕨的乙醇提取物
加入大量水(10L/kg蕨)
冷却过夜，旋风蒸发器上蒸发
最后浓缩到250mL/kg蕨
水浓缩物
用活性炭搅拌(100g/250mL)
过滤后，活性炭再用甲醇(500mL/kg)
分2次搅拌。合并滤液
合并水和甲醇液
在室温下真空干燥，用极少量甲醇溶解。
加入醋酸乙酯，直至有沉淀出现
重复3次沉淀
除去醋酸乙酯沉淀物
醋酸乙酯上层清液
蒸发到少量溶积
在Sephadex LH 20做凝胶色谱，
甲醇为洗脱液
分离部分
纤维素薄层色谱

2. 莽草酸的分离和鉴定

纤维素薄层色谱展开剂为丁醇—醋酸—水（4∶1∶5），结果：薄板在 R_f0.5 处出现明显斑点。鉴定：取其样品作核磁共振谱和质谱分析，确定其化合物为莽草酸(3,4,5-三羟基-1-环乙烯-1-羧酸)；分子式为 $C_7H_{10}O_5$。

（二）1-茚满酮衍生物（蕨毒素 B）的提取分离和鉴定

1. 蕨毒素 B 的提取流程

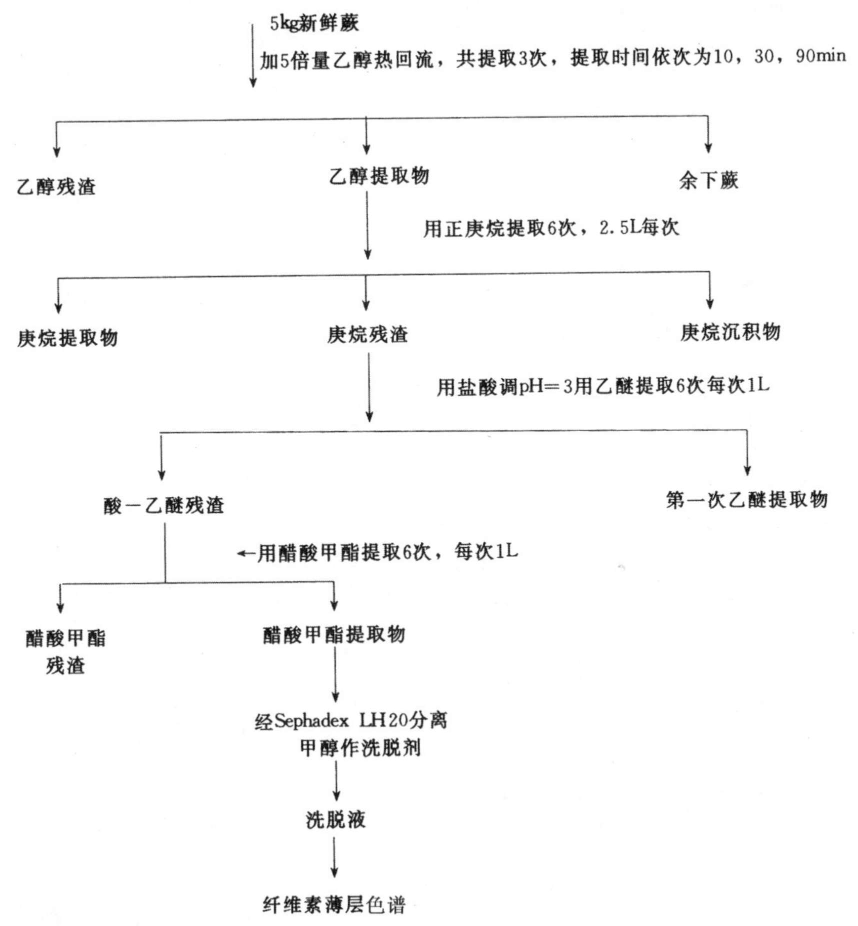

2. 蕨毒素 B 的分离和鉴定

纤维素薄层色谱展开剂为正丁醇—醋酸—水（4∶1∶5）。结果出现三个组分，即 A、B、C；经小鼠试验，B 组分为主要有毒成分。

光谱分析：①紫外光谱在 260nm 出现吸收峰（见图 61-1）；②质谱和核磁共振谱分析：B 组分质谱碎片离子峰（m/e）为 218、132；分子式 $C_{14}H_{16}O_3$；故确定 B 组分是蕨毒素 B 即 1-茚满酮衍生物。

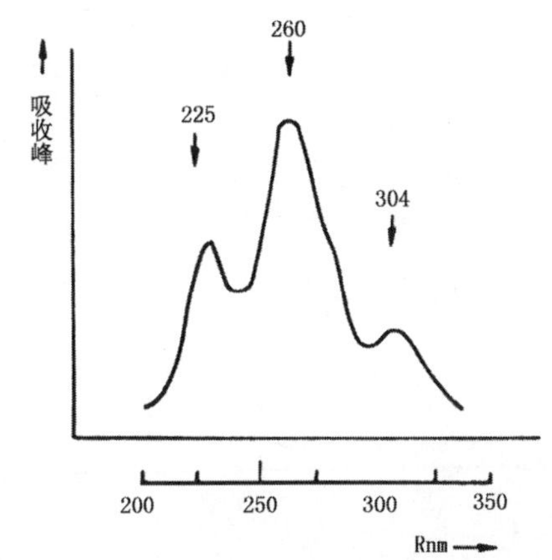

图 60-1　蕨毒素 B 的紫外吸收光谱

（三）蕨类致癌原（原蕨甙）的分离与鉴定

1983 年，日本学者 Niwa 等从欧洲蕨的沸水提取物中分离出一种带隐环伞烷（illudane）的正倍半萜糖甙（norsesquilerpent glucoside），并将其命名为原蕨甙（ptaquiloside）。其分离程序如下所示。他们对在分级分离每一步骤所获得的提取物或残余物均用大鼠检验其致癌性。结果证实组分Ⅰ—A、Ⅱ—B、

Ⅲ—A、Ⅳ—B、Ⅴ—A 和最终所获取的原蕨毒均具有类似的致癌性，可诱生大鼠肠、膀胱和乳腺的肿瘤。随后，日本学者又进一步改良了原蕨毒的分离提取程序。

原蕨苷（ptaqailoside）的分离程序：

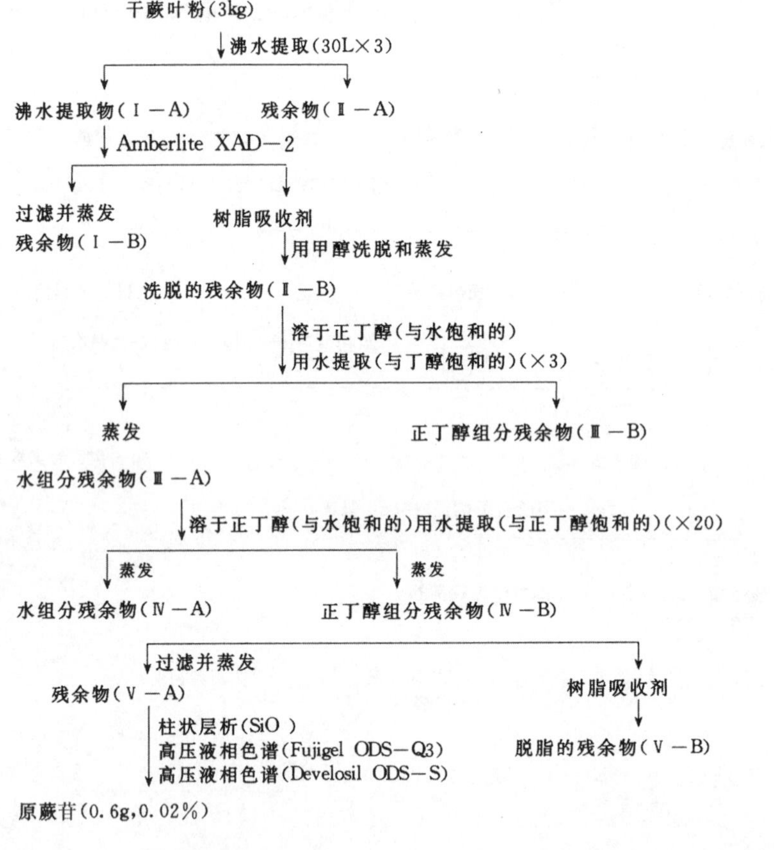

（史志诚）

第六十二章　蓖 麻 毒 素

第一节　蓖麻与蓖麻毒素

蓖麻（*Ricinus communis* L.）为大戟科植物，我国各地均有栽培。

蓖麻为一年生草本。高约1～2m，分枝多。叶互生，叶片手掌状，具5～11裂瓣，边缘有不规则的锯齿，雌雄同株。5～9月间从茎顶生出，开黄绿色花。果实球形或钝三角形，有3个纵沟，表面被有软刺或光滑，成熟时裂开，含3粒长扁圆形的种子，种子有褐黑色的花斑。

蓖麻籽在工业及医学上用途颇广，精炼蓖麻油为航天工业润滑油，叶可饲养蓖麻蚕，也可作土农药。

蓖麻种子主要含蓖麻毒素（ricin）约2.8%～3%，系一种白蛋白毒素，有凝血作用，毒性极强，现已分离出毒素（toxin）与凝集素（agglutinin）；蓖麻碱（ricinine）约含0.2%，系一种白色结晶形生物碱；蓖麻油（oleum ricin）约占45%～65%，其成分为蓖麻油酸（ricinoleic acid）、甘油等。其他有酯酶（lipase）、蛋白分解酶（proteolytic enzyme）、植物酶（phytinase）等。

第二节　蓖麻毒素中毒

一、人误食蓖麻籽中毒

（一）毒性机理

中毒主要是由于蓖麻毒素和蓖麻碱所致。前者系一种细胞原浆毒，可损害肝、肾等实质细胞，使之发生浊肿、出血、坏死等，并有凝集、溶解红细胞的作用，引起急性中毒性肝病、中毒性肾病、出血性胃肠炎、小血管栓塞，也可麻痹呼吸和血管运动中枢。30mg蓖麻毒素或0.16g蓖麻碱便可使人致死。儿童食入生蓖麻籽4～5粒即可致死。死亡的主要原因为循环衰竭及急性肾功能衰竭。如将蓖麻籽煮沸2h后可以去毒。

（二）中毒症状

食后3～24h发病。咽喉及食道有烧灼感、恶心、持续性呕吐、腹痛，可有血性粪便（有时粪便中可见到蓖麻籽的皮屑），血尿、少尿或尿闭，脱水，黄疸，剧烈头痛、惊厥。严重者可有血压下降、休克和呼吸抑制。

（三）预防

做好宣传工作，使群众了解蓖麻籽有毒，不要误食。特别在种植和采摘蓖麻季节，对儿童加强教育与管理，以预防发生误食中毒。

（四）治疗

（1）洗胃、催吐、导泻。也可行高位结肠灌洗。

(2) 口服蛋清或冷牛乳、冷米汤，以保护胃黏膜。

(3) 维持水与电解质平衡和保肝药物的应用；积极抢救休克；给予强心剂、镇静剂、氧气吸入等对症治疗。

(4) 暂时禁食脂肪和油类食物。

二、家畜的蓖麻籽中毒

(一) 毒性机理

家畜因误食籽实或采食榨油后的蓖麻籽饼过多时，即可引起中毒。主要是由蓖麻毒素和蓖麻碱所致。各种家畜顿服蓖麻籽的致死量，单位：g/(kg・bw)，经 Miessner 测定如下：马 0.1，猪 1.4，牛 2.0，仔猪 2.4，犊牛 2.5，兔 1.0，绵羊 1.25，鹅 0.4，山羊 5.5，鸡 14.0。

不过，在不同的个体之间，其致死量有较大的差异，特别是既往的接触史，对于动物的耐受性或其致死量将有较大的影响。由于蓖麻毒素具有刺激抗体形成的性质，因而牛和犊牛在经小量递增的剂量饲喂下，即可获得抗蓖麻毒素的免疫力。据试验用小量递增的剂量注射后，可使其致死量提高至 800 倍之多。

(二) 中毒症状

马多在采食后数小时发病；但也有延至 2～3d 才发病者。发病后病情即呈进行性的发展，最初其体温常有升高，呈现特异的口唇痉挛和颈部伸展现象。呼吸运动明显用力，脉搏增数，可视黏膜潮红或黄染。继而出现腹痛和严重腹泻，同时伴发运动失调或肌肉痉挛。呼吸明显增数，脉搏浅表而频数，心动异常亢进，体温降至常温以下，黏膜发绀。后期病马躺卧，血压降低，常无尿。

牛发病后体温无明显变化，可有呼吸、脉搏增数；但以伪膜性出血性胃肠炎为主要特征。孕牛常发生流产，乳牛的泌乳量减少。

猪发病后精神沉郁，发生呕吐、腹痛、出血性胃肠炎、黄疸、血红蛋白尿等症状。严重者突然倒地、嘶叫和痉挛，末梢器官和下垂部位严重发绀，尿闭，最后昏睡以至死亡。

血液检验可见红细胞显著增加，并伴有异型红细胞症和红细胞大小不匀症，白细胞可能增多至正常数的 2 倍。重症者血液黏稠，血沉变慢。

(三) 预防

(1) 注意及时采集和保管好蓖麻籽实，以免其自然散落地面，致使家畜发生误食而中毒。

(2) 在用蓖麻籽饼作饲料时，应经加热处理（60～70℃以上），并须由少量开始，再逐渐增加到所需的计划饲喂量。据报道用 6 倍量的 10％食盐水浸渍蓖麻籽饼 6～10h，然后倾去浸液，可使其无害化。

(3) 由于在中毒牛的乳汁中含有蓖麻毒素，不可用这样的乳汁饲喂犊牛或供人类饮用，以保证安全。

(四) 治疗

目前尚无特效解毒法，可采用强心、输液等对症疗法。如能早期发现，可试行放血和试服鞣酸，配合盐类泻剂或肠黏膜保护剂等。对病猪，可用硫酸铜溶液进行催吐。

第三节 蓖麻毒素的生物化学特性

一、蓖麻毒素的理化特性

（一）蓖麻碱（ricinine）

蓖麻碱，为N-甲基-3-氰基-4-甲氧基-2-吡啶酮，分子式为$C_8H_8N_2O_2$，相对分子质量为164.17，结构式为：

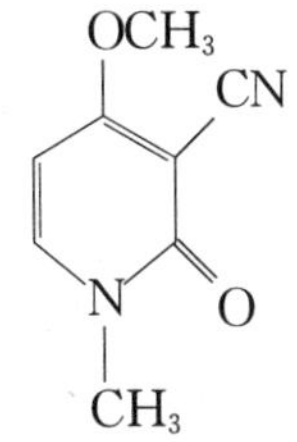

蓖麻碱存在于蓖麻的叶、茎和籽中，占籽重的0.15%～0.2%，在脱脂饼粕中占0.3%～0.4%。

蓖麻碱为白色针状或柱状晶体，熔点201.5℃，在170～180℃、2660Pa（20mmHg柱）时升华。它易溶于热水和三氯甲烷，在热乙醇中也有一定的溶解度，在乙醚、石油醚和苯中溶解度很小，它呈中性，其碱性溶液能使高锰酸钾还原，同时生成氢氰酸。

通过对小白鼠急性毒性试验，证明蓖麻碱属高毒性物质，引起呕吐，呼吸抑制，肝和肾受损。腹腔注射其最小致死剂量MLD为16mL/(kg·bw)，它对家禽毒性较强，据喂养试验表明，饲料中蓖麻碱含量超过0.01%时，能抑制鸡的生长，含量超过0.1%，鸡将中毒麻痹死亡。

（二）毒蛋白（toxin protein）［又称蓖麻毒素（ricin）］

毒蛋白是蛋白质，是高分子蛋白毒素。它存在于蓖麻籽蛋白质中，含量占籽重的0.5%～1.5%，为脱脂饼粕的2%～3%。蓖麻毒素由两条多肽链组成，A链有265个氨基酸残基，分子量30 625；B链有260个氨基酸残基，分子量31 358。血细胞凝集素由2个A链和2个B链组成。A链通过使60S核糖体亚基失活来抑制蛋白质合成。通常一条B链结合在一个乳糖或半乳糖上，通常毒素对癌变细胞和经胰蛋白酶或神经氨酸酶处理的细胞结合比正常细胞强，结合位置也是在半乳糖和N-乙酰半乳糖酶的糖链上。

蓖麻毒蛋白是由全毒素、类毒素、凝集毒素三种物质组成的蛋白质。其元素组成是碳，52.01%；氢，7.02%；氮，16.56%；氧，23.12%；硫，1.29%。相对分子质量为36 000～85 000，Tb型相对分子质量为70 000。目前，已发现的毒蛋白有以下几种类型，结晶型、B1型、Tb型、C1型、D型，其中以D型毒性最强。每粒蓖麻籽中可同时存在几种类型的毒蛋白。

毒蛋白为白色粉末状或结晶形固体，无味。不溶于乙醇、乙醚、三氯甲烷、甲苯等有机溶剂，溶于酸性稀释液或盐类水溶液，在饱和硫酸铵溶液中，能沉淀析出。在水中煮沸或加压蒸汽处理即凝固变性，失去毒性，但完全干燥后即使加热到100℃也不易变性。

毒蛋白具有蛋白质的颜色反应，如双缩脲反应，在强碱溶液中能与硫酸铜化合而产生红紫色；与茚三酮反应产生蓝紫色。

毒蛋白具有蛋白分解作用和血球凝集作用，凝集强度随动物种类不同有很大差别，对家兔即使稀释 25 万倍，豚鼠 60 万倍也发生凝集，但对马只需稀释 1 万倍左右。

各类毒蛋白对人体和动物的致死量不同，Tb 型毒蛋白对 20g 白鼠的致死量为 1.5μg，比 D 型小 10 倍，较其他型略高。

毒蛋白在蓖麻毒素中毒性是最剧烈的一种，1kg 毒物可毒死人数见表 62-1，可见，眼镜蛇毒、氢氰酸都与它无法比拟。

表 62-1　1kg 毒物可毒死人数

毒素名称	可毒死人数（万人）	毒素名称	可毒死人数（万人）
蓖麻毒蛋白	360	氢氰酸	1.6
眼镜蛇毒液	15	马钱子碱	0.5

毒蛋白的毒性主要是因为氨基酸的排列与一般蛋白质不同，有其特异性，而其氨基酸的组成与一般蛋白质并无多大差异。

毒蛋白对动物毒性极大。兔鼠 MLD（口服）100mg/(kg・bw)，兔（肌肉注射）半致死剂量 LD_{50} 为 4.1μg/（kg・bw），小鼠 LD_{50}（腹腔注射）为 10μg/(kg・bw)。

据报道毒蛋白是蛋白质生物合成的一种阻断剂（或称抑制剂）。其 B 链为附着体（haptomer)，可附着于动物的细胞膜，与细胞表面的醣残基结合，使毒素和细胞紧密接触，便于 A 链进入细胞浆中发生作用。B 链附着后，二硫键还原，A 链即释下进入细胞。A 链为效应体（effectomer)，其作用类似一种酶。可与真核生物大亚基（60S）的某一核蛋白体蛋白质结合，间接抑制了肽链延长因子 2（EFT_2）的活性，使蛋白质合成的延长阶段受到障碍，从而抑制蛋白质的生物合成。A 链在蛋白质合成的无细胞体系中可直接作用，但对完整细胞不起作用，必须有 B 链同在时，才能进入细胞抑制蛋白质合成。

毒蛋白的上述毒作用，主要表现为普遍性细胞中毒性器官损伤，如损害胃肠道黏膜的上皮细胞及肝、肾等实质细胞，使之发生浮肿、出血及坏死等，并可使红细胞发生崩解，故在中毒后可导致中毒性肝病、中毒性肾病、出血性胃肠炎、小血管栓塞，也可引起呼吸及血管运动中枢麻痹，以至发生呼吸循环衰竭。

毒蛋白是一种典型的毒素白蛋白，它与细菌所分泌的毒素类似，具有抗原性，可刺激机体产生抗体（抗蓖麻毒蛋白）。因此，逐渐增加蓖麻籽的饲喂量，可使机体获得抗蓖麻毒蛋白的免疫力。这就是蓖麻产地的家畜一般均对蓖麻毒蛋白具有抵抗力的原因。据报道，将蓖麻毒蛋白用小量递增的剂量注射动物后，可使动物获得免疫力，使其对蓖麻毒蛋白的耐受量达到致死量的 800 倍。有报道指出，蓖麻毒蛋白遇热凝结使毒性完全丧失，但仍不丧失其抗原性。

（三）类毒素（Anatoxin)

蓖麻籽类毒素 CB-1A 是由少量多糖碳水化合物（2%～3%）与蛋白质聚合而成的糖蛋白，属于朊类，类毒素存在于蓖麻仁中不含油的胚乳部分，含量约占籽重的 0.4%～5%。类毒素为白色粉状固体，溶于水，在沸水中稳定，在水溶液中用玻璃纸膜可渗析。它溶于 25%的乙醇，不溶于 75%乙醇，具有以下显色反应：双缩脲反应——紫红色；米隆反应——红色；水合茚三酮反应——深蓝色；莫利胥反应——紫红色。它与一般蛋白质不同的是它不被醋酸铅沉析。

类毒素具有强烈的过敏活性并具有抗原性，1μg/mL 浓度的类毒素水溶液对过敏症患者会有阳性皮肤反应，将它注入动物体内会产生抗体。其毒性对人只致敏不致死，过敏反应的典型症状是鼻子疼痛，眼睛发红，气喘。对动物相对重些，但不会致死。如对白鼠注射 1.5μg/(kg·bw)的类毒素不会致死，8.4μg 类毒素使豚鼠产生致命性过敏。

(四) 血球凝集素 (hemagglutinins)

血球凝集素是高分子蛋白质，对一定的糖分子有特异亲合力，它与蓖麻蛋白同时存在于蓖麻籽仁中，仅占籽重的 0.005%～0.015%。

蓖麻凝集素与蓖麻毒蛋白之间的结构关系很密切。它的等电点 pK7.8，遇热不稳定，100℃加热 30min 被破坏，所以在机榨取油或预榨浸出取油后的饼粕中，血球凝集素和毒蛋白同时变性失去活性。

二、蓖麻毒蛋白的提取分离与鉴定

(一) 提取分离

1. 粗制品的提取

将蓖麻籽磨粉，先用石油醚脱脂，脱脂粉溶于水中用 HCl 调至 pH3.8，加 NaCl 至饱和，使毒蛋白沉淀，再将沉淀物溶于水中，调 pH 至 8.0 加 Na_2SO_4 至饱和使其再沉淀，即粗制品。也有用 $(NH_4)_2SO_4$ 进行沉淀，粗制品的获得率为 4.6%，进一步提纯可获得结晶的毒蛋白。

结晶的毒蛋白为一均匀物质，等电点在 5.2～5.4 之间，分子量为 7.7 万～8.5 万。

2. 盐析法

取去壳、脱脂的蓖麻籽粉 350g，用 pH3.8 的水浸渍 48h，离心得到的上清液，以 NaCl 饱和，离心得沉淀，将沉淀物溶于水，透析，再以固体 $(NH_4)_2SO_4$ 饱和（注意加完后用稀碱调至 pH8）得到的沉淀，我们称粗蓖麻毒蛋白。

将粗蓖麻毒蛋白溶于水中，透析，得到的溶液约 250mL，加入 $(NH_4)_2SO_4$ 使成为 5% 的饱和度，离心将此沉淀物溶解于少量的蒸馏水（约 35mL）中，缓缓加入研碎的 $(NH_4)_2SO_4$ 至溶液呈混浊，并调 pH 至 6.8，放入冰箱中，结晶。几天后离心，收集结晶，溶于少量蒸馏水中，透析，置冰箱中 2d 后，离心去沉淀，取上清液，制成蓖麻毒蛋白生理盐水溶液，此样品称 R_1。

如把上面的粗蓖麻毒蛋白溶于水，再分别加入不同量的固体 $(NH_4)_2SO_4$ 以达到 30%～40%，40%～50%的饱和度进行分段盐析，就可得到相应于不同间隔饱和度的蓖麻毒蛋白样品（R_3、R_4）。

3. 柱色谱法

参照 M. Tshiguro 等人方法，将粗蓖麻毒蛋白溶于水，透析，经 pH7.0，0.005 mol/L的磷酸盐缓冲液平衡后，过 DEAE 柱（3×30cm），以 pH7.0、0.005mol/L 的磷酸盐缓冲液洗脱（流速为 100mL/h），洗脱液用 Folin—酚试剂或紫外光法测定含量，收集相应于“峰”部分的液体，并用 $(NH_4)_2SO_4$ 全饱和沉淀，离心，将沉淀物溶于水，透析，经 pH6.5、0.005mol/L 磷酸盐缓冲液平衡后，过 CMC 柱（3×30cm），依次用 pH6.5 的 0.005mol/L、

0.01mol/L、0.02mol/L 与 0.05mol/L 磷酸盐缓冲液洗脱（流速 100mL/h）。相应于 pH6.5、0.02mol/L 磷酸盐缓冲液的“峰”，称为 R-CMC-4。

注意：

（1）无论哪种方法（盐析法、柱色谱法）制得的蓖麻毒蛋白样品都要在无菌室中进行安瓿封装，再去作动物试验，如不封装，则蓖麻毒蛋白容易变性。

（2）盐析法操作简便，蓖麻毒蛋白是一种混合物，毒性大。

（3）柱色谱法可分段分离，毒性小。

4. 上海实验生物研究所报道的方法

剥壳蓖麻仁 250g 研碎

↓ 石油醚去脂（两倍体积，沸点 30～60℃）
电动搅拌，抽提去脂，经两层纱布过滤。
如此反复去脂两次者，残渣室温晾干

去脂蓖麻仁

↓ pH3.8 酸性蒸馏水抽提（三倍体积，搅拌过夜）
低温离心 20min（5 000r/min）

上清液（淡黄色）

↓ pH3.8，加固体 NaCl 饱和（沉淀蛋白质）
离心 20min（5 000r/min）

NaCl 饱和沉淀（毒蛋白粗沉淀）

↓ 溶于水，加固体硫酸铵饱和调 pH 至 8.0
离心 20min（5 000r/min）

$(NH_4)_2SO_4$ 饱和沉淀

↓ 溶于水透析过夜后，取出透析袋内溶液，低温离心 20min（5 000r/min）
去不溶物，得上清液 250mL，加固体硫酸铵 44g
使成 30%（$(NH_4)_2SO_4$）饱和。离心 20min（5 000r/min）

上清液　　　　沉淀舍弃

↓ 加（$(NH_4)_2SO_4$）32g 使
50%（$(NH_4)_2SO_4$）饱和度，离心 20min（5 000r/min）

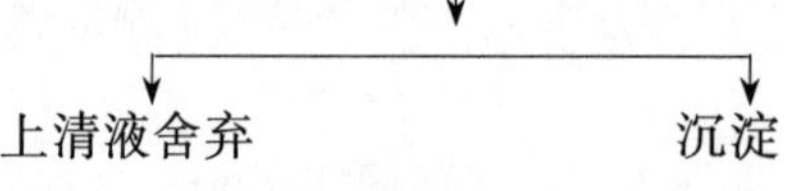

上清液舍弃　　　　沉淀

↓ 溶解约 35mL 水中加（$(NH_4)_2SO_4$）至初呈乳浊，
调 pH6.8，置冰箱中，使其结晶

结晶毒蛋白（反复两次结晶）数日后，离心收集毒蛋白结晶，溶于水透析除去硫酸铵，制成毒蛋白生理盐水溶液

（二）鉴定

1. 电泳试验

（1）纯度鉴定：用聚丙烯酰胺凝胶电泳法，用盐析法得的毒蛋白显 6 个带，其中有 1～3 个主带。用柱色谱法得的 Ricin 显一个带。

（2）分子量测定：参考 K. Webev 与武汉大学生物系凝胶电泳测定蛋白质分子量法，结果盐析法 1～3 个带，分子量为 11 000～13 000，19 000～25 000，44 000～49 000，85 000～90 000。柱色谱法过 DEAE 的二个带 10 000 与 65 000，过 CMC 的末测出。

2. 凝血试验

取兔耳血，用玻璃珠随即摇动去血纤蛋白，然后用生理盐水稀释，以 500r/min 离心 5min，去掉血浆，如此重复 3 次，取出血球用生理盐水配成 40%血球悬液。

将蓖麻毒蛋白配成每 0.8～1mL 内含 1μg、2μg、3μg、4μg、5μg 的蓖麻毒蛋白和 0.8～1mL 生理盐水作对照，分别加入 0.2mL 血球悬液，37℃下保温 1h 后，观察。

3. 毒性试验

体重 20～25g 小鼠 10～15 只，分 5 组，按 1～5 倍递次稀释为 5 个剂量，每剂量组，一次腹腔注射 2～3 只，观察 7d，死亡数、体重、毒物反应、计算 LD_{50}。

4. 含量测定

Folin—酚试验（含量与显色无线性关系）：注意测定标准曲线 8～9 个点为宜（4、5 个点有误），并随时间不同有变化（由甲、乙试剂不稳定引起），需经常校正，一般相隔 30～50d 标准偏差 5%～10%。

第四节 蓖麻毒素的应用

（一）可能作为生化战剂

有些国家曾拟将蓖麻毒素作为生化战剂，毒素粗制品对小鼠腹腔 LD_{50} 为 222μg/(kg・bw)，而且粗毒素热稳定性好，价格低廉，其毒性比常用化学毒剂沙林强 3 150 倍，一个成人的平均致死量仅为 1.5μg，引起军事家的重视。

（二）抗癌作用

1970 年 Lin 等报道，结晶蓖麻毒对小鼠艾氏腹水癌有治疗作用，此外，蓖麻毒素与顺铂 (Cisplatinum)，蓖麻毒素与长春新碱也有增效作用，对结肠癌的治疗效果比常用的 5-氟脲嘧啶好。毒素 A 链能有效地抑制癌细胞的蛋白质合成。

我国曾用毒素粗制品用于治疗宫颈癌和皮肤癌，17 例观察近期治疗 6 例，总有效率为 52.9%。

（史志诚）

第六十三章 藻 类 毒 素

第一节 有毒的藻类

有毒藻类是造成赤潮和水华的主要浮游生物。在海水及咸淡水中，浮游生物异常增殖，引起水色变化的现象称为赤潮（red water）。在淡水区域亦能引起同样的现象。在池沼中，由于蓝藻等繁殖，在水面上形成薄片或团块飘浮的现象称为水华（water bloom）。赤潮和水华不仅使贝类毒化或引起鱼贝类及家畜死亡，而且能堵塞过滤设备，释放出令人讨厌的物质，影响供水，不利于淡水渔业，破坏水上娱乐场所。

据报道，南非、加拿大、澳大利亚、新西兰、美国曾发生过藻类中毒，受害的有马、母牛、绵羊、猪、狗、家禽、火鸡等。鱼食入蓝绿藻后无害，但动物食后具有很大毒性。人中毒后死亡率约为 5%。猫中毒表现共济失调，厌食和多涎。鸭中毒表现食欲不振、麻痹和泄殖腔出血。

与赤潮有关的有毒藻类主要有：

一、甲藻类

链膝沟藻（*Gconyaulax catenella*）、非链膝沟藻（*G. acatenella*）、塔马仑沟藻（*G. tamarensis*）、圆膝沟藻（*G. monilata*）、贝刺膝沟藻（*G. polyedra*）含有与石房蛤毒素（Saxitoxin）相似的麻痹性毒素具有神经毒性。短裸甲藻（*Gymnodinium brere*），有两种脂溶性神经毒与 1 种溶血毒性物质。毒裸甲藻（*G. veneficum*）有水溶性非透析毒素，鱼毒性。波兰多甲藻（*Peridinium polonicun*）含薄甲藻毒素（glenodinine），含硫生物碱，鱼毒性。小定鞭金藻（*Prymnesium parvum*），含定鞭金藻毒素（prymnesin），高分子毒素，鱼毒性，溶血毒性。卵甲藻（*Exuviaella sp.*）有水溶性低分子毒素，神经毒性。夜光虫（*Noctiluca miliaris*）含大量氨类。波海红胞藻（*Rhodomonas ballica*），具鱼毒性的低分子毒素。

二、蓝藻类

水华鱼腥藻（*Anabaena flosaguae*）含有 α-变性毒素（anatoxin-α）、生物碱，具有神经毒性。水华束丝藻（*Aphanizomenon flosaguae*）含胍类化合物。铜锈微囊藻（*Microcystis aeruginose*），含环肽，具有神经毒性。毒微囊藻（*M. toxica*），含生物碱，具有肝脏毒性。

后两种藻极毒，急性病例在几小时内死亡，轻者肝损害、黄疸和光敏作用。解剖变化为心脏和真胃黏膜有淤斑，肺、肝、肠系膜血管和淋巴结充血，肠管炎症。

第二节 赤潮及其危害

一、赤潮灾害

赤潮是发生于近海的一种生物性自然灾害，它能在短期内造成海洋生态环境的严重破坏，导致大量海洋生物乃至动物和人中毒甚至死亡。通常，赤潮出现在每年的3～6月和9～10月。

迄今为止，全世界已报道的赤潮生物多达100多种，其中在我国先后出现了70余种。目前，困扰我国沿海的赤潮生物主要有夜光藻、裸甲藻、原甲藻、束毛藻、异弯藻、褐胞藻、中肋骨条藻、多纹膝沟藻等，上述任何一种浮游藻类暴发性繁殖都可引起海水变色，因为这种变色以红色为多，所以被人们称之为“赤潮”。实际上，赤潮还有黑色、黄色、褐色和绿色。

我国最早的赤潮报道是1952年对黄河口夜光藻赤潮的报告。进入20世纪80年代，我国沿海赤潮频生，赤潮多发区主要在北部沿海的大连湾、渤海湾，东海的长江口，南海的大鹏湾、珠江口、深圳湾等。我国几次重大赤潮灾害如表63-1。

表63-1 中国赤潮灾害

时间	地点	赤潮生物	损失
1986年12月1日	福建东山县	裸甲藻	由于食用含有裸甲藻毒素的蛤仔，造成136人中毒、1人死亡。这是我国第一次正式记载的有毒赤潮
1989年8至10月	福建福清县	夜光藻	沿海86.7hm^2（1 300亩），缢蛏养殖损失1.1万t，价值3 000万元，附近虾苗死亡1亿多条，损失100多万元
1989年8至10月	渤海沿岸	裸甲藻	持续时间72天，波及河北、山东、辽宁、天津等地，致使渤海沿岸鱼和贝类大量死亡，直接经济损失3.4亿元，是迄今为止我国赤潮危害最严重的一次
1990年9月	北戴河	夜光藻	致使亚运会帆板比赛推迟。损失不详
1997年11至12月	广东饶平	褐囊藻	波及南澳，造成水产养殖损失7 000多万元
1996年4月	广东珠江口	裸甲藻	造成死鱼270多t，直接经济损失4 000多万元
1996年4月	香港地区	裸甲藻	全港2/3养殖户被波及，损失7 000万港元

注：据《中国科技画报》1998.6。

二、赤潮发生的原因与危害

引起赤潮发生的原因目前科学界还未能查明。但有专家认为，赤潮风暴与海洋环境污染有关，它是大海对人类的警告和报复。有人认为，赤潮多半与工农业废水和生活污水大量排入海洋而导致海水营养化有关，但也与风、流、潮、温度等自然因素及赤潮生物自身的种源和种群变化密不可分。近年来，一些赤潮问题专家认为，赤潮发生频率与困扰全球的“厄尔尼诺”现象有关。

当前，我国海洋生态环境污染日趋严重，每年入海主要污染物达 140 多万 t，加上海水养殖业的扩大，使内湾和浅海区中无机氮、磷、铁、锰等微量元素增多，从而给赤潮生物的大量繁殖提供了丰富的营养物质。

资料表明，随着沿海有机污染造成的水体营养化程度加剧，赤潮发生频率正在逐年增加，1933～1979 年 46 年间共发生赤潮不到 100 起，1979～1989 年 10 年间发生 150 多起，而 1989～1992 年仅 4 年时间，就发生了 150 多起，其中广东省沿海 1982～1992 年有记录的赤潮事件就达 66 起。

赤潮的危害方式可分为五种：①分泌或产生黏液，黏附于鱼类等海洋动物的鳃上，妨碍其呼吸导致窒息死亡；②分泌氨、硫化氢等有害物质，危害水体生态环境并使其他生物中毒；③产生毒素，直接毒死养殖生物或者随食物链转移，引起人类中毒死亡；④导致水体缺氧或造成水体有大量硫化氢和甲烷等，使养殖生物缺氧或中毒致死；⑤吸收阳光，遮蔽海面，使其他海洋生物因得不到充足的阳光而影响其生存和繁殖乃至死亡。

第三节　重要藻类毒素

一、石房蛤毒素 (Saxitoxin)

1937 年查明中毒是因形成赤潮的链膝沟藻的毒素在贝类的中肠腺管中蓄积所造成的。因最先在巨石房蛤（*Saxidomus giganteus*）中分离获得，故命名为石房蛤毒素。这种毒素与河豚毒素的毒性相似，小鼠腹腔注射 LD_{50} 为 9μg/(kg・bw)。

石房蛤毒素及其盐类不能得到结晶，分子式为 $C_{10}H_{17}N_7O_{49}$，分子量 299，有两个碱基（PK_a8.1，11.5）易形成二盐酸盐，结构式：

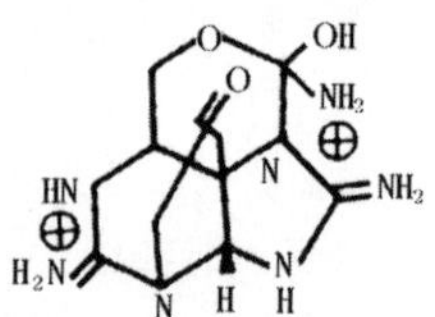

石房蛤毒素是神经节阻断剂，与河豚毒素一样能阻止 Na 离子透过膜。

二、短裸甲藻的毒素

短裸甲藻含有两种神经毒素和一种溶血毒素。Martin 等分离出来的毒素具有鱼毒性，对小鼠有毒，有抗胆碱酯酶作用，分子量（蒸汽压法）650，UV 吸收（nm）270，IR 吸收（cm^{-1}）：1263，1215，667。Trieff 等分离的毒素对小鼠 LD_{50} 为 0.5mg/（kg・bw）。

三、薄甲藻毒素（Glenodinine）

该毒素极不稳定，在碱性环境下呈鱼毒性。其结构与吡啶生物碱相近。

四、水华毒素

北美曾多次发生动物饮用水华的水引起死亡。牛、马、绵羊等家畜和野生动物受害。引起水华的藻类有铜锈微囊藻、水华鱼腥藻、水华囊丝藻等。

铜锈微囊藻的培养藻体中有一种在1h内能毒死小鼠的快速致死因子，分子量为1 300～2 600，经水解得7种氨基酸（括号内数字表示组成比），天冬氨酸（1）、谷氨酸（2）、D-丝氨酸（1）、缬氨酸（1）、鸟氨酸（1）、丙氨酸（2）、白氨酸（2）。由于它不易被各种蛋白分解酶分解，为一种环形肽。对小鼠 LD_{50} 0.47mg/(kg・bw)。

Gorham 等（1964）曾从水华鱼腥藻的有毒水华中提取出一种毒素，后来被鉴定为α-变性毒素。

五、小定鞭金藻的毒素

该藻在水中密度为1 440万/L时鱼靠边；2 000万/L以下，鱼不死；3 000万/L时，鲢、鳙、鲤大量死亡，鲫开始死亡。但在初冬时达1亿/L，冰下鱼未死。

从藻体的代谢产物——三毛金藻素中分离出有毒的鱼毒素和有溶血作用的毒素。

用0.6～1μg/mL硫酸铜处理水，一般24h后可使鱼恢复正常，可能是抑制分泌毒素的原因。

第四节　防治赤潮的对策

海水养殖中赤潮的防治对策。主要是①减少赤潮生物大量繁殖和赤潮形成所需要的营养物质；②在赤潮多发区养殖某些海藻吸收富余的氮和磷，应用黏土改良土质和底质环境；③减缓海水养殖业自身对海洋生态环境的影响，如条件许可应定时进行养殖区废物人工清除；④控制有毒赤潮生物外来种类的带入；⑤在开发建设中，应尽量减少破坏沿岸自然生态环境。

赤潮的预测可通过卫星对叶绿素物质进行观测来判断赤潮的走向，并采用卫星进行观测，力求对赤潮及早预报。

（史志诚）

参 考 文 献

[1] 中国医学科学院劳动卫生及职业病研究所、药物研究所合编．野生植物的营养与毒性．北京：人民卫生出版社，1961.

[2] 任继周．西北草原上的几种常见的毒草，畜牧与兽医，1954.

[3] 王洪章，段得贤．家畜中毒学，北京：农业出版社，1984.

[4] 朱宣人，马永驰译．毒草病理学，甘肃畜牧兽医，1984.

[5] 广东省农林水科学技术服务站经济作物队．南方主要有毒植物．北京：科学出版社，1970.

[6] 陈冀胜，郑硕主编. 中国有毒植物. 北京：科学出版社，1987.
[7] 谢占武，史志诚，洪子鹂编著. 家畜常见中毒病的检验. 北京：农业出版社，1982.
[8] 朱蓓蕾. 动物毒理学. 上海：上海科学出版社，1989.
[9] E. G. C. 克拉克，等著. 兽医毒物学. 王建元，史志诚，扈文杰，等译. 西安：陕西科技出版社，1984.
[10] 黄先纬. 种子毒物. 西安：陕西科学技术出版社，1986.
[11] [英] J·曼著. 次生代谢作用. 北京：科学出版社，1983.
[12] [日] 柴田承二等编. 生物活性天然物质. 杨本文译. 北京：人民卫生出版社，1984.
[13] 中华人民共和国农业部畜牧兽医司、全国畜牧兽医总站主编. 中国草地资源. 北京：中国科学技术出版社，1996.
[14] 王慧忠编著. 牧草及饲料作物毒物学. 兰州：甘肃民族出版社，1996.
[15] 史志诚，等编著. 植物毒素学. 天则出版社，1990.
[16] 史志诚，牟永义主编. 饲用饼粕脱毒原理与工艺. 北京：中国计量出版社，1996.
[17] 史志诚，等编著. 中国草地重要有毒植物. 北京：农业出版社，1997.
[18] 陈远聪，袁士龙主编. 毒素的研究和利用. 北京：科学出版社，1988.
[19] 青岛医学院编. 急性中毒. 北京：人民卫生出版社，1976.
[20] 王涨富编. 毒物快速系列分析手册. 合肥：安徽科学技术出版社，1986.
[21] 陈世铭，高连水主编. 急性中毒的诊断与救治. 北京：人民军医出版社，1996.
[22] Committee on Food protection Food and Nutrition Boad National Research council. Toxicants Occurring Naturally in Foods，Washington，1973.
[23] Irvin E. Liener. Edited. Toxic Constituents of plant Foodstuffs. 2nd edition. New York，1980.
[24] R. F. Keeler，K. R. Kampen，L. F. James. Effects of poisonous Plant on Livestock. Proceedings of a Joint United States _ Australian Symposium on Poisonus Plants at Utah State University，1977-6-19，New York，1978.
[25] A. Wallace Hayes. Principles and Methods of Toxidology. Second Edition. New York：Raven Press，1988.
[26] Wanda M. Haschek，Colin G. Rousseaux (ed) . Handbook of Toxicology Pathology. London，1991.
[27] LATOXAN 1999.
[28] Arizona Poison & Drug Information Center，1999.

生物毒素词汇表

（含产毒生物、毒素名称及有关名词）

Aspergillus alliaceus	洋葱曲霉
A. *alternata*	交链孢霉
A. *avratus*	橙黄曲霉
A. *candidus*	亮白曲霉
A. *chevalieri*	谢瓦曲霉
A. *clavatus -nanica*	矮棒曲霉
A. *clavtus*	棒曲霉
A. *corymbifera*	伞枝犁头霉属
A. *cremeus*	淡黄曲霉
A. *defectus*	弯头曲霉
A. *elegans*	优美曲霉
A. *ellipticus*	椭圆曲霉
A. *flava-furacatis*	黄叉曲霉
A. *flavipes*	黄柄曲霉
A. *fumigatus*	烟曲霉
A. *glaucus*	灰绿曲霉
A. *glavatonanica*	细棒曲霉
A. *heyangensis*	合杨曲霉
A. *japenicus*	日本曲霉
A. *montevidensis*	蒙地曲霉
A. *muscaria*	毒蝇伞
A. *muscarine*	毒蕈碱
A. *nidulans*	构巢曲霉
A. *niger*	黑曲霉
A. *ochraceus*	赭曲霉
A. *ornatus*	华丽曲霉
A. *oryzae*	拟稻瘟交链孢霉
A. *ostianus*	孔曲霉
A. *Penicillium*	青霉素
A. *penicilloides*	帚状曲霉
A. *phaeospermum*	节菱孢霉
A. *pullulans*	出芽短梗霉

A. ramosa	分枝犁头霉属
A. repens	匍伏曲霉
A. restrictus	局限曲霉
A. ruber	赤曲霉
A. selevotiorum	菌核曲霉
A. sparsus	稀疏曲霉
A. sulfureus	色曲霉
A. sydowii	聚多曲霉
A. tamarii	溜曲霉
A. tenuis	细交链孢霉
A. terreus	土曲霉
A. terricola	栖土曲霉
A. ustus	焦曲霉
A. versicolor	杂色曲霉
A. wentii	温特曲霉
A. agglutinata	片鳞鹅膏
A. amstelodami	阿姆斯特丹曲霉
A. candida	白曲霉
A. robustus	雄性澳蛛
A. solitaria	角鳞白伞
Absidia v. tieph	犁头霉属
Acacetin	金合欢素
Acanthurus coeruleus	刺尾鱼
Achnatherum inerians	醉马草
Aconitin	乌头碱
Aconitum	乌头
Acorn posoning	橡子中毒
Adducts	加合物
Adenosine cyclase（AC）	腺苷环化酶
Adolapin	阿度肽
Adynerin	欧夹竹桃苷乙
AF-adducts	黄曲霉毒素加合物
Aflatoxin	黄曲霉毒素
Agaricus acid	松蕈酸
Agglutinogen	凝集原
Agkistrodon	蝮蛇属
Agkistrodofoxin	蝮蛇神经毒素
Aglutinin	凝集素

Alimentary toxin aleukimia，(ATA)	食物中毒性白细胞减少症
Allomene	自益素
Altenuene，ALT	交链孢烯
Altenuic acid，Ⅱ	细铰链孢酸-Ⅱ
Altenuisol	异细交链孢素
Altenusin	细交链孢素
Alternaria nees ex Wallr	交链孢霉属
Alternariol methyl ether，AME	交链孢酚甲醚
Alternariol，Ach	交链孢酚
Altertenuol	细铰链孢醇
Altertoxin-1，ALX-1	交链孢毒素-1
Alvarobufotoxin	河蟾毒素
Amanita pantheerina	豹斑毒伞
Amanita verna	白毒伞蕈（极毒）
Amatoxin	毒伞十肽
Amnesic Shellfish Poisoning（ASP)	失忆性贝毒
Amygdalin	苦杏仁苷
Anabasine	阿纳巴辛碱
Anatoxin a（s)	变性毒素 a (s)
Anatxin a	变性毒素 a，鱼腥藻毒素 a
Andernidae	地蜂科
Andromedotoxin	梫木毒素
Angiolathyrism	血管山黧豆中毒
Apamin	蜂毒明肽
Apidae	蜜蜂科
Apinae	蜜蜂亚科
Apis mellifera adasonii	非洲蜜蜂
Apis mellifwea	意大利蜂
ARDS	急性呼吸道综合征
Arenobufotoxin	沙蟾毒素
Arenopufahin	沙蟾精
Argasidae	软蜱科
Argentinogenin	阿根廷蟾蜍宁
Arthrinium kunze ex fr	节菱孢属
Asebotoxin	梫木毒素
Aspergillus flavus	黄曲霉
Aspergillus fumigaus fres	烟曲霉
Aspergillus glaucus graspp	灰绿曲霉

Aspergillus link	曲霉属
Aspergillus ochraceus	褐曲霉
Aspergillus oryzae	米曲霉
Aspergillus versioolor	杂色曲霉
Atrax	澳蛛属
Aureobasideum veala et boy	短梗霉属
Autolysin	自溶素
Azaspiracid(AZA)	原多甲藻酸毒素
AZP	原多甲藻酸毒中毒症
B. avium	鸟型包特氏菌
B. bronchiseptica	支气管炎包特氏菌
B. pertussis	百日咳菌
B. bufo bufo	大蟾蜍亚种
B. marinus	巨蟾蜍
B. Parapertussis	副百日咳菌
Balistes vetula	妪鳞鱼
BAPN	β-氨基丙腈
Barbatolysin	红蚂蚁溶血肽
Batrachotoxin	蛙毒素
Batrachotoxin A	蛙毒宁
Beauveria vuill	白僵菌属
Biogenic amine	生物原胺
Bipolaris	离蠕孢霉
Bishydoxycoumarin	双香豆素（美国药典用语）
BOAA	β-草酰氨基丙氨酸
Boletus magnificus	华丽牛肝菌
Bordetella	包特氏菌属
Bradykinin	血管舒张肽
Braxin A_1，A_2，B，C	毒性葡萄糖苷
Brevetoxin	短裸甲藻毒素
Bufalin	蟾蜍灵
Bufogenine	蟾毒配基
Bufotalin	蟾蜍他林
Bufotoxine	蟾毒素
Bumble bee	熊蜂
Bungarus fasciatus	金环蛇
Bungarus multicinctus	银环蛇
Buthidae	钳蝎科

Buthotus judaicus	以色列黑蝎
C. acremonium	顶孢头孢霉
C. chrysogenum	产黄头孢霉
C. fimbriata	甘薯长喙壳
C. roseum	粉红头孢霉
Calycanthine	美洲腊梅碱
Candida berkh	假丝酵母属
Cantharellus floccosus	喇叭蕈
Cantharidin	斑蝥素
Cap	菌盖
Caranx bartholomaei	鲹
Carcharhinus menisorrah	黑印真鲨
Cardiopep	心脏肽
Cardiotoxin	心脏毒素
Catecholamins	儿茶酚胺
Centruroides limpidus	军蝎
Cephalosporium	头孢霉属
Ceratium furca	叉状角藻
Ceratocystis ell et halst	长喙壳属
Ceveratrum alkaloids	西藜芦生物碱
Chactomium	毛壳菌
Chamae jamine	狼毒素
Cheilinus undulatus	波印唇鱼
Chimonanthine	腊梅碱
Cholestyramine	消胆胺（一种阴离子树脂）
Cicuta virosa	毒芹
Cicutine	毒芹碱
Cicutoxin	毒芹毒素
Ciguatera	西加鱼毒素中毒症
Ciguatoxin	西加鱼毒素
Cinobufalin	华蟾蜍精
Cinobufotoxin	华蟾毒素
Citreoviridin，CIV	黄绿青霉素
Citrinin	橘青霉
Cladosporium	枝孢霉
Claviceps purpurea，Fr.	黑麦角
Clavine alkaloids	棒状菌素生物碱
Claxiceps	真菌麦角层

Clitocybe tabescehs	假密环
Cobra venom factor（CVF）	眼镜蛇毒因子
Coccinellime	瓢虫素
Colchicine	秋水仙素
Colchicum autumnale	秋水仙
Collectidae	分舌蜂科
Co-mutagens	辅诱变剂
Conhydrine	羟基毒芹碱
Conotoxin	芋螺毒素
Convulsive ergotism	痉挛型麦角中毒
Coprine	龟伞毒素
Cordierites frondosa	叶状耳盘菌
Coris gaimardi	露珠盔鱼
Cothromboplastin	辅凝血致活酶（凝血因子Ⅶ）
Coumarin	香豆素
Cratalaris spp.	猪屎豆
Crotalidae	蝮蛇
Ctenochaetus striatus	节齿刺尾鱼
Cup	菌托
Cyanogenic glycoside	氰甙
Cyclopamine	环巴明
Cyclopiazonic acid	圆弧偶氮酸
Cytochalasin	细胞松弛素
D. henzi	地中海寡妇蛛
Datura stramonuim	曼陀罗(闹羊花）
Dehydroaltenusin	脱氢细交链孢素
Dendrobates histrioninus	金色从蛙
Deoxynivalenol	脱氧雪腐镰刀菌烯醇
Dermacenter nuttalis	草原革蜱
Dermacentor marginatus	边缘革蜱
Dhurin	叶下珠苷
Diaacetoxyscirpenol，das	二醋酸蕉草镰刀菌烯醇
Diaminogossypol	二氨基棉酚
Diarrheatic shellfish posoning	腹泻性贝类中毒
Dibutyladipinate	己二酸二丁酯
Dienone	二烯酮
Dieumarol	双香豆素
Dihydroethoxy-sterigmacystin	双氢乙氧基杂色曲霉素

Dihydrofurobenzofuran system	双氢呋喃苯并呋喃系统
Dihydrokaempferol	二氢山奈酚
Dihydromethoxysterigmatocystin	双氢甲氧基杂色曲霉素
Dinophysis frotii	倒卵形鳍藻
Dinophysistoxins DTX	鳍藻毒素
Domoic acid	软骨藻酸
DON	呕吐毒素
DSP	腹泻性贝毒
DTX_1	鳍藻毒素-1
DTX_3	鳍藻毒素-3
Elapidae	眼镜蛇
Elemicin	三甲氧基苯丙烯
Endoprotease	内蛋白酶
Epnephelus adscensionis	石斑鱼
Ergoconine	麦角克宁
Ergocristins	麦角克碱
Ergocryptine	麦角隐亭
Ergometrine	麦角新碱
Ergot	麦角
Ergot alkaloids	麦角碱
Ergotamine	麦角胺
Ergotoxin	麦角毒碱
Etelis oculatus	红鲇鱼
Euparotin	泽蓝苦内酯
Exocytosis	胞吐现象
F. aquaeductum	水生镰刀菌
F. arthrospoioides	节孢状镰刀菌
F. avenaccum	燕麦镰刀菌
F. camptoccras	弯角镰刀菌
F. colani	茄病镰刀菌
F. coneolor	同色镰刀菌
F. culmorum	大刀镰刀菌
F. culmorum	黄色镰刀菌
F. decemcellulare	多隔镰刀菌
F. dimerum	单隔镰刀菌
F. eguiseti	木贼镰刀菌
F. equisiti var. *bullatum*	泡木贼镰刀菌
F. fusariodes	链状镰刀菌

F. graminearum	禾谷镰刀菌
F. larvarum	孺孢镰刀菌
F. laterutium	砖红镰刀菌
F. merismoides	节状镰刀菌
F. moniliforme var. *subglutinans*	串珠镰刀菌交孢变种
F. nivaleces var. *Majuswr.*	大型禾雪腐镰刀菌
F. oxysporum	尖孢镰刀菌
F. poae	梨孢镰刀菌
F. sambucinum	接骨木镰刀菌
F. semitectum	半裸镰刀菌
F. semitectum var. *majns*	半裸镰刀菌大孢变种
F. sulphureum	硫色镰刀菌
F. tabacinum	烟草镰刀菌
F. ventricosum	腹状镰刀菌
F. xylarioides	棒状镰刀菌
F. Compactum	紧密镰刀菌
F. crookwellence	克地镰刀菌
F. culmorum	锐顶镰刀菌
F. gibbosum	囊突镰刀菌
F. sprotrichioides	拟枝孢镰刀菌
F. triconctum	三线镰刀菌
Farism, Fabism, Fabismus	蚕豆病
Fasarchromeone	镰刀菌色酮毒素
Filiform hemagglutinin (FHA)	丝状血凝素
Film	纤毛
Flesh-eating bacteria	食肉细菌
Fowlerobufotoxin	福氏蟾毒素
Fruitbody	子实体
Fumitremergins	烟曲霉震颤素
Fumonisins	伏马菌素
Fusaric acid	镰刀菌酸
Fusarin C	镰刀菌素 C
Fusarins	镰刀菌素
Fusariocin	珠链孢素
Fusarium miniliforme sheld	串珠镰刀菌素
Fusarium monilihorme	串珠镰刀菌毒素
Fussarenone-x，Rus-x	镰刀菌烯酮-x
Galerina aulumnalis	求生盔孢伞

Galerina gulciceps	条盖盔孢伞
Gamabufotoxen	噶吗蟾毒素
Gambierdiscns toxicus	冈比亚甲藻
Gambiertoxin（GTX=3）	冈比亚甲藻毒素
Gangrenous ergotism	坏疽型麦角中毒
GAS	A 族链球菌
Genotoxin	致遗传毒性
Gentiobisy1 odoroside A	龙胆二糖夹竹桃苷 A
Genus agaricus	黑伞蕈属
Genus amanita	毒伞属
Genus cortinarius	丝摸菌属
Genus elitocybe	杯菌属
Genus gyromitra	杯菌属
Genus inocybe	丝盖伞属
Genus lectarius	乳菇属
Genus lepiota	环柄茹属
Genus loletus	牛肝蕈
Genus qalerina	盔孢伞属
Genus rhodophyllus	粉褶属
Genus russula	红茹属
Geophilomorpha	地蜈蚣目
Geranyleitronellal	栊牛儿香茅醛
Gibberella zeae	玉蜀黍赤霉
Giguatoxins CTX	西加毒素
Gill fungi	伞菌
Gills	菌褶
Glenodinine	薄中藻毒素
Gnathodenex aurolineatus	金带齿颌鲷
Goitrogen	促甲状腺中毒素
Gonyaulacoid	涡鞭毛藻
Gossyfulvin	棉黄酶素
Gossypol	棉酚色素
Gossypurpurin	棉紫素
Gossyverdurin	棉绿素
Grayanane	木藜芦烷
Grayanotoxin	木藜芦毒素
Gssycearlin	棉蓝酚
Gymnopilus spectabilis	橘黄裸伞

Gymnothorax funebris	裸胸鳝
Gyrindal	鼓甲醛
Gyromytrin	鹿花菌素
Hemerocallis esculeuta	北萱草（有毒）
H. lilloasphodelus	北黄花菜（有毒）
H. minor	小黄花菜（有毒）
Hyalomma Asiaticum	亚洲璃眼蜱
Halicatidae	集蜂科
Hallucinogen	致幻剂
Heat -labile toxin	不耐热毒素
Heliothis zea	玉米棉铃虫
Hellebrigenin	嚏根草素
Hemaphysalis conccinna	康幸血蜱
Hemerocallin	萱草素
Hemerocallis altissima	野黄花菜（有毒）
Hemolaelaps glasgowi	革氏血历螨
Heterocyst	异型囊胞
Histamin releassers	组胺释放剂
Histamine	组织胺
Holacanthus sp.	刺碟鱼
Holodema	毒蜥
HU	溶血单位
Hyaluronidase（HYAL）	透明质酸酶
Hydrolysable tanin	可水解单宁（有毒）
Hydropiidae	海蛇
Hyla arborea	欧洲雨蛙
Hyoscine	东莨菪碱
Hypaconitine	次乌头碱
IgA-1	IgA-1 蛋白酶
Illudane	隐环伞烷
Immunoaffinity assay	免疫亲和层析法
Indolizidin alkaloids wainsonine	苦马豆素
Insect toxin	昆虫毒素
Internalization	内化
Isobergapten	异佛手柑内酯
Isoxazol	异噁唑
Ixodes persulcatus	森林硬蜱
Ixodes. holocyclus	全环硬蜱

Jacobine	夹可秉（千里光毒素成分之一）
Jacodine	千里光非林
Jaconine	夹可宁
Jamaicobufagin	华蟾蟾蜍精
Jerveratum alkaloids	介藜芦生物碱
Jervine	藜芦碱
Jervine	介芬胺
Kaemferol	堪非醇
Kininogen	激肽原
Killary Toxin-3	KT-3 毒素
L. cicera	扁荚山黧豆
L. hirsutus	硬毛黧豆
L. latifolius	宿根山黧豆
L. Mactans mactans	黑寡妇蜘蛛
L. odoratus	香豌豆
L. pussillus	矮山黧豆
L. silristris	林生山黧豆
Lampteromycoces japonicus	腋蕈
Lathrodectus	球腹蛛属
Lathyrus sativus	山黧豆
Lepiota brunneo-incarnata	内褐鳞小伞
Lepiota heveola	褐鳞小伞
Leptinotarsin	甲虫毒素
Leucanicidin	杀黏虫菌素
Linamarin	亚麻仁苦苷
Lipopolysaccharide endotoxin	脂多糖内毒素
Lithobiomorpha	石蜈蚣目
Locoism	疯草中毒
Locoweed	疯草
Loletus speciosus	小美牛肝属
Loxosceles	线蛛属
LPCTX	弱极性毒素
Luthrinus analis	笛鲷
Lycosa singariensis	穴居狼蛛
Lysergic acid	麦角酸
Lysophspholipase	溶血磷脂酶
Maitotoxin MTX	刺尾鱼毒素
Mandaratoxin	远东胡蜂肽

Marinobufotoxin	巨蟾毒素
MBP	髓鞘碱性蛋白
MCD-peptide	肥大细胞脱颗粒多肽
Megachilidae	切叶蜂科
Melittidae	准蜜蜂科
Melittin	蜂毒肽
Mellein	蜂毒曲菌素
Melleus	蜂蜜曲霉
Mesaconitine	新乌头碱
Metastigmata	后气门亚目
Meteloidine	曼陀罗碱
MHC Ⅱ	组织相容性Ⅱ型分子
Microbuthus pusellus	钳蝎
Microcystin	微囊藻毒素
Microcystis aeroginosa	铜绿微囊藻毒素
Miniciosis	串珠霉症
Mite	螨
Moniliformin	串珠镰刀菌毒素
Moniliformin	串珠镰刀菌素
Monoacetoxyscirpens	单醋酸藨草镰刀菌烯醇
Monocillium	单毛菌
Monoclone antibody (McAb)	单克隆抗体
Mouse unit (MU)	小鼠单位
MS	多发性硬化症
Mucopolysachardes	黏多糖
Mucor , sp	毛霉
Mycelium	菌丝体
Mycolectin	真菌凝血素
Mycotoxicology	真菌毒素学
Mytilus edulis	紫贻贝
Naja bungarus	眼镜王蛇
Neosaxitoxin	新石房蛤毒素
Neosolaniol, Neo	新茄病镰刀菌烯醇
Neriifolin	黄花夹竹桃次苷 B
Nerium indicum	夹竹桃
Neuraminidase	神经氨酸酶
Neurotoxic shellfish poisoning	神经性贝类中毒
Nivalenol	雪腐镰刀菌烯醇

N-methylconiine	N-甲基毒芹碱
Nodularin	节球藻毒素
Norsesquiterpent glucoside	正倍半萜糖苷
NSSP	美国国家贝类卫生规范
Nuttalliedae	纳蜱科
O. tarlakovsyi	瘤跗钝缘蜱
O-acetyl-steerigmatocystin	O-乙酰杂色曲霉素
Oak bud poisoning	橡树芽中毒
Oak leaf posining	栎叶中毒
Oak tannin	栎单宁
Ochramycin	棕曲霉素
Ochratoxin（OT）	棕曲霉毒素
Ochratoxin A（OA）	棕曲霉毒素 A
Ochratoxin-a，ocha	棕曲霉毒素 a
Odoroside	夹竹桃苷
Okadaic acid	大田软海绵酸
Oleum ricin	蓖麻油
Onechea	球子蕨
Orally derived venom	口蛇毒素
Ornithodoros tartakovskyi	棘跗钝缘蜱
Otostigmus ceylonicus	耳孔蜈蚣目
Oubain	乌巴因
Pectenotoxin（PTX）	扇贝毒素
Penicillium aurantio-canaidum	橙白青霉
P. *lilacinum*	淡紫青霉
P. *aculeatum*	皮刺青霉
P. *albidum*	微白青霉
P. *brevi-compactum*	短密青霉
P. *brunneum*	棕褐青霉
P. *carneo-lutescens*	肉黄青霉
P. *chrysogenum*	产黄青霉
P. *cinnamopurpureum*	肉桂紫青霉
P. *commune*	普通青霉
P. *corylophilum*	顶青霉
P. *corymbiferum*	从花青霉
P. *cyclopium*	圆弧青霉
P. *daleae*	齿孢青霉
P. *decumbens*	斜卧青霉

P. duclauxi	杜氏青霉
P. eitrinum	橘青霉
P. expansum	扩张青霉
P. feequentans	常规青霉
P. fellutanum	瘿青霉
P. funiculosum	蝇状青霉
P. gladioli	唐菖蒲青霉
P. granulatum	粒状青霉
P. herquei	赫氏青霉
P. implicatum	纠缠青霉
P. islandicum	岛青霉
P. italicum	意大利青霉
P. janthinellum	微紫青霉
P. lavendulum	熏衣草青霉
P. lividum	暗蓝青霉
P. martensii	马顿青霉
P. meleagrinum	斑点青霉
P. multicolor	多色青霉
P. nigricans	黑青霉
P. notatum	点青霉
P. olivinoviride	橄榄绿青霉
P. oxalicum	草酸青霉
P. palitans	徘徊青霉
P. paxilli	蕈青霉
P. perustosum	皮咯青霉
P. piceum	桧状青霉
P. planosum	羊毛状青霉
P. prosco-purpureum	红紫青霉
P. puberulum	软毛青霉
P. purpurogenum	产紫青霉
P. pusillum	细小青霉
P. roqueforti	娄地青霉
P. rubrum	红色青霉
P. rugulosum	皱褶青霉
P. simplicissimum	简单青霉
P. solitum	离生青霉
P. spinolosum	小刺青霉
P. steckii	歧皱青霉

P. tardum	缓生青霉
P. terestre jensen	土生青霉
P. thomii	汤姆青霉
P. urticae	寻麻青霉
P. variabile	变幻青霉
P. varians	变异青霉
P. verruculotum	疣孢青霉
P. viridicatum	纯绿青霉
P. waksmanii	瓦克青霉
P. wortmannii	沃特曼青霉
P. citreoviride	黄绿青霉
P. fuscumaculatus	棕斑广胸蟾
P. viridicatum	纯绿青霉
Palulin，Pat	展青霉素
Palytoxin（PTX ）	岩沙海葵毒素
Panacolus retirugis	花褶伞
Pandinus imperator	黑蝎
Paspalitrem	雀稗麦角颤素
Pathyotxin	致病毒素
PCTX	极性毒素
Pectenotoxin（PTX）	扇贝毒素
Pederin	隐翅虫毒素
Penicillic acid，PCA	青霉酸
Penicillium	青霉
Penicillium cyclopium	圆弧青霉
Pennisetum	狼尾草属
Peridium aquilinom	欧洲蕨
Perilla frulescens	白苏
Perillakelone	紫苏酮
Pertactin（PRN）	黏附素
Pertssis toxin	百日咳毒素
Phallotoxin	毒肽
Phllotoxins	毒伞七肽
Photodynamic toxin	光动力毒素
Phoumictapus	鸟蛛属
Phyllobates aurotaenia	叶毒蛙
Physalaemus centealis	圆斑广胸蟾
Phytinase	植物酶

Phytolectin	植物凝血素
Pieristoxin	马醉木毒素
Pimelea	稻花属
Pimpinellin	香豆素茴芹素
PLA	磷脂酶 A
Plant toxins	植物毒素
PLB	磷脂酶 B
Pneumocccal surface protein A	肺炎球菌表面蛋白 A
Pneumococcal adhesin	肺炎球菌黏附素
Pneumolysin	肺炎球菌溶血素
Polistin	马蜂溶血肽
Polistskinin	马蜂激肽
Pores	菌管
Pralytic shellfish Posoning	麻痹性贝类毒素
Prepromelittin	前蜂毒肽原
Preprosecapin	前镇静肽
Prestrictum	局限青霉
Promelittin	前蜂毒肽
Proteolytic enzyme	蛋白分解酶
Protogonyaulax	原膝沟藻
Prymnesin	定鞭金藻毒素
Prymnesium Parvum	小定鞭金藻
Prymnosin	定金藻毒素
Pseudobatrachotoxin	伪蛙毒素
Pseudojervine	假藜芦碱
Psilocin	噻咯因
PSP	麻痹性贝毒
Psilocybin	光盖伞蕈毒素，裸盖伞蕈毒素
Psilocybin	光盖伞属
PT	展青霉素
Ptaquiloside	原蕨苷
Pterolactam	蕨内酰胺
Pteroside	蕨苷
Pterosin	蕨素
Pyrrolizidine alkaloids	吡咯兹定碱
Pyrrolizidine	双稠吡咯啶生物碱
Pytotoxin	植物毒素
Quercus variabilis	栓皮栎

Q. aculissima	府栎
Q. agrifolia	禾叶栎
Q. aliena	槲栎
Q. aliena var. *acuteserrata*	锐齿栎
Q. brivioba	短裂栎
Q. coccinea	圆叶栎
Q. dentata	蕉树
Q. fabri Hence	白栎
Q. glandulifera	小橡子树
Q. havadii	哈佛栎
Q. kellogii	加州黑栎
Q. liaotongensis	辽东栎
Q. lobata	加州白栎
Q. marilandica	马里兰栎
Q. mongolica Fisch	蒙古栎
Q. pedenculata	英国栎
Q. rubtra var. *Borealis*	北方红栎
Q. serra	枹树
Q. velutina	美州黑栎
Quercetin	槲皮酮
Quercus	栎属
Quinolizidine	喹啉兹定碱
Radioallergosorbent test RAST	放射过敏原吸附试验
Rana nigromaculata	黑斑蛙
Rana temporarlr	欧洲林蛙
Red water	赤潮
Regularobufotaxio	豹蟾毒素
Renin	肾素
Repeat toxin（RTX）	重复毒素
Rhododendron	杜鹃花属
Rhododendrotoxin	八厘麻毒素
Rhodo japonin	闹羊花毒素
Rhodo japonin Ⅲ	闹羊花毒素Ⅲ
Rhodomonas bullica	波海红胞藻
Ricin	蓖麻毒素
Ricinaleic acid	蓖麻油酸
Ricinine	蓖麻碱
Ring	菌环

Rinus comnunis	蓖麻
Rubijervine	红蒜藜芦碱
Rubijervine	红藜芦碱
Russula nigricans	稀褶黑菇
Russula subnigricans	亚稀褶黑菇
Ryegrass stagger	燕麦草蹒跚症
Saxidomusgiganteus	巨石房蛤
Saxitoxin	石房蛤毒素
Scaritoxin SG	鹦嘴鱼毒素
Scarus gibbus S. vetula	鹦嘴鱼
Scirpentriol	藨草镰刀菌烯三醇
Scolopandra morsitans	热带蜈蚣
Scolopendra	蜈蚣科
Scolopendra gigantea	巨蜈蚣
Scolopendromorpha	蜈蚣目
Scomberumorus commersoni	马鲛鱼
Scopion	蝎
Scopulariopsis	帚霉
Scorpionidae	蝎科
Scuticeromorpha	蚰蜒目
SDCC	细胞介导的细胞毒作用
SEA	葡萄球菌毒素 A
SEB	葡萄球菌毒素 B
SEC	葡萄球菌毒素 C
Secapin	镇静肽
SED	葡萄球菌毒素 D
Senecio	千里光
Senecio jacobaea	狗舌草(美国)
Senecio vulgaris	金色千里光
Seneicio compostris	狗舌草(中国)
Shikimic acid	莽草酸
Solanaceae	茄科
Solanum tiberrosim	马铃薯
Sorghum	蜀黍属
SPEC	链球菌致热外毒素
Spermidesmin	引起光敏皮炎的孢子菌素
Sphecidae	泥蜂
Sphingocine	神经鞘氨醇

Sphondin	牛防风素
Spore	孢子
Sposdptera frugiperola	灰翅夜蛾
ST	杂色曲霉素
Staphylococcal enterotoxin	葡萄球菌肠毒素
Stellerin	瑞香朗毒素
Stem	菌柄
Stephania cepharanta Hayata	头花千金藤
Sterigmatocystin	杂色曲霉素
Stipatoxin	醉吗草毒素
Streptococcal pyrogenic exotoxin (SPE)	链球菌致热外毒素
Streptolysin-O (SLO)	对氧敏感的链球菌溶血素-O
Indolizidine alkaloidswainine	苦马豆素
Superantigen (SAg)	超抗原
Surugatoxin (SGTX)	骏河虎鱼毒素
Sweat clover	草木犀植物
Talastisamine	塔拉乌头胺
Tanuazonic acid，TA	细交链孢菌酮酸
Taxus baccata	浆果紫杉
Tertiapin	三品肽
Tetanospasmin	破伤风神经毒素
Thiaminase	硫胺素酶
Toxic peptide	毒肽类
Toxic shock-like syndrom (TSLS)	中毒性休克样综合症
Toxicon	《毒素杂志》
Toxinology	毒素学
Toxinprotein	毒素蛋白
Tracheal cyclase	气管细胞毒素
Trechona	寇蛛属
Tremetol	佩兰毒素
Tremorgen	震颤毒素
Tremorgenic mycotoxin	震颤性真菌毒素
Triacetoxyscirpene (TAS)	三醋酸蔗草镰刀菌
Tricholthecenes (TCTC)	单端孢霉烯族化合物
Trichosporon	丝孢酵母
Trichothecens，TCTC	单端孢霉烯族化合物
Trimerresurus	烙铁头
Trimerresurus stejnegeri	竹叶青

TSS	中毒性休克综合征
TSST	中毒性休克综合征毒素
TSST-1	中毒性休克毒素-1
Veralrum nigrum	藜芦
Veratralbine	白藜芦碱
Veratroidine	藜芦次碱
Veratrosine	藜芦胺葡萄糖苷
Veratrum californium	加州藜芦
Verotoxin	绿猴肾细胞毒
Verruculogen	疣孢青霉原
Vespakinin M	全环胡蜂激肽
Vespakinin X	黄翅胡蜂激肽
Vespulakinin 1	黄蜂激肽-1
Vespulakinin 2	黄蜂激肽-2
Vibrio fisheri	费氏弧菌
Vicinin	巢矛苷
Vincinin	毒蚕豆苷
Viperidae usselli	蝰蛇
Viridobufotoxin	绿蟾毒素
Water bloom	水华
Wortmannin	沃特曼青霉素
Yessotoxin（YTX）	虾夷扇贝毒素
Zearalenons	玉米赤霉烯酮
Zootedins	动物凝血素
Zootoxin	动物毒素
α，β-acetoxy-dihydro-sterigmatocystin	α，β-乙酰双氢-乙氧基
α-ecdysone	α-脱皮素
α-Lactrotoxin	α-黑寡妇蛛毒素
α-zearalenol	α-玉米赤霉烯醇
β-N-Oxalylamin（BOAA）	β-草酰基氨基丙氨酸
γ-coniceine	γ-去氢毒芹碱

（陈宁庆）